Kinder- und Jugendpsychiatrie
in Klinik und Praxis

In drei Bänden

Band III

# Kinder- und Jugendpsychiatrie in Klinik und Praxis

In drei Bänden

---

Herausgegeben von Helmut Remschmidt und Martin H. Schmidt

Band I: Grundprobleme, Pathogenese, Diagnostik, Therapie

Band II: Entwicklungsstörungen, organisch bedingte Störungen, Psychosen, Begutachtung

Band III: Alterstypische, reaktive und neurotische Störungen

Georg Thieme Verlag Stuttgart · New York

# Alterstypische, reaktive und neurotische Störungen

## Band III

Bearbeitet von


H. Christ
R. J. Corboz
I. Dauner
H. F. Huebner
E. Kammerer
Chr. Klicpera
C. Klüwer
D. Ladewig
M. Martin
F. Mattejat
K. Minde
G. Niebergall
G. Nissen
F. Poustka
H. Remschmidt
M. H. Schmidt
H. Schwarzbach
Th. Shapiro
F. Specht
H.-Chr. Steinhausen
P. Strunk
A. Warnke


28 Abbildungen, 36 Tabellen


1985
Georg Thieme Verlag Stuttgart · New York

– Printed in Germany –
Satz: Druckhaus Dörr, Inhaber Adam Götz, D-7140 Ludwigsburg, gesetzt auf Linotype System 5 (202)
Druck: Georg Appl, Wemding

ISBN 3-13-658301-9 1 2 3 4 5 6

**CIP-Kurztitelaufnahme der Deutschen Bibliothek**

**Kinder- und Jugendpsychiatrie in Klinik und Praxis :** in 3 Bd. / hrsg. von Helmut Remschmidt u. Martin Schmidt. – Stuttgart ; New York : Thieme.
NE: Remschmidt, Helmut [Hrsg.]

Bd. 3. Alterstypische, reaktive und neurotische Störungen / bearb. von H. Christ ... – 1985.
NE: Christ, Hans [Mitverf.]

**Wichtiger Hinweis:** Medizin als Wissenschaft ist ständig im Fluß. Forschung und klinische Erfahrung erweitern unsere Kenntnisse, insbesondere was Behandlung und medikamentöse Therapie anbelangt. Soweit in diesem Werk eine Dosierung oder eine Applikation erwähnt wird, darf der Leser zwar darauf vertrauen, daß Autoren, Herausgeber und Verlag größte Mühe darauf verwandt haben, daß diese Angabe genau dem **Wissensstand bei Fertigstellung des Werkes** entspricht. Dennoch ist jeder Benutzer aufgefordert, die Beipackzettel der verwendeten Präparate zu prüfen, um in eigener Verantwortung festzustellen, ob die dort gegebene Empfehlung für Dosierungen oder die Beachtung von Kontraindikationen gegenüber der Angabe in diesem Buch abweicht. Das gilt besonders bei selten verwendeten oder neu auf den Markt gebrachten Präparaten und bei denjenigen, die vom Bundesgesundheitsamt (BGA) in ihrer Anwendbarkeit eingeschränkt worden sind.

Unseren Lehrern

Hermann Stutte † (1909–1982)
Hubert Harbauer † (1919–1980)

und dem wissenschaftlichen
Nachwuchs unseres Faches

# Vorwort

Der dritte Band unserer „Kinder- und Jugendpsychiatrie in Klinik und Praxis“, den wir hiermit der Öffentlichkeit vorlegen, ist der Darstellung der alterstypischen, reaktiven und neurotischen Störungen gewidmet. In dieser Bezeichnung spiegelt sich ein Wechsel in der Betrachtung zahlreicher passagerer Störungen des Kindesalters wider, die *nicht* bis ins Jugend- oder Erwachsenenalter persistieren und die nach neueren Erkenntnissen auch nicht als neurotische Störungen aufgefaßt werden können. Zu ihnen gehören die habituellen Verhaltensweisen (z. B. Nägelbeißen, Daumenlutschen, vorübergehende Eßstörungen, teilweise auch die Enuresis), zum Teil auch Hyperaktivität, Tics sowie Angstzustände und manche phobischen Reaktionen. Diese nicht persistierenden Störungen unterscheiden sich deutlich von jenen, die in der Adoleszenz *neu auftreten* und von den aus der Kindheit bis ins Jugend- und Erwachsenenalter fortdauernden Erkrankungen. So kommen z.B. die in der Adoleszenz neu auftretenden Erkrankungen häufiger bei Mädchen vor, sie zeigen keinen Zusammenhang mit Reifungsrückständen oder Erziehungsproblemen und sind auch weniger mit ungünstigen bzw. pathogenen Familiensituationen assoziiert. Um diese inzwischen gut belegten Zusammenhänge herauszustellen sprechen wir von „alterstypischen Störungen“, die entweder *reaktiv* und *vorübergehend* oder *lang anhaltend* und dann meist *neurotisch* sein können. Sie zeigen sich in vorwiegend körperlicher oder vorwiegend psychischer Symptomatik und umfassen auch die klassischen neurotischen Störungen (Angst- und Affektsyndrome, depressive Syndrome, Zwangssyndrome, Konversionssyndrome). Der Band behandelt ferner die psychosomatischen (psychophysiologischen) Erkrankungen, psychische Störungen bei Behinderungen und chronischen Erkrankungen sowie in den beiden letzten Kapiteln (Mißhandlungssyndrome und Interaktionsstörungen in Familien) Störungsmuster, die die individuelle Ebene des einzelnen Patienten überschreiten und am besten aus der gestörten Kommunikation und Interaktion zwischen mehreren oder allen Familienmitgliedern verstanden werden können. Dieses Modell, das sich auf eine Reihe von Störungen anwenden läßt, ist aber ebenso wenig auf alle Erkrankungen generalisierbar wie Vorstellungen zur individuellen Psychogenese oder organischen Verursachung. Vielmehr müssen unsere Vorstellungen zur Ätiologie und die sich aus ihnen ableitenden therapeutischen Interventionen stets den jeweiligen Erkenntnisstand empirischer Forschung berücksichtigen. Wir hoffen, daß dieser Leitgedanke auch in diesem Band sichtbar wird, den wir, ebenso wie Band II, unseren Lehrern HERMANN STUTTE (1909–1982), HUBERT HARBAUER (1919–1980) sowie dem wissenschaftlichen Nachwuchs unseres Faches widmen.

Der hier vorgelegte Band ist natürlich im Kontext mit Band II zu sehen, der Entwicklungsstörungen, organisch bedingte Störungen und Psychosen und Fragen der Begutachtung behandelt, sowie mit Bd. I, der kinder- und jugendpsychiatrischen Grundproblemen, der Pathogenese, Diagnostik und Therapie gewidmet ist.

Auch für diesen Band waren die Vorbereitungen langwierig und aufwendig, und seine endgültige Gestalt hat sich im Verlaufe der Planung auch verändert.

An der Planung und Fertigstellung waren viele beteiligt. Deshalb haben wir auch vielen zu danken: zunächst unseren Mitautoren für die gute Kooperation und die Geduld, die sie während der langen Entstehungsphase des Buches bewiesen haben. Wir danken unseren Mitarbeitern in Berlin, Marburg und Mannheim, die die Redaktionsarbeit in vielfältiger und kenntnisreicher Weise unterstützt haben, insbesondere Frau IHLE (Berlin), Frau LE GUILLARME und Frau SCHNEIDER (Marburg), Frau RIES, Frau RÖSNER und Frau SCHNEIDER (Mannheim).

Dem Georg Thieme Verlag in Stuttgart, insbesondere Herrn Dr. HAUFF und Herrn Dr. BREMKAMP, danken wir für das bereitwillige Aufgreifen unseres Planes und für ihre tatkräftige Unterstützung in allen Phasen seiner Verwirklichung.

Schließlich verbinden wir den Dank an alle, die uns geholfen haben, mit dem Wunsch, daß dieses Werk zu einem besseren Verständnis unserer Patienten und ihrer Familien sowie zu einer sorgfältigen Untersuchung und kompetenten Behandlung beitragen möge.

Marburg und Mannheim,
im Mai 1985

HELMUT REMSCHMIDT
MARTIN H. SCHMIDT

# Anschriften


Dipl.-Psychologe Hans Christ,
Hahnenberg 25, 5064 Rösrath

Prof. Dr. med. Robert J. Corboz,
Direktor des Kinderpsychiatrischen Dienstes
des Kantons Zürich,
Freiestr. 15,
CH-8028 Zürich

Prof. Dr. med. Iris Dauner,
Direktorin der Klinik für Kinder- und Jugendpsychiatrie Lahnhöhe,
Cappeler Str. 98, 3550 Marburg

Dr. med. Hans F. Huebner,
New York University Medical Center 550,
First Avenue New York,
N. Y. 100016, USA

Dr. med. Emil Kammerer,
Psychosomatische Abteilung der Universitäts-Kinderklinik,
Robert-Koch-Str. 31, 4400 Münster/Westf.

Dr. med. Dr. phil. Christian Klicpera,
Childrens Hospital,
Medical Center 300, Longwood Avenue,
Boston/Massachusetts 02115, USA

Prof. Dr. med. Carl Klüwer,
Am Zaarshäuschen 22, 5060 Bergisch-Gladbach-Refrath

Prof. Dr. med. Dieter Ladewig,
Oberarzt und Leiter der Suchtforschungsabteilung
der Psychiatrischen Klinik der Universität,
Wilhelm-Klein-Str. 27,
CH-4056 Basel

Dr. med. Matthias Martin,
Oberarzt der Klinik für Kinder- und Jugendpsychiatrie
der Philipps-Universität,
Hans-Sachs-Str. 6, 3550 Marburg

Dr. phil. Fritz Mattejat,
Klinik für Kinder- und Jugendpsychiatrie der
Philipps-Universität,
Hans-Sachs-Str. 6, 3550 Marburg

Prof. Dr. med. Klaus Minde,
The Hospital for Sick Children,
555 University Avenue,
Toronto, Ontario M5G 1X8, Kanada

Dipl.-Psychologe Gerhard Niebergall,
Klinik für Kinder- und Jugendpsychiatrie der
Philipps-Universität,
Hans-Sachs-Str. 6, 3550 Marburg

Prof. Dr. med. Gerhardt Nissen,
Direktor der Universitäts-Klinik und Poliklinik für
Kinder- und Jugendpsychiatrie,
Füchsleinstr. 15, 8700 Würzburg

Prof. Dr. med. Fritz Poustka,
Leiter der Abteilung für Kinder- und Jugendpsychiatrie
der Universität Münster,
Schmeddingstr. 50, 4400 Münster/Westf.

Prof. Dr. med. Dr. phil. Helmut Remschmidt,
Direktor der Klinik und Poliklinik für Kinder- und
Jugendpsychiatrie der Philipps-Universität,
Hans-Sachs-Straße 6, 3550 Marburg

Prof. Dr. med. Dr. rer. nat. Martin H. Schmidt,
Ärztlicher Direktor der Kinder- und Jugendpsychiatrischen Klinik am Zentralinstitut für
Seelische Gesundheit,
J5, Postfach 5970, 6800 Mannheim 1

Dr. med. Heinz Schwarzbach,
Wagner-Jauregg-Krankenhaus,
A-4020 Linz

Theodore Shapiro, M. D.,
Professor and Director of Child and Adolescent
Psychiatry, The New York Hospital-Cornell Medical
Center, Department of Psychiatry,
525 East 68th Street,
New York, N. Y. 10021, USA

Prof. Dr. med. Friedrich Specht,
Leiter der Abteilung für Kinder- und Jugendpsychiatrie der Universität Göttingen,
von-Siebold-Str. 5, 3400 Göttingen

Prof. Dr. med. Dr. phil. Hans-Christoph Steinhausen,
Abteilung für Psychiatrie und Neurologie des Kindes- und Jugendalters der Freien Universität Berlin,
Platanenallee 23, 1000 Berlin 19

Prof. Dr. med. Peter Strunk,
Direktor der Abteilung für Kinder- und Jugendpsychiatrie der Universitätsklinik Freiburg,
Hauptstr. 5, 7800 Freiburg

Dr. med. Andreas Warnke,
Oberarzt der Klinik für Kinder- und Jugendpsychiatrie
der Philipps-Universität,
Hans-Sachs-Str. 6, 3550 Marburg

# Inhaltsverzeichnis

## 1 Hyperaktives Syndrom (hyperkinetisches, hypermotorisches Syndrom)

K. MINDE (übersetzt von H.-CHR. STEINHAUSEN)



## 2 Störungen des Sprechens und der Sprache

H. REMSCHMIDT, G. NIEBERGALL

# 3 Reaktive und alterstypische Störungen mit körperlicher Symptomatik

# 7 Suizide und Suizidversuche im Kindes- und Jugendalter

F. Poustka



# 8 Drogenmißbrauch und Sucht

## 9 Dissozialität, Delinquenz, Verwahrlosung

F. Specht



## 10 Störungen der Sexualentwicklung und des Sexualverhaltens

M. Martin, I. Dauner

# 11 Psychische Störungen bei Behinderungen und chronischen Krankheiten

H.-CHR. STEINHAUSEN

# 12 Deprivation und ihre Folgen

CHR. KLICPERA, H. SCHWARZBACH, A. WARNKE



# 13 Mißhandlungssyndrom



H. REMSCHMIDT





H.-CHR. STEINHAUSEN

# 14 Interaktionsstörungen in Familien

F. MATTEJAT, H. REMSCHMIDT

# 1 Hyperaktives Syndrom (hyperkinetisches, hypermotorisches Syndrom)

*Klaus Minde**

* übersetzt von H.-Chr. Steinhausen

Während der letzten beiden Jahrzehnte ist Hyperaktivität oder das hyperkinetische Syndrom wahrscheinlich die am häufigsten diagnostizierte Störung in der Kindheit und gleichzeitig auch ein bedeutsamer Forschungsgegenstand geworden. Die Untersucher haben Hunderte von wissenschaftlichen Arbeiten über das Syndrom, seine Phänomenologie, den natürlichen Verlauf und die Behandlung geschrieben. Die vorliegende Übersichtsarbeit untersucht angesichts der Unmöglichkeit, allumfassend zu sein, vornehmlich die klinischen Aspekte der Hyperaktivität, sofern sie für den praktizierenden Arzt bedeutsam ist. Dementsprechend wird dieses Kapitel Begriffsbestimmungen erörtern und einen kurzen historischen Überblick des Syndroms geben. Ferner wird es das klinische Bild und den Verlauf diskutieren und gegenwärtige Ansätze der Ätiologie und Behandlung darlegen. Das Kapitel wird mit einem kurzen Überblick der gegenwärtig ungelösten Fragen hinsichtlich der Hyperaktivität enden und mögliche Wege der weiteren Forschung darlegen.

## Definition und Nomenklatur

Während der letzten 10–15 Jahre ist die diagnostische Bezeichnung *„Hyperaktivität"* oder *„hyperkinetisch"* für eine zunehmende Zahl von Kindern verwandt worden, deren Verhalten durch einen entwicklungsmäßig unangemessenen Überschuß an motorischen *Bewegungen*, *Aufmerksamkeitsstörungen*, schlechter *Impulskontrolle* und herabgesetzter Fähigkeit zur Hemmung *emotionaler Reaktionen* gekennzeichnet ist. Zur gleichen Zeit haben eine Vielzahl anderer Bezeichnungen wie *„minimal brain damage* (MBD)", *minimal brain dysfunction"*, *„minimal cerebral dysfunction"* und *„minor cerebral dysfunction"* eine ähnliche Popularität bei der Diagnose vieler Kinder mit diesen Merkmalen erhalten. Die zuletzt genannten Begriffe besagen, daß die Hyperkinese mit einem – wenn auch minimalen – zerebralen Schaden einhergeht. Dies ist jedoch nicht der Fall (WERRY u. SPRAGUE 1972). Da aber eine beträchtliche Anzahl von Kindern, die als hyperaktiv bezeichnet werden, neben der motorischen Unruhe und schlechten Konzentration auch andere Verhaltensauffälligkeiten zeigen, ist die gesamte nosologische Entität des hyperkinetischen Syndroms durch eine Anzahl erfahrener Kliniker und Forscher in Frage gestellt worden (SANDBERG u. Mitarb. 1978). Ferner hat die große Heterogenität der Kinder, die von verschiedenen Autoren als hyperaktiv bezeichnet wurden, einen Vergleich der Forschungsdaten schwierig gemacht. Angesichts dieser Schwierigkeiten der Definition und der zunehmenden Hinweise, daß der Begriff hyperaktiv möglicherweise eine Anzahl verschiedener klinischer Krankheitsbilder zusammenfaßt, werden in der vorliegenden Übersicht nur die Begriffe hyperaktiv und hyperkinetisch gebraucht, obwohl viele der angeführten Studien von Kindern berichten, deren klinische Zeichen sehr unterschiedlich und unangemessen definiert sind.

## Epidemiologie

Nach der Lektüre des vorausgegangenen Abschnittes wird es den Leser nicht überraschen, daß es eine Vielzahl von Schätzungen über die *Inzidenz* der Hyperaktivität in der Allgemeinpopulation gibt. Nach WENDER (1971), einem der profiliertesten Forscher auf diesem Gebiet, sind schätzungsweise 15% aller Jungen im Schulalter hyperaktiv, während RUTTER und seine Mitarbeiter (1970) im Rahmen ihrer sorgfältig realisierten epidemiologischen Studie aller 10 und 11 Jahre alten Kinder auf der *Isle of Wright* weniger als 1% aller Jungen als hyperaktiv diagnostizierten. Während beide Zahlenangaben offensichtlich extrem sind, sind verschiedene andere Schätzungen von 3–10% hyperaktiver Jungen im Schulalter in den USA ausgegangen (MILLER u. Mitarb. 1973). Während die ersten Untersucher annahmen, daß das Syndrom für Nordamerika spezifisch sei, haben neuere Studien gezeigt, daß Hyperaktivität in so verschiedenen Ländern wie Westdeutschland, Neuseeland und Uganda in Ostafrika recht häufig ist (SPRAGUE u. Mitarb. 1977; MINDE u. COHEN 1978). Dies würde bedeuten, daß das Syndrom nicht primär eine Verhaltensfehlanpassung des Kindes auf spezifische äußere oder kulturelle Bedingungen, sondern eine stärker allgemeine Abnormität des Verhaltens darstellt. Diese Feststellung wird zusätzlich durch die Beobachtung in allen Erhebungen unterstrichen, daß Jungen im Vergleich zu Mädchen acht- bis neunmal häufiger als hyperaktiv diagnostiziert werden (WERRY 1968a, CANTWELL 1975), obgleich auch hier wieder kulturelle Einstellungen gegenüber Mädchen und Jungen einen Einfluß haben könnten.

Außerdem ist sowohl die Prävalenz des Syndroms als auch der Störungsgrad der einzelnen Symptome sehr von der Sozialstellung der Familie abhängig. Das heißt, Kinder von sozial niedriggestellten Familien sind sehr viel häufiger betroffen (LONEY 1978).

## Klassifikationsprobleme

Das hyperkinetische Syndrom wird international als ein eigenständiges Krankheitsbild betrachtet und in den gebräuchlichen Klassifikationssystemen berücksichtigt. Während in der *International Classification of Diseases* (ICD 9) der WHO die Betonung auf der *Hypermotorik* liegt, stellt das

*Diagnostic and Statistical Manual of Mental Disorders* (DSM-III) stärker die *Konzentrationsstörung* als Leitsymptom heraus, indem die Störung als „Attentional Deficit Disorder" gekennzeichnet wird. Dieser Wandel in der Bezeichnung wird einer Vielzahl neuerer empirischer Studien möglicherweise besser gerecht, die in der Aufmerksamkeitsstörung das führende Symptom sehen. Dabei wird zugleich zwischen zwei Subtypen unterschieden, nämlich einer Aufmerksamkeitsstörung *mit* Hyperaktivität und einer Aufmerksamkeitsstörung *ohne* Hyperaktivität. Es ist gegenwärtig noch umstritten, ob diese beiden Formen tatsächlich zwei unterschiedliche Störungsbilder darstellen. EDELBROOK u. Mitarb. (1984) fanden in einer Studie von 6–11jährigen Jungen, daß die aufmerksamkeitsgestörten Jungen mit Hyperaktivität als weniger beliebt, destruktiver und aggressiver angesehen wurden von ihren Lehrern als die Jungen ohne motorische Hyperaktivität. LAHEY u. Mitarb. (1984) fanden hingegen, daß Jugendliche mit motorischer Hyperaktivität vor allem aggressiver und allgemein verhaltensgestörter waren, wogegen die nicht hyperaktiven aufmerksamkeitsgestörten Kinder als scheu und ängstlich angesehen wurden. Ihre Lehrer beurteilten beide Gruppen als gleichermaßen schwierig, unbeliebt und lerngestört.

# Klinisches Bild

Üblicherweise werden die Manifestationen der Hyperaktivität in

a) essentielle oder primäre Symptome und
b) assoziierte oder sekundäre Symptome eingeteilt.

Von den zuerst genannten Symptomen müssen alle drei vorliegen, um die Diagnose zu stellen, während die zuletzt genannten üblicherweise zusätzlich begleitende Merkmale umschreiben. Außerdem müssen die Symptome vor dem siebten Geburtstag begonnen haben und mindestens 6 Monate lang vorliegen.

## Essentielle Symptome

### Motorisches Verhalten

Das häufigste Merkmal dieser Störung ist das hohe Ausmaß an *zielloser Aktivität*, welches diese Kinder zeigen. Die Überaktivität zeigt sich sowohl im *grobmotorischen* (Springen, Laufen, Klettern) wie auch im *feinmotorischen* Verhalten (Zappeln). Zu Hause werden diese Kinder häufig als „immer in Bewegung" und nie stillsitzend beschrieben. Von der Schule wird berichtet, daß sie zappelig, unruhig, überaktiv und im Spiel wie auch bei der Schularbeit anderen gegenüber störend seien. Bei jungen Kindern manifestiert sich die Hyperaktivität häufiger durch übermäßige grobmotorische Aktivität wie Laufen und Klettern. In allen Altersgruppen entsteht der Eindruck, daß die Überaktivität wahllos, schlecht organisiert und ohne klare Zielorientierung ist. In Situationen, wo hohe Ausmaße motorischer Aktivität erwartet werden und angemessen sind wie z. B. beim freien Spiel oder Wettkampfsport, zeigen hyperaktive Kinder nicht mehr Aktivität als normale Kinder.

Es gibt ferner eine kleine Anzahl von Kindern, die klinisch als hyperaktiv bezeichnet werden, jedoch keinerlei auffällige motorische Aktivität zeigen. Derzeit sind keine zuverlässigen Zahlenangaben über das Ausmaß dieser Gruppe verfügbar, jedoch unterscheiden ANDERSON (1956) ebenso wie WENDER (1971) und neueste Klassifikationen psychiatrischer Störungen sowohl in den USA (SPITZER u. Mitarb. 1977, DSM-III 1980) wie auch in Großbritannien (RUTTER u. Mitarb. 1975) klar zwischen Kindern mit Aufmerksamkeitsdefiziten in Verbindung mit oder ohne ausgeprägter motorischer Aktivität.

### Aufmerksamkeit

Das zweite wesentliche Merkmal der Hyperaktivität ist die *Aufmerksamkeitsstörung*, d. h. die Unfähigkeit des Kindes, die Aufmerksamkeit aufrechtzuerhalten. Von der Schule wird bei diesen Kindern eine kurze Aufmerksamkeitsspanne, Impulsivität und Ablenkbarkeit, disorganisiertes Verhalten und Konzentrationsstörung beschrieben. Zu Hause werden die Aufmerksamkeitsprobleme durch einen Mangel von Gehorsam gegenüber elterlichen Aufforderungen und Anweisungen oder durch die Unfähigkeit gekennzeichnet, an Aktivitäten einschließlich Spiel teilzunehmen, die altersangemessene Zeiträume betreffen. Hyperaktive Kinder können oftmals auch nicht spielen, d. h. sich in ein Spielthema vertiefen. Ihre Aufmerksamkeitsstörung ist daher in allen Sphären ihres Lebens zu beobachten.

Klinisch kann mangelnde Aufmerksamkeit gegenüber den normalen Vorgängen zu Hause wie auch in der Schule bisweilen als „Tagträumen" bezeichnet werden.

Zugleich ist es jedoch ebenso wichtig, zu bemerken, daß das Verhalten hyperaktiver Kinder im allgemeinen ungemein variabel ist. Typischerweise verändern sich die Symptome sowohl über Situationen hinweg wie auch innerhalb von Situationen, und ein inkonsistentes Verhalten ist ein sehr allgemeines Merkmal dieser Störung. Daher kann das Verhalten eines Kindes in der Einzelbeziehung oder bei spezifischen Aufgaben oder Aktivitäten gut organisiert und angemessen, jedoch in der Gruppensituation oder in der Schule disorganisiert sein. Entsprechend können Schwierigkeiten nur in der Schule entstehen, während das Verhalten zu Hause im allgemeinen befriedigend ist.

### Impulskontrolle

Ein weiteres Merkmal ist ihre mangelnde Fähigkeit, sowohl motorische wie auch emotionale Impulse zu hemmen. In der Praxis bedeutet dies, daß diese Kinder eine geringe *Frustrationstoleranz* haben, d. h., sie scheinen unfähig oder nicht willens zu sein, Belohnungen zu verzögern, oder geben leicht auf und werden sehr schnell ärgerlich, wenn Menschen oder Dinge sich nicht so entwickeln, wie sie es erwarten (WENDER 1971, S. 18).
Es fällt ihnen auch schwer stillzusitzen, und sie zappeln laufend, auch während des Schlafes. Das heißt, daß eine der Hauptschwierigkeiten dieser Kinder darin besteht, ihr Verhalten situationsangemessen zu begrenzen. Dies bedeutet einen allgemeinen Mangel der Entwicklung von *Selbstkontrolle* mit der Folge, daß sowohl Erwachsene wie auch Gleichaltrige das Kind häufig als nicht gehorchend oder den Anforderungen einer spezifischen Situation folgend erleben (WHALEN u. HENKER 1976; BARKLEY 1978). Beispielsweise handeln diese Kinder eher als andere überstürzt und ohne zu denken, anstatt mit Voraussicht und Urteilsfähigkeit zu planen. Dies wiederum wird oft von ihrer Umgebung als ein für das jüngere Kind typisches Verhalten interpretiert und oft als unreif bezeichnet.

## Begleitende Symptome

### Lernstörungen

Etwa 50% aller als hyperaktiv diagnostizierten Kinder haben eine bedeutsame *Beeinträchtigung des Lernens* (CONNERS 1967; MINDE u. Mitarb. 1971; SAFER u. ALLEN 1976, S. 7–9; CANTWELL u. SATTERFIELD 1978). Das bedeutet, daß die fraglichen Kinder in einigen oder allen Schulfächern nicht angemessene Leistungen erbingen, obwohl sie ein angemessenes allgemeines Intelligenzniveau haben. Man nimmt an, daß es verschiedene Gründe für dieses schulische Versagen gibt:
a) Bei allen hyperaktiven Kindern wurden Schwierigkeiten bei der Aufmerksamkeitszuwendung für das vom Lehrer dargebotene Material nachgewiesen (FREIBERGS u. DOUGLAS 1969; MINDE u. Mitarb. 1971; SWANSON u. KINSBOURNE 1976). Von dem zuvor erwähnten Aufmerksamkeitsmangel hyperaktiver Kinder wurde ursprünglich angenommen, daß er zur Ablenkbarkeit führe, d. h., man war der Meinung, daß die Kinder auf sämtliche Ereignisse im Klassenraum unabhängig davon reagieren, ob sie auf die gerade vorgegebene Aufgabe bezogen sind, und daß die Kinder daher Schwierigkeiten hätten, unbedeutende Reize zu ignorieren.
Besser kontrollierte Studien zur Erfassung der Psychophysiologie hyperaktiver und normaler Kinder haben – wie aus der unlängst erschienenen Übersicht von HASTINGS u. BARKLEY (1978) hervorgeht – jedoch gefunden, daß Hyperaktive nicht durch die Umgebung und/oder mangelhaft inhibitorische Mechanismen überstimuliert sind. Vielmehr unterstützen diese Studien die Annahme, daß einige hyperaktive Kinder *zentral ungenügend aktiviert* sind und daher versuchen, ihr Anregungsniveau durch ihr exzessives Verhalten und ihre Interaktion mit der Umgebung zu optimieren (SATTERFIELD u. DAWSON 1971; ROSENTHAL 1973; ZENTALL 1975). So haben z. B. Studien, welche den Einfluß übermäßig stimulierender Umgebungen mit weniger stimulierenden auf die Kinder verglichen, generell gefunden, daß mit zunehmender Stimulation das hyperaktive Verhalten abnimmt (GARDNER u. Mitarb. 1959; S. ZENTALL u. T. ZENTALL 1976).
Ein weiteres mit dem Aufmerksamkeitsdefizit einhergehendes Phänomen dieser Kinder ist ihr allgemeiner *Lernstil*. DOUGLAS u. PARRY (1983) haben gezeigt, daß hyperaktive Kinder auf partielle Verstärkungspläne weniger sensitiv reagieren und zumindest im Labor im Vergleich zu fehlendem Feedback oder positiver Verstärkung größere Verbesserungen in ihrem Verhalten und bei Testaufgaben in Reaktion auf Bestrafung zeigen (WORLAND 1976). Ein derartiges Benehmen wirkt sich natürlich hinsichtlich der erwarteten Verhaltensweisen des Kindes innerhalb der Schule ungünstig aus, da Verstärkungen für angemessenes Verhalten immer unregelmäßig sind. Außerdem fordert der Lehrer normalerweise, daß ein Kind sich an sein angemessenes Verhalten ebenso wie an die schulische Aufgabe über eine gewisse Zeitspanne ohne unmittelbare Verstärkung erinnert.
b) Im Gegensatz zu den reinen Aufmerksamkeitsproblemen des Lernens hat eine relativ große Zahl hyperaktiver Kinder (etwa 15%) eine *spezifische Lernstörung* (MINDE u. Mitarb. 1971). In der Praxis bedeutet dies, daß das betroffene Kind das vorgegebene Lernmaterial angemessen wahrnehmen kann, d. h., daß keine Probleme hinsichtlich Hören, Sehen oder Berühren vorliegen. Für das Kind besteht jedoch das Problem darin, die wahrgenommenen Informationen angemessen zu verarbeiten, d. h., es können Schwierigkeiten vorliegen bei der Wiedergabe gesprochener Wörter, Sätze oder Buchstaben (*auditives Gedächtnis*), Entzifferung von Tönen (*auditorische Diskrimination*) oder Wiedergabe von Zeichnungen (*visuell motorische Integration*). Das Kind hat möglicherweise auch ein mangelndes Gespür dafür, wie man Buchstaben in eine Folge bringt, um spezifische Wörter hervorzubringen oder Buchstaben oder Wörter zu dekodieren (*visuelles Gedächtnis*).
Aus dem oben Gesagten wird klar, daß lerngestörte Kinder größere Schwierigkeiten bei schulischen Anforderungen haben, welche abstraktes Denken (z. B. Geschichte, Literatur, Geographie) erfordern, während sie bei den mehr konkreten schulischen Aufgaben, wie z. B. Multiplikation oder Ablesen, erfolgreicher sein können. Dies ist durch

verschiedene Studien belegt worden (MINDE u. Mitarb. 1971; PRINZ u. LONEY 1974). Die zuletzt genannte Studie hat auch nachgewiesen, daß der *Intelligenzquotient* hyperaktiver Kinder in den ersten beiden Grundschuljahren sich nicht von normalen Kontrollprobanden unterscheidet, jedoch in der 6. Klasse beträchtlich niedriger war, so daß man annehmen kann, daß das Versagen hinsichtlich Erlernen und Behalten von Lehrstoffen diese Kinder während ihrer späteren Schuljahre zunehmend belastet. Trotzdem ist es wichtig, sich vor Augen zu halten, daß sehr große epidemiologische Studien mit primär hyperaktiven oder lerngestörten Kindern nur sehr schwache Beziehungen zwischen den beiden diagnostischen Gruppen aufweisen (NICHOLS u. CHEN 1981). Dies spricht sehr gegen eine allgemeine organische Schädigung von hyperaktiven Kindern (RUTTER 1983).

## Verhaltensauffälligkeiten

Aus der vorausgehenden Beschreibung wird offensichtlich, daß ein hyperaktives Kind mit vielfältigen Handikaps fertig werden muß. Einige von diesen – wie z. B. die ausgeprägte motorische Aktivität – werden natürlich direkte Auswirkungen auf das Verhalten haben. Andere – wie z. B. das Aufmerksamkeitsdefizit – zeigen sich möglicherweise vornehmlich in spezifischen Situationen und beeinflussen dadurch interpersönliche Schlüsselbeziehungen, welche wiederum die späteren Reaktionen dieser Kinder auf die Umgebung formen. Daher kann erwartet werden, daß die spezifischen Verhaltensschwierigkeiten eines Jungen oder Mädchens sehr unterschiedlich ausfallen, zumal sie wie auch andere Faktoren von dem Alter des Kindes und dem jeweiligen Milieu abhängen.

Um die möglicherweise verwirrende Vielfalt psychiatrischer Symptome im Zusammenhang mit Hyperaktivität zu strukturieren, erscheint es sinnvoll, jede bei einem derartigen Kind entstehende Schwierigkeit als das Ergebnis der mangelnden Anpassung zwischen Organismus und den Gegebenheiten der Umgebung zu verstehen. Dieses Konzept des *Goodness of fit* als einer Methode zum Verständnis von Fehlanpassung wurde zuerst von HENDERSON (1913) herausgearbeitet und später von THOMAS u. CHESS (1977) in ihrer prospektiven Longitudinalstudie von kindlichen Verhaltensstörungen entwickelt. Das Konzept meint schlicht und einfach, daß eine optimale Entwicklung am leichtesten dann zustandekommt, wenn eine Konsonanz zwischen dem Temperament, den Motivationen und Fertigkeiten des Kindes einerseits und den Erwartungen, Anforderungen und Möglichkeiten der Umwelt andererseits besteht.

Die besondere Attraktivität dieses Modells für das Verständnis von Verhaltensstörungen im Zusammenhang mit Hyperaktivität besteht in der Tatsache, daß es kein homöostatisches, sondern ein homöodynamisches Modell ist. Daraus folgt, daß dieses Modell nicht nur den Wunsch des Organismus beschreiben kann, ein generelles Äquilibrium beizubehalten, sondern auch entwicklungsbedingte Veränderungen zu erklären vermag. Das zugrundeliegende Konzept für dieses Modell ist verschieden bezeichnet worden. SAMEROFF u. CHANDLER (1975) haben es als ein *„transaktionales Modell der Entwicklung"* beschrieben, während CHESS (1979) es als ein *interaktionales Modell* bezeichnet.

Um eine Vorstellung davon zu geben, wie die Vielfalt von Verhaltensauffälligkeiten bei hyperaktiven Kindern durch Einflüsse aus der Umwelt an kritischen Punkten des Entwicklungsprozesses beeinflußt wird, werden wir sie a) im Entwicklungsprozeß und b) unter Verwendung des oben beschriebenen homöodynamischen Bezugsrahmens untersuchen.

### Säuglingsalter

Etwa 60% der in der mittleren Kindheit als hyperaktiv diagnostizierten Kinder haben eine Anamnese mit *extremer Unruhe* im frühen Säuglingsalter (WERRY u. Mitarb. 1964; STEWART u. Mitarb. 1966). Sie werden oft als *Bauchweh-Kinder* beschrieben (STEWARD u. Mitarb. 1966), die eine Abneigung gegen das Schmusen haben (BRAZELTON 1961). Ihre motorische Entwicklung ist oft leicht beschleunigt, aber die Sauberkeitserziehung im Bereich von Darm- und Blasenfunktion und der Spracherwerb sind verzögert (SCHAIN u. REYNARD 1975). Trotz des hohen Anteils von hyperaktiven Kindern mit allgemeinen Entwicklungsabweichungen werden nur sehr wenige von ihren Eltern bei Ärzten oder anderen Institutionen vorgestellt. Dies hängt offensichtlich mit dem allgemeinen Glauben unserer Gesellschaft zusammen, daß Kinder „ein Recht haben, herumzulaufen und ohne Verantwortlichkeiten Freude zu haben". Außerdem wird Eltern von unbändigen Kindern oft durch Freunde ebenso wie durch bestimmte Berufsgruppen das Gefühl der Verantwortlichkeit für das Verhalten ihrer Kinder vermittelt, und sie tendieren daher dazu, sich selbst zu beschuldigen, anstatt den möglicherweise abweichenden Interaktionen zwischen ihrem Kind und seiner Umgebung nachzugehen.

### Vorschulalter

Das hyperaktive Kind im Vorschulalter bietet in der Regel sehr viel ernstere Probleme im Umgang für seine Eltern als der Säugling, weil es sehr viel beweglicher und furchtlos ist und aus der Erfahrung nicht zu lernen scheint (STEWART u. OLDS 1973). Elterliche Klagen während dieser Phase zentrieren sich oft um die unaufhörliche und *ziellose Aktivität*, die nun durch die Fähigkeit dieser Kinder kompliziert wird, auf Möbel zu klettern und sich dadurch selbst ernsthaft zu gefährden. In der Folge haben diese Kinder häufiger *Unfälle* und

Vergiftungen als nichthyperaktive Kinder und brauchen eine sehr intensive Überwachung (STEWART u. Mitarb. 1970). Sie brauchen häufig auch weniger Schlaf als ihre Altersgefährten (D. ROSS u. S. ROSS 1976) und können heftige Wutausbrüche bei Frustration oder Verärgerung zeigen. In der Tat zeigen sie allgemein wenig Beachtung für die Gefühle anderer und bemerken oft nicht, wenn sie ein anderes Kind zurückgestoßen haben. Dies führt oft dazu, daß sie von anderen, ruhigeren Kindern gemieden werden, und vermittelt ihnen häufig die Erfahrung ihrer ersten echten Ablehnung, wenn sie aus dem Kindergarten entlassen oder gebeten werden, nicht die Wohnung eines Nachbarkindes zu betreten. Dennoch scheint es, als ob die Schwierigkeiten zu diesem Zeitpunkt noch recht spezifisch sind. Zum Beispiel beobachteten SCHLEIFER u. Mitarb. (1975) 28 hyperaktive Vorschulkinder im Alter von 3 und 4 Jahren und verglichen sie mit 26 parallelisierten Kontrollgruppenkindern in einem Sonderkindergarten. In dieser Stichprobe waren die hyperaktiven Kinder in sozialer und motorischer Hinsicht von ihren normalen Altersgefährten in der freien Spielsituation nicht zu unterscheiden. In einer strukturierten Spielsituation hingegen, in der ein Verbleiben auf dem Sitz und eine Teilnahme an den von den Erziehern bereitgestellten Aktivitäten erwartet wurde, waren die hyperaktiven Kinder jedoch sowohl aggressiver wie auch häufiger außerhalb ihres Sitzplatzes mit irrelevanten Dingen beschäftigt. Dieser fehlende Unterschied in der freien Spielsituation zwischen hyperaktiven und normalen Kindern ist durch unlängst durchgeführte detailliertere Beobachtungen von COHEN u. MINDE (1983) bestätigt worden.

Zusammenfassend kann festgestellt werden, daß das hyperaktive Kind im Vorschulalter seiner Umgebung vornehmlich durch seine ziellose Aktivität und offensichtliche Unruhe sowie seine Unfähigkeit bzw. seinen fehlenden Willen, Anweisungen zu befolgen, Schwierigkeiten bereitet. Es beginnt auch, mangelnde Sensibilität für die Bedürfnisse seiner Altersgefährten zu zeigen und erlebt möglicherweise in der Folge seine ersten sozialen Zurückweisungen.

### Mittlere Kindheit

Klinische Beschreibungen und die Forschung über das hyperaktive Kind im Schulalter haben gezeigt, daß viele Kinder, die während ihrer Vorschuljahre hyperaktiv waren, auch hyperaktiv in ihren Schuljahren bleiben und daß Hyperaktivität nun noch mehr Aspekte des kindlichen Lebens beeinträchtigt (STEWART u. OLDS 1973; CANTWELL 1975; MINDE 1976; CAMPBELL u. Mitarb. 1978).

Die Kinder bleiben zu Hause und in der Schule *motorisch überaktiv*, obwohl in diesem Alter die zunehmenden Möglichkeiten, an Sport und anderen organisierten Aktivitäten teilzunehmen, diesen Zustand manchmal leichter erträglich machen. Andere Facetten des Syndroms machen das Leben zu Hause jedoch schwieriger. Hyperaktive Kinder haben oft schnell eintretende *Stimmungsveränderungen*. Sie rebellieren häufig gegen jede Art von Disziplin und verursachen daher häufig Verärgerung und allgemeine Unzufriedenheit zwischen den Familienmitgliedern. Diese Streitigkeiten wiederum vermitteln den Kindern häufig Schuldgefühle und hinterlassen bei ihnen den Zweifel, ob überhaupt jemand sie wirklich trotz ihres schlechten Verhaltens möge. Weil es für sie schon schwer ist, Ereignisse und Gefühle zu reflektieren, haben sie noch mehr Schwierigkeiten über solche Gefühle mit jemandem zu sprechen, so werden sie oft noch sturer und widersetzlicher und in der Folge noch stärker isoliert und einsam. Während einige Eltern genügend Einsicht in das innere Erleben dieser Kinder haben und damit ihre allgemein positive Einstellung aufrechterhalten, sehen sowohl schulische Autoritäten wie auch Altersgefährten häufig nur das Kind, das sich nicht einordnen kann. Somit führt ein stetig zunehmendes Ausmaß an schulischen Leistungsschwierigkeiten zusammen mit Ächtung durch Gleichaltrige und Erwachsene oft dazu, daß das hyperaktive Kind im Schulalter sich *sozial isoliert* oder sich mit der Einschätzung als Aufgeber oder schlechter Sportsmann konfrontiert sieht (STEWART u. OLDS 1973). Manche hyperaktive Kinder werden daraufhin noch aggressiver und entwickeln sich zu Bandenführern jüngerer Altersgruppen (MINDE 1976). Die Leistungen in der Schule nehmen wegen des bereits angeführten Aufmerksamkeitsmangels, der allgemeinen Impulsivität und der Abhängigkeit von beständiger Verstärkung, die in einer normalen Schulumgebung nicht möglich ist, auch häufig ab.

### Jugendalter

Frühere Untersucher gingen davon aus, daß das Hyperaktivitätssyndrom eine zeitbegrenzte Erscheinung sei, welche mit dem Heranwachsen des Kindes zurückgehe (LAUFER u. DENHOFF 1957; H. BAKWIN u. R. M. BAKWIN 1966; EISENBERG 1966). Während die motorischen Symptome der Hyperaktivität in der Tat mit dem Alter zurückgehen (WEISS u. Mitarb. 1971a; MENDELSON u. Mitarb. 1971; MINDE u. Mitarb. 1972), sind hyperkinetische Jugendliche immer noch aktiver und impulsiver als Kontrollprobanden in diesem Alter und können von Beobachtern im Klassenraum ausfindig gemacht werden (MINDE u. Mitarb. 1971). Auch ihr Verhalten ist noch schwierig. In der Montrealer Verlaufsstudie, in welcher WEISS und ihre Mitarbeiter 64 Kinder mit einem mittleren Alter von 13 Jahren 5 Jahre lang verfolgt haben (WEISS u. Mitarb. 1971a), beklagten sich 70% der Mütter über die Aggressivität, emotionale Unreife und schlechten Schulleistungen ihrer Kinder. 80% der Kinder hatten wenigstens ein Schuljahr wiederholen müssen, 10% waren in Sonderklassen, und nur 5% erbrachten überdurchschnittliche Leistungen. 30% hatten keine engen Freundschaften, und 25% zeigten bestimmte Formen antisozialen Verhaltens. Ähnliche Daten wurden von MENDELSON u. Mitarb. (1971) , DENHOFF (1973) und HUESSY u. Mitarb. (1974) in retrospektiven Studien und von DYKMAN u. ACKERMAN (1980) in einer prospektiven Studie berichtet. In sämtlichen Studien beschrieben die Eltern ihre Kinder als rebellisch und ungehorsam, und 40% hatten ernsthaft erwogen, ihr hyperaktives Kind außerhalb der Familie aufwachsen zu lassen. Jedoch ergeben alle der aufgeführten klinischen Studien Anzeichen dafür, daß diese Jugendlichen trotz ihrer äußerlichen Rebellion sich oft sehr elend fühlen und viel von ihrem agierenden Verhalten ein Versuch ist, ihre zugrundeliegenden Gefühle des Kummers und der Trauer zu verdecken. Unlängst durchgeführte experimentelle Studien haben jetzt auch das deutlich niedrigere Selbstwertgefühl hyperaktiver Jugendlicher im Vergleich zu normalen Gleichaltrigen dokumentiert (HOY u. Mitarb. 1978).

### Erwachsenenalter

Es gibt einige Daten für die Annahme (CANTWELL 1975), daß Hyperaktivität bei Kindern mit spezifischen *psychopathologischen Phänomenen* im Erwachsenenalter korreliert. Dies impliziert, daß die Hyperaktivität des Kindesalters nicht einfach verschwindet, sondern in der Tat nur ihr Erscheinungsbild verändert. Die Gruppe aus Montreal um WEISS und ihre Kollegen hat diese Frage durch eine Verlaufsstudie mit 76 hyperaktiven Kindern aus einer ursprünglichen Stichprobe von 106 Patienten und 35 normalen Kontrollprobanden über den Zeitraum von wenigstens 10 Jahren zu beantworten versucht, wobei intensive Interviews und psychologische Tests durchgeführt wurden (HECHTMAN u. Mitarb. 1976; HECHTMAN u. Mitarb. 1978; WEISS u. Mitarb. 1978; HECHTMAN u. Mitarb. 1981; WEISS 1983; HECHTMAN u. WEISS 1983). Die Ergebnisse dieser Arbeiten sind folgende: Im Alter von 17–24 Jahren lebten weniger hyperaktive Jugendliche mit ihren Eltern als Kontrollprobanden (76% vs 95%). Die hyperaktiven Kinder hatten auch signifikant weniger Schule absolviert und waren öfter sitzengeblieben.

Die hyperaktiven im Vergleich zu den Kontrollprobanden hatten mehr Polizeikontakte während der 5 vorausgegangenen Jahre aber nicht im letzten Jahr vor dem Interview. Sie hatten auch öfter nichtmedizinische Drogen genommen (meist Marijuana und Haschisch), waren aber nicht medikamentensüchtig geworden.

Ernsthafte psychiatrische Störungen waren selten, obgleich signifikant mehr Hyperaktive charakterologische Schwierigkeiten (meist eine impulsive oder unreife Persönlichkeitsstörung) zeigten. Dennoch sahen die meisten Hyperaktiven sich als unglückliche Kinder, die sich dumm und ewig kritisiert fühlten.

Kognitive Tests zeigten, daß die hyperaktiven jungen Erwachsenen weiterhin die gleichen kognitiven Schwierigkeiten hatten wie in ihrer Kindheit (HOPKINS u. Mitarb. 1979). Das heißt, sie machten signifikant mehr Fehler im Matching Familiar Figures Test (zur Erfassung der kognitiven Impulsivität) und beschrieben sich selbst als weniger glücklich und entspannt sowie hyperaktiver im Vergleich zu ihren normalen Altersgefährten. Sie wiesen ferner eine bedeutsam höhere mittlere Anzahl an Autounfällen auf (1,3 gegenüber 0,07).

In schulischer Hinsicht ging es ihnen weiterhin bis zum Schulabschluß schlechter, und sie erfuhren weniger Anerkennung und Vertrauen durch ihre Lehrer. Jedoch wurden die 39 Jugendlichen, die zum Zeitpunkt des Interviews in Ganztagsbeschäftigungen waren, von ihren Arbeitgebern als ebenso zuverlässig und hart arbeitend beurteilt wie die Kontrollprobanden.

Zusammengefaßt weisen die Daten darauf hin, daß nur wenige hyperaktive Kinder ernsthafte emotionale Störungen entwickelten oder zum Gesetzesbrecher wurden. Auf der anderen Seite zeigten die meisten Probanden noch immer für diese Gruppe charakteristische Probleme, wie z. B. Lernschwierigkeiten in der Schule, eine hohe Impulsivität, Sozialschwierigkeiten im Umgang mit Menschen. Die Studie zeigt jedoch auch, daß die Erfahrung häufigen Versagens im sozialen wie auch schulischen Bereich, die diese Kinder während ihrer frühen Jahre machen, sie mit einem stark beeinträchtigten Selbstwertgefühl (HOY u. Mitarb. 1978; WEISS u. Mitarb. 1979) und schlechten Erinnerungen über ihre Kindheit ausstattet. Nur zukünftige Studien können entscheiden, ob das offensichtlich gute Funktionieren dieser jungen Erwachsenen am Arbeitsplatz primär ein Ergebnis der Tatsache ist, daß Jugendliche in dieser Phase ihres Lebens gewöhnlich schlecht bezahlte Arbeiten erhalten, die nicht viel Aufmerksamkeit und Konzentration erfordern, und ob sie die Rolle von Partnerschaft und Elternschaft später angemessen erfüllen können.

## Diagnose und Differentialdiagnose

Die diagnostischen Kriterien für eine *Aufmerksamkeitsstörung mit Hyperaktivität* sind gemäß DSM-III (APA 1980) folgende:

*Das Kind zeigt in Anbetracht seines geistigen und chronologischen Alters Zeichen einer entwicklungsunangemessenen Aufmerksamkeitsstörung, Impulsivität und Hyperaktivität.*

Diese Anzeichen müssen von Erwachsenen aus der unmittelbaren Umgebung des Kindes, wie z. B. Eltern und Lehrer, berichtet werden. Da die Symptome typischerweise variabel sind, werden sie möglicherweise durch den Kliniker nicht direkt beobachtet. Wenn die Angaben von Lehrer und Eltern widersprüchlich sind, sollte wegen der besseren Vertrautheit mit altersangemessenen Normen den Angaben des Lehrers primär gefolgt werden. Die Symptome verschlechtern sich typischerweise in Situationen, welche Selbstkontrolle erfordern, wie z. B. im Klassenraum. Symptome der Störung können hingegen fehlen, wenn das Kind in einer neuen Einzelbeziehung ist.

A. *Aufmerksamkeitsstörung*
Wenigstens drei der folgenden Merkmale:
1. Beendet angefangene Dinge häufig nicht.
2. Scheint oft nicht zuzuhören.
3. Leicht abgelenkt.
4. Hat Konzentrationsschwierigkeiten bei den Hausarbeiten oder anderen Aufgaben, die Aufmerksamkeit erfordern.
5. Kann nur schlecht bei einer Spielaktivität bleiben.

B. *Impulsivität*
Wenigstens drei der folgenden Merkmale:
1. Handelt oft unüberlegt.
2. Ausgeprägter Wechsel der Aktivitäten.
3. Schwierigkeiten bei der Arbeitsstrukturierung.
4. Braucht erhebliche Supervision.
5. Ruft in der Klasse häufig dazwischen.
6. Schwierigkeiten beim Warten auf Veränderungen bei Spielen oder Gruppensituationen.

C. *Hyperaktivität*
Wenigstens zwei der folgenden Merkmale:
1. Läuft ständig herum oder klettert auf Gegenstände.
2. Hat Schwierigkeiten, stillzusitzen, oder zappelt extrem.
3. Hat Schwierigkeiten, sitzen zu bleiben.
4. Wälzt sich außerordentlich stark im Schlaf.
5. Ist immer in Bewegung oder handelt wie getrieben.

D. *Beginn vor dem Alter von 7 Jahren*

E. *Dauer von mindestens 6 Monaten*

*Aufmerksamkeitsstörung ohne Hyperaktivität:* Die Kriterien für diese Störung sind dieselben wie für die Aufmerksamkeitsstörung mit Hyperaktivität mit der Ausnahme, daß bei dem Kind nie Zeichen der Hyperaktivität vorlagen (Kriterium C).

## Differentialdiagnose

A. *Altersangemessene Überaktivität:* Diese normale Variation im Temperament eines Jugendlichen wird manchmal als hyperaktives Syndrom angesehen. Diese Fälle haben aber nicht die anderen Verhaltensmerkmale der Kinder mit Aufmerksamkeitsstörung.

B. *Kinder aus inadäquaten, schlecht organisierten oder chaotischen Umgebungen*: Diese Kinder können den Eindruck vermitteln, Schwierigkeiten hinsichtlich der Aufmerksamkeitsspanne und zielgerichteten Verhaltens zu haben. In derartigen Fällen kann es sehr schwierig oder unmöglich sein, zu bestimmen, ob das disorganisierte Verhalten ein Ausdruck der chaotischen Umgebungsbedingungen ist oder auf die Psychopathologie des Kindes zurückgeführt werden muß.

C. *Schwere und schwerste geistige Behinderung:* Kinder mit dieser Störung können klinische Zeichen bieten, welche zwar charakteristisch für Hyperaktivität sind, jedoch primär auf die geistige Behinderung bezogen sind.

D. *Verhaltensstörungen* (im Sinne dissozialen Verhaltens): Kinder mit dieser Störung zeigen oft Symptome der Impulsivität, Konzentrationsschwäche und Hyperaktivität. Die zusätzliche Diagnose einer Aufmerksamkeitsstörung oder Hyperaktivität ist bisweilen gerechtfertigt.

E. *Schizophrenie und affektive Störungen mit motorischen Anteilen*: Dieses sind sehr seltene Ereignisse bei Kindern, welche sich jedoch mit klinischen Zeichen manifestieren können, die einer Aufmerksamkeitsstörung oder Hyperaktivität ähnlich sind.

## Ätiologie

Es besteht immer noch eine beträchtliche Diskussion darüber, ob tatsächlich ein medizinisches Syndrom der „Hyperaktivität" existiert (D. M. Ross u. S. A. Ross 1976). So ist beispielsweise eine Anzahl von Studien unter Einsatz komplexer multivariater Analysen durchgeführt worden (Werry 1968; Routh u. Roberts 1972; Langhorne u. Mitarb. 1976), die keine signifikanten Korrelationen zwischen Symptomen des angenommenen hyperaktiven Syndroms aufzeigen konnten. Ferner gibt es die Annahme, daß eine valide Unterscheidung zwischen hyperkinetischen Kindern und anderen in der Kinderpsychiatrie vorgestellten Kindern nicht vorliege. So zeigten z. B. Sandberg u. Mitarb. (1978), daß Kinder, die aufgrund der Hyperaktivitätsskala von Conners (1967) diagnostiziert worden waren, sich nicht von einer allgemeinen Stichprobe von Kindern unterschieden, die einer Londoner kinderpsychiatrischen Klinik wegen allgemeiner Aggressivität oder anderer Verhaltensstörungen vorgestellt worden waren. Auf der anderen Seite haben kürzlich veröffentlichte epidemiologische Studien von mehreren tausend Kindern (Trites u. Laprade 1983), und auch langzeitliche Behandlungsstudien (Hechtman u. Mitarb. 1984) ergeben, daß man hyperaktive von generell dissozialen, verhaltensgestörten Kindern sowohl diagnostisch als auch prognostisch differenzieren kann. Zudem hat man Kinder beschrieben, die permanent, und andere, die nur in gewissen Situationen hyperaktiv sind (SCHACHAR u. Mitarb. 1981; COHEN u. MINDE 1983). Diese Unterscheidung scheint wichtig zu sein in Bezug auf die Anamnese, Behandlung und Prognose der Kinder. Generell zeigten die permanent hyperaktiven Kinder mehr kognitive Abnormalitäten, mehr organische Symptome und eine schlechtere Prognose.

## Organische Faktoren

Die möglichen Beiträge organischer Faktoren zur Hyperaktivität sind in *Hirnläsionen*, *genetischen Defekten*, *biochemischen Störungen*, *Infektionen*, *Vergiftungen* und *geringeren neurologischen Abweichungen* gesucht worden. Historisch wurde die Hyperaktivität zuerst bei Kindern beobachtet, die nach einer Verletzung oder Infektion des Gehirns die begleitenden Verhaltensauffälligkeiten entwickelt hatten (STRAUSS u. LEHTINEN 1947). Diese „organische" Ätiologie des Syndroms wurde durch weitere Studien unterstrichen, welche eine Verbindung zu einer Vielzahl viraler Infektionen, wie z. B. Keuchhusten, und Vergiftungen, insbesondere mit Blei, herstellten (LURIE u. LEVY 1942; THURSTON u. Mitarb. 1955; DAVID u. Mitarb. 1977). Andere Studien haben den Versuch unternommen, retrospektiv eine Beziehung zwischen Frühgeburt, pränatalen Risikofaktoren und perinatalen medizinischen Komplikationen sowie einer Vielzahl von psychologischen und neurologischen Auffälligkeiten bei Kindern aufzuzeigen (KNOBLOCH u. PASAMANICK 1966). Während die Autoren dieser Studien in der Tat eine gewisse statistische Beziehung zwischen einer beeinträchtigten Neugeborenenentwicklung und späteren Verhaltensauffälligkeiten nachwiesen, war die absolute Differenz zwischen ihren Gruppen gering (32% der normalen und 38% der beeinträchtigten Geburten zeigten Verhaltensauffälligkeiten), und die Stichproben waren hinsichtlich des sozioökonomischen Status nicht gut parallelisiert. Tatsächlich zeigten sich in einer anderen Studie, bei der die Geburtsjournale von 65 hyperaktiven Kindern mit einer Gruppe gleichgeschlechtlicher, im selben Krankenhaus innerhalb der nächsten 24 Stunden geborener und hinsichtlich sozioökonomischer Faktoren parallelisierter Kinder verglichen wurden, keine Unterschiede hinsichtlich der Geburtskomplikationen (MINDE u. Mitarb. 1968).

Studien an neurologisch heterogenen Gruppen hyperaktiver Kinder (WERRY 1968; WERRY u. Mitarb. 1972) haben wiederholt gefunden, daß diese Kinder eine größere Anzahl sogenannter *„weicher neurologischer Zeichen"* aufweisen. Andererseits sind diese sogenannten weichen Zeichen, welche Unterschiede der Lateralität, der feinen motorischen Koordination oder der Seitigkeit von Schwellen der Berührungssensitivität umfassen, auch bei Kindern mit Verhaltensstörungen (PRECHTL u. STEMMER 1962), mit Lernstörungen (HERTZIG u. Mitarb. 1969) und sogar bei erwachsenen Schizophrenen mit einem bestimmten prämorbiden asozialen Verhalten (QUITKIN u. Mitarb. 1976) gefunden worden. Ferner besteht noch keine genügende Sicherheit dahingehend, daß die sogenannten weichen Zeichen valide Indikatoren für einen Hirnschaden sind (SHAFFER 1978).

Verschiedene Forscher haben außerdem über ein vermehrtes Vorliegen von geringen *körperlichen Auffälligkeiten* (sogenannte minor physical abnormalities) bei hyperaktiven Kindern berichtet und haben diese Tatsache als einen möglichen Hinweis auf organische Störungen betrachtet (WALDROP u. Mitarb. 1968; WALDROP u. GOERING 1971; RAPOPORT u. QUINN 1975). Zu geringen körperlichen Auffälligkeiten werden beispielsweise fehlgeformte Ohren, Hypertelorismus, bestimmte Varianten in der Länge der Finger und Zehen ebenso wie ein hoher Gaumen oder ein vergrößerter Kopfumfang gerechnet. Neuere Studien haben neben der Bestätigung der Unterschiede hinsichtlich der Anomalien zwischen hyperaktiven und normalen Kindern auch gezeigt, daß die ungestörten Geschwister und Eltern von hyperaktiven und retardierten Kindern auch eine ungewöhnlich hohe Anzahl von geringen körperlichen Auffälligkeiten haben (FIRESTONE u. Mitarb. 1978; QUINN u. RAPOPORT 1974). Weiterhin sind solche Anomalien auch bei Kindern mit Sprach- und Hörschwierigkeiten (WALDROP u. HALVERSON 1971) ebenso wie bei Kindern mit Lernstörungen (ROSENBERG u. WELLER 1973) gefunden worden. Diese Befunde schränken die mögliche Nützlichkeit einer erhöhten Anzahl von körperlichen Anomalien für die Frühentdeckung von Problemkindern außerordentlich ein.

Die stärkste spezifische Formulierung der Beziehungen zwischen einer Dysfunktion des Gehirns und Hyperaktivität stammt aus den Arbeiten von WENDER (1971). Das Modell dieses Verfassers beruht teilweise auf dem sedierenden Effekt der Amphetamine bei hyperaktiven Kindern. WENDER nimmt an, daß verschiedene neurohumorale Systeme innerhalb des Gehirns, wie z. B. das für Dopamin verantwortliche System, in unterschiedlichem Ausmaß reifen und daher eine *gestörte Balance zwischen exzitatorischen und inhibitorischen Systemen im ZNS* verursachen. Diese gestörte Balance verursacht angeblich das abnorme Ausmaß an Aktivität, zumal angenommen wird, daß das Aktivitätsniveau innerhalb eines jeden Organismus eine Funktion der jeweiligen Niveaus der inhibitorischen und exzitatorischen Systeme des ZNS sei.

Während einige Autoren den Versuch unternommen haben, WENDERs theoretische Vorstellung mit Hilfe sehr differenzierter Studien zu bestätigen (SATTERFIELD u. BRALEY 1977), sind bis dato keine empirischen Bestätigungen für WENDERs Theorie aufgezeigt worden.

## Genetische Faktoren

Die Erkenntnis, daß bei den meisten Fällen von Hyperaktivität ein Hirnschaden *nicht* der zentrale ätiologische Faktor ist, hat die Forschung hinsichtlich anderer ätiologischer Bedingungen angeregt. Das stark ungleiche Verhältnis von 9 Jungen auf 1 Mädchen, die als hyperaktiv diagnostiziert werden (WERRY 1968a), hat ebenso, wie die häufig zu beobachtende Beschreibung anderer Verwandter mit einer offensichtlichen klinisch bedeutsamen Überaktivität in ihrer frühen Entwicklung, die Annahme begründet, daß wahrscheinlich bestimmte *genetische Faktoren* beim hyperkinetischen Syndrom wirksam sind.

Zwei psychiatrische Studien an den biologischen Eltern von hyperkinetischen Kindern sind berichtet worden. MORRISON u. STEWART (1971) untersuchten die Eltern von 59 hyperaktiven und 41 normalen Kontrollkindern, und CANTWELL (1972) erfaßte 50 hyperkinetische Kinder und 50 Kontrollkinder. Beide Studien zeigten, daß Väter und Mütter von hyperkinetischen Kindern häufiger Symptome berichteten, die mit Hyperaktivität in ihrer eigenen Kindheit in Einklang stehen (Väter 16%, Mütter 5%), als Eltern der Kontrollprobanden (2% für die Väter, 0% für die Mütter). Alle männlichen Verwandten von Hyperaktiven zusammengenommen wiesen die Diagnose in 13% der Fälle auf. Ferner fanden MORRISON u. STEWART, daß 20% der Väter von Hyperaktiven Alkoholiker waren und 5% soziopathische Störungen aufwiesen, während CANTWELL eine hohe Rate von 30% alkoholischen und 16% soziopathischen Störungen bei den Vätern fand. Die Mütter wurden häufiger als hysterisch (12%) beschrieben.

Zwei *Adoptionsstudien* derselben Autoren (MORRISON u. STEWART 1973; CANTWELL 1975) bestätigten, daß das hyperkinetische Syndrom sehr viel häufiger bei den biologischen Verwandten ersten und zweiten Grades von hyperaktiven Kindern als bei Verwandten von adoptierten Kindern auftrat. Ähnliche Daten wurden von SAFER (1973) berichtet, der die leiblichen und die Halbgeschwister von 17 hyperaktiven Kindern untersuchte. 10 der leiblichen Geschwister im Gegensatz zu nur 2 der 22 Halbgeschwister wurden als hyperaktiv angesehen. Andererseits haben AUGUST u. STEWART (1983) in einer kürzlichen Untersuchung auch festgestellt, daß hyperaktive Kinder, deren Väter alkoholische und soziopathische und/oder deren Mütter hysterische Störungen zeigten, auch weit mehr Aggressivität, Ungehorsam und andere antisoziale Symptome aufwiesen als hyperaktive Kinder ohne eine solche Familienanamnese. Es mag daher sehr wohl sein, daß das hyperaktive Syndrom ein Spektrum darstellt, welches Kinder, die nur eine weitgehend kognitive Aufmerksamkeitsstörung haben, bis zu hyperaktiven, aggressiven und verhaltensgestörten Kindern einschließt.

*Zwillingsstudien*, die traditionelle Untersuchungsmethode genetischer Faktoren bei Krankheiten überhaupt, sind hinsichtlich dieses Störungsbildes nur begrenzt durchgeführt worden. LOPEZ (1965) untersuchte 4 monozygote und 6 dizygote Zwillingspaare. Sämtliche monozygoten im Gegensatz zu nur einem der 6 dizygoten Paare waren konkordant hinsichtlich des Syndroms. Da LOPEZ sowohl gleichgeschlechtliche wie auch gegengeschlechtliche Paare in seiner dizygoten Gruppe berücksichtigte, können die Unterschiede eher auf das Geschlecht als auf die Zygozität bezogen sein. In einer anderen Studie von WILLERMAN (1973) beurteilten Mütter von 93 Paaren gleichgeschlechtlicher Zwillinge ihre Kinder auf der Werry-Weiss-Peters-Activity-Skala (WERRY u. Mitarb. 1970). WILLERMAN definierte die Kinder willkürlich dann als hyperaktiv, wenn sie zu den obersten 20% der Verteilung gehörten und leitete auf diese Weise eine Schätzung der Erblichkeit von 0,82 für Jungen und 0,58 für Mädchen ab.

Kürzlich haben HEFFRON u. seine Mitarb. (1984) eine Arbeit veröffentlicht, in welcher sie von 3 monozygoten Zwillingspaaren berichten, wo beide Kinder das hyperaktive Syndrom zeigten.

Während die referierten Daten eine gewisse Wahrscheinlichkeit für genetische Faktoren beim hyperkinetischen Syndrom nahelegen, erscheint die Anmerkung notwendig, daß keine dieser Studien „blind" durchgeführt wurde. Ferner kann man – wie CANTWELL (1976) in seiner Übersicht über genetische Faktoren bei Hyperaktivität ausführt – nicht von einer Zwillingsstudie auf die Allgemeinbevölkerung generalisieren, insbesondere bei einer Störung, die sehr wahrscheinlich eine heterogene Gruppe von Kindern umfaßt.

Schließlich muß angemerkt werden, daß die entscheidenden genetischen Studien beim hyperkinetischen Syndrom noch nicht durchgeführt worden sind, zumal wir gegenwärtig den Vererbungsmechanismus des Syndroms noch nicht definieren können.

## Allergien

In neuerer Zeit ist angenommen worden, daß *künstliche Nahrungsmittelsubstanzen* wie Farbstoffe, Geschmacksstoffe oder Konservierungsmittel hyperaktives Verhalten verursachen (FEINGOLD 1975). Während nur sehr wenige Ärzte diese Idee aufgegriffen haben, haben einige unkontrollierte Studien FEINGOLDs These der Sensitivität für Farb- oder Nahrungsmittelzusätze bei hyperaktiven Kindern bestätigt (CROOK 1975).

Interessanterweise bestehen sogar unter jenen, die eine bestimmte Diät für die Hyperaktivität verantwortlich machen, erhebliche Meinungsunterschiede. Zum Beispiel hat CROOK (1975) behauptet, daß seine Patienten in erster Linie sensitiv auf gewöhnliche Nahrungsstoffe wie Weizen, Milch, Korn und Eier waren, während LEVIN (1978) die

Meinung vertrat, daß Zucker die am stärksten störende Substanz sei.
Während der letzten Jahre haben mehrere respektable Forscher die Diättheorie der Hyperaktivität genau untersucht (HARLEY u. Mitarb. 1978a; CONNERS 1980; SWANSON u. KINSBOURNE 1980; STEINHAUSEN 1980), indem sie hyperaktiven Kindern gezielt hohe Dosen synthetischer Nahrungsmittelfarbstoffe gaben. Die Resultate dieser Untersuchungen waren allgemein negativ, d. h. es scheint, daß nur eine sehr kleine Gruppe hyperaktiver Kinder auf künstliche Farbstoffe reagiert, und oft nur die Lehrer oder die Eltern, aber niemals beide Gruppen, Verhaltensverschlechterungen beobachten können. Allergien können daher nicht als Ursache des hyperaktiven Syndromes angesehen werden.

# Therapie

Das hyperaktive Kind ist – wie bisher in diesem Kapitel ausgeführt – ein vielfach behindertes Kind. Es braucht daher einen *mehrdimensionalen Therapieansatz*, der pharmakologische und pädagogische ebenso wie psychologische Therapie einschließt. Während in den folgenden Abschnitten jede Form der Behandlung getrennt diskutiert wird, müssen normalerweise kombinierte Behandlungsformen angewandt werden, um den Bedürfnissen jedes einzelnen Kindes gerecht werden zu können (SATTERFIELD u. Mitarb. 1981).

## Pharmakotherapie

Die *medikamentöse Behandlung* ist die leichteste, am wenigsten Zeit in Anspruch nehmende und am häufigsten eingesetzte Maßnahme von Ärzten in der Behandlung hyperaktiver Kinder. Die dabei verwendeten Präparate haben Neuroleptika (Chlorpromazin, Thioridazin), Antidepressiva (Imipramin, Amitriptylin), Tranquilizer (Diazepam), Lithiumbicarbonat ebenso wie Psychostimulantia (Dextroamphetamine und Methylphenidat) umfaßt. Gute Übersichtsarbeiten über die umfassende Literatur hinsichtlich dieses Themas liegen vor (GITTELMAN-KLEIN 1973; SROUFE 1975; CONNERS 1972; SCHAIN u. REYNARD 1975; WHALEN u. HENKER 1976; LAMBERT u. Mitarb. 1976; BARKLEY 1977; KLICPERA 1978a, b). Während die placebokontrollierten Doppelblindstudien, die von den oben genannten Autoren zusammengefaßt dargestellt werden, hinsichtlich methodischer Details und der Ergebnisse variieren, stimmen sie jedoch hinsichtlich einiger spezifischer Aspekte gut überein.

1. *Psychostimulantia* sind im Vergleich zu anderen Pharmaka die effektivsten Präparate für hyperaktive Kinder, obgleich auch für Magnesiumpemoline, ein schwaches langwirksames ZNS-Stimulans, eine Abnahme der Hyperaktivität gezeigt werden konnte (CONNERS u. Mitarb. 1972). Außerdem ist unter Imipramin eine Abnahme der Hyperaktivität bei etwa 60% festgestellt worden (HUESSY u. WRIGHT 1970; WAIZER u. Mitarb. 1974; WINSBERG u. Mitarb. 1972); in den USA ist allerdings die Substanz noch nicht zur Behandlung für hyperaktive Kinder zugelassen worden. Unter den Phenotiazinen scheint das Thioridazin die effektivste Substanz für hyperaktive Kinder zu sein (CONNERS 1972), obwohl diese gesamte Medikamentengruppe weniger effektiv und potentiell toxischer als Stimulantia ist.
2. Psychostimulantia scheinen primär a) *das kognitive Verhalten und b) das sozial-adaptive Verhalten* hyperaktiver Kinder zu beeinflussen.
   ad a) Die durch Stimulantia gebesserten *kognitiven* Merkmale sind mehr spezifische Aspekte der Aufmerksamkeit wie Vigilanz und Reaktionszeit (SPRAGUE u. SLEATOR 1973; SROUFE 1975; BAXLEY u. LE BLANC 1976; DOUGLAS 1976) und weniger das gesamte Aktivitätsausmaß, Intelligenzmaße oder allgemeine kognitive Fertigkeiten wie Lesen, Sprachfertigkeiten oder Zahlenkonzept (MILLICHAP u. BOLDREY 1967; CAMPBELL 1976).
   ad b) Veränderungen hinsichtlich des *sozialadaptiven* Verhaltens sind am häufigsten über Verhaltensbeurteilungsskalen nachgewiesen worden, die sowohl von Eltern wie auch von Lehrern ausgefüllt werden (SLEATOR u. VON NEUMANN 1974). Lehrerurteile werden dabei als stabiler und sensitiver für die Beurteilung von Medikamenteneffekten angesehen. In neuerer Zeit sind jedoch auch über direkte Verhaltensbeobachtungen die sozialen Veränderungen unter Methylphenidat aufgezeigt worden. Beispielsweise berichtete CAMPBELL (1975) charakteristische Unterschiede der Mutter-Kind-Interaktionen zwischen Gruppen von hyperaktiven, lerngestörten und normalen Jungen im Schulalter. HUMPHRIES u. Mitarb. (1978) haben ebenso wie BARKLEY u. CUNNINGHAM (1979) festgestellt, daß hyperaktive Kinder unter Stimulantiamedikation öfter elterlichen Aufforderungen folgen.
   Außerdem lösten sie auch mehr Lob und positive Interaktion von seiten ihrer Eltern aus. Diese Befunde sind bei Vorschulkindern repliziert worden (COHEN u. MINDE 1983). Ferner war in der Folge der Gabe von Methylphenidat bei Vorschulkindern eine klare Veränderung des Sozialverhaltens zwischen Hyperaktiven und ihren Altersgefährten in einem Kindergarten zu beobachten (SCHLEIFER u. Mitarb. 1975).
3. Der Effekt der Stimulantia auf die *Testleistungen* des hyperaktiven Kindes ist sehr kurzfristig. Eine Studie von SWANSON u. Mitarb. (1978), die die Veränderungen unter Methylphenidat bei einer Lernaufgabe untersuchte, fand einen

maximalen Effekt auf das kognitive Verhalten im Zeitraum zwischen 1 und 2 Stunden nach Gabe des Medikamentes und ein Verschwinden der Wirkung nach 4 Stunden. Verhaltensänderungen zeigen ein ähnliches Muster (RAPOPORT u. Mitarb. 1978).

4. Besserungen sowohl hinsichtlich der kognitiven Aufgaben wie auch der Verhaltensmaße verschwinden, sobald das Medikament abgesetzt wird (SWANSON u. KINSBOURNE 1976). Dies ist kein allzu überraschender Befund im Hinblick auf andere Studien, welche die menschliche Lernfähigkeit in Abhängigkeit von Medikamenten untersucht haben (OVERTON 1964). Es stellt sich demnach die Frage nach den *langfristigen Wirkungen* der Therapie mit Stimulantia. Während die Frage nach dem Lernen in Abhängigkeit vom pharmakologischen Zustand (state-dependent learning) noch nicht angemessen beantwortet werden kann, scheint es andererseits aufgrund der exzellenten Studie von RAPOPORT u. Mitarb. (1978) klar, daß sogar eine optimal medikamentös behandelte Gruppe von 70 Kindern keine Unterschiede hinsichtlich schulischer Leistung aufwies. Auch WEISS (1975) und ihre Gruppe, die 66 Kinder untersuchten, von denen 24 mit Amphetaminen, 22 mit Phenothiazinen und 20 zur Kontrolle nicht behandelt wurden, fanden nach 5 Jahren hinsichtlich einer Reihe von schulischen und sozialen Variablen praktisch gleiche Ergebnisse. Andererseits berichteten SLEATOR u. Mitarb. (1974) aber, daß 26% ihrer Stichprobe der mit Methylphenidat behandelten Kinder bei einem Austausch des aktiven Medikamentes durch Placebo nach 2 Jahren angemessene Verhaltensweisen zeigen konnten.
5. Es besteht eine *Dosisabhängigkeit* für den therapeutischen Nutzen der Psychostimulantia. Während viele Ärzte enorm hohe Dosen an Methylphenidat verschreiben – so berichtete z. B. MILLICHAP (1973) von bis zu 200 mg pro die –, fanden sowohl SPRAGUE u. SLEATOR (1973) wie auch WERRY u. SPRAGUE (1974) jeweils in Neuseeland und den USA, daß eine Dosis von 0,5 mg pro kg höheren Dosierungen deutlich überlegen ist. Diese Untersucher behaupten sogar, daß eine Steigerung der Stimulantiadosis, die zur maximalen Verbesserung des Sozialverhaltens führt, mit einer Verschlechterung der kognitiven Leistungen des Kindes einhergehen kann, die unterhalb jener bei Placebogabe liegt. Auch SWANSON u. Mitarb. (1978) wiesen nach, daß 5 Patienten bei einer mittleren Dosis von 19 mg Methylphenidat schlechtere Leistungen in einer Lernaufgabe zeigten als bei nur 10 mg. Ähnliche Beobachtungen sind von BARKLEY (1979) gemacht worden, der bei Kindern unter einer Dosis von 1,0 mg pro kg zunehmendes Sichzurückziehen und Bevorzugung des Einzel- gegenüber dem Gruppenspiel beobachtete.

## Nebeneffekte

Kinder unter Neuroleptika zeigen sämtliche der lange bekannten *Nebeneffekte* dieser Klasse von Medikamenten, d. h. Schläfrigkeit, Appetitzunahme, Sensitivität für helles Sonnenlicht und gelegentliche Merkmale einer muskulären Dystonie (DIMASCIO u. Mitarb. 1970). Imipramin kann darüber hinaus bei einzelnen Kindern elektrokardiographische Auffälligkeiten (WINSBERG u. Mitarb. 1975) ebenso wie Gewichtsverlust, Übelkeit, Schwitzen und feinschlägigen Tremor verursachen (SARAF u. Mitarb. 1974). Appetitminderung und Schlafstörungen sind die am häufigsten berichteten Nebeneffekte bei Kindern unter Stimulantiabehandlung. Sie treten bei etwa 35% der Kinder unter Methylphenidat auf (CONNERS 1971). Andere Nebeneffekte umfassen Kopfschmerzen, Magenschmerzen, Hautekzantheme, allgemeine Traurigkeit und Rückzug (KATZ u. Mitarb. 1975, BARKLEY 1978). Keines dieser zuletzt genannten Symptome tritt häufiger als bei 10% der Patienten auf; alle Symptome sind unter Methylphenidat seltener als unter Dextroamphetamin. WEISS u. Mitarb. (1971) haben außerdem bizarre, in Einzelfällen psychoseähnliche Symptome, wie z. B. das Gefühl, Tiere unter der eigenen Haut zu haben, berichtet.

Es gibt ferner empirische Hinweise darauf, daß Psychostimulantia die Herzfrequenz und den Blutdruck bei einigen Kindern erhöhen (AMAN u. WERRY 1975). Auch hier nimmt der vasokonstriktorische Effekt mit Steigerung der Dosierung rapide zu (SPRAGUE 1978).

Neuere Studien von SAFER und seinen Mitarbeitern (SAFER u. ALLEN 1973) haben Bedenken hinsichtlich des *körperlichen Wachstums* der Kinder unter Methylphenidat geäußert. Diese Autoren fanden bei ihren ursprünglichen retrospektiv angelegten Studien, daß ihre Stichprobe hyperkinetischer Kinder sowohl hinsichtlich Gewicht wie auch Größe um 35% hinter den Altersgenossen im Verlauf einer einjährigen Gabe von Dextroamphetamin lag. Spätere Arbeiten der gleichen Autoren (SAFER u. Mitarb. 1975) haben gezeigt, daß diese Kinder während der Sommerferien ohne Medikamente den Gewichts- und Größenverlust zu 15–68% wieder aufholten. PUIG-ANTICH u. Mitarb. (1978) zeigten in einer prospektiven Studie bei 15 Kindern, von denen 7 im Durchschnitt 0,8 mg pro kg/d an Dextroamphetamin und 8 Kinder eine mittlere Dosis von 5 mg pro kg/d an Chlorpromazin über ein Jahr erhielten, ein signifikantes Absinken hinsichtlich Gewicht und Größe (– 11%) und eine parallele Hemmung der Prolactinausschüttung im Schlaf bei Kindern unter Dextroamphetamin. Jedoch zeigte SATTERFIELD in einer neueren Studie (SATTERFIELD u. Mitarb. 1979), daß die Wachstumsverzögerungen dieser Kinder im ersten Jahr unter Methylphenidat im folgenden Jahr aufgeholt wird, auch wenn die Medikation weiter gegeben wird. Zusammenfassend kann man daher sagen, daß die Stimulantia im allgemeinen eine sichere Form der Medikation darstellen und daß die meisten Nebeneffekte durch einfache Dosisreduzierung kontrolliert werden können.

## Psychotherapeutische Behandlung

Da sich die langzeitige Pharmakabehandlung nach der Meinung einiger Autoren in der Vergangenheit als nicht hilfreich erwiesen hat, haben viele Kliniker Interesse an der Entwicklung alternativer Behandlungsmethoden gezeigt.
Zuerst hat man *individuelle Psychotherapie* bei diesen Kindern versucht. Leider gibt es keine Hinweise für die Effektivität dieser Art von Behandlung (CYTRYN u. Mitarb. 1960).

## Verhaltensmodifikation

Die Behandlung mit Verhaltenstherapie in einigen sorgfältig kontrollierten Studien ist bei einer kleinen Zahl hyperaktiver Kinder bewertet worden. JACOB u. Mitarb. (1973) berichteten in der Folge einer 3 Monate dauernden Studie bei 8 hyperaktiven Kindern, die in gewöhnlichen Klassenräumen behandelt wurden, Verbesserungen ihres Verhaltens. Andere Studien, in denen die Kinder mit einem ähnlichen Plan der Belohnung, z. B. mit Süßigkeiten oder Geld, für spezifische Verhaltensweisen behandelt wurden, haben auch einen Rückgang der Punktwerte auf der Conners-Rating-Skala und hinsichtlich des abnormen Verhaltens berichtet (O'LEARY u. Mitarb. 1976; ROSENBAUM u. Mitarb. 1975; AYLLON u. Mitarb. 1975).
Ein anderer Behandlungsansatz bei hyperaktiven Kindern hat sich auf die *Veränderungen der Impulsivität* dieser Kinder konzentriert. Hier liegt das Ziel darin, den Kindern alternative Problemlösungsstrategien zur Verfügung zu stellen, d. h. ihnen langsamere Handlungsabläufe und genaueres Überlegen vor dem Handeln beizubringen. Die theoretische Begründung dieses Vorgehens stammt aus den Arbeiten von MEICHENBAUM und seinen Mitarbeitern (MEICHENBAUM u. GOODMAN 1971; MEICHENBAUM 1977). Diese Autoren benutzten die Tendenz zum *Selbstgespräch* bei jüngeren Kindern als Methode für ältere Kinder, ihre Impulsivität und schlechte Aufmerksamkeit zügeln zu lernen. Einige Studien haben unter Verwendung dieser Methode bei Kindern im Schulalter beeindruckende Veränderungen hinsichtlich des kognitiven Stils dieser Kinder berichtet (DOUGLAS u. Mitarb. 1976), obwohl langfristige Verlaufsstudien gegenwärtig noch fehlen. Es scheint auch, daß MEICHENBAUMs Technik bei Kindern im Vorschulalter weniger nützlich ist (COHEN u. MINDE 1983).
Untersuchungen über den *kombinierten Einsatz* von Verhaltenstherapie mit Pharmakotherapie (WOLRAICH u. Mitarb. 1978) haben gezeigt, daß der verhaltenstherapeutische Ansatz vornehmlich die Schulleistungen beeinflußt, während die Pharmaka stärker das jeweilige Sozialverhalten beeinflussen. Unlängst haben MASH u. DALBY (1979) auch versucht, Elterntrainingsprogramme für eine effektive Erziehung hyperaktiver Kinder zu bewerten und vielversprechende Ergebnisse für diese Art der Intervention berichtet.
Zusammengefaßt scheinen die Befunde aus Studien der Verhaltensmodifikation gegenwärtig zu belegen, daß

a) hyperaktive Kinder unter einer Verhaltenstherapie Verbesserungen im Verhalten zeigen,
b) diese Verbesserungen nicht mit Veränderungen hinsichtlich der Schulleistungen einhergehen, solange die eingesetzten Programme sich nicht spezifisch auf die Schulleistung beziehen (CUNNINGHAM u. BARKLEY 1978),
c) Verhaltensbesserungen in der Regel nicht auf das außertherapeutische Setting generalisieren und über das Therapieende aufrechterhalten werden, solange nicht eine Elternberatung die Fortsetzung der Verstärkung des erwünschten neuen Verhaltens zu Hause sichert. Andererseits haben KONSTANTEREAS u. HOMATIDIS (1983) beschrieben, daß hyperaktive Schulkinder in einer Tagesklinik nach 6 Monaten rein kognitiver Therapie oder kognitiver Mediation nach MEICHENBAUM starke Verhaltensbesserung zeigten sowohl in der Direktbeobachtung als auch in Testresultaten.
d) Hyperaktivität ist ein komplexes Syndrom, dessen Behandlung die Familie, die Schule und das Kind in seinem ganzen inneren und äußeren Milieu einschließen muß, wie es durch SATTERFIELD u. Mitarb. (1981) nachgewiesen worden ist.

## Diätetische Behandlung

Die auf die Annahme gegründete diätetische Therapie, daß Hyperaktivität eine Folge von *Nahrungsmittelallergien* sei, hat eine starke Kontroverse sowohl in der Öffentlichkeit wie unter Wissenschaftlern hervorgerufen. Während viele persönliche Erfahrungen die von FEINGOLD entwickelte K-P Diät (FEINGOLD 1975) für hilfreich halten, scheint die vorliegende wissenschaftliche Literatur in diesem Bereich folgende Schlüsse nahezulegen (vgl. auch die Übersicht von STEINHAUSEN 1980):

a) Die meisten hyperaktiven Kinder zeigen keine dramatischen Verbesserungen unter einer Diät, die frei von Nahrungsmitteladditiven ist. Wenn Verbesserungen auftreten, so sind sie häufiger von Lehrern beobachtet worden (CONNERS u. Mitarb. 1976; WILLIAMS u. Mitarb. 1978; CONNERS 1980).
b) Wissenschaftlich saubere Studien über Nahrungsadditive sind wegen des unsicheren Befolgens der empfohlenen Diät und der Probleme

hinsichtlich der Spezifität von Meßinstrumenten für die mit der Diät einhergehenden Veränderungen außerordentlich schwer durchzuführen. Die erste Schwierigkeit wird durch eine Studie von HARLEY u. Mitarb. (1978) beleuchtet. In dieser Studie wurde die gesamte Nahrung, die von den gesamten Familien der 46 untersuchten Kinder gegessen wurde, für eine 10wöchige Periode von den Untersuchern zur Verfügung gestellt. Dabei waren auch die Pausenmahlzeiten für die gesamten Schulklassen der beteiligten Kinder berücksichtigt. Das zweite Problem wird durch die Ergebnisse von WILLIAMS u. Mitarb. (1978) und LEVY u. Mitarb. (1978) aufgezeigt, die keine Verhaltensänderungen nach Belastung ihrer Patienten mit Nahrungsadditiva fanden, welche von der Food and Drug Administration bereitgestellt wurden, während SWANSON u. Mitarb. (1980) klare Veränderungen in einer Lernaufgabe als Folge der gleichen diätetischen Maßnahmen beobachteten. Jedoch verschlechterten sich die Kinder in der Studie von SWANSON hinsichtlich ihrer spezifischen Lernaufgabe nur dann, wenn sie 100 mg des Farbstoffes statt der ursprünglich von der Nutrition Foundation (LIPTON 1975) empfohlenen 26 mg erhielten.

Zusammengefaßt scheinen Nahrungsmittelzusätze sicher Substanzen zu sein, die das Lernen beeinträchtigen können. Jedoch besteht derzeit kein Hinweis darauf, daß sie Hyperaktivität „verursachen“ und daß diätetische Einschränkungen diese „heilen“ können.

## Fragen der Zukunft

Aus der vorausgegangenen Darstellung wird klar, daß die Hyperaktivität ein Syndrom bleibt, dessen klinische Symptomatologie, Behandlung und endgültiger Verlauf noch reichlich Kontroversen unter Klinikern und Forschern verursachen. Die Gründe für diese Gefühle scheinen klar. Hyperaktivität wird ebenso wie viele andere Symptome bei Verhaltensauffälligkeiten immer durch eine komplexe Transaktion zahlreicher Variablen determiniert sein und sich daher jeglichem univariaten Modell einer tradionellen medizinischen Erkrankung widersetzen. Wie wir alle von unseren Patienten immer wieder lernen, hängt die Entwicklung von Belastung und die Fähigkeit, damit umzugehen, von vielen situationsbedingten Phänomenen ab, deren Vorhersage häufig schwierig, wenn nicht unmöglich sein dürfte. Aus diesem Grund wird sich die zukünftige Forschung über Hyperaktivität unzweifelhaft zunehmend darauf konzentrierten Subklassifikationen oder Untergruppen des Syndroms zu finden und diese systematisch zu validieren. Anfänge auf diesem Gebiet sind in den Arbeiten von LONEY u. Mitarb. (1978), SCHACHAR u. Mitarb. (1981), LAHEY u. Mitarb. (1984) und EDELBROOK u. Mitarb. (1984) zu finden. Solche Untergruppen können dann auch dazu verwandt werden, Faktoren abzuleiten, welche ein positives Ansprechen auf Medikamente oder andere Formen der Verhaltensmodifikation vorhersagen. So haben z. B. LONEY u. Mitarb. (1978) bei ihrer Beschreibung der 240 Kinder, die an der Iowa-Studie über Hyperaktivität teilnahmen, drei Prädiktoren der Reaktion auf Medikation isoliert. Diese bestanden aus a) dem Alter zum Zeitpunkt der klinischen Vorstellung (r = 0,36), b) der retrospektiven mütterlichen Erinnerung an perinatale Komplikationen (r = 0,25) und c) einem Hyperaktivitätsfaktor (r = 0,18). Die multiple Regressionsanalyse dieser Faktoren brachte eine multiple Korrelation von nur 0,50 hervor. Daraus kann man entnehmen, daß sogar bei dieser großen Stichprobe von 240 Kindern nur 25% der Varianz der Reaktion auf Methylphenidat gemeinsam aus dem Alter zum Zeitpunkt der klinischen Vorstellung, dem Ausmaß perinataler Komplikationen und dem Wert auf einem Hyperaktivitätsfaktor vorhergesagt werden konnte. In einer späteren Arbeit hat LONEY (1981) ausgeführt, daß das allgemeine spätere Verhalten von hyperaktiven Jugendlichen mit Hilfe spezifischer früher Verhaltenscharakteristika prognostiziert werden kann. So war zum Beispiel in ihrer Gruppe motorische Hyperaktivität während der Adoleszenz mit Aggressivität, schwierigen ökonomischen Umständen und anderen Familienproblemen im Alter von 6–8 Jahren korreliert. Späte Aggressivität hingegen war mit der väterlichen Erziehungsmethode, früher Aggressivität und der Sensitivität auf Drogentherapie assoziiert. HECHTMAN und ihre Gruppe (HECHTMAN u. Mitarb. 1984) berichten ähnliche Resultate.

WHALEN u. HENKER (1979) haben in ihrem unlängst erschienenen Buch über die Sozialökologie der Hyperaktivität angenommen, daß viele der Schwierigkeiten, die wir im Vorhersagen des Verlaufs dieser Kinder haben, auf die Art und Weise zurückgehen könne, wie diese Kinder auf die Medikation vorbereitet worden seien. Die Denkanstöße dieser Autoren werden sicherlich zukünftigen Untersuchern bei ihren Aufgaben helfen, Meßmethoden für das Verhalten und pharmakologische Effekte abzuleiten, welche die Reaktion hyperaktiver Kinder auf verschiedene Behandlungsmaßnahmen vorhersagen.

Zusammenfassend werden wahrscheinlich auch Studien, welche die Interaktion von hyperaktiven Kindern sowohl mit Altersgefährten wie auch mit verschiedenen Erwachsenengruppen untersuchen, einen bedeutsamen Beitrag für die zukünftige Behandlung dieses Syndroms bringen (BARKLEY u. CUNNINGHAM 1979). Gegenwärtig liegen sowohl die Methodenkenntnisse wie auch die technische Möglichkeit für die Beobachtung von Kindern in ihrer Alltagswelt vor (MINDE u. COHEN 1977;

CAMPBELL u. PAULAUSKAS 1979). Derartige Beobachtungen werden es hoffentlich ermöglichen, die Aufmerksamkeit nicht nur auf Defizite des hyperaktiven Kindes zu richten, sondern auch seine soziale und kognitive Kompetenz sowie seine Verhaltensfertigkeiten genauer zu messen. Dies wiederum könnte die Entwicklung innovativer Behandlungsmethoden ermöglichen, welche sowohl pharmakologische wie auch psychologische Anteile für eine tatsächliche Hilfe dieser Kinder in ihrem Wachstum und ihrer Entwicklung umfassen.

## Literatur


Aman, M. G., J. S. Werry: Methylphenidate in children: Effects upon cardiorespiratory function on exertion. Int. J. ment. Hlth 4 (1975) 119

American Psychiatric Association: Diagnostic and Statistical Manual of Mental Disorders (DSM-III). 3. Aufl. APA, Washington/D.C. 1980

Anderson, C.: Early brain injury and behavior. J. Amer. Med. Wom. Ass. 11 (1956) 113

August, G. J., M. A. Stewart: Familial subtypes of childhood hyperactivity. J. Nerv. Ment. Dis. 6 (1983) 362

Ayllon, T., D. Layman, H. J. Kandel: A behavioral-educational alternative to drug control of hyperactive children. J. appl. Behav. Anal. 8 (1975) 137

Bakwin, H., R. M. Bakwin: Clinical Management of Behavior Disorders in Children, 3rd ed. Saunders, Philadelphia 1966

Barkley, R. A.: A review of stimulant drug research with hyperactive children. J. Child Psychol. 18 (1977) 137

Barkley, R. A.: Recent developments in research on hyperactive children. J. Pediat. Psychol. 3 (1978) 158

Barkley, R. A.: Dose effects of Ritalin on the mother-child interactions of hyperactive children. Unpublished manuscript. Medical College of Wisconsin, Milwaukee 1979

Barkley, R. A. , C. E. Cunningham: The effects of methylphenidate on the mother-child interactions of hyperactive children. Arch. gen. Psychiat. 36 (1979) 201

Barkley, R. A.: Hyperactive Children: A Handbook for Diagnosis and Treatment. Guilford Press, London 1981

Baxley, G. B., J. M. LeBlanc: The Hyperactive Child: Characteristics, treatment, and evaluation of research design. In: Advances in Child Development and Behavior Vol. 11, hrsg. von H. W. Reese. Academic Press, New York 1976

Bradley, C.: Characteristics and management of children with behavior problems associated with brain damage. Pediat. Clin. N. Amer. 4 (1957) 1049

Brazelton, T. B.: Psychophysiologic reactions of the neonate: I. The value of observation of the neonate. J. Pediat. 58 (1961) 508

Campbell, S. B.: Mother-child interaction: A comparison of hyperactive, learning disabled and normal boys. Amer. J. Orthopsychiat. 45 (1975) 51

Campbell, S. B.: Hyperactivity: Course and Treatment. In: Child Personality and Psychopathology: Current Topics, Vol. 3, hrsg. von A. Davids. Wiley, New York 1976

Campbell, S. B., S. Paulauskas: Peer relations in hyperactive children. J. Child Psychol. 20 (1979) 233

Campbell, S. B., M. Schleifer, G. Weiss: Continuities in maternal reports and child behaviors over time in hyperactive and comparison groups. J. abnorm. Child Psychol. 6 (1978) 33

Cantwell, D. P.: Psychiatric illness in the families of hyperactive children. Arch. Gen. Psychiat. 27 (1972) 414

Cantwell, D. P.: Genetic Studies of Hyperactive Children. In: Genetic Research in Psychiatry, hrsg. von R. Fieve, D. Rosenthal, H. Brill. John Hopkins Univ. Press, Baltimore 1975

Cantwell, D. P. (ed.): The Hyperactive Child. Spectrum, New York 1975

Cantwell, D. P.: Genetic factors in the hyperkinetic syndrome. J. Acad. Child Psychiat. 15 (1976) 214

Cantwell, D. P., J. H. Satterfield: The prevalence of academic underachievement in hyperactive children. J. Ped. Psychol. 3 (1978) 168

Chess, S.: Developmental theory revisited. Findings of a longitudinal study. Canad. J. Psychiat. 24 (1979) 101

Cohen, N., K. Minde: The „hyperactive syndrome“ in kindergarten children: Comparison of children with pervasive and situational symptoms. J. Child Psychol. Psychiat. 24 (1983) 443

Conners, C. K.: The syndrome of minimal brain dysfunction: Psychological aspects. Pediat. Clin. N. Amer. 14 (1967) 749

Conners, C. K.: Recent drug studies with hyperkinetic children. J. Learn. Disabil. 4 (1971) 476

Conners, C. K.: Pharmacotherapy of psychopathology in children. In: Psychopathalogical Disorders of Childhood, hrsg. von H. Quay, J. Werry. Wiley, New York 1972

Conners, C. K., E. Taylor, G. Meo, M. Kurtz, M. Fournier: Magnesium pemoline and dextroamphetamine: A controlled study in children with minimal brain dysfunction. Psychopharmacologia 26 (1972) 321

Conners, C. K., C. H. Goyette, D. A. Southwick, J. M. Lees, P. A. Andrulonis: Food additivies and hyperkinesis: A controlled double-blind experiment. Pediatrics 58 (1976) 154

Conners, C. K.: Food Additives and Hyperactive Children. Plenum Press, New York 1980

Crook, W. I.: Can your child read? Is he hyperactive? Pedicenter Press, Jackson/Tenn. 1975

Cunningham, C. E., R. A. Barkley: The role of academic failure in hyperactive behavior. J. Learn. Disabil. 11 (1978) 274

Cytryn, L., A. Gilbert, L. Eisenberg: The effectiveness of tranquilizing drugs plus supportive psychotherapy in treating behavior disorders of children: A double blind study of eighty outpatients. Amer. J. Orthopsychiat. 30 (1960) 113

David, O. J., P. Hoffman, J. Sverd, J. Clark: Lead and hyperactivity: Lead levels among hyperactive children. J. abnorm. Child Psychol. 5 (1977) 405

Denhoff, E.: The natural history of children with minimal brain dysfunction. Pediat. Ann. 205 (1973) 158

DiMascio, A., J. J. Soltys, R. I. Shader: Psychotropic drug side effects in children. In: Psychotropic Drug Side Effects: Clinical and Theoretical Perspectives, hrsg. von R. I. Shader, A. DiMascio. Williams & Wilkins, Baltimore 1970

Douglas, V. I.: Effects of medication on learning efficiency: Research findings review and synthesis. In: Learning Disability/Minimal Brain Dysfunction Syndrome, hrsg. von R. P. Anderson, C. G. Halcomb. Thomas, Springfield/Ill. 1976

Douglas, V. I., P. Parry, P. Marton, C. Garson: Assessment of a cognitive training program for hyperactive children. J. abnorm. Child Psychol. 4 (1976) 389

Douglas, V. I., P. A. Parry: Effects of reward on delayed reaction time task performance of hyperactive children. J. abnorm. Child Psychol. 11 (1983) 313

Dykman, R., P. Ackerman: Long-Term Follow-Up Studies of Hyperactive Children. In: Advances in Behavioral Pediatrics (Vol. 1), hrsg. von S. B. Campbell. JAI Press, Greenwich, Conn. 1980

Edelbrook, C., A. J. Costello, M. D. Kessler: Empirical corroboration of attention deficit disorder. J. Am. Acad. Child Psychiat. 23 (1984) 285

Eisenberg, L.: The management of the hyperkinetic child. Develop. Med. Child Neurol. 8 (1966) 593

Eisert, H. G., M. Eisert, M. H. Schmidt: Stimulantientherapie und kognitive Verhaltensmodifikation bei hyperaktiven Kindern/Stimulant drug treatment and cognitive-behavioral intervention in hyperactive children. Z. Kinder- u. Jugendpsychiat. 10 (1982) 196

Elert, R., K. Hüter: Die Prophylaxe frühkindlicher Hirnschäden. Thieme, Stuttgart 1966
Feingold, B. F.: Why Your Child is Hyperactive. Random House, New York 1975
Firestone, P., S. Peters, M. Rivier, R. Knights: Minor physical anomalies in hyperactive, retarded and normal children and their families. J. Child Psychol. 19 (1978) 155
Freeman, R. A.: Minimal brain dysfunction, hyperactivity and learning disorders: Epidemic or episode? School Rev. 85 (1976) 5
Freibergs, V., V. I. Douglas: Concept learning in hyperactive and normal children. J. abnorm. Psychol. 74 (1969) 388
Gardner, W., R. Cromwell, J. Foshee: Studies in activity level. II: Effects of distal visual stimulation in organics, familials, hyperactives and hypoactives. Amer. J. ment. Defic. 63 (1959) 1028
Gittelman-Klein, R.: Recent Advances in Child Psychopharmacology. Human Sciences Press, New York/N. Y. 1973
Gittelman-Klein, R., D. F. Klein: Methylphenidate effects in learning disabilities. Arch. Gen. Psychiat. 33 (1976) 655
Harley, J. P., R. S. Roy, L. Tomasi, P. L. Eichman, C. G. Matthews, R. Chun, C. S. Cheeland, S. Traisman: Hyperkinesis and food additives: Testing the Feingold hypothesis. Pediatrics 61 (1978) 818
Harley, J. P., C. G. Matthews, P. L. Eichman: Synthetic food colors and hyperactivity in children: A double-blind challenge experiment. Pediatrics 62 (1978a) 975
Hastings, J. E., R. A. Barkley: A review of psychophysiological research with hyperactive children. J. abnorm. Child Psychol. 6 (1978) 413
Hechtman, L., G. Weiss, J. Finkelstein, A. Wener, R. Benn: Hyperactives as young adults: Preliminary report. Canad. med. Ass. J. 115 (1976) 625
Hechtman, L., G. Weiss, T. Perlman: Growth and cardiovascular measures in hyperactive individuals as young adults and in matched normal controls. Can. Med. Assoc. J. 118 (1978) 1247
Hechtman, L., G. Weiss, T. Perlman: Hyperactives as young adults: Various clinical outcomes. Adolesc. Psychiat. 9 (1981) 295
Hechtman, L., G. Weiss, T. Perlman, R. Amsel: Hyperactives as young adults: Initial predictors of adult outcome. J. Am. Acad. Child Psychiat. 23 (1984) 250
Hechtman, L., G. Weiss: Long-term outcome of hyperactive children. Am. J. Orthopsychiat. 53 (1983) 532
Heffron, W. A., C. A. Martin, R. J. Welsh: Attention deficit disorder in three pairs of monozygotic twins: A case report. J. Am. Acad. Child Psychiat. 23 (1984) 299
Henderson, L. J.: The Fitness of the Environment. Macmillan, New York 1913
Hertzig, M. E., N. Bortner, H. G. Birch: Neurologic findings in children educationally designated as "brain-damaged". Amer. J. Orthopsychiat. 39 (1969) 437
Hopkins, J., L. Hechtman, G. Weiss: Cognitive style in adults originally diagnosed as hyperactives. J. Child Psychol. Psychiat. 20 (1979) 209
Hoy, E., G. Weiss, K. Minde, H. Cohen: The hyperactive child at adolescence: Emotional social and cognitive functioning. J. abnorm. Child Psychol. 6 (1978) 311
Huessy, H., A. Wright: The use of imipramine in children's behavior disorders. Acta paedopsychiat. 37 (1970) 194
Huessy, H. R., M. Metoyer, M. Townsend: 8–10 year follow-up of 84 children treated for behavioral disorders in rural Vermont. Acta paedopsychiat. 40 (1974) 230
Humphries, T., M. Kinsbourne, J. Swanson: Stimulant effects on cooperation and social interaction between hyperactive children and their mothers. J. Child Psychol. 19 (1978) 13
Jacob, R., K. O'Leary, G. Price: Behavioral treatment of hyperactive children: An alternative to medication. Unpublished paper 1973
Katz, S., K. G. Saraf, R. Gittelman-Klein, D. F. Klein: Clinical pharmacological management of hyperkinetic children. Int. J. ment. Hlth 4 (1975) 157
Klicpera, C.: Wirkungen und Nebenwirkungen der Stimulantienbehandlung bei Kindern. Fortschr. Neurol. Psychiat. 46 (1978a) 392
Klicpera, C.: Die Stimulantienbehandlung bei Kindern. Z. Kinder- u. Jugendpsychiat. 6 (1978b) 177
Knobloch, H., B. Pasamanick: Prospective studies on the epidemiology of productive causality: Methods, findings, and some implications. Merrill-Palmer Quart. 12 (1966) 27
Konstantereas, M. M., S. Homatidis: Effectiveness of cognitive mediation and behaviour modification with hospitalized hyperactives. Can. J. Psychiat. 28 (1983) 462
Kramer, T., H. Pollnow: Über eine hyperkinetische Erkrankung im Kindesalter. Mschr. Psychiat. Neurol. 82 (1932) 1
Lahey, B. B., E. A. Schaughency, C. C. Strauss, C. L. Frame: Are attention deficit disorders with or without hyperactivity similar or dissimilar disorders? J. Am. Acad. Child Psychiat. 23 (1984) 302
Lambert, N. M., M. Windmiller, J. Sandoval, B. Moore: Hyperactive children and the efficacy of psychoactive drugs as a treatment intervention. Amer. J. Orthopsychiat. 46 (1976) 335
Langhorne, J. E. jr., J. Loney, C. E. Paternite, H. P. Bechtoldt: Childhood hyperkinesis: A return to the source. J. abnorm. Psychol. 85 (1976) 201
Laufer, M.: Longterm management and some follow-up findings on the use of drugs with minimal cerebral syndromes. J. Learn. Disabil. 4 (1971) 519
Laufer, M., E. Denhoff: Hyperkinetic behavior syndrome in children. J. Pediat. 50 (1957) 463
Lempp, R.: Frühkindliche Hirnschädigung und Neurose. 2. Aufl. Huber, Bern 1970
Lempp, R.: Psychotherapie oder Heilpädagogik bei Kindern mit leichten frühkindlichen Hirnschäden. Acta paedopsychiat. 39 (1973) 176
Levin, A. C.: Forum of hyperkinesis. Mod. Med. 46 (1978) 87
Levy, F., S. Dumbrell, G. Hobbes, M. Ryan, N. Witon, J. M. Woodhill: Hyperkinesis and diet. A double blind crossover trial with tatrazine challenge. Med. J. Aust. 1 (1978) 61
Lipton, M. (Chairman of the National Advisory Committee on Hyperkinesis and Food Additives): Report to the Nutrition Foundation. The Nutrition Foundation, Inc., 489 5th Ave., New York 1975
Loney, J., R. J. Prinz, J. Mishalow, J. Joad: Hyperkinetic/aggressive boys in treatment: Predictors of clinical response to methylphenidate. Amer. J. Psychiat. 135 (1978) 1487
Loney, J.: The Hyperkinetic Child Grows up: Predictors of Symptoms, Delinquency and Achievement at Follow-up. Presented at Annual Meeting of A. A. A. S., Jan. 7, 1979
Loney, J.: Childhood Hyperactivity. In: Encyclopedia of Clinical Assessment, hrsg. von R. H. Woody. Jossey-Bass, San Francisco 1978
Loney, J., J. Kramer, R. Milich: The Hyperactive Child Grows Up: Predictors of Symptoms, Delinquency, and Achievement at Follow-Up. In: Psychosocial Aspects of Drug Treatment for Hyperactivity, hrsg. von K. Gadow, J. Loney. AAAS Selected Symposium 1981
Lopez, R. E.: Hyperactivity in twins. Canad. Psychiat. Ass. J. 10 (1965) 421
Lurie, L. A., S. Levy: Behavior disorders – personality changes and behavior disorders of children following pertussis. J. Amer. med. Ass. 120B (1942) 890
Mash, E. J., J. T. Dalby: Behavioral intervention for hyperactivity. In: Hyperactivity in Children: Etiology, Measurement and Treatment Implications, hrsg. von R. Trites. University Park Press, Baltimore 1979
Meichenbaum, D. H.: Cognitive Behavior Modification: An Integrative Approach. Plenum Press, New York 1977
Meichenbaum, D. H., J. Goodman: Training impulsive children to talk to themselves: A means of developing self control. J. abnorm. Psychol. 77 (1971) 115
Mendelson, W., N. Johnson, M. A. Stewart: Hyperactive children as teenagers: A follow-up study. J. nerv. ment. Dis. 153 (1971) 273

Menkes, M., J. S. Rowe, J. H. Menkes: A twenty-five year follow-up study on the hyperkinetic child with minimal brain dysfunction. Pediatrics 39 (1961) 393

Miller, R. G., N. S. Palkes, M. A. Stewart: Hyperactive children in suburban elementary schools. Child Psychiat. hum. Develop. 4 (1973) 121

Millichap, J. G.: Drugs in management of minimal brain dysfunction. Ann. N. Y. Acad. Sci. 205 (1973) 321

Millichap, J. G., E. E. Boldrey: Studies in hyperkinetic behavior. II. Laboratory and clinical evaluation of drug treatments. Neurology 17 (1967) 467

Minde, K.: A Parents Guide to Hyperactivity in Children. Quebec Assoc. for Children with Learning Disabilities, Montreal 1976

Minde, K., N. Cohen: The future of research in child psychiatry. In: Experience and Experiment, hrsg. von J. Shamsie. Macdonald-Downie Ltd., Toronto 1977

Minde, K., N. Cohen: Hyperactive children in Canada and Uganda. A comparative evaluation. J. Amer. Acad. Child Psychiat. 17 (1978) 476

Minde, K., D. Lewin, G. Weiss, H. Lavingneur, V. Douglas, E. Sykes: The hyperactive child in elementary school: A 5-year controlled follow-up. Except. Child 38 (1971) 215

Minde, K., G. Webb, D. Sykes: Studies on the hyperactive child. VI: Prenatal and paranatal factors associated with hyperactivity. Develop. Med. Child Neurol. 10 (1968) 355

Minde, K., G. Weiss, W. Mendelson: A five-year follow-up study of 91 hyperactive school children. J. Amer. Acad. Child Psychiat. 11 (1972) 595

Morrison, J. R., M. A. Stewart: A family study of the hyperactive child syndrome. Biol. Psychiat. 3 (1971) 189

Morrison, J. R., M. A. Stewart: The psychiatric status of the legal families of adopted hyperactive children. Arch. gen. Psychiat. 28 (1973) 888

Müller-Küppers, M.: Das leicht hirngeschädigte Kind. Hippokrates, Stuttgart 1969

Nichols, P. L., T. C. Chen: Minimal Brain Dysfunction: A Prospective Study. Earlbaum, Hillsdale, N. J. 1981

O'Leary, K. D., W. E. Pelham, A. Rosenbaum, G. H. Price: Behavioral treatment of hyperkinetic children. An experimental evalution of its usefulness. Clin. Pediat. 15 (1976) 510

Overton, D. A.: State-dependent as "dissociated" learning produced by pentobarbital. J. comp. psychol. Psychol. 57 (1964) 3

Prechtl., H., C. Stemmer: The choreiform syndrome in children. Develop. Med. Child Neurol. 4 (1962) 119

Prinz, R., J. Loney: Teacher-rated hyperactive elementary school girls: An exploratory developmental study. Child Psychiat. hum. Develop. 4 (1974) 246

Puig-Antich, J., L. L. Greenhill, J. Sassin, E. J. Sacher: Growth hormone, prolactin and cortisol responses and growth patterns in hyperkinetic children treated with dextro-amphetamine: Preliminary findings. J. Amer. Acad. Child Psychiat. 17 (1978) 457

Quinn, P. O., J. L. Rapoport: Minor physical anomalies and neurologic status in hyperactive boys. Pediatrics 53 (1974) 742

Quitkin, F., A. Rifkin, D. F. Klein: Neurologic soft signs in schizophrenia and character disorders. Organicity in schizophrenia with premorbid associality and emotionally unstable character disorders. Arch. gen. Psychiat. 33 (1976) 845

Rapoport, J. L., P. O. Quinn: Minor physical anomalies (stigmata) and early developmental deviation: A major biologic sub-group of „hyperactive children". Int. J. mental Hlth 4 (1975) 212

Rapoport, J. L., M. S. Buchsbaum, T. P. Zahn, H. Weingartner, C. Ludlow, E. J. Mikkelson: Dextroamphetamine: Cognitive and behavioral effects in normal prepubertal boys. Science 199 (1978) 560

Remschmidt, H.: Paradoxe Reaktionen und Interaktionen von Psychopharmaka bei Kindern und Jugendlichen. Mschr. Kinderheilk. 128 (1980) 636

Remschmidt, H., M. H. Schmidt (Hrsg.): Neuropsychologie des Kindesalters. Enke, Stuttgart 1981

Remschmidt, H., F. Mewe, G. Mewe, I. Dauner, W. Merschmann: Der Einfluß von Thioridazin (Melleril) auf Psychomotorik, Konzentrationsverhalten und Reaktionsvermögen bei verhaltensgestörten Kindern. Pharmakopsychiatrica 10 (1977) 1

Rosenbaum, A., K. D. O'Leary, R. G. Jacob: Behavioral intervention with hyperactive children: Group consequences as a supplement to individual contingency. Behav. Ther. 6 (1975) 315

Rosenberg, J. B., G. M. Weller: Minor physical anomalies and academic performance in young school children. Develop. Med. Child Neurol. 15 (1973) 131

Rosenthal, J. H.: Neurophysiology of minimal cerebral dysfunctions. Acad. Ther. 8 (1973) 291

Ross, D. M., S. A. Ross: Hyperacitivity: Research, Theory and Action. Wiley, New York 1976

Routh, D. K., R. D. Roberts: Minimal brain dysfunktion in children: Failure to find evidence for a behavioral syndrome. Psychol. Rep. 31 (1972) 307

Rutter, M., D. Shaffer, M. Shepherd: A multi-axial classification of child psychiatric disorders. World Health Organization, Geneva 1975

Rutter, M., J. Tizard, L. Whitman: Education, Health and Behavior. Wiley, New York 1970

Rutter, M.: Hyperkinetic/Attentional Deficit Syndrome: Behavioral Studies: Questions and Findings on the Concept of a Distinctive Syndrome. In: Developmental Neuropsychiatry, hrsg. von M. Rutter. Guilford Press, London 1983

Safer, D. J.: A familial factor in minimal brain dysfunction. Behav. Genet. 3 (1973) 175

Safer, D. J., R. P. Allen: Factors influencing the suppresant effects of two stimulant drugs on the growth of hyperactive children. Pediatrics 51 (1973) 660

Safer, D. J., R. P. Allen: Hyperactive Children: Diagnosis and Management. University Park Press, Baltimore 1976

Safer, D. J., R. P. Allen, E. Barr: Growth rebound after termination of stimulant drugs. J. Pediat. 86 (1975) 113

Sameroff, A. J., M. J. Chandler: Reproductive risk and the continuum of caretaking casualty. In: Review of Child Development Research, Vol. 4, hrsg. von F. D. Horowitz. University of Chicago Press, Chicago 1975

Sandberg, S. T., M. Rutter, E. Taylor: Hyperkinetic disorder in psychiatric clinic attenders. Develop. Med. Child Neurol. 20 (1978) 279

Saraf, K. R., D. F. Klein, R. Gittelman-Klein, S. Groff: Imipramine side effects in children. Psychopharmacologia 37 (1974) 265

Satterfield, J. H., B. W. Braley: Evoked potentials and brain maturation in hyperactive and normal children. Electroencephalography 43 (1977) 43

Satterfield. J. H., M. E. Dawson: Electrodermal correlates of hyperactivity in children. Psychophysiology 8 (1971) 191

Satterfield, J. H., D. P. Cantwell, A. Schell, T. Blaschke: Growth of hyperactive children treated with methylphenidate. Arch gen. Psychiat. 36 (1979) 212

Satterfield, J. H., B. T. Satterfield, D. P. Cantwell: Three-year multimodality treatment study of 100 hyperactive boys. J. Pediat. 98 (1981) 650

Schachar, R., M. Rutter, A. Smith: The characteristics of situational and pervasively hyperactive children: Implications for syndrome definition. J. Child Psychol. Psychiat. 22 (1981) 375

Schain, R. J., C. L. Reynard: Effects of central stimulant drug (methylphenidate) in children with hyperactive behavior. Pediatrics 55 (1975) 709

Schleifer, M., G. Weiss, N. Cohen, M. Elman, H. Cvejic, E. Kruger: Hyperactivity in preschoolers and the effect of methylphenidate. Amer. J. Orthopsychiat. 45 (1975) 38

Shaffer, D.: "Soft" neurological signs and later psychiatric disorders. A Review. J. Child Psychol. 19 (1978) 63

Sleator, E. K., A. W. von Neumann: Methylphenidate in the treatment of hyperkinetic children. Clin. Pediat. 13 (1974) 19

Sleator, E. K., A. W. von Neumann, R. L. Sprague: Hyperactive children: A continuous long-term placebo-controlling follow-up. J. Amer. med. Ass. 229 (1974) 316
Spitzer, R. L., M. Sheehy, J. Endicott: DSM-III: Guiding Principles. In: Psychiatric Diagnosis, hrsg. von V. M. Rakoff, H. C. Stancer, H. B. Kedward. Brunner-Mazel, New York 1977
Sprague, R. L.: Man – the most difficult laboratory animal. In: The Psychologist, the School, and the Child with MBD/LD, hrsg. von L. Oettinger, I. V. Mojovski. Grune & Stratton, New York 1978
Sprague, R. L., E. K. Sleator: Effects of psychopharmacologic agents on learning disorders. Pediat. Clin. N. Amer. 20 (1973) 719
Sprague, R. L., M. N. Cohen, W. Eichlseder: Are there hyperactive children in Europe and the South Pacific? In: The Hyperactive Child: Fact, Fiction and Fantasy, hrsg. von R. Halliday (Chair). Sympos. Amer. Psychol. Assoc. San Francisco, Aug. 1977
Sroufe, L. A.: Drug treatment of children with behavior problems. In: Review of Child Development Research, Vol. 14, hrsg. von F. D. Horowitz. University of Chicago Press, Chicago 1975
Steinhausen, H.-C.: Das hyperkinetische Syndrom. Klin. Pädiat. 188 (1976) 396
Steinhausen, H.-C.: Hyperkinetisches Syndrom und Diät – eine therapeutische Verbindung? Klin. Pädiat. 192 (1980) 179
Stewart, M. A., S. W. Olds: Raising a Hyperactive Child. Harper & Row, New York 1973
Stewart, M. A., F. N. Pitts, A. G. Cray, W. Dieruf: The hyperactive child syndrome. Amer. J. Orthopsychiat. 36 (1966) 861
Stewart, M. A., B. T. Thach, M. R. Freidin: Accidental poisoning and the hyperactive child syndrome. Dis. nerv. Syst. 31 (1970) 403
Strauss, A. A., L. E. Lehtinen: Psychopathology and Education of the Brain Injured Child. Grune & Stratton, New York 1947
Swanson, J., M. Kinsbourne: Stimulant-related state dependent learning in hyperactive children. Science 192 (1976) 1354
Swanson, J., M. Kinsbourne, W. Roberts, K. Zucker: A time response analysis of the effects of stimulant medication on the learning ability of children referred for hyperactivity. Pediatrics 61 (1978) 21
Swanson, J., M. Kinsbourne: Food dyes impair performance of hyperactive children on a laboratory learning test. Science 207 (1980) 1485
Thomas, A., S. Chess: Temperament and Development. Brunner-Mazel, New York 1977
Thurston, D. L., J. N. Middelkamp, E. Mason: The late effects of lead poisoning. J. Pediat. 42 (1955) 120
Trites, R., K. Laprade: Evidence for an independent syndrome of hyperactivity. J. Child. Psychol. Psychiat. 24 (1983) 573
Waizer, J., S. P. Hoffman, P. Polizos, D. Engelhardt: Outpatient treatment of hyperactive school children with imipramine. Amer. J. Psychiat. 131 (1974) 587
Waldrop, M. F., C. F. Halverson: Minor Physical Anomalies and Hyperactive Behavior in Young Children. Exceptional Infant, Vol. 2, hrsg. von J. Hellmuth. Brunner-Mazel, New York 1971
Waldrop, M. F., J. D. Goering: Hyperactivity and minor physical anomalies in elementary school children. Amer. J. Orthopsychiat. 42 (1971) 602
Waldrop, M. F., F. A. Pederson, R. Q. Bell: Minor physical anomalies and behavior in preschool children. Child Develop. 39 (1968) 391
Walker, S.: Drugging the American child: We're too cavalier about hyperactivity. J. Learn. Dis. 8 (1975) 354
Weiss, G., L. Hechtman, T. Perlman: Hyperactives as young adults: School, employer, and self-rating scales obtained during 10-year follow-up evaluation. Amer. J. Orthopsychiat. 48 (1978) 438
Weiss, G., L. Hechtman, T. Perlman, J. Hoplans, A. Wener: Hyperactives as young adults: A controlled prospective 10 year follow-up of the psychiatric status of 75 hyperactive children. Arch. gen. Psychiat. 36 (1979) 675
Weiss, G., E. Kruger, U. Danielson, M. Elman: Effect of long-term treatment of hyperactive children with methylphenidate. Canad. Med. Ass. J. 112 (1975) 159
Weiss, G., K. Minde, V. Douglas, J. Werry, D. Sykes: Comparison of the effects of chlorpromazine, dextroamphetamine and methylphenidate on the behavior and intellectual functioning of hyperactive children. Canad. med. Ass. J. 104 (1971) 20
Weiss, G., K. Minde, J. Werry, V. Douglas, E. Nemeth: Studies of the hyperactive child. VIII. Five-year follow-up. Arch. gen. Psychiat. 24 (1971a) 409
Weiss, G.: Hyperkinetic/Attentional Deficit Syndrome: Long-term Outcome: Findings, Concepts, and Practical Implications. In: Developmental Neuropsychiatry, hrsg. von M. Rutter. Guilford Press, London 1983
Wender, P. H.: Minimal Brain Dysfunction in Children. Wiley, New York 1971
Werry, J. S.: Studies on the hyperactive child. IV. An empirical analysis of the minimal brain dysfunction. Arch. gen. Psychiat. 19 (1968) 9
Werry, J. S.: Developmental hyperactivity. Pediat. Clin. N. Amer. 15 (1968a) 581
Werry, J. S., G. Weiss, V. Douglas: Studies on the hyperactive child. I. Some preliminary findings. Canad. psychiat. Ass. J. 9 (1964) 120
Werry, J. S., R. L. Sprague, G. Weiss, K. Minde: Some clinical and laboratory studies of psychotropic drugs in children. In: Drugs and Cerebral Function, hrsg. von W. L. Smith. Thomas, Springfield/Ill. 1970
Werry, J. S., R. Sprague: Psychopharmacology. In: Mental Retardation: An Annual Review, Vol. IV., hrsg. von J. A. Wortis. Grune & Stratton, New York 1972
Werry, J. S., R. L. Sprague: Methylphenidate in children: Effect of dosage. Aust. N. Z. J. Psychiat. 8 (1974) 9
Werry, J. S., K. Minde, A. Guzman, G. Weiss, K. Dogan, E. Hoy: Studies in the hyperactive child. VII. Neurological status compared with neurotic and normal children. Amer. J. Orthopsychiat. 42 (1972) 441
Whalen, C. K., B. Henker: Psychostimulants and children: A review and analysis. Psychol. Bull. 83 (1976) 1113
Whalen, C. K., B. Henker: Hyperactive Children: The Social Ecology of Identification and Treatment. Academic Press, New York 1979
Wieck, C.: Die psychomotorische Unruhe im Schulkindalter unter besonderer Berücksichtigung der Umweltfaktoren. Z. ärzt. Fortb. 51 (1957) 977
Willerman, L.: Activity level and hyperactivity in twins. Child Develop. 44 (1973) 288
Williams, J. I., D. M. Cram, F. T. Tausig, E. T. Webster: Examining the relative effectiveness of dietary and drug management of hyperkinesis. Pediatrics 61 (1978) 811
Winsberg, B., I. Bailer, S. Kupietz, J. Tobias: Effects of imipramine and dextroamphetamine on behavior of neuropsychiatrically impaired children. Amer. J. Psychiat. 128 (1972) 1425
Winsberg, B., S. Goldstein, L. E. Yepes, J. M. Perel: Imipramine and electrocardiographic abnormalities in hyperactive children. Amer. J. Psychiat. 132 (1975) 542
Wolraich, M., J. Drummond, M. Kerner-Salomon, M. O'Brien, C. Sivage: Effects of methylphenidate alone and in combination with behavior modification procedures on the behavior and academic performance of hyperactive children. J. abnorm. Child Psychol. 6 (1978) 149
Worland, J.: Effects of positive and negative feedback on behavioral control in hyperactive and normal boys. J. abnorm. Child Psychol. 4 (1976) 315
Zentall, S.: Optimal stimulation as theoretical basis of hyperactivity. Amer. J. Orthopsychiat. 45 (1975) 549
Zentall, S., T. R. Zentall: Activity and task performance of hyperactive children as a function of environmental stimulation. J. consult. clin. Psychol. 44 (1976) 693

# 2 Störungen des Sprechens und der Sprache[1]

*Helmut Remschmidt, Gerhard Niebergall*

[1] Dieses Kapitel ist weitgehend identisch mit dem gleichlautenden Abschnitt in Remschmidt/Schmidt (Hrsg.): Neuropsychologie des Kindesalters. Enke, Stuttgart 1981

# Allgemeine Gesichtspunkte

## Definitorisches

Im folgenden werden Störungen der *Sprache* und des *Sprechens* unterschieden. Unter Sprache verstehen wir ein symbolisches System zur Generation intendierter Mitteilungen. Ihr Hauptkennzeichen ist die Produktivität. In weiter Auslegung umfaßt die Bezeichnung Sprache auch Kommunikationsarten wie die geschriebene Sprache (Schreiben), Gestik und Mimik. Unter Sprechen hingegen verstehen wir das Ablaufen der verbalen Verständigung, d. h. die Produktion von Worten, die Art und Weise, wie dies geschieht, nicht aber die strukturellen Gegebenheiten, die die Grundlage für alle Sprachproduktion darstellen.

## Besonderheiten kindlicher Sprach- und Sprechstörungen und Reifungsvorgänge im Gehirn

Im Gegensatz zum Erwachsenenalter sind Sprach- und Sprechstörungen bei Kindern durch folgende Besonderheiten gekennzeichnet:

– Die intellektuelle und sprachliche *Entwicklung* ist meist noch nicht abgeschlossen. Das hat zur Folge, daß Erscheinungsbild und pathogenetische Hintergründe kindlicher Sprachstörungen von Altersstufe zu Altersstufe unterschiedlich sind. Hinzu kommt, daß auch äußere Schädigungseinflüsse das in Entwicklung befindliche Gehirn zu unterschiedlichen Zeitpunkten treffen können, so daß jeweils unterschiedliche Etappen der Sprachentwicklung bereits bewältigt wurden oder noch nicht.

– Die *funktionelle Hemisphärenasymmetrie* ist bei Kindern ebenfalls noch nicht ausgebildet bzw. erst in Ausbildung begriffen. Auch dadurch ergeben sich Unterschiede zu hirnorganisch verursachten Sprachstörungen der Erwachsenen. So ist bekannt, daß z. B. bei früh (im Säuglingsalter) erworbenen Läsionen der linken Hirnhemisphäre aufgrund der Plastizität der Hirnfunktionen eine vollständige Übernahme der Sprache durch die rechte Hemisphäre möglich ist, was später nicht mehr eintreten kann. Dies bedeutet, daß die gleiche Läsion in verschiedenen Lebens- und Entwicklungsabschnitten ganz unterschiedliche Folgen hervorrufen kann.

– Bei Kindern im Vorschulalter können die gleichen Symptome einmal *anlagebedingt* sein oder durch nachweisbare *Hirnschädigungen* verursacht werden (LEISCHNER 1967). Dies trifft z. B. zu für die *Hörstummheit* (Entwicklungsaphasie) und für die angeborene *Schreib- und Leseschwäche.*

– Schließlich existiert eine ganze Reihe von *Schädigungsmöglichkeiten*, die die Sprachentwicklung behindern können. Unter ihnen seien nur hervorgehoben die Oligophrenien, der frühkindliche Autismus und andere klinische Syndrome, die mit Sprachentwicklungsstörungen einhergehen.

Aus diesen Überlegungen ergibt sich, daß bei jeder Sprachstörung folgendes berücksichtigt werden muß: der jeweilige *Entwicklungsstand* (einschließlich Sprachentwicklungsstand), *Ätiologie und Pathogenese* (prä-, peri- oder postnatale Schädigung), Grad der *Hirnreifung* und genaue Beschreibung des jeweiligen *klinischen Bildes.*

Die Versuche, den einzelnen Sprach- und Sprechstörungen im Kindesalter klar definierte Parameter der Hirnreifung zuzuordnen, scheitern vorerst daran, daß solche bislang noch nicht hinreichend präzisiert werden konnten. Deshalb ist die in Tab. 2.1 angegebene Übersicht lediglich als Orientierungsrahmen zu sehen, der versucht, gewisse Korrelationen zwischen sprachlichem Entwicklungsstand und Sprach- und Sprechstörungen herzustellen.

Aus der Tabelle wird deutlich, daß in der Zeit vor dem Spracherwerb bereits die Ursachen für die Sprachentwicklungsbehinderung vorhanden sind. Im Zeitraum der artikulierten Sprache, aber noch vor dem Erlernen des Lesens und Schreibens, treten am häufigsten Stammeln, Stottern, Poltern, Aphasien, Sprachentwicklungsverzögerungen und Agrammatismus auf. In der Entwicklungsetappe nach Beherrschung der Vollfunktion der Sprache können Alexien, Agraphien, Apraxien (letztere sind keine Sprachstörungen) als erworbene Störungen hinzutreten.

## Klassifikationsprobleme

Die Bezeichnung Sprech- und Sprachstörungen stellt lediglich eine pragmatische Umschreibung für ätiologisch recht unterschiedliche Störungen dar, deren Gemeinsamkeit in einer Beeinträchtigung der Sprech- und Sprachfunktionen besteht. In Abb. 2.1 ist ein Schema zur Klassifikation der Sprech- und Sprachstörungen wiedergegeben.

Es macht deutlich, daß wir *periphere* und *zentrale* Sprech- und Sprachstörungen unterscheiden können und unter diesen wiederum solche des Sprach*besitzes* und des Sprach*erwerbs*. Diese Kategorien lassen sich wiederum je nach Ätiologie in *organisch* und *nichtorganisch* verursachte Sprech- und

Tabelle 2.1 Zusammenhänge zwischen Hirnentwicklung, Sprache und Sprechstörungen

| Hirnentwicklung | Sprachlicher Entwicklungsstand | Sprach- und Sprechstörungen |
|---|---|---|
| Hemisphären noch funktionell gleichwertig | Zeit vor dem Spracherwerb | Sprachentwicklungsbehinderung |
| Beginn der Händigkeitsentwicklung, beginnende Ausbildung der funktionellen Hemisphärenasymmetrie | Zeitraum der artikulierten Sprache (Lesen und Schreiben noch nicht erlernt) 4. bis 6. Lebensjahr | Stammeln, Stottern, Poltern, Aphasie, Sprachentwicklungsverzögerung, Agrammatismus |
| Händigkeit bereits deutlich ausgeprägt, zunehmende Stabilisierung der funktionellen Hemisphärenasymmetrie | Zeitraum sprachlicher Vollfunktion (artikulierte Sprache, Lesen und Schreiben wird beherrscht) jenseits des 7./8. Lebensjahres | Stammeln, Stottern, Poltern, Aphasie Alexie Agraphie |

Sprachstörungen aufteilen. Auf diese Weise ist es möglich, für den überwiegenden Teil der Sprech- und Sprachstörungen eine ätiologisch orientierte Zuordnung vorzunehmen. Für das Kindesalter bedeutsam sind insbesondere die *Sprachentwicklungsstörungen*, die im nächsten Abschnitt behandelt werden.

Dem Entwicklungsgedanken trägt das Multiaxiale Klassifikationsschema nach RUTTER, SHAFFER und STURGE (REMSCHMIDT u. SCHMIDT 1977) Rechnung, das auf der 2. Achse umschriebene Entwicklungsrückstände erfaßt. Umschriebene Rückstände in der Sprech- und Sprachentwicklung sind dort wie folgt definiert: *„Störung, deren Hauptmerkmal eine ausgeprägte Beeinträchtigung der Entwicklung des Sprechens oder der Sprache (Syntax oder Semantik) ist, die nicht durch eine allgemeine intellektuelle Behinderung erklärt werden kann“* (S. 77). Zu diesen Störungen gehören „entwicklungsbedingte Aphasien“, bzw. Dysphasien, nicht jedoch „erworbene“ Aphasien oder Sprechstörungen wie Stottern und Poltern. Beim Stammeln (Dyslalie) liegt nicht immer eine Sprachentwicklungsverzögerung vor, jedoch häufig.

Unter den im Kindesalter so wichtigen Sprachentwicklungsstörungen können wir nach LEISCHNER (1967, 1976), Sprachentwicklungs*behinderungen* von Sprachentwicklungs*verzögerungen* unterscheiden. Bei ersteren wird die Entwicklung der Sprache *behindert* durch erworbene organische Schädigungen, deren Zeitpunkt vor dem Beginn der eigentlichen Sprachentwicklung liegt, bei letzteren tritt, ohne bislang nachweisbare organische Ursache, eine z. T. extreme Verlangsamung bzw.

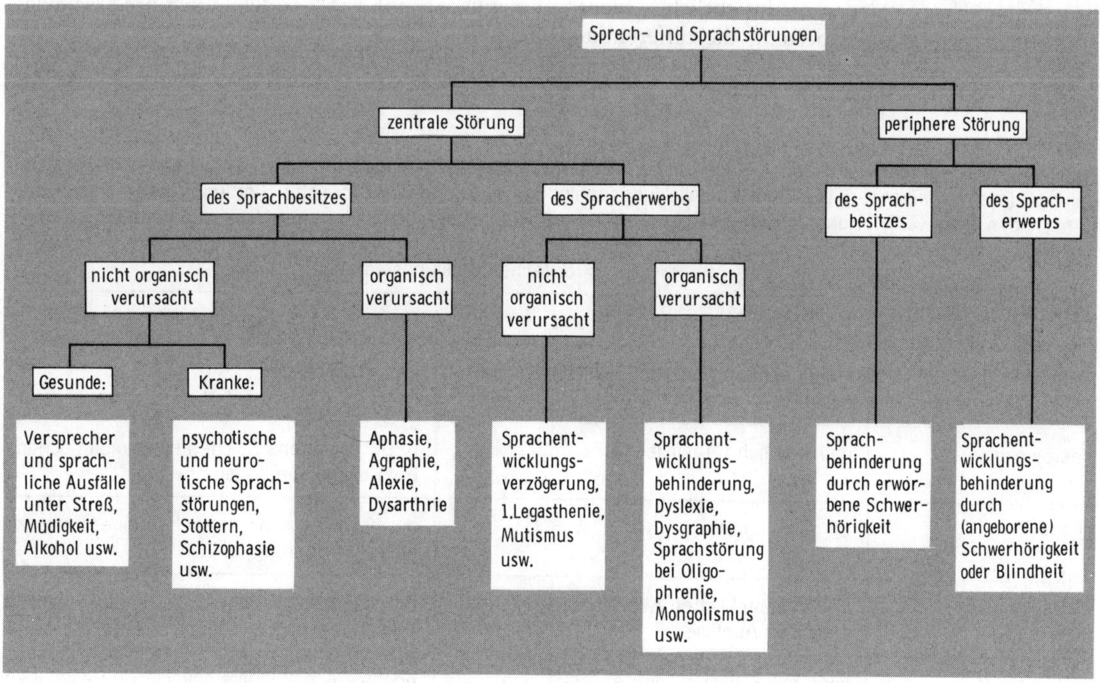


Abb. 2.1 Die wichtigsten Sprach- und Sprechstörungen sowie ätiologische Kriterien, modifiziert nach *Peuser* 1978 (aus *H. Remschmidt, G. Niebergall:* Störungen des Sprechens und der Sprache. In: Neuropsychologie des Kindesalters, hrsg. von H. Remschmidt, M. H. Schmidt. Enke, Stuttgart 1981).

Tabelle 2.**2** Einteilung der Sprachentwicklungsstörungen

| Sprachentwicklungsstörungen | |
|---|---|
| Sprachentwicklungsbehinderungen (erworbene organische Ursachen) | Sprachentwicklungsverzögerungen (z. T. extreme Reifungsverzögerung des Spracherwerbs ohne nachweisbare organische Ursachen) |
| (1) erworbene Aphasie | (1) Verzögerte Sprachentwicklung |
| (2) erworbene Agraphie | (2) Stammeln |
| (3) erworbene Alexie | (3) Agrammatismus (Dysgrammatismus) |
| (4) (erworbene Apraxie) | (4) Hörstummheit (Entwicklungsaphasie / sogenannte kongenitale Aphasie) |
| | (5) angeborene Schreib-Lese-Schwäche (kongenitale Wortblindheit) |

Erschwernis der Sprachentwicklung ein. Diese Klassifikation umfaßt ausschließlich Störungen der Sprache, nicht des Redeflusses. Zum Verständnis ist wichtig, daß gleiche oder ähnliche Syndrome einmal aufgrund angeborener, organisch nicht weiter auflösbarer Einschränkungen zustande kommen können, andererseits aber auch als erworbene Störungen aufgrund organischer Schädigungen vorkommen. Die Aufteilung der Sprachentwicklungsstörungen in Sprachentwicklungsbehinderungen und Sprachentwicklungsverzögerungen ist in Tab. 2.2 wiedergegeben.

Erwähnt werden muß, daß zwischen den so definierten Sprachentwicklungsbehinderungen und Sprachentwicklungsverzögerungen auch eine Reihe von Unterschieden hinsichtlich *nichtsprachlicher Funktionen* besteht, die differentialdiagnostisch bedeutsam sein können. Sie sind in Tab. 2.3 wiedergegeben.

Wie diese Tabelle veranschaulicht, findet man bei Sprachentwicklungsbehinderungen eine Fülle von Hinweisen auf organische Schädigungen, was für die Sprachentwicklungsverzögerung nicht gilt. Kritisch kann noch eingewandt werden, daß neuerdings auch bei Sprachentwicklungsverzögerungen Hinweise auf eine mangelhafte Ausreifung von Hirnfunktionen gefunden worden sind. Letzterem trägt die angelsächsische Literatur dadurch Rechnung, daß sie von „developmental language disorders", „developmental aphasia" und „developmental alexia" spricht. Diese Störungen werden den erworbenen gegenübergestellt, die demzufolge „acquired aphasia" oder „acquired alexia" heißen.

Tabelle 2.**3** Differentialdiagnostische Kriterien für „Sprachentwicklungsbehinderung" und „Sprachentwicklungsverzögerung" (aus *A. Leischner*: Die Sprachentwicklungsbehinderung. In: Sensomotorische Störungen bei frühkindlichen Hirnschäden, hrsg. von H. Hager, H. Lange-Cosack, R. Kunze, R. Ch. Behrend. Hansisches Verlagskontor, Lübeck 1976)

| Art der Untersuchung | Sprachentwicklungsstörungen | |
|---|---|---|
| | Sprachentwicklungsbehinderung | Sprachentwicklungsverzögerung |
| Anamnese | Hirnerkrankung oder traumatischer Hirnschaden | kein Hirnschaden |
| Neurologisch | pathologische Ausfälle | o. B., höchstens Zeichen einer motorischen Entwicklungsverzögerung |
| EEG | oft pathologisch | normal, höchstens Anzeichen einer Entwicklungsverzögerung im EEG |
| Hirnpathologisch | neben sprachlichen Ausfällen auch parieto-okzipitale Ausfälle | nur sprachliche Ausfälle |
| Psychiatrisch | kann mit Schwachsinn gekoppelt sein | höchstens sekundäre psychische Reaktionen |
| Prognose | zweifelhaft | gut |

## Epidemiologie

Epidemiologische Untersuchungen der Sprech- und Sprachstörungen kommen zu sehr unterschiedlichen Ergebnissen. Dies hängt damit zusammen, daß unterschiedliche Definitionen und auch differierende Erfassungsmethoden angewandt wurden, so daß die Interpretation der Ergebnisse schwierig ist. Im folgenden werden nur einige Angaben gemacht, die sich auf die *Häufigkeit von Sprech- und Sprachstörungen* in bestimmten Populationen beziehen. Dabei wird nicht zwischen den einzelnen Formen der Sprech- und Sprachstörungen differenziert. Umfangreiche Untersuchungen wurden von SCHULZE u. TEUMER (1974) im Zeitraum von 1963–1972 vorgenommen. Die Autoren fanden in Reihenuntersuchungen bei Kindergarten-, Vorschul- und Schulkindern sowie Schulanfängern (Stichproben über 2000) in 47,4% Sprech- und Sprachstörungen. Diese Zahl reduzierte sich auf 44,7% im Grundschulalter und nahm bei den älteren Schülern, bei Realschülern und Gymnasiasten auf 3,7 bzw. 2% ab. Der höchste Prozentsatz von Sprech- und Sprachstörungen fand sich bei geistig behinderten Schülern (87%), aber auch bei lernbehinderten Sonderschülern war er ziemlich hoch (46%). Nun ist die Quote selbstverständlich abhängig vom methodischen Vorgehen und von der Enge und Weite der Definition. Die hier genannten Zahlen entsprechen natürlich einer sehr weit gefaßten Definition. Bei strengerem methodischen Vorgehen im Hinblick auf die Selektion von Kindern mit schwerer Sprachentwicklungsstörung ergab sich in einer Untersuchung von RUTTER u. Mitarb. (1970) eine Quote von 1:1000. METZKER (1974) fand unter 423 stationär behandelten Patienten einer kinder- und jugendpsychiatrischen Klinik, daß jeder 4. Patient sprachgestört war, wobei der Anteil bei den jüngeren Kindern, insbesondere bei Patienten mit einer hirnorganischen Erkrankung, wesentlich höher lag. In einer weiteren Untersuchung des Krankengutes einer kinder- und jugendpsychiatrischen Klinik, in der nach dem Multiaxialen Diagnoseschlüssel (REMSCHMIDT u. SCHMIDT 1977) diagnostiziert wird, fanden JUNGMANN u. Mitarb. (1978) unter 427 ambulanten Patienten bei 7,7% „Rückstände in der Sprech- und Sprachentwicklung“ und bei 19% Kinder mit „multiplen Entwicklungsrückständen“. Unter diesen befindet sich gleichfalls eine hohe Zahl von Kindern mit Auffälligkeiten des Sprechens und der Sprache, so daß auch im ambulanten Krankengut einer derartigen Klinik rund 20% der Patienten als sprech- und/oder sprachgestört bezeichnet werden können.

# Sprachentwicklungsstörungen

Unter dem Überbegriff *„Sprachentwicklungsstörungen“* werden sowohl Sprachentwicklungs*behinderungen* als auch Sprachentwicklungs*verzögerungen* zusammengefaßt.

## Sprachentwicklungsverzögerung

Die Bezeichnung *Sprachentwicklungsverzögerung* wird nicht einheitlich verwendet. BÖHME (1974) definiert sie als „Symptom und damit als Ausdruck einer Grundkrankheit“. Für ARNOLD (1970) stellt sie eine Untergruppe der „zentralen Entwicklungsstörungen der Sprache“ dar, die diagnostisch dann bedacht werden muß, wenn die Sprachentwicklung bis zum Ende des 3. Lebensjahres ausbleibt.

*Klinisches Bild*: Neben dem markanten Merkmal der auffallend prolongierten Sprachanbahnung, wird der Terminus *„einfache verzögerte Sprachentwicklung“* (Sprachentwicklungsverzögerung) für eine Kombination von Wortfindungsschwierigkeiten, Dysgrammatismus sowie Dyslalie verwendet. Wortfindungsschwierigkeiten sind eine Bezeichnung für Erschwerung, Verzögerung und Unfähigkeit, das zutreffende Wort beim Sprechen zu finden, wodurch der Redefluß unterbrochen sein kann oder Ersatzwörter eingefügt werden, die in der semantischen Bedeutung mehr oder weniger weit vom „Zielwort“ entfernt sind. Wortfindungsstörungen sind jedoch ein obligater Bestandteil der amnestischen Aphasie (s. Kap. 4, Bd. II, S. 168). Man muß bei jedem Auftreten an eine zerebrale Ursache denken, auch wenn keine Hirnschädigung bekannt oder der neurologische Befund unauffällig ist.

Bezüglich der Häufigkeit von Sprachentwicklungsverzögerungen finden sich Angaben in der Longitudinalstudie von MORLEY u. Mitarb. (1955) an 1000 Kindern: im Alter von 3;9 Jahren lag bei 18% der Jungen und bei 10% der Mädchen eine Sprachentwicklungsverzögerung vor, meist verknüpft mit Dysgrammatismus. Die entsprechenden Zahlen sanken auf 11 bzw. 6% im Alter von 4;9 Jahren und auf 3 bzw. 1,5% im Alter von 6;6 Jahren.

*Therapie und Prognose*: Die Therapie stimmt mit der beim Stammeln und beim Dysgrammatismus weitgehend überein (s. S. 28, 29). Die Prognose ist günstig.

# Hörstummheit (Audimutitas, kongenitale Aphasie, Entwicklungsaphasie)

## Definition, Klassifikation und klinisches Bild

Unter Hörstummheit (Audimutitas) verstehen wir die mehr oder weniger ausgeprägte Unfähigkeit zu sprechen bei erhaltener Hörfähigkeit und nicht bzw. nicht nennenswert beeinträchtigter Intelligenz. Früher hat man in Anlehnung an die Aphasielehre zwischen *motorischer* und *sensorischer* Hörstummheit unterschieden. In den letzten Jahren wurde diese Unterscheidung jedoch durch neuere Untersuchungen zweifelhaft. Sie wird im folgenden aber noch aufrechterhalten. Die sensorische Hörstummheit wird in der Literatur vielfach auch als *angeborene Wort-* oder *Seelentaubheit* bzw. als *akustische Agnosie* bezeichnet. In der Terminologie mancher Autoren (z. B. DE AJURIAGUERRA u. STUCKI 1969) ist Audimutitas gleichzusetzen mit kongenitaler Worttaubheit.
Die Bezeichnung *kongenitale Aphasie* bzw. *Dysphasie* umschreibt die Unfähigkeit zum Spracherwerb aufgrund von Schädigungen der für die Entwicklung der Sprache verantwortlichen Hirnstrukturen. Gegen diese Bezeichnung sind verschiedene Einwände erhoben worden (ALAJOUANINE 1968; STUTTE 1968), die alle darauf abzielen, diesen Terminus fallenzulassen, weil man von einer Aphasie nur dann sprechen könne, wenn die Sprache vor Eintritt der Schädigung bereits ausgebildet war.
Als *Entwicklungsaphasie* (Developmental aphasia bzw. dysphasia) wird eine erhebliche Verzögerung des Spracherwerbs bezeichnet, die mit ähnlichen Symptomen einhergeht wie die erworbene Aphasie im Kindesalter. Erschwerend für das Verständnis dieser Störungen ist, daß alle bislang angeführten Begriffe in der Literatur weitgehend synonym gebraucht werden. DE AJURIAGUERRA (1974) schlägt als zusammenfassende Bezeichnung für diese Syndrome Audimutitas oder Dysphasie vor und versteht darunter eine erhebliche Erschwernis des Spracherwerbs bei erhaltener Hörfähigkeit und nicht bzw. kaum beeinträchtigter Intelligenz. Verschiedene Autoren haben versucht, die Audimutitas in einen umfassenden Zusammenhang zu stellen, der einerseits den Schweregrad der Störung mit berücksichtigt (INGRAM 1969) und zum anderen die häufig mit dieser Störung assoziierten nichtsprachlichen Parameter berücksichtigt (DE AJURIAGUERRA 1974). Bei dem zuletzt genannten Autor können 3 klinisch bedeutsame Formen der Audimutitas (Dysphasie) unterschieden werden:
(a) *Audimutitas mit dyspraktischen Störungen*
Die Sprache der Kinder ist tiefgreifend gestört, die Artikulation unpräzise, die Wortbildungen deformiert, der Wortschatz ist gering, die Sprache dysgrammatisch. Hingegen ist das Sprachverständnis nicht gestört. Auffälliges Kennzeichen ist aber die gestörte Raumwahrnehmung und eine zum Teil erhebliche Dyspraxie. Die Hörfähigkeit der Kinder ist nicht eingeschränkt. Für die Abgrenzung dieser Form sprechen auch Befunde von FERRY u. Mitarb. (1975), die von einer Dyspraxie der Wortentwicklung im Kindesalter sprechen. Die Autoren konnten zeigen, daß bei ihren Patienten, neben der schweren Sprachentwicklungsverzögerung, eine Reihe anderer, nichtsprachlicher Ausfälle festzustellen war, insbesondere wies über die Hälfte ihrer Fälle eine orofaziale Dysplasie auf. Über die Ätiologie dieser Störung konnten die Verfasser jedoch keine schlüssigen Aussagen machen.
(b) *Audimutitas mit Störungen der zeitlichen Organisation*
Diese Kinder haben neben der oben geschilderten Grundsymptomatik der Störung Schwierigkeiten im Hinblick auf die sequentielle Anordnung sprachlicher Strukturen. Sie können offensichtlich den zeitlichen Ablauf sprachlicher Äußerungen nicht steuern.
(c) *Audimutitas mit auditiven Wahrnehmungs- und Definitionsstörungen*
Diese Kinder haben große Schwierigkeiten, die phonetische und semantische Struktur der Sprache wahrzunehmen bzw. zu entschlüsseln. Insofern erinnern sie in ihrem Verhalten an schwerhörige bzw. autistische Kinder. Viele von ihnen entwickeln sekundär erhebliche Angstzustände oder auch ausgesprochenes passives und zurückgezogenes Verhalten.
Diese Unterscheidungen zeigen, daß die Klassifikation in eine motorische und sensorische Audimutitas offenbar stark vereinfacht ist. Gleichzeitig wird aber auch deutlich, daß weitergehende Differenzierungen noch nicht mit der notwendigen Eindeutigkeit getroffen werden können. Aus diesem Grunde werden auch die bislang unterschiedenen Formen der motorischen und sensorischen Hörstummheit hier noch beschrieben.

### Motorische Hörstummheit

Diese Kinder *verstehen* die Umgangssprache, können sich aber nicht oder kaum sprachlich verständigen. Sie zeigen wenig Neigung, sich sprachlich zu äußern, sondern verständigen sich vorwiegend durch Gesten und produzieren vielfach nur Zungen- und Schnalzlaute. Nicht selten zeigen die Kinder auch motorische Störungen im Sinne einer Débilité motrice (STUTTE 1960).

### Sensorische Hörstummheit

Kinder mit dieser Störung sind gekennzeichnet durch eine hochgradige *Beeinträchtigung des Sprachverständnisses* bei erhaltener Hörfähigkeit und normaler Intelligenz. Vielfach wird auch bei diesen Kindern von einer akustischen „Unerweckbarkeit" gesprochen. Sie sind nicht oder nur mangelhaft in der Lage, Schall- und Klangwahrnehmungen zu differenzieren, was häufig durch Leistungen im optischen Bereich (gute Orientierung, optisches Sprachverständnis) kompensiert wird. Da die Kinder akustische Reize nicht differenzieren können, entwickeln sie natürlich auch keine Motivation, sich derartigen Eindrücken zuzuwenden. Sie zeigen meist eine Reihe sekundärer Symptome wie motorische Unruhe, emotionale Unausgeglichenheit, zuweilen auch Angst- und Furchtzustände.

### Diagnose und Differentialdiagnose

Ausschlaggebend für die *Diagnose einer Hörstummheit* ist der Tatbestand, daß das *Gehör erhalten* ist. Bei der motorischen Hörstummheit ist ferner das Sprachverständnis erhalten, bei der sensorischen liegen die physiologischen Voraussetzungen für die Artikulation und Phonation vor, das Sprachverständnis ist jedoch gestört. Eine differenzierte Prüfung der Sprachfunktionen und des Sprechens ist immer erforderlich. Vorwiegend sensorisch hörstumme Kinder sind infolge ihrer Ausfälle im Sprachverständnis und dadurch verursachter Kommunikationsdefizite häufig umtriebig, reizbar und schwer zu beeinflussen. Den erwähnten neueren Klassifikationsversuchen Rechnung tragend, ist eine sehr differenzierte Prüfung, auch der nichtsprachlichen Funktionen (Wahrnehmung, Gedächtnis, Praxis, sequentielle Verarbeitung von Reizen) erforderlich. Auf diese Weise lassen sich bestimmte Subgruppen der Audimutitas unterscheiden, wobei die möglichst genaue Objektivierung der Ausfälle für eine gezielte Behandlung erforderlich ist.
*Differentialdiagnostisch* abzugrenzen ist die Hörstummheit von verschiedenen Formen der Aphasie, bei denen es sich stets um Sprachverlustsyndrome auf hirnorganischer Grundlage nach bereits ausgebildeter Sprachbeherrschung handelt.

### Ätiologie und Pathogenese

Auch heute gilt, daß die hirnphysiologischen und anatomischen Bedingungen der Hörstummheit noch wenig aufgehellt sind (STUTTE 1960). Aus diesem Grunde werden diese Störungen vielfach auch den zentralen Störungen des Spracherwerbs mit vorerst noch nicht klarer organischer Schädigung zugeordnet. Es ist aber mit Sicherheit anzunehmen, daß sie auf *Hirnfunktionsstörungen* bzw. einer verzögerten Entwicklung verschiedener Hirnfunktionen beruhen. So leiden Jungen häufiger als Mädchen an diesen Störungen. In der Anamnese findet man auch Hinweise auf ähnliche Störungsbilder in der Familie, ebenso wie gehäuft Hinweise auf Beidhändigkeit bzw. eine mangelhafte Ausbildung der Lateralität (INGRAM 1969). Schließlich ist auch die Rate an Schwangerschafts- und Geburtskomplikationen bei Kindern mit diesen Störungen häufiger als bei Gesunden. Bemerkenswert ist allerdings, daß viele Kinder mit der Hörstummheit in den ersten Lebensjahren außer der erheblichen Verzögerung der Sprachentwicklung keine weiteren Auffälligkeiten zeigen. Die vielfach beschriebenen Verhaltensstörungen sind meist eine sekundäre Folge der schweren Sprachentwicklungsstörung.
Darüber hinaus ist auch darauf hinzuweisen, daß Umweltfaktoren ebenfalls in nicht geringem Ausmaße an der Manifestation der Störung beteiligt sind. So wurde festgestellt, daß Kinder mit schweren Sprachentwicklungsverzögerungen oft unzureichenden sozialen Kontakt mit Erwachsenen bzw. mit anderen Kindern hatten. Diese Faktoren können jedoch nicht ursächlich für derartig schwere Störungen angesehen werden.

### Therapie und Prognose

Eine frühzeitige Übungsbehandlung ist angezeigt, die sich bei der vorwiegend motorischen Hörstummheit darauf konzentriert, über Summ-, Sing- und Rhythmusübungen das Sprechen anzuregen. Bei der vorwiegend sensorischen Hörstummheit liegt das Schwergewicht je nach objektivierter Ursache auf verschiedenen Gebieten. Liegt eine akustische Wahrnehmungs- und Differenzierungsstörung vor, so wird ein akustisches Perzeptions- und Differenzierungstraining mit Unterstützung optischer, motorischer und taktiler Hilfen durchgeführt. Die Prognose wird in der Regel getrübt durch eine zugrundeliegende organische Erkrankung. Es hat sich nämlich gezeigt, daß bei der sogenannten motorischen Hörstummheit in vielen Fällen doch eine hirnorganische Ursache aufgefunden werden konnte, bei der sogenannten sensorischen Hörstummheit fand man in den meisten Fällen, entgegen der ursprünglichen Definition, doch gewisse Einschränkungen der Hörfähigkeit. Aus diesen Gründen wird schon seit langem gefordert, die Bezeichnung Hörstummheit hier als eine symptomatische Umschreibung und weniger als echten diagnostischen Terminus zu verwenden (SCHÖNFELDER 1967).

## Stammeln (Dyslalie)

### Definition, Symptomatologie und Häufigkeit

Beim *Stammeln* handelt es sich um eine Sammelbezeichnung für sehr heterogene Formen von Artikulationsstörungen, die in Fehlbildungen, Auslassun-

gen, Ersetzen von Lauten (Konsonanten und Vokalen) bestehen. Die Klassifikation der verschiedenen Gruppen richtet sich nach der Symptomatik und Ätiologie.
Symptomatisch unterscheidet man je nach Anzahl der „verstammelten“ Laute eine *partielle Dyslalie* (ein oder zwei Lautausfälle), eine *multiple Dyslalie* (drei oder mehr Lautausfälle) und eine *universelle Dyslalie*, bei der nahezu der gesamte Lautbestand betroffen ist.
Eine weitere Differenzierung der partiellen Dyslalie erfolgt nach den Buchstaben (Lauten), die betroffen sind.
Diese werden durch Anhängung des Suffix „-tismus“ oder „-zismus“ an den griechischen Buchstaben des gestammelten Lautes gekennzeichnet.
Artikulatorische Fehlbildungen der S-, R- und G-Laute heißen somit „Sigmatismus“, „Rhotazismus“, und „Gammazismus“.
Kombinationen der Fehlbildungen von S-, C- und Sch-Lauten werden oft als „Zischlautstörungen“ bezeichnet.
Die Differenzierung der Dyslalieformen nach einzelnen Lauten ist z. T. sehr detailliert. So sind nach BÖHME (1974) allein mehr als 50 Formen des Sigmatismus (Lispeln) unterschieden worden, von denen nach Auffassung dieses Autors immerhin 15 eine praktische Bedeutung haben.
Ferner wird eine Unterscheidung zwischen Silben- und Wortstammeln getroffen.
Nach SEEMANN (1969) versteht man unter dem Silbenstammeln das Auslassen einiger Laute oder Lautverbindungen sowie ihre Umstellung oder Verwechslung (z. B. wenn ein Kind anstelle von „Wasser“ „Waster“ sagt).
Bei der Entstellung von ganzen Wörtern wird ein falscher Ausdruck verwendet, der „klanglich mit dem richtigen Ausdruck nicht zusammenhängt“ (SEEMANN 1969).
Weitere Untergruppen des Stammelns beziehen ätiologische Faktoren ein. So wird eine Unterscheidung nach motorischer, sensorischer, peripherer und zentraler Dyslalie vorgenommen.
Bei der *motorischen* Dyslalie ist die Störung durch eine „motorisch bedingte Ungeschicklichkeit der Sprechwerkzeuge“ (BÖHME 1974) verursacht, der *sensorischen* Dyslalie liegen phonematische Wahrnehmungs- und Differenzierungsstörungen zugrunde, bei dem *peripheren* Stammeln sind die peripheren Sprechorgane erkrankt, das *zentrale* Stammeln schließlich ist durch eine funktionelle Schädigung des Zentralnervensystems verursacht.
Als eigenständige Kategorie kann noch das sogenannte *Entwicklungsstammeln* (physiologisches Stammeln) erwähnt werden, welches jedoch nicht pathologisch ist.
Jedes Kind durchläuft in seiner Entwicklung ein Stadium, in dem Stammelfehler auftreten. Mit zunehmendem Alter nehmen die lautlichen Fehlbildungen jedoch ab. Dies ist durch zahlreiche Untersuchungen belegt.
Im allgemeinen geht man davon aus, daß Kinder im Alter zwischen vier und fünf Jahren den gesamten Lautbestand ihrer Muttersprache beherrschen. Störungen der Artikulation jenseits dieser Altersgrenze sind auffällig und bedürfen einer sorgfältigen diagnostischen Abklärung und meist auch einer therapeutischen Intervention.

## Diagnose und Differentialdiagnose

Die Diagnostik beginnt mit der *Überprüfung des Lautbestandes*. Hier können durch gezielte Wortvorgaben bestimmte Laute und Lautkombinationen durch Nachsprechen des Kindes überprüft werden.
In diesem Zusammenhang ist die Lauttreppe nach MÖHRING (BÖHME 1974) zu nennen.
Sie kann einerseits zur Registrierung der Spontansprache verwendet werden, andererseits enthält sie eine Sammlung von Prüfwörtern, die nach dem Schwierigkeitsgrad der Lautbildung angeordnet sind. Sie ist in Abb. 2.2 wiedergegeben.
Im unteren Teil sind die wichtigsten Prüfwörter angegeben, der obere Teil der „Treppe“ stellt durchschnittliche Fehlleistungen dar.
Bei der Untersuchung geht man nun so vor, daß die korrekt gebildeten Laute der Säule zugeordnet und die neu erlernten zusätzlich durch farbige Markierung eingetragen werden.
Dadurch wird für ein Kind im Verlauf der Übungsbehandlung auch der Fortschritt optisch sichtbar.
Auch Lautfehlbildungen beim spontanen Sprechen sollten für die Klassifizierung der Dyslalieform herangezogen werden.
Phonematische Differenzierungsproben ergeben einen Aufschluß darüber, ob eventuell eine *Lautagnosie* vorhanden ist.
Zu den diagnostischen Hilfsmitteln zählen auch die neurologische Untersuchung, der EEG-Befund sowie verschiedene psychologische Testverfahren.
Mit dem *Psycholinguistischen Entwicklungstest* (ANGERMAIER 1974) lassen sich z. B. allgemeine und partielle Rückstände der Sprachentwicklung relativ gut erfassen.
Psychologische Testverfahren sollten neben der Erfassung sprachlicher Auffälligkeiten auch andere Bereiche wie Motorik, visuomotorische Koordination und Intelligenz überprüfen.
Denn man geht heute davon aus, daß für die Behandlung von Sprech- und Sprachstörungen ein umfassendes Konzept unter Berücksichtigung des Sensoriums, der Psychomotorik, des affektiven und des kognitiven Bereiches zweckmäßig ist.
Aus der Prüfung des Lautbestandes und unter Berücksichtigung der anderen erwähnten Verfahren läßt sich dann jeweils feststellen, um welche Art der Dyslalie es sich handelt.

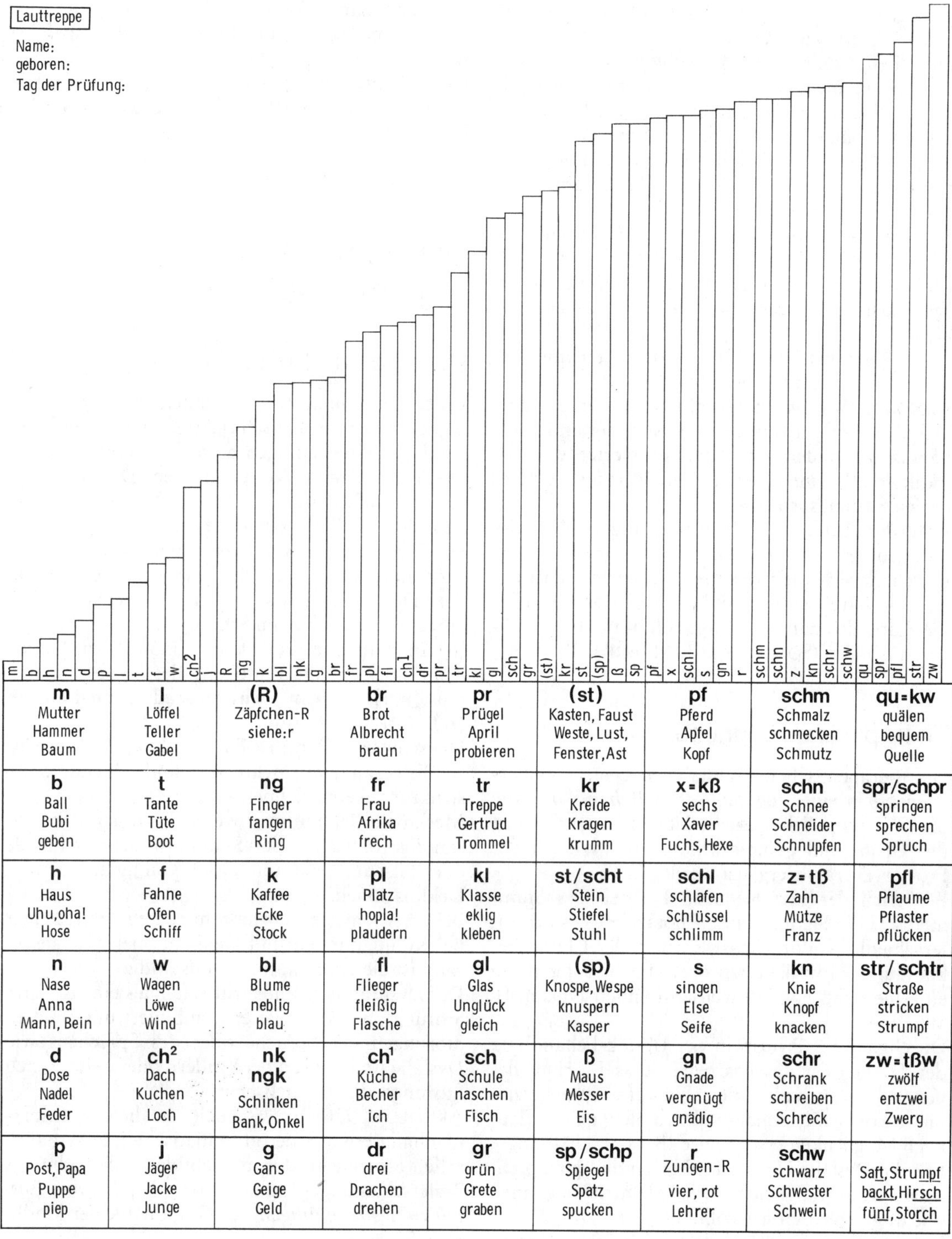


| | | | | | | | | |
|---|---|---|---|---|---|---|---|---|
| **m**<br>Mutter<br>Hammer<br>Baum | **l**<br>Löffel<br>Teller<br>Gabel | **(R)**<br>Zäpfchen-R<br>siehe:r | **br**<br>Brot<br>Albrecht<br>braun | **pr**<br>Prügel<br>April<br>probieren | **(st)**<br>Kasten, Faust<br>Weste, Lust,<br>Fenster,Ast | **pf**<br>Pferd<br>Apfel<br>Kopf | **schm**<br>Schmalz<br>schmecken<br>Schmutz | **qu=kw**<br>quälen<br>bequem<br>Quelle |
| **b**<br>Ball<br>Bubi<br>geben | **t**<br>Tante<br>Tüte<br>Boot | **ng**<br>Finger<br>fangen<br>Ring | **fr**<br>Frau<br>Afrika<br>frech | **tr**<br>Treppe<br>Gertrud<br>Trommel | **kr**<br>Kreide<br>Kragen<br>krumm | **x=kß**<br>sechs<br>Xaver<br>Fuchs,Hexe | **schn**<br>Schnee<br>Schneider<br>Schnupfen | **spr/schpr**<br>springen<br>sprechen<br>Spruch |
| **h**<br>Haus<br>Uhu,oha!<br>Hose | **f**<br>Fahne<br>Ofen<br>Schiff | **k**<br>Kaffee<br>Ecke<br>Stock | **pl**<br>Platz<br>hopla!<br>plaudern | **kl**<br>Klasse<br>eklig<br>kleben | **st/scht**<br>Stein<br>Stiefel<br>Stuhl | **schl**<br>schlafen<br>Schlüssel<br>schlimm | **z=tß**<br>Zahn<br>Mütze<br>Franz | **pfl**<br>Pflaume<br>Pflaster<br>pflücken |
| **n**<br>Nase<br>Anna<br>Mann, Bein | **w**<br>Wagen<br>Löwe<br>Wind | **bl**<br>Blume<br>neblig<br>blau | **fl**<br>Flieger<br>fleißig<br>Flasche | **gl**<br>Glas<br>Unglück<br>gleich | **(sp)**<br>Knospe,Wespe<br>knuspern<br>Kasper | **s**<br>singen<br>Else<br>Seife | **kn**<br>Knie<br>Knopf<br>knacken | **str/schtr**<br>Straße<br>stricken<br>Strumpf |
| **d**<br>Dose<br>Nadel<br>Feder | **ch²**<br>Dach<br>Kuchen<br>Loch | **nk**<br>**ngk**<br>Schinken<br>Bank,Onkel | **ch¹**<br>Küche<br>Becher<br>ich | **sch**<br>Schule<br>naschen<br>Fisch | **ß**<br>Maus<br>Messer<br>Eis | **gn**<br>Gnade<br>vergnügt<br>gnädig | **schr**<br>Schrank<br>schreiben<br>Schreck | **zw=tßw**<br>zwölf<br>entzwei<br>Zwerg |
| **p**<br>Post,Papa<br>Puppe<br>piep | **j**<br>Jäger<br>Jacke<br>Junge | **g**<br>Gans<br>Geige<br>Geld | **dr**<br>drei<br>Drachen<br>drehen | **gr**<br>grün<br>Grete<br>graben | **sp/schp**<br>Spiegel<br>Spatz<br>spucken | **r**<br>Zungen-R<br>vier, rot<br>Lehrer | **schw**<br>schwarz<br>Schwester<br>Schwein | Saft,Strumpf<br>backt,Hirsch<br>fünf,Storch |

Abb. 2.**2** Lauttreppe nach Möhring (aus *G. Böhme:* Stimm-, Sprech- und Sprachstörungen. Fischer, Stuttgart 1974).

## Ätiologie und Pathogenese

Stammeln kommt bei Erkrankungen der peripheren Sprechwerkzeuge, bei Hörstörungen, bei psychischen und organischen Entwicklungsverzögerungen, bei Oligophrenien, aber auch bei ungünstigen Milieueinflüssen vor. Hereditäre Einflüsse, psychische Regressionsphänomene, zerebrale Störungen sowie sensorische Funktionsstörungen im Sinne der Lautagnosie können ebenfalls von Bedeutung sein.

Bei der Mehrzahl der Fälle handelt es sich jedoch um ein Bündel aus mehreren Ursachenfaktoren, die zu dieser Störung führen. Auch Fehlbildungen

im Bereich der Lippen, des Gaumens und des Kiefers spielen eine Rolle.
Die Beteiligung *neuropsychologischer* Verursachungsmomente bei der Dyslalie ist bislang noch nicht befriedigend geklärt. Indirekt ergibt sich jedoch aus einer Häufung des Stammelns bei Kindern mit einer frühkindlichen Hirnfunktionsstörung, daß zerebrale Einflüsse den Hintergrund für eine Dyslalie bilden können.
So findet sich oft der Hinweis, daß stammelnde Kinder Auffälligkeiten auch im Bereich der Motorik haben und insbesondere in der feinmotorischen Entwicklung hinter altersgleichen Kindern zurückbleiben.
Auch Koordinationsstörungen der sprechmotorischen Abläufe sind nicht selten.
ARNOLD (1970) weist darauf hin, daß unter stammelnden Kindern vermehrt Linkshänder und Beidhänder zu finden sind, und er wertet dies als Indikator für eine generelle Verzögerung der zerebralen Reifungsprozesse.
Aufgrund zahlreicher Untersuchungen über die ontogenetische Entwicklung der zerebralen Dominanz läßt sich die Hypothese aufstellen, daß zumindest ältere Kinder mit Artikulationsstörungen die Lateralisierung der Sprachfunktionen verzögert ausbilden (SOMMERS u. TAYLOR 1972).

### Therapie und Prognose

Die therapeutischen Maßnahmen bestehen überwiegend in einer *logopädischen Behandlung*, die oft sinnvoll durch spezielle Übungsbehandlungen der Grob- und Feinmotorik, z. B. in Form der Frostig-Therapie, ergänzt werden kann.
Bezüglich der verschiedenen Formen des Stammelns (z. B. Sigmatismus, Rhotazismus) sind unterschiedliche Vorgehensweisen in der Übungsbehandlung entwickelt worden, die hier nicht im einzelnen abgehandelt werden können (vgl. BÖHME 1974).
Durchgängiges Prinzip in der Übungsbehandlung der Dyslalie ist das Erarbeiten und Einüben des neuen Lautes, wobei die fehlerhafte Sprechweise nicht korrigiert, sondern durch den neuen Laut nach Möglichkeit ersetzt wird (BÖHME 1980).
Für die Dyslalie ist eine Frühbehandlung empfehlenswert, die möglichst vor Schuleintritt begonnen und abgeschlossen sein sollte.
Bei Eintritt in die Schule stellt sich oft die Frage, welche Schulform für die Kinder geeignet ist. Nicht selten werden stammelnde Kinder fälschlicherweise in Sonderschulen für Lernbehinderte eingeschult.
Eine Sonderbeschulung in Sprachheilkliniken ist nur bei schweren Formen der Dyslalie erforderlich.
Je nach Verursachung der Dyslalie ist auch an operative Behandlung (z. B. bei einer Lippen-Kiefer-Gaumen-Spalte) oder an Hörhilfen bei Hörstörungen zu denken.
Eine medikamentöse Behandlung ist eher die Ausnahme und sollte nur begleitend durchgeführt werden.
Die Prognose ist günstig, sofern das Stammeln nicht Teil einer umfassenden neurologischen Erkrankung ist.

## Dysgrammatismus (Agrammatismus)

### Definition und klinisches Bild

Unter *Dysgrammatismus* versteht man die Unfähigkeit, grammatikalisch richtige Sätze zu äußern.
Die Regelabweichungen betreffen dabei Einzelelemente des Satzes, Konjugationen, Deklinationen und Pluralbildungen oder die Wortstellung im Satz, d. h. die Syntaxstruktur.
Der Begriff *Agrammatismus* wird oft synonym verwendet, stellt aber die schwerwiegendere Form dar. Die Störung manifestiert sich sowohl beim Sprechen als auch beim Schreiben.
In Anlehnung an LIEBMANN (1900) wird auch heute noch oft die Einteilung des Dysgrammatismus nach seinem Schweregrad vorgenommen (z. B. BÖHME 1974).
Die schwerste Form ist danach durch Einwortsätze, Telegrammstil, Echolalien und fehlende Satzstruktur gekennzeichnet.
Merkmale der mittelschweren Form sind unvollständige Sätze bei der Spontansprache, fehlende oder falsche Verwendung der Konjugationen und Deklinationen.
Bei der leichtesten Form kommen ebenfalls Fehler bei Konjugationen und Deklinationen vor, insgesamt ist die Grammatik unvollständig.
Der Dysgrammatismus tritt selten als eine isolierte Störung auf. Meist ist er kombiniert mit anderen Störungen der Sprache oder des Sprechens wie Dyslalie und Poltern bei Kindern oder aphasischen Störungen bei Erwachsenen.
ARNOLD (1970) unterscheidet in diesem Zusammenhang erworbene (grammatische und syntaktische) Störungen der ausgebildeten Sprache als Teilerscheinungen aphasischer Ausfälle von *Entwicklungshemmungen* der Grammatik der kindlichen Sprache.
Nach seiner Auffassung handelt es sich demnach unabhängig von dem Manifestationsalter des Dysgrammatismus um eine *echte zentrale Sprachstörung.*
Wie bei anderen Sprech- und Sprachstörungen im Kindesalter (Dyslalie, Stottern) durchläuft ein Kind in seiner sprachlichen Entwicklung regelmäßig eine Phase, in der die Beherrschung der Grammatik fehlerhaft und unvollständig ist. Dieses typische Durchgangsstadium, oft mit dem Terminus

*physiologischer Dysgrammatismus* bezeichnet, besitzt keine pathologische Valenz.
Frühestens nach Vollendung des vierten Lebensjahres sollte bei einem Kind die Diagnose Dysgrammatismus gestellt werden, falls grobe Verstöße gegen die muttersprachliche Grammatik vorkommen.

## Diagnose und Differentialdiagnose

Die Diagnose wird im allgemeinen durch die Beobachtung der Spontansprache und das Erheben eines Sprachstatus gestellt. Dabei veranlaßt man die Kinder neben spontanem Sprechen auch dazu, nachzuerzählen oder Bildbeschreibungen vorzunehmen.
Mit dem Psycholinguistischen Entwicklungstest ANGERMAIER (1974) können bestimmte Aspekte der grammatikalischen Entwicklung bei Kindern im Alter von 3–10 Jahren recht präzise überprüft werden. Weitere Hilfsmittel, die zu diagnostischen Zwecken auch beim Dysgrammatismus eingesetzt werden können, wurden bereits im Abschnitt über die Dyslalie erläutert.

## Ätiologie und Pathogenese

Für den Dysgrammatismus kommen vor allem psychophysische Reifungsverzögerungen (intellektuelle Minderbegabung), hereditäre Vorbelastungen (z. B. im Rahmen einer „allgemeinen Sprachschwäche" nach LUCHSINGER u. ARNOLD 1970), Mehrfachschädigungen sowie Milieueinflüsse in Frage.
Auf den Dysgrammatismus als Symptom einer aphasischen Grundstörung wurde bereits hingewiesen. Vielfach findet man bei Kindern mit Dysgrammatismus auch sensorische Defekte sowie Auffälligkeiten in der Motorik. Neben den zuletzt genannten Begleiterscheinungen sprechen auch Befunde bei frühkindlichen Hirnschädigungen dafür, daß es sich beim Dysgrammatismus um eine *zentral bedingte Sprachstörung* handeln kann. Allerdings ist die Art der Störung der zentralnervösen Prozesse bis heute noch weitgehend ungeklärt.
Sofern der Dysgrammatismus die Folge einer sprachlichen Entwicklungshemmung ist, kommt eine Hirnreifungsverzögerung als Verursachungsfaktor in Frage.
Systematische Untersuchungen zu diesem Aspekt, etwa zum Problem der Lateralisierung der Sprache bei dysgrammatisch sprechenden Kindern, sind unseres Wissens bislang kaum durchgeführt worden.

## Therapie und Prognose

Die Aufgabe besteht darin, „das unentwickelte Sprachgefühl für Wortfügungen und Satzbau zu verbessern" (ARNOLD 1970).
Neben der auf die eigentliche Symptomatik abzielenden logopädischen Behandlung ist aber auch an andere Übungsverfahren zu denken, die die motorische und/oder sensorische (akustische) Entwicklung fördern. Sehr wesentlich ist, daß die Behandlung in spielerischer und kindgemäßer Form, unter Berücksichtigung lerntheoretischer Gesichtspunkte, abläuft. Eine mehr oder weniger strenge Übungsbehandlung führt wegen der damit häufig verbundenen Demotivierung nicht zum Ziel.
Auch beim Dysgrammatismus ist es wichtig, daß die Behandlung nicht nur auf den sprachlichen Bereich konzentriert ist, sondern in umfassender Weise auch andere Funktionsbereiche (Motorik, Wahrnehmung, Gehör, Lautdifferenzierung etc.) berücksichtigt.

# Sprachentwicklungsstörungen bei verschiedenen klinischen Syndromen

Sprachentwicklungsstörungen können bei einer ganzen Reihe klinischer Syndrome festgestellt werden, auf die hier nicht näher eingegangen wird. Hingewiesen sei nur auf die Sprachbesonderheiten bei drei Gruppen von Störungen: bei *geistigen Behinderungen*, bei den *kindlichen Schizophrenien* und bei *autistischen Syndromen*.
Nicht alle bei diesen Störungen feststellbaren Sprachauffälligkeiten sind im engeren Sinne Sprachentwicklungsstörungen.
Da Entwicklungsmomente aber bei allen eine entscheidende Rolle spielen, werden sie an dieser Stelle besprochen.

## Sprachentwicklungsstörungen bei Oligophrenien

Der überwiegende Teil der Kinder mit *Oligophrenien* weist Störungen des Sprechens oder der Sprache auf. Nach BÖHME (1966) findet man bei rund 90% geistig behinderter bzw. mehrfach geschädigter Kinder Sprech- und Sprachstörungen, nach BUCHKA (1973) in rund 75% aller Fälle. Bei etwa 10 bis 15% dieser Kinder liegen ferner auch Perzeptionsstörungen im akustischen Bereich vor. Generell kommt es zu einer mehr oder weniger ausgeprägten (vom intellektuellen Niveau abhängigen) Verzögerung der Sprachentwicklung. Es existieren jedoch auch intelligenzunabhängige Störungen. ARNOLD (1970) hat den Begriff der Dyslogie als Sammelbezeichnung für Sprech- und Sprachstörungen bei geistigen Entwicklungsstörungen geprägt. Die häufigsten sind (BÖHME 1966): völlige Sprachlosigkeit, verzögerte Sprach- und Sprechentwicklung, Stammeln (insbesondere Sigmatismus), Dysgrammatismus, Stottern, Poltern und Störungen der Sprachakzente. Hinzu kommen dysarthrische Störungen, dysphonische Störungen (Mißbildungen im Kehlkopfbereich). Man findet bei Kindern ferner auch sprachliche Stereotypien und oft eine Reihe nichtsprachlicher Auffälligkeiten, die für die Sprachentwicklung hochbedeutsam sein können. Relativ gut untersucht sind die Sprachstörungen beim Langdon-Down-Syndrom. Neben den bislang aufgeführten Sprachentwicklungsstörungen zeigen fast alle Kinder mit diesem Syndrom noch eine Stimmstörung (heisere, rauhe und dumpfe Stimme).

### Sprachbesonderheiten bei kindlichen Schizophrenien und bei autistischen Syndromen

Die Sprachbesonderheiten der kindlichen Schizophrenien werden, da es sich häufig um Sprachabbausyndrome handelt, auf S. 36 dieses Kapitels besprochen.
An dieser Stelle soll nur auf die Besonderheiten der *Sprache autistischer Kinder* eingegangen werden.
Es existieren gewisse Unterschiede zwischen dem frühkindlichen Autismus (*Kanner-Syndrom*) und der autistischen Persönlichkeitsstörung (*Asperger-Syndrom*). Beim Kanner-Syndrom tritt in rund ein Drittel der Fälle eine universelle Sprachretardierung auf. Es kommt dann zu verschiedenen sprachlichen Besonderheiten wie Echolalie, falscher Verwendung der Pronomina sowie z. T. zu Wortneubildungen und einem inadäquaten Gebrauch der Sprachelemente. Mit den entwicklungspsychologischen Besonderheiten der Sprache beim Autismus haben sich insbesondere BOSCH (1962, 1968, 1974) und WEBER (1970) befaßt. Nach BOSCH (1974) ist die Sprache autistischer Kinder ein eindrucksvolles Beispiel dafür, wie sich die besondere Erfahrung des Kindes und damit seine psychische Strukturierung in der Sprache ausdrückt. Dies treffe insbesondere für Syntax und Sprachmelodie zu. „Das Überwiegen der Nachahmung, das lange fehlende Ich-Sagen, die Benennung seiner selbst mit Kosenamen oder Vornamen, das Fehlen von sprachlichen Hinweisen, von richtiger namentlicher Anrede, von Frage und Antwort, d. h. aller echt kommunikativen Faktoren der Sprache, spiegeln sehr genau die fehlende Ich-Entwicklung und Abgrenzung von anderen Menschen, die Unfähigkeit, aktiv eigene Wünsche und Bedürfnisse zu äußern, eigenes Befinden kundzutun und sich in andere Menschen hineinzuversetzen und damit wesentliche Symptome des kindlichen Autismus wider“ (BOSCH 1974).
Da die Entwicklung der Sprache von hoher prognostischer Bedeutung für den weiteren Verlauf des frühkindlichen Autismus ist, hat man auf die Sprachanbahnung auch großen Wert in der Therapie gelegt. Neuerdings wurde versucht, über Kunstsprachen aus wenigen Worten, z. B. Neun-Wort-Sprache, das sprachliche Verhalten anzuregen und zu fördern (CHURCHILL 1978).
Beim *Asperger-Syndrom* bestehen im Verhalten viele Gemeinsamkeiten mit dem frühkindlichen Autismus, jedoch werden bei dieser Störung häufig eine früh eingesetzte Sprachentwicklung, eine gute sprachliche Ausdrucksfähigkeit sowie sprachliche Besonderheiten im Sinne von Wortneubildungen und Manierismen beobachtet.

# Sprechstörungen (Störungen des Redeflusses)

## Stottern

### Definition, klinisches Bild und Epidemiologie

Nach BÖHME (1974) handelt es sich beim Stottersyndrom „um eine Störung des Redeflusses, die besonders beim mitteilenden Sprechen in Erscheinung tritt“.
Derselbe Autor schlägt eine pragmatische Einteilung der *Grundformen* dieser Störung in klonisches Stottern, tonisches Stottern sowie eine Kombination aus klonischem und tonischem Stottern vor.
Der Redefluß beim *klonischen* Stottern ist durch häufige Wiederholungen beim Sprechen (Einzellaute, Silben und Wörter) unterbrochen, wobei im allgemeinen eher die Konsonanten als die Vokale und die Anfangslaute als die Inlaute betroffen sind. RIEBER u. Mitarb. (1976) wiesen nach, daß Stottersymptome bei mehrsilbigen Wörtern häufiger als bei zwei- oder einsilbigen Wörtern auftreten.
Die *tonische* Form des Stotterns ist durch Blockierungen beim Sprechen, d. h. durch ein Pressen insbesondere bei Anfangslauten und Satzbeginn gekennzeichnet.

Je nach Überwiegen des einen oder anderen Merkmals diagnostiziert man die kombinierte Form als tonisch-klonisches bzw. klonisch-tonisches Stottern.

Von den vorhergenannten Formen des Stotterns ist das sogenannte physiologische oder *Entwicklungsstottern* abzugrenzen, welches bei vielen Kindern im 3. und 4. Lebensjahr auftritt, aber – analog der physiologischen Dyslalie und des physiologischen Dysgrammatismus – als nicht pathologisch anzusehen ist.

In diesem Zusammenhang bemerkenswert ist jedoch, daß nach einer Untersuchung von HIRSCHBERG (1965) der Beginn des Stotterns bei Jungen wie bei Mädchen vorwiegend im Alter von bis zu 6 Jahren einsetzt. Das Verhältnis stotternder Jungen gegenüber stotternden Mädchen beträgt durchschnittlich 4 : 1, doch schwanken die Angaben zwischen 2 : 1 bis 10 : 1.

Als Begründung für die Knabenwendigkeit dieses Syndroms wird häufig das größere Sprachentwicklungstempo der Mädchen angeführt. Die Angaben zur Häufigkeit des Stotterns in der Gesamtbevölkerung schwanken, durchschnittlich liegen sie bei 1%.

Auch die Statistiken hinsichtlich der Auftretenswahrscheinlichkeit des Stottersyndroms bei Kindern variieren.

So fand BARTSCH (1964) unter 5000 Schülern im Alter von 9–11 Jahren 0,68% Stotterer. Über dieser Zahl liegen die Befunde von ANDREWS u. HARRIS (1964), die unter 1000 Schulkindern eine Frequenz von 3% mit einem Stottersyndrom antrafen. Die *epidemiologischen* Angaben variieren mit verschiedenen Faktoren; neben dem Alter der jeweils untersuchten Gruppe spielen auch regionale Gesichtspunkte eine Rolle. So soll die Häufigkeit des Stottersyndroms von östlichen nach westlichen Ländern zunehmen.

## Diagnose und Differentialdiagnose

Als *diagnostische Methoden*, die direkt auf die Stottersymptomatik abzielen, kommen spontanes Sprechen, Lesen, Bildbeschreibungen und Nachsprechen in Betracht.

*Differentialdiagnostisch* muß das Stottern vom Poltern unterschieden werden. Ein entscheidendes Kriterium ist dabei, daß Artikulationsstörungen bei den reinen Stotterformen nicht auftreten und daß das Stottern durch die Hinlenkung der Aufmerksamkeit auf den Sprechvorgang sich eher verstärkt, während diese Methode beim Poltern eine günstige Wirkung hat.

Die Stotterfrequenz kann bei den oben genannten Überprüfungen des Redeflusses durchaus unterschiedlich sein. Mittels Tonbandaufnahmen läßt sich durch Auszählungen für die verschiedenen Bedingungen eine Basisrate der Stotterereignisse bestimmen, die neben der Einschätzung des Schweregrades insbesondere auch Fortschritte in der Therapie objektivieren kann.

Es sind jedoch auch komplexere metrische Verfahren für die Einschätzung des Schweregrades entwickelt worden.

Als *diagnostische Hilfsmittel*, die wegen der meist polyätiologischen Bedingtheit des Stotterns sehr vielfältig sein sollten, besteht eine Indikation für die Ableitung des Hirnstrombildes, die Erhebung des neurologischen Befundes sowie die genauere Überprüfung des grob- und feinmotorischen Entwicklungsstandes. Letzteres kann z. B. mit Hilfe des Körperkoordinationstests erfolgen.

Bei der Erhebung der Anamnese ist besonders auf die Sprachentwicklung zu achten, auf das Vorkommen von Sprechstörungen in der Familie sowie auf spezielle biographische Erlebnisse und Ereignisse.

Für die Erhellung einer bewußten Konfliktthematik kommen neben einem tiefenpsychologischen Interview Persönlichkeitstests, insbesondere projektive Verfahren, in Betracht.

Schließlich ist gemäß den Prinzipien lerntheoretischer Erklärungsansätze eine genaue Verhaltensanalyse durchzuführen mit dem Ziel, diejenigen Bedingungen zu erfassen, unter denen das Stottern auftritt, um wirksame Verstärkungsmechanismen aufzuklären. Darin inbegriffen ist die Aufstellung einer „Angsthierarchie" als Voraussetzung für die verhaltenstherapeutische Technik der Desensibilisierung.

Nicht zuletzt ist, besonders bei Kindern, der soziale Kontext, etwa die Reaktion der Eltern auf das Stottern, zu analysieren.

Auch die Sprechgewohnheiten in der Familie (z. B. rasches Sprechen, starke Dominanz eines Familienmitgliedes) sind in die diagnostischen Überlegungen einzubeziehen.

## Ätiologie und Pathogenese

Bei kaum einer anderen Sprech- oder Sprachstörung sind die Diskussionen um die *Ätiologie* so vielgestaltig wie beim Stottern.

Die Skala reicht von organischen Ursachen bis hin zu der tiefenpsychologisch fundierten Annahme, daß das Stottern sich auf dem Hintergrund unbewältigter Konfliktsituationen manifestiert.

Im folgenden wird auf die wichtigsten Erklärungsansätze eingegangen:

(1) Stottern als Ausdruck einer zerebralen Funktionsstörung

Als Ursache für das Stottern wurden wiederholt *subkortikale* sowie *kortikale Funktionsstörungen* verantwortlich gemacht. Daß eine zerebrale Schädigung wenigstens eine Prädisposition für die Entstehung des Stotterns darstellt, geht aus mehreren Untersuchungen hervor.

So fand BÖHME (1966), daß etwa 20% seiner 802 Patienten mit frühkindlicher Hirnschädigung ein Stottersyndrom aufwiesen, also deutlich mehr, als aufgrund der Wahrscheinlichkeit zu erwarten war.

Andererseits ist auch nach diesem Befund Stottern keine notwendige Folge einer zerebralen Schädigung.

Von besonderem Interesse für die neuropsychologische Sichtweise der Entstehung und Aufrechterhaltung des Stotterns ist die *Theorie der zerebralen Dominanz*, die zuerst von STIER (1911) aufgestellt und in der Folgezeit von verschiedenen Autoren aufgegriffen, überprüft und diskutiert wurde.

Diese Theorie besagt, daß die Ursache des Stotterns in einem Wettstreit bezüglich der Kontrolle des Sprechablaufes zwischen der rechten und der linken Hirnhemisphäre bestehe.

Auf diesen Hintergrund sind zahlreiche Untersuchungen über die Ausprägung der Händigkeit bei stotternden Kindern und Erwachsenen zu beziehen, und ursprünglich schienen Untersuchungen zu diesem Aspekt zu bestätigen, daß Linkshändigkeit und insbesondere Ambilateralität bei Stotternden häufiger anzutreffen sind. Andererseits existieren aber auch Untersuchungen, die diese Dominanzverhältnisse bei Stotternden nicht bestätigen konnten.

Es muß aber auch darauf hingewiesen werden, daß eine Bestätigung oder Falsifizierung der Theorie der zerebralen Dominanz (die eigentlich eine Theorie der „zerebralen Nichtdominanz" ist) deshalb schwer zu erbringen ist, weil mit den herkömmlichen Methoden die Dominanzverhältnisse praktisch ausschließlich hinsichtlich der Rezeption, kaum jedoch hinsichtlich der Expression (motorischer Akt des Sprechens) überprüft werden können und die Verhältnisse für den einen Aspekt der Sprache (Encodierung) nicht mit dem anderen (Decodierung) identisch sein müssen.

(2) Annahmen einer genetischen Verursachung

In zahlreichen Untersuchungen (Übersicht bei ARNOLD 1970) sind auch *hereditäre Faktoren* als Ursache für das Stottern wahrscheinlich gemacht worden.

BÖHME (1977) schränkt die Bedeutung genetischer Faktoren ein: „Korrekterweise sollte man nicht von einer Vererbung des Stottersyndroms sprechen, sondern von der Vererbung der Anlage, der Disposition. Darüber hinaus weiß man, daß genetische Faktoren von Umweltwirkungen verdeckt werden können."

Dennoch kann man wohl sagen, daß eine genetische Präformation, etwa im Sinne der „familiären Sprachschwäche" die Entstehung des Stotterns begünstigen kann.

Wie auch für tiefenpsychologische oder lerntheoretische Ansätze gilt allgemein, daß bei einem Zusammentreffen verschiedener anlagebedingter Voraussetzungen und Umwelteinflüssen Stottern sich manifestiert, wenn der höchst komplizierte Koordinationsvorgang des Sprechens einen „locus minoris resistentiae" darstellt.

(3) Stottern als neurotische Störung

Die Frage bezüglich des Zusammenhangs zwischen *Neurose* und Stottern präzisiert VAN RIPER (1971):

„Ist die Neurose die Quelle für die Schwierigkeiten des Stotterers, oder ist sie die Folge? Sind alle Stotterer neurotisch?"

Die Auffassung verschiedener Autoren zu diesem Bedingungskomplex, die überwiegend psychoanalytisch ausgerichtet sind, sehen gemeinsam in emotionalen Konfliktsituationen eine Ursache für das Stottern, die unlösbar und oft unbewußt sind und zu neurotischen Ängsten führen.

Stottern wäre danach ein Symptom bzw. eine Kompromißbildung eines zugrundeliegenden Ambivalenzkonfliktes, in dem unterbrochenen Redefluß käme symbolisch zum Ausdruck, daß sich nur ein Teil der Bedürfnisse des triebhaften „Es" gegen das „Über-Ich" durchsetzen könne.

Im einzelnen reichen die Theorien der neurotischen Verursachung des Stotterns von einer Fixierung auf die anale oder orale Stufe der Libidoentwicklung über den Symbolgehalt des Stotterns als unbewußte Demonstration des Leidens der betroffenen Person bis zur Betonung frühkindlicher Sozialisationserlebnisse, die verbunden waren mit konflikthaften Eltern-Kind-Beziehungen. Letztere sind dadurch gekennzeichnet, daß wichtige Beziehungspersonen das Kind durch Zurückweisung und Unterdrückung zu einem zaghaften Verhalten führen, welches sich auch auf das Sprechen erstreckt.

Nach VAN RIPER (1971) ist die Neurose beim Stottern das endgültige Resultat eines Lernprozesses, das Stottern selbst ausnahmsweise nur ein Symptom für eine Neurose. Es existiere auch keine typische Stotterer-Persönlichkeit.

Unbestreitbar ist jedoch, daß „neurotische Symptome" aus kommunikativen Frustrationen und sozialem Leiden resultieren.

Zusammenfassend läßt sich zu diesem Aspekt sagen, daß einige Stotternde sicher „neurotisch" sind, gewiß aber nicht alle.

Die reaktive Komponente wird auch von FERNAU-HORN (1969) betont. Sie interpretiert das Stottersyndrom als Resultat der Aufeinanderfolge verschiedener intrapsychischer Abläufe, die sie mit dem Sammelbegriff „Hemmungszirkel" umschreibt.

(4) Lerntheoretische Erklärung

Für die *lernpsychologische* Betrachtungsweise des Stotterns spielen in der Kette von Reiz-

Reaktions-Bedingungen verschiedene Faktoren eine Rolle. Sie sind von Milieueinflüssen oder auch der Entwicklungstheorie des Stotterns nicht zu trennen. Wenngleich in diesem Bereich unterschiedliche Erklärungsansätze zu finden sind, ist ihnen nach WENDLANDT (1975) gemeinsam, „daß sie das Stottern betrachten

- als Gewohnheit (habit), die durch Lernen entstanden ist;
- als ein operantes Verhalten, das durch seine unmittelbar folgenden Konsequenzen aufrechterhalten wird;
- als respondentes Verhalten, das ausgelöst wird von spezifischen Reizen und damit von ihnen unabhängig ist."

Eine besondere Bedeutung hat nach dieser Auffassung für die Entstehung des Stotterns die oft im Alter zwischen 2 und 4 Jahren auftretende Phase des physiologischen Stotterns.

Hier besteht die große Gefahr darin, daß die Eltern durch falsches Verhalten (ständige Korrekturen des Sprechens, Unterdrückenwollen der Stotteransätze, ängstliche Reaktionen) das Stottern erst stabilisieren, womit es erst zu einem Problem wird.

Des weiteren spielen für die Aufrechterhaltung des Stotterns eine *Erwartungsangst* sowie die damit verbundene körperliche Verspanntheit der Kinder, Vermeidungsverhalten sowie Fluchtverhalten eine Rolle, die letztlich nach SHEEHAN (1954) in einen „Annäherungs-Vermeidungs-Konflikt" münden.

Lerntheoretisch fundiert ist auch die Erklärung des Stotterns als Folge der Nachahmung von „Sprechvorbildern".

Einer übergeordneten und in sich geschlossenen Theorie kaum zuzuordnen sind Beobachtungen, daß sich Stottern im Anschluß an extreme psychische Streß- und Schreckerlebnisse oder Infektionskrankheiten entwickeln kann.

Bei den meisten Autoren ist unumstritten, daß das Stottern *polyätiologisch* verursacht ist, wobei allenfalls im Einzelfall die eine oder andere Komponente überwiegt.

## Therapie und Prognose

Die *Vielfalt der therapeutischen Interventionsmaßnahmen* ist beim Stottern so umfangreich wie bei keiner anderen Sprechstörung.

Dabei handelt es sich um mehr oder weniger theoretisch fundierte oder aus der Erfahrung im Umgang mit Stotternden entwickelte Methoden, die vor allem in einer logopädischen Übungsbehandlung, verhaltenstherapeutischen Techniken und psychotherapeutischen Maßnahmen bestehen.

Zu den erstgenannten zählen *Atem-* und *Rhythmusübungen* unter Verwendung von sogenannten Sprechhilfen (Metronom, Haptometronom sowie das Sprechen begleitende rhythmische Hand- und Armbewegungen).

*Verhaltenstherapeutische Maßnahmen* schließen insbesondere Desensibilisierungsverfahren bei der Verwendung von Entspannungstechniken (autogenes Training, progressive Relaxation nach JACOBSEN) ein.

WENDLANDT (1975) betont in seinem lerntheoretisch orientierten und sehr umfassenden Behandlungskonzept die Bedeutung der In-vivo-Behandlung bei verschiedenen Resozialisierungsmaßnahmen.

Dem Anspruch psychotherapeutischer bzw. *tiefenpsychologischer Behandlungskonzepte* entsprechend, streben viele Verfahren primär nicht die Beseitigung der Symptomatik an, vielmehr ist hierbei die Veränderung der Gesamtpersönlichkeit bzw. die Lösung der unbewußten Konflikte das therapeutische Ziel.

Ergänzend zu den oben genannten Maßnahmen sind in den letzten Jahren vermehrt Versuche unternommen worden, die Behandlung Stotternder in Gruppen durchzuführen.

Während nach Entdeckung des Lee-Effektes in den fünfziger Jahren zunächst eine optimistische Beurteilung der Behandlung von Stotternden mit Hilfe der verzögerten Sprachrückkopplung bestand, ist diese Behandlungstechnik in den letzten Jahren wieder in den Hintergrund getreten.

Sie war ursprünglich durch die Beobachtung entstanden, daß normal sprechende Versuchspersonen eine stotterähnliche Unterbrechung des Redeflusses aufwiesen, wenn ihnen das eigene Sprechen um Sekundenbruchteile verzögert über einen Kopfhörer rückgekoppelt wurde. Bei Stotternden hingegen stellte man fest, daß die Rückkopplung ein symptomfreies Sprechen zur Folge hatte, doch eine systematische Weiterverfolgung ergab, daß dieser positive Effekt nur von kurzer Dauer war.

Schließlich ist verschiedentlich nachgewiesen worden, daß eine *medikamentöse Behandlung* mit Psychopharmaka die Stottersymptomatik positiv beeinflußt. Die Indikation sollte jedoch eng begrenzt sein, und die Medikation sollte nur begleitend durchgeführt werden.

In der Praxis bewährt sich eine mehrdimensionale Vorgehensweise. Dennoch muß man sagen, daß ganz unabhängig von den Maßnahmen kaum eine andere Sprechstörung so therapieresistent sein kann wie das Stottern.

Auch bei frühzeitigem Therapiebeginn ist die Prognose häufig ungünstig. Man geht im allgemeinen davon aus, daß bei intensiver Therapie ein Drittel geheilt, ein Drittel gebessert und ein Drittel unbeeinflußbar bleibt.

Diese prognostische Regel ist nach WENDLANDT (1975) eine zu optimistische Schätzung. Einer Übersicht von BÖHME (1977) zufolge liegen die Erfolge zwischen 30 und 70%.

# Poltern

## Definition und klinisches Bild

Poltern gehört wie das Stottern zu den *Redefluß-störungen.* Es ist gekennzeichnet durch ein erhöhtes Sprechtempo, hohe Silbengeschwindigkeit, Stolpern im Sprachfluß, besonders bei längeren Wörtern, Konsonantenanhäufungen, Monotonie des Sprechablaufes, Verschlucken von Silben oder ganzen Worten, Verstümmelung von Lauten und demzufolge durch einen gestörten Sprechrhythmus.

Die Zuwendung der Aufmerksamkeit auf den Sprechvorgang *verbessert* im Gegensatz zum Stottern den Sprechablauf.

WEISS (1964) definiert Poltern als „eine Sprechstörung, die charakterisiert ist durch das Unbewußtsein des Polterers für seine Störung, durch eine kurze Aufmerksamkeitsspanne, durch Störungen in der Wahrnehmung, Artikulation und Formulierung beim Sprechen und oft durch ein überhastetes Sprechtempo.

Es ist eine Störung der dem Sprechen vorausgehenden Denkprozesse, und sie beruht auf einer hereditären Disposition. Poltern ist die verbale Manifestation einer zentralen Gleichgewichtsstörung der Sprache, welche alle Kanäle der Kommunikation betrifft (z. B. Lesen, Schreiben, Rhythmus und Musikalität) sowie das Verhalten im allgemeinen".

Tabelle 2.**4** Unterschiede zwischen Poltern und Stottern (aus *G. Kittel*: Stimm-, Sprach- und Hörstörungen. In: Pädiatrie in Praxis und Klinik, Bd. III, hrsg. von K. D. Bachmann, H. Ewerbeck, G. Joppich, E. Kleihaurer, E. Rossi, G. R. Stalder. Fischer/Thieme, Stuttgart 1980)

| | Poltern | Stottern |
|---|---|---|
| 1. Bewußtsein der Störung | besteht nicht | besteht |
| 2. Aufmerksamkeitszulenkung | wirkt verbessernd | wirkt verschlimmernd |
| 3. Vor Fremden wird gesprochen | besser | schlechter |
| 4. Durch ungezwungene Redeweise wird die Sprache | schlechter | besser |
| 5. Kurze bestimmte Fragen und Antworten fallen | leichter | schwerer |
| 6. Wiederholen lassen | Besserung | keine Besserung evtl. Verschlimmerung |
| 7. Therapie | Hinlenkung der Aufmerksamkeit auf die Artikulation | Ablenkung der Aufmerksamkeit von der Artikulation |

Diese Definition enthält bereits Angaben zur Ätiologie, zeigt aber auch zugleich, daß das Poltern als eine umfassendere Störung angesehen werden kann, die sich auch im nichtsprachlichen Verhalten äußert. Neben den oben angeführten Kennzeichen sind auch Wiederholungen einzelner Wörter oder Satzelemente zu beobachten. Das Sprechen des Polterers ist weiterhin durch eine Monotonie der Sprechmelodie sowie Rhythmusstörungen gekennzeichnet.

Kinder und Jugendliche mit dieser Sprechstörung sind im allgemeinen unmusikalisch.

Als zentraler Bestandteil des Polterns wird die Diskrepanz zwischen Gedanken- und Sprechablauf betont.

Differentialdiagnostisch ist Poltern insbesondere durch die auch bei ihm auftretenden Iterationen nicht immer einfach vom Stottern zu unterscheiden. Artikulationsstörungen (Dyslalien) sind aber beim Stottern nicht anzutreffen. Es existieren auch Mischformen, die als *Poltern/Stottern* bezeichnet werden. Beide Syndrome, das Stottern und Poltern, werden neuerdings häufig unter dem Begriff der Redeflußstörung (RFS I und RFS II) zusammengefaßt.

## Diagnose und Differentialdiagnose

Unter den *diagnostischen Methoden*, die sich im wesentlichen nicht von denen unterscheiden, die auch beim Stottern und Stammeln angewandt werden, gewinnt die organisch-neurologische Befunderhebung sowie die psychologische Untersuchung eine besondere Bedeutung. Letztere trägt im Zweifelsfall auch zur differentialdiagnostischen Abgrenzung des Polterns vom Stottersyndrom bei, da sich die Persönlichkeitsstruktur der Betroffenen häufig voneinander unterscheidet.

So findet man beim Poltern *Persönlichkeitszüge*, die dem extravertiert-impulsiven Typus zuzuordnen sind, während Stotterer eher introvertiert und gehemmt sind.

Übereinstimmend wird von verschiedenen Autoren betont, daß beim Polterer ein Bewußtsein für seine Störung nicht besteht, auch *kein Leidensdruck* vorhanden ist und eine Behandlung daher oft mangels Motivation scheitert.

Die wichtigsten differentialdiagnostischen Unterschiede zwischen Stottern und Poltern sind in Tab. 2.4 wiedergegeben.

Im allgemeinen Intelligenzniveau unterscheiden sich Polternde von Stotternden kaum, es finden sich bei beiden Gruppen meist durchschnittliche und überdurchschnittliche Befunde, doch sind die verbalen Leistungen der Polterer oft unterdurchschnittlich entwickelt.

### Ätiologie und Genese

Als ätiologische Faktoren kommen vor allem *hereditäre Einflüsse* in Betracht, die sich vorwiegend in einer allgemeinen Sprachschwäche manifestieren, jedoch kaum spezifisch für die Entwicklung des Polterns sind. Eine verzögerte Entwicklung der zerebralen Dominanz sowie allgemein der neuralen Reifung werden für die zentrale Desintegration der Sprechabläufe beim Poltern verantwortlich gemacht.
Als Argument für die vorwiegend konstitutionellen Ursachen des Polterns wird auch das Geschlechterverhältnis von vier Jungen zu einem Mädchen angeführt.
Eine größere Rolle für die Entstehung des Polterns spielen auditive und visuelle Diskriminationsschwächen. Umwelteinflüsse können, falls sie ungünstig sind, die Schwierigkeiten des Polterers in seiner sozialen Umgebung vermehren, sind jedoch nicht als eigentliche Ursache für die Sprechstörung anzusehen.

### Therapie und Prognose

Die *therapeutischen Maßnahmen* streben die *Verlangsamung* des Sprechablaufes und die Erhöhung der *Konzentration* auf die Sprechfunktionen an. In Verbindung mit Stottern ist ein Artikulationstraining kontraindiziert, eine motorische Übungsbehandlung sowie die Einbeziehung von Elementen aus der Musiktherapie in die Behandlung der Polterer ist dagegen oft empfehlenswert.
Die Umstellung des Milieus sollte hier, wie bei allen anderen Sprechstörungen, ebenfalls angestrebt werden.
Eine Indikation für eine medikamentöse Behandlung besteht im allgemeinen nicht; es wurde im Gegenteil gefunden, daß bestimmte Medikamente wie Chlorpromazin das Poltern verschlechtern, während es das Stottern vorübergehend positiv beeinflußt.
Bei ausreichender Motivation wird die Prognose des Polterns als nicht ungünstig eingeschätzt, systematische Untersuchungen zu diesem Aspekt sind jedoch kaum durchgeführt worden.

# Sprachabbau und Verlustsyndrome

Beide Bezeichnungen beziehen sich auf den Abbau bzw. Zerfall sowie auf den Verlust der Sprachkompetenz nach bereits erfolgtem Spracherwerb. Einen Abbau bzw. eine Entdifferenzierung der bereits erworbenen Sprache finden wir bei kindlichen Demenzprozessen und bei der kindlichen Schizophrenie, einen Verlust der Verfügbarkeit bereits erworbener Sprachfunktionen bei den Aphasien.
Aus dieser Definition geht hervor, daß die sogenannte kongenitale und Entwicklungsaphasie nicht in diese Syndromgruppe gehört; sie wurde dementsprechend auch unter den Sprachentwicklungsstörungen abgehandelt.

## Sprachabbau bei kindlichen Demenzprozessen

Unter *Demenz* verstehen wir eine Niveausenkung der intellektuellen Funktionen durch endogene oder exogene Noxen. Zahlreiche heredodegenerative Erkrankungen und Stoffwechselstörungen des Kindesalters können zu Demenzprozessen führen. Sie betreffen neben den allgemeinen intellektuellen Funktionen auch die Sprache, wobei bezüglich der Sprache nur dann von einem Abbauprozeß gesprochen werden kann, wenn ein höheres sprachliches Entwicklungsniveau vor Eintritt der Störung vorhanden war.
Die Formen des Sprachabbaus bei Demenzprozessen zeigen sich in einem fortschreitenden Sprachzerfall, der mit oder ohne aphasische Komponente ablaufen kann. Es stellt sich die Frage, ob diese Sprachabbausyndrome noxen- bzw. morbusspezifisch sind (pathoklitische Spezifität nach STUTTE 1974). Es existieren nur wenige systematische Untersuchungen über den Verlauf dieser Sprachabbauprozesse. STUTTE (1974) hat anhand eines Falles von Dementia infantilis Heller einen derartigen Sprachabbau genau beschrieben. Dieser prototypische Verlauf gilt vielfach auch für andere Formen des Sprachabbaus, wenn auch die Mischung der einzelnen Elemente unterschiedlich ist.
Danach kommt es, parallel zum Abbau der intellektuellen Funktionen, zu einem Verlust der Interessen, des sozialen Kontaktes und zu einem progressiven Sprachzerfall, der sich zunächst in Form einer *Logorrhö* zeigen kann, sodann in Form *sprachregressiver Symptome* (Wiederauftreten von Stammeln, Agrammatismus und telegrammstilhafte Reduktion der Spontansprache auf 1-3-Wort-Sätze), bei Fortschreiten zu einem Verlust der Spontansprache sowie vermehrtem Nachsprechen, gelegentlich auch in Form einer Echolalie. Schließlich weist die Sprache erhebliche Perseverationstendenzen auf, wird agrammatisch und verliert

schließlich ganz ihren kommunikativen Charakter. Nach STUTTE (1974) läßt sich der Sprachzerfall beim Heller-Syndrom nicht ohne weiteres mit anderen Sprachabbausyndromen vergleichen. Er läßt sich am ehesten mit der sogenannten „dynamischen Aphasie“ nach LURIA in Verbindung bringen.
Verschiedene Elemente des hier geschilderten Sprachzerfalls finden sich auch bei aphasischen Störungen im Kindesalter, die im Initialstadium anderer kindlicher Demenzprozesse (z. B. nach subakuter Panenzephalitis, diffusen Hirnsklerosen, Tay-Sachs-Erkrankung usw.) gefunden werden kann.

### Therapie

Die *Therapie* richtet sich nach der Grundkrankheit, eine spezielle Sprachbehandlung ist meist wegen des fortschreitenden Abbauprozesses nicht erfolgreich.

## Sprachabbau bei kindlichen Schizophrenien

Die im Rahmen dieser Störungen auftretenden Formen des Sprachabbaues oder Sprachzerfalls sind ätiologisch schwer einzuordnen. Es ist nicht klar, ob dabei hirnorganische Störungen, psychogene Einflüsse oder Auswirkungen der schizophrenen Primärstörungen, Halluzinationen, Wahn usw. ausschlaggebend sind. Die Veränderungen der Sprache können sehr vielgestaltig sein. Nach DE AJURIAGUERRA (1974) kann man sie in 5 Gruppen einteilen:
– *Autistische Sprache.* Hierbei handelt es sich um eine Sprache, die gekennzeichnet ist durch ein Desinteresse an der Umgebung und einen Rückzug auf die eigene Person. Spontane Sprachproduktion und Wortschatz sind gering. Es treten sprachliche Stereotypien auf, die Kinder halten Selbstgespräche und zeigen eine retardierte Sprache, wie sie für 3–4jährige Kinder normalerweise typisch ist.
– *Regression der Sprache auf das Stadium der ersten Objektbeziehungen.* Es kommt zu einer erheblichen Reduktion des Wortschatzes. Dysgrammatismus bzw. Agrammatismus treten auf.
– *Regression der Sprache vor das Stadium der ersten Objektbeziehungen.* Hier zeigen die Kinder bei voller Verfügbarkeit über ein altersentsprechendes sprachliches Entwicklungsniveau ein längere Zeit persistierendes mutistisches Syndrom.
– *Sprachveränderungen*, wie man sie bei Oligophrenen findet. Hierbei präsentieren sich die Kinder als *pseudooligophren*; sie zeigen eine retardierte Sprachentwicklung und alle Sprachauffälligkeiten (Dysgrammatismus, geringer Wortschatz, Stammeln), die für oligophrene Kinder typisch sind.
– *Sprachauffälligkeiten wie bei Kindern mit einem Deprivationssyndrom.* Hierbei handelt es sich im wesentlichen um eine verzögerte Sprachentwicklung.
Die hier wiedergegebene Einteilung von DE AJURIAGUERRA ist nicht an sprachlichen Kategorien orientiert, sondern vorwiegend an entwicklungspsychologischen. Die Klassifizierung des Sprachzerfalls bei kindlichen Schizophrenien ist nicht ohne die Einbeziehung linguistischer Kategorien möglich. Hier haben wir jedoch keine einschlägigen Arbeiten finden können, die sich gerade mit dem Sprachabbau bei der kindlichen Schizophrenie beschäftigen. Daher sollen nur einige klinische Beobachtungen zu diesem Problemkreis nachgetragen werden.
Manche schizophrene Kinder entwickeln eine Fülle sprachlicher Stereotypien, das Phänomen der Echolalie sowie eine geschraubte und gestelzte Sprache, die vielfach sehr symbolträchtig ist und in manchen Fällen den Charakter einer autonomen Sprache annehmen kann. Unter letzterer versteht man ein, meist symbolträchtiges, Sprachsystem mit einem eigenen Wortschatz und manchmal autonomen, für den Außenstehenden nicht verständlichen grammatikalischen Regeln.
In manchen Fällen kommt es auch zu einem Sprachzerfall, der dem Untersucher als *Wortsalat* imponiert und nicht mehr verständlich ist.

### Therapie

Die Therapie richtet sich auch hier nach der Grundstörung. Eine isolierte Sprachtherapie kann dann erforderlich sein, wenn nach weitgehender Restitution der schizophrenen Symptomatik die Sprache weiterhin isoliert gestört bleibt.

## Sprachverlust bei Aphasien

Bei *Aphasien* kommt es zu einem vollständigen oder teilweisen Verlust der Sprachfunktionen.
Von einer Aphasie im Kindesalter sollten wir erst dann sprechen, wenn nach vollendetem Spracherwerb oder zumindest in einem weit fortgeschrittenen Stadium desselben die Sprachfunktionen aus Gründen einer hirnorganischen Schädigung nicht mehr adäquat beherrscht werden können (STUTTE 1968).
Eine Aphasie ist also eine Störung im Umgang mit der Sprache auf hirnorganischer Grundlage nach weitgehend vollzogenem Spracherwerb.
Da die Aphasie bereits im Abschnitt „Psychische Störungen nach Schädel-Hirn-Traumen“ abgehandelt wurde, wird hier nicht näher auf sie eingegangen.

# Literatur


Alajouanine, T.: L'aphasie et le langage pathologique. Baillière, Paris 1968

Andrews, G., M. Harris: The syndrome of stuttering. Clinics in developmental medicine, No. 17. Heinemann, London 1964

Angermaier, M.: Psycholinguistischer Entwicklungstest. Beltz, Weinheim 1974

Arnold, G. E.: Die Sprache und ihre Störungen. In: Handbuch der Stimm- und Sprachheilkunde, Bd. II, hrsg. von R. Luchsinger, G. E. Arnold. Springer, Wien 1970

Bartsch, E.: Untersuchungen zur Pathogenese des Stotterns. Z. Psychol. 169 (1964) 232

Böhme, G.: Störungen der Sprache, der Stimme und des Gehörs durch frühkindliche Hirnschädigung. G. Fischer, Jena 1966

Böhme, G.: Stimm-, Sprech- und Sprachstörungen. G. Fischer, Stuttgart 1974

Böhme, G.: Das Stotter-Syndrom. Huber, Bern 1977

Böhme, G.: Therapie der Sprach-, Sprech- und Stimmstörungen. G. Fischer, Stuttgart 1980

Bosch, G.: Der frühkindliche Autimus. Springer, Berlin 1962

Bosch, G.: Weltbeziehung und Sprachbau in der Pathologie der Kindersprache. Nervenarzt 39 (1968) 489

Bosch, G.: Störungen der Sprachentwicklung aus kinderpsychiatrischer Sicht. Z. Kinder- u. Jugendpsychiat. 2 (1974) 34

Buchka, M.: Der Geistigbehinderte – ein Mehrfachbehinderter. Prax. Kinderpsychol. Kinderpsychiat. 22 (1973) 171

Churchill, D. W.: Language of autistic children. Wiley, New York 1978

DeAjuriaguerra, J., J.-D. Stucki: Developmental disorders of the body scheme. In: Handbook of Clinical Neurology 4, hrsg. von P. J. Vinken, G. W. Bruyn. North Holland Publ. Co., Amsterdam 1969

DeAjuriaguerra, J.: Manuel de Psychiatrie de l'enfant, 2. Aufl. Masson, Paris 1974

Fernau-Horn, H.: Die Sprechneurosen. Hippokrates, Stuttgart 1969

Ferry, P. C., S. M. Hall, J. L. Hicks: Dilapidated speech: developmental verbal dyspraxia. Develop. Med. Child Neurol. 17 (1975) 749

Hirschberg, J.: Stuttering. Orv. Hetil. 106 (1965) 780

Ingram, T. T. S.: Developmental Disorders of Speech. In: Handbook of Clinical Neurology, Bd. IV, hrsg. von P. J. Vinken, G. W. Bruyn. North Holland, Amsterdam, American Elsevier, New York 1969

Jungmann, J., D. Göbel, H. Remschmidt: Erfahrungen mit einer kinder- und jugendpsychiatrischen Basisdokumentation unter Berücksichtigung des multiaxialen Diagnoseschlüssels. Z. Kinder- u. Jugendpsychiat. 6 (1978) 56

Kittel, G.: Stimm-, Sprach- und Hörstörungen. In: Pädiatrie in Praxis und Klinik, Bd. III, hrsg. von K. D. Bachmann, H. Ewerbeck, G. Joppich, E. Kleihauer, E. Rossi, G. R. Stalder. Fischer/Thieme, Stuttgart 1980

Leischner, A.: Hirnpathologische Syndrome im Kindesalter. Jb. Jugendpsychiat. 5 (1967) 140

Leischner, A.: Die Sprachentwicklungsbehinderung. In: Sensomotorische Störungen bei frühkindlichen Hirnschäden, hrsg. von H. Hager, H. Lange-Cosack, R. Kunze, R. Ch. Behrend. Hansisches Verlagskontor, Lübeck 1976

Liebmann, A.: Die Ätiologie des Stotterns, Stammelns und Polterns und der Hörstummheit. Arch. Laryngol. 10 (1900)

Luchsinger, R., G. E. Arnold: Handbuch der Stimm- und Sprachheilkunde. Springer, Wien 1970

Metzker, H.: Sprachstörungen und Lese-Rechtschreibschwäche im stationären Krankengut einer kinder- und jugendpsychiatrischen Klinik. Z. Kinder- u. Jugendpsychiat. 2 (1974) 20

Morley, M. E., D. Court, H. Miller, R. Garside: Delayed speech and developmental aphasia. Brit. med. J. 1955/II, 463

Peuser, G. (Hrsg.): Brennpunkte der Patholinguistik. Patholinguistika 2. Wilhelm Frick, München 1978

Remschmidt, H., M. H. Schmidt: Multiaxiales Klassifikationsschema für psychiatrische Erkrankungen im Kindes- und Jugendalter nach Rutter, Shaffer und Sturge. Huber, Bern 1977

Remschmidt, H., G. Niebergall: Störungen des Sprechens und der Sprache. In: Neuropsychologie des Kindesalters, hrsg. von H. Remschmidt, M. H. Schmidt. Enke, Stuttgart 1981

Rieber, R. W., N. Smith, B. Harres: Neuropsychological aspects of stuttering and cluttering. In: The Neuropsychology of Language, hrsg. von R. W. Rieber. Plenum Press, New York 1976

Riper, C. van: The nature of stuttering. Prentice-Hall, Englewood Cliffs/N. J. 1971

Rutter, M., P. Graham, W. Yule: A Neuropsychiatric Study in Childhood. Clinics in Developmental Medicine, No. 35/36. S. J. M. P. u. Heinemann, London 1970

Schönfelder, Th.: Katamnestische Erhebungen bei hörstummen Kindern. Jb. Jugendpsychiat. 5 (1967) 92

Schulze, A., J. Teumer: Untersuchungen über Vorkommen und Häufigkeit von Sprachschädigungen im Vorschul- und Schulalter. Die Sprachheilarbeit 18 (1973) 161 und 19 (1974) 1

Seemann, M.: Sprachstörungen bei Kindern. VEB Verlag Volk und Gesundheit, Berlin 1969

Sheehan, J. G.: An integration of psychotherapy and speech therapy through a conflict theory of stuttering. J. Speech Dis. 19 (1954) 474

Sommers, R. K., M. L. Taylor: Cerebral speech dominance in language disordered and normal children. Cortex 8 (1972) 224

Stier. E.: Untersuchungen über Linkshändigkeit und die funktionellen Differenzen der Hirnhälfte. G. Fischer, Jena 1911

Stutte, H.: Kinder- und Jugendpsychiatrie. In: Psychiatrie der Gegenwart, hrsg. von H. W. Gruhle, R. Jung, W. Mayer-Gross, M. Müller. Springer, Berlin 1960

Stutte, H.: Wann sollten wir von kindlicher Aphasie sprechen? Acta paedopsychiat. 35 (1968) 1

Stutte, H.: Sprachabbau bei Heller-Syndrom. Z. Kinder- u. Jugendpsychiat. 2 (1974) 34

Weber, D.: Der Frühkindliche Autismus unter dem Aspekt der Entwicklung. Huber, Bern 1970

Weiss, D. A.: Cluttering. Prentice-Hall, Englewood Cliffs/ N. J. 1964

Wendlandt, W.: Resozialisierung erwachsener Stotternder. Marhold, Berlin 1975

# 3 Reaktive und alterstypische Störungen mit körperlicher Symptomatik

# Klassifikationsprobleme

*Martin H. Schmidt*

Der Kinder- und Jugendpsychiater ist im Umgang mit Patienten, an dessen Anfang stets der diagnostische Prozeß steht, auf die Möglichkeit angewiesen, Auffälligkeiten eines Kindes oder Jugendlichen, die er auf ihren Krankheitswert untersuchen soll, bestimmten Kategorien zuzuordnen. Er versucht dabei, sich an Leitsymptomen zu orientieren, die entweder als Konsultationsanlaß im Vordergrund stehen oder von ihm als gravierende Auffälligkeit beobachtet werden, obwohl sie dem Patienten und/oder seiner Familie nicht als solche erscheinen. Bei der Suche nach solchen Kategorien werden Störungen mit körperlicher Symptomatik häufig und relativ leicht von solchen unterschieden, bei denen hauptsächlich Änderungen des Befindens, also emotionale Symptome, im Vordergrund stehen. Dieser Grobgliederung entsprechen die Kapitel 3 und 4, die reaktive und alterstypische Störungen hauptsächlich mit körperlichen bzw. emotionalen Symptomen beschreiben, wobei ein Teil reaktiver Verhaltensweisen auch in Kapitel 9 unter dem Thema Dissozialität abgehandelt wird; die dort betrachteten Störungen haben jedoch eine starke Milieukomponente und lassen sich von daher in das hier benutzte duale Gliederungssystem nur teilweise einordnen. Betrachtet man Altersspezifität und Reaktivität der in Kapitel 3 und 4 zu besprechenden Störungen als gemeinsames Merkmal, dann lassen sich einige Klassifikationsüberlegungen, die im nachfolgenden für Störungen mit körperlicher Symptomatik dargelegt werden, ohne weiteres auf die mit emotionaler Symptomatik übertragen.

Körperliche Symptome können demonstrativen Charakter haben, also bewußt oder sehr bewußtseinsnah ablaufen; in diesen Fällen kommt ihnen kein Krankheitswert zu. Sie können in Gestalt funktioneller Störungen auftreten, deren Phänomenologie den physiologischen Gegebenheiten entspricht, d. h., daß physiologisch ablaufende körperliche Vorgänge, wie das Entleeren der Blase oder das Erbrechen oder das Aufwachen aus dem Schlaf, unbeabsichtigt oder in atypischen Situationen vorkommen, hier werden z. B. Einnässen, Rumination oder Durchschlafstörungen behandelt. Unten wird darauf eingegangen, daß das Kindesalter, erst recht das frühe Kindesalter, das Auftreten solcher Symptome begünstigt. Sie treten häufig auch als einzelne Symptome auf. Solche monosymptomatischen Störungen können durch Lern- oder Erziehungsdefizite bedingt sein, können einer alterstypischen Labilität der gerade beherrschten Funktionen entspringen, können aber auch reaktiv sein und damit Signalcharakter haben. Je stärker die letzte Komponente ausgeprägt ist, um so mehr reichen diese Störungen in den Bereich der funktionellen Störungen hinein, die unter den psychosomatischen Störungen in Kapitel 5 abgehandelt werden. Dort werden reine Funktionsstörungen behandelt, aber auch die psychosomatischen Erkrankungen im engeren Sinne, die sogenannten somatopsychosomatischen Erkrankungen, bei denen es neben der Funktionsstörung auch zu geweblichen Veränderungen kommt. Im Kapitel über psychosomatische Störungen werden schließlich auch jene somatischen Erkrankungen behandelt, für deren Genese und Verlauf psychische Faktoren eine wesentliche Rolle spielen, wie etwa das Asthma.

Die *Multiaxiale Klassifikation* kinder- und jugendpsychiatrischer Krankheitsbilder behandelt die genannten Kategorien wie die Internationale Nomenklatur der Erkrankungen (ICD) unter den Kategorien 307 (Spezielle, nicht anderweitig klassifizierbare Symptome oder Syndrome, z. B. Stottern, Tics, Bewegungsstereotypien, Eß- und Schlafstörungen, Enuresis und Enkopresis), 306 (Körperliche Symptome psychischen Ursprungs, z. B. psychogener Schiefhals, Hyperventilation, psychogene Tachykardie, Alopezie, Dermatitis oder die psychogene Urtikaria) und in der Kategorie 316 (Psychische Störungen in Verbindung mit anderweitig klassifizierten Erkrankungen, z. B. psychogenes Asthma, Magenulkus, Colitis ulcerosa, psychogener Minderwuchs; die Klassifikation erfolgt stets in Verbindung mit der körperlichen Erkrankung, die in der Multiaxialen Klassifikation auf der vierten Achse vorgenommen wird). Die Internationale Klassifikation zählt die Anorexia nervosa (307.1) zu den monosymptomatischen Störungen; Grund dafür ist die Symptomuniformität und das Fehlen geweblicher Veränderungen. Wir haben sie wegen der massiven psychopathologischen Symptomatik, die mit der Eßstörung verbunden ist, den psychosomatischen Erkrankungen zugerechnet, sie werden deshalb in Kapitel 5 behandelt. Nicht einbezogen in die hier vorgetragenen Überlegungen wurden Konversionssymptome, also Störungen körperlicher Funktionen, die nicht im Rahmen des Physiologischen ablaufen, etwa psychogene Lähmungen bei unauffälligem Reflexstatus, Sensibilitätsstörungen, die nicht den physiologischen Innervationsgebieten entsprechen, oder die psychogene Stummheit bei unauffälligem Funktionieren der Kehlkopfmuskulatur. Bei diesen Symptomen stehen psychogene Mechanismen im Vordergrund, sie werden deshalb im Kapitel 4 unter den emotionalen Störungen in einem eigenen Abschnitt behandelt.

Schon erwähnt wurde, daß körperliche Symptome im *Vorschulalter* besonders häufig sind, sie treten oft in Zeiten rascher Entwicklung bestimmter Funktionen oder Funktionssysteme auf, die wegen des hohen Entwicklungstempos besonders störbar sind. Zudem ist die Streuung entwicklungsbedingter Verhaltensweisen dann besonders breit und deshalb für den Fachmann, erst recht für die Familie, nicht leicht zu beurteilen, zumal Eltern an der Entwicklung des Verhaltens ihrer Kinder stets in irgendeiner Weise – positiv oder negativ, aktiv oder passiv – beteiligt sind. Je mehr sie dazu neigen, sich die Verursachung irgendwelcher Besonderheiten ihrer Kinder selbst zuzuschreiben, um so ausgeprägter wirken Verhaltensauffälligkeiten ihrer Kinder auf sie, das gleiche gilt für andere an der Erziehung beteiligte Personen. Der Appellcharakter kindlicher Verhaltensauffälligkeiten ist um so deutlicher, je weniger das Verhalten als selbstgesteuerte Unart eines Kindes und je mehr als Ausdruck einer nicht von ihm zu vertretenden und möglicherweise organisch verursachten Störung aufgefaßt wird.

Das Vorschulkind ist noch zu wenig differenziert, um Störungen mit psychischer Symptomatik, also auch neurotische Störungen, zu entwickeln. Das heißt nicht, daß das frühe Kindesalter keine emotionalen Störungen kennt und auch nicht, daß sich auf der Basis chronisch ungünstiger Kind-Umwelt-Beziehungen im frühen Alter keine neurotischen Erkrankungen entwickeln können. Allerdings gelingt dem jüngeren Kind die Realitätsprüfung noch nicht, schon deswegen kann es im Vergleich zum Schulkind und Erwachsenen nur auf unreife Abwehrmechanismen zurückgreifen. Einfühlung in Fremdseelisches ist ihm zwar teilweise möglich, kann aber intellektuell noch nicht reflektiert werden. Schließlich ist die Sprache noch nicht so weit differenziert, daß psychologische Sachverhalte verbal, d. h. auch mittels innerer Sprache, bearbeitet werden können. Letztlich ist darauf hinzuweisen, daß das Kausalitätsdenken des jungen Kindes so einfach strukturiert ist, daß aufgrund des kindlichen Weltbildes die Wirklichkeit vielfach umgedeutet wird. Aus diesen Überlegungen läßt sich schließen, daß einer Störung mit körperlicher Symptomatik, die in einem späteren Lebensalter auftritt, mit einer gewissen Wahrscheinlichkeit ein höherer Stellenwert beizumessen ist.

Bei den körperlichen Symptomen kann es sich um passagere altersspezifische Verhaltensweisen handeln (wie etwa frühkindliche Einschlafstörungen), um fixierte Gewohnheiten (wie das Daumenlutschen noch im Schulalter), die persistierende Enuresis nocturna ( bei nie erlernter Blasenkontrolle), um vorübergehende Reaktionen auf äußere Belastungen (etwa eine sekundäre Enuresis bei der Geburt eines Geschwisters), schließlich um manifeste Störungen neurotischer Ätiologie (etwa eine ausgeprägte Enkopresis oder eine schwere Schlafstörung). Einzelne Symptome können also Ausdruck einer schweren psychischen Erkrankung sein, müssen es aber nicht. Einen groben Anhalt für den Krankheitswert und vor allem für die Bedeutung einer Symptomatik für die Gesamtentwicklung der kindlichen Persönlichkeit kann der Arzt aus dem isolierten Auftreten bzw. dem Vorkommen innerhalb einer Vielfalt von Symtomen, vor allem bei der Verbindung körperlicher Symptome mit emotionalen Störungen, gewinnen.

Die nachstehend behandelten Auffälligkeiten persistieren selten als monosymptomatische Störungen durch das Kindesalter in die Pubertät. Sie nehmen in der Regel mit zunehmendem Alter an Häufigkeit ab, können sich jedoch jeweils für sich fixieren. Auch zu diesen Störungen gibt es Übergangsformen aus dem Bereich der Norm, die im Kapitel über die psychische Entwicklung und ihre Varianten (Bd. II, Kap. 1) behandelt werden, etwa das Daumenlutschen des Kleinkindes, seine Einschlafstörungen, Pica im frühen Lebensalter und das Entwicklungsstottern, Schwierigkeiten beim Erwerb von Blasen- und Mastdarmkontrolle. Die nachstehend behandelten Störungen sind auf einzelne Funktionsbereiche bezogen, nämlich auf die Ausscheidungsfunktionen, das Essen (weitergehende Störungen der Verdauungsfunktionen sind im Kapitel über psychosomatische Erkrankungen beschrieben), den Schlaf und die vegetativen Funktionen, die sprachliche Kommunikation (unter der Stottern, Poltern, das seltene psychogene Stammeln und der Mutismus behandelt wird) sowie die Motorik (in deren Rahmen die Tics zu besprechen sind). Von diesen Funktionsbereichen lassen sich die im Anschluß behandelten habituellen Verhaltensweisen dadurch abgrenzen, daß sie motorische Phänomene sind, durch Wiederholung charakterisiert sind, häufig Leerlaufsituationen entspringen und sich durch den mit ihnen verbundenen Lustgewinn selbst verstärken und deswegen auch relativ löschungsresistent sind. Auch für diese Symptome bestehen breite Übergangszonen zur Norm. Ihr Krankheitswert ergibt sich teilweise nur aus ihrer sozialen Bedeutung, wie etwa beim Daumenlutschen eines psychisch unauffälligen Kindes. Bei ihrem isolierten Auftreten ist der Schluß auf die psychische Befindlichkeit wegen der hohen Fixierungsneigung oft unberechtigt, die Bedeutung für die gesamte Entwicklung unter diesen Umständen also eher gering. Dies gilt insbesondere für das Nägelkauen und das Daumenlutschen, für manche Stereotypien und Jaktationen, weniger für das Haareausreißen und schwerwiegende Automutilationen, von denen sich im späteren Alter teilweise

Übergänge zu sogenannten parasuizidalen Handlungen (vgl. Kap. 7) ergeben.

Vor allem bei monosymptomatischen Störungen, aber auch bei körperlichen Symptomen mit einem Umfeld lange bestehender psychischer Auffälligkeiten ist die Frage, welche Mechanismen die Störung unterhalten, häufig wichtiger als die, welche Faktoren sie ausgelöst haben. Solche primär in Lerndefiziten begründeten oder reaktive Auffälligkeiten können durch ursächlich nichtbeteiligte Umstände aufrechterhalten werden, ja sie können in diesem Zusammenhang eine ganz andere als die möglicherweise ursprüngliche Zweckbestimmung bekommen, etwa die, Zuwendung – und sei es auch negative – zu erlangen. Ein weiterer Klassifikationsgesichtpunkt ist, daß emotionale Störungen bei Störungen hauptsächlich körperlicher Symptomatik sekundär, also als Folge der Umweltreaktion auf das auffällige körperliche Verhalten, auftreten können. In diesem Falle empfiehlt sich zunächst die Behandlung des körperlichen Symptoms. Wenn allerdings diagnostisch wahrscheinlich gemacht werden kann, daß dieses Symptom Ausdruck psychischer Schwierigkeiten ist, muß der intrapsychische Konflikt oder das Kind-Umwelt-Problem therapeutisch im Vordergrund stehen.

## Literatur

American Psychiatric Association: Diagnostic and Statistical Manual of Mental Disorders, 3. Aufl. (DSM-III). APA, Washington/D. C. 1980

Corboz, R., M. H. Schmidt, H. Remschmidt, P. Schieber, D. Göbel: Multiaxiale Klassifikation in Berlin, Mannheim, Zürich. In: Multiaxiale Diagnostik in der Kinder- und Jugendpsychiatrie, hrsg. von H. Remschmidt, M. H. Schmidt. Huber, Bern 1983

Poustka, F., P. Schieber: Effekte ergänzender Beurteilung zur kinder- und jugendpsychiatrischen Syndromdiagnose. In: Multiaxiale Diagnostik in der Kinder- und Jugendpsychiatrie, hrsg. von H. Remschmidt, M. H. Schmidt. Huber, Bern 1983

Remschmidt, H., M. H. Schmidt: Multiaxiales Klassifikationsschema für psychiatrische Erkrankungen im Kindes- und Jugendalter nach Rutter, Shaffer und Sturge. Huber, Bern 1977

# Habituelle Verhaltensweisen

*Helmut Remschmidt*

## Definition, Nomenklatur, Klassifikation

Unter der Bezeichnung *habituelle Verhaltensweisen* werden Störungsmuster zusammengefaßt, bei denen der führende Mechanismus die *Gewohnheitsbildung* ist. Die Gewohnheitsbildung spielt natürlich bei einer ganzen Reihe von Störungen eine wichtige Rolle, auch bei vielen anderen, die nicht in diesem Abschnitt abgehandelt werden. STUTTE (1960) hat für diese Störungen die Bezeichnung „habituelle Hantierungen" gewählt und ausgeführt, daß diese von ihm ebenfalls noch als unbefriedigend empfundene Bezeichnung an die Stelle der früher verwendeten diagnostischen Kennzeichnung „Kinderfehler" oder „abnorme Gewohnheiten" tritt. STUTTE meint, daß diese Störungsmuster, im Gegensatz etwa zu Tic-Zuständen, deutlicher den Charakter einer Verhaltensstörung aufweisen. Die Handlungen sind zumeist bewußt und können auch willkürlich jederzeit unterbrochen werden. Das Kind hat auch den Eindruck, daß sie seinem Willen unterworfen sind, und sie sind insofern sinnvoll, als ihr Ablauf dem Kind ganz offensichtlich einen Lustgewinn bringt. STUTTE faßt die habituellen Hantierungen als „Ersatzbefriedigungen aggressiver oder regressiver Natur" auf, die insbesondere in Frustrationssituationen vorkommen bzw. bei solchen Kindern, die nicht die Möglichkeit zu einer altersgemäßen Betätigung haben. Dieser Entstehungszusammenhang ist aber nicht der einzige. Es gibt auch Kinder, die aus harmonischen Verhältnissen stammen und nie schweren traumatischen Situationen ausgesetzt waren, aber dennoch bestimmte habituelle Verhaltensweisen zeigen (z. B. Jaktationen).

Im Multiaxialen Klassifikationsschema erscheinen die Störungen an verschiedenen Stellen, sind jedoch alle der Kategorie 307 zuzuordnen. Die Automutilatio ist als eigene Kategorie nicht enthalten. In DSM-III ist ein Teil der Störungen unter der Bezeichnung *atypische motorische Stereotypien* (307.30) zusammengefaßt, was ebenfalls nicht befriedigend ist. Andere tauchen als ausdrückliche diagnostische Kategorien gar nicht auf.

Im Rahmen neuerer klassifikatorischer Grundsätze wird auch wieder versucht, globalere, zusammenfassende Überbegriffe zu finden. Am bekanntesten wurde die Unterscheidung von *externalisierten* und *internalisierten* Störungen (ACHENBACH 1966; ACHENBACH u. EDELBROCK 1976). In dieser Nomenklatur würden die im folgenden angeführten Störungen zu den „externalisierten Auffälligkeiten" gehören. Allerdings wäre auch hier eine wichtige Einschränkung zu machen: Die externalisierten Störungen im Sinne von ACHENBACH umfassen schwerpunktmäßig vor allem dissoziale bzw. aggressive Verhaltensweisen, also Störungsmuster, die im angelsächsischen Sprachraum unter der Bezeichnung „Conduct-Disorders" rubriziert werden. Manche Autoren, wie MASH u. TERDAL (1981) gehen sogar so weit, daß sie unter der Rubrik „externalisierte Verhaltensstörungen" auch dissoziales Verhalten, Kindesmißhandlungen und Hyperaktivität zusammenfassen. Angesichts der Konfusion von dissozialem und delinquentem Verhalten und „externalisierten Störungen" haben wir diese Bezeichnung nicht zum Einteilungsprinzip gemacht und lieber die Bezeichnung „habituelle Verhaltensweisen oder Verhaltensabweichungen" gewählt, die nach heutigem Kenntnisstand den zu beschreibenden Sachverhalten am ehesten gerecht wird, die zwar auch unbefriedigend ist, aber am wenigsten präjudiziert.

## Daumenlutschen

### Klinisches Bild

Die klinische Symptomatik ist geläufig. Hingewiesen werden muß jedoch darauf, daß exzessives *Daumenlutschen* (und nur dieses ist als pathologisch zu betrachten) verschiedene Folgen haben kann, z. B. Kieferdeformierungen, Zahnstellungsanomalien, Deformierung des Daumens („Lutschfinger"). Es wurden auch Folgen für das bleibende Gebiß beschrieben, die z. T. mit hohem Zeit- und Kostenaufwand zu beseitigen seien (VON HARNACK 1958). Für die Kinder kann auch zum Problem werden, daß sie wegen des Daumenlutschens in der Gemeinschaft Gleichaltriger erheblich gehänselt werden und dadurch in eine Außenseiterposition gelangen. Als Störung ist Daumenlutschen nur dann zu betrachten, wenn es gehäuft auftritt und die altersgemäße Weiterentwicklung des Kindes direkt oder indirekt beeinträchtigt. Es ist beobachtet worden, daß bei vielen Kindern das Daumenlutschen zu besonderen Zeiten, etwa vor dem Einschlafen oder in Entbehrungssituationen auftritt, bei anderen wiederum wird es zu einer dauerhaften Gewohnheit, die sich über den Tag gleichmäßig verteilt.

## Epidemiologie

Daumenlutschen ist eine lustvolle Gewohnheit, die im Säuglingsalter bei allen Kindern auftritt, beide Geschlechter gleichmäßig betrifft und über die Altersstufen von 5 bis 10 Jahren in etwa gleichmäßig verteilt bei 10 bis 15% aller Kinder auftritt (DAVIDSON 1970; SHEPHERD u. Mitarb. 1973). Interessant sind Beobachtungen, wonach Daumenlutschen offenbar schon intrauterin vorkommen kann. Überwiegend beginnt es während des ersten Lebensjahres. Nach KANTOROWICZ (1955) kommt Daumenlutschen, wenn man auch das gelegentliche Auftreten dieses Symptoms mit berücksichtigt, bei rund 86% der 3–5jährigen vor. VON HARNACK (1958) fand in einer repräsentativen Stichprobe 10- bis 11jähriger Kinder ein Vorkommen des Daumenlutschens von 7,9% bei Jungen und 10,4% bei Mädchen, also ein leichtes Überwiegen der Mädchen.

## Ätiologie und Genese

Daumenlutschen entwickelt sich zunächst als Folge des natürlichen Saugbedürfnisses eines Kindes im Anschluß an das Saugen bei der Nahrungsaufnahme auf der Vorstufe des reflektorischen Saugvorganges. Pathologische Bedeutung bekommt es erst, wenn es über das 3. Lebensjahr erhalten bleibt und wenn seine Intensität steigt. Interessant ist die Beobachtung, daß Säuglinge ziemlich regelmäßig vor und nach der Nahrungsaufnahme lutschen bzw. Saugbewegungen ausführen, besonders auch dann, wenn sie ungenügend gesättigt sind. Hierfür lassen sich auch Parallelen aus Tierbeobachtungen anführen. Ätiologische Ansätze zur Erklärung exzessiven, d. h. als pathologisch anzusehenden Daumenlutschens lassen sich unter folgenden Gesichtspunkten zusammenfassen:

1. Daumenlutschen als *Ersatzbefriedigung* in Mangelsituationen. Für diese These sprechen eine Reihe von Beobachtungen (u. a. auch solche aus dem Tierreich). Bei DÜHRSSEN (1969) ist eine Beobachtung von FISCHEL u. HAERDTLE angeführt, wonach ein Schimpansenjunges, dessen Mutter bald nach seiner Geburt gestorben war, kurze Zeit später am Daumen zu lutschen begann. DÜHRSSEN (1969) sieht einen Zusammenhang zwischen gehäuftem Daumenlutschen und unbefriedigten Zärtlichkeitsbedürfnissen. Die Autorin führt aber auch aus, daß es durchaus auch Kinder gibt, die so ausgeprägte Bedürfnisspannungen haben, daß diese im Rahmen des sozial Üblichen und Tragbaren gar nicht zu befriedigen sind. Die These, wonach gehäuftes Daumenlutschen bei nicht gestillten oder früh entwöhnten Kindern gehäuft vorkommt, konnte nicht bestätigt werden. In der Stichprobe von VON HARNACK (1958) ergab sich hinsichtlich des Daumenlutschens kein Unterschied zwischen nicht gestillten Kindern und solchen, die 4 bis 12 Monate gestillt worden waren.
2. Daumenlutschen als persistierende *Gewohnheitsbildung*. Diese These wird sowohl von lerntheoretisch orientierten Autoren als auch von vielen Klinikern durch eigene Beobachtungen gestützt. Natürlich kann man fragen, warum im Einzelfall eine derartige Gewohnheit persistiert. Auf diese Frage gibt es verschiedene Antworten: Entweder wird das Symptom als solches so lustvoll erlebt, daß sein Auftreten eine ständige „Selbstbelohnung" darstellt und daher aufrechterhalten wird; oder es kommt zu einer Wechselwirkung zwischen Symptomatik und traumatischem Erlebnis oder Mangelsituation, d. h., das Daumenlutschen bleibt deshalb erhalten, weil es sich in einer Belastungssituation als „befriedigendes Ersatzerlebnis" bewährt hat.
3. Daumenlutschen als *Regressionssymptom*. Auch für diese These lassen sich Beobachtungen und Argumente anführen. Es ist allgemein bekannt, daß in schwerwiegenden Belastungssituationen eine Regression auf frühere Verhaltensstufen stattfinden kann. Eine Manifestation eines derartigen Verhaltens kann auch das Daumenlutschen sein.

Insgesamt muß gesagt werden, daß es eine einheitliche und auf alle Fälle zutreffende These bezüglich des Daumenlutschens nicht gibt. Vielmehr müssen im Einzelfall die ätiologischen Bedingungen analysiert und in ihrer Bedeutung gegeneinander abgewogen werden.

## Therapie und Prognose

Therapeutische Bedeutung gewinnt das Daumenlutschen häufig durch seine negativen kieferorthopädischen Auswirkungen sowie, bei älteren Kindern und Jugendlichen, durch seine soziale Auffälligkeit. Strafen oder auch einschränkende Maßnahmen (z. B. mechanische Fixierung des Daumens, Handschuhe etc.) oder das Bestreichen des Daumens mit übelriechenden Substanzen haben sich nicht bewährt. Derartige Maßnahmen sind aus kinder- und jugendpsychiatrischer Sicht auch nicht zu empfehlen. Es kann sogar durch diese Methoden, z. B. durch die Anwendung der negativen Übung, zu einer Symptomfixierung kommen. Viel zweckmäßiger ist es, aus der Analyse des Einzelfalles eine spezielle Hypothese zu entwikkeln, nach dieser vorzugehen und *alternatives Verhalten* aufzubauen. Dabei ist wesentlich festzustellen, ob das Daumenlutschen nicht in einem breite-

ren Kontext zu sehen ist und ggf. nur eine Teilsymptomatik einer umfassenderen Störung darstellt. Dies ist meist bei älteren Kindern oder Jugendlichen der Fall. Eine derartige Analyse kann dazu führen, daß nicht gezielt das Symptom Daumenlutschen, sondern die zugrundeliegende Störung therapeutisch angegangen werden muß.
Die Prognose ist im allgemeinen günstig, ganz überwiegend erfolgt spontan eine Reduktion bzw. ein Ausbleiben der Symptomatik. Es gibt allerdings Jugendliche, bei denen das Daumenlutschen in das Rauchen übergeht.

# Nägelbeißen (Onychophagie)

## Klinisches Bild

*Nägelbeißen* ist die häufigste Form kindlicher Körpermanipulationen. Sie tritt gewöhnlich nicht vor dem 4. bis 5. Lebensjahr auf. Die Fingernägel werden bis zur Nagelsohle weggebissen, mitunter auch die Haut der Fingerkuppen. Die Kinder spukken die abgebissenen Nagel- oder Hautstücke aus, mitunter werden sie auch geschluckt. In Streß-, Angst- und Konfliktsituationen tritt das Nägelbeißen in der Regel verstärkt auf. Psychopathologisch bedeutsam wird das Nägelbeißen, wenn es so starke Ausmaße annimmt, daß sich die Kinder dabei Verletzungen und Schmerzen zufügen, in solchen Fällen ist eine Behandlung unbedingt angezeigt. Im Gegensatz zum Daumenlutschen erfordert das Nägelbeißen einen gewissen Kraftaufwand und führt auch mitunter zu Verletzungen der Fingerkuppen oder des Nagelbettes. Aufgrund dieses „gewaltsamen Charakters" wird das Nägelbeißen auch mit Aggressionstendenzen in Verbindung gebracht, die sich gegen den eigenen Körper richten und in anderer Weise nicht „abgeführt" werden können.

## Epidemiologie

Im Gegensatz zum Daumenlutschen liegt der Häufigkeitsgipfel für das Auftreten der Störung im Alter von 8 bis 10 Jahren. VON HARNACK (1958) fand das Symptom in 15,8% der 7jährigen und in 26,9% der 11jährigen, bei leichtem Überwiegen des männlichen Geschlechts. Nach Erhebungen von SHEPHERD u. Mitarb. (1973) kommt das Symptom bei Mädchen häufiger vor als bei Jungen. LAPOUSE u. MONK (1964) geben für 6- bis 12jährige Jungen und Mädchen einen Prozentsatz von etwa 27% an.
In Tab. 3.1 sind die Häufigkeitsangaben aus verschiedenen Untersuchungen zusammengestellt.
Nach SHEPHERD u. Mitarb. (1973), die nicht nur die Häufigkeit für bestimmte Altersgruppen, sondern auch die Intensität der Störung erfaßten, kam tägliches Nägelkauen am seltensten bei den 5jährigen vor (9% der Mädchen und 6% der Jungen). Die größten Häufigkeiten für tägliches Nägelkauen wurde bei 9jährigen Jungen (18%) und 11jährigen Mädchen (19%) gefunden. Die Autoren weisen darauf hin, daß bei diesem Symptom sowohl

Tabelle 3.1 Ergebnisse einiger früherer Untersuchungen über das Vorkommen von Nägelkauen bei Kindern (aus *M. Shepherd, B. Oppenheim, S. Mitchell*: Auffälliges Verhalten bei Kindern. Vandenhoeck & Ruprecht, Göttingen 1973)

| Autor | Zahl der Kinder | Altersspanne (Jahre) | Ort der Datenerhebung | Gefundene Verbreitung: Jungen % | Mädchen % | Mädchen und Jungen zusammen % |
|---|---|---|---|---|---|---|
| Billig (1941) | 223 | 8–16 | Schule | 32 | 41 | – |
| Birch (1955) | 4000 | 5–18 | Schule | – | – | 51 |
| Lapouse and Monk (1964) | 482 | 6–12 | Angaben der Mutter | – | – | 27 |
| Malone and Massler (1952) | 4587 | 5–18 | Schule | – | – | 41 |
| Valentine (1956) | 272 | 5–15 | Schule | – | – | 45 |
| Wechsler (1931) | 3000 | 1–17 | Schule und Vorschule | 34* | 33* | – |
| Macfarlane et al. (1954) | Variiert von 116 mit 1¾ Jahren bis 41 mit 14 Jahren | 1–14 | innerhalb einer Längsschnittuntersuchung** | 17 | 23 | – |
| Ackerson (1931) | 5000 | 2–18 | Psychiatrische Klinik | 11 | 16 | – |

* Wechsler erfaßte einen Altersbereich von 1 bis 17 Jahren; die aufgeführten Werte sind jedoch nur nach seinen detaillierten Angaben über Schulkinder (5 bis 16 Jahre) errechnet worden.

** Hierbei handelte es sich um eine Längsschnittuntersuchung einer Gruppe von Kindern, die jährlich nachuntersucht wurden; die Stichprobe verringerte sich jedoch im Laufe der Zeit beträchtlich.

seine Intensität als auch seine Häufigkeit betrachtet werden müsse, da sich in allen Gruppen das Symptom U-förmig verteilt, d. h., entweder kauen die Kinder an ihren Nägeln überhaupt nicht oder sehr häufig.

### Ätiologie und Genese

Als verursachende Momente werden angesehen: einengende und unterdrückende Erziehung, insbesondere motorische Einengung und Verhinderung aggressiven Verhaltens. Nägelbeißen tritt vermehrt in einem sozialen Umfeld auf, das die Kinder emotionalen Frustrationen aussetzt. Da das Symptom auch bei erhöhter Aktivierung verstärkt auftritt, läßt es sich als inadäquate *Affektabfuhr* auffassen oder auch als *Ersatzbefriedigung*. Vielfach tritt Nägelkauen auch im Zusammenhang mit dem Bekauen von anderen Gegenständen (Bleistiften, Kleidungsstücken) auf. Das Symptom wurde auch des öfteren mit stereotypen Reaktionsweisen wie Übersprungsbewegungen bei Tieren verglichen. Es kommt bei folgenden Gruppen von Kindern vor:

1. bei *motorisch unruhigen*, hyperaktiven und leicht erregbaren Kindern, häufig kombiniert mit anderen habituellen Verhaltensweisen (STUTTE 1960);
2. bei *überängstlichen* Kindern, die in einem Milieu aufwachsen, in dem ihre Entfaltungsmöglichkeiten im motorischen Bereich oder insgesamt durch ebenfalls eingeengte Beziehungspersonen behindert wird (NISSEN 1974).

Was die Bedeutung des Symptoms im Rahmen einer umfassenderen Störung angeht, so wurde es häufig als Ersatzbefriedigung oder Selbstbestrafung interpretiert.

### Therapie und Prognose

Ausgeprägtes und lange bestehendes Nägelkauen ist schwer zu beeinflussen. Obwohl das Symptom, besonders für ältere Kinder oder Jugendliche sozial gesehen sehr störend sein kann, sind sie nur unzureichend in der Lage, es durch Vorsatzbildung zu unterdrücken. Mechanische Hilfsmittel haben sich zur Behandlung nicht bewährt, auch das operante Konditionieren hat sich als nicht sehr erfolgreich erwiesen. Wie beim Daumenlutschen ist auch hier eine sorgfältige *Bedingungsanalyse* erforderlich, um den jeweiligen individuellen Zusammenhang zu ergründen, in dem das Nägelbeißen steht. Folgende Möglichkeiten bieten sich an: Aufbau alternativer Verhaltensweisen, Entspannungsmethoden zur Reduktion von Angst und innerer Unruhe, Kanalisierung der Hyperaktivität und Impulsivität durch sportliche oder andere sinnvolle motorische Aktivitäten, bei jüngeren Kindern Spieltherapie, u. U. auch verhaltenstherapeutische Maßnahmen.

## Haareausreißen (Trichotillomanie)

### Klinisches Bild

Dieses Symptom, das sich im Drehen, Zupfen oder Ausreißen von Haaren zeigt, ist nicht selten Zeichen einer umfassenderen und schwerwiegenderen psychischen Störung. Es kommt sowohl bei retardierten und schwachsinnigen Kindern als auch bei altersentsprechend normal entwickelten mit besonderer psychischer Problematik vor. Nicht selten sind die Kinder depressiv verstimmt, haben andere Stereotypien und habituelle Verhaltensweisen (z. B. auch Daumenlutschen, Nägelbeißen oder Manipulationen am Genitale). Manche Kinder, insbesondere Schwachsinnige, schlucken auch die ausgerissenen Haare, so daß es zur Bildung von Trichobezoaren kommen kann.
In schweren Fällen kann eine *Trichotillomanie* zur Kahlköpfigkeit führen, in den meisten Fällen entstehen zusammenhängende kahle Stellen im vorher behaarten Kopfbereich. Von manchen Kindern wird das Ausreißen der Haare als lustvoll empfunden. Manche „genießen" den damit verbundenen Schmerz, was auch mit sadomasochistischen Tendenzen in Zusammenhang gebracht wird.

### Epidemiologie

VON HARNACK (1958) fand in seiner unausgelesenen Stichprobe bei 5% der 7jährigen Manipulationen am Kopfhaar (Drehen und Ziehen) und ein Vorkommen von 2,6% bei 10- und 11jährigen Schulkindern. Die Symptomatik trat bei Mädchen rund 4mal häufiger als bei den Jungen auf.

### Ätiologie und Genese

Im Hinblick auf die Verursachung des Haareausreißens gibt es eine Reihe von Erklärungsmöglichkeiten. Zunächst muß festgehalten werden, daß das Haarausreißen für viele Kinder zugleich lustvoll und schmerzhaft ist. Und daß die Ausführung der Handlung fast „Suchtcharakter" annehmen kann. Manche Autoren nehmen an, daß die Kinder sich damit ihres Körpers „bewußter" werden möchten. Diese Auffassung steht im Einklang mit der *Unterstimulations-These*, die besagt, daß sich diese Kinder durch das Zufügen von Schmerzen in einen Zustand stärkerer Aktivierung bringen möchten. Von psychodynamischer Seite wird herausgestellt, daß das Symptom häufig im Zusammenhang mit verdrängten aggressiven Impulsen vorkommt (DÜHRSSEN 1969). Auch die Hypothese einer *Ersatzhandlung* wurde geäußert. Vielfach befinden sich die Kinder in einer für sie unlösbaren Konfliktsituation, die mit starken nach außen gerichteten aggressiven Impulsen einhergeht, welche aber nicht ausgeführt werden können. Insofern richtet sich nach dieser Auffassung der aggressive Impuls gegen den eigenen Körper. Durch das Erleiden von Schmerzen werden die hierdurch wiederum bedingten Schuldgefühle abgemindert. DÜHRSSEN hat darauf hingewiesen, daß viele Kinder ein intensives Zärtlichkeits- und Anlehnungsbedürfnis haben, das von der Umgebung nicht erfüllt wird. Bei manchen Kindern hat das Symptom aber auch den Stellenwert einer eingefahrenen *Gewohnheitsbildung*, die in einer Belastungssituation entstanden ist, aber auch nach Beendigung dieser Situation noch fortbesteht.

## Therapie und Prognose

Wie bei allen anderen habituellen Verhaltensweisen kommt es darauf an, das Symptom im Kontext anderer Störungsmuster oder einer umfassenderen Störung insgesamt zu verstehen. Liegt eine erhebliche Minderbegabung vor, so empfehlen sich *verhaltenstherapeutische* Vorgehensweisen. Steht das Symptom im Zusammenhang mit einer schweren emotionalen Fehlentwicklung, so kommt es darauf an, diese zu beseitigen, und gewissermaßen im Nebenschluß, das Symptom am Rande einzubeziehen. Vielfach ist es notwendig, die emotionale Basis, meist die Eltern-Kind-Beziehung und die pädagogische Haltung der Eltern im Verlaufe einer Beratung und Therapie zu verändern und das Kind in eine *psychotherapeutische* oder *heilpädagogisch* orientierte Behandlung zu nehmen. Das verhaltenstherapeutische Vorgehen ist, außer bei schwachsinnigen Kindern, auch dann angezeigt, wenn die Symptomatik überwiegend im Rahmen einer stabilen Gewohnheitsbildung zu verstehen ist und die Bedingungen der Verursachung nicht mehr zutreffend sind. Tritt die Trichotillomanie im Zusammenhang mit hirnorganischen Störungen auf, so ist eine unterstützende *neuroleptische* Behandlung hilfreich, bei sehr intelligenzgeminderten Kindern müssen auch symptomatische Maßnahmen gewählt werden, u. U. das Kahlscheren des Kopfes erprobt werden, was keineswegs immer mit einer Symptomverschiebung einhergeht. Natürlich ist auch hier der Aufbau alternativer Verhaltensweisen, die weniger gravierend sind, eine vielfach erfolgreiche therapeutische Möglichkeit. Im Längsschnitt ist auch die Spontanheilung beobachtet worden, meist nach der Pubertät. Bei manchen Kindern entstehen aber, falls keine therapeutische Intervention erfolgt, längerfristige neurotische Fehlentwicklungen.

# Jaktationen

## Klinisches Bild

Unter Jaktationen verstehen wir stereotype, rhythmische Bewegungen, die hauptsächlich vor dem Einschlafen oder im Zustand des Alleinseins auftreten. Man unterscheidet verschiedene Formen. Die häufigsten sind die *Jactatio capitis* (Kopfschaukeln) und die *Jactatio corporis*, d. h. das Schaukeln mit dem ganzen Körper. Dieses rhythmische Schaukeln wird in verschiedenen Lagen durchgeführt: in Rückenlage, in Bauchlage, im Sitzen, ggf. in Knie-Ellenbogen-Lage. Die Symptomatik ist manchmal so heftig, daß der Kopf oder der Oberkörper gegen die anliegende Wand geschlagen wird, so daß in Mehrfamilienhäusern oft Probleme mit den Nachbarn entstehen. Wir haben auch Kinder beobachtet, die so heftig geschaukelt haben, daß ihr Bett auseinanderfiel. Die Jaktation wird von den Kindern lustvoll erlebt. Das häufige Vorkommen beim Einschlafen ist nicht zufällig, denn die Kinder befinden sich vielfach in einem hypnoiden Zustand, der das Auftreten stereotyper Bewegungen begünstigt. Typisch für die Symptomatik ist die Abkapselung von der Umwelt, die Selbstbezogenheit des Symptoms und die Möglichkeit zur Unterbrechung durch geringe Umweltreize (STRUNK 1974). So kann man z. B. die Symptomatik bei einem im Schlaf schaukelnden Kind durch ein im gleichen Takt eingestelltes Metronom unterbrechen, bei Anhalten des Metronoms setzt die Jaktation dann wieder ein.

## Epidemiologie

VON HARNACK (1975) fand das Symptom bei 3,7% der 10- bis11jährigen Kinder. Für Patienten in einer pädiatrischen Klinik wurden 15 bis 20% angegeben. Jungen sind etwa doppelt so häufig betroffen wie Mädchen. Unter Heimkindern und Kindern, die stark emotional vernachlässigt sind, tritt das Symptom häufiger auf. Jaktationen sind aber keineswegs immer Hinweise auf Deprivation, Vernachlässigung oder mangelnde emotionale Zuwendung.

## Ätiologie und Genese

Nach FÖRSTER (1967) kommen bei der Jaktation gehäuft vor: Zerebralschäden, niedriges Intelligenzniveau und eine verzögerte statische und sprachliche Entwicklung. Es gibt aber auch zahlreiche normalintelligente und nicht vorgeschädigte Kinder mit dieser Symptomatik. Wie andere Störungen, bei denen die *Gewohnheitsbildung* im Vordergrund steht, läßt sich die Jaktation als lustbetonte Reaktion auffassen, die in sich eine Wiederholungstendenz hat. Niedriges Intelligenzniveau, Hirnschädigungen oder emotionale Deprivationserlebnisse können die Neigung zur Jaktation verstärken, reichen aber nicht als einziges Erklärungsmoment aus. RAMBACH (1967) hat eine umfassende Darstellung zur Ätiologie der Jaktationen gegeben. Er faßt sie als neurotische Störungen auf, die durch eine Reihe sehr unterschiedlicher Bedingungen zustande kommen können: durch motorische Einengung, Vernachlässigungs- und Deprivationserlebnisse oder auch nur als lustbesetzter Einschlafautomatismus.

### Diagnose und Differentialdiagnose

Von Jaktationen abzugrenzen sind motorische Stereotypien, Tics, choreiforme Bewegungsstörungen, Myoklonien und Torticollis spasticus. Die Abgrenzung ist in der Regel nicht sehr schwierig, weil die meisten anderen Störungen nicht diesen rhythmischen Charakter haben und nicht so umfassende Körperregionen ergreifen.

### Therapie und Prognose

Die *Therapie* hat jeweils die Gesamtsituation und den Kontext der Störung zu berücksichtigen. Liegt eine Vernachlässigungssituation vor, so muß versucht werden, diese zu beheben. Bei Vorliegen einer hirnorganischen Schädigung liegt der Schwerpunkt auf heilpädagogischen Maßnahmen oder verhaltenstherapeutischen Prinzipien. Bewährt haben sich auch Spieltherapie, die Förderung motorischer Entfaltungsmöglichkeiten und eine Verbesserung der emotionalen Situation der Kinder. Wenn die Störung sehr hartnäckig ist, so müssen auch symptomatische Maßnahmen ergriffen werden, gelegentlich auch medikamentöse Hilfen in Form von Neuroleptika, gelegentlich auch Antidepressiva. Die *Prognose* ist bei Vorliegen normaler Intelligenz und Fehlen schwerwiegender Milieunoxen günstig.

## Motorische Stereotypien

### Klinisches Bild

Unter dieser Bezeichnung sind z. T. sehr verschiedene motorische Abläufe zusammengefaßt, deren Gemeinsamkeit in ihrem gleichförmigen Auftreten, ihrer Wiederholungstendenz und im Fehlen eines sinnvollen Handlungscharakters liegt. Vielfach haben Stereotypien den Charakter von Verlegenheitsgesten, so daß sie als solche nicht ohne weiteres zu erkennen sind. Ihr Erscheinungsbild kann sehr vielfältig sein: rhythmische Fingerbewegungen, Schaukeln mit den Armen oder mit dem Oberkörper, rhythmisches Hin- und Herbewegen der gespreizten Hand vor den Augen, Auf- und Abbewegen des Kopfes bei gleichzeitigem Schnüffeln, Rotationsbewegungen mit der Hand (mit oder ohne Gegenstände), Zehenspitzen- oder Hakkengang, Knirschen mit den Zähnen, abnorme Mundbewegungen, sprachliche Stereotypien, wie Ausstoßen von Lauten, Worten oder gleichförmiges Summen.

### Epidemiologie

Im Säuglings- und frühen Kindesalter sind stereotype Bewegungen relativ häufig. Die Angaben schwanken zwischen 15 und 20% (DE LISSOVOY 1961; LOURIE 1949).

Nach dem 3. Lebensjahr sind stereotype Bewegungen bei gesunden Kindern relativ selten. Sie werden durch andere Manipulationen am eigenen Körper, an den Kleidern und durch Erkundungsbewegungen in die nähere Umgebung ersetzt. Ein Persistieren von motorischen Stereotypien bzw. ein gehäuftes Auftreten dieser Symptome findet man bei blinden, psychotischen, geistig behinderten Kindern, bei Kindern mit psychischer Deprivation und/oder einer frühkindlichen Hirnschädigung. Bei psychotischen oder autistischen Kindern können Stereotypien bizarre Formen annehmen, die vom normalen Entwicklungsgang der Motorik erheblich abweichen.

### Diagnose und Differentialdiagnose

Die Diagnose wird durch die Verhaltensbeobachtung und anamnestische Hinweise gestellt. Differentialdiagnostisch abzugrenzen sind stereotype Bewegungen von extrapyramidalen Bewegungsstörungen, Zwangssyndromen, anderen habituellen Bewegungsmustern, gelegentlich auch von motorischen Schablonen oder Automatismen im Rahmen einer psychomotorischen Epilepsie.

### Ätiologie und Genese

Nach WERRY (1979) kann man die Hypothesen zur Ätiologie in vier Gruppen einteilen:

1. Stereotypien als Ergebnis einer *Unterstimulation* des Organismus. Im Rahmen dieser Hypothese wird den Stereotypien die Funktion der Herstellung eines optimalen zentralen Erregungsniveaus zugeschrieben (BERKSON 1967).
2. Stereotypien als Folge einer *Überstimulation.* Diese zur ersten These gegenteilige Ansicht geht davon aus, daß Stereotypien auch geeignet sein können, das Erregungsniveau zu senken (HUTT u. Mitarb. 1965).
3. Stereotypien als direkte Folge einer *neurologischen Störung* (RITVO u. Mitarb. 1968).

4. Stereotypien als *operante Verhaltensweisen*, die den Organismus durch interne Stimulation (Selbststimulation) belohnen.

WERRY (1979) betont, daß keine dieser Theorien in der Lage ist, Stereotypien umfassend zu erklären und daß auch die empirischen Untersuchungen trotz der relativen Eindeutigkeit dieser Hypothesen widersprüchlich sind.

### Therapie und Prognose

Stereotypien können sehr hartnäckig sein, besonders wenn sie bei geistig behinderten und hirngeschädigten, autistischen oder psychotischen Kindern auftreten. Daß sie häufig mit selbstdestruktivem Verhalten gekoppelt sind, erschwert ihre Behandlung. Mit gewissem Erfolg versucht wurden verhaltenstherapeutische Behandlungsmaßnahmen im Sinne des operanten Konditionierens, aber auch im Sinne einer Aversionstherapie. Wie bei anderen Gewohnheitsbildungen hat man auch versucht, alternative Verhaltensweisen aufzubauen, indem man Kindern mit Stereotypien in rascher Folge Reize angeboten hat, die ihr Interesse auf sich zogen, so daß an die Stelle der Stereotypie Manipulationen mit Gegenständen oder Spielsachen traten.

## Selbstverletzendes Verhalten (Automutilatio)

### Definition und Nomenklatur

Unter der Bezeichnung *selbstverletzendes Verhalten* werden verschiedene Auffälligkeiten zusammengefaßt, deren gemeinsames Ziel die Beschädigung des eigenen Körpers ist. Es gibt eine Reihe synonymer Bezeichnungen wie selbstdestruktives Verhalten, selbstbestrafendes Verhalten, autoaggressives Verhalten, Automutilatio, masochistisches Verhalten, Selbstverstümmelung. Obwohl selbstverletzendes Verhalten und suizidales Verhalten gemeinsam haben, daß sich ein schädigender Impuls gegen den eigenen Körper richtet, so unterscheiden sie sich aber doch darin, daß selbstverletzendes Verhalten in der Regel nicht auf die Beendigung des eigenen Lebens hinzielt, sondern daß die wiederholte Beschädigung des eigenen Körpers das zentrale Phänomen ist. Die *Wiederholungstendenz* gehört ebenso dazu wie die Verletzung als solche. Insofern ist es auch gerechtfertigt, selbstverletzendes Verhalten unter die habituellen Verhaltensweisen zu rechnen.

### Klinisches Bild, Diagnose und Differentialdiagnose

Das klinische Bild ist vielfältig. Am häufigsten sind Kopfschlagen, Beißen, Kratzen, Sichverletzen mit spitzen oder scharfen Gegenständen, Bohren in den Augenhöhlen oder in Körperöffnungen, Haare ausreißen oder gar verstümmelnde Verletzungen an den Extremitäten oder anderen Körperteilen. *Differentialdiagnostisch* müssen Selbstverletzungen von Stereotypien abgegrenzt werden oder von anderen habituellen Verhaltensweisen, die nicht mit Verletzungen des eigenen Körpers einhergehen, jedoch ansonsten viele Ähnlichkeiten mit der Automutilatio haben. Manche Autoren zählen auch das Ruminieren, Pica oder die Koprophagie zu den selbstverletzenden Verhaltensweisen. Entscheidend für die Einschätzung der Symptomatik ist immer das zugrundeliegende Störungsmuster. Automutilatio ist in aller Regel keine eigene Diagnose, sondern ereignet sich im Zusammenhang mit einem umfassenderen Störungsmuster. Besonders häufig kommen Automutilationen bei geistig behinderten Kindern und Jugendlichen vor, im Rahmen von Psychosen, autistischen Syndromen, hirnorganischen Störungen, aber auch (seltener) bei Persönlichkeitsstörungen und noch seltener bei neurotischen Entwicklungen.

### Epidemiologie

Bei institutionell untergebrachten geistig Behinderten tritt selbstverletzendes Verhalten in einer Häufigkeit von 8 bis 14% auf, nach ROJAHN u. SCHROEDER (1981) kann man weiterhin folgendes feststellen:

- Die Häufigkeit und der Schweregrad des Selbstverletzungsverhaltens korrelieren positiv mit dem Grad der Behinderung.
- Selbstverletzendes Verhalten tritt häufig gemeinsam mit stereotypem, aggressivem und destruktivem Verhalten auf und ist auch häufig mit neuropathologischen Befunden kombiniert.
- Die häufigsten Formen sind das Schlagen auf den eigenen Kopf sowie Beißen, Kratzen und Haareausreißen.
- Selbstverletzendes Verhalten tritt unabhängig vom chronologischen Alter auf und korreliert offensichtlich auch mit der Dauer der Institutionalisierung.
- Selbstverletzendes Verhalten ist z. T. ungemein hartnäckig und tendiert zur Wiederholung bzw. Chronifizierung.

### Ätiologie und Genese

Alle Autoren, die sich intensiver mit der Automutilatio befaßt haben, sind der Meinung, daß die selbstverletzenden Verhaltensweisen *kein einheitli-*

*ches Syndrom* darstellen. So ist z. B. der Stellenwert einer Selbstverletzung im Rahmen einer Psychose bei einem intelligenten Jugendlichen ganz anders zu bewerten als eine solche bei einem schwer geistig Behinderten. Dieser Hinweis zeigt schon, daß auch die ätiologischen Vorstellungen unterschiedlich sein müssen. Auf die wichtigsten wird im folgenden eingegangen:

1. Selbstverletzendes Verhalten bei *Stoffwechselstörungen* und *Mißbildungen*: (Organogenese) Es sind zwei Syndrome bekannt, bei denen ein überaus häufiges Vorkommen von Automutilationen festzustellen ist: Das Lesch-Nyhan-Syndrom und das Cornelia-de-Lange-Syndrom.
   Beim Lesch-Nyhan-Syndrom (LESCH u. NYHAN 1964) handelt es sich um eine *metabolisch-genetische Störung* des Purinstoffwechsels. Die Kinder sind intelligenzgemindert, zeigen spastische Lähmungen, häufig eine Choreoathetose sowie aggressives und automutilatives Verhalten. Letzteres zeigt sich insbesondere im Beißen der eigenen Lippen sowie der Finger. Die Ausmaße können erheblich sein, so daß die gesamte Mundregion entstellt ist. Zusätzlich kommen andere Formen der Selbstdestruktion vor sowie aggressives Verhalten gegenüber anderen. Bemerkenswert ist, daß auch bei Kindern, die an einem Lesch-Nyhan-Syndrom leiden und nahezu normal intelligent sind, ähnlich schwere Selbstverletzungen auftreten. Obwohl die Stoffwechselstörung inzwischen erkannt ist (Hyperurikämie), gibt es bislang keine direkte Erklärung für den Zusammenhang zwischen der Automutilatio und der Stoffwechselstörung.
   Beim Cornelia-de-Lange-Syndrom handelt es sich um ein *Mißbildungssyndrom*, das gekennzeichnet ist durch niedriges Geburtsgewicht, verzögerte Entwicklung, Hirsutismus, einen ganz bestimmten Gesichtsausdruck und Fingeranomalien. Es ist bislang weder eine Stoffwechselstörung noch eine Chromosomenanomalie als Ursache dieser Störung festgestellt worden. Die Automutilatio bei diesem Syndrom besteht in einer Verletzung des Gesichts, der Extremitäten sowie verschiedener Körperstellen, meist durch Beißen. Bei den einzelnen Patienten ist die Form der Selbstverletzung unterschiedlich, doch jeweils intraindividuell ziemlich konstant. Es gibt auch Patienten, bei denen die Selbstverletzungen mildere Formen annehmen oder fehlen.
2. *Psychodynamische Hypothesen:* Diese gehen von verschiedenen Annahmen aus: Das Selbstverletzende Verhalten wird als symbolisches Verhalten infantiler Triebe angesehen oder auch als Abwendung der Aggression von der Außenwelt und Zentrierung gegen die eigene Person, vielfach wird ein Zusammenhang mit generellen masochistischen Tendenzen gesehen, oder es wird ein Zusammenhang hergestellt zwischen Selbstverletzung und Zurückweisung durch eine Bezugsperson. Eine weitere Annahme besteht darin, daß selbstverletzendes Verhalten dazu dienen könne, die Körper- und Ich-Grenzen spürbar und erlebbar zu machen (CAIN 1961) oder mit Hilfe von Selbstverletzungen Schuldgefühle abzutragen.
3. Die *Stereotypiehypothese:* Im Rahmen dieser Hypothese wird angenommen, daß sich selbstverletzendes Verhalten aus für die eigene Person harmlosen Stereotypien, insbesondere bei institutionalisierten geistig behinderten Kindern oder auch Erwachsenen entwickelt (BAUMEISTER u. FOREHAND 1973). Als bewiesen kann diese Hypothese nicht gelten. Es ist unklar, ob sich aus harmlosen Stereotypien wirklich schwerwiegende Selbstverletzungen als graduelle Steigerung ergeben. Im übrigen sind auch die Stereotypien bis heute nicht in ihrer Genese erklärt, so daß hier möglicherweise eine unklare Hypothese durch eine weitere ersetzt wird.
4. Die *Entwicklungshypothese:* Sie geht davon aus, daß selbstverletzendes Verhalten aus einer frühkindlichen Entwicklungsphase persistiert. Auch diese Hypothese vermag schwerwiegende Selbstverletzungen nicht zu erklären. Es trifft zwar zu, daß im Rahmen der frühkindlichen Entwicklung Ansätze zu Selbstverletzungsverhalten bestehen, und es leuchtet ein, daß diese persistieren können. Warum sie sich aber in geradezu grotesker Weise steigern können, bleibt dieser Erklärungsansatz schuldig.
5. Die *Vermeidungshypothese* nimmt an, daß durch das Selbstverletzungsverhalten andere aversive Konsequenzen vermieden werden. Es tritt gewissermaßen an die Stelle antizipierter negativer Erlebnisse. Diese These ist kasuistisch belegt (KARR u. Mitarb. 1976). Diese Autoren konnten bei einem 8jährigen geistig behinderten Mädchen zeigen, daß mit der Zunahme von schulischen Leistungsanforderungen das selbstverletzende Verhalten zunahm und bei Reduzierung der Anforderungen wieder abnahm.
6. Die positive *Verstärkungshypothese:* Sie geht von dem lerntheoretischen Prinzip aus, daß selbstverletzendes Verhalten durch positive Verstärkung aufgebaut wird. Da Automutilationen stets die Aufmerksamkeit von Beobachtern auf sich ziehen, ist der Zusammenhang einleuchtend, denn der Patient erfährt jeweils bei Auftreten seines Symptoms häufig intensivere soziale Zuwendung. In diesem Sinne ist gerade für schwer geistig behinderte Kinder, die über wenig andere Möglichkeiten verfügen, die Aufmerksamkeit der Umgebung auf sich zu ziehen, gerade die Automutilatio eine sehr wirksame Methode (LOVAAS u. Mitarb. 1965). Freilich kann dieser Mechanismus auch nicht alle Formen des selbstverletzenden Verhaltens erklären. Daß allerdings dieser Mechanismus eine Rolle spielt, ist auch bei Jugendlichen mit Persönlichkeitsstörungen empirisch belegt.

Ein Screeningverfahren zur Abschätzung der Genese und Motivation selbstverletzenden Verhaltens (nach CARR 1977):

1. Schritt

Untersuchung hinsichtlich genetischer Anomalien und Stoffwechselstörungen (z. B. Lesch-Nyhan-Syndrom, Cornelia-de-Lange-Syndrom).

Untersuchung hinsichtlich nichtgenetischer, organisch bedingter Störung (z. B. Otitis media).

Bei positivem Ausfall dieses Screening kann eine organische Genese vorliegen.

Ist Schritt 1 negativ, so werden die im 2. Schritt beschriebenen Maßnahmen durchgeführt.

2. Schritt

Tritt das selbstverletzende Verhalten verstärkt unter einer oder mehrerer der folgenden Bedingungen auf:

a) Wenn eine Zuwendung erfolgt?
b) Wenn Verstärker für nichtselbstverletzendes Verhalten entzogen werden?
c) Wenn das Kind mit Erwachsenen zusammen ist oder allein ist?

Im Falle der Bejahung dieser Bedingungen kann die Ursache oder Aufrechterhaltung in einer positiven Verstärkung liegen.

Ist Schritt 2 negativ, so kommt Schritt 3 in Frage.

3. Schritt

Kommt das selbstverletzende Verhalten hauptsächlich in Situationen zustande, in denen keine anderen Aktivitäten möglich sind?

Wenn ja, so kann eine Selbststimulation vorliegen.

## Therapie und Prognose

Jede *Therapie* selbstverletzenden Verhaltens muß von einer genauen Analyse der Entstehungsbedingungen dieses Verhaltens ausgehen. Denn je nach Genese des automutilativen Verhaltens unterscheiden sich die Behandlungsmethoden. Nach CARR (1977) kann man zwei Gruppen von automutilativen Verhaltensweisen unterscheiden:

- solche, die durch eine *extrinsische Motivation* zustande kommen. Sie werden durch äußere Einflüsse und Situationen aufrechterhalten (z. B. durch Zuwendung im Falle des Auftretens des selbstverletzenden Verhaltens) und
- solche, die durch *intrinsische Faktoren* aufrechterhalten werden. Bei ihnen liegt eine Selbststimulation vor. Dieser Zusammenhang kann bei organisch bedingten Selbstverletzungen angenommen werden (z. B. beim Lesch-Nyhan-Syndrom).

Je nachdem, zu welchem Schluß hinsichtlich der Genese des automutilativen Verhaltens man kommt, muß man eine unterschiedliche Behandlungsstrategie einschlagen. Bei extrinsisch verursachten Automutilationen wird man das die Störung aufrechterhaltende oder auslösende Verhalten abändern müssen, z. B. durch Entzug von Zuwendung oder Belohnung alternativer Verhaltensweisen. Liegt der Schwerpunkt auf der intrinsischen Genese, so kann eine medikamentöse Behandlung durch Neuroleptika in Frage kommen, aber auch die Zuführung anderer Reize (z. B. bei geistig Behinderten Spielzeuge, die deren Aufmerksamkeit auf sich ziehen).

Wenn man von den *Behandlungsmethoden* ausgeht, so lassen sich nach SCHROEDER u. Mitarb. (1981) folgende Vorgehensweisen anführen:

1. Bestrafung bzw. Entzug von Zuwendung: Die Autoren betonen, daß es sich nicht um ausgesprochene Strafreize handeln muß, sondern daß man sich darauf konzentrieren müsse, Reize zu finden, die dem Betreffenden unangenehm sind. Es wurde in dieser Hinsicht viel versucht: laute Geräusche, unangenehmer Geruch, elektrische Stimulierung etc. Der unterdrückende Effekt einer unmittelbar kontingent ausgeführten „Bestrafung" ist besonders bei geistig behinderten Kindern und auch psychotischen Kindern nachgewiesen worden.
2. Vermeidungskonditionierung: Bei dieser Methode geht es darum, das störende Verhalten durch an sich nicht aversive, weitgehend neutrale Reize zu unterdrücken. Ein derartiger Reiz kann schon das mit großer Bestimmtheit ausgesprochene Wort „Nein" darstellen.
3. Kontingente Fixierung: Hierbei geht es um eine Fixierung, die unmittelbar auf das selbstverletzende Verhalten folgt und nur kurzfristig andauert. Diese Methode wird nur in sehr schweren Fällen angewandt.
4. Time-out: Hierbei geht es darum, plötzlich und kontingent nach der Selbstverletzung jegliche Verstärkung zu entziehen. Diese Methode hat sich nach SCHROEDER u. Mitarb. (1981) gut bewährt. Sie ist wirksamer als die Löschung.
5. Löschung: Im Rahmen dieser Behandlungsmethode versucht man durch Ignorieren das selbstverletzende Verhalten, das vermutlich durch eine ihm jeweils regelmäßig folgende Zuwendung aufrechterhalten wird, allmählich zum Verschwinden zu bringen. Die hierfür erforderliche Zeitdauer ist oft erheblich. In vielen Fällen kann man diese Methode auch nicht riskieren, weil sich die Kinder z. T. erhebliche Selbstverletzungen beibringen, so daß man eine ärztliche Behandlung, die ja zugleich auch eine Zuwendung darstellt, nicht unterlassen kann.
6. Aufbau alternativer Verhaltensweisen: Im Gegensatz zu den bisher genannten Verfahren wird hier versucht, an die Stelle des selbstverletzenden Verhaltens ein anderes Verhalten zu setzen, das mit Selbstverletzungsverhalten möglichst unvereinbar sein soll. Diese Methode wurde bei geistig behinderten Kindern, die in reizarmen Situationen selbstverletzendes Verhalten zeigen, mit Erfolg erprobt.
7. Kombinierte Verfahren: Die genannten Methoden wurden verschiedentlich auch miteinander kombiniert. Dies geschieht z. B. im sogenannten Korrekturverfahren (Overcorrection), bei dem Be-

strafung mit Verhaltensaufbau kombiniert wird. Ein relativ neuartiger Zugang wird im Rahmen des sogenannten öko-behavioralen Ansatzes versucht. Dabei werden sowohl die intra-individuellen Verhaltensstile (intrinsische Faktoren) mit solchen aus der Umgebung (extrinsischen) in einem Zusammenhang gebracht. Insbesondere läßt sich bei umweltabhängigen Selbstverletzungen dieses Störverhalten durch eine Modifikation der Umweltfaktoren auch konstruktiv verändern. Z. B. konnte nachgewiesen werden, daß bei geistig behinderten Kindern, die sich selbst verletzen, ein deutliches Territorialverhalten zu beobachten war (PALUCK u. ESSER 1971), durch dessen Veränderung sich auch die Selbstverletzungen beeinflussen ließen.

Die *Prognose* selbstverletzenden Verhaltens ist von verschiedenen Faktoren abhängig. Zunächst von der zugrundeliegenden Störung, der Intelligenz, der Zeitdauer seines Auftretens und dem Mechanismus seiner Entstehung. Sehr schwach zu beeinflussen ist es bei schwer geistig behinderten Kindern, bei Kindern mit einschlägigen organischen Erkrankungen (z. B. Lesch-Nyhan-Syndrom), aber auch bei Kindern und Jugendlichen mit Persönlichkeitsstörungen und Psychosen – bei letzteren vor allem während der akuten Phase. Im allgemeinen sind Selbstverletzungen ein sehr hartnäckiges Verhalten, das nur schwer zu unterbrechen ist. Die Prognose ist günstig, wenn sich die Selbstverletzungen in einem klar durchschaubaren Zusammenhang ergeben – sei es im Rahmen einer Persönlichkeitsstörung oder einer Psychose.

## Masturbation (Onanie)

Zu den habituellen Verhaltensweisen gehört auch die gehäuft auftretende Masturbation. Sie kann bereits im frühen Kindesalter auftreten und ist dann als pathologisch zu bewerten, wenn sie exzessiv erfolgt und bei älteren Kindern zu einem sozialen Störfaktor wird. Auf diese Störung wird hier nicht näher eingegangen, da sie in Kapitel 10, Bd. III ausführlich beschrieben ist.

### Literatur


Achenbach, T. M.: The classification of children's psychiatric symptoms: a factor analytic study. Psychol. Monogr. 80 (1966) 1

Achenbach, T. M., L. G. Edelbrock: The classification of child psychopathology: a review and analysis of empirical effects. Psychol. Bull. 85 (1978) 1275

Baumeister, A. A., R. Forehand: Stereotyped acts. In: International Review of Research in Mental Retardation, Vol. 6, hrsg. von N. R. Ellis. Academic Press, New York 1973

Berkson, G.: Abnormal stereotyped motor acts. In: Comparative Psychopathology, hrsg. von J. Zubin, H. Hunt. Grune & Stratton, New York 1967

Cain, A. C.: The presuperego turning inward of aggression. Psychoanal. Quart. 30 (1961) 171

Carr, E. B.: The motivation of self-injurious behavior: a review of some hypotheses. Psychol. Bull. 84 (1977) 800

Davidson, P.: Thumbsucking. In: Symptoms of Psychopathology, hrsg. von C. Costello. Wiley, New York 1970

De Lissovoy, V.: Head banging in early childhood: a study of incidency. J. Pediat. 58 (1961) 803

Dührssen, A.: Psychogene Erkrankungen bei Kindern und Jugendlichen. Vandenhoeck & Ruprecht, Göttingen 1969

Förster, E.: Schlafstörungen bei Kindern und Jugendlichen. In: Schlaf-Schlafverhalten-Schlafstörungen, hrsg. von H. Bürger-Prinz, P. A. Fischer. Enke, Stuttgart 1967

von Harnack, G. A.: Nervöse Verhaltensstörungen beim Schulkind. Thieme, Stuttgart 1958

Hutt, S., C. Hutt, D. Lee, C. Ounsted: A behavioral and electroencephalographic study of autistic children.J. psychiat. Res. 3 (1965) 181

Kantorowicz, A.: Die Bedeutung des Lutschens für die Entstehung erworbener Fehlbildungen. Fortschr. Kieferorthop. 16 (1955) 109

Karr, E. G., C. D. Newsom, J. A. Binkoff: Stimulus Control of self-destructive behavior in a psychotic child. J. abnorm. Child Psychol. 4 (1976) 139

Lapouse, R., M. Monk: Behavior deviations in a representative sample of children: variation by sex, age, social class, and family size. Amer. J. Orthopsychiat. 34 (1964) 436

Lesch, M., W. Nyhan: A familial disorder of uric acid metabolism and central nervous system function. Amer. J. Med. 36 (1964) 561

Lourie. R.: The role of rhythmic patterns in childhood. Amer. J. Psychiat. 105 (1949) 653

Lovaas, I. O., G. Freitag, V. J. Gold, J. C. Kassorla: Experimental studies in childhood schizophrenia: I. Analysis of self-destructive behavior. J. exp. Child Psychol. 2 (1965) 67

Mash, E. J., L. G. Terdal (Eds.): Behavioral Assessment of Childhood Disorders. Wiley, Chichester 1981

Nissen, G.: Die psychische Entwicklung und ihre Störungen. In: Lehrbuch der speziellen Kinder- und Jugendpsychiatrie, 2. Aufl., hrsg. von H. Harbauer, R. Lempp, G. Nissen, P. Strunk. Springer, Berlin 1974

Paluck, R. J., A. H. Esser: Territorial behavior as an indicator of changes in clinical behavioral conditioning of severely retarded boys. Amer. J. ment. Defic. 76 (1971) 284

Rambach, H.: Zur Ätiologie des kindlichen Kopf- und Körperwerfens. Fischer, Jena 1967

Ritvo, E., E. Ornitz, S. La Franchi: Frequency of repetitive behavior in early infantile autism and its variants. Arch. gen. Psychiat. 19 (1968) 341

Rojahn, J., St. Schroeder, J. A. Mulick: Selbstverletzungsverhalten geistig Behinderter – Ökobehaviorale Analyse und Modifikation. Manuskript 1982

Schroeder, St. R., C. S. Schroeder, J. Rojahn, J. A. Mulick: Self-injurious behavior. An analysis of behavior managing techniques. In: Handbook of Behavior Modification with the Mentally Retarded, hrsg. von J. L. Matson, J. R. McCartney. Plenum Press, New York 1981

Shepherd, M., B. Oppenheim, S. Mitchell: Auffälliges Verhalten bei Kindern. Verl. f. Med. Psychol. Vandenhoeck & Ruprecht, Göttingen 1973

Strunk, P.: Psychogene Störungen mit vorwiegend körperlicher Symptomatik. In: Lehrbuch der speziellen Kinder- und Jugendpsychiatrie, 2. Aufl., hrsg. von H. Harbauer, R. Lempp, G. Nissen, P. Strunk. Springer, Berlin 1974

Stutte, H.: Kinder- und Jugendpsychiatrie. In: Psychiatrie der Gegenwert, Bd. II Klinische Psychiatrie, hrsg. von H. W. Gruhle, R. Jung, W. Mayer-Gross, M. Müller. Springer, Berlin 1960

Werry, J. S.: Psychosomatic disorders, psychogenic symptoms, and hospitalization. In: Psychopathological Disorders of Childhood, 2. Aufl. hrsg. von H. Quay, J. S. Werry. Wiley, New York 1979

# Störungen des Vegetativums und des Wach-Schlaf-Rhythmus

*Robert J. Corboz*

## Definition

Schlafstörungen sind häufig und haben nicht immer einen Krankheitswert. Die verschiedensten äußeren und inneren Ursachen können eine Beeinträchtigung des Schlafeintritts oder eine unerwünschte Unterbrechung des Schlafs herbeiführen. So können Kinder nach einem aufregenden Tag es schwer haben einzuschlafen und liegen vielleicht nach dem Lichterlöschen eine oder zwei Stunden wach. Auch bedeutsame Ereignisse werfen ihre Schatten voraus, so z. B. der Antritt einer großen Reise.

Daß ungewöhnliche Reize, wie starker Lärm, den Schlaf beeinträchtigen können, ist eine Banalität. Gleiches gilt für eine ungewohnte Schlafsituation. Die erste Nacht in einer neuen Wohnung, in einem Hotel oder gar in einem Laboratorium bei Schlafuntersuchungen, ist nicht so gut wie die folgenden. Erst wenn eine Eingewöhnung stattgefunden hat, stellt sich der übliche Schlafrhythmus wieder ein. Die skizzierten Schlafstörungen gehören zum Alltag und erreichen, auch im Erleben der davon Betroffenen, keinen Krankheitswert. Charakteristisch für sie ist einmal der adäquate Zusammenhang zwischen Ursache und Wirkung. Als zweites Element ist ihre kurze Dauer zu benennen. Sie klingen in der Regel rasch ab und verschwinden jedenfalls, sobald die Ursache behoben ist.

Von diesen alltäglichen Schlafstörungen sind die krankhaften Beeinträchtigungen des Schlafs und des Wach-Schlaf-Rhythmus abzugrenzen. Sie unterscheiden sich von der ersten Kategorie dadurch, daß sie während längerer Zeit vorkommen, daß ihre Ursache oft nicht unmittelbar zu erkennen ist und sie als gesundheitliche Beeinträchtigung empfunden werden, sei es vom Patienten selbst oder von seiner Umgebung.

## Nomenklatur

Es war bis jetzt klassisch, die Einschlaf- von den Durchschlafstörungen zu unterscheiden. Hinzu kommen die Schwierigkeiten beim Aufwachen, sei es im Sinne eines zu frühen Aufwachens oder auch eines erschwerten Übergangs vom Schlaf- in den Wachzustand. Neu kommen die sekundären Erscheinungen am Tag hinzu, namentlich als eine Beeinträchtigung der Vigilität. Deshalb macht sich die zunehmende Tendenz bemerkbar, die Schlafstörungen von einem übergeordneten Gesichtspunkt zu betrachten und die nicht minder wichtigen Beeinträchtigungen des Wachzustandes nach Schlafstörungen mitzuberücksichtigen. Eine Übersicht vermittelt die Tab. 3.2.

Tabelle 3.**2** Störungen des Wach-Schlaf-Rhythmus

1. *Einschlafstörungen*
   - 1.1. Einfache Verzögerung des Schlafeintrittes
   - 1.2. Begleiterscheinungen: Lutschen, Onanie, Jactatio
2. *Durchschlafstörungen*
   - 2.1. Unruhiger Schlaf
   - 2.2. Wiederholtes, einfaches Aufwachen
   - 2.3. Alpträume
   - 2.4. Pavor nocturnus
   - 2.5. Somnambulismus
3. *Aufwachstörungen*
   - 3.1. Erschwertes Aufwachen
   - 3.2. Verfrühtes Aufwachen
4. *Störungen des Wachzustandes*
   - 4.1. Verminderte psychische Leistungsfähigkeit, Somnolenz
   - 4.2. Kompensatorischer Schlaf inkl. „Mikroschlaf"
   - 4.3. Besondere Syndrome: Narkolepsie, Kleine-Levin-Syndrom

## Epidemiologie

Es gibt verschiedene epidemiologische Studien über die Häufigkeit von Schlafstörungen bei Kindern und bei Jugendlichen. Die einen befassen sich mit Stichproben aus der Gesamtbevölkerung, und die anderen untersuchen die Schlafstörungen in der pädiatrischen oder in der jugendpsychiatrischen Praxis. Unter den Feldstichproben möchten wir zuerst die Untersuchung von GERTH (1978) anführen. Im Rahmen eines Forschungsprogramms der Abteilung für medizinische Genetik der Universitätskinderklinik in Zürich hat er verschiedene Daten bei 100 überdurchschnittlich erfolgreichen 11jährigen Schülern der Stadt Winterthur erhoben. Es handelt sich somit vorwiegend um Kinder, welche meistens aus geordneten und harmonischen Familienverhältnissen stammen und in bezug auf ihr schulisches Voranschreiten kaum Probleme kennen. Dennoch hat der Autor bei 20% Angaben über Schlafstörungen erhalten, die sich folgendermaßen gliedern:

| | |
|---|---|
| Einschlafen/Durchschlafen | 8% |
| Angstträume | 9% |
| Nachtwandeln | 3% |

Der erwähnte Anteil an Schlafstörungen in einer an sich gesunden Population, so wie sie von GERTH erhoben worden ist, stimmt überraschend gut überein mit den Angaben von VON HARNACK (1958), der bei gesunden Kindern in 22% der Fälle Schlafstörungen gefunden hat. Auch nach STRAUCH (1978) sind Schlafstörungen eine weitverbreitete Erscheinung, die bei der Gesamtbevölkerung etwa zwischen 15 und 33% schwankt. Bei solchen Übersichtsuntersuchungen ist der Zeitfaktor zu berücksichtigen. So hat STRAUCH bei Schulkindern und Jugendlichen eine breitangelegte Untersuchung vorgenommen, die im Hinblick auf die Altersverteilung folgendes Bild ergeben hat:

10–12jährige Kinder
20%Schlafstörungen
13–14jährige Kinder
33%Schlafstörungen
15–16jährige Pubertierende
50%Schlafstörungen
17–18jährige Adoleszenten
75%Schlafstörungen.

TOBLER u. WEBER (1980) haben eine Erhebung bei 116 Kindern, die in 17 verschiedenen kinderärztlichen Praxen behandelt wurde, vorgenommen. Sie haben dabei im wesentlichen folgende Resultate erhalten: Knaben und Mädchen sind im gleichen Maße repräsentiert. Besonders häufig sind die Schlafstörungen beim *Kleinkind* zwischen 1 und 6 Jahren (65,5%), wesentlich weniger häufig sind sie beim *Säugling* (15,5%) und beim *Schulkind* zwischen 6 und 12 Jahren (19%). Auch hier finden wir also in Übereinstimmung mit STRAUCH während des Latenzalters eine geringe Häufigkeit an Schlafstörungen. Da es sich um ein pädiatrisches Krankengut handelt, sind die Schlafstörungen der Pubertierenden und der Adoleszenten ausgeklammert. Dafür zeigt sich, daß das Kleinkind in einem besonders hohen Ausmaß für Schlafstörungen anfällig ist. Was die verschiedenen Arten von Schlafstörungen anbetrifft, so haben TOBLER u. WEBER gemäß Tab. 3.3 folgende Häufigkeiten angetroffen:

In bezug auf die Ursachen halten die Autoren drei Kreise fest:

Die organischen Erkrankungen, die Beunruhigung in der Familie und die Störungen der weiteren Umgebung, wie ungünstige räumliche Schlafbedingungen, Lärm und Reizüberflutung.

SCHACHTER (1977) hat bei seinem Bericht 770 eigene Untersuchungen berücksichtigt und ausgewertet. In diesem Krankengut überwiegen die Knaben die Mädchen ungefähr im Verhältnis 2:1. Die Altersverteilung läßt sich nicht ohne weiteres mit anderen Arbeiten vergleichen, da offenbar weniger Kleinkinder untersucht wurden als in einer pädiatrischen Praxis. Dafür sind die Pubertierenden stärker vertreten, was die Frequenz der Schlafstörungen zwischen 11 und 17 Jahren auf 48,5% ansteigen läßt. Interessant ist vor allem die Verteilung der verschiedenen Schlafstörungen. Diese geht aus folgender Zusammenstellung hervor:

a) Pavor nocturnus 30%
b) Alpträume 30%
c) Unruhiger Schlaf und nächtliches Schreien 25%
d) Pavor nocturnus und Somnambulismus 10%
e) Somnambulismus allein 5%

Man sieht: Oft ist der Pavor nocturnus mit anderen Symptomen vergesellschaftet, wie mit unruhigem Schlaf sowie mit Somnambulismus. Schlafwandeln als isoliertes Symptom ist auch in diesem Krankengut eine seltene Erscheinung.

Tabelle 3.3 Formen und Häufigkeit von Schlafstörungen (nach *Tobler* u. *Weber* 1980)

| | % (n = 116) |
|---|---|
| Durchschlafstörung | 76,7 |
| Einschlafstörung | 50,9 |
| Pavor nocturnus | 24,1 |
| Verschobener Schlaf-Wach-Rhythmus | 6,0 |
| Somnambulismus | 3,4 |
| Verfrühtes Aufwachen | 2,6 |

## Klassifikationsprobleme

Die Tab. 3.2 ist nach phänomenologischen Gesichtspunkten geordnet. Sie sagt über die Ätiologie der verschiedenen Störungen nichts aus. Wir haben deshalb vorgesehen, den Abschnitt über die verschiedenen Schlafstörungen nach ätiologischen Gesichtspunkten zu gliedern. Es sei indessen ein Abschnitt über die Ergebnisse neuerer Forschungen vorangestellt. Damit wird ein besseres Verständnis für die klinischen Erscheinungen erreicht.

## Neurophysiologische und neuropsychologische Grundlagen der Störungen des Wach-Schlaf-Rhythmus

Zu neuen Erkenntnissen hat die Kombination der Registrierung vom EEG mit derjenigen anderer Funktionen wie der Herzfrequenz, der Atmung, des Muskeltonus und des Hautwiderstandes geführt. Von großer Bedeutung war auch die Einführung der automatischen Computerauswertung des EEG, da die visuelle Interpretation bei längeren Aufnahmen, die z. B. während einer ganzen Nacht stattfinden, zu zeitraubend wäre. Die computermäßige Auswertung und Darstellung des Schlafverlaufs wird mit den andern, gleichzeitig registrierten Parametern in Verbindung gebracht.

Diese „polygraphische" Registrierung verschiedener Funktionen während des Schlafs hat zu entscheidenden Durchbrüchen geführt. Wir fassen die Resultate dieser Neuerkenntnisse zusammen, wobei wir uns hauptsächlich auf HARTMANN (1973), MONNIER (1977) und SALETU (1976) stützen.

Zuerst sei daran erinnert, daß es zwei verschiedene Typen von Schlaf gibt. Der eine Typus ist der Schlaf mit synchronisierten Wellen im EEG oder *S-Schlaf*. Die andere Form ist der *D-Schlaf*, bei welchem ein desynchronisiertes Wellenbild des EEG vorliegt, das mit raschen Augenbewegungen einhergeht. Deshalb wird der D-Schlaf in manchen Publikationen auch als REM-Schlaf (*rapid eye movements*) bezeichnet. Während des D-Schlafs ist die Skelettmuskulatur am stärksten entspannt, obwohl die Weckbarkeit im EEG scheinbar am größten ist. Aus dieser Feststellung ergibt sich eine weitere Bezeichnung für diesen Schlaftypus, nämlich diejenige des paradoxen Schlafs. S-Schlaf und D-Schlaf lösen einander ab, wobei im Erwachsenenalter der S-Schlaf ungefähr ¾, der D-Schlaf ¼ der gesamten Schlafdauer ausmacht. Der Schlaf beginnt mit einer S-Periode und wird dann alle 90 bis 120 Minuten durch eine kürzere D-Schlaf-Periode abgelöst. Dieser Wechsel wiederholt sich etwa dreimal in der Nacht. Psychologisch ist dabei von besonderem Interesse, daß mit großer Regelmäßigkeit, wenn nicht ausschließlich, im D-Schlaf geträumt wird.

Über den Wechsel von S- und D-Phasen bestehen verschiedene Theorien. Die gängigste Hypothese lautet dahin, daß der Kortex nicht während längerer Zeit im passiven Zustand der Erholung verbleiben kann, sondern daß er aus nicht bekannten Gründen periodisch reaktiviert oder, wie man häufig liest, „reafferenziert" werden muß.

Möglicherweise hat dieser Wechsel von S- und D-Schlaf nicht nur eine neurophysiologische und biochemische Bedeutung, sondern auch einen psychologischen Sinn. So wurde die Hypothese aufgestellt, wonach der D-Schlaf den Menschen dazu bringt, die Erlebnisse des Vortages zu verarbeiten und durch ein Neuerleben im Traum eine Sichtung und Verarbeitung vorzunehmen. Diese Hypothese ist für das Kindesalter, in dem besonders intensiv gelernt wird, von besonderer allgemeiner Bedeutung. Vorläufig sei lediglich darauf hingewiesen, daß damit mühelos erklärt werden kann, warum bei vielen Menschen ein abendliches Studium besonders fruchtbar und einprägsam ist.

Von großem Interesse für die Kinderpsychiatrie sind die entwicklungspsychologischen Gesichtspunkte. Untersuchungen am Fetus, am Säugling und am Kind haben gezeigt, daß die absolute und relative Gesamtdauer des D-Schlafs zu Beginn des Lebens, also beim Fetus, am längsten ist. Im Verlauf der Kindheit geht die Dauer des D-Schlafs allmählich zurück. Ferner ist zu erwähnen, daß die Dauer der Zyklen beim Säugling und beim Kleinkind kürzer ist als beim Erwachsenen. Es kommt mit andern Worten zu einem häufigeren Wechsel von S- und D-Phasen während einer Nacht. Die längere Dauer des D-Schlafs beim Säugling und beim Kind stützt durchaus die obenerwähnte Hypothese, wonach der D-Schlaf für die Lernvorgänge von besonderer Bedeutung ist. Um die Folgen der Schlafstörungen für die funktionelle Beeinträchtigung des Wachzustandes zu verstehen, ist es unerläßlich, daß man sich wenigstens kurz mit den experimentellen Folgen des Schlafentzuges befaßt. Bei leichtgradigem *Schlafentzug* stellt sich während des darauffolgenden Tages immer wieder ein „Mikroschlaf" ein, der elektroenzephalographisch gesichert ist. Dieser Mikroschlaf wirkt sich nachteilig auf die andauernde Aufmerksamkeit aus. Dadurch kommt es folgerichtig zu einer Störung der Lernvorgänge, wie sie namentlich beim Kind im Schulalter von besonderer Bedeutung sind.

Nach einem Schlafentzug von 4–5 Tagen kann es zu ernsthaften psychischen Störungen kommen, die an ein psychotisches Gebaren erinnern: Der Gedankengang ist unzusammenhängend, und es kommt zu Halluzinationen. Außerdem ist das affektive Gleichgewicht gestört: Abwehrmechanismen werden abgebaut, so daß primitive Affektausbrüche in Erscheinung treten.

Der Schlaf dient offensichtlich der Wiederherstellung der Aufmerksamkeit, der Konzentrationsfähigkeit, des Gedächtnisses und somit auch der Lernfähigkeit. Der Schlaf gewährleistet auch das affektive Gleichgewicht und die soziale Anpassung. Das biochemische Korrelat dieser psychologischen Erscheinungen besteht wahrscheinlich in einer Resynthese von Katecholaminen im Zentralnervensystem. Neuropsychologisch ist die Beobachtung interessant, wonach schwachbegabte Kinder eine signifikant kürzere Dauer des D-Schlafs aufweisen, was möglicherweise mit der herabgesetzten Lernfähigkeit in Zusammenhang steht.

## Ätiologie der Störungen des Wach-Schlaf-Rhythmus

### Somatische Störungen

Es klingt banal, daran zu erinnern, daß körperliche Krankheiten und Funktionsstörungen sekundär Schlafschwierigkeiten nach sich ziehen können. Dies gilt besonders für Zustände, welche mit Schmerzen einhergehen. Sie sind derart bekannt, daß es überflüssig ist, darauf näher einzugehen. Dagegen sei auf andere Störungen aufmerksam gemacht, mit denen sich die Forschung auch in jüngster Zeit befaßt hat. Dies gilt z. B. für die Anpassung an große Höhen. So haben MILLER u. HORVATH (1977) EEG in einer Unterdruckkammer registriert bei 495 Torr, was einer Höhe von 3500 m ü. M. entspricht. Es kam auch unter experimentellen Bedingungen zu vermehrten Anzeichen der Bergkrankheit und zu einer Insomnie, bei welcher der S-Schlaf relativ wenig gestört war.

Zwei besondere Syndrome gehen regelmäßig mit Schlafstörungen einher. Beim einen handelt es sich um das *Pickwick-Syndrom* (SIMPSER u. Mitarb. 1977; DELIYANNAKIS 1976). Es liegt eine Adipositas vor ohne endokrinologische Ursache und ohne neurologischen Begleitbefund. SIMPSER u. Mitarb. (1977) vertreten die Meinung, daß die Adipositas allein für die Störung des zirkadianen Rhythmus ausschlaggebend ist. Diese bewirkt eine Apnoe, die zum Erwachen führt. Wenn sich dies wiederholt, kommt es schließlich zu einem Schlafdefizit. Beim *Kleine-Levin-Syndrom* dagegen, welches erst vom Adoleszentenalter an anzutreffen ist, dürfte eine dienzephale Störung vorliegen. Diese ist nach CHILES u. WILKUS (1976) häufig mit Verhaltensstörungen verbunden. Von chirurgischer, namentlich von otolaryngologischer Seite, wird immer wieder darauf hingewiesen, z. B. von SIMMONS u. Mitarb. (1977), GUILLEMINAULT u. DEMENT (1977), daß eine funktionelle Behinderung der oberen Luftwege durch hypertrophische Tonsillen oder Adenoide zu einer Beeinträchtigung des Schlafs und kompensatorisch tagsüber zu einer Hypersomnie führt. Während des Schlafs kann auch die kardiopulmonale Funktion gestört werden, was nach COCCAGNA u. Mitarb. (1976) im D-Schlaf besonders ausgeprägt ist. Die chronische Tonsillenhypertrophie kann nach FRANZ u. MENNICKEN (1977) zu einem Cor pulmonale und zu einem Lungenödem führen. In solchen Fällen ist die Tonsillektomie dringend indiziert. Auch in weniger ausgeprägten Fällen (MANGAT u. Mitarb. 1977) bewirkt die Behebung der adenotonsillaren Hypertrophie eine Normalisierung des Schlafs und läßt die Schläfrigkeit tagsüber verschwinden. Bei unklarer Entstehung einer Störung des Wach-Schlaf-Rhythmus kann eine otolaryngologische Abklärung in Kombination mit einer polygraphischen Untersuchung den entscheidenden Grund aufdecken.

Zu den weniger bekannten körperlichen Ursachen von Schlafstörungen gehört auch die abendliche Einnahme von Psychotonika, wie z. B. von D-Amphetamin oder eines Glutaminsäurepräparates. Pyrithioxin und Piracetam beeinträchtigen jedoch das Einschlafen nicht.

## Schlafstörungen bei einer diffusen Hirnschädigung (infantiles psychoorganisches Syndrom POS, hyperkinetisches Syndrom minimal brain dysfunction)

Das Kind, das eine prä- oder perinatale Schädigung erlitten hat, zeigt oft vom Säuglingsalter an Störungen der vegetativen Funktionen. Während sich beim gesunden Säugling im ersten Lebensjahr ein zirkadianer Rhythmus allmählich einpendelt, indem das Kind vorwiegend am Tag wach ist und in der Nacht schläft, spielt sich diese Anpassung an den Lebensrhythmus der Familie beim psychoorganisch gestörten Kind nicht rechtzeitig ein. Das Kind erwacht in der Nacht oft und ruft die Mutter. Dafür schläft es fast den ganzen Tag und verpaßt dadurch wichtige Entwicklungsreize. Zudem wird die Entstehung einer harmonischen Beziehung zwischen Mutter und Kind erschwert. Die Mutter selbst leidet mit der Zeit an Schlafmangel, was ihre Labilität, Reizbarkeit und Impulsivität erhöht. Diese Schlafschwierigkeiten dauern auch während der Kleinkinderzeit an und bestehen oft im Schulalter weiter. Die funktionelle Umschaltung von der ergotropen Phase in die trophotrope abends und umgekehrt morgens (HESS 1933, 1948; MONNIER 1977) erfolgt nur verzögert und mangelhaft. Dadurch wird auch die Erholungsfähigkeit beeinträchtigt. Liegt eine solche Störung des zirkadianen Rhythmus vor, so ist die Indikation für eine gezielte medikamentöse Behandlung gegeben. Eine extreme Form des gestörten Wach-Schlaf-Rhythmus trifft man bei der *Narkolepsie* an. Es handelt sich dabei um ein Syndrom, das beim Kind nur selten anzutreffen ist und erst vom Adoleszentenalter an häufiger vorkommt.

Nach DEMENT u. Mitarb. (1976) sollen 200 000 Amerikaner an einer Narkolepsie leiden. Das Krankheitsbild wird an folgender Symptomatik erkannt:

1. Nächtliche Schlaflosigkeit, verbunden mit inadäquaten Schlafattacken tagsüber.
2. Kataplexie (Tonusverlust bei Emotionen).
3. Fehlen von neurologischen Symptomen und von Krampfpotentialen im EEG.

Die Narkolepsie gehört somit nicht zum epileptischen Formenkreis. Sie sollte womöglich in einer spezialisierten Schlafklinik abgeklärt werden, in der eine kontinuierliche telemetrische, polygraphische Registrierung des EEG und der wichtigsten physiologischen Parameter während 24 Stunden möglich ist.

## Psychoreaktive Störungen

*Einfache Reaktionen*: Gerade bei dieser Kategorie von Ursachen von Schlafstörungen befindet man sich oft im Grenzbereich zwischen normalen und

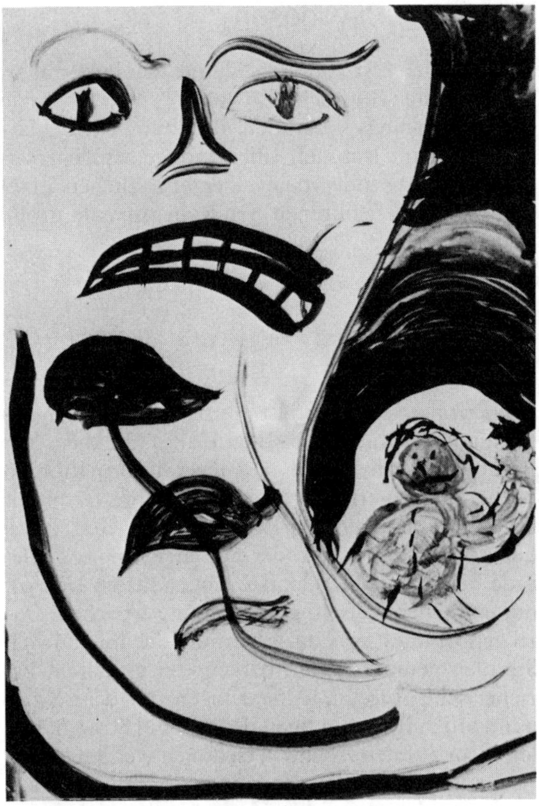

Abb. 3.**1** Das bedrohliche Gespenst erscheint. Der Knabe versucht zu entfliehen.

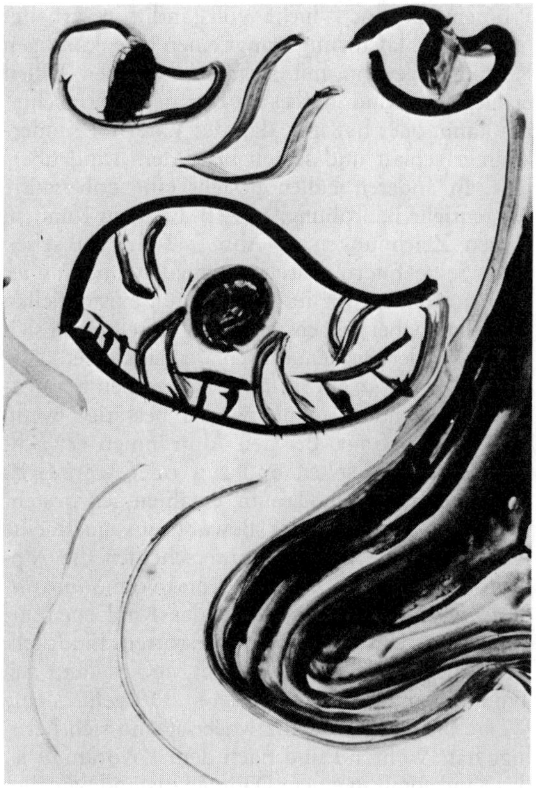

Abb. 3.**2** Das Gespenst verschlingt den Knaben, man sieht ihn im offenen Rachen.

pathologischen Reaktionen. Bei normalen Reaktionen, wie wir sie eingangs beschrieben haben, wird man kaum je eine Therapie einleiten. Pathologische Reaktionen unterscheiden sich von den normalen durch ihre abnorme Dauer oder durch ihre übermäßige Intensität. Das Krankhafte besteht in der gestörten Relation zwischen Ursache und Wirkung. Wenn die Wirkung, also die Schlafstörung, übermäßig oder ungewöhnlich lange dauert, wird man zeitlich begrenzt ein Anxiolytikum wie Diazepam (Dosis 0,1–0,2 mg/kg KG) verordnen. Eine solche medikamentöse Behandlung kann auch ausnahmsweise vor einem operativen Eingriff (Prämedikation) oder bei außergewöhnlich sensiblen Kindern vor einer Examenssituation verordnet werden. Man wird aber gut tun, das Anxiolytikum schon einige Tage vor der Prüfung probeweise zu verordnen, da die Reaktion individuell unterschiedlich sein kann.

*Neurotische Störungen*: Man findet bei neurotischen Kindern sowohl Einschlaf- als auch Durchschlafstörungen. Bei den *Einschlafstörungen* beeinträchtigen in der Regel Angst und Spannung den Eintritt des Schlafs. Es handelt sich dabei meistens um existentielle oder um Trennungsängste. Diese überwiegen beim Kleinkind, wobei die Unsicherheit der Mutter die Angstbereitschaft des Kindes erhöhen kann. Häufig wird die Situation dadurch kompliziert, daß das Kind die ödipale

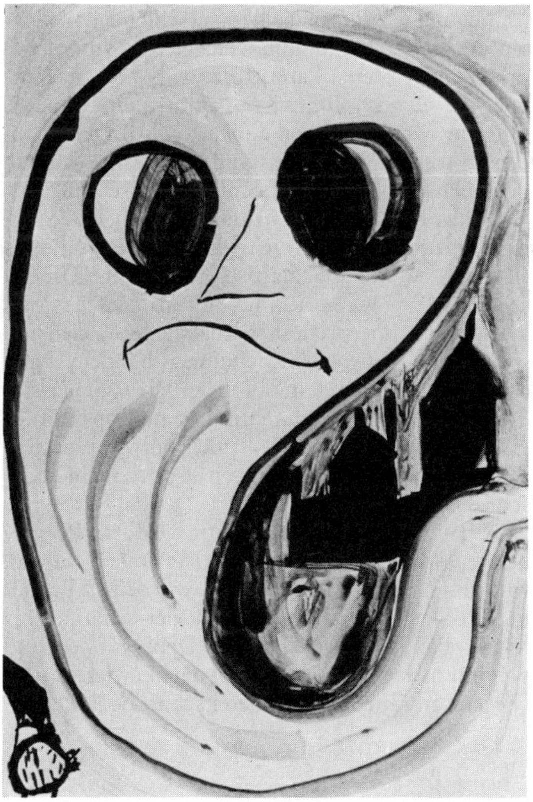

Abb. 3.**3** Das Gespenst bleibt und bedroht die beiden Häuser.

Problematik noch nicht vollständig verarbeitet hat. Die Schlafstörung bringt einen offenkundigen Krankheitsgewinn mit sich. In extremen Fällen erreicht das Kind, daß es im Bett der Eltern schlafen kann, oder bewirkt, daß der Vater im Kinderzimmer schläft und seinen Platz dem Kind überläßt. In anderen Fällen besteht eine unbewußte existentielle Bedrohung, so z. B. bei dem Knaben, dessen Zeichnungen in Abb. 3.1–3.3 zu sehen sind. Seine Eltern waren geschieden und immer noch zerstritten. Er litt an schweren existentiellen Ängsten, wobei gespensterhafte Vorstellungen sich immer wieder vor dem Einschlafen einstellten.

*Unruhiger Schlaf* und *Alpträume* werden bei neurotischen Kindern immer wieder bestätigt, wenn man danach fragt. Bei den Alpträumen erwacht das Kind nicht selten und ruft oder schreit. Es kann meistens den Traum erzählen, es besteht weder eine Störung des Bewußtseins noch eine Amnesie. Diese Kriterien unterscheiden die Alpträume vom *Pavor nocturnus* und vom *Somnambulismus*. Beim Pavor schreit das Kind ebenfalls auf. Es macht aber einen verstörten Eindruck, wenn die Mutter zu ihm kommt, und es kann den Trauminhalt nicht reproduzieren. Oft geht es eine Weile, bis das Kind ganz wach ist und sich beruhigt hat. Während und nach dem Pavoranfall ist das Kind somit in einem Dämmerzustand, wie dies übrigens auch für den Somnambulismus gilt. Somnambule Zustände sind im Rahmen neurotischer Syndrome seltener anzutreffen als der Pavor. Manchmal wiederholt sich in verschiedenen Nächten die gleiche Handlung, welcher ein Symbolcharakter innewohnen kann, so z. B. bei einem Knaben, der eine konfliktreiche, ambivalente Einstellung zur Mutter hat und einige Nächte nacheinander im somnambulen Zustand den Besenkasten in der Küche aufsuchte und sich darin einschloß.

Sowohl der Pavor nocturnus als auch der Somnambulismus ereignen sich während des Stadiums III oder IV des S-Schlafs (GASTAUT u. Mitarb. 1965, 1972; KATAOKA u. Mitarb. 1978), dies kann dahin interpretiert werden, daß es sich um sogenannte Aufwacherscheinungen handelt, wenn das Kind von tieferen in oberflächlichere Schlafstadien übertritt. Die systematischen neuropsychologischen Untersuchungen mit den polygraphischen Methoden sind auf diesem Gebiet noch nicht abgeschlossen.

Daß bei Schlafstörungen häufig gestörte Persönlichkeitsstrukturen vorliegen, ist von KALES u. Mitarb. (1976) nachgewiesen worden. Mit der MMPI-Skala haben sie bei 85% der schlafgestörten Probanden Anzeichen von Depressionen und von internalisierten Konflikten nachgewiesen, welche eine erhöhte Aufwachbereitschaft bedingen.

### Endogene Psychosen

Diese spielen erst von der beginnenden Pubertät an als Ursache von Schlafstörungen eine wichtige Rolle. Allerdings kommt der Behebung von Schlafstörungen im Rahmen eines endogenen depressiven Syndroms oder dem einer abendlichen Erregung beim hebephrenen Syndrom oft eine große Bedeutung zu.

## Therapie

Die *ärztliche Beratung* ist ein unentbehrlicher Bestandteil des therapeutischen Planes. Sie dient der Beruhigung der Eltern und ihrer Information in bezug auf den erforderlichen Schlaf. Sie vermittelt ihnen Anregungen für eine sinnvolle Gestaltung der Abendstunden und der Einschlafsituation. Gerade bei reaktiven Schlafstörungen lassen sich oft mit einfachen Mitteln große Erfolge erreichen. Dazu gehört alles, was dazu beiträgt, die abendlichen Stunden gemütlich und bergend zu gestalten. Erzieherische Auseinandersetzungen mit dem Kind, namentlich Ermahnungen, Rügen und Strafen, sollen nicht auf den Abend verschoben werden. Überhaupt ist eine intellektuelle und emotionale Überforderung zu vermeiden. Zudem soll man bei jüngeren Kindern darauf achten, daß sie allmählich erlernen, die abendliche Trennung von den Eltern zu akzeptieren. Kleine Hilfsmittel, wie z. B. offener Türspalt oder ein kleines Licht, sind zulässig und wirksam. Oft helfen auch magisch erlebte Maßnahmen weiter, wie das Schenken eines weichen Stofftieres oder das Überlassen eines Taschentuches, welches der Mutter gehört. Viele Eltern wissen nicht recht, wie sie sich benehmen sollen, wenn sie beabsichtigen, abends auszugehen, und was Kleinkindern oder Schulkindern zumutbar ist.

Genügt die Beratung der Eltern nicht, um die Schlafstörungen zu beheben, so wird häufig eine *medikamentöse Behandlung* eingeleitet (TOBLER u. WEBER 1980). Dabei wird man berücksichtigen, daß es sich um eine symptomatische Therapie handelt, und deren Vor- und Nachteile sorgfältig abwägen. Psychopharmaka haben andere Medikamente weitgehend von der Szene verdrängt (SALETU 1976). Da die Angst in ihren verschiedenen Formen den Schlaf beeinträchtigt, ist es naheliegend, ein *Anxiolytikum* wie Diazepam (Valium) 0,1–0,2 mg/kg KG oder Lorazepam (Temesta) – nur vom 13. Lebensjahr an – 0,012–0,025 mg/kg KG zu verordnen. Dabei ist stets zu berücksichtigen, daß Psychopharmaka individuell zu verordnen sind und daß die angegebene Dosierung nur eine allgemeine Richtlinie darstellt. Die Anxiolytika sind um so eher angezeigt, als sie in der Regel einen schlafanstoßenden Effekt haben. In der richtigen Dosis verordnet, hinterlassen sie keine unangenehmen oder schädlichen Wirkungen am nächsten Tag. Das Kind erwacht frisch, und dank der weiterbestehenden anxiolytischen Wirkung kann es mit mehr Schwung an das Tagwerk herangehen. Nur relativ selten kommt die Verordnung eines *Hypnotikums* in Betracht, welches in erster Linie einen schlafanstoßenden Effekt hat, wie das Flunitrazepan (Rohypnol), bei älteren Kindern unter 15 Jahren 0,5–1–1,5 mg (¼–½–¾ Tabletten) oder Nitrazepam (Mogadon), 1 bis 5 Jahre 2,5–5 mg, 6 bis 14 Jahre 5 mg.[1] Auch diese beiden Mittel sind im Kindesalter gut verträglich. Die Anxiolyse ist jedoch bei ihnen weniger ausgeprägt als bei den eingangs genannten Medikamenten. Ihre Verordnung kommt vor allem dann in Betracht, wenn es sich darum handelt, mit einer relativ kurz gehaltenen medikamentösen Intervention einen Circulus vitiosus zu unterbrechen. Abends kann auch die Verordnung eines *Neuroleptikums* erwogen werden, wie z. B. Chlorprothixen (Taractan, Truxal) 0,2–0,5 mg/kg KG oder Thioridazin (Melleril) 0,2–0,4 mg/kg KG, namentlich wenn eine psychoorganische Störung vorliegt und die obenerwähnte Störung des zirkadianen Rhythmus nicht anders als medikamentös zu beseitigen ist. Man erwartet davon eine Dämpfung des Kindes, und zwar im motorischen, im vegetativen und im affektiven Bereich. Steht aus psychoreaktiven Gründen beim psychoorganisch gestörten Kind die abendliche Angst im Vordergrund, so kann man versuchsweise ein Anxiolytikum verordnen, wie Diazepam (Valium) 0,1–0,2mg/kg KG. Man berücksichtige jedoch stets, daß psychoorganisch gestörte Kinder relativ oft paradoxal auf Anxiolytika reagieren. Dies wurde seinerzeit für Chlordiazepoxyd (Librium) mitgeteilt (CORBOZ 1962).

Morgens und auch mittags erscheint eine medikamentöse Aktivierung des Kindes oft als angebracht. Dies kann mit Pyrithioxin (Encephabol 8 bis 12 mg/kg KG) oder mit einem Glutaminsäurepräparat (Tonoglutal, Glutacid) 10–30 mg/kg KG oder mit Pirazetam (Nootropil, Nootrop) 20–40 mg/kg KG (evt. anfänglich bis 80 mg/kg KG) erreicht werden. Die Kombination von abendlicher Sedierung und Anxiolyse mit der morgendlichen Stimulierung ist als „Schaukelbehandlung" (CORBOZ 1965) psychoorganisch gestörter Kinder bezeichnet worden und hat sich in vielen Fällen bewährt.

Liegt tagsüber ein ausgesprochen hyperkinetisches Verhalten vor, so ist *Methylphenidat* (Ritalin) das Medikament der ersten Wahl. Es beruhigt das Kind und erhöht seine Konzentrationsfähigkeit. Die Tagesdosis, morgens und mittags zu verabreichen, beträgt 0,5–1,5 mg/kg KG (maximal 40 mg, BACHMANN 1976). Man erklärt sich die scheinbar paradoxe Wirkung mit einer besseren Integration der höheren zentralnervösen Funktionen durch Aktivierung entsprechender Neurone in der Formatio reticularis.

*Relaxierende Verfahren* wie das autogene Training können von größeren Kindern und von Jugendlichen erlernt und mit Erfolg bei Schlafstörungen angewandt werden. Es handelt sich auch hier wie bei der medikamentösen Therapie um eine symptomatische Behandlung.

Bei neurotisch gestörten Kindern ist eine umfassende und längere *Kinderpsychotherapie* meistens in Form einer Spieltherapie angezeigt. Nur selten treten die Schlafstörungen allein auf. In der Regel sind andere neurotische Anzeichen im körperlichen und im psychischen Bereich vorhanden. Die Besserung der Schlafstörungen ist oft ein erstes Kriterium für das Nachlassen der neurotischen Ängste.

## Prognose

Diese hängt vom Grundleiden ab und ist bei einfachen reaktiven Störungen meistens gut. Bei neurotischen Störungen hängt die Prognose weitgehend vom Einsatz therapeutischer Maßnahmen ab. Wird die Neurose nicht behandelt, so klingen meistens gegen die Pubertät Symptome wie der Pavor nocturnus und der Somnambulismus ab, wenn auch die krankhafte Persönlichkeitsstruktur weiterbesteht. Bei der frühkindlich erworbenen diffusen Hirnschädigung darf man bei geeigneten therapeutischen Maßnahmen mit einer günstigen Prognose rechnen. Für die Erreichung der Homöostase des Zentralnervensystems bestehen Ausgleichsmöglichkeiten, die bis zum Abschluß der Pubertät wirksam sein können.

### Literatur

Bachmann, P.: Das hyperkinetische Syndrom im Kindesalter. Huber, Bern 1976

Chiles, J. A., R. J. Wilkus: Behavioral manifestations of the Kleine-Levin syndrome. Dis. nerv. Syst. 37 (1976) 646

Coccagna, G., G. di Donato, P. Verucchi, F. Cirignotta, M. Mantovani, E. Lugaresi: Hypersomnia with periodic apneas in acquired micrognathia. A bird-like face syndrome. Arch. Neurol. 33 (1976) 769

Corboz, R. J.: Die Psychiatrie der Hirntumoren bei Kindern und Jugendlichen. Springer, Wien 1958.

Corboz, R. J.: Propriétés et indications thérapeutiques du chlordiazépoxyde („Librium") chez l'enfant et l'adolescent. Méd. et Hyg. (Genéve) 20 (1962) 190

Corboz, R. J.: Klinische Erfahrungen mit Psychopharmaka im Kindesalter. Acta paedopsychiat., Suppl. I, 32 (1965) 24

Deliyannakis, E.: Idiopathic sleep disorders. Hellin. Armed Forces med. Rev. 10 (1976) 114

Dement, W. C., M. A. Carskadon, C. Guilleminault, V. P. Zarcone: Narcolepsy. Diagnosis and treatment. Primary Care 3 (1976) 609

[1] Angaben des Herstellers, F. Hoffmann – La Roche u. Co., da Berechnungen mit mg/kg/KG zu inadäquaten Dosen führen (einmalige abendliche Dosis).

Franz, C., U. Mennicken: Chronische Tonsillenhypertrophie als Ursache für ein Cor pulmonale mit Lungenoedem und Hypersomnie im Kindesalter. Vitale Indikation zur Adenotonsillektomie. Dtsch. med. Wschr. 102 (1977) 1120

Gastaut, H., C. Battini, R. J. Broughton, J. Fressy, C. A. Tassinari: Etude EEG des phénomènes épisodiques non épileptiques au cours du sommeil. In: Le sommeil de nuit normal et pathologique, hrsg. von R. Fischgold. Masson, Paris 1965

Gastaut, H., C. A. Tassinari, D. Mancia, B. Dalla Bernardina: Pavor nocturnus of non-epileptic nature in epileptic children. Electroenceph. clin. Neurophysiol. 33 (1972) 603

Gerth, J. H.: Genetische, medizinische und psychosoziale Faktoren bei der Lernbehinderung. Eine Querschnittsuntersuchung bei 11jährigen Schülern des Jahrgangs 1965 der Stadt Winterthur. – I. Befunde bei 100 überdurchschnittlich erfolgreichen Kontrollprobanden. Nicht publiziertes Manuskript (1978)

Guilleminault, C., W. C. Dement: 235 cases of excessive daytime sleepiness. Diagnosis and tentative classification. J. Neurol. Sci. 31 (1977) 13

von Harnack, G. A.: Nervöse Verhaltensstörungen beim Schulkind. Thieme, Stuttgart 1958

Hartmann, E. L.: The functions of sleep. Yale University Press, New Haven and London 1973 and Dessart et Mardaga, Bruxelles 1975

Hess, W. R.: Der Schlaf. Klin. Wschr. 12 (1933) 129

Hess, W. R.: Die funktionelle Organisation des vegetativen Nervensystems. Schwabe, Basel 1948

Kales, A., A. B. Caldwell, T. A. Preston, S. Healey, J. D. Kales: Personality patterns in insomnia. Theoretical implications. Arch. gen. Psychiat. 33 (1976) 1128

Kataoka, N., T. Yamauchi, Y. Hirabayashi, K. Yamazaki: Psychophysiological mechanisms of night terrors. – A case report. Jap. J. Child. Psychiat. 19 (1978) 91

Mangat, D., W. C. Orr, R. O. Smith: Sleep apnea, hypersomnolence and upper airway obstruction secondary to adenotonsillar enlargement. Arch. Otolaryngol. 103 (1977) 383

Miller, J. C., S. M. Horvath: Sleep at altitude. Aviat. Space Environ. Med. 48 (1977) 615

Monnier, M.: Sommeil et système nerveux végétatif. Confr. psychiat. 15 (1977) 81

Saletu, B.: Psychopharmaka, Gehirntätigkeit und Schlaf. Bibl. Psychiatrica No. 155. Karger, Basel 1976

Schachter, M.: Perplexités, exagérations et réalités à propos des troubles du sommeil chez le petit enfant et chez l'enfant d'âge scolaire. Rev. int. Pédiat. 72 (1977) 11

Simmons, F. B., C. Guilleminault, W. C. Dement, A. G. Tilkian, M. Hill: Surgical management of airway obstructions during sleep. Laryngoscope 87 (1977) 326

Simpser, M. D., D. J. Strieder, M. E. Wohl, A. Rosenthal, S. Rockenmacher: Sleep apnea in a child with the pickwikian syndrome. Pediatrics 60 (1977) 290

Strauch, I.: Schlafstörungen als psychologisches Problem. Ber. Nr. 7, Abtlg. klin. Psychologie, Psychologisches Institut der Universität Zürich, Zürich 1978

Tobler, A., A. Weber: Schlafstörungen in der kinderärztlichen Praxis. Eine empirische Untersuchung an 116 Kindern. Neurol. Psychiat. 6 (1980) 11

# Eß- und Verdauungsstörungen

*Hans-Christoph Steinhausen*

Von den klassischen Bildern der Anorexia nervosa und der Adipositas sind andere Formen kindlicher Eßstörungen durch eine charakteristische Symptomatik ebenso abzugrenzen, wie mit den klinischen Bildern des Ulcus pepticum und der Colitis ulcerosa nicht sämtliche psychophysiologische Störungen im Bereich des Verdauungstraktes erfaßt werden, bei denen psychogene Komponenten bedeutsam sind. Dieser Abschnitt stellt daher eine Ergänzung zu den im 5. Kapitel dargestellten psychophysiologischen (psychosomatischen) Krankheiten dar.

## Eß- und Appetitstörungen

Störungen des Appetits sowie auffälliges Eßverhalten im Sinne von Mäkelei, Ablehnung bestimmter Speisen oder anderer abnormer Eßgewohnheiten können über das gesamte Kindesalter beobachtet werden. Sie erreichen jedoch selten ein derartiges Ausmaß, daß eine kinderpsychiatrische Konsultation erforderlich wird. Die Mehrzahl der Patienten wird in pädiatrischen oder allgemeinärztlichen Sprechstunden gesehen.

### Epidemiologie

Studien an einer Hospitalpopulation eines Kinderkrankenhauses in London lassen einen ersten Gipfel von Eßstörungen im Alter von 6 Monaten, einen zweiten im Alter von 2 bis 4 Jahren und einen Abfall nach dem 5. Lebensjahr erkennen (Bentovim 1970). Bei etwa 30% aller Vierjährigen kann von einem variierenden oder wählerischen Eßverhalten ausgegangen werden, und noch etwa 20% der Schulanfänger sowie 14% der 10jährigen Schulkinder weisen Appetitstörungen auf. Aus einer Longitudinalstudie in Newcastle (Brandon 1970) wird ersichtlich, daß etwa 9% der Zwölfjährigen einen übermäßigen Appetit, 10% einen verringerten Appetit und 20% Nahrungsabneigungen aufwiesen, wobei Mädchen bei verringertem Appetit und Nahrungsabneigungen deutlich überwogen. In einer Gruppe psychisch fehlangepaßter Kinder konnten bei höheren Raten für verringerten Appetit bzw. Nahrungsabneigungen keine entsprechenden Geschlechtsunterschiede nachgewiesen werden.

### Klinik

Anhaltende Eßstörungen nehmen in der überwiegenden Mehrzahl der Fälle im Säuglingsalter ihren Ausgang und können im weiteren Verlauf von der Ablehnung einzelner Speisen, Bevorzugung bestimmter Nahrung, extrem langsamem Essen bis zu chronifizierter Appetitstörung, totaler Ablehnung fester Nahrung und Insistenz auf flüssige bzw. pürierte Kost reichen. Brandon (1970) fand neben der anamnestischen Häufung von frühem Symptombeginn im Säuglingsalter ferner Schwierigkeiten bei der Sauberkeitserziehung sowie in ¼ der Fälle Sprachauffälligkeiten und betont daher die Störung der Kommunikation. Hingegen fanden sich keine gehäuften Trennungserlebnisse. In dieser Studie wiesen ⅔ der Mütter, nicht hingegen die Väter Zeichen einer psychiatrischen Störung auf. Ferner konnten Zusammenhänge mit gestörten Ehebeziehungen und disharmonischer Familienatmosphäre einschließlich einer gestörten Eltern-Kind-Beziehung aufgedeckt werden.

### Diagnose und Differentialdiagnose

Die kinderpsychiatrische Diagnostik muß neben einer genauen Analyse des Eßverhaltens, die hinsichtlich Indikation und Vorgehensweise therapieweisend sein kann, schwerpunktmäßig die familiären Einflußfaktoren sowie weitere ätiologisch relevante Merkmale erfassen. Differentialdiagnostisch müssen beim Vorliegen von Appetitstörungen akute und ganz besonders chronische körperliche Krankheiten – z. B. Malabsorptionssyndrome, Diabetes mellitus und rezidivierende Infekte – abgeklärt werden. Eßstörungen können ferner bei hirngeschädigten, geistig behinderten und autistischen Kindern beobachtet werden. Schließlich muß der Anteil neuromotorischer Dysfunktionen und mechanischer Behinderung aufgrund von Mißbildungen an der Verursachung der Eßstörung abgeklärt werden.

### Ätiologie

Der Beziehungsstruktur zwischen der Mutter als primärer Bezugsperson und dem Säugling kommt insofern bahnende Bedeutung für die Symptomatik zu, als die Fütterungssituation in der frühesten

Kindheit zugleich ein Moment des emotionalen und engsten sozialen Kontaktes ist. In der Abhängigkeit dieser beiden Funktionen der Fütterung und der emotionalen Beziehungsaufnahme ist zugleich die Möglichkeit der Störbarkeit wie auch der wechselseitigen Befriedigung enthalten (vgl. CHARONE 1982, SAGEBIEL u. Mitarb. 1981). Entsprechend können sich Störungen der Mütterpersönlichkeit direkt auf das Eßverhalten des Säuglings und Kleinkindes auswirken. Im späteren Kindesalter können aus dem Konflikt zwischen kindlichem Autonomiebedürfnis und unangemessenen Anforderungen oder einengendem Verhalten der Bezugspersonen weitere Belastungsfaktoren resultieren, die sich in einem Machtkampf um die Nahrungsaufnahme zuspitzen.

Neben diesen interaktionellen Bezügen sind in der Genese einer kindlichen Eßstörung jedoch auch Merkmale des Kindes zu berücksichtigen. THOMAS u. Mitarb. (1968) haben im Rahmen ihrer Studien über die Bedeutung des kindlichen Temperamentes im Sinne eines phänomenologisch gefaßten, von Ätiologien freien individuellen Verhaltensstiles ein Temperamentsmuster bei Säuglingen und Kleinkindern identifiziert, welches für die Entwicklung von psychischen Auffälligkeiten prädisponierte. Diese Kinder waren durch irreguläre biologische Funktionsabläufe, Rückzugstendenzen bei neuen Reizen, fehlende Anpassungsfähigkeit bei Veränderungen sowie häufig negative Stimmung und vorherrschend intensive Reaktionen gekennzeichnet. Als Säuglinge wiesen sie u. a. Störungen hinsichtlich Schlaf- und Eßverhalten sowie langsames Akzeptieren neuer Nahrung auf. Eine ähnliche Prädisposition für Eßstörungen aufgrund einer größeren Störanfälligkeit besteht auch für apathische bzw. hypererregbare Säuglinge nach einer Frühgeburt bzw. anderen Geburtskomplikationen sowie für Kinder mit minimaler zerebraler Dysfunktion.

Schließlich haben ILLINGWORTH u. LISTER (1964) in Analogien zu ethologischen Befunden eine kritische sensitive Phase der Entwicklung im Alter von 6–7 Lebensmonaten postuliert, in der das Kind in der Lage ist, feste Nahrung zu sich zu nehmen. Unterbleibt das Angebot an fester Nahrung in dieser Phase, so können gemäß dieser Hypothese problematische Eßstörungen mit Verweigerung des Kauens entstehen.

### Therapie

Angesichts der interaktionellen Genese der Appetit- und Eßstörungen stehen neben dem Kind auch dessen wichtigste Bezugsperson im Zentrum kinderpsychiatrischer Maßnahmen. Je nach Schweregrad kommen u. a. Beratung sowie psychotherapeutische Behandlung der Mutter-Kind-Beziehung auf ambulanter wie auch stationärer Basis zur Anwendung (SAGEBIEL u. Mitarb. 1981). Die wenigen vorliegenden Therapiestudien berücksichtigen bei einem verhaltenstherapeutischen Vorgehen die Aspekte von Reizstrukturierung, operanter positiver Verstärkung von adäquatem Eßverhalten sowie negativer Verstärkung von unerwünschtem Verhalten über Time-out-Techniken und schließen interaktionelle Aspekte durch Unterweisung der Mütter ein (THOMPSON u. Mitarb. 1977; THOMPSON 1977; PALMER u. Mitarb. 1975). Beim Aufbau von angemessenem Eßverhalten bei autistischen und geistig behinderten Kindern sind ebenfalls verhaltenstherapeutische Techniken eingesetzt worden (Übersicht bei BIRNBRAUER 1976).

## Erbrechen

### Klinik

Gemäß pädiatrischer Darstellungen beginnt das rezidivierende Erbrechen in den frühen Lebensjahren, jedoch nicht im Säuglingsalter, und variiert in seiner Frequenz zwischen 2–3mal pro Jahr und 1mal im Monat. Die Kinder wirken während der Brechanfälle zurückgezogen und leicht irritierbar und es liegt eine begleitende Ketose vor. Diese Episoden klingen nach 2 bis 6 Tagen schnell und spontan ab und werden mit Beginn der Vorpubertät seltener (DAVENPORT u. Mitarb. 1972). Verläßliche epidemiologische Daten über die Häufigkeit des Symptoms liegen nicht vor.

Die wenigen vorliegenden kinderpsychiatrischen Berichte (REINHART u. Mitarb. 1977, DAVENPORT u. Mitarb. 1972) ergeben folgendes klinisches Bild: Die Kinder werden als ungewöhnlich ängstlich und depressiv sowie schnell regredierend, aber auch als irritiert und feindselig sowie abhängig von der Mutter mit teilweise symbiotischer Beziehung geschildert. In diesem Zusammenhang sind ebenso zurückweisende und feindselige Haltungen wie andererseits auch Abhängigkeitsbedürfnisse der Mütter beobachtet worden. Weitere ebensowenig pathognomonische Zeichen bestehen in Eßstörungen, früher Sauberkeitserziehung, Geschwisterrivalitäten, elterlichen Verlustängsten oder -erlebnissen, Störungen der Partnerbeziehungen, allgemeinen familiären Problemen sowie Persönlichkeitsauffälligkeiten der Eltern. Die psychodynamische Interpretation verweist auf das Modell der Konversionssymptomatik, Individuationskrisen, ungelöste ödipale Konflikte sowie Schwierigkeiten der Geschlechtsrollenidentifikation bei Mädchen.

### Diagnose und Differentialdiagnose

Die Diagnose stützt sich auf das typische klinische Bild mit phasenweise auftretender rezidivierender Symptomatik. Differentialdiagnostisch sind unter kinderpsychiatrischen Aspekten vornehmlich Zerebralschäden, insbesondere akute raumfordernde Prozesse sowie das Vorliegen einer Migräne und erste Symptome einer Anorexia nervosa auszuschließen. Ferner ist an die vielfältigen Möglichkeiten der Auslösung eines akuten Erbrechens durch Erregung, Furcht oder Angst, Reisekrankheit sowie infektiöse Erkrankungen und Vergiftungen zu denken.

### Ätiologie

Die anamnestischen Hinweise auf die Irritierbarkeit des Kindes mit rezidivierendem Erbrechen verweisen auf die Möglichkeit einer *biologischen Prädisposition*, die gleichermaßen auch für das Ulcus pepticum und rezidivierende Bauchschmerzen angenommen werden. Offensichtlich bestehen auch Beziehungen zur Migräne, wie aus den wenigen Verlaufsbeobachtungen geschlossen werden kann. Eine sehr allgemeine *psychosomatische Annahme* der Ätiologie würde besagen, daß ein für Erbrechen biologisch prädisponiertes Kind auf ungünstige Einflüsse und Belastungsfaktoren aus der unmittelbaren familiären Umgebung sowie auf chronische Angstzustände und auslösende Faktoren mit der Symptomatik reagiert. Die wenigen Fallberichte lassen vorerst keine differenzierteren Feststellungen zu. Hingegen kann davon ausgegangen werden, daß Anfälle von rezidivierendem Erbrechen sehr wahrscheinlich keine epileptischen Entladungen sind.

### Therapie

Eine psychiatrische Erklärung des Symptoms wie auch eine entsprechende Therapie wird weder von Eltern noch von Ärzten als selbstverständlich akzeptiert. Gleichwohl ist für eine frühe Intervention plädiert worden, um den Eltern hinsichtlich ihrer ängstlichen und ambivalenten Gefühle gegenüber dem Kind zu helfen und damit zur Stabilisierung der Symptomatik beizutragen (Reinhart u. Mitarb. 1977). Aus dem Bereich der *Verhaltenstherapie* stammen die einzigen dokumentierten Therapiestudien, die jeweils an einzelnen Patienten durchgeführt wurden. Dabei sind die Techniken der kontingenten positiven Verstärkung für Beibehalten der Nahrung und negativen Verstärkung im Sinne von Time-out-Techniken für Erbrechen sowie der Löschungsprozedur über Entzug der Aufmerksamkeit eingesetzt worden (INGERSOLL u. CURRY 1977; ALFORD u. Mitarb. 1972; MUNFORD u. PALLY 1979). Bei geistig behinderten Patienten sowie schwerem inkurablem Erbrechen im Säuglingsalter mit Lebensbedrohung sind auch aversive Methoden im Sinne leichter kontingenter Reizung durch Elektroschocks angewandt worden (TOISTER u. Mitarb. 1975; WRIGHT u. THALASSINOS 1973; LANG u. MELAMED 1969).

### Prognose

Die wenigen Fallberichte lassen nur bedingt Aussagen zur Prognose zu. So gehen die Meinungen darüber, ob die Symptomatik mit der Pubertät aufhöre, auseinander (REINHART u. Mitarb. 1977; DAVENPORT u. Mitarb. 1972). Die einzige vorliegende Katamnesestudie (HAMMOND 1974) fand eine hohe Persistenz bis in das frühe Erwachsenenalter, wobei vielfach eine Migräne vorlag, die sich aus schweren Kopfschmerzen in der Kindheit bzw. in der frühen Jugend entwickelt hatte. Ebenso war die Rate an psychischen Störungen zum Katamnesezeitpunkt auffällig hoch, wobei vornehmlich depressive Bilder und Angstzustände beobachtet wurden. Aus den Befunden ist auf eine konstitutionelle Prädisposition für die Entwicklung einer Migräne geschlossen worden, die sich während der Kindheit als rezidivierendes Erbrechen manifestiert.

## Rumination

Unter Rumination wird das willkürliche Heraufwürgen von zuvor geschluckter Nahrung einschließlich des erneuten Kauens und Verschluckens der Nahrung verstanden. Die Symptomatik manifestiert sich nahezu ausschließlich im Säuglingsalter, und Knaben sind häufiger als Mädchen betroffen. Rumination wird bei älteren Kindern seltener und bei geistig Behinderten beobachtet. Verläßliche Zahlen zur Häufigkeit des Symptoms liegen nicht vor. Sehr wahrscheinlich wird die Rumination seltener entdeckt, als es ihrer tatsächlichen Inzidenz entspricht, zumal die Kinder häufig nur dann ruminieren, wenn sie allein sind.

### Klinisches Bild und Diagnose

Mehrheitlich leiden die Kinder in körperlicher Hinsicht unter einer schweren Fehlernährung mit Dehydratation und bedrohlichen Störungen des Elektrolythaushaltes. Neben dem kachektischen Bild wirken sie affektiv flach, depressiv bzw. autistisch zurückgezogen und neigen zu jaktierenden Bewegungsmustern des Kopfes oder Körpers sowie autoerotischen Manipulationen und Kotschmieren (FLANAGAN 1977; FLURY u. HERZKA 1974; HOLLOWELL u. GARDNER 1965; FULLERTON 1963; RICHMOND u. Mitarb. 1958).
Bei den Müttern der Kinder werden vielfältige neurotische Persönlichkeitszüge beschrieben, die von emotionaler und psychosexueller Unreife, Abhängigkeit, depressiven Reaktionen bis zu Bezie-

hungsunsicherheit, ungenügender oder inadäquater Zuwendung und fehlendem Akzeptieren des Säuglings reichen. Über die Rolle von Vätern im Rahmen des klinischen Bildes ist nur bekannt, daß sie ebenfalls psychopathologisch auffällig sein können und in konfliktbesetzter Beziehung zu den Müttern stehen können.
Die Diagnose der Rumination basiert auf einer sorgfältigen Beobachtung insbesondere in Phasen geringer Reizanregung. Unter kinderpsychiatrischen Gesichtspunkten ist die Beobachtung bzw. Exploration der Mutter-Kind-Beziehung wesentlich.

### Ätiologie

Der Annahme einer biologischen Prädisposition im Sinne einer besonderen Sensitivität der Sphinktermuskulatur des oberen Gastrointestinaltraktes oder einer neuropathischen Konstitution wird nicht durchgängig in der Literatur gefolgt. Auch bestehen keine klaren Beziehungen zu hirnorganischen Funktionsstörungen, zumal sowohl Säuglinge mit wie auch ohne entsprechende Schäden das Symptom erkennen lassen. Angesichts fehlender katamnestischer Studien läßt sich der jeweilige Stellenwert derartiger Störungen auch nicht bestimmen.
Von zentraler Bedeutung in der Pathogenese ist offensichtlich die Störung der *Mutter-Kind-Beziehung*. Dabei werden z. T. prädisponierende Elemente im Sinne einer Reizüberflutung aufgrund einer erniedrigten Reizschwelle und ungewöhnlicher Sensitivität des sensorischen Systems angenommen. Auf ein derart überfordertes sensorisches System wirkt sich mütterliches Fehlverhalten als zusätzliche Belastung aus. Dieses Fehlverhalten hat vorwiegend den Charakter einer emotionalen und sensorischen Deprivation: Die Mütter wenden sich dem Säugling nur wenig zu und schaffen damit eine Situation fehlender Befriedigung. Die mögliche Folge besteht darin, daß der Säugling ein zufällig oder im Zusammenhang mit einem Infekt aufgetretenes Erbrechen als Spannung abbauendes und lustvolles Erleben entdeckt und eine Technik der willkürlichen Symptomauslösung entwickelt. Der pathogenetische Stellenwert der Deprivation wird dann aus der Tatsache ersichtlich, daß andere autostimulatorische Verhaltensweisen wie Jactatio und genitale Manipulationen gleichzeitig beobachtet werden (FLANAGAN 1977; FLURY u. HERZKA 1974; RICHMOND u. Mitarb. 1958).
In lerntheoretischer Betrachtung sind Aufmerksamkeitszuwendung nach Rumination (positive Verstärkung) und Vermeidung noch stärker aversiv getönter Konsequenzen als Rumination (negative Verstärkung) als bedeutsame Faktoren in der Symptomgenese postuliert worden (WINTON u. SINGH 1983).

### Therapie

Von zentraler Bedeutung für die Therapie der Rumination ist der Aufbau einer adäquaten, dem Entwicklungsstand des Kindes entsprechenden *Mutter-Kind-Beziehung*. Dieser Prozeß muß während der Krankenhausphase sowohl über eine kontinuierliche Aufmerksamkeitszuwendung durch eine Schwester als Mutterersatzfigur wie auch durch konkrete Anleitung der Mutter eingeleitet werden. Über Beobachtungslernen kann die Mutter auf diese Weise den altersgemäßen Kontakt üben. Zugleich können die Ängste und Unsicherheiten der Mutter angesprochen und gegebenenfalls emotionale Probleme einer Psychotherapie zugeführt werden. Das therapeutische Ziel besteht neben dem Abbau von intrapsychischen und interaktionellen Störungen in dem Aufbau einer vertrauten Beziehung zum eigenen Kind (FLANAGAN 1977; FLURY u. HERZKA 1974; RICHMOND u. Mitarb. 1958).
Die wenigen dokumentierten Therapiestudien haben verhaltenstherapeutische Methoden eingesetzt. Angesichts der Bedrohlichkeit der Symptomatik sind aversive Maßnahmen gerechtfertigt worden, wobei als kontingente Bestrafung wenige Tropfen ätzender Flüssigkeiten (Zitronensaft oder Pfeffersoße) auf die Zunge unmittelbar vor dem Brechakt gegeben wurden oder milde, nicht zum Weinen des Säuglings führende elektrische Reizungen kontingent eingesetzt wurden. Zugleich wird jedoch die Notwendigkeit einer gleichzeitigen positiven Verstärkung über kontingente Aufmerksamkeitszuwendung betont (vgl. die Übersichten von WINTON u. SINGH 1983 und DAVIS u. CUVO 1980). Diese Studien dokumentieren nicht nur die unmittelbaren Effekte des Vorgehens, sondern berichten auch von Gewichtszuwachs und stärkerer interpersoneller Zuwendung und Interesse des Säuglings an seiner Umgebung. Der Katamnesezeitraum dieser Studien beträgt bis zu 10 symptomfreie Monate. Andere Angaben zur Prognose der Rumination liegen nicht vor.

## Pica

### Definition und klinisches Bild

Die Ingestion nicht eßbarer Substanzen wird mit dem Begriff Pica bezeichnet. Dabei kann es sich um Schmutz, Abfälle, Sand, Kot, Mörtel, Wandfarben und anderes mehr handeln. Das Symptom wird bei Kindern aus sozial extrem benachteiligten Schichten bzw. in entsprechend ökonomisch deprivierten Regionen sowie bei geistiger Behinderung beobachtet. Auch Kinder mit psychosozialem Minderwuchs (vgl. S. 372ff.) fallen u. a. durch abnorme Eßgewohnheiten im Sinne von Pica auf. Eine neuere systematische Studie (PUESCHEL u. Mitarb. 1977) konnte folgende Belastungsfaktoren sichern: Ehestreit, wiederholte Trennung der Eltern, Konflikte mit den Gesetzen, Arbeitslosigkeit und wirtschaftliche Schwierigkeiten. Die Mütter erwiesen sich häufiger als aggressiv, in der Beziehung zu den Kindern gestört und vielfach von ihrem Partner getrennt bzw. verlassen. Sie neigten häufiger zur Ausbildung zu symbiotischen Beziehungen mit Förderungen kindlicher Abhängigkeit und boten nicht selten ebenfalls Pica. Die Erziehung war mehrheitlich inadäquat und durch unangemessenes Verhalten beim Abstillen von der Flasche und Füttern gekennzeichnet. Die Kinder zeichneten sich durch eine Häufung von autostimulativem Verhalten, Schwierigkeiten bei der Sauberkeitserziehung und unangemessenem Sozialverhalten aus.

### Ätiologie

Hinsichtlich der Verursachung sind eine *Vielzahl von Hypothesen* geäußert worden. Diese reichen – nach PUESCHEL u. Mitarb. (1977) – von der Annahme, daß Pica ein rudimentärer Instinkt im Sinne eines Bedürfnisses nach Kauen von harten Substanzen sei, über das Postulat eines pervertierten Appetits bei Fütterungsschwierigkeiten bis zu zufällig verstärkten fehlangepaßten Verhaltensweisen und Verzögerungen adäquater Verhaltensentwicklungen. Pica wird ferner pathogenetisch mit permissiver Sozialisierung von Eßverhalten in bestimmten Subkulturen, ökonomischer Deprivation sowie geistiger Behinderung in Beziehung gesetzt. Ein Zusammenhang mit Ernährungsmängeln erscheint unwahrscheinlich und ist hinsichtlich eines potentiellen Eisenmangels umstritten. Es ist vielmehr anzunehmen, daß inadäquate elterliche Fürsorge und soziokulturelle Benachteiligung die relevanten Bedingungsfaktoren sind, wobei junge Kinder evtl. eine Fixierung auf einer frühen Entwicklungsstufe erfahren. So haben Beobachtungen an geistig behinderten Kindern mit Pica ALBIN (1977) zu der Hypothese veranlaßt, daß Pica eine entsprechende Fixierung an die Phase des Essens mit dem Finger sein könne, welche von jedem Kind im Alter von 1–2 Jahren durchlaufen werde. Die bei geistig behinderten Kindern vorliegende mangelnde Diskrimination zwischen Nahrung und nicht eßbaren Objekten könne in lerntheoretischer Hinsicht ein Problem der Generalisation sein, wobei Pica durch gelegentliches Finden von eßbarem Abfall partiell verstärkt werde.

### Therapie und Prognose

In der verhaltenstherapeutischen Literatur ist wiederholt über die Behandlung einzelner Fälle von Pica bei geistig Behinderten – auch im Erwachsenenalter – berichtet worden (BUCHER u. Mitarb. 1976; FOXX u. MARTIN 1975; AUSMAN u. Mitarb. 1974). Dabei sind *Time-out-Techniken*, die in Beschränkung der Aufnahmemöglichkeiten von nicht eßbaren Substanzen bestanden, Methoden der *Überkorrektur* durch Hygienemaßnahmen (ausgedehntes Waschen bzw. Putzen von Zähnen, Mund und Händen) sowie *operante Verstärkungsmaßnahmen* zum Aufbau adäquaten Eßverhaltens eingesetzt worden. Eine umfassende kinderpsychiatrische Therapie wird sich über diese bei geistig Behinderten erprobten Maßnahmen hinaus auf eine umfassende Beratung der Eltern einschließlich sozialtherapeutischer Maßnahmen zur Reduktion von sozialen und ökonomischen Belastungen erstrecken müssen. Über die Prognose liegen mit Ausnahme nicht ungünstiger Daten aus knappen Katamnesezeiträumen der verhaltenstherapeutischen Einzelfallstudien keine Berichte vor. Die Langzeitwirkung von verhaltenstherapeutischen Maßnahmen ist ebenfalls noch offen.

## Polydipsie

### Definition und klinisches Bild

Unter Polydipsie wird das Trinken abnorm großer Flüssigkeitsmengen verstanden. Das Symptom wird isoliert nur äußerst selten beobachtet und ist mit einer Polyurie nicht-organischer Genese kombiniert. Die wenigen vorliegenden Fallgeschichten (ADELMAN u. Mitarb.; LINSHAW u. Mitarb. 1974; STEVKO u. Mitarb. 1961) lassen erkennen, daß Störungen mit primären Bezugspersonen bedeutsam sind. So wird beschrieben, daß Mütter inadäquat auf das Aufmerksamkeitsbedürfnis des Kindes reagieren. Parallelen zur psychogenen Hyperphagie sind insofern gezogen worden, als eine überkompensatorische Aufmerksamkeitszuwendung im Ausgleich für fehlende positive Affekte durch die Mütter festgestellt wurde, wobei das körperliche Befinden des Kindes besondere Zuwendung erfuhr. Auch sind gestörte Elternbeziehungen beobachtet worden. Eine Assoziation mit geistiger Behinderung ist möglich und häufig, jedoch nicht obligat.

*Differentialdiagnostisch* ist die im Rahmen der Anorexietherapie bisweilen zu beobachtende Polydipsie abzugrenzen, die von den Patienten zur Vortäuschung einer Gewichtszunahme betrieben wird. Beim Syndrom des psychosozialen Minderwuchses (vgl. S. 372ff.) wird das Phänomen ebenfalls beobachtet. Ferner müssen Nierenerkrankungen, ein Diabetes mellitus sowie ein Diabetes insipidus ausgeschlossen werden.

### Ätiologie

Die psychogene Polydipsie wurzelt in gestörten Beziehungen zwischen Eltern und Kind, wobei die

Gabe von Flüssigkeit den Stellenwert von Zuwendung erhält und als befriedigend erlebt wird. Die Anamnese muß das Überwiegen psychosozialer Belastungsfaktoren und die Psychodynamik der Eltern-Kind-Beziehungen sichern, um die Alternativmöglichkeit hypothalamischer Läsionen unwahrscheinlich zu machen. Dieser Ausschluß organischer Schäden ist nicht immer befriedigend zu führen.

### Therapie

Die Behandlung muß sich primär auf eine Veränderung der gestörten Eltern-Kind-Beziehung erstrecken, wobei Beratung und Psychotherapie eingesetzt werden müssen. Gleichzeitig muß eine Reduktion des Flüssigkeitsangebotes durchgeführt werden. Die wenigen Fallberichte lassen erkennen, daß diese Maßnahmen therapeutisch effizient sind.

## Bauchschmerzen

### Definition und Epidemiologie

Abdominelle Schmerzen im Bereich der Nabelgegend sind kein seltenes Ereignis im Kindesalter. Sie werden häufig von Erbrechen, Kopfschmerzen, Fieber, Blässe und Müdigkeit begleitet und gehen palpatorisch mit einer gewissen Spannung des Abdomens einher. Bei rezidivierendem Auftreten kann die Dauer zwischen weniger als einem Jahr bis zu mehrjährig variieren. Die Frequenz der Schmerzattacken kann entsprechend zwischen mehrmals täglichem Auftreten und einer wöchentlichen oder monatlichen Manifestation schwanken, und die individuelle Attacke kann wenige Minuten, aber auch stundenlang andauern. Sie entwickelt sich eher graduell als abrupt und zeigt eine gewöhnlich konstante Intensität leichten bis mittelstarken und nur selten schweren Grades nach Art einer Kolik.

Epidemiologische Erhebungen von APLEY (1975) in Großbritannien berichten von einer Inzidenz von 9,5% bei Jungen und 12,3% bei Mädchen, wobei ab dem 8. Lebensjahr die Rate der Mädchen deutlich anstieg und die der Jungen abfiel. ØSTER (1972) stellte in einer 8jährigen Longitudinalstudie in Dänemark eine Prävalenz von 14,4% fest, wobei das Maximum beim Alter von 9 Jahren lag.

### Klinik

Rezidivierende Bauchschmerzen sind insofern von kinderpsychiatrischem Interesse, als nahezu durchgängig eine bedeutsame *psychische Komponente* zu beobachten ist. So haben sich die Kinder mit Bauchschmerzen in der Studie von APLEY im Vergleich zu einer Kontrollgruppe als häufiger verspannt, erregbar, ängstlich, schüchtern oder furchtsam erwiesen. Oft bestanden Schwierigkeiten in der sozialen Einordnung, jedoch ohne aggressive Tönung. Ganz allgemein erwiesen sich die betroffenen Kinder als verschlossen und tendierten beträchtlich häufiger zu emotionalen Störungen, zu denen unangemessene Furcht, Enuresis nocturna sowie Schlaf- und Appetitstörungen gerechnet wurden.

Auch BERGER u. Mitarb. (1977) beschrieben die auffällige emotionale Unreife sowie eine übermäßige Abhängigkeit von den Eltern mit fehlender Zuweisung von Verantwortlichkeit. In den Familien ist häufig bei einem Elternteil eine ähnliche Beschwerdensymptomatik zu finden, die nach den Untersuchungen von APLEY durch eine erhöhte Inzidenz für Magengeschwüre, Kopfschmerzen und psychische Dekompensationen ergänzt wird.

### Diagnose und Differentialdiagnose

Für die Diagnose sind die Anzeichen emotionaler Störungen nahezu wegweisend, zumal bei höchstens 10% der Kinder eine organische Störung bedeutsam ist. Der Prozeß der Diagnostik muß daher sowohl den psychischen Status und die Familienanamnese wie auch situative Zusammenhänge einschließlich des familiären Kontextes erfassen. Im einzelnen sind ferner neben der Symptomatik die Motive der Vorstellung und die Erwartungshaltungen der Eltern abzuklären.

Die pädiatrische Differentialdiagnose erstreckt sich wesentlich auf die Möglichkeiten einer Darmobstruktion durch Hernien, Divertikel, Polypen o. ä., infektiöse Erkrankungen sowohl akuter wie auch chronischer Natur sowie Malabsorptionssyndrome. Nur selten sind Bauschmerzen als Anfallsäquivalent bzw. Zeichen einer bisher nicht entdeckten Epilepsie zu werten. In psychiatrischer Hinsicht ist ferner der relative Stellenwert des Symptoms im Zusammenhang mit depressiven Syndromen sowie einer Schulphobie bedeutsam.

### Ätiologie

Nur selten läßt sich eine klare Beziehung zwischen erstem Schmerzanfall und besonderen Belastungssituationen, häufig jedoch eine entsprechende Beziehung bei rezidivierenden Bauchschmerzen nachweisen. Elterliche Krankheiten, Geburt eines Geschwisterkindes, Umzug der Familie oder Schulwechsel können nachgewiesenermaßen (APLEY 1975) den Stellenwert eines auslösenden Faktors bei einem Teil der betroffenen Kinder erhalten. Bei psychisch auffälligen Kindern tragen eine überprotektive Haltung der Eltern sowie Schwierigkeiten der sozialen Integration möglicherweise zur Symptomatik bei. Wahrscheinlich schließen sich die

Funktionen des Abdomens als störbarer Prozeß von Nahrungsaufnahme und Verdauung mit familiären Momenten sowie psychophysiologischen Lernprozessen in der Verursachung kindlicher Bauchschmerzen zusammen.

### Therapie

APLEY (1975) stellt die zentrale Bedeutung einer einfühlenden, Ängste abbauenden Gesprächsführung heraus, die vielfach zu deutlicher Symptomentlastung führen kann. Eine psychiatrische Behandlung war nach seinen Feststellungen nur bei 10% der Fälle erforderlich, die nahezu ausschließlich aus Familien mit Anzeichen für ausgeprägte Angstzustände und depressive Erkrankungen bei einem oder mehreren Mitgliedern stammten. Mehrheitlich reichten hingegen Methoden einer informellen Psychotherapie aus, die sich durch aktives Zuhören, Beratung der Eltern einschließlich Angstabbau sowie Auflösung emotionaler Spannungen in Beratungsgesprächen auszeichnete.

Bei dem Vorgehen von BERGER u. Mitarb. (1977) wird das Modell der *Familienkonferenz* eingesetzt, das die Entwicklung einer unterstützenden Beziehung zum Arzt, eine Neudefinition des Symptoms sowie den Einschluß von Eltern und Kindern in den Behandlungsplan betont. Dabei wird das Symptom auf Belastung und Spannung statt auf psychische oder emotionale Störungen bezogen, um den Eltern die Notwendigkeit darzulegen, dem Kind zu einem besseren Umgang mit Belastungsmomenten zu verhelfen. Der Behandlungsplan zentriert sich auf die Realisierung altersgemäßer Anforderungen, Aktivitäten und sozialer Integration, wobei die Durchführung schwerpunktmäßig in der Hand der Eltern liegt. Auch bei diesem Vorgehen hat sich jedoch eine längerfristige kinderpsychiatrische Einzeltherapie oft als notwendig erwiesen.

### Prognose

In der Studie von APLEY ergab sich bei Jugendlichen und jungen Erwachsenen eine Persistenz des Symptoms bei einem Drittel der Stichprobe, während bei einem weiteren Drittel die Symptomatik zwar sistierte, andere Symptome – am häufigsten Kopfschmerzen – jedoch entstanden und nur bei einem letzten Drittel Symptomfreiheit zu verzeichnen war. Auch bei den nach der Methode der informellen Psychotherapie behandelten Patienten hielten die Beschwerden bei einer Katamnese nach 10 bis 15 Jahren bis in das frühe Erwachsenenalter bei einem Drittel der Patienten an.
In der von BERGER u. Mitarb. (1977) behandelten Serie waren hingegen nahezu sämtliche Patienten bei einer Katamnese von 7 bis 18 Monaten symptomfrei, wobei in 8 Fällen eine mittel- bis längerfristige Psychotherapie und in einem Fall eine stationäre kinderpsychiatrische Behandlung erforderlich waren. Eine abschließende Bewertung der Wirksamkeit der therapeutischen Maßnahmen ist jedoch aufgrund fehlender Datendokumentation und angesichts des kurzen Verlaufszeitraumes nicht möglich. Die Prognose der rezidivierenden Bauchschmerzen im Kindesalter erscheint daher vorerst keineswegs als unproblematisch.

## Obstipation

### Definition und Epidemiologie

Eine Obstipation liegt vor, wenn die Defäkation seltener als alle 2 Tage auftritt. Genauere Zahlen zur Häufigkeit liegen nicht vor. SHEPHERD u. Mitarb. (1973) stellten in ihrer epidemiologisch angelegten Studie lediglich fest, daß Fälle einer chronischen Obstipation mit ausgeprägtem Intensitätsgrad relativ selten sind und mit zunehmendem Alter weniger auftreten, wobei die Symptome eher bei Mädchen als bei Jungen beobachtet werden.

### Klinik

Über die psychodynamische Hypothese hinaus, daß Zurückhaltung des Stuhls etwas mit retentiven Tendenzen zu tun habe, ist wenig über die Persönlichkeit des obstipierten Kindes oder eine mögliche Psychopathologie bei Obstipation im Kindesalter bekannt. Die generelle Annahme einer emotionalen Störung ist sehr wahrscheinlich unangemessen. Im Kleinkindalter stellt die Obstipation vielmehr eine phasenspezifische passagere Störsymptomatik dar, die aus den Anforderungen an die Sauberkeitsentwicklung und den Konflikt zwischen kindlichem Autonomiebedürfnis einerseits und elterlichen Reinlichkeitserwartungen andererseits resultieren kann (WALLIS 1976). Auch im Schulalter dürfte eine akzidentelle Form als Reaktion auf situative Veränderungen und unangenehme äußere Gegebenheiten – z. B. Schul- und kalte Außentoiletten – sehr viel häufiger als eine neurotisch determinierte Form sein. Ferner ist jeweils zu prüfen, inwiefern emotionale Probleme sekundär als Ergebnis einer auf das Symptom bezogenen Interaktionsstörung zwischen Eltern und Kind entstehen. Indikatoren einer psychogenen Valenz können die zwanghaften Persönlichkeitsanteile der Eltern mit besonderer Aufmerksamkeitszentrierung auf regelmäßige Darmtätigkeit und andere körperliche Funktionen sein.

## Diagnose und Differentialdiagnose

Eine kinderpsychiatrische Abklärung möglicher psychogener Anteile der Obstipation muß mit der Anwendung neurosenpsychologischer Konzepte und Deutungen kritisch umgehen, zumal diese angesichts vielfältiger ätiologischer Möglichkeiten und spärlichen empirischen Wissens allzu leicht hypothetisch bleiben müssen. Differentialdiagnostisch sind Ernährungsfehler, Störungen des zentralen Nervensystems (z. B. Läsionen des Rückenmarks), reflektorische Störungen – beispielsweise durch Schmerzen bei einer Fissur oder Hämorrhoiden –, systemische Störungen wie bei Hypothyreose und lokale Läsionen des Darms wie beim Morbus Hirschsprung abzugrenzen.
Kinderpsychiatrisch relevant ist das Symptom der Obstipation im Zusammenhang mit der Anorexia nervosa, mit schweren Zwangsneurosen, als Nebenwirkung von Psychopharmaka – insbesondere von Antidepressiva –sowie im Zusammenhang mit der Enkopresis, die sowohl im Sinne einer Überlaufinkontinenz sekundär als Folge der Obstipation entstehen wie auch als primäre Störung mit intermittierenden Phasen der Obstipation auftreten kann.

## Ätiologie

Hinsichtlich der Verursachung der psychogenen Obstipation ist in tiefenpsychologischer Sicht eine inadäquate Sauberkeitserziehung durch eine zwangsneurotisch strukturierte Mutter angeschuldigt worden, wobei eine latent ablehnende Einstellung durch pflegerische Übergeschäftigkeit und Perfektionismus kompensiert werde. Eine derart einseitige Betrachtungsweise wird jedoch der ebenfalls zu beobachtenden Unerfahrenheit vieler Mütter und ihrer fehlenden Kenntnis der physiologischen Reifung und adäquaten Vorgehensweise bei der Sauberkeitserziehung nicht gerecht, die wahrscheinlich sehr viel häufiger beobachtet werden kann (WALLIS 1976). Außerdem setzt beim Symptom der Obstipation sehr leicht ein Habituierungsprozeß ein, in dem die Symptomatik sich einerseits von dem ursprünglichen Konflikt ablöst und in sich selbst verstärkt wird und andererseits Konflikte mit den Bezugspersonen schafft, statt das Ergebnis anhaltender Konflikte zu sein. Derartige Habituierungsprozesse können durch unangemessene Strukturierung gefördert werden, wenn z. B. knapp bemessene Frühstücks- und Aufstehzeiten zu mangelnder Beachtung des physiologischen Stuhldranges und des nach dem Frühstück auftretenden gastrokolischen Reflexes führen. Ferner kann auf jeder Altersstufe die Angst des Kindes eine bedeutsame Rolle in der Genese einer Obstipation spielen: Angst vor schmerzhafter Defäkation – z. B. bei Analfissur – oder auch die Angst vor einer unangenehmen kalten Toilette. In ähnlicher Weise können auf jeder Altersstufe situative Veränderungen z. B. im Rahmen von Reisen oder lebensgeschichtliche Einschnitte – wie z. B. Trennungserlebnisse oder familiäre Krisen – Anlaß für eine Beeinflussung körperlicher Funktionen im weitesten Sinne sein.

## Therapie

Vor der Therapie sollte die Prävention durch Aufklärung über eine angemessene Sauberkeitserziehung stehen, die z. B. von BRAZELTON (1962) beschrieben wurde. Im Zentrum der kinderpsychiatrischen Therapie steht die Beratung der Eltern, denen sowohl die Befürchtung über mögliche Gefahren einer intermittierenden Obstipation genommen wie auch der nachteilige Charakter des mißbräuchlichen Einsatzes von Einläufen und Suppositorien dargelegt werden muß. Ziel aller Beratungsmaßnahmen ist eine Haltungsänderung, die bei zwangsneurotisch strukturierten Bezugspersonen erst durch eine Psychotherapie erzielt werden kann.
Dem Kind wird mehrheitlich bereits durch die Beratung der Eltern geholfen, indem über Zuwendung und Lob die Motivierung für den Abbau des Symptoms geschaffen wird. Die Gabe von milden Laxanzien kann dabei als Möglichkeit des Lernens einer adäquaten Darmentleerung genutzt werden. In Einzelfällen kann die Psychotherapie des Kindes indiziert sein, die sich weniger auf das Symptom der Obstipation als auf die emotionale Störung in ihrer möglichen Beziehung zum Symptom erstreckt. In der Verhaltenstherapie wird hingegen symptomzentriert gearbeitet, wobei operante Verstärkungsprozeduren zum Aufbau einer adäquaten Stuhlentleerung z. T. unter gleichzeitiger Gabe milder Laxanzien eingesetzt worden sind (WRIGHT u. BUNCH 1977; TOMLINSON 1970; LAL u. LINDSLEY 1968).

## Literatur

Adelman, R. D., S. R. Shapiro, S. Woerner: Psychogenic polydipsia with hydronephrosis in an infant. Pediatrics 65 (1980) 344

Albin, J. B.: The treatment of pica (scavenging) behavior. Ment. Retard. 15 (1977) 14

Alford, G. S., E. B. Blanchard, T. M. Buckley: Treatment of hysterical vomiting by modification of social contingencies: A case study. J. Behav. Ther. exp. Psychiat. 3 (1972) 209

Apley, J.: The Child with Abdominal Pains. Blackwell, London 1975

Ausman, J., T. S. Ball, B. Alexander: Behavior therapy of pica with a profoundly retarded adolescent. Ment. Retard. 12 (1974) 16

Bentovim, A.: The clinical approach to feeding disorders of childhood. J. psychosom. Res. 14 (1970) 267

Berger, H., P. J. Honig, R. Liebman: Recurrent abdominal pain: Gaining control of the symptom. Amer. J. Dis. Child 131 (1977) 1340

Birnbrauer, J. S.: Mental Retardation. In: Handbook of Behavior Modification and Behavior Therapy, hrsg. von H. Leitenberg. Prentice-Hall, Englewood Cliffs/N. J. 1976

Brandon, S.: An epidemiological study of eating disturbances. J. psychosom. Res. 14 (1970) 253

Brazelton, T. B.: A child-oriented approach to toilet training. Pediatrics 29 (1962) 121

Bucher, B., B. Reykdal, J. B. Albin: Brief physical restraint to control pica in retarded children. J. Behav. Ther. exp. Psychiat. 7 (1976) 137

Charone, I. K.: Eating disorders: their genesis in the mother-infant-relationship. Int. J. Eating Disorders 1 (1982) 15

Davenport, C. W., J. P. Zrull, C. C. Kuhn, S. I. Harrison: Cyclic vomiting. J. Amer. Acad. Child Psychiat. 11 (1972) 66

Davis, P. K., A. J. Cuvo: Chronic vomiting and rumination intellectually normal and retarded individuals: review and evaluation of behavioral research. Behav. Res. sev. Develop. Dis. 1 (1980) 31

Flanagan, C. H.: Rumination in infancy – past and present with a case report. J. Amer. Acad. Child Psychiat. 16 (1977) 140

Flury, H., H. S. Herzka: Rumination als psychosomatische Krankheit des ersten Lebensjahres. Helv. paediat. Acta 29 (1974) 335

Foxx, R. M., E. D. Martin: Treatment of scavenging behavior (coprophagy and pica) by overcorrection. Behav. Res. Ther. 13 (1975) 153

Fullerton, D. T.: Infantile rumination. Arch. gen. Psychiat. 9 (1963) 593

Hammond, J.: The late sequelae of recurrent vomiting of childhood. Develop. Med. Child Neurol. 16 (1974) 15

Hollowell, I. G., L. I. Gardner: Rumination and growth failure in male fraternal twin, association with disturbed family environment. Pediatrics 36 (1965) 565

Illingworth, R. S., J. Lister: The critical or sensitive period, with special reference to certain feeding problems in infants and children. J. Pediat. 65 (1964) 839

Ingersoll, B., F. Curry: Rapid treatment of persistent vomiting in a 14-year-old female by shaping and time-out. J. Behav. Ther. exp. Psychiat. 8 (1977) 305

Lal, H., O. R. Lindsley: Therapy of chronic constipation in a young child by rearranging social contingencies. Behav. Res. Ther. 6 (1968) 484

Linshaw, M., T. Hipp, A. Gruskin: Infantile psychogenic water drinking. J. Pediat. 85 (1974) 520

Munford, P. R., R. Dally: Outpatient contingency management of operant vomiting. J. Behav. Ther. Psychiat. 10 (1979) 135

Øster, J.: Recurrent abdominal pain, headache and limb pains in children and adolescents. Pediatrics 50 (1972) 429

Palmer, S., jr., R. J. Thompson, T. R. Linscheid: Applied behavior analysis in the treatment of childhood feeding problems. Develop. Med. Child Neurol. 17 (1975) 333

Pueschel, S. M., S. M. Cullen, R. B. Howard, M. M. Cullinane: Pathogenetic considerations of pica in lead poisoning. Int. J. Psychiat. Med. 8 (1977) 13

Reinhart, J. B., S. L. Evans, D. L. McFadden: Cyclic vomiting in children: Seen through the psychiatrist's eye. Pediatrics 59 (1977) 371

Richmond, J. B., E. Eddy, M. Green: Rumination: a psychosomatic syndrome of infancy. Pediatrics 22 (1958) 49

Sagebiel, W., I. Hönicke, R. Richter, I. Unger, H.-C. Steinhausen: Frühkindliche psychogene Eßstörungen. In: Psychosomatische Störungen und Krankheiten bei Kindern und Jugendlichen, hrsg. von H.-C. Steinhausen. Kohlhammer, Stuttgart 1981

Shepherd, M., B. Oppenheim, S. Mitchell: Auffälliges Verhalten bei Kindern. Vandenhoeck & Ruprecht, Göttingen 1973

Stevko, R. M., M. Balsley, W. E. Segar: Primary polydipsia-compulsive water drinking. J. Pediat. 73 (1961) 845

Thomas, A., S. Chess, H. Birch: Temperament and Behavior Disorders in Children. N. Y. Univ. Press, New York 1968

Thompson, R. J.: Applied behavior analysis in the treatment of mealtime tantrums and delay in self-feeding in a multihandicapped child. J. clin. Child Psychol. 6 (1977) 52

Thompson, R. J., S. Palmer, T. R. Linscheid: Single-subject design and interaction analysis in the behavioral treatment of a child with a feeding problem. Child Psychiat. hum. Develop. 8 (1977) 43

Toister, R. P., C. J. Condron, L. Worley, D. Arthur: Faradic therapy of chronic vomiting in infancy: A case study. J. Behav. Ther. exp. Psychiat. 6 (1975) 55

Tomlinson, J. R.: The treatment of bowel retention by operant procedures: a case study. J. Behav. Ther. exp. Psychiat. 1 (1970) 83

Wallis, H.: Psychosomatik der Obstipation des Kindes. Mschr. Kinderheilk. 124 (1976) 348

Winton, A. S. W., N. N. Singh: Rumination in pediatric populations: a behavioral analysis. J. Amer. Acad. Child Psychiat. 22 (1983) 269

Wright, D. F., G. Bunch: Parental intervention in the treatment of chronic constipation. J. Behav. Ther. exp. Psychiat. 8 (1977) 93

Wright, L., P. A. Thalassinos: Success with electroshock in habitual vomiting. Report of two cases in young children. Clin. Pediat. 12 (1973) 594

# Motorische Störungen

*Theodore Shapiro, Hans Frieder Huebner**

## Vorbemerkungen

Symptome und Auffälligkeiten der willkürlichen Motorik sind oft Begleiterscheinungen einer Vielfalt psychiatrischer Syndrome; ihr Vorhandensein erleichtert die Diagnose. Psychiatrische Syndrome in Kindheit und Adoleszenz weisen in der Tat häufiger motorische Auffälligkeiten auf als im Erwachsenenalter.

Motorische Störungen können während der gesamten Entwicklungsjahre auftreten. Jedes Entwicklungsstadium besitzt eine charakteristische breite Vielfalt von spezifischen Kontrollmöglichkeiten über die Muskulatur – in jedem Entwicklungsstadium kann also eine Vielzahl hypotoner, hypertoner oder dystoner unmodulierter muskulärer Entladungsphänomene auftreten, die zentralnervösen oder psychologischen Ursprungs sind. Schon während der ersten Jahre treten Bewegungsstörungen auf, die einen scheinbar willentlichen Ursprung haben, wie z. B. nichttraumatischer *Tortikollis* (Schiefhals) oder spastisches Kopfdrehen wie bei *Spasmus nutans*. Ebenso wie bei dem später auftretenden Schaukeln, Kopfschlagen und den rhythmischen Einschlafbewegungen ist keine bekannte Ätiologie feststellbar. Mitunter konnten jedoch dadurch beachtliche therapeutische Erfolge erzielt werden, daß man sich bemühte, die Mutter-Kind-Beziehung wieder in Ordnung zu bringen. Während des Übergangs vom Sitzen zum Stehen und Krabbeln kann ein sechs bis acht Monate altes Kind auf der Stelle schaukeln, wobei dies dann von offensichtlichen Lustgefühlen begleitet wird. Das Schaukeln kann sich als Einschlafgewohnheit weiter fortsetzen und dann als Kopfrollen oder Kopfschlagen oder aber auch als ganzes Körperschaukeln bestehen bleiben.

Das gehäufte Auftreten dieses Verhaltens bei früh einsetzenden Psychosen hat manchen dazu verleitet, seine Bedeutung als pathologische Auffälligkeit überzuinterpretieren. Psychoanalytische Interpretationen deuten auf eine relative Deprivierung der Mutter-Kind-Interaktion und geringe Stimulation. Kopfschlagen kommt gelegentlich auch bei Wutanfällen vor und kann lebenslang andauern, ist aber auch durch verhaltenstherapeutische Maßnahmen beeinflußbar.

Vom Kleinkindalter bis zu den Vorschuljahren wird oft eine Vielfalt von vorübergehenden motorischen Phänomenen durchlaufen, die relativ harmlos sind und nicht andauern, wenn sie nicht verstärkt werden. Sie haben ihren Ursprung in Spannungszuständen, die aus neuen Entwicklungsanforderungen entstehen. Zwei- oder Dreijährige können vorübergehend Stammeln, Stottern oder Tics wie Augenzwinkern zeigen. Solche Phänomene beginnen plötzlich und verschwinden zumeist innerhalb eines Monats wieder.

Bedeutsame Syndrome, wie etwa das *Gilles-de-la-Tourette-Syndrom*, können jedoch bereits im Alter von drei Jahren einsetzen. In diesem Falle weitet sich der Tic allmählich aus und schließt andere Tics ein, es zeigt sich ein charakteristisches Verlaufsmuster, das hier beschrieben werden soll. In ähnlicher Weise können Stereotypien eine Begleiterscheinung von früh einsetzenden Psychosen wie Autismus sein, einhergehend mit verzögertem und abweichendem Sprechen und Sozialbeziehungen aber mit einer normalen motorischen Entwicklung. Weil beide, sowohl Tics als auch Stereotypien, motorische Störungen der Kindheit und Adoleszenz par excellence darstellen, soll dieses Kapitel auf ihre Erörterung beschränkt bleiben.

## Stereotypien

### Definition

Als Stereotypien werden manchmal „twiddling, gesturing" (fummeln und fingern, Perseverationen) oder anderes selbststimulierendes Verhalten bezeichnet. Einige Autoren zählen auch motorisches Verhalten wie Schaukeln zu den Stereotypien – andere begrenzen es auf Bewegungen der oberen Extremitäten. Wenn man es beschreibt, bietet dieses Verhalten ein uniformes Erscheinungsbild von Händeklatschen mit abgewandtem, starrem Blick. Schnelles Hantieren mit Gegenständen oder Drehen von Gegenständen sind ebenso häufig.

### Klinisches Erscheinungsbild

Stereotypien oder stereotype Bewegungen, wie sie bei schizophrenen Erwachsenen beschrieben werden, haben meistens eine magische Bedeutung und müssen von Zwangshandlungen unterschieden

---

* Übersetzung: J. Schneider

werden. Stereotypien in der Kindheit sind auch von dem teilweise magischen Glauben an die Konsequenzen von Handlungen zu unterscheiden, der bei Kindern zu beobachten ist, die z. B. auf dem Schulweg nicht auf die Linien am Weg treten wollen. Die Verbreitung stereotypen Verhaltens in der frühen Kindheit ist unbekannt, aber besonders häufig wird es bei Kindern mit der Diagnose eines frühkindlichen Autismus (Kanner) und einer kindlichen Schizophrenie beobachtet. Stereotypes Verhalten tritt bei autistischen Kindern mit niedrigem IQ häufiger auf als bei denen mit höherem IQ und wird bei etwa 50% der Kinder mit früh einsetzenden Psychosen beobachtet. Auch bei schwach begabten Heimkindern werden Stereotypien festgestellt.

### Ätiologie

Stereotypien wurden verschiedentlich in Zusammenhang gebracht mit dem Verhalten von in Käfigen eingesperrten Tieren ebenso wie mit einem physiologischen Zustand bei überhöhtem Reizniveau aufgrund der Komplexität der Umgebung. Die letzten beiden Gesichtspunkte wurden von S. J. HUTT u. C. HUTT (1968) und RITVO u. Mitarb. (1968) untersucht. S. J. HUTT u. C. HUTT zeigten eine Zunahme von Wiederholungsstereotypien als Funktion der zunehmenden Komplexität der Umgebung. Telemetrisch erfaßte EEG zeigen außerdem mit zunehmender Aktivität ein zunehmend desynchronisiertes Hirnstrombild. Stereotypien werden also als Ersatzhandlungen interpretiert und haben eine erregungsreduzierende Funktion, indem wiederholt eine endogene Stimulation erzeugt wird.
RITVO u. Mitarb. (1968) weisen darauf hin, daß stereotype Handlungen die Folge einer Unfähigkeit sind, ein homöostatisches Gleichgewicht des zentralnervösen Eingangs (input) aufrechtzuerhalten mit darauf folgenden Problemen der perzeptiven Inkonsistenz. Ihre Befunde einer konstanten Häufigkeit stereotypen Verhaltens über die Zeit, unabhängig von der Komplexität der Situation, bestätigt die Annahme, daß diese motorische Störung hilft, eine innere Stabilität aufrechtzuerhalten. Ihr Standpunkt ist vergleichbar mit dem Konzept der Ethologen über die Bedeutung von Bedürfnissen.

### Therapie

Stereotypien wurden verschiedentlich durch die Anwendung mütterlicher oder anderer sensorischer Reize als Ersatz für die selbststimulierenden Aktivitäten behandelt. Systematische Verhaltensanalysen führten zu Versuchen, das Verhalten zu unterbrechen, indem für nicht stereotype Aktivitäten eine sofortige Belohnung angeboten wurde. Wenn die selbststimulierenden Stereotypien überbeansprucht wurden, konnten aversive Verhaltenstechniken mit einigem Erfolg angewendet werden. Die allgemeine Behandlung muß im Zusammenhang mit dem Ausmaß institutioneller Isolierung, der Möglichkeit zu Kontakt mit der menschlichen Umwelt und dem Ausmaß der mechanisch bestimmten Starrheit der erlebten Umgebung erfolgen. Therapien sollten Wert legen auf die gesamte Funktionsfähigkeit des Kindes und auf seine Fähigkeit, in einem Interaktionsfeld mit solchem Verhalten zu reagieren, das selbststimulatorischen Aktivitäten entgegensteht.

## Tics

### Definition

Tics sind unwillkürliche Bewegungen oder Zukkungen, die Kontraktionen von funktional verwandten Gruppen der Skelettmuskulatur in einem oder mehreren Körperteilen betreffen. Sie sind plötzlich, schnell, unerwartet, häufig, wiederholt, ziellos, unvermeidlich, von unterschiedlicher Intensität und ereignen sich in unregelmäßigen Zeitabständen und betreffen eine Reihe von Muskeln in ihren normalen synergistischen Beziehungen. Die Symptome können während nichtängstlicher Erregung oder Konzentration abnehmen, verschwinden während des Schlafens und nehmen bei Anspannung zu. Einzelne Personen können in der Lage sein, solche Bewegungen vorübergehend unter Kontrolle zu halten (manchmal mit Hilfe einer aktiven Hemmung) auf Kosten vermehrter Anspannung.

### Klassifikation und klinisches Erscheinungsbild

In ihrer Monographie weisen SHAPIRO u. Mitarb. (1977) darauf hin, daß es mindestens drei Tic-Formen gibt, die unterschieden werden sollten, obwohl sie wahrscheinlich ein Kontinuum von schwach zu stark darstellen. Demzufolge soll das Tourette-Syndrom in dieser Abhandlung neben einfachen Tics beschrieben werden.
*Der akute vorübergehende Tic* in der Kindheit ist gekennzeichnet durch sein allgemeines Auftreten und eine Dauer von mindestens einem Monat, jedoch nicht länger als einem Jahr. Am häufigsten werden Augenzwinkern oder Grimassen beobachtet, obwohl andere Körperteile auch betroffen sein können; es können mehrere Tics gleichzeitig ausgeführt werden oder nacheinander oder zu verschiedenen Zeiten. Die Symptome können vorübergehend unterdrückt werden, ihre Intensität kann über Wochen oder Monate schwanken.
*Der subakute Tic* in der Kindheit oder Adoleszenz ist gekennzeichnet durch eine oder mehrere moto-

rische Bewegungen oder Sprach-Tics, die länger als ein Jahr andauern, aber vor dem Erwachsensein nachlassen. Symptome und klinischer Verlauf unterscheiden sich, abgesehen von der Dauer, nicht vom Tourette-Syndrom.

*Chronische, multiple Tics* oder das *Gilles-de-la-Tourette-Syndrom* beginnen zwischen 2 und 15 Jahren (Median 7 Jahre) und sind chronisch und dauern lebenslang an. Die motorischen Tics betreffen zuerst den Kopf und dann häufig andere Körperteile, wie den Rumpf, die oberen und unteren Gliedmaßen. Sprach-Tics sind immer mit dabei und betreffen verschiedene Laute, Wörter oder Koprolalie (60%), Echolalie (Wiederholung der letzten Wörter oder Sätze eines anderen) (31%), Palilalie (Wiederholung der eigenen letzten Wörter oder Sätze) (29%). Auch Echokinese (Nachahmung der Bewegungen von anderen) kann auftreten.

Der normale Verlauf beginnt mit einem einzelnen motorischen Tic (50% der Patienten), am häufigsten Augenzwinkern (42%), gefolgt von Kopf-Tics (20%) oder Gesichtsgrimassen (12%), kann aber auch multiple Tics umfassen. Die anfänglichen Symptome können Zunge herausstrecken, Hinhocken, Schnüffeln, Hüpfen, Hopsen, Hüsteln, Stottern, Laute oder Wörter ausstoßen (19%) oder Koprolalie (6%) beinhalten. Diese anfänglichen Symptome schreiten zusammen mit älteren, bereits bestehenden Symptomen weiter fort oder werden durch neue ersetzt. Sie nehmen spontan zu und ab, werden bei Streß stärker und bei Entspannung schwächer. Obwohl Koprolalie nicht symptomatisch ist, bestätigt ihr Vorhandensein die Diagnose. Weil die Diagnose aufgrund des Erscheinungsbildes erstellt wird, werden alle damit in Beziehung stehenden Befunde im Abschnitt über Ätiologie besprochen.

## Epidemiologie

Das Fehlen einer scharfen Unterscheidungsmöglichkeit zwischen den Untergruppen der Tic-Störungen spiegelt sich in unterschiedlichen statistischen Angaben epidemiologischer Arbeiten wieder. LAPOUSE u. MONK (1964) fanden in einer Fragebogenuntersuchung mit Eltern von 733 Kindern zwischen 6 und 10 Jahren in den USA, daß bei den 6- bis 8jährigen die Häufigkeit von Tics 10% betrug und bei den 9- bis 12jährigen 14%, wobei die Anzahl der Jungen überwog. Wohingegen das *Tourette-Syndrom*, erstmalig 1885 in der französischen Literatur beschrieben, für selten gehalten wurde mit nur 50 berichteten Fällen vor 1900. Erst in den letzten zwei Jahrzehnten haben die Kliniker diese Störung häufiger diagnostiziert. SHAPIRO u. Mitarb. (1977) untersuchten von 1965 bis 1977 ungefähr 400 Patienten und berichteten von einer Gesamtzahl von 800 Fällen, die bislang beobachtet wurden.

Die Geschlechterverteilung, berichtet von SHAPIRO u. Mitarb. (1977), zeigt einen Überhang an Jungen gegenüber Mädchen von 3:1, der anderen Berichten aus der Literatur entspricht. Die Krankheit hat etwa eine Auftretenshäufigkeit von 1/1000 in einer normalen kinderpsychiatrischen Betreuungseinrichtung. Das *Tourette-Syndrom* ist in allen sozialen Schichten zu finden, wobei für die Sozialklassen III und IV ein höherer Anteil berichtet wird. Es ist auf keine ethnische Gruppe beschränkt, obwohl es bei Schwarzen nie beschrieben wurde.

## Differentialdiagnose

Bei der Differentialdiagnose der Tic-Syndrome sind 5 Klassen motorischer Störungen mit eindeutig organischem Ursprung ebenso wie Zwangssymptome zu berücksichtigen.

(1) *Tremor der Extremitäten oder des Kopfes* ist gekennzeichnet durch leichte, koordinierte, andauernde, schwingende, wellenförmige Bewegungen mit großer Häufigkeit. Je gröber der Tremor ist, desto größer ist die Wahrscheinlichkeit, daß er auf ein zugrundeliegendes Nervenleiden zurückzuführen ist, während ein leichterer Tremor auf eine endogene Dysfunktion wie etwa Hyperthyreoidie zurückzuführen sein könnte.

(2) *Chorea* besteht aus fortgesetzten, unregelmäßigen, ruckartigen unkontrollierten hervorbrechenden Bewegungen, die zwischen den Körperteilen wandern. Gewöhnlich wird unterschieden zwischen der Sydenhamschen und Huntingtonschen Chorea. Das Alter beim Auftreten ersterer liegt zwischen 6 und 21 Jahren; sie steht im Zusammenhang mit einer rheumatischen Erkrankung, Irritabilität, affektiver Labilität und Unruhe. Sie ist schwieriger von Tics zu unterscheiden als die meisten Bewegungsstörungen. Die Chorea Huntington dagegen tritt familiär gehäuft auf, es liegt eine gewisse erbliche Voraussetzung vor, und sie tritt erst im fortgeschrittenen Alter auf.

(3) *Myoklonische Störungen* mit episodischer Natur sind grobe, einzelne Muskelzuckungen, die physiologisch beim Einschlafen auftreten. Als Krankheit können sie fokal und segmental auftreten oder, wenn sie weiter verbreitet sind, können sie auf eine nichtprogressive Epilepsie hindeuten oder auf einen beginnenden progressiven degenerativen Prozeß im Zentralnervensystem.

(4) Als *Torsionsdystonie* bezeichnet werden andauernde Krämpfe von Rumpf und Gliedern, während die Athetose die distalen Extremitäten betrifft und aus sich schlangenartig windenden, wellenförmigen Bewegungen besteht, die weicher sind als die choreaartigen Bewegungen. Dieser Symptomenkomplex steht in seiner allgemeinen Form im Zusammenhang mit einer zerebralen Lähmung und anderen Störungen des zentralen Nervensystems, kann aber auch ohne alle Anzeichen einer nervösen Störung der Motorik auftreten.

(5) *Krampfanfälle* (Grand mal, Petit mal und psychomotorische Anfälle) gehören auch zu der Differentialdiagnose der Tics wegen ihres episodischen Charakters. Grand-mal-Anfälle haben ein charakteristisches Bewegungsmuster – von tonischen zu klonischen Bewegungen fortschreitend, stets einhergehend mit Bewußtlosigkeit und oft mit dem Verlust der Blasenkontrolle. Amnesie nach dem Anfall ist die Regel, und die damit einhergehende Spike-Aktivität im EEG kann in ungefähr 60% der Fälle gefunden werden. Spezifische Stimulationstechniken können diese begleitenden Laborbefunde erhöhen.

*Petit-mal-Anfälle* sind gekennzeichnet durch plötzliches motorisches Erschlaffen, starren Blick, momentanes Erschlaffen der Muskeln mit Amnesie. Die Laboruntersuchungen ergeben einen unveränderten Spike- und Wave-Verlauf im EEG. Psychomotorische Krämpfe mit Fokus im Temporallappen (Schläfenlappen) gehen meistens einher mit einer Geschmacks- oder Geruchsaura und perioralen Bewegungen, die von automatischen, aber korrekten Handlungen gefolgt werden.

(6) *Zwangssymptome* sind manchmal schwierig zu erkennen. Zwangshandlungen sind oft ritualisiert und komplex, ichfern und mit erhöhter Angst verbunden, wenn sie nicht ausgeführt werden. Eine sorgfältige Befragung kann oft bewußte, unerwünschte Zwangsvorstellungen aufklären. Zwangshandlungen und Rituale sind bei Vierjährigen häufig, wenn die Kontrolle in die Außenwelt verlagert wird; solche Verhaltensweisen leben präpubertär wieder auf, wenn die Kinder mit Masturbationsimpulsen kämpfen.

## Ätiologie

### Psychologische Ätiologie

Einfache Tics in der Kindheit werden von vielen als Variante von Zwangssymptomen angesehen, die einem psychologischen Ziel dienen können. Manchmal berichten die Eltern, daß Kinder gezielt handeln, und es ist schwer festzustellen, ob diese Behauptung eine verteidigende Entschuldigung für ihre unkontrollierten Handlungen ist. Einige Tics sind deutlich flüchtige, zielgerichtete Gesten mit symbolischer Bedeutung. Das schnelle Kopfdrehen, das „Nein" auszudrücken scheint, als beabsichtige es, unerwünschte Gedanken zu kontrollieren, ist am bekanntesten. Solche Beobachtungen haben zu der psychoanalytischen Vorstellung geführt, daß Tics ein Endstadium von Zwangshandlungen sind, denen der ursprünglich vorgestellte Inhalt verlorengegangen ist und mit der daraus folgenden Trennung des Tics von seinem psychologischen Ursprung. Kinder, die Tics haben, sei es neurotischen oder organischen Ursprungs, erleben sich selbst entfremdet und schämen sich. Ihr Mißerfolg, die Tics unter Kontrolle zu bringen, ist ähnlich dem Triebdruck, der von jedem Zwangssymptom ausgeübt wird.

### Faktoren im Zusammenhang mit dem Gilles-de-la-Tourette-Syndrom, die eine organische Ätiologie vermuten lassen

#### Familiärer Hintergrund

SHAPIRO u. Mitarb. (1977) berichten über eine Wahrscheinlichkeit von über 34,5% für das gemeinsame Auftreten von einfachen Tics und dem *Tourette-Syndrom* in den Familien seiner Stichprobe. Das Zusammentreffen des *Tourette-Syndroms* bei mehreren Generationen war nur 2,8%, zusätzliche Fälle wurden jedoch später gefunden. MOLDOFSKY u. Mitarb. (1974) untersuchten eine Stichprobe mit einfachen Tics und fanden 66,7% der Verwandten ebenfalls mit Tics behaftet. Im Gegensatz dazu fanden H. REMSCHMIDT u. U. REMSCHMIDT (1974) bei ihrer Stichprobe von 69 Fällen bei nur 14,8% ein gehäuftes Auftreten von Tics in den Familien. Die familiäre Häufung geistiger Erkrankungen ist in SHAPIROs Stichprobe unbedeutend, während H. REMSCHMIDT und U. REMSCHMIDT eine 13%ige Häufung psychiatrischer Erkrankungen in ihrer Stichprobe berichten. Das Auftreten des *Tourette-Syndroms* bei Zwillingen ist nicht höher als die erwartete Häufigkeit nach SHAPIRO u. Mitarb. (1977). GODAI u. Mitarb. (1976) dagegen fanden bei 63 Zwillingspaaren (22 monozygote und 41 dizygote) eine Übereinstimmung von 60% (6 Paare von 10) bei den MZ-Zwillingen und eine Übereinstimmung von 9,09% (2 Paare von 22) bei den DZ-Zwillingen. Diese Ergebnisse sind zwar nicht so signifikant wie diejenigen, die für Stottern bei derselben Stichprobe gefunden wurden (83,3% MZ-Übereinstimmung; 10,5% DZ-Übereinstimmung), die Autoren meinen aber, daß sie einen prädispositionalen genetischen Faktor für die Ätiologie der Tics bestätigen.

#### Laborbefunde

Perinatale Faktoren scheinen nicht zur Entstehung des *Tourette-Syndroms* beizutragen. SHAPIRO u. Mitarb. (1977) fanden jedoch eine größere Häufigkeit als erwartet von minimalen Hirnfunktionsstörungen (57,9%); 22,8% ohne dominante Händigkeit; und 50% Neigung zu leichten neurologischen nichtfokalen Befunden. Ähnlich zeigte das EEG bei mehr als 50% unspezifische Veränderungen. Der durchschnittliche IQ ihrer Stichprobe betrug 103,5, von den Patienten über 16 Jahre hatten 56% eine Diskrepanz von 19 Punkten zwischen Verbal- und Handlungs-IQ im WAIS ebenso wie Auffälligkeiten im Bender-Gestalttest. Insgesamt zeigten 65,5% ihrer Stichprobe von 1973 Auffälligkeiten bei drei von vier Parametern, die neurologische, EEG, psychiatrische und psychologische Dimensionen erfaßten.

SHAPIRO interpretiert seine Befunde als eindeutigen Beweis für einen organischen Ursprung des *Tourette-Syndroms*, besonders weil die gleichen Untersuchungsergebnisse keine erhöhten psychopathologischen Auffälligkeiten deutlich werden lassen wie etwa Psychosen, Zwangssymptome, Schwierigkeiten im Umgang mit Aggressionen oder Hysterie. H. REMSCHMIDT u. U. REMSCHMIDT (1974) gelangten im wesentlichen zu denselben Schlußfolgerungen, obwohl ihre Ergebnisse den organischen Ursprung etwas weniger deutlich bestätigen, sondern mehr die psychiatrische Störung.

### Biochemische Substrate

Die ersten Berichte von CHALLAS u. BRAUER (1963) und CHAPEL u. Mitarb. (1964) über die Wirksamkeit von Haloperidol bei der Behandlung der Symptome des *Tourette-Syndroms* lösten Untersuchungen der pathophysiologischen Vorgänge auf das Neurotransmittersystem aus. Haloperidol ist dafür bekannt, eine Blockierung der postsynaptischen Katecholamin-, besonders der Dopaminrezeptoren, zu bewirken. Dopamin ist außerdem im Neostriatum besonders angereichert und ist der bedeutendste Neurotransmitter für die neuronalen Verbindungen von der Substantia nigra zum Striatum, sein Fehlen oder seine Verringerung bewirkt das Parkinson-Syndrom. Ein Überschuß an Dopamin (z. B. bei der Verabreichung seines Vorläufers L-DOPA) bewirkt ein hyperkinetisches Syndrom mit orofazialer Dyskinesie, Chorea oder Dystonie. Im Gegensatz dazu steht das hyperkinetische Parkinson-Syndrom, ein der Verabreichung von Haloperidol verwandter toxischer Effekt, der Akinesie und Rigidität hervorruft und damit die antagonistische Wirkweise des Dopamins bestätigt. Es wurde angenommen, daß die reziproke klinische Beziehung der Parkinson-Zustände, verglichen mit den unwillkürlichen Bewegungszuständen, von der Menge des verfügbaren Dopamins an bestimmten Hirnsynapsen abhängt und von der Sensitivität der Dopaminrezeptoren, entweder als Folge einer organischen Krankheit oder einer chronischen chemischen Nervenresektion (Nervenentfernung). SNYDER u. Mitarb. (1970) nahmen an, daß bei Patienten mit *Tourette-Syndrom* eine Hyperaktivität der Corpora striata aufgrund von Dopamin bestehe. Er zeigte bei Ratten, daß, wenn man die biochemischen und die Verhaltensauswirkungen dieser beiden Amphetaminisomere vergleicht, die lokomotorische Hyperaktivität, die eine zentrale Stimulation darstellt, von Norepinephrin aus dem Gehirn vermittelt wird, während das stereotype, zwanghafte Nageverhalten von Dopamin aus dem Gehirn reguliert wird. SNYDER meint, daß das menschliche Korrelat für dieses zwanghafte Nageverhalten die stereotypen, zwanghaften Bewegungen des *Tourette-Syndroms* sind. Obwohl Analogieschlüsse von Versuchstieren auf den Menschen bestritten werden können, löste seine Arbeit eine Reihe von Untersuchungen aus, die sich mit der indirekten Messung der Wirkung mehrerer Neurotransmitter befaßten. Diese konnten keine eindeutig aktivitätssteigernde Wirkung des Dopamins nachweisen.

WEINER u. Mitarb. (1973) berichten, daß 5-Hydroxytryptophan, ein Vorläufer des Serotonins, mit einer dem Amphetamin entgegengesetzten Wirkung, bei Meerschweinchen stereotypes Verhalten hervorrief, während der Antagonist des Serotonins, Methysergid, das gleiche Verhalten hervorrufen konnte. Diese Befunde legen nahe, daß das beobachtbare Verhalten, das das motorische System ausdrückt, tatsächlich das Ergebnis des antagonistischen Zusammenwirkens einer Reihe von Neurotransmittern ist, besonders von Dopamin und Serotonin. Vor diesem Hintergrund erfaßten COHEN u. Mitarb. (1978) die Anreicherung von Säurestoffwechselprodukten des Dopamins, Homovanillinsäure (HVA), und des Serotonins, 5-Hydroxyindolessigsäure (5-HIAA) im ZNS von Kindern mit multiplen Tics. Nach Verabreichung von Probenecid, um das Ausscheiden dieser Stoffwechselprodukte aus dem ZNS zu verhindern, fand BOWERS (1972), daß die Anreicherung von 5-HIAA in der experimentellen Gruppe abnahm im Gegensatz zu anderen Patienten der Kinderklinik. Das Ausmaß der Verringerung von 5-HIAA, bezogen auf HVA, schien im Zusammenhang zu stehen mit der Schwere der Tic-Erkrankung. Mit Dextroamphetamin verschlimmerten sich die Tic-Symptome, das HVA-Niveau sank, und die 5-HIAA-Konzentration stieg. COHEN folgerte daraus, daß diese Befunde einen Zusammenhang des Tourette-Syndroms mit einer reduzierten Wirkung des hemmenden Serotoninmechanismus und einer funktionalen Dopaminüberaktivität annehmen lassen.

In diesem Zusammenhang ist der Bericht von DENCKLA u. Mitarb. (1976) von Bedeutung, nach dem das Auftreten von Tics nach der Verabreichung von Methylphenidat bei 1520 Kindern mit minimaler Hirndysfunktion nur 1,3% betrug, und von 45 Kindern dieser Gruppe mit bereits vorher bestehenden Tics verschlimmerte sich der Zustand nur bei sechsen.

## Therapie

Die Behandlungsmethoden, die für Tic-Störungen vorgeschlagen werden, sind so verschiedenartig wie die Ansichten über ihre Entstehung. Jede Behandlung, die in Betracht gezogen wird, muß die Schwere der Erkrankung mitberücksichtigen, ebenso wie den Aufwand und die Erfolgsaussichten der Therapie. Drei geläufige Behandlungsmethoden sollen besprochen werden: Psychotherapie, Verhaltenstherapie und medikamentöse Behandlung.

### Psychotherapie

Eine therapeutische Beratung der jeweiligen Familie ist unbedingt erforderlich, weil eine solche Beratung das Verständnis des Patienten und seiner

Familie für die Krankheit fördert und hilft, sekundären psychischen Auffälligkeiten, die zu einer Retardierung des Entwicklungsprozesses führen können, vorzubeugen. Die Eltern müssen verstehen, daß das Symptom ihres Kindes kein Manipulationsmittel bedeutet, obwohl der Tic mit dem allgemeinen Erregungszustand schwankt. Außerdem empfehlen einige Psychiater eine individuelle Psychotherapie, besonders in den Fällen, bei denen Konfliktstoff und Traumata bestehen. SHAPIRO u. Mitarb. (1977) dagegen lehnen die Psychotherapie besonders bei leichten Fällen ab. Weil sorgfältig kontrollierte, vergleichende Untersuchungen über den Erfolg der verschiedenen therapeutischen Methoden für dieses Syndrom sich erst in einem Anfangsstadium befinden, wird diese Kontroverse bis auf weiteres ungelöst bleiben.

### Verhaltenstherapie

Eine Vielfalt von verhaltenstherapeutischen Techniken wurde bei der Behandlung von Tics angewandt. YATES (1958) hat die Prinzipien der Lerntheorie systematisch angewendet. HERSEN u. EISLER (1973) geben einen ausgezeichneten Überblick über eine Reihe von verhaltenstherapeutischen Techniken für die Ticbehandlung, die sie befürworten, während SHAPIRO u. Mitarb. (1977) warnen, daß die therapeutischen Ansprüche übertrieben sind und sorgfältig kontrollierte Methoden fehlen.

### Medikamentöse Therapie

Für diese Störung hat sich kein Medikament, einschließlich aller wichtigen Psychopharmaka, als so spezifisch wirksam erwiesen wie Haloperidol, ein Butyrophenon. Haloperidol erzielt in den Händen von Psychiatern, die mit seinen pharmakologischen Eigenschaften vertraut sind, hervorragende Ergebnisse. Intensive Behandlungen mit Haloperidol wurden durchgeführt, die bei hoher Dosierung mindestens 90% der Symptome kontrollieren sollten und eine Behandlung in der Klinik erforderlich machten. SHAPIRO u. Mitarb. (1977) schlagen dagegen eine allmähliche Behandlung vor, die selten einen Klinikaufenthalt erforderlich macht und mit 0,25 mg Haloperidol beginnt, das vor dem Schlafengehen eingenommen werden soll. Gleichzeitig werden 0,5 mg Benztropinmesylat (Cogentin) verordnet, um einer akuten Dystonie vorzubeugen, die in den ersten beiden Behandlungswochen leicht auftreten kann. Wenn trotzdem eine akute Dystonie auftritt, bringt 1 mg Cogentin das Symptom gewöhnlich innerhalb von 30 bis 60 Minuten wieder unter Kontrolle. Das Haloperidol wird alle fünf Tage um 0,25 mg erhöht, bis die Symptome um 70 bis 90% abnehmen ohne Nebenwirkungen, oder nur Nebenwirkungen auftreten ohne Abnahme der Symptome oder die Symptome abnehmen mit gleichzeitigen Nebenwirkungen. Gewöhnlich beginnen die Symptome mit dem Auftreten der Nebenwirkungen abzunehmen bei einer Dosierung, die von 2 bis 40 mg reichen kann, abhängig von individuellen Unterschieden. Die Patienten werden aufgefordert, die Dosierung konstant zu erhöhen, bis leichte, tolerierbare Nebenwirkungen auftreten. Diese können am vierten Tag wieder verschwinden, und die Dosierung kann am fünften Tag weiter erhöht werden. Wenn die Nebenwirkungen anhalten, soll die Dosierung in Vier-Tage-Intervallen um höchstens 0,25 mg verringert werden, bis die Nebenwirkungen verschwinden. Mit höherer Dosierung kann der Patient Nebenwirkungen entwickeln, die nicht mit einer gesteigerten Dosierung von Cogentin behandelt werden können: Der Patient erscheint dann wie „benebelt", kognitiv beeinträchtigt oder sediert oder entwikkelt weitere Parkinson-Symptome. Diese Nebenwirkungen können manchmal eine zusätzliche Anwendung von Stimulanzien, wie z. B. Amphetaminen, erforderlich machen.

Der Patient kann von Zeit zu Zeit versuchen, mit der Medikamenteneinnahme aufzuhören oder sie zu reduzieren, was in geeigneten Intervallen einer erneuten Beurteilung für die Notwendigkeit einer medikamentösen Behandlung dient. Plötzlicher Entzug kann unangenehm sein, ist aber nicht gefährlich. Die Symptome treten gewöhnlich vier Tage nach der Unterbrechung wieder auf und können sich auch aufgrund äußerer situativer Umstände verschlimmern. Einige Forscher beobachteten, daß Patienten gegenüber Haloperidol vorübergehend resistent wurden.

Motorische Störungen werden heute auch erfolgreich mit Tiaprid behandelt.

## Prognose

Während einfache Tics oft von selbst wieder verschwinden, muß der Ausgang eines *Tourette-Syndroms* gewöhnlich zurückhaltend beurteilt werden, wenn nicht eine geeignete Kontrolle der Symptome durch Medikamente geschaffen wird. Etwas Vorsicht scheint jedoch angebracht angesichts einer katamnestischen Untersuchung von H. REMSCHMIDT und U. REMSCHMIDT (1974) an 54 Patienten mit unterschiedlich ausgeprägten Tics, bei der die Autoren hinsichtlich der Besserung nach 3 Jahren keine Unterschiede finden konnten zwischen einer mit Haloperidol behandelten Gruppe und einer Kontrollgruppe, außer einer beeindruckenden anfänglichen Reaktion der medikamentös behandelten Gruppe.

## Schlußfolgerungen

Zusammenfassend läßt sich sagen, daß Tic-Erkrankungen eine Gruppe von motorischen Störungen darstellen, die in den letzten Jahren bei den Psychiatern viel Aufmerksamkeit gefunden haben.

Das gesamte klinische Erscheinungsbild besteht aus einfachen motorischen Entladungsphänomenen, ebenso wie aus sprachlichen und gedanklichen Entladungsphänomenen, die schwer von Zwangssymptomen zu unterscheiden sind. Die Störungen sind gekennzeichnet durch das Fehlen einer deutlichen Unterscheidungsmöglichkeit zwischen einer neurophysiologischen Ätiologie und einer psychologischen, ebenso wie durch das Fehlen einer erkennbaren morphologischen Störung des ZNS. Sie sprechen jedoch auch auf Psychopharmaka an, insbesondere auf Haloperidol. Im Hinblick darauf erscheint diese Gruppe von Störungen als faszinierender Forschungsbereich, der die Erforschung der episodischen Störungen zweier fundamentaler Funktionen des menschlichen Organismus, der motorischen und der gedanklichen, zum Gegenstand hat.

## Literatur

Balthasar, K.: Über das anatomische Substrat der generalisierten Tic-Krankheit (maladie des tics, Gilles de la Tourette): Entwicklungshemmung des Corpus Striatum. Arch. Psychiat. Nervenkr. 195 (1956) 531

Bovensiepen, G., R. Rentz: Multiple Tics kombiniert mit myoklonisch-impulsivem Petit mal. Klin. Pädiat. 192 (1980) 440

Bowers, M. B.: Clinical measurements of central dopamine and 5-hydroxytryptamine metabolism: reliability and interpretation of cerebrospinal fluid acid monoamine metabolite measures. Neuropharmacology 11 (1972) 101

Challas, B., W. Brauer: Tourette's Disease: relief of symptoms with R1625. Amer. J. Psychiat. 120 (1963) 283

Chapel, J. L., N. Brown, R. L. Jenkins: Tourette's disease: symptomatic relief with Haloperidol. Amer. J. Psychiat. 121 (1964) 608

Cohen, D. J., B. A. Shaywitz, D. Caparulo, J. G. Young, M. B. Bowers: Chronic, multiple tics of Gilles de la Tourette's disease CSF acid monoamine metabolites after probenecid administration. Arch. gen. Psychiat. 35 (1978) 245

Costall, B., R. J. Naylor: Neuropharmakologische Indikationen eines antidyskinetischen Potentials für Tiaprid. Sem Hôp. 53 (1977) 72

Denckla, M. B., J. R. Bemporad, M. C. MacKay: Tics following Methylphenidate administration: a report of 20 cases. J. Amer. med. Ass. 235 (1976) 1349

Dührssen, A.: Psychogene Erkrankungen bei Kindern und Jugendlichen, 6. Aufl. Verlag f. med. Psychol., Göttingen 1976

Eggers, Ch.: Pathophysiologie von Tic-Erkrankungen. Psychophysiologische und neurophysiologische Untersuchungsmethoden – Erfahrungen mit Tiapridex in der Therapie des Tic-Syndroms. In: Die Therapie motorischer Erkrankungen, hrsg. von J. C. Aschoff. Schattauer, Stuttgart 1982

Fiedler, E., M. L. Bannes: Ätiologie und Behandlung des Tics im Kindesalter. Münch. med. Wschr. 108 (1966) 932

Godai, U., R. Tatarelli, G. Bonanni: Stuttering and tics in twins. Acta Genet. med. (Roma) 25 (1976) 369

Harnack, G. A. von: Nervöse Verhaltensstörungen beim Schulkind. Thieme, Stuttgart 1958

Hersen, M., R. M. Eisler: Behavioral approaches to study and treatment of psychogenic tics. Genet. Psychol. Monogr. 87 (1973) 289

Hutt, S. J., C. Hutt: Stereotypy, arousal and autism. Hum. Develop. 11 (1968) 277

Kehrer, F.: Die Verbindung von chorea- und ticförmigen Bewegungen mit Zwangsvorstellungen und ihre Beziehungen zu den Encephalitis epidemica. Karger, Basel 1938

Lapouse, R., M. A. Monk: Behavior deviations in a representative sample of children: variation by sex, age, race, social class and family size. Amer. J. Orthopsychiat. 34 (1964) 436

Lawall, P. Ch., A. Pietzcker: Das Gilles de la Tourettesche Syndrom. Fortschr. Neurol. Psychiat. 41 (1973) 282

Marsden, D. D., J. D. Parkes: Abnormal movement disorders. Brit. J. Hosp. Med. 10 (1973) 428

Moldofsky, H., C. Tullis, R. Lamon: Multiple tic syndrome (Gilles de la Tourette's Syndrome). J. nerv. ment. Dis. 159 (1974) 282

Remschmidt, H., U. Remschmidt: Symptomatologie, Verlauf und Prognose von Ticerkrankungen im Kindes- und Jugendalter. Klin. Pädiat. 186 (1974) 185

Ritvo, E. R., E. M. Ornitz, S. LaFranchi: Frequency of repetitive behaviors in early infantile autism and its variants. Arch. gen. Psychiat. 19 (1968) 341

Shapiro, A. K., E. S. Shapiro, R. D. Bruun, R. D. Sweet: Gilles de la Tourette Syndrome, lst ed. Raven Press, New York 1977

Snyder, S. H., K. M. Taylor, J. T. Coyle, J. L. Meyerhoff: The role of brain dopamine in behavioral regulation and the actions of psychotropic drugs. Amer. J. Psychiat. 127 (1970) 199

Stutte, H.: Erbveitstanz im Kindesalter. Mschr. Kinderheilk. 105 (1957) 430

Stutte, H.: Kinder- und Jugendpsychiatrie. Psychiat. der Gegenwart II (1960) 955

Stutte, H., B. Gehrt: Chorea minor und periphere Facialisparese. Mschr. Kinderheilk. 104 (1956) 359

Weiner, W. J., C. Goetz, R. Westheimer, H. L. Klawans: Serotonergic and antiserotonergic influences on amphetamine-induced stereotyped behavior. J. neurol. Sci. 20 (1973) 373

Yates, A. J.: The application of learning theory to the treatment of tics. J. abnorm. soc. Psychol. 56 (1958) 175

# Störungen der sprachlichen Kommunikation

*Helmut Remschmidt*

Als reaktive Störungen der sprachlichen Kommunikation können wir Stottern und Mutismus auffassen. Für *beide* Störungsmuster wären auch andere Zuordnungen möglich. Das Stottern wurde bereits in Kap. 2 (Störungen des Sprechens und der Sprache) abgehandelt. Der Mutismus läßt sich aber bei den Sprech- und Sprachstörungen schwer unterbringen. Eine Eingruppierung an anderer Stelle erscheint ebenfalls problematisch. Daher wurde eine eigene Gruppierung unter der Überschrift „Störungen der sprachlichen Kommunikation“ vorgenommen.

## Klassifikation

Im Multiaxialen Klassifikationsschema (MAS) wird Stottern unter ICD 307 (spezielle, nicht anderweitig klassifizierbare Symptome oder Syndrome) eingeordnet. Mutistisches Verhalten erscheint im MAS an verschiedenen Stellen: als Anpassungsreaktion (309.8), als spezifische emotionale Störungen mit Angst und Furchtsamkeit (313.0) oder als spezifische emotionale Störungen mit Empfindsamkeit, Scheu und Abkapselung (313.2).
Die gleiche Verlegenheit hinsichtlich der diagnostischen Einordnung spiegelt sich auch im DSM-III wider, wo Mutismus unter die „anderen Störungen im Kindes- und Jugendalter“ als Ziffer 313.23 eingeordnet wird.
Als diagnostische Kriterien für den *elektiven Mutismus* werden im DSM-III genannt:
- eine kontinuierliche Verweigerung des Sprechens in nahezu allen sozialen Situationen, die Schulsituation eingeschlossen,
- erhaltenes Sprachverständnis und erhaltene Sprechfähigkeit und
- Fehlen einer anderweitigen körperlichen oder psychischen Störung.

## Stottern

Da das Stottern bereits in Kap. 2 abgehandelt wurde, kann hier auf eine weitere Darstellung verzichtet werden. Es wird als Syndrom aber hier erwähnt, damit sowohl die häufig zu findende *reaktive* Komponente als auch die *kommunikative* Einschränkung sichtbar wird.

## Mutismus

### Definition und Nomenklatur

Unter Mutismus verstehen wir das Nichtsprechen bei *erhaltenem Sprachvermögen*. Mutistisches Verhalten kommt vorwiegend bei Kindern und Jugendlichen vor, es ist aber auch bei Erwachsenen zu beobachten. Nichtsprechen kann aus verschiedenen Ursachen resultieren: aus einem reduzierten Sprechantrieb, aus Angst, als Reaktion auf Konflikte, als Trotz und Kommunikationsverweigerung, aber auch aus organischen Gründen oder im Rahmen von Psychosen. Manche Autoren (z. B. FÖRSTER 1956) schlagen daher vor, die Bezeichnung Mutismus auf *alle* Zustände des Nichtsprechens auszudehnen. Für diesen Vorschlag gibt es Argumente, aber auch Gegenargumente. Als wichtiges Argument für eine erweiterte Betrachtung mutistischen Verhaltens weist FÖRSTER darauf hin, daß dies über eine isolierte Betrachtung des „neurotischen Mutismus“ hinausführen und zu einer Aufhellung dieses vielgestaltigen Syndroms in einem breiteren Kontext führen könnte. In der Tat zeigen neuere Untersuchungen zum Mutismus, daß diese Störung nicht als rein neurotisches Syndrom aufgefaßt werden kann. Die überwiegende Mehrzahl der Autoren ist aber der Meinung, daß es sich beim Mutismus um eine überwiegend psychisch bedingte Symptomatik handelt, wobei diese aber auch im Rahmen einer andersartigen Grunderkrankung (z. B. auch bei Psychosen oder hirnorganischen Störungen) auftreten kann. WALLIS (1957) faßt unter dem Begriff Mutismus solche Formen des Nichtsprechens zusammen, bei denen das Sprachvermögen erhalten, der Sprechantrieb jedoch gestört ist. Unter ätiologischen Gesichtspunkten teilt sie mutistisches Verhalten in drei Gruppen ein:
- Mutismus bei Psychosen,
- Mutismus bei hirnorganisch bedingten Störungen des Sprechantriebes und
- psychogener Mutismus.

Letzterer ist nicht mit dem neurotischen gleichzusetzen, da er, wie alle Verhaltensstörungen im Kindesalter, vieldeutig sein könne. Entwicklungsphasische und anlagebedingte Faktoren spielten bei der Symptomwahl eine wesentliche Rolle.
Allen Klinikern ist bekannt, daß sich das Nichtsprechen von Kindern auf alle Menschen der Umge-

bung oder nur auf bestimmte Menschen beziehen kann. Dies hat zur Unterscheidung des totalen vom elektiven Mutismus geführt. Nachdem HEINTZE (1932) mehrere mutistische Kinder unter der Beziehung „freiwillig schweigende Kinder" beschrieben hatte, prägte TRAMER (1934) die Bezeichnung „elektiver Mutismus" für solche Kinder, bei denen sich der sprachliche Kontakt nur auf einen „ausgewählten, umschriebenen Kreis von Personen" bezieht.

MISCH (1952) hat die deutschsprachige Literatur über mutistisches Verhalten für den Zeitraum von 1877 bis 1950 zusammengestellt. Danach verwandte KUSSMAUL 1877 zum ersten Mal die Bezeichnung „Aphasia voluntaria", die sinngemäß die Bezeichnung freiwilliges Schweigen vorwegnimmt. GUTZMANN (1893) beschrieb einen Fall von „freiwilliger Stummheit", deren Ursache offensichtlich eine Depression war. In der Folgezeit haben verschiedene Autoren (u. a. NADOLECZNY 1912; HEINTZE 1932) das Syndrom in verschiedenen Varianten beschrieben. Auf die neueren Arbeiten wird an späterer Stelle eingegangen.

## Epidemiologie

Insgesamt ist Mutismus ein seltenes Syndrom. Die Prävalenzzahlen hängen natürlich von der Enge oder Weite der Definition des Syndroms ab, vor allem von seinem Schweregrad (FUNDUDIS u. Mitarb. 1979). So fanden BRAUN u. LLOYD (1975) in einer Untersuchung von 6072 Schulanfängern in Birmingham eine Quote von 42 „nichtsprechenden Kindern". Dies entspricht einer Häufigkeit von 7,2 auf 1000 Kinder. Nach fünf Monaten sprachen rund 20% dieser Kinder häufig oder gelegentlich mit den Lehrern und 40% mit anderen Kindern. Daraus kann man schließen, daß es sich nicht um Kinder mit einem hartnäckigen Mutismus gehandelt hat. Eine weitere epidemiologische Studie in Newcastle (FUNDUDIS u. Mitarb. 1979) an 3300 Kindern und unter Zugrundelegung einer sehr strengen Definition ergab eine Quote von 0,8 auf 1000 siebenjährige Kinder. Diese Zahlen dürften der wahren Verbreitung näher kommen. Sie liegt eher noch darunter. Selbst im klinischen Krankengut ist die Quote mutistischer Kinder noch sehr gering, sie liegt etwa zwischen 2 und 4%. Faßt man das Syndrom weiter und berücksichtigt man auch die häufig beschriebenen Persönlichkeitszüge wie Zurückgezogenheit, Ängstlichkeit, ausgesprochene Scheu vor anderen Menschen und schizoide Persönlichkeit (WOLFF u. BARLOW 1978), so kommt man in einem klinischen Krankengut zu etwas höheren Zahlen, sie liegen aber immer noch für eine unausgelesene Population unter 3%.

## Klinisches Bild

Mutistisches Verhalten kann entweder die Kommunikation mit allen Menschen berühren (*totaler Mutismus*) oder die sprachliche Kommunikation mit einer bestimmten Gruppe von Menschen (*elektiver Mutismus*). Je nach Beginn der Störung kann man von einem plötzlich einsetzenden, traumatischen Mutismus sprechen oder von einem, der sich eher kontinuierlich entwickelt. In die zuletzt genannte Kategorie gehört meist der elektive Mutismus. Ein plötzlicher Eintritt des Symptoms ist häufig durch dramatische belastende Erlebnisse bedingt. Das allmähliche Auftreten des Syndroms finden wir meist bei Kindern, die sich zunächst annähernd normal entwickeln, auch in ihrer Sprachentwicklung nicht unbedingt verzögert sind, deren Persönlichkeit aber durch Scheu, Zurückhaltung, Ängstlichkeit, starke Gehemmtheit, Antriebsarmut, in manchen Fällen auch durch Entwicklungsverzögerung gekennzeichnet ist. Eine genauere Untersuchung zeigt, daß die Kinder vielfach auch noch andere Verhaltensauffälligkeiten haben und daß man in den Familien elektiv mutistischer Kinder häufig ähnliche Persönlichkeitszüge findet oder auch eine Häufung psychiatrischer Erkrankungen. Total mutistische Kinder lehnen jeden sprachlichen Kontakt mit anderen Menschen ab. Elektiv mutistische Kinder sprechen mit manchen Menschen (z. B. mit Familienangehörigen), mit anderen (meist Fremden) nicht. Meist kann man mit solchen Kindern jedoch auf nichtverbalem Wege in Kontakt geraten; so kann man sich häufig über Gesten und Gebärden oder schriftlich mit ihnen gut verständigen, sobald man den sprachlichen Bereich berührt, ziehen sie sich jedoch zurück und blockieren alle Versuche, sprachlich mit ihnen Kontakt aufzunehmen. Die Störung ist bei Mädchen etwas häufiger als bei Jungen. Dies widerspricht dem sonst für das Kindesalter gültigen Verbreitungsmuster psychischer Störungen, wonach generell die Jungen überwiegen. Mutismus tritt häufig in Zeiten auf, wenn Kinder die gewohnte häusliche Umgebung verlassen, z. B. beim Kindergarten oder beim Schuleintritt oder auch beim Übergang auf die höhere Schule. Die meisten dieser Kinder gewöhnen sich jedoch an die neue Situation und beginnen allmählich zu sprechen. Ein kleiner Teil von ihnen wird jedoch längerfristig elektiv mutistisch. Halten Kinder ihr mutistisches Verhalten länger als sechs Monate durch, so entsteht eine chronifizierte Störung, die außerordentlich hartnäckig und schwer zu behandeln ist.

Dies soll an einem Beispiel verdeutlicht werden. Ein mutistisches Mädchen kam im Alter von 11 Jahren zur stationären klinischen Behandlung. Es war seit der Kindergartenzeit elektiv mutistisch und hatte die vier Grundschuljahre dank dem ausgesprochenen Verständnis seiner Lehrer mit guten Leistungen durchlaufen. Während der gesamten Grundschulzeit erfolgte die Verständigung ausschließlich schriftlich. Die stationäre Aufnahme wurde notwendig, als das Mädchen auf der höheren Schule die erste Fremdsprache erlernen sollte und es zur Beurteilung ihrer Leistungen notwendig wurde, nicht nur die schriftlichen Leistungen, sondern auch die mündlichen und vor allem die Aussprache zu beurteilen. Alle Versuche, mit pädagogischen Mitteln weiterzukommen, waren fehlgeschlagen, auch ärztliche Behandlungen, so daß die klinische Aufnahme im Interesse der weiteren Förderung des Mädchens unabdingbar wurde. In der Familie und in der Umgebung des Mädchens gab es verschiedene Faktoren, die dieses hartnäckige Schweigen erklären konnten, eine organische Ursache oder eine Psychose lagen nicht vor.

Oft kann man mit mutistischen Kindern während der ambulanten oder stationären Behandlung in recht guten Kontakt kommen, nur nicht im sprachlichen Bereich. Elektiv mutistische Kinder sprechen oft in der Klinik auch nicht mit ihren Eltern, mit denen sie außerhalb dieser Umgebung durchaus sprechen. In der Behandlung muß der Therapeut oft lange Etappen durchhalten, ohne eine sprachliche Äußerung bei den Kindern provozieren zu können. Oft sprechen sie bereits mit vielen anderen Menschen, mit dem Therapeuten jedoch nicht. Darin zeigt sich eben auch die Hartnäckigkeit der Störung und der Widerstand gegen eine Behandlung. Nach KOLVIN u. FUNDUDIS (1981) sind mutistische Kinder durch folgende Eigenschaften gekennzeichnet:

- *Entwicklungsverzögerungen*, speziell im sprachlichen Bereich, häufiges Vorkommen von Sprech- und Sprachanomalien;
- eine höhere Quote an *Verhaltensauffälligkeiten* (z. B. Enuresis und Enkopresis);
- Vorliegen bestimmter prämorbider *Persönlichkeitszüge* wie extreme Scheu und Gehemmtheit, die bis in die ersten Lebensjahre zurückdatiert;
- niedrigere *Intelligenz* im Vergleich mit gesunden Kontrollkindern;
- eine hohe Quote *psychiatrischer Auffälligkeiten* innerhalb der Familie, unter denen hauptsächlich Persönlichkeitsstörungen im Sinne extremer Zurückgezogenheit oder auch aggressives Verhalten dominieren.

In 42% der von KOLVIN u. FUNDUDIS (1981) untersuchten Familien war ein Elternteil eine extrem auffällige Persönlichkeit. In 16,6% lagen neurotische Störungen vor, im gleichen Prozentsatz Depressionen. In der Untersuchung von WRIGHT (1968) werden sogar in 75% aller Fälle hochauffällige Familien beschrieben, wobei neben psychiatrischen Störungen auch erhebliche Störungen der elterlichen Beziehungen angegeben werden.

## Diagnose und Differentialdiagnose

Die Diagnose wird durch die Anamnese und die direkte Beobachtung gestellt. Differentialdiagnostisch ist mutistisches Verhalten von folgenden Störungen abzugrenzen:

### Aphasie und andere hirnorganische Erkrankungen mit Sprechverlust oder Störungen des Sprechvorganges

Angesichts des Vorliegens organischer Schädigungen, die anamnestisch, durch Untersuchungen und Zusatzuntersuchungen geklärt werden können, ist diese differentialdiagnostische Abgrenzung im allgemeinen nicht schwierig.

### Hörstummheit (Audimutitas)

Unter Hörstummheit verstehen wir die „Stummheit des hörfähigen Kindes“. Sie kann vom Mutismus dadurch unterschieden werden, daß mutistische Kinder im allgemeinen vor Eintritt der Störung normal gesprochen haben, selbst wenn ihre Sprachenentwicklung etwas verzögert war. Kinder mit Hörstummheit haben jedoch nie flüssig gesprochen, so daß dadurch eine Abgrenzung im allgemeinen möglich ist. Im übrigen findet man nach sorgfältiger neuropsychologischer Untersuchung bei der Hörstummheit meist eine organische oder funktionelle Ursache für die Störung.

### Schizophrene Psychosen

Ihre Abgrenzung vom elektiven Mutismus erfolgt durch das Vorliegen zusätzlicher und für die Schizophrenie typischer Symptome, wobei auch die Antriebsseite zu berücksichtigen ist. Ein schwerwiegender Antriebsmangel im Rahmen einer Depression kann ebenfalls für mutistisches Verhalten verantwortlich sein.

### Taubheit oder eingeschränkte Hörfähigkeit

Auch bei Taubheit oder eingeschränkter Hörfähigkeit kann mutistisches Verhalten auftreten. Es läßt sich durch eine sorgfältige Prüfung des Gehörs oder neuropsychologische Zusatzuntersuchungen abgrenzen.

## Ätiologie und Genese

Nach neueren Erkenntnissen kann nicht mehr davon ausgegangen werden, daß es sich beim Mutismus um eine ausschließlich psychogene Störung handelt. Die Bedingungsfaktoren lassen sich vielmehr in drei Bereichen finden:

### Entwicklungsverzögerungen

Ein Großteil der mutistischen Kinder zeigt deutliche Entwicklungsverzögerungen, besonders im sprachlichen Bereich. Die Kinder haben meist verspätet sprechen gelernt, auch die Reinlichkeitsentwicklung ist deutlich verzögert. Einnässen und Einkoten kommt bei mutistischen Kindern deutlich häufiger vor als bei nicht psychisch auffälligen gleichaltrigen Kindern. Auch aus EEG-Untersuchungen ist bekannt, daß unter mutistischen Kindern die Quote solcher mit einem „unreifen EEG-Muster" häufiger ist (KOLVIN u. FUNDUDIS 1981).

### Persönlichkeitsstruktur und Temperamentseigenschaften

Aus mehreren Untersuchungen geht hervor, daß elektiv mutistische Kinder auch vor Einsetzen ihrer Störung auffällig scheu, zurückgezogen, empfindsam und ängstlich sind. Sie haben meist eine übermäßig starke Bindung an ihre Mutter und sind demgemäß auch ausgesprochen trennungsängstlich (RUTTER 1977).
Trotz dieser Persönlichkeitszüge unterscheiden sich mutistische Kinder von solchen mit einer schizoiden Persönlichkeit. Letztere kommt häufiger bei Jungen vor und ist in der Regel nicht mit mutistischem Verhalten vergesellschaftet (WOLFF u. BARLOW 1978).

### Familienpathologie

In Familien mutistischer Kinder findet man gehäuft Persönlichkeitsstörungen und psychiatrische Erkrankungen der Eltern sowie eine hohe Rate an Disharmonie, Auseinandersetzungen und gegenseitiger Ablehnung und Feindseligkeit.
Diese Ergebnisse empirischer Untersuchungen legen zur Erklärung mutistischen Verhaltens folgende Hypothese nahe: Durch die Entwicklungsverzögerungen, die prämorbiden Persönlichkeitsauffälligkeiten und die Familienpathologie werden die Voraussetzungen für mutistisches Verhalten geschaffen, da es bei Hinzutreten äußerer Belastungserlebnisse (z. B. erstmaliger Kindergartenbesuch, Einschulung) ausgelöst wird. Dabei wird auf ein Reaktionsmuster zurückgegriffen, das einerseits beim betroffenen Kind bereitliegt (verzögerte Sprachentwicklung, Auffälligkeiten im sprachlichen Bereich) und das darüber hinaus noch durch die pathologische Familiensituation (intrafamiliäre Kommunikationsstörungen) nahegelegt wird. Diese Vorstellung zur Genese mutistischen Verhaltens läßt sich auch mit anderen Erklärungsansätzen in Einklang bringen. In psychoanalytischer Sicht wäre die Einstellung der sprachlichen Kommunikation ein regressives Symptom, das sich ebenfalls als Folge von Belastungen erklären läßt, wobei die Symptomwahl in analoger Weise zu erklären ist. Auch die kasuistischen Arbeiten früherer Autoren sind mit diesem genetischen Modell kompatibel.

## Therapie

Zur Behandlung mutistischer Kinder wurden verschiedene Methoden angewandt. Die bisherigen Schilderungen bewegen sich meist auf der kasuistischen Ebene, umfangreichere Behandlungsprogramme sind schon aufgrund der Seltenheit der Störung, wenn man von einigen Ausnahmen absieht, bislang nicht durchgeführt worden. Die in der Literatur vorhandenen Schilderungen sind nicht ohne weiteres vergleichbar, da schon die Definition mutistischer Störungen sehr unterschiedlich ist und demgemäß auch die Therapieerfolge nicht ohne weiteres verglichen werden können. Übereinstimmung herrscht darüber, daß alle Formen der Behandlung mehrdimensional sein müssen, d. h. sie müssen von verschiedenen Maßnahmen Gebrauch machen. Einerseits muß das Kind individuell behandelt werden, zum anderen ist aber auch eine Einbeziehung der Eltern und der Umgebung (z. B. Schule, Kindergarten) dringend erforderlich.

### Psychoanalytisch orientierte Behandlung

Tiefenpsychologisch wird der Mutismus aufgefaßt als „eine Regression des sprachlich-sozialen Verhaltens in die erste Zeit der Sprachentwicklung, der totale Mutismus als eine Regression in die Zeit vor der Entwicklung des Sprechens" (WEBER 1950). Ursache für diese Regression sind meist ungewöhnliche Belastungen, wobei disponierende Persönlichkeitszüge und familiäre Faktoren an seiner Entstehung mitwirken. Die tiefenpsychologische Behandlung konzentriert sich auf die Herstellung einer tragfähigen Vertrauensbeziehung zum Therapeuten und die Rekonstruktion einer meist gestörten Beziehung zu den Eltern. Da die Kinder nicht sprechen, muß die Behandlung auf nichtverbale Hilfsmittel zurückgreifen wie Spielen, Basteln, Zeichnen, auf Elemente wie Musik und auf sportliche Betätigungen. Wie in anderen Betrachtungsweisen geht die Tiefenpsychologie auch von einer ausgeprägten Trotzhaltung mutistischer Kinder aus, manche sprechen auch vom „oralen Schmollen" (WEBER 1950). Nach DÜHRSSEN (1969) liegen bei den Kindern meist frühe Umweltschäden vor (intentionale Lücken), die zu einer gestörten Beziehung zu anderen Menschen, insbesondere zu den Eltern, geführt haben. Der Aufbau einer Vertrauensbeziehung ermöglicht ein gewisses Aufholen von Defiziten und verringert die häufig bei mutistischen Kindern zu findende Mißtrauenshaltung und depressive Grundstimmung. Depression und Schweigen verweisen die Störung in psychoanalytischer Sicht auf die orale Phase.

### Verhaltenstherapie

REED (1963) hat erstmals das Prinzip des operanten Konditionierens auf die Behandlung mutistischen Verhaltens angewandt. In der Folgezeit erschien eine Reihe von kasuistisch orientierten Arbeiten, die den verhaltenstherapeutischen Ansatz verfolgten. Allgemeines Prinzip war, Sprechen mit fremden und erwachsenen Therapeuten operant zu verstärken, um allmählich eine Generalisierung aufzubauen. Eine Übersicht über Vorgehensweise und Erfolg dieser Methoden gab LOWENSTEIN (1978). Dieser Autor (LOWENSTEIN 1979) berichtet auch über die Ergebnisse der Verhaltenstherapie in 21 Fällen von elektivem Mutismus. Diese Kinder wurden mittels operanter Konditionierung behandelt, wobei Nahrung und Beziehungsangebot als Belohner eingesetzt wurden. Die Patienten wurden während einer Zeitdauer von 12 Jahren (1964 bis 1976) behandelt. Die Behandlungsdauer reichte von 2 bis 21 Sitzungen, und es wurde eine 7jährige Katamnese durchgeführt, in deren Rahmen die Patienten in drei Kategorien eingeteilt wurden: keine Sprache; Sprache vorhanden, aber eingeschränkt und stark gebessert bis normal sprechend. Mehr als die Hälfte der behandelten Kinder ließ sich nach 7 Jahren in die dritte Kategorie einordnen (n = 13), zwei Kinder waren auch bei der Nachuntersuchung mutistisch, und sechs zeigten eine eingeschränkte sprachliche Kommunikationsmöglichkeit.

### Familientherapeutische Maßnahmen

Familiäre Einflüsse spielen zweifellos bei der Auslösung oder Verursachung mutistischen Verhaltens eine wesentliche Rolle. Insofern ist es nur schlüssig, wenn auch die Familie in die Behandlung einbezogen wird. Dies kann in verschiedener theoretischer Ausrichtung geschehen: sowohl in einem verhaltensorientierten als auch in einem tiefenpsychologisch orientierten Ansatz. Der familientherapeutische Zugang versucht, zunächst jene Einflüsse und Bedingungen ausfindig zu machen, die die Störung verursacht oder ausgelöst haben oder sie aufrechterhalten. Freilich kann bei der Behandlung des Mutismus die Familientherapie nicht den Schwerpunkt darstellen, schon deshalb, weil das Kind in dieser Situation in der Regel hartnäckig schweigt. Es empfiehlt sich eine Kombination von Einzeltherapie und Familienberatung ohne das Kind, das dann später wenn es in der Einzeltherapie Fortschritte gemacht hat, in die Familienberatung oder -behandlung einbezogen wird.

Entscheidend ist, daß neben den individuellen Maßnahmen auch Gruppenaktivitäten stattfinden und man alle Ebenen zur Kommunikation (besonders auch die nichtsprachlichen) nutzt. Um dieses Ziel zu erreichen, ist ein konstruktives therapeutisches Klima auf der Station erforderlich und auch die Mithilfe anderer Kinder, die unvoreingenommen und natürlich auf mutistische Kinder zugehen und sie manchmal ganz unverhofft im Spiel auch zu sprachlichen Äußerungen (die oft nicht intendiert sind) hinreißen.

## Verlauf und Prognose

Die meisten vorliegenden Untersuchungen auch zum Verlauf und zur Prognose des Krankheitsbildes erstrecken sich auf Kasuistiken, die z. T. außerordentlich interessant sind, aus denen sich jedoch nicht ohne weiteres allgemeine Gesichtspunkte ableiten lassen, die für alle oder die Mehrzahl mutistischer Kinder und Jugendlicher zutreffen. Ein außerordentlich interessanter Bericht über Mutismus bei eineiigen Zwillingen wurde von JAEGER u. METZKER (1968) und BALLA-JAEGER (1971) veröffentlicht.

Bei diesem Zwillingspaar entstand das Syndrom auf der Grundlage einer primären Sprachentwicklungsstörung und war begünstigt durch charakteropathische Züge und durch massive Umweltnoxen. Die beiden Jugendlichen wurden 15 Monate stationär behandelt und kamen anschließend in ein Heim für sprach- und körperbehinderte Kinder und Jugendliche. Sie fanden dort mit der Zeit Kontakt, sprachen mit der für sie zunächst fremden Therapeutin. In der Folgezeit durchliefen sie eine Malerlehre und konnten dann wieder ins Elternhaus zurückkehren. Dieser Verlauf zeigt die Hartnäkkigkeit der Störung, die sicher auch mit der multifaktoriellen Verursachung zusammenhängt.

Unter den Verlaufsuntersuchungen, die mit größeren Stichproben arbeiten, wobei in diesem Feld eine Stichprobe von über 20 schon in diesen Bereich gehört, sind die Erfolgsquoten sehr unterschiedlich. Dies mag mit einer unterschiedlichen Definition des Mutismus zusammenhängen. Eine Übersicht über die Ergebnisse katamnestischer Studien zeigt Tab. 3.**4**.

Tabelle 3.**4** Ergebnisse katamnestischer Untersuchungen an elektiv mutistischen Kindern. Alle Kinder befanden sich in ambulanter oder stationärer Behandlung

| Autor | Zahl der Fälle | Katamnesefrist | Ergebnisse (Heilung bzw. eindeutige Besserung) |
|---|---|---|---|
| Lorand, B. (1960) | 11 (4–13 J) | 4–7 Jahre | 7 (64%) |
| Funke, P., H. Schlange, J. Ulrich (1978) | 17 (3–7 J) | Einige Jahre | 13 (76%) |
| Lowenstein, L. F. (1979) | 21 (3–8 J) | 7 Jahre | 13 (62%) |
| Wright, H. L. (1968) | 24 (5–9 J) | 6 Mon.–7 Jahre | 15 von 19 (79%) |
| Kolvin, J., T. Fundudis (1981) | 21 (6–8 J) | 7 Jahre | 11 (46%) |

KOLVIN u. FUNDUDIS (1979) betonen die Hartnäkkigkeit der Störung. Aus ihrer Publikation ist auch zu entnehmen, daß es sich um außerordentlich schwierige Fälle gehandelt hat. Jeder Kliniker, der mutistische Kinder stationär behandelt hat, kann diese Einschätzung nachvollziehen. Führt man jedoch katamnestische Untersuchungen nach längeren Zeiträumen als die hier angegebenen durch, so scheint sich die Prognose zu verbessern. Offenbar besteht langfristig eine Tendenz zur Spontanremission. Dies haben Untersuchungen von POLLER u. REMSCHMIDT (1983) ergeben, in denen der überwiegende Teil der ehemals mutistischen Kinder in der Adoleszenz oder im Erwachsenenalter wieder zu sprechen begannen.

## Literatur


Balla-Jaeger, W.: Mutismus bei eineiigen Zwillingen – ein katamnestischer Bericht. Acta paedopsychiat. 38 (1971) 17

Brown, J. B., H. Lloyd: A controlled study of children not speaking at school. J. Ass. Workers maladjisted child 49 (1975), zit. nach J. Kolvin, T. Fundudis (1981)

Dührssen, A.: Psychogene Erkrankungen bei Kindern und Jugendlichen, 7. Aufl. Verlag für Medizinische Psychologie, Göttingen 1969

Förster, E.: Zur Systematik des kindlichen Mutismus. Z. Kinderpsychiat. 23 (1956) 175

Fundudis, T., J. Kolvin, R. F. Garside: Speech Retarded and Deaf Children: Their Psychological Developement. Academic Press, London 1979

Funke, P., H. Schlange, J. Ulrich: Klinische Untersuchungen und Therapie bei Kindern mit elektivem Mutismus. Acta paedopsychiat. 43 (1978) 47

Gutzmann, H.: Vorlesungen über Störungen der Sprache und ihre Heilung, 1893, zit. nach A. Misch (1952)

Heintze, H.: Freiwillig schweigende Kinder. Z. Kinderforsch. 40 (1932) 235

Jaeger, W., H. Metzker: Mutismus bei eineiigen Zwillingen. Acta paedopsychiat. 35 (1968) 59

Kehrer, H. E., H. Tinkl-Damhorst: Verhaltenstherapie bei elektivem Mutismus. Acta paedopsychiat. 41 (1974) 34

Kolvin, J., T.Fundudis: Elective mute children: psychological development and background factors. J. Child Psychol. 22 (1981) 219

Kussmaul, A.: Die Störungen der Sprache, 1877, zit. nach A. Misch (1952)

Lorand, B.: Katamnese elektiv mutistischer Kinder. Acta paedopsychiat. 27 (1960) 273

Lowenstein, L. F.: A summary of the research on elective mutism. Acta paedopsychiat. 44 (1978) 17

Lowenstein, L. F.: The result of twenty-one elective mute cases. Acta paedopsychiat. 45 (1979) 17

Misch, A.: Elektiver Mutismus im Kindesalter. Z. Kinderpsychiat. 19 (1952) 49

Nadoleczny, M.: Kurzes Lehrbuch der Sprach- und Stimmheilkunde 1912, 2. Aufl. Leipzig 1926

Poller, M., H. Remschmidt: Katamnesen mutistischer Kinder. Forschungsbericht, Marburg 1983

Reed, G. F.: Elective mutism in children: A re-appraisal. J. Child Psychol. Psychiat. 4 (1963) 99

Rutter, M.: Delayed speech. In: Child Psychiatry – Modern Approaches, hrsg. von M. Rutter, L. Hersov. Blackwell, Oxford 1977

Spieler, J.: Schweigende und sprachscheue Kinder. Walter, Olten 1944

Tramer, M.: Elektiver Mutismus bei Kindern. Z. Kinderpsychiat. 1 (1934) 30

Wallis, H.: Zur Systematik des Mutismus im Kindesalter. Z. Kinderpsychiat. 24 (1957) 129

Weber, A.: Zum elektiven Mutismus der Kinder. Z. Kinderpsychiat. 17 (1950) 1

Wolff, S., A. Barlow: Schizoid personality in childhood. J. Child Psychol. 20 (1979) 29

Wright, H. L.: A clinical study of children who refuse to talk. J. Amer. Acad. Child Psychiat. 7 (1968) 603

# Enuresis

*Emil Kammerer*

## Definition

Enuresis bedeutet unwillkürliches tägliches oder nächtliches Harnlassen nach Vollendung des 4. Lebensjahres ohne faßbare organische Läsion von kausaler Bedeutung. Dabei bleibt bei vielen Autoren unklar, auf welche Fakten oder Überlegungen sich die Festlegung dieser Altersgrenze stützt. Es wird jedoch allgemein akzeptiert, daß das ungestörte Zusammenwirken von psychischen Entwicklungs- und neurophysiologischen Reifungsschritten bis etwa zu diesem Zeitpunkt bei den meisten Kindern einen Abschluß der Sauberkeitsentwicklung ermöglicht. Allerdings verzichten manche Autoren auch bewußt auf eine derartige Grenzziehung und verwenden als Definitionshilfen zusätzliche, weichere Kriterien, z. B. soziokultureller (BRAZELTON 1962), operationaler (WERRY u. COHRSSEN 1967) oder funktionaler Natur (POUSSAINT u. DITMAN 1965). Die Aussichtslosigkeit, ätiologische Kriterien in die Definition einzubeziehen, wird allgemein akzeptiert und wirft ein Licht auf unseren diesbezüglichen Kenntnisstand. Im Gegensatz zur Altersgrenze erscheint die (tägliche oder nächtliche) Einnäßfrequenz in der Literatur längst nicht bei allen Autoren und erst in neuerer Zeit als zum Teil stark variierende Definitionshilfe. Folgende Einnäßfrequenzen werden der Definition einer Enuresis mit zugrunde gelegt: einmal im Monat (HALLGREEN 1957; OPPEL u. Mitarb. 1968), einmal pro Woche und mehr (FORRESTER u. Mitarb. 1964), zweimal pro Woche und mehr (MARTIN 1966).

## Epidemiologie

Der Vergleich großer epidemiologischer Feldstudien bleibt schwierig, da sie sich hinsichtlich vieler Kriterien unterscheiden können: Stichprobengröße, Zusammensetzung hinsichtlich sozialer Schichtung, Geschlecht und Alter, Art der Informationsquellen, Techniken der Datengewinnung, zugrunde gelegte Definition der Enuresis, Selektionsgrad hinsichtlich weiterer klinischer Parameter, fachliche Ausrichtung der Untersucher. Gelegenheiten für Longitudinalstudien an größeren, unselektierten, nicht therapierten Populationen dürften in den westlichen Ländern immer seltener werden. Die Berücksichtigung orientierender epidemiologischer Daten bleibt aber von großer Bedeutung für die Beratungs- bzw. Therapiepraxis.

Ein Sonderproblem in diesem Zusammenhang stellt die Definition der *sekundären Enuresis* dar. Eine Reihe von Forschern postulieren hierfür eine Zeitspanne von 12 Monaten Trockenheit vor dem Wiederbeginn des Einnässens (HALLGREEN 1957; STARFIELD 1967; DE JONGE 1973), zum Teil werden auch kürzere Zeitspannen akzeptiert (OPPEL u. Mitarb. 1968), zum Teil findet auch keine Differenzierung zwischen primärer und sekundärer Enuresis statt. Eine Differenzierung der Enuresis nach dem Schweregrad erfolgte in solchen Studien bisher nur selten (HALLGREEN 1957; DE JONGE 1969; RUTTER u. Mitarb. 1973).

Aus Übersichtsarbeiten (z. B. DE JONGE 1973) wird deutlich, daß es einige wenige bedeutsame epidemiologische Übereinstimmungen gibt:

(1) Jungen nässen in nahezu allen Altersgruppen häufiger ein als Mädchen.

(2) Die Häufigkeitsangaben zur Enuresis in den einzelnen Altersstufen konvergieren – für beide Geschlechter und alle Enuresisformen zusammengenommen – gegen folgende Werte:

- Unter 5jährigen Kindern finden sich ca. 16% Enuretiker.
- Unter 7½jährigen Kindern finden sich noch ca. 7% Enuretiker.
- Zwischen 6½ und 12 Lebensjahren reduziert sich die Gesamtpopulation der Enuretiker um jeweils ca. 13,5% pro Lebensjahr.

(3) Untere Sozialschichten sind stärker repräsentiert.

(4) Zum Einnäßmuster finden sich, soweit dieser Gesichtspunkt beim Studium größerer Populationen berücksichtigt wurde, mit weiten Schwankungen folgende Angaben: 80% reine Enuresis nocturna, 15% Enuresis nocturna et diurna, 5% reine Enuresis diurna.

Tab. 3.5 zeigt Prävalenzdaten der Enuresis, welche RUTTER u. Mitarb. (1973) während ihrer Studien an repräsentativen Stichproben von Kindern der Insel Wight gewannen.

Diesen Daten kann entnommen werden, daß die Prävalenz gerade bei jüngeren Kindern erheblich mit der Einnäßfrequenz variiert. Während 15% der 7jährigen Jungen dieser Population weniger als einmal pro Woche einnässen, nässen nur 7% mehr als einmal pro Woche ein. Dies dürfte von klini-

Tabelle 3.5 Prävalenz der Enuresis nach Alter, Geschlecht und Einnäßhäufigkeit (aus *Rutter* u. Mitarb.: Enuresis and behavioural deviance: some epidemiological considerations. In: Bladder Control and Enuresis, hrsg. von I. Kolvin, R. Mac Keith, S. R. Meadow. Heinemann, London 1973)

| Alter (in Jahren) | Gesamt-stichprobe | Einnässen (< 1 × Woche [in %]) ♂ | ♀ | Einnässen (mind. 1 × Woche [in %]) ♂ | ♀ | Geschlechts-verhältnis |
|---|---|---|---|---|---|---|
| 5 | 395 | (♂ 13,4%, ♀ 13,9%) | | | | 1,00 |
| 7 | 359 | 15,2% | 12,2% | 6,7% | 3,3% | 1,41 |
| 9/10 | 1814 | 6,1% | 3,5% | 2,9% | 2,2% | 1,61 |
| 14 | 1913 | 1,9% | 1,2% | 1,1% | 0,5% | 1,77 |

scher Bedeutung sein, da wahrscheinlich eher Fälle aus der letzteren Gruppe einer Behandlung überwiesen werden. In RUTTERs Daten finden sich ferner ein – nicht von allen Autoren replizierter – Anstieg der Prävalenz der Enuresis zwischen 5 und 7 Jahren, seiner Meinung nach ein Niederschlag der sekundären Enuretiker. Longitudinalstudien (OPPEL u. Mitarb. 1968, MILLER 1973) haben denn auch gezeigt, daß die Altersspanne von 5–6 Jahren diejenige mit der größten Rückfallwahrscheinlichkeit ist, daß Rückfälle nach dem 11. Lebensjahr selten sind und häufiger bei Jungen vorkommen.

Mädchen erwerben durchschnittlich rascher Harnkontinenz als Jungen. Während die Angaben zur Einnäßhäufigkeit zwischen 4 und 6 Jahren zum Teil kaum differieren, wächst das Geschlechtsverhältnis ab dem 7. Lebensjahr deutlich zugunsten der Jungen an bis zu einem Verhältnis von etwa 2 : 1 zugunsten der Jungen bei Fünfzehnjährigen (OPPEL u. Mitarb. 1968; MILLER 1973; RUTTER u. Mitarb. 1973). Die epidemiologischen Angaben zur Familiarität der Enuresis werden in einem anderen Zusammenhang angeführt.

## Klassifikation

Im Multiaxialen Klassifikationsschema für psychiatrische Erkrankungen im Kindes- und Jugendalter nach REMSCHMIDT u. SCHMIDT (1977) erscheint die Enuresis unter den *„speziellen, anderweitig nicht klassifizierbaren Symptomen oder Syndromen“*. In dieser Klassifizierung schlägt sich der Mangel an gesichertem ätiologischem Wissen nieder. Wie neuere Studien belegen (s. Abschnitt Ätiologie), hat erst die konsequente Berücksichtigung schon länger geläufiger klassifikatorischer Gesichtspunkte dazu beigetragen, unser Verständnis der komplexen Ätiologie dieser Störung etwas zu verbessern, wobei evtl. voneinander abgrenzbare, komplexere Störungsmuster herausgearbeitet wurden. Unter klinischen wie wissenschaftlichen Gesichtspunkten sollte daher nach wie vor zwischen *primärer* und *sekundärer Enuresis* sowie zwischen *Enuresis nocturna, Enuresis diurna* sowie *Enuresis nocturna et diurna* unterschieden werden. Enuresis im Rahmen geistiger Behinderung kann als solche klassifiziert werden.

## Klinik

In der Praxis dürften Kinder mit Einnäßfrequenzen von mindestens zweimal wöchentlich bis mehrmals täglich oder nächtlich einer Behandlung zugeführt werden. Klinische Populationen bzw. Patienten ärztlicher oder psychologischer Fachpraxen werden gegenüber unselektierten Populationen wahrscheinlich höhere Anteile von Tag- und Nachtnässern bzw. reinen Tagnässern, höhere Raten begleitender anderer psychogener Symptome wie Enkopresis sowie auch eine höhere Belastung mit psychischen Auffälligkeiten (HALLGREEN 1957) aufweisen. Bei der Enuresis nocturna et diurna sind in der Regel beide Teilstörungen entweder primär oder sekundär. Nach übereinstimmenden Angaben in größeren Feldstudien können ca. 80% der Enuretiker *primär*, ca. 20% *sekundär* genannt werden, wobei die Definition von sekundär unterschiedlich gehandhabt wird (BAKWIN 1961). Die Resultate von Longitudinalstudien weisen darauf hin, daß bereits ab dem 6. bis 7. Lebensjahr auch längere zurückliegende Trockenheitsperioden nicht mehr erinnert werden. Die Differenzierung von primärer und sekundärer Enuresis wird also immer schwieriger, je älter das Kind wird (OPPEL u. Mitarb. 1968).

Dem klinischen Bild der Enuresis nocturna wie diurna sind einige Symptome zuzuordnen, welche man unter Umgehung des schwierigen Kausalitätsproblems vielleicht am besten „assoziierte“ Symptome nennt.

Eine Reihe von Studien spricht dafür, daß weniger bei der Enuresis nocturna, häufiger bei der Enuresis diurna plötzlicher, *imperativer Harndrang* zum klinischen Bild gehören kann (DE JONGE 1973). Gut kontrollierte Vergleichsstudien sprechen dafür, daß Nachtnässer (ESPERANCA u. GERRARD 1969) wie Tagnässer (STARFIELD 1967; ZALESKI u.

Mitarb. 1973) tagsüber durchschnittlich *häufiger* urinieren als Nicht-Enuretiker. Entsprechend scheinen die mittleren Ausscheidungsmengen pro Miktion bei den Enuretikern deutlich niedriger zu liegen als bei Nicht-Enuretikern (ZALESKI u. Mitarb. 1973). Beide Phänomene (*imperativer Harndrang und hohe Miktionshäufigkeit*) brauchen nicht strikt aneinander gekoppelt zu sein (DE JONGE 1973), anscheinend besteht aber eine regelhafte Verknüpfung beider Phänomene mit einer gegenüber Nicht-Enuretikern deutlich verminderten sogenannten maximalen funktionellen Blasenkapazität (= größte beobachtbare, spontan gelassene Harnmenge; STARFIELD 1967). WHITESIDE u. ARNOLD (1975) sprechen in diesem Zusammenhang von einer bei Tag-(bzw. Tag- und Nacht-)Nässern gegenüber reinen Nachtnässern deutlich gesteigerten sogenannten „Blasenlabilität". Ein sorgfältiger Gruppenvergleich der Spontanmotorik nach standardisierter Flüssigkeitsbelastung zwischen Kindern mit Enuresis nocturna et diurna und Nicht-Enuretikern scheint die Theorie zu stützen, daß Enuretiker den eigenen Harndrang verspätet wahrnehmen (FIELDING u. Mitarb. 1975).

## Enuresis und Harnwegsinfekt

Hinsichtlich der Verknüpfung von *Enuresis und Harnwegsinfekt* stellen Mädchen eine Risikiogruppe dar (SAVAGE u. Mitarb. 1969; MEADOW 1969). Dabei scheint eine positive Korrelation zwischen Einnäßhäufigkeit und Infektwahrscheinlichkeit zu bestehen: Während enuretische Mädchen insgesamt eine Wahrscheinlichkeit von etwa 1 : 20 haben, auch einen Harnwegsinfekt zu bekommen, erhöht sich bei Mädchen, die praktisch jede Nacht einnässen, diese Wahrscheinlichkeit auf 1 : 10 (STANSFELD 1973). In einer Feldstudie wiesen 5% der Enuretikerpopulation einer großen Schule Harnwegsinfekte auf, was in etwa der fünffachen Rate der Nicht-Enuretiker entsprach (SHAFFER u. Mitarb. 1968). Enuresis bei Mädchen scheint auch überzufällig häufig mit sogenannten asymptomatischen Bakteriurien verknüpft zu sein (MEADOW u. Mitarb. 1969). Zur wahrscheinlichen Wechselwirkung Enuresis – Harnwegsinfekt ist anzuführen, daß Mädchen, deren Enuresis nicht erfolgreich behandelt wurde, eine deutlich erhöhte Rate von Bakteriurien gegenüber erfolgreich behandelten Mädchen behalten (DODGE u. Mitarb. 1970).

## Enuresis und psychopathologische Abweichungen

Der Untersucher sieht sich mit einem weiten Spektrum kindlicher wie elterlicher emotionaler Reaktionen auf das Symptom konfrontiert, welche von größter Scham bzw. Intoleranz bis zu Indolenz bzw. gutmütiger Toleranz reichen. Einerseits sieht sich der Kliniker genötigt, bei der Betreuung des Einzelfalles zahlreiche psychologische Faktoren zu berücksichtigen, andererseits kann er sich hierfür keinesfalls auf eine auch nur halbwegs gesicherte empirische Datenbasis stützen. Ferner dürfte der theoretische Standort den psychodiagnostischen Blickwinkel mitbestimmen. Der größere Teil der Studien zum Problem der Verknüpfung von *Enuresis mit psychopathologischen Abweichungen* bringt Belege dafür, daß leichtere Zeichen emotionaler Gestörtheit, diskretere Anpassungsprobleme bei Enuretikern aller Alterstufen häufiger als bei Nicht-Enuretikern auftreten (MICHAELS u. GOODMAN 1934; CUST 1958; LOVIBOND 1964; STEIN u. Mitarb. 1965; WERRY u. COHRSSEN 1967). Ein Teil solcher Studien kommt jedoch auch zu widersprechenden Resultaten (HALLGREEN 1957, BAKER 1969); größere epidemiologische Feldstudien belegen sehr deutlich, daß innerhalb der Gesamtpopulation der Enuretiker nur eine mehr oder weniger große Minderheit überhaupt psychische Störungen aufweist (RUTTER u. Mitarb. 1973). Viele methodisch durchaus sorgfältig angelegte Gruppenvergleiche zwischen Enuretikern und Nicht-Enuretikern ergaben bislang auch keinerlei Hinweise auf eine Enuresisspezifität gefundener Abweichungen (OPPEL u. Mitarb. 1968; RUTTER u. Mitarb. 1973).

Das Risiko psychischer Störungen scheint jedoch bei einigen Untergruppen aus der Gesamtpopulation der Enuretiker erhöht zu sein. So scheinen Mädchen mit Enuresis häufiger psychische Störungen aufzuweisen als Jungen (RUTTER u. Mitarb. 1973); mit Enuresis nocturna et diurna bzw. reiner Enuresis diurna scheinen häufiger psychische Auffälligkeiten verknüpft zu sein als mit reiner Enuresis nocturna (RUTTER u. Mitarb. 1973, BERG u. Mitarb. 1977). Bei adoleszenten Enuretikern, die mehrheitlich eine primäre Enuresis nocturna aufweisen, haben einige Untersucher passiv-aggressive bzw. passiv-abhängige Verhaltensweisen gehäuft angetroffen (MURPHY u. Mitarb. 1971)

Während zur Familiarität der Enuresis gute empirische Belege vorliegen (s. Abschnitt Ätiologie), liegen zur Psychopathologie familiärer Strukturen nur wenige, sicher unspezifische Resultate vor. So fanden STEIN u. Mitarb. (1965) in einer erweiterten Familienstudie im Vergleich zu nichtenuretischen Familien eine relative Anhäufung mütterlicher Berufstätigkeit bzw. von „Broken-home-Situationen"; die Untersuchungen von DOUGLAS (1973) erbrachten Hinweise auf die Bedeutsamkeit emotional belastender Ereignisse speziell im 3./4. Lebensjahr. Generell ist festzuhalten, daß alle bisherigen Untersuchungen zur Psychopathologie bei Enuresis keine Abgrenzung gegenüber anderen kinderpsychiatrischen Störungen erlauben.

## Diagnose und Differentialdiagnose

Der diagnostische Prozeß dient im wesentlichen drei Zielen:
- Aussonderung der insgesamt seltenen Fälle organisch erklärbaren Einnässens, genannt Inkontinenz (Differentialdiagnose).
- Sorgfältige Sammlung und Abwägung der Fakten, die geeignet sein können, Einnässen zu unterhalten oder zu reduzieren (biographische Anamnese) (s. auch Abschnitt Ätiologie).
- Anbahnung einer möglichst entspannten, angstfreien beraterischen oder therapeutischen Beziehung durch Berücksichtigung psychohygienischer Gesichtspunkte (Therapieanbahnung).

### Differentialdiagnose

*Inkontinenz* wird phänomenologisch definiert als überwiegend kontinuierlicher, unwillkürlicher Harnabgang, wobei die Funktion des M. sphincter externus reduziert oder aufgehoben ist. Ist die Blase dabei entweder aufgrund einer neurogenen Entleerungsstörung oder eines subvesikalen Abflußhindernisses übervoll, spricht man auch von Ischuria paradoxa. Bei beiden Hauptmechanismen der Inkontinenzentstehung kann der M. detrusor die Blase zwar nicht völlig entleeren, wohl aber durch periodische, schwache Kontraktionswellen, entsprechend dem Zufluß, kleine Harnportionen auspressen. Zu den einzelnen Krankheitsbildern muß auf die kinderurologische bzw. -neurologische Fachliteratur verwiesen werden. Die phänomenologische Differenzierung von Polyurie (mit Polydipsie), Pollakisurie und Dysurie kann differentialdiagnostisch bereits hilfreich sein.

Die *somatische Anamnese* muß folgende Punkte erfassen: Familiarität der Symptomatik, eventuelle Diabetesbelastung, Hinweise auf eine zerebrale Schädigung (Geburtsgewicht, Geburtsanamnese, zerebrale Anfälle), Entwicklungsdaten, Hinweise auf eine urologische Störung (Miktionshäufigkeit, Auffälligkeiten des Miktionsablaufs inklusive Nachträufeln, Harnwegsinfekte), Verlauf der Enuresis (Dauer, Schwere, Muster, eventuelle situative Zusammenhänge), weitere assoziierte Symptome, Art und Erfolg bisheriger therapeutischer Maßnahmen.

*Die körperliche Untersuchung* muß besonderen Wert auf den abdominellen Tastbefund (große, evtl. zystische Nieren, Klopfschmerz, Resistenzen), Inspektion des äußeren Genitales (Entzündungen, Mißbildungen, Phimose, Fluor), Beobachtung des Harnstrahls sowie den neurologischen Status (insbesondere Sakralsegmente, Wirbelsäule im Lumbosakralbereich) legen.

*Obligate Laboruntersuchungen*: Zwei Mittelstrahlurine mit Sediment und bakteriologischer Kultur, blutchemisch: BSG, Blutbild, Kreatinin, Harnstoff-N, Elektrolyte. Falls der Harnstrahl unauffällig und der Urin o. B. ist, besteht eine Indikation zur Röntgenuntersuchung (i. v. Pyelogramm) nur bei hartnäckiger Therapieresistenz, nie jedoch vor dem Schulalter. Ein erhöhter Verdacht auf organische Verursachung des Einnässens ist vor allem bei einer Kombination folgender Symptome gerechtfertigt: primäre Enuresis nocturna et diurna, auffallend häufige Miktion, Pollakisurie, plötzlicher, imperativer Harndrang.

### Biographische Anamnese

Die umfassendere biographische Anamnese muß versuchen, familien- wie eigenanamnestisch mit bisherigen Erkenntnissen zur Ätiologie der Störung konforme Bausteine für ein hypothetisches, individuelles Bedingungsgefüge eines Falles zu liefern. Familienanamnestisch sind vor allem sozialer Status, Familiengröße, Vollständigkeit der Familie, Berufstätigkeit der Eltern, Angaben zum Erziehungsstil, insbesondere zur Praxis der Sauberkeitserziehung, festzuhalten. Eigenanamnestisch bedeutsam sind Hinweise für emotionale Störfaktoren während der üblichen Zeit der Sauberkeitserziehung, abgelaufene oder noch wirksame Konflikte mit einem Elternteil oder Geschwister, Hinweise für eine emotionale oder intellektuelle Überforderungssituation, die soziale Selbsteinschätzung, eventuell wiederholte, eindeutig traumatisierende Ereignisse mit Schwankungen oder Rezidiven des Symptoms. Zur aktuellen Symptomatik müssen folgende Punkte berücksichtigt werden: Entwicklung wie aktueller Stand der elterlichen Reaktionen auf das Symptom, eventuell selbst erlebte Reaktionen der Eltern auf ihre eigene Enuresis, Wahrnehmung der Symptomatik durch das Kind, individueller wie familiärer Leidensdruck am Symptom, abschätzbare Therapiemotivation.

### Therapieanbahnung

Faßt man Diagnostik und Therapie als ineinandergreifende Prozesse auf, kann eine ebenso gründliche wie einfühlsame Evaluierung dieser Faktoren für sich genommen schon einen ersten therapeutischen Schritt darstellen. Es dürfte eine durchgängige Schwierigkeit der diagnostischen Praxis sein, daß in der Mehrzahl der Fälle weder demonstrable organ- noch psychopathologische Befunde eruierbar sind. Daraus resultiert für den Untersucher die erhebliche Schwierigkeit, sowohl mangelndes ätiologisches Wissen im Einzelfall ohne vorschnelle Hypothesenbildung zu tolerieren als auch eben diesen Umstand in einer Eltern wie Kind entlastenden Weise weiterzugeben.

## Ätiologie

Es ist sicher angemessen, beim gegenwärtigen Kenntnisstand mit STEGAT (1973) von „Zusammenhängen im Krankheitsbild der Enuresis" anstelle von „der" Ätiologie zu sprechen. Allen mehr oder weniger aufgefächerten Einteilungsversuchen bisheriger Theorien zur Ätiologie der Störung haftet etwas Willkürliches an, sicherlich sind sie zum Teil durch den theoretischen Standort des Verfassers mitbedingt. Mehrheitlich wird akzeptiert, daß sich verschiedenartige ätiologische Aspekte im einzelnen Falle absolut nicht ausschließen bzw. sich sogar diagnostisch ergänzen müssen, nur noch selten begegnet man polemischen Ausschließlichkeitsansprüchen. Die lapidare Feststellung von SHAFFER (1977), daß es „sehr selten ist, daß die Ursache des Bettnässens bei einem einzelnen Kind identifiziert werden kann", gilt weiterhin. So wird auch häufig von sozialen, psychologischen, biologischen „Faktoren" gesprochen, welche mit der Enuresis „assoziiert" sind (OPPEL u. Mitarb. 1968).

Folgende Einteilung dürfte das Spektrum bisheriger ätiologischer Theorien weitgehend abdecken, wobei die Einordnung einzelner Ansätze Interpretationsprobleme aufwerfen kann:

- Psychogenetische Theorien.
- Auffassung der Enuresis als Störung der strukturellen und/oder funktionellen Reifung (Lerndefizit).
- Theorien, welche einzelne, umschriebenere somatische Bedingungsfaktoren in den Vordergrund stellen.

### Psychogenetische Theorien

Der historisch bedeutsamste derartige Erklärungsansatz, welcher mittlerweile breit aufgefächert ist, wird durch die psychoanalytische Festlegung der Enuresis als Symptom einer zugrundeliegenden, meist unbewußten emotionalen Konfliktsituation zusammengefaßt. Während die orthodoxe, analytische Interpretation der Enuresis als masturbatorisches Äquivalent in den Hintergrund getreten ist, haben konflikttheoretische, psychodynamische Ansätze zu einer verwirrenden Fülle von Interpretationen der Enuresis geführt: Enuresis als Ausdruck eines Wunsches nach Regression (WINNICOT 1953), als Aufmerksamkeitssuche, Hilfeschrei (KEMPER 1948), als Ausdruck von Kastrationsängsten, als Trotz, urethrale Aggression gegenüber den Eltern, als Ausdruck einer Ambivalenzhaltung gegenüber Leistungsanforderungen der Umwelt (DÜHRSSEN 1974). Die Überprüfung von Hypothesen, die aus diesen Ansätzen ableitbar sind, ist bei aller subjektiven Evidenz im Einzelfall schwierig geblieben, was auf der diesen Ansätzen gemeinsamen Grundannahme von der Enuresis als Symptom eines bedingenden, tiefer liegenden neurotischen Konflikts beruhen dürfte.

Auch breiter angelegte Untersuchungen zu eventuellen psychogenetisch bedeutsamen Umgebungsfaktoren haben nicht zu verallgemeinerbaren Resultaten geführt. KEMPERs „Muttertypen" (1948) decken ein allzu weites Spektrum erzieherischer Fehlverhaltensweisen ab. Mit der Feststellung einer hohen Rate von Störungen der Mutter-Kind-Beziehung im ersten Lebensjahr bei Enuretikern läßt sich allenfalls eine Basis für die weitere Hypothesenbildung gewinnen. Auch neuere Familienuntersuchungen (NILSSON u. Mitarb. 1973) betonen die Bedeutsamkeit primärer mütterlicher Einstellungsprobleme gegenüber dem Kind für die spätere Entstehung von Enuresis.

Eindrucksvolle epidemiologische Studien (DOUGLAS 1973) sprechen für die Bedeutung *psychisch belastender Ereignisse* vor allem in den ersten vier Lebensjahren. Unter einer größeren Reihe von Ereignissen erwiesen sich folgende als besonders zuverlässige „Prädiktoren" einer späteren Enuresis: Zerbrechen der Familie durch Tod, Scheidung oder Trennung der Eltern, vorübergehende Trennung des Kindes von der Mutter, Krankenhauseinweisungen. Die Interpretation solcher Befunde im Rahmen der Enuresisgenese bleibt ein offenes Problem. Untersuchungen zum mutmaßlichen Zusammenhang zwischen Enuresis und Zeitpunkt des Beginns bzw. auch retrospektiv schwer objektivierbarer „Strenge" der Sauberkeitserziehung kommen zu insgesamt widersprüchlichen, für eine psychogenetische Theoriebildung wenig ermutigenden Resultaten. Besser kontrollierte Untersuchungen mit größeren Fallzahlen (DIMSON 1959; LOVIBOND 1964) sprechen überhaupt dagegen, daß bewußtes, systematisches elterliches Sauberkeitstraining irgendeinen Einfluß auf den Zeitpunkt des Abschlusses der Sauberkeitsentwicklung hat (s. auch MUELLNER 1960). Wenn die Sauberkeitserziehung in eine insgesamt als hart, ungeduldig einzustufende Erziehungshaltung eingebettet ist, finden sich unter Kindern bis zu fünf Jahren gehäuft Enuretiker (BOSTOCK u. SHACKLETON 1962). Zur Beurteilung der Möglichkeit, eine befriedigende psychogenetische Theorie zu bilden, erscheint es sinnvoll, sich den gegenwärtigen Stand der Beantwortung folgender Fragen bewußt zu halten (SHAFFER 1973):

(1) *Gehen emotionale Störungen der (sekundären) Enuresis regelhaft voraus?*

Einige Studien liefern Hinweise dafür, daß der sekundären Enuresis gehäuft emotional belastende Ereignisse vorangehen (HALLGREEN 1957; WERRY u. COHRSSEN 1967). RUTTER u. Mitarb. (1973) fanden in ihren Longitudinalstudien unter Fünfjährigen, die mit sieben Jahren wieder einnäßten, ca. fünfmal so häufig Verhaltensabweichungen als unter Fünfjährigen, die trocken blieben. Insgesamt lassen die Resultate solcher Studien aber noch keine definitive Beantwortung der obigen Frage zu. Sie erlauben auch keinen Schluß darauf, ob sich unselektierte Populationen primärer und sekundärer Enuretiker psychopathologisch wirklich unterscheiden (RUTTER u. Mitarb. 1973).

(2) *Beseitigt eine erfolgreiche Therapie emotionaler Störungen eine gleichzeitige Enuresis?*

Auch diese Frage erscheint zur Zeit nicht schlüssig beantwortbar. Therapeutische Gruppenvergleiche sprechen eher dafür, daß mit nicht symptombezogener Psychotherapie keine höheren Besserungsraten der Enuresis erzielt werden als mit Placebo oder in unbehandelten Kontrollgruppen (BEHRLE u. Mitarb. 1956; DELEON u. MANDELL 1966).

(3) *Ist die „symptomatische" Therapie der Enuresis bei psychisch gestörten Enuretikern weniger erfolgreich als bei psychisch unauffälligen Enuretikern?*

Es gibt bisher keine sichere Evidenz für ein unterschiedliches Ansprechen von als psychisch gestört diagnostizierten Enuretikern gegenüber nicht gestörten Enuretikern auf symptomatische (Konditionierungs-)Behandlung (SHAFFER 1973). Zu dem mit dieser Frage verknüpften Problem der Symptomsubstitution als Folge einer symptomatischen Therapie ist anzumerken, daß bislang keine wissenschaftlichen Ansprüchen genügenden Untersuchungen vorliegen, welche ein Neuauftreten gravierender Symptome als Folge einer symptomatischen Enuresistherapie belegen könnten. Methodisch besonders sorgfältige Studien (NOVICK 1966; BAKER 1969) ergaben allenfalls bei einer Minderheit vor allem sekundärer Enuretiker diskrete neue Symptome, mit deren Hilfe aber weder eine Beweisführung für eine neurotische Basis der Enuresis möglich wird noch der Wert einer erfolgreichen symptomatischen Therapie bestritten werden kann.

Zusammenfassend läßt sich zum Problem der Bildung einer psychogenetischen Theorie festhalten, daß entweder die bisher vorliegenden Ansätze nur schwer überprüfbare Hypothesen liefern oder aber bisher vorliegende empirische Befunde zu heterogen und fragmentarisch für eine umfassendere Theoriebildung erscheinen.

## Auffassung der Enuresis als Störung der strukturellen und/oder funktionellen Reifung (Lerndefizit)

Ansätze, welche die Enuresis als eine Störung der strukturellen und/oder funktionellen Reifung betrachten, schließen, puristisch vertreten, den Standpunkt aus, die Enuresis als Symptom einer emotionalen Störung anzusehen (LOVIBOND u. COOTE 1970). Die Enuresis wird vielmehr als ein Fehlschlagen der Entwicklung einer angemessenen kortikalen Kontrolle über subkortikale Reflexmechanismen betrachtet. Dieser Prozeß bzw. sein Mißlingen hat sowohl einen strukturellen, neurophysiologischen (neurale Ausreifung) als auch einen lernpsychologischen Aspekt (Entwicklung einer komplexen Reihe konditionierter, gelernter Reflexe).

Es existieren zwar plausible theoretische Modellvorstellungen zur Neurophysiologie der normalen Blasenkontrolle (YEATES 1973), jedoch gibt es aus neurophysiologischer Sicht nicht mehr als einige interessante, schwer überprüfbare Hypothesen zum Mißlingen derselben (z. B. gesteigerte Irritabilität der Dehnungsrezeptoren der Blasenwand, Blockierung bzw. verzögerte Nachreifung zentraler Hemmechanismen des Blasenentleerungsreflexes). Definiert man Reifung als erblich fixierten Abschluß der Entwicklung nervaler Strukturen, sind in diesem Zusammenhang auch die eindrucksvollen genetischen Studien zur Enuresis anzuführen. Ausgedehnte Familienuntersuchungen (HALLGREEN 1957; BAKWIN 1973) lassen keinen Zweifel an einer familiären Häufung vor allem der Enuresis nocturna. Ca. 70% aller Enuretiker haben mindestens einen Verwandten ersten Grades mit Enuresis. Bei der reinen Enuresis diurna ergaben sich keinerlei Belege für eine genetische Basis (HALLGREEN 1957). In Zwillingsuntersuchungen erwiesen sich eineiige Zwillinge hinsichtlich der Enuresis als ca. zweimal so häufig konkordant als zweieiige Zwillinge (BAKWIN 1973). Da noch keine Studien zur Enuresisinzidenz bei getrennt aufgewachsenen, eineiigen Zwillingen vorliegen, ist eine hinsichtlich der Enuresisgenese unkontaminierte Trennung von Erb- und Umweltfaktoren immer noch nicht möglich. Neben dem ungeklärten Problem des Vererbungsmodus bleibt auch die Frage offen, wie sich der genetische Faktor im Rahmen des Miktionsprozesses ausdrückt.

Lernpsychologische Erklärungsansätze der Enuresis lassen sich mit folgenden einfachen Voranahmen besser verstehen:

1. Der Blasenentleerungsreflex des Säuglings ist ein lebensnotwendiger Reflex. 2. Das heranwachsende Kind muß höhere Hemmzentren entwickeln bis zu dem Grad, bei dem die hemmenden Einflüsse stark genug werden, den natürlichen Entleerungsreflex bis zur willkürlichen Miktion zu unterdrücken. 3. Dies erfordert das Erlernen komplexer konditionierter Reflexe, was erklärt, daß – besonders retardierte – Kinder beim Erlernen derselben Schwierigkeiten haben.

Ein allgemeiner verhaltenstherapeutischer Ansatz zur Ätiologie der Enuresis läßt sich nach STEGAT (1973) folgendermaßen zusammenfassen:

Einnässen kann als Folge eines Nichtlernens bzw. im Fall des Wiedereinnässens als Folge eines Verlernens von Sauberkeitsverhalten aufgefaßt werden. Infolge fehlender oder unangemessener Lernprozesse und/oder einer physiologisch bedingten Unreife oder Störung können sich die zerebralen Hemmfunktionen des Blasenentleerungsreflexes, welche Blasentonus und Aufwachen regulieren, nicht funktionssicher ausbilden. Allen lernpsycho-

logischen Erklärungsansätzen haftet der Mangel an, daß sich die Gültigkeit zugrunde gelegter, zum Teil einfach klingender, zum Teil komplexer Lernparadigmen nicht direkt nachweisen läßt (klassisches Konditionierungsparadigma, O. H. MOWRER u. W. M. MOWRER 1938, Paradigma vom Vermeidungslernen, LOVIBOND 1964). Vielmehr wird versucht, den Gültigkeitsnachweis indirekt über die Wirksamkeit einer auf einer theoretischen Annahme aufgebauten Therapie, teilweise sogar erst nach Erfolg derselben, zu führen.
Zusammenfassend ist zu sagen, daß die lernpsychologischen Ansätze bei allem fragmentarischen Charakter und aller Widersprüchlichkeit doch zur Entwicklung einer breit einsetzbaren Therapie (s. Abschnitt Therapie) geführt haben, welche historisch gesehen freilich eher pragmatisch neben der Theorieentwicklung herlief.

## Theorien, welche einzelne, umschriebene somatische Bedingungsfaktoren in den Vordergrund stellen

Eine dritte Gruppe ätiologischer Theorien läßt sich insofern zusammenfassen, als sie umschriebenere, somatische Hypothesen in den Vordergrund stellen. Sie haben zum Teil gemeinsam, daß sie im Verlauf ihrer Entstehung wellenförmig überbewertet wurden und auch trotz gut fundierter Zweifel an ihrer Gültigkeit ein zähes Eigenleben führen. Im folgenden werden die bekanntesten dieser Ansätze kurz skizziert:
(1) *Ätiologische Ansätze mit Bezug zum Zentralnervensystem*:
– Auffassung der Enuresis als sogenanntes „epileptisches Äquivalent“:
Eine Reihe von Studien, in denen unkritisch, d. h. ohne Kontrolle mitbedingender Faktoren, EEG-Abnormitäten in einem ursächlichen Zusammenhang mit der Enuresis interpretiert wurden, haben diesen Ansatz vorübergehend gestützt (TAKAYASU u. Mitarb. 1963; CAMPBELL u. YOUNG 1966). Neuere epidemiologische Studien widerlegen, daß die Enuresis bei Epileptikern häufiger als bei Nichtepileptikern vorkommt. Unter psychiatrisch gestörten epileptischen Kindern fanden sich weniger Enuretiker als unter Kindern mit psychiatrischer Störung ohne Epilepsie. Die Enuresisrate bei psychiatrisch unauffälligen Kindern ist gleich hoch wie bei Kindern mit Epilepsie (RUTTER u. Mitarb. 1970). Es erscheint mittlerweile nicht mehr verantwortbar, Enuresis mit „subklinischer Epilepsie“ gleichzusetzen (TAKAYASU u. Mitarb. 1963).
Zu dem Problem, überhaupt Beziehungen zwischen EEG-Befunden und Enuresis herzustellen, tragen zwei prinzipielle Schwierigkeiten bei: 1. Die Mechanismen, welche den Erwerb der Harnkontinenz steuern, sind zu wenig bekannt. 2. Die Bedeutung statistisch herausfallender Auffälligkeiten im kindlichen EEG ist zum Teil noch unbekannt bzw. umstritten. Studien, welche eine relative Anhäufung von EEG-Auffälligkeiten bei enuretischen Kindern belegen, bleiben also schwer interpretierbar.
– Auffassung der Enuresis als Folge einer sogenannten abnormen Schlaftiefe bzw. einer pathologischen Verknüpfung mit bestimmten Schlafphasen:
Es wurde bislang versucht, diesen Ansatz aus drei Richtungen zu stützen: klinische Studien zur Erweckbarkeit von Enuretikern, EEG-Untersuchungen und Messungen von Augenbewegungen. Studien zur Erweckbarkeit von Enuretikern mit Kontrollgruppen kommen zu widersprüchlichen Resultaten (BOSTOCK 1958; BOYD 1960). Telemetrische EEG-Ableitungen (WEINMANN 1968) zeigen, daß Einnäßereignisse in allen Schlafphasen mit Ausnahme der REM-Phasen auftreten können. Bei älteren Enuretikern scheint sich eine striktere Kopplung der Einnäßereignisse an die Schlafphasen III und IV zu entwickeln (EVANS 1971). Zusammenfassend läßt sich festhalten, daß sich bislang für keine der beiden Teilhypothesen eine ausreichende Datenbasis ergeben hat. Die elektrophysiologischen Schlafkorrelate weisen lediglich darauf hin, daß Einnäßereignisse und Traum zeitlich nicht zusammentreffen (PIERCE 1963).
(2) *Ätiologische Ansätze mit Bezug zum Urogenitaltrakt*:
– Anatomische Abweichungen an den ableitenden Harnwegen und ihr Zusammenhang mit Enuresis:
Epidemiologische Studien weisen darauf hin, daß insgesamt nur bei einem kleinen Prozentsatz aller Enuretiker überhaupt nachweisbare anatomische Veränderungen an den ableitenden Harnwegen bestehen (HALLGREEN 1957). Die hohe Spontanheilungsrate der Enuresis bliebe bei einer über Einzelfälle hinausreichenden ätiologischen Bedeutsamkeit solcher Veränderungen unerklärbar. Die kritische Wertung einzelner anatomischer Veränderungen wie Blasenhals- bzw. Urethralobstruktion, Urethralklappen etc. bleibt schwierig. Folgende Argumente werden von kinderpsychiatrischer Seite unkritischen Verallgemeinerungen aus Befunden an hoch selektierten urologischen Patientenstichproben entgegengehalten.
– Röntgenbilder, Obstruktionsnachweise mittels kalibrierter Bougies erbrachten bisher weder hinreichend konsistente noch kausal interpretierbare Befunde. Dies gilt auch für die Interpretation physiologischer Veränderungen am Blasenhals (sogenannte Basalplatte).
– Es gibt keinesfalls unumstrittene, klare Kriterien für die Definition einer Harnwegsobstruktion (z. B. Blasen„eröffnungsdruck“).
– Aus diagnostisch wenig verläßlichen Verfahren werden belastende therapeutische Konsequenzen gezogen.
– Die therapeutischen Resultate operativer Eingriffe sind im Hinblick auf die Enuresis entweder

unbefriedigend oder häufig schlecht dokumentiert.

– Enuresis als Folge einer reduzierten sogenannten „funktionellen Blasenkapazität“:
Eine Reihe empirischer Befunde spricht dafür, daß Enuretiker durchschnittlich kleinere spontane Miktionsmengen auch im Vergleich zu ihren nichtenuretischen Geschwistern aufweisen (STARFIELD 1967). Allerdings muß es als völlig offen gelten, ob dieser Umstand kausal oder eher als eventuelle Konsequenz der Enuresis einzuordnen ist. Auch der Nachweis einer Zunahme dieses Parameters unter einer erfolgreichen Therapie (MUELLNER 1960) erlaubt noch keine kausale Einordnung. Die neurophysiologische Grundlage dieses Phänomens ist noch ungeklärt.

– Enuresis im Zusammenhang mit Harnwegsinfekt (s. auch Abschnitt Klinik):
Zum Problem der Wechselwirkung beider Störungen erscheint die Annahme gerechtfertigt, daß eher die Enuresis als Wegbereiter eines Harnwegsinfekts vor allem bei Mädchen anzusehen ist. JONES u. Mitarb. (1972) wiesen nach, daß nur bei 25% einer Gruppe enuretischer Mädchen mit einer Pyelonephritis die Enuresis nach erfolgreicher Infekttherapie verschwand, was – mit Ausnahme der Konditionierungstherapie – dem Effekt irgendeiner therapeutischen Maßnahme entsprochen hätte. Zum letztlich noch ungeklärten Problem der Pathogenese dieser klinisch bedeutsamen Verknüpfung führt STANSFELD (1973) folgende Zahlen an: Eine erfolgreiche Therapie des Harnwegsinfekts stoppt die Enuresis in ca. 30% der Fälle, ca. 15% der Kinder mit Harnwegsinfekt haben auch eine Enuresis.

## Therapie

Verschiedene Gründe rechtfertigen es, daß die Therapie der Enuresis „symptomatisch“ ist: Fehlen einer einheitlichen ätiologischen Theorie, mangelnde kausale Angehbarkeit bestimmter pathogenetischer Faktoren im Einzelfall, das sekundäre psychische Leiden von Kind und Familie am Symptom, unbestreitbare Therapieerfolge mit unschädlichen Methoden.

*Überblick über wissenschaftlich fundierte Therapieformen:*
Diesem allgemeinen Anspruch genügen im wesentlichen drei Gruppen von Verfahren: (1) medikamentöse Therapie, (2) apparative Konditionierungsbehandlung der Enuresis, (3) trainierende Verfahren.

### Medikamentöse Therapie

Die Geschichte der *medikamentösen Therapie* der Enuresis weist vor allem Stoffgruppen auf, welche hypothesengeleitet auf das Problem angesetzt wurden (Anticholinergika, Sympathomimetika, Sedativa, Relaxanzien, Antidiuretika). Der antienuretische Effekt der zur Zeit einzigen Substanz mit unbestrittener Wirksamkeit, des trizyklischen Antidepressivums Imipramin, verdankt seine Entdekkung aufmerksamer klinisch-psychiatrischer Beobachtung. Bei allen methodischen Mängeln sowie schwieriger Vergleichbarkeit einer Fülle von Studien (STEGAT 1973; BLACKWELL u. CURRAY 1973) ist folgende allgemeine Charakterisierung der Wirksamkeit des Imipramins (u. a. trizyklischer Antidepressiva) möglich:

- Es handelt sich bislang um die einzige Substanz, welche in vielen Doppelblindstudien Placeboeffekte sicher übertrifft.
- Der Wirkungseintritt erfolgt, wenn überhaupt, rasch (innerhalb der ersten Woche), bei weniger als der Hälfte der Patienten kommt es unter der Therapie zu einer Vollremission.
- Auf Absetzen nach einigen Wochen Therapie erfolgt in der Regel ein Rückfall.
- Folgende Patientengruppen scheinen besonders schlecht auf das Imipramin anzusprechen: Erwachsene, stärker entwicklungsverzögerte Patienten, stärker verhaltensgestörte Patienten, Patienten mit besonders massivem Einnässen. Mädchen scheinen besser als Jungen anzusprechen. Eine Interpretation dieser Unterschiede erscheint zur Zeit nicht möglich.

Ein Überblick über Langzeitresultate (Katamnesendauern von 1 Monat bis 1 Jahr in 8 Studien) nach medikamentöser Therapie ergibt keine über die zu erwartende Rate von Spontanremissionen hinausreichende Besserungsrate (BLACKWELL u. CURRAY 1973), vor allem halten sie keinem Vergleich mit Katamnesen nach Konditionierungsbehandlung stand, für welche z. B. YATES (1975) in seinem Überblick bei Katamnesendauern zwischen 6 und 36 Monaten von 53 bis 100prozentigen Besserungsraten berichtet. Studien zur Bedeutung von Dosis und Dosisverteilung kommen zu widersprüchlichen Resultaten. Während ein Teil der Studien keinen konstanten Bezug zwischen Höhe der Dosis in einem Bereich von 15–75 mg abends und Erfolg ergibt (SHAFFER u. Mitarb. 1968), weisen andere auf ein individuell unterschiedliches Ansprechen auf Dosierungssteigerungen hin (KARDASH u. HILLMANN 1968). Die Beziehung zwischen Einnahmezeitpunkt und therapeutischem Effekt auf Einnässen vor bzw. nach 1 Uhr früh bleibt umstritten (ALDERTON 1970). Möglicherweise wird diese Beziehung nur bei niedrigeren Dosen deutlich und bei höheren Dosen (ab 50 mg) verwischt (CAHILL 1967). Die Regelmäßigkeit der Medikamenteneinnahme wurde bislang noch kaum in Studien einbezogen (SHAFFER u. Mitarb. 1968).

Der Wirkungsmechanismus trizyklischer Antidepressiva bei der Enuresis wird zur Zeit noch nicht voll verstanden. Anticholinerge Effekte (Detrusorentspannung) scheinen ein wichtiges Moment zu sein, ein geringerer bzw. kein Erklärungswert wird zur Zeit der Imipraminwirkung auf den Schlaf bzw. dem antidepressiven Effekt beigemessen. Gegen eine Bedeutsamkeit der antidepressiven Wirkung spricht deren vergleichsweise langsameres klinisches Einsetzen.

### Hinweise zur Therapiepraxis

Der Einsatz von Imipramin erscheint bei Vorliegen folgender Bedingungen sinnvoll: Erstbehandlung von Vorschulkindern mit hohem Leidensdruck, Erstbehandlung von Schulkindern mit zusätzlicher oder ausschließlicher Enuresis diurna evtl. in Verbindung mit einem trainierenden Verfahren sowie einem kontingenten Belohnungsschema, in Fällen, bei denen eine absehbar unzureichende Kooperation aller Beteiligten den Einsatz anderer Verfahren verbietet, nach Scheitern einer Konditionierungsbehandlung, bei erwünschtem Soforteffekt aufgrund eines besonders hohen Leidensdrucks.

Die Dosierung kann je nach Alter und Ansprechen von 25–75 mg pro die variieren. Bei Nichtansprechen auf eine Anfangsdosis von 25 mg pro die kann unbedenklich sofort auf 50 bzw. 75 mg bei älteren Kindern gesteigert werden.

Dosisverteilung: Bei der Enuresis diurna empfiehlt sich eine morgendliche und mittägliche Gabe, bei der Enuresis nocturna eine Verteilung der Tagesdosis auf Nachmittag und Abend. Bei niedriger Dosierung sollte, falls bekannt, der Zeitpunkt des nächtlichen Einnässens berücksichtigt werden.

Bei Vorschulkindern kann nach einem ersten Fehlschlag nach ca. einem halben Jahr ein neuer medikamentöser Behandlungsversuch unternommen werden. Auf die hohe Rückfallwahrscheinlichkeit nach Absetzen des Medikaments ist hinzuweisen. Die Art des Absetzens scheint dabei keine Rolle zu spielen (SHAFFER u. Mitarb. 1968). Nebenwirkungen sind in diesem Dosisbereich selten und insgesamt nicht gravierend: Kopfschmerzen, Übelkeit, Inappetenz, Schlafstörungen.

## Verhaltenstherapie

Im Zentrum der *Verhaltenstherapie* der Enuresis steht die apparative Weckhilfe, das Konditionierungsgerät, volkstümlich je nach Ausführung „Klingelmatratze" oder „Klingelhose" genannt. Es geht in seinen ersten Anfängen auf M. PFAUNDLER (1904) zurück, welcher eine Apparatur zur akustischen Meldung von Einnässen bei Säuglingen zur Verbesserung der stationären Säuglingspflege entwickelte. Den dabei erstmals bekannt gewordenen Effekt des akustischen Signals auf die Einnäßhäufigkeit nutzten erst O. H. MOWRER u. W. M. MOWRER (1938) systematisch aus. Nach ihrer Ansicht ließ sich der therapeutische Lernprozeß am besten mit Hilfe des sogenannten klassischen Konditionierungsparadigmas erklären. Gemäß diesem macht die zeitliche Verknüpfung eines unkonditionierten, ungelernten Stimulus (Störreiz) mit körpereigenen Reizen und Abläufen, welche bislang, ohne zum Erwachen zu führen, das Urinieren einleiteten (Blasendehnung, Detrusorkontraktion, Sphinkterrelaxation) letztere zu einem konditionierten, gelernten Stimulus. Dieser neu konditionierte Stimulus löst im Verlauf des Lernprozesses den unkonditionierten Stimulus (Störreiz) in seiner Funktion ab und funktioniert die bislang unkonditionierte Reaktion (Erwachen nach Einsetzen der Miktion durch Störreiz) in eine konditionierte Reaktion um (Erwachen bereits vor Beginn der Miktion auf Blasendehnung etc. hin). Eine wichtige Ergänzung der lernpsychologischen Deutung des therapeutischen Konditionierungsprozesses erfolgte durch LOVIBOND (1964), welcher weniger klassisches vielmehr operantes, instrumentelles Konditionieren als therapeutisch wirksam ansah. Nach seiner These wird bei der Konditionierungstherapie in erster Linie die Vermeidung eines unangenehmen Stimulus gelernt. Damit wäre die relativ hohe Löschungsresistenz der neu gelernten Blasenkontrolle aus lernpsychologischer Sicht besser erklärt. LOVIBOND postulierte ferner, daß Detrusorrelaxation und Sphinkterkontraktion die therapeutisch bedeutsamen Reaktionen seien, ein Erwachen des Patienten hingegen unnötig sei. Gemäß dieser Therapie entwickelte er sein Doppelsignalgerät mit einem ersten kurzen Störreiz zur Auslösung der zu konditionierenden Reaktion und einem nach einer kurzen Pause folgenden anhaltenden Dauersignal, welches vom Patienten oder seinen Eltern abzustellen war und das definitive Erwachen sowie die anschließend nötige Prozedur sicherstellen sollte. Die ausschließliche Gültigkeit der Lovibondschen These wurde in der Folge bestritten, in Vergleichsstudien zwischen dem Einsignal- und Doppelsignalgerät ergaben sich für letzteres keine Vorteile (TURNER u. Mitarb. 1970), so daß heute weitgehend das technisch weniger aufwendige Einsignalgerät eingesetzt wird. Eine praktisch bedeutsame Modifizierung erfuhr die bislang an das Bett gebundene zweiteilige Apparatur (Matte und Weckgerät) durch die Verwendung einer (tags wie nachts) am Körper zu tragenden Bindenvorlage für das einnässende Kind. Diese Modifizierung wurde 1966 von STEGAT und ROTH zu einer handlichen Apparatur perfektioniert.

STEGAT (1973) verdeutlicht das Erreichen des Behandlungszieles „nächtliches Durchschlafen" in Abb. 3.4.

Mit jedem Mal, da der Patient auf Miktionsbeginn mit Miktionshemmung und Aufwachen reagiert, geschehe zweierlei: 1. Senkung der Weckschwelle, d. h., der Patient wacht leichter auf. 2. Anhebung der Miktionsschwelle, d. h., der Patient wird sukzessive in die Lage versetzt, mehr Harn zu halten, bevor der Miktionsvorgang wieder ausgelöst wird. Zum Effekt der apparativen Standardbehandlung liegen eindrucksvolle Belege vor. Ein Überblick

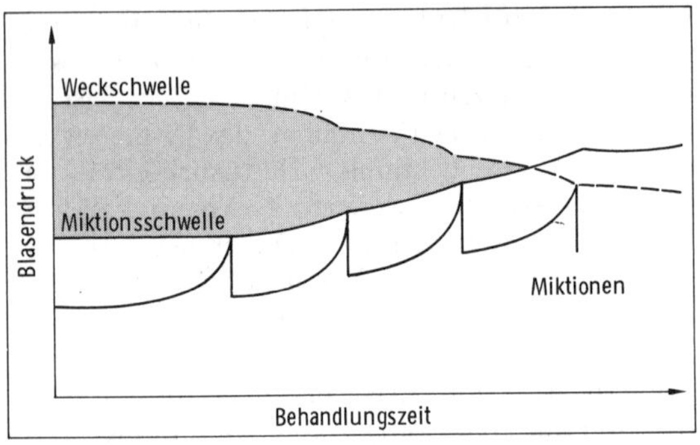


Abb. 3.**4** Erreichen des Behandlungszieles „nächtliches Durchschlafen" durch Anhebung der Miktionsschwelle (aus *H. Stegat:* Enuresis. Springer, Berlin 1973).

über verschiedene Zusammenstellungen (LOVIBOND 1964; LOVIBOND u. COOTE 1970; TURNER u. Mitarb. 1970; STEGAT 1973; DOLEYS 1977) erlaubt folgende Zusammenfassung:

- Es wird von 75 bis 90% Initialerfolgen berichtet bei einem mehrheitlichen Heilungskriterium von 14 trockenen Nächten.
- Der Hauptanteil aller Therapien wird in einem Zeitraum zwischen 5 und 12 Wochen abgewikkelt.
- Die meisten Rückfälle ereignen sich innerhalb der ersten 6 Monaten nach Behandlungsende. Die Zahlenangaben hierfür schwanken zwischen 30 und 40%. Die Definition des Rückfalls wird unterschiedlich gehandhabt.
- Die Konditionierungstherapie des Rezidivs führt erneut zu hohen Heilungsraten (Angaben zwischen ⅔ bis ⅘ der Fälle).
- In zahlreichen, zum Teil gut kontrollierten Gruppenvergleichen erweist sich diese Therapieform als allen anderen Verfahren überlegen.

Weiterführende Untersuchungen zu therapeutisch bedeutsamen Parametern ergaben, daß der Störreiz möglichst sofort nach Miktionsbeginn erfolgen soll, um einen optimalen Konditionierungserfolg zu erzielen (PETERSON u. Mitarb. 1969). Für eine Verringerung der Rückfallhäufigkeit scheinen sich zwei Modifizierungen der Standardprozedur anzubieten: 1. sogenannte intermittierende Verstärkung, 2. Steigerung der Flüssigkeitszufuhr gegen Ende der apparativen Behandlung. Für diese Modifikation liegen kontrollierte Studien mit Katamnesen bis zu 24 Monaten vor, welche für eine Steigerung des Effektes durch „Überlernen" sprechen (YOUNG 1972).

Der zusätzliche Einsatz operanter Techniken (z. B. systematische materielle und/oder soziale Verstärkung für einzelne Teilschritte der Lernprozedur, wie z. B. das „Aufwachen" auf das Signal hin) erscheint in hartnäckigen Einzelfällen aussichtsreich (BROWNING 1967). Generell setzt sich zur Zeit aus lernpsychologischer Sicht eine komplexere Betrachtungsweise des Problems durch. AZRIN u. Mitarb. (1973) betrachten den Toilettengang und dazugehörige Verhaltensweisen als „operant aufgebauten Prozeß, bei dem soziale und motivationale Faktoren eine ebenso große Rolle spielen wie die Sensibilität gegen Blasenstimuli". Innerhalb dieses komplexeren Modells entwickelten diese Autoren ein Kombinationsverfahren (sogenanntes „Dry Bed Training"), welches folgende Elemente enthält: Konditionierungssapparat, weitere operante Verfahrenselemente (systematische Belohnungen und aversive Reize), trainierende Verfahren (s. auch S. 93). Detaillierter betrachtet enthält dieses Vorgehen nach Art einer Schrotschußtherapie nahezu sämtliche bislang überhaupt eingesetzten therapeutischen Praktiken wie verstärkte Flüssigkeitszufuhr zur Erhöhung der Miktionswahrscheinlichkeit, wiederholte Übungen im Aufstehen und Zur-Toilette-Gehen (sogenannte positive Praxis), wiederholte Übungen im leichten Aufwachen auf geringe Reize, wiederholtes Anhalten des Urins mit Verstärkung dafür, bei Trockenheit häufige soziale Verstärkung, als aversives Element selbständiges Wäschewechseln bei Einnässen, Meidungslernen eines unangenehmen Reizes durch rechtzeitiges Aufwachen, in einer ersten Intensivtrainingsnacht stündliches Wecken zur Schaffung einer höheren Erfolgswahrscheinlichkeit. Ursprünglich wurde dieses Kombinationsverfahren vor allem zur Therapie Retardierter entwikkelt (AZRIN u. Mitarb. 1973), es wurde jedoch auch bereits erfolgreich an normal entwickelten Kindern erprobt, wobei sich nach einer 2-Jahres-Katamnese besonders niedrige Rückfallraten ergaben (WILLIAMS u. Mitarb. 1978). Eine gegenüber dem alleinigen Einsatz des Klingelgeräts sichere Steigerung des Effektes kann allerdings bei normal entwickelten Kindern als noch nicht völlig gesichert gelten (SCHULZ u. Mitarb. 1978).

## Hinweise zur Therapiepraxis

Die apparative Konditionierungsbehandlung ist ab ca. dem 6. Lebensjahr indiziert, bei psychopathologisch eher reaktiv und wenig auffälligen bis unauffälligen Kindern und Eltern mit erkennbarem Leidensdruck, normaler Intelligenz, ohne Verwahrlosungshinweise, mithin beim Gros der Enuretiker. Es ist von großer praktischer Bedeutung, eine gute Kooperation mit Eltern und Patient bzw. auch zwischen beiden herzustellen. Erscheint dies vor allem bei einer Minderheit neurotisch stark auffälliger Eltern bzw. Kinder wenig wahrscheinlich, sind angemessene psychotherapeutische bzw. Beratungsmaßnahmen, evtl. auch eine stationäre Therapie indiziert bzw. der symptomatischen Enuresistherapie voranzustellen. Das Gerät und seine Wirkungsweise müssen altersangemessen, entängstigend erklärt werden, der Therapeut muß seine Rolle als jederzeit bereitstehender Berater bei technischen wie motivationalen Schwierigkeiten betonen. Eventuelle besondere Einstellungsprobleme dem Apparat gegenüber sind sorgfältig zu eruieren und möglichst abzubauen.

Die Behandlung dauert in der Regel um so länger, je häufiger ein Kind am Anfang einnäßt. Subjektiv geschätzte „schwere Erweckbarkeit" scheint gleichfalls ein Prädiktor für eine längere Behandlungsdauer zu sein (STEGAT 1973). Eine vorübergehende Änderung der Verteilung der Schlafplätze in der Familie kann erforderlich sein, um eine möglichst wenig belastende Zusammenarbeit zwischen Eltern und Patient sicherzustellen. Für die Protokollierung des Therapieablaufes sind am besten die von den Herstellerfirmen der Geräte mitgelieferten Formblätter zu verwenden. Es gibt zahlreiche Hinweise dafür, daß die Mehrzahl zusätzlich tagnässender Kinder bei Gelingen der Behandlung der Enuresis nocturna ohne apparative Hilfe auch tagsüber trocken werden (STEGAT 1973). Ein operantes Zusatzprogramm kann dabei im Einzelfall hilfreich sein, ebenso auch bei Motivationsknicks im Rahmen eines längeren Behandlungsverlaufs. Auf die gute Erfolgsaussicht einer eventuell nötigen Rezidivbehandlung ist hinzuweisen.

## Trainierende Verfahren

Hierunter werden im wesentlichen progressives Anhalten, unterbrochenes Urinieren und progressive Weckschemata verstanden. Sie werden in der Regel zusammen mit systematischen Verstärkungen eingesetzt, deren therapeutischer Stellenwert aber noch nicht hinreichend evaluiert ist (DOLEYS 1977). Der Effekt eines täglichen Blasentrainings (in der Regel Kombination aus reichlicher Flüssigkeitszufuhr, progressivem Anhalten und Übungen im Unterbrechen der Miktion) wurde zuerst von MUELLNER (1960) propagiert. Unkontrollierte Studien mit geringen Fallzahlen sprechen für eine Übertragung der wachsenden Blasenkontrolle auf den Schlaf. Eine neuere Studie mit unbehandelter Kontrollgruppe (HARRIS u. PUROHIT 1977) ergab allerdings keine signifikante Besserung der Enuresis nocturna. Der postulierte Zusammenhang zwischen der im Verlauf eines solchen Trainings objektivierbaren Erhöhung der sogenannten funktionellen Blasenkapazität sowie Verringerung der Miktionshäufigkeit einerseits und einer Besserung der Enuresis nocturna andererseits bleibt umstritten (PASCHALIS u. Mitarb. 1972). Zum erfolgreichen Einsatz progressiver Weckschemata bei besonders hartnäckigen Fällen liegen Einzelfallstudien vor (SINGH u. Mitarb. 1976). Die weitere Entwicklung individueller Therapiepläne, welche eine Kombination aus trainierenden Verfahren und operanten Techniken darstellen, erscheint wegen des geringen Aufwandes sowie der dem Patienten zugewiesenen aktiven Rolle verlockend. Zur praktischen Bedeutung operanter Zusatztechniken im Einzelfall ist generell festzuhalten, daß sie einerseits den Kindern eine positive Einstellung zur Therapie erleichtern, andererseits den Eltern mit leicht verständlichen Zusatzregeln Grundlagen zur positiven Interaktion mit dem Kind vermitteln.

### Hinweise zur Therapiepraxis

Trainierende Verfahren sind nach sorgfältigem Ausschluß gravierender innerfamiliärer Beziehungsstörungen bei gut motivierten Eltern wie Kindern ca. vom Vorschulalter bis mittleren Schulalter bei Enuresis nocturna et diurna wie auch bei Enuresis diurna in Verbindung mit kontingenten Belohnungsschemata, Beratung sowie medikamentöser Therapie gut einsetzbar. Dabei ist eine eventuelle Situationsspezifität der Enuresis diurna zu beachten.

## Beratung

Als Basis jeglicher Therapie ist ein undogmatischer Beratungsansatz anzusehen, welcher folgende Faktoren unterstützen sollte: elterliches Verständnis für die multifaktorielle Genese, elterliches Akzeptieren des Kindes, Vermittlung einer insgesamt optimistischen Perspektive an Eltern wie Kind, Akzeptieren der Symptomatik durch das Kind, Ermutigung des Kindes zu einer zukünftigen Eigenverantwortlichkeit für die therapeutische Kontrolle des Symptoms, Aufgabe bisheriger unsinniger Maßnahmen wie Flüssigkeitsrestriktion, nicht kontingente Belohnungen, unsystematisches Hochnehmen, Vorbereitung auf künftige Anforderungen wie genaue Protokollierung des Therapieeffektes.

# Prognose[1]

Die gut gesicherten Daten zum Spontanverlauf der Enuresis müssen von jedem Berater von Eltern vor allem jüngerer Kinder einbezogen werden. Während die Spontanprognose von Jungen und Mädchen bis ca. zum 11. Lebensjahr parallel verläuft (ca. 13,5% Rückgang pro Lebensjahr), sind ältere Mädchen prognostisch etwas begünstigt (MILLER 1973). FORSYTHE u. REDMONT (1974) verglichen die wichtigsten Arbeiten zum Spontanverlauf in unselektierten, nicht therapierten Populationen bis zu diesem Zeitpunkt mit dem Resultat einer eigenen Longitudinalstudie an über 1100 Kindern. Die Verfasser kamen bei den einzelnen Altersstufen ihrer Serie zu folgenden Resultaten: mittlere spontane Heilungsrate in der Alterstufe 5 bis 9 Jahre: 14%, Altersstufe 10 bis 14 Jahre: 16%, Altersstufe 15 bis 19 Jahre: 16%.
Folgende Prädiktoren sind für den Mißerfolg einer laufenden, apparativen Therapie eruiert worden:

[1] Siehe auch Abschnitt Epidemiologie S. 83f

extrem häufiges Einnässen (LOVIBOND 1964), ungenügendes Einhalten der Behandlungsanweisungen, Verwahrlosungstendenzen beim Kind bzw. im Milieu (STEGAT 1973). Es dürfte eine wichtige Zukunftsaufgabe sein, für die letztgenannte wie auch andere Problemgruppen (z. B. Behinderte) schon entwickelte, kombinierte therapeutische Ansätze weiter auszubauen.

## Literatur


Alderton, H. R.: Imipramine in childhood enuresis. Canad. med. Ass. J. 102 (1970) 1179

Azrin, N. H., T. J. Sneed, R. M. Foxx: Dry bed: A rapid method of climinating bedwetting (enuresis) of the retarded. Behav. Res. Ther. 11 (1973) 421

Baker, B. L.: Symptom treatment and symptom substitution in enuresis. J. abnorm. Psychol. 74 (1969) 42

Bakwin, H.: Enuresis in children. Pediatrics 58 (1961) 806

Bakwin, H.: The genetics of enuresis. In: Bladder Control and Enuresis, hrsg. von I. Kolvin, R. Mac Keith, S. R. Meadow. Heinemann, London 1973

Behrle, F. C., M. H. Elkin, P. C. Laybourne: Evaluation of a conditioning device in the treatment of nocturnal enuresis. Pediatrics 17 (1956) 849

Berg, I., D. Fielding, R. Meadow: Psychiatric disturbance, urgency, and bacteriuria in children with day and night wetting. Arch. Dis. Childh. 52 (1977) 651

Blackwell, B., J. Curray: The psychopharmacology of nocturnal enuresis. In: Bladder Control and Enuresis, hrsg. von I. Kolvin, R. Mac Keith, S. R. Meadow. Heinemann, London 1973

Bostock, J.: Exterior gestation, primitive sleep, enuresis and asthma, a study in aetiology. Med. J. Aust. 149 (1958) 185

Bostock, J., M. G. Shackleton: Enuresis and toilet training. Med. J. Aust. 2 1962/II, 110

Boyd, M. M.: The depth of sleep in enuretic school children and in non-enuretic controls. J. psychosom. Res. 4 (1960) 274

Brazelton, T. B.: A child-oriented approach to toilet training. Pediatrics 29 (1962) 121

Browning, R. M.: Operantly strengthening UCR (Awakening) as a perequisite to treatment of persistent enuresis. Behav. Res. Ther. 5 (1967) 371

Cahill, C. A.: Imipramine in nocturnal enuresis. Amer. J. Dis. Child. 114 (1967) 215

Campbell, E. W., J. D. Young: Enuresis and its relationship to electroencephalographic disturbances. J. Urol. 96 (1966) 947

Cust, G.: The epidemiology of nocturnal enuresis. Lancet 1958/II, 1167

De Leon, J., W. Mandell: A comparison of conditioning and psychotherapy in the treatment of functional enuresis. J. clin. Psychol. 22 (1966) 326

Dimson, S. B.: Toilet training and enuresis. Brit. med. J. 1959/II, 666

Dodge, W. F., E. F. West, M. S. Bridgforth, L. B. Travis: Nocturnal enuresis in 6–10 year-old children. Amer. J. Dis. Child 120 (1970) 32

Doleys, D. M.: Behavioral treatment for nocturnal enuresis in children: A review of the literature. Psych. Bull. 84 (1977) 30

Douglas, J. B. W.: Early disturbing events and later enuresis. In: Bladder Control and Enuresis, hrsg. von I. Kolvin, R. Mac Keith, S. R. Meadow. Heinemann, London 1973

Dührssen, A.: Psychogene Erkrankungen bei Kindern und Jugendlichen. Vandenhoeck & Rupprecht, Göttingen 1974

Esperanca, M., J. W. Gerrard: Nocturnal enuresis: studies in bladder function in normal children and enuretics. Canad. med. Ass. J. 101 (1969) 269

Evans, J. I.: Sleep of enuretics. Brit. Med. J. 1971/III, 110

Fielding, D., I. Berg, St. Bell: An observational study of postures and limb movements of children who wet by day and at night. Develop. Med. Child Neurol. 20 (1975) 453

Finley, W., R. A. Wansley, M. M. Blenkarn: Conditioning treatment of enuresis using a 70% intermittant reinforcement schedule. Behav. Res. Ther. 15 (1977) 419

Forrester, R. M., T. Stein, M. W. Susser: A trial of conditioning therapy in nocturnal enuresis. Develop. Med. Child Neurol. 6 (1964) 158

Forsythe, W. I., A. Redmont: Enuresis and spontaneous cure rate. Arch. Dis. Childh. 49 (1974) 259

Hallgreen, B.: Enuresis. Munksgaard, Kopenhagen 1957

Hallgreen, B.: Enuresis. Clinical and genetic study. Heinemann, London 1973

Harris, L. S., L. P. Purohit: Bladder training and enuresis a controlled trial. Behav. Res. Ther. 15 (1977) 485

Jones, B., J. W. Gerrard, M. K. Skokeir, C. S. Houston: Recurrant urinary tract infection in girls: relation to enuresis. Cand. med. Ass. J. 106 (1972) 127

Jonge, G. A. de: Kinderen met Enuresis. Een Epidemiologisch en Klinisch Onderzoek. Assen, Royal van Gorcum 1969

Jonge, G. A. de: Epidemiology of enuresis: a survey of the literature. In: Bladder Control and Enuresis , hrsg. von I. Kolvin, R. Mac Keith, S. R. Meadow. Heinemann, London 1973

Kardash, S., E. S. Hillman: Efficacy of imipramine in childhood enuresis: a double-blind controlled study with placebo. Canad. med. Ass. J. 99 (1968) 263

Kemper, W.: Bettnässer-Leiden Enuresis. Reinhardt, München 1948

Lovibond, S. H.: Conditioning and Enuresis. Blackwell, Oxford 1964

Lovibond, S. H., M. A. Coote: Enuresis. In: Symptoms of Psychopathology, hrsg. von C. Costello. Wiley, New York 1970

Martin, C. R. A.: A New Approach to Nocturnal Enuresis. Lewis, London 1966

Meadow, S. T., R. H. R. White, N. M. Johnston: Prevalence of symptomless urinary tract disease in Birmingham school children. Brit. med. J. 1969/III 81

Michaels, J. J., S. E. Goodman: Incidence and intercorrelations of enuresis and other neuropathic traits in socalled normal children. Amer. J. Orthop. Psychiat. 4 (1934) 79

Miller, F. J. W.: Children who wet the bed. In: Bladder Control and Enuresis, hrsg. von J. Kolvin, R. Mac Keith, S. R. Meadow. Heinemann, London 1973

Mowrer, O. H., W. M. Mowrer: Enuresis, a method for its study and treatment. Amer. J. Orthopsychiat. 8 (1938) 436

Muellner, S. R.: Development of urinary control in children. J. Amer. med. Ass. 172 (1960) 1256

Murphy, S., J. Nickols, R. Eddy: Behavioral characteristics of adolescent enuretics. Adolescence 6 (1971) 1

Nilsson, S., P.-E. Almgren, E.-M. Köhler, L. Köhler: Enuresis. The importance of maternal attitudes and personality. Acta psychiat. scand. 49 (1973) 114

Novick, J.: Symptomatic treatment of acquired and persistent enuresis. J. abnorm. Psychol. 71 (1966) 363

Oppel, W. C., P. A. Harper, R. V. Rider: The age of attaining bladder control. Pediatrics 42 (1965) 614

Oppel, W. C., P. A. Harper, R. V. Rider: Social, psychological, and neurological factors associated with nocturnal enuresis. Pediatrics 42 (1968) 627

Paschalis, A. Ph., H. D. Kimmel, E. Kimmel: Further study of diurnal instrumental conditioning in the treatment of enuresis nocturna. J. Behav. Ther. Psychiat. 3 (1972) 253

Peterson, R. A., R. L. Wright, C. C. Hanlon: The effects of extending the CS-UCS interval in the effectiveness for the conditioning treatment for nocturnal enuresis. Behav. Res. Ther. 7 (1969) 351

Pfaundler, M.: Demonstration eines Apparates zur selbständigen Signalisierung stattgehabter Bettnässung. Verh. Ges. Kinderheilk. 21 (1904) 219
Pierce, C. M.: Dream studies in enuresis research. Canad. Psychiat. Ass. J. 8 (1963) 415
Poussaint, A. F., K. S. Ditman: A controlled study of imipramine (Tofranil) in the treatment of childhood enuresis. Pediatrics 67 (1965) 283
Remschmidt, H., M. H. Schmidt: Multiaxiales Klassifikationsschema für psychiatrische Erkrankungen im Kindes- und Jugendalter nach Rutter, Shaffer und Sturge. Huber, Bern 1977
Rutter, M., P. Graham, W. Yule: A Neuropsychiatric Study in Childhood. Clinics in Develop. Med. Heinemann, London 1970
Rutter, M., W. Yule, P. Graham: Enuresis and behavioural deviance: some epidemiological considerations. In: Bladder Control and Enuresis, hrsg. von I. Kolvin, R. Mac Keith, S. R. Meadow. Heinemann, London 1973
Savage, D. C. L., M. I. Wilson, E. M. Ross, W. M. Fee: Asymptomatic bacteriuria in girl entrants to Dundee primary schools. Brit. med. J. 1969/III, 75
Schulz, D., H. Süreth, G. Lubisch: Ein Vergleich zweier verhaltenstherapeutischer Methoden der Bettnässerbehandlung. Z. klin. Psychol. 2 (1978) 141
Shaffer, D., A. J. Costello, I. D. Hill: Control of enuresis with imipramine. Arch. Dis. Chilh. 43 (1968) 665
Shaffer, D.: Enuresis. In: Child Psychiatry. Modern Approaches, hrsg. von M. Rutter, L. Hersov. Blackwell, Oxford 1977
Shaffer, D.: The associaton between enuresis and emotional disorder: a review of the literature. In: Bladder Control and Enuresis, hrsg. von I. Kolvin, R. Mac Keith, S. R. Meadow. Heinemann, London 1973
Singh, R., D. Phillips, S. C. Fischer: The treatment of enuresis by progressively earlier waking. J. Behav. Ther. exp. Psychiat. 7 (1976) 277
Stansfeld, J. M.: Enuresis and Urinary Tract Infection. In: Bladder Control and Enuresis, hrsg. von I. Kolvin, R. Mac Keith, S. R. Meadow. Heinemann, London 1973
Starfield, B.: Functional bladder capacity in enuretic and non-enuretic children. Pediatrics 70 (1967) 777
Starfield, B., E. D. Mallits: Increase in functional bladder capacity and improvements in enuresis. Pediatrics 72 (1968) 483
Stegat, H.: Enuresis. Springer, Berlin 1973
Stein, Z. A., M. W. Susser, A. E. Wilson: Families of enuretic children. Develop. Med. Child Neurol. 7 (1965) 658
Stein, Z. A., M. W. Susser: Socio-medical study of enuresis among delinquent boys. Brit. J. prev. soc. Med. 19 (1965) 174
Takayasu, H., S. Sato, L. Hirokawah, M. Shibuya: EEG-findings in 140 enuretic patients. Urol. int. 15 (1963) 171
Turner, R. K., G. C. Young, S. Rachmann: Treatment of nocturnal enuresis by conditioning techniques. Behav. Res. Ther. 8 (1970) 367
Turner, R. K.: Conditioning treatment of nocturnal enuresis: Present status. In: Bladder Control and Enuresis, hrsg. von I. Kolvin, R. Mac Keith, S. R. Meadow. Heinemann, London 1973
Weinmann, H. M.: Telemetric recording of sleep rhythmus in enuretic children. Electroenceph. and clin. Neurophysiol. 24 (1968) 391
Werry, J. S.: The conditioning treatment of enuresis. Amer. J. Psychiat. 123 (1966) 226
Werry, J. S., J. Cohrssen: Enuresis: an etiologic and therapeutic study. Pediatrics 67 (1967) 423
Whiteside, C. G., E. P. Arnold: Persistent primary enuresis: a urodynamic assessment. Brit. med. J. 1975/I, 364
Williams, C. L., D. M. Doleys, A. R. Ciminero: A two-year follow-up of enuretic children treated with dry bed training. Behav. Res. Ther. 9 (1978) 285
Winnicot, D. W.: Symptom tolerance in paediatrics. Proc. roy. Soc. Med. 46 (1953) 675
Yates, A. J.: Theory and Practice in Behaviour Therapy. Wiley, New York 1975
Yeates, W. K.: Bladder function in normal icturition. In: Bladder Control and Enuresis, hrsg. von J. Kolvin, R. Mac Keith, S. R. Meadow. Heinemann, London 1973
Young, C. G.: Overlearning in the conditioning treatment of enuresis. Behav. Res. Ther. 10 (1972) 147
Zaleski, S., J. W. Gerrard, M. H. K. Shokeir: Nocturnal enuresis. The importance of a small bladder capacity. In: Bladder Control and Enuresis, hrsg. von J. Kolvin, R. Mac Keith, S. R. Meadow. Heinemann, London 1973

# Enkopresis

*Hans-Christoph Steinhausen*

## Definition

Mit dem Begriff der Enkopresis wird die wiederholte, unwillentliche Stuhlentleerung in die Kleidung ohne organische Ursachen bezeichnet. Da die Darmkontrolle sowohl von physiologischen Reifungsfaktoren als auch von psychologischen Entwicklungsbedingungen abhängig ist, erscheint es erst dann sinnvoll, von einer Enkopresis zu sprechen, wenn erwartet werden kann, daß die körperliche und psychologische Bereitschaft zur Darmkontrolle entwickelt ist. Dies kann bei Kindern realistischerweise erst im Alter von 4 Jahren erwartet werden. Neuere empirische Daten belegen, daß im Alter von 3 Jahren bereits 97% aller Kinder eine stabile Stuhlkontinenz erreicht haben (LARGO u. STUTZLE 1977). Die klinische Diagnose der Enkopresis sollte daher auf das Vorliegen einer abnormen Darmkontrolle ab einem Minimalalter von 4 Jahren bezogen sein.

## Epidemiologie

Eine von BELLMAN (1966) durchgeführte Feldstudie ergab bei 7–8jährigen Kindern in Stockholm eine Inzidenz der Enkopresis von 1,5%, wobei die Geschlechterrelation zwischen Jungen und Mädchen 3,4 : 1 betrug. Die entsprechenden Inzidenzraten betrugen 2,3% bei den Jungen und 0,7% bei den Mädchen. Im Alter von 4 Jahren hatte bei 2,8% der Stichprobe und im Alter von 5 und 6 Jahren bei 2,2 bzw. 1,9% der untersuchten Kinder eine Enkopresis vorgelegen. Die aufgrund einer Befragung ermittelten Zahlen geben insofern lediglich Minimalwerte wieder, als das Symptom sehr wahrscheinlich eher verheimlicht als zu häufig angegeben wird.

In der britischen *Isle-of-Wight-Studie* (RUTTER u. Mitarb. 1970) ergaben sich im Alter von 10–12 Jahren Prävalenzraten von 1,3% bei den Jungen und 0,3% bei den Mädchen, die sehr wahrscheinlich ebenfalls nur Minimalwerte darstellen. Dabei konnte keine signifikante Beziehung zur sozialen Schicht festgestellt werden.

Zahlen aus Hospitalpopulationen liegen verständlicherweise höher: OLATAWURA (1973) gibt eine Prävalenz von 5,7% in einer kinderpsychiatrischen Klinik mit dem charakteristischen Überwiegen von Jungen an, die 3,5mal häufiger als Mädchen betroffen waren, und LEVINE (1975) berichtet über 3% Enkopretiker in einer pädiatrischen Klinikpopulation.

## Klassifikation

Die Enkopresis bildet als psychogen bedingtes Symptom eine eigenständige psychiatrische Krankheitseinheit, die in der 9. Version der ICD unter dem Sammelbegriff der *speziellen, anderweitig nicht klassifizierbaren Symptome oder Syndrome* eine wenig glückliche Klassifizierung erfährt. Unter klinischen Gesichtspunkten wird eine Unterscheidung zwischen *primärer Enkopresis*, d. h. fehlendem Abschluß der Sauberkeitsentwicklung mit kontinuierlich fehlender Stuhlkontinenz, und *sekundärer Enkopresis*, also Inkontinenz im Sinne eines Rückfalles vor das Stadium der abgeschlossenen Sauberkeitsgewöhnung, getroffen. Ferner wird von einigen Autoren zwischen nonretentiven Enkopretikern mit normal geformtem weichem Stuhl und retentiven Enkopretikern mit harten Kotmassen in einem oft sekundär veränderten Rektum bzw. psychogenen Megakolon unterschieden. Im zweiten Fall muß jedoch differenziert werden, ob die Enkopresis lediglich als Überlaufinkontinenz bei einer symptomatisch führenden chronischen Obstipation vorliegt. Eine analog zur Enuresis diurna bzw. nocturna vorzunehmende Differenzierung der Enkopresis nach nächtlichem oder am Tage auftretendem Einkoten ist wenig sinnvoll, zumal die Enkopresis nur sehr selten nachts auftritt. Wegen des gehäuften Auftretens bei geistig behinderten Kindern sollte dieser Zusammenhang berücksichtigt werden. Entsprechend sollte das Symptom als Enkopresis bei geistiger Behinderung vermerkt werden.

## Klinik

Die klinische *Symptomatik* kann vom geringfügigen Einschmutzen der Wäsche bis zum Absetzen größerer geformter Kotmassen reichen. Oft wird die beschmutzte Wäsche aus Scham versteckt, und das Gespräch mit dem Kind deckt überaus häufig auf, daß es den Stuhldrang nicht wahrnimmt. Ein gleichzeitges Kotschmieren kann als Indikator für

eine schwere emotionale Störung angesehen werden.
Ganz allgemein lassen Feststellungen zur *Persönlichkeit* nahezu durchgängig Zeichen einer emotionalen Störung erkennen, die häufig mit sozialen Belastungsfaktoren einhergeht. Die zu beobachtenden Verhaltensauffälligkeiten lassen sich jedoch schwer dahingehend differenzieren, ob sie primärer oder sekundärer Natur sind. Für die Möglichkeit einer sekundären Beeinträchtigung spricht die ausgeprägte soziale Mißbilligung des Symptoms.
In der klinischen Pilotstudie an einer kinderpsychiatrischen Klientel von BELLMAN (1966) waren die Kinder durch gehemmte Aggressivität, Passivität und depressive Züge sowie Unsicherheit, Psychasthenie und abhängig kleinkindhaftes Wesen gekennzeichnet. Die Feldstudie der gleichen Autorin an einer nicht vorselektierten Patientengruppe ergab ebenso ausgeprägte Schwierigkeiten im Umgang mit aggressiven Impulsen im Sinne von mehrheitlich exzessiver Kontrolle, ferner eine infantil unreife Emotionalität sowie Unsicherheit, Ängstlichkeit, gestörte Kontaktfähigkeit und Schwierigkeiten einer assertiven Selbstbehauptung bei ausgeprägter Fixierung an die Mutter. Auch BEMPORAD u. Mitarb. (1971, 1978) stellten die Merkmale einer stumpfen Emotionalität sowie passive und wenig kommunikative Züge, soziale Beziehungsschwierigkeiten und latente Aggressivität heraus. Zugleich wird diese Persönlichkeitsstruktur von den Autoren nicht als das Ergebnis der Enkopresis, sondern als Konsequenz früher Eltern-Kind-Interaktionen und späterer sozialer Beziehungsstörungen mit anderen Erwachsenen und Gleichaltrigen angesehen.
Studien zur *Intelligenz* an einer unausgelesenen Population lassen keine Abweichung der Verteilung gegenüber einer Kontrollgruppe erkennen (BELLMAN 1966). Hingegen erbrachte eine an kinderpsychiatrischen Patienten durchgeführte Studie eine Häufung von Patienten mit niedriger Intelligenz im Bereich von IQ = 60–100 (OLATAWURA 1973). Allgemein dürften kinderpsychiatrische Populationen von diesem Trend beeinflußt sein, zumal das Symptom der Enkopresis bei lernbehinderten und geistig behinderten Kindern häufiger auftritt.
Neben den geschilderten kindlichen Persönlichkeitsmerkmalen bei Enkopresis treten begleitend *weitere kinderpsychiatrisch bedeutsame Symptome* auf. Die in der Feldstudie von BELLMAN (1966) nicht häufig beobachtete Assoziation von Enkopresis und Obstipation liegt in klinischen, also selektierten Stichproben häufiger vor (WOLTERS 1974; LEVINE 1975; ARTNER u. CASTELL 1979, 1981; TATZER u. SCHUBERT 1983). Hingegen findet sich häufig eine Kombination einer Enkopresis mit einer Enuresis sowohl in epidemiologischen wie auch in klinischen Studien (BELLMAN 1966; RUTTER u. Mitarb. 1970; OLATAWURA 1973; WOLTERS 1974; ARTNER u. CASTELL 1979, 1981).
Weitere assoziierte Symptome können aus Nahrungsverweigerung, Appetitstörungen und chronischen Abdominalschmerzen bestehen (BELLMAN 1966; LEVINE 1975). Versuche einer Differenzierung des klinischen Bildes unter klassifikatorischen Aspekten haben folgende Ergebnisse gebracht: Patienten mit primärer bzw. sekundärer Enkopresis lassen sich hinsichtlich der Persönlichkeit und einer Reihe kausal relevanter Faktoren sowie hinsichtlich sozialer Schicht und Prognose nicht voneinander differenzieren (BELLMAN 1966; BEMPORAD u. Mitarb. 1978).
Beobachtungen an *Müttern* enkopretischer Kinder kommen zu stichprobenabhängigen Feststellungen. In der von Selektionsfaktoren freien und damit am ehesten repräsentativen Untersuchung von BELLMAN (1966) erwiesen sich die Mütter aufgrund eines psychiatrischen Interviews als stärker ängstlich, weniger zuverlässig und ausgeprägt überprotektiv in der Beziehung zum Kind. Bei Auftreten des Symptoms neigten sie zu Reaktionen mit Schlägen, Bestrafung und Ärger. Hingegen berichtete OLATAWURA (1973) in seiner auf klinischen Patienten beruhenden Studie von weniger häufigen emotionalen Störungen als in einer Feldstudie der gleichen geographischen Region. Andererseits berichteten BEMPORAD u. Mitarb. (1971, 1978) sowie HOAG u. Mitarb. (1971), in Entsprechung zu den Befunden von BELLMAN, auch bei einer klinischen Klientel von dominierendem und insistierendem Verhalten sowie kritischer, wenig einfühlender Kontrolle der Familienmitglieder durch die Mütter. WOLTERS (1978) stellte bei den durchschnittlich jüngeren Müttern seiner Stichprobe eine negative Reaktion auf die Symptomatik mit ebenfalls stark insistierender Einstellung gegenüber dem Kind fest.
Die relativ weniger umfangreichen Feststellungen zur Persönlichkeit der *Väter* gehen entweder von einer Neigung zu exzessiver Disziplin (BELLMAN 1966) oder von geringerer physischer oder emotionaler Präsenz aus. Nach Beobachtungen von BEMPORAD u. Mitarb. (1971, 1978) sowie HOAG u. Mitarb. (1971) waren die Väter der klinischen Patienten oft von der Familie abwesend oder stark von beruflichen Plänen absorbiert, so daß sie auch in der Familie emotional stark zurückgezogen wirkten. Ebenso stellt WOLTERS (1978) anhand klinischer Fälle den fehlenden positiven Erziehungsbeitrag und die mangelnde affektive Bedeutung der Väter für die Familie heraus. Entsprechend lagen gehäuft Eheprobleme, neurotische und sexuelle Störungen sowie Anzeichen für ein insgesamt disharmonisches Familienleben vor. Trotz dieser sich in mehreren Studien abzeichnenden Häufung *pathologischer familiärer Strukturen* sind sämtliche beobachteten Zusammenhänge weitgehend unspezifisch, so daß eine Abgrenzung gegen andere kinderpsychiatrische Störungen nicht möglich ist.

## Diagnose und Differentialdiagnose

Die Diagnosestellung bei der Enkopresis bereitet in der Regel wenig Schwierigkeiten. Hingegen muß die Bewertung begleitender psychopathologischer Symptome sehr sorgfältig und z. T. unter differentialdiagnostischen Überlegungen erfolgen. Da der Begriff der Enkopresis per definitionem auf eine Symptomatik nicht organischer Genese beschränkt ist, sind seltene organische Ursachen einer Stuhlinkontinenz auszuschließen. Beim aganglionären Megakolon kann Einkoten allenfalls im Sinne einer Überlaufinkontinenz vorliegen, zumal eines der führenden Zeichen die fehlende Passage des Stuhls ist. Diese Erkrankung manifestiert sich jedoch bereits frühzeitig im Säuglingsalter und wird röntgenologisch und bioptisch gesichert. Ebenso kann im Rahmen der körperlichen Untersuchung der Ausschluß einer möglichen Sphinkterschwäche durch digitale oder tonometrische Bestimmung erforderlich werden.

Unter den *assoziierten Symptomen* ist dem Zusammenhang mit Obstipation Aufmerksamkeit zu widmen, zumal die Enkopresis in dieser Beziehung schwerpunktmäßig als Überlaufinkontinenz bei verursachender Obstipation zu betrachten ist. In Verbindung mit geistiger Behinderung ist die Enkopresis als Ausdruck einer globalen Retardierung und weniger als neurotisches, durch intrapsychische oder interaktionelle Probleme bedingtes Symptom zu betrachten. Zeichen einer gleichzeitig bestehenden minimalen zerebralen Dysfunktion mit leichten neurologischen Auffälligkeiten können als dispositionelle Faktoren bewertet werden.

Die kinderpsychiatrische Diagnostik muß neben der Wertigkeit der begleitenden Symptome vor allem die Bedingungsfaktoren der Enkopresis aufzuhellen versuchen. Dabei ist das akzidentelle Einkoten im Verlauf von extrem belastenden Ereignissen und unter Angst von der Enkopresis als Ergebnis chronisch einwirkender Faktoren ebenso wie die primäre von der sekundären Enkopresis zu differenzieren. In Entsprechung zu dem im Abschnitt über die Ätiologie abgehandelten Einflußgrößen sind abgelaufene Lernprozesse, Auslöser des Symptoms, interaktionelle Bezüge, emotionaler Entwicklungsstand, Wahrnehmung des Symptoms bzw. die Störungen dieser Bedingungsfaktoren zu erfassen.

## Ätiologie

Hinsichtlich der Verursachung der Enkopresis sind in erster Linie psychologische Faktoren, ferner biologisch-physiologische Bedingungen und schließlich auslösende Faktoren zu diskutieren.

Im Zentrum der *psychologischen Faktoren* stehen die Art der Sauberkeitserziehung und damit eng verknüpft Formen der *familiären Interaktion*. Hinsichtlich der Erziehung zur Darmkontrolle verweisen eine Reihe von klinischen Beobachtungen auf die für die Symptombildung der Enkopresis bedeutsame Rolle eines zwanghaften Sauberkeitsdressats. Demnach erfährt das Kind aufgrund der ängstlich-gespannten oder fordernd-aggressiven Haltung einer primären Bezugsperson – in der Regel der Mutter – überwältigende Anforderungen hinsichtlich seiner Reifeentwicklung, die es traumatisch überfordern. Dabei wird erst in der Einbettung der verfrühten und strengen Sauberkeitsforderung in einer allgemein gestörten Beziehungsstruktur die Bedingung zur Symptomfixierung gesehen.

Diese ätiologische Ableitung der Enkopresis aus einer zwanghaften Sauberkeitserziehung läßt sich z. T. aus empirischen Daten vornehmen. So fand Bellman (1966) in ihrer Feldstudie bei enkopretischen Jungen häufiger zwanghafte Methoden zur Durchsetzung der Darmkontrolle und überhöhte mütterliche Erwartungen an eine frühe Reinlichkeit. Andererseits konnten Artner u. Castell (1979, 1981) sowie Olatawura (1973) in ihren klinischen Serien anamnestisch weder lässiges noch zwanghaftes Vorgehen bei der Sauberkeitserziehung feststellen. Die Annahme, daß inadäquate Erziehung zur Darmkontrolle zu Störungen der Darmfunktion führe, kann schon deswegen nicht als hinreichende und wohl auch nicht als immer notwendige Bedingung der Entwicklung einer Enkopresis angesehen werden, weil weder die zwanghafte Sauberkeitserziehung immer zur Enkopresis führt noch jede Darmstörung auf ein abnormes Training zur Reinlichkeit zurückgeführt werden kann.

Nach alternativen oder ergänzenden Bedingungen muß daher gesucht werden. Diese können auch aus Armut und *sozialer Inkompetenz* der Familie statt aus zwanghafter Sauberkeitserziehung bestehen (Olatawura 1973). Andere Autoren betonen die abnorme *Familienkonstellation* mit z. B. distanzierten Vätern und dominierenden und überprotektiven Müttern als einen ätiologisch relevanten Faktor (Bemporad u. Mitarb. 1971, 1978; Wolters 1978). In diesem Sinne können sich auch Partnerbeziehungsstörungen oder emotionale Störungen der Eltern als *pathogene Interaktionsfaktoren* auf die Symptombildung beim Kind auswirken (Straker u. Jacobsen 1979).

Schließlich wird in der Persönlichkeit des Kindes als einer Resultante aus intra- und extrafamiliären Beziehungen und Einwirkungen in mißverständlicher Form oft ein ätiologischer Faktor gesehen. Die in bemerkenswerter Übereinstimmung von vielen Untersuchern beschriebene aggressiv-gehemmte Persönlichkeitsstruktur ist jedoch ebenso wie die psychodynamische Persönlichkeitsbetrachtung eher ein Korrelat als ein gesicherter ätiologischer Faktor zur hinreichenden Ableitung der klinischen Symptomatik. So stellt das psychodynami-

sche Konzept der partiellen Regression auf eine kleinkindliche Stufe der Entwicklung bei Belastung keine Erklärung für die Beziehung zwischen psychosexueller Entwicklung und Symptomatologie dar (HALPERN 1977).
Auch *lerntheoretische Ableitungen* der Enkopresis aus ungenügender Gewohnheitsbildung bzw. Vermeidungshaltungen gegenüber der Stuhlentleerung, die für die Entwicklung der Obstipation mit der möglichen Folge einer Überlaufinkontinenz angenommen werden, können lediglich als Teilfaktoren bedeutsam sein. Offensichtlich müssen weitere Bedingungen erfüllt sein, um die klinische Symptomatik zu erklären.
In diesem Sinne können *biologische und physiologische Faktoren* als Elemente einer erhöhten Vulnerabilität betrachtet werden. Die insbesondere in der pädiatrischen Literatur aufgeführten rezidivierenden oder chronifizierenden Darmerkrankungen – wie z. B. Diarrhö oder chronische Obstipation – können allerdings nicht in jedem klinischen Fall als Vorläufer identifiziert werden. Dabei muß zudem angemerkt werden, daß die These einer organischen Bedingung der Enkopresis in der Feldstudie von BELLMAN (1966) keine Stützung fand. In der gleichen Studie konnte auch kein Zusammenhang von Enkopresis und Hirnschädigung nachgewiesen werden, der in der älteren Literatur wiederholt behauptet worden ist. Andererseits verweisen die klinisch evidenten Beziehungen von gehäuftem Auftreten der Enkopresis bei Intelligenzminderung sowie neurologischen Defiziten – wie z. B. bei Sprachauffälligkeiten und Koordinationsstörungen – auf die bahnende Wirkung bestimmter physiologischer Abweichungen.
Eine *genetische Komponente* erscheint angesichts der Tatsache, daß bisher nur in einer Studie eine familiäre Häufung des Symptoms beobachtet wurde (BELLMAN 1966), extrem unwahrscheinlich, wobei zudem bekanntermaßen das Familienmodell für den Nachweis genetischer Symptomverursachung problematisch ist.
Psychologischen und physiologischen Bedingungsfaktoren sind *akzidentelle Auslösesituationen* als weitere Bestandteile eines ätiologischen Konzeptes zur Seite zu stellen. Diese können aus mannigfaltigen Belastungen in Form von Trennungserlebnissen, Lebenseinschnitten, familiären Übergangsperioden oder heftigen emotionalen Reaktionen bestehen. Auch für diese Einflußgrößen gilt jedoch die Einschränkung, daß die Symptomatik allein aus diesen Ursachen nicht erklärt werden kann.
Entsprechend dem für die meisten kinderpsychiatrischen Störungen gültigen Modell wird man daher auch die Enkopresis als *polyätiologisch* bedingt betrachten müssen, wobei neben den beschriebenen psychologischen und physiologischen Faktoren und der akzidentellen Auslösesituation auch kulturelle und soziale Aspekte – z. B. bei der Entstehung und Veränderung von Normen für die Erziehung zur Reinlichkeit – wirksam werden.

## Therapie

Die alte Dichotomie von *pädiatrischer Behandlung* mit Laxanzien, Einläufen, Suppositorien oder manueller Ausräumung des Darmes und *psychiatrischen Maßnahmen* in Form von Elternberatung, Spiel- und Gesprächstherapie, stationärer Behandlung und Kontinenztraining ist in den aktuellen Therapiekonzepten weitgehend aufgehoben. Psychiatrisch-psychologische Behandlungsmaßnahmen verzichten nicht grundsätzlich auf die begleitende Gabe von Medikamenten und müssen vor allem auf den diskutierten klassifikatorischen und diagnostischen Aspekten der Enkopresis aufbauen. Andererseits sind medikamentöse Maßnahmen ohne psychologische Behandlungsansätze sehr wahrscheinlich wirkungslos.
Da sich der von ANTHONY (1957) postulierte ätiologische Zusammenhang zwischen kontinuierlicher primärer Enkopresis und vernachlässigter Sauberkeitserziehung einerseits und diskontinuierlicher sekundärer Enkopresis und emotionaler Störung andererseits nicht hat aufrechterhalten lassen (BERG u. JONES 1964), kann aus diesem äußerlichen Klassifikationsaspekt allein die Notwendigkeit einer *Psychotherapie* – die ANTHONY lediglich für die zweite Gruppe im Gegensatz zum Sauberkeitstraining bei der ersten Gruppe empfahl – nicht abgeleitet werden. Ganz allgemein kann aufgrund des Mangels an gut kontrollierten Studien festgestellt werden, daß Einsatz und Wirksamkeit der analytischen Psychotherapie bei Enkopresis offensichtlich begrenzt sind. Ihr Indikationsgebiet dürfte sich eher auf die assoziierten emotionalen Störungen erstrecken, so daß eine Kombinationstherapie mit begleitendem Sauberkeitstraining und evtl. auch milden Laxanzien in Verbindung mit Psychotherapie angezeigt sein kann, um gleichermaßen für symptomatische Entlastung und Beeinflussung der emotionalen Störungen zu sorgen.
Eine *differentielle Aspekte* beachtende Therapieplanung muß ferner neben diesen Gesichtspunkten der psychischen Auffälligkeit des Kindes auch dessen *Alter* sowie mögliche *zentralnervöse Auffälligkeiten* berücksichtigen. Beim jüngeren Kind steht die Vermittlung von adäquaten Techniken der Sauberkeitserziehung ebenso wie beim geistig behinderten Kind eindeutig im Vordergrund, wobei soziale und psychologische Gesichtspunkte gleichermaßen in Elternberatung und stützendem Gespräch zu berücksichtigen sind. Die Enkopresis bei Kindern mit minimaler zerebraler Dysfunktion tritt in der Regel nur unregelmäßig auf und reagiert meist schnell auf derartige stützende Maßnahmen. Ist die Enkopresis als Folge einer Obstipation im Sinne einer Überlaufinkontinenz entstanden, so muß weitgehend kausal behandelt werden. In diesem Fall müssen beispielsweise harte Kotmassen durch Laxanzien bzw. einmalige Einläufe ausgeräumt, der Stuhl durch Zugabe von

Medikamenten (z. B. Laktose) weicher gemacht und Ursachen von schmerzhafter Defäkation (z. B. Analfissuren) als Anlaß für eine Vermeidungshaltung ebenso ausgeräumt wie der Kampf von Eltern und Kind um die Defäkation durch Beratung aufgelöst werden.

Diese allgemeinen, aus dem klinischen Erfahrungswissen abgeleiteten Behandlungsprinzipien können durch neuere Berichte über die *verhaltenstherapeutische Behandlung* von Patientenserien, kleineren Gruppen sowie einzelnen Fällen ergänzt werden. HALPERN (1977) wählte einen – nach eigener Aussage – eklektischen Ansatz der Kombination von Dulcolax-Suppositorien mit *Verstärkungsplänen* bei 10 Patienten, wobei 7 ihr Symptom aufgaben. Die 3 übrigen Patienten können nicht als Therapieversager gelten, zumal es in einem Fall vor Therapiebeginn zur Therapieremission kam, in einem weiteren Fall eine Therapierealisierung an der mangelnden Kooperation der Eltern scheiterte und der 3. Fall wegen heftigen Widerstands den Einsatz von Suppositorien nicht zuließ. Bei 10 weiteren Fällen, die vornehmlich Elternberatung erhielten, konnten nur 4 Kinder ihr Symptom nach längeren Perioden überwinden, während 3 weiterhin in Familienberatung verblieben und 3 als Therapieversager angesehen werden müssen. HALPERN wendet sich in diesem Zusammenhang gegen spekulative und unpräzise Beurteilungen der familiären Pathologie in psychodynamischen Untersuchungen, in denen die Bedeutung des Symptoms für die elterlichen Reaktionen übersehen und die Auswirkungen einer schnellen Symptomentlastung für die Familiendynamik nicht genügend beachtet wurden.

Im Behandlungsplan von WRIGHT u. WALKER (1977) wurden zunächst nach einer körperlichen Untersuchung bedeutsame emotionale Störungen des Kindes abgetrennt und vorrangig behandelt. Die ausschließlich auf die Enkopresis bezogene Verhaltenstherapie wird über Elterninstruktion abgewickelt und umschließt folgende *Komponenten*:

Initiale Darmentleerung durch einen Einlauf. Sicherstellung des morgendlichen Toilettenbesuches mit kontingenter sozialer und materieller Verstärkung bei erfolgreicher Darmentleerung bzw. Gabe eines Glycerin-Suppositoriums bei Versagen und erneutes Toilettenaufsuchen nach dem Frühstück, wobei wiederum kontingent verstärkt wird.

Weitere Bestandteile sind ein kurz vor dem Schulbesuch durchgeführter Einlauf, wobei die resultierende Darmentleerung nicht verstärkt wird, sowie regelmäßige Inspektionen der Unterwäsche mit kontingenter Verstärkung der Sauberkeit bzw. leichter Bestrafung in Form von Privilegienentzug bei Beschmutzen der Wäsche. Bei täglicher konsistenter Durchführung dieses Programms wird nach zwei aufeinanderfolgenden Wochen ohne Einkoten das Programm schrittweise hinsichtlich der Durchführung von Einläufen, der Gabe von Suppositorien und schließlich auch des Einsatzes von Verstärkern abgebaut. Die Autoren haben ihr Programm bei 100 Patienten durchgeführt und 10–15% Versager auf mangelnde Kooperation zurückgeführt. In einem Forschungsprojekt wurde der Therapieverlauf von 14 Patienten sorgfältig erfaßt. Die Behandlungsdauer betrug im Mittel 16,9 Wochen bei einer Variation von 10–38 Wochen. Nur 4 Patienten koteten nach der 14. Woche noch ein. Die durchschnittliche Frequenz des Einkotens fiel von 17 auf 2 innerhalb von einer Woche. Dieser Anfangserfolg ermutigte die Eltern beträchtlich, das Programm fortzusetzen. Sämtliche 14 Patienten gaben das Symptom auf, wobei bei einer Nachuntersuchung nach 6 Monaten nur ein Rückfall eingetreten war.

Auch DAVIS u. Mitarb. (1976) haben über eine Serie von verhaltenstherapeutisch behandelten Fällen von Enkopresis berichtet. Die Autoren haben über die Vorgehensweise hinaus die typischen begleitenden psychischen Auffälligkeiten, fehlgeschlagene Therapieversuche mit Laxanzien und Psychotherapie sowie soziale und familiäre Belastungen der Patienten aufgeführt, so daß eine Selektion von möglicherweise atypischen Fällen ausgeschlossen ist. In Anlehnung an das von AZRIN u. FOXX (1971) bei geistig behinderten Kindern entwickelte Verfahren lagen die Schwerpunkte des Programms in einer Förderung der Aufmerksamkeit des Kindes für interne Reize vor der Stuhlausscheidung, konsistenter Verstärkung von Sauberkeit und Maßnahmen, die einer Aufrechterhaltung eines konsistenten Verhaltens der Eltern nach Entzug der professionellen Hilfe dienen sollten.

Nach dem Prinzip der von AZRIN u. FOXX entwickelten *positiven Praxis* mußten die Kinder initial häufig, d. h. in Halbstundenabschnitten, die Toilette aufsuchen und wurden bei regelmäßigen Überprüfungen der Sauberkeit kontingent verstärkt. Einkoten wurde nach dem Prinzip der *Überkorrektur* durch eigenständiges Waschen des Körpers und der Wäsche, selbständiges Ankleiden mit sauberer Wäsche und ein 15minütiges Time-out beantwortet. Die Therapieergebnisse weisen unter insgesamt 11 Patienten 7 vollständige Heilungen bei einem durchschnittlichen Training von 5½ Tagen auf. Von den 4 Versagern setzte nur 1 Kind das Einkoten fort, während die übrigen Fälle auf mangelnde Kooperation zurückgeführt werden. Für den Therapieausgang waren sowohl Typ der Enkopresis (kontinuierlich vs. diskontinuierlich) wie auch weitere assoziierte Probleme des Kindes bzw. der Familie unbedeutend. Parallel zum Symptomrückgang konnten Verbesserungen des Allgemeinverhaltens der Kinder und keine neuen Symptome beobachtet werden.

Auch DOLEYS u. Mitarb. (1977) setzten Überkorrektur und kontingente Verstärkung bei 3 Kindern mit Enkopresis ein. Diese Studie hat insofern interessante zusätzliche Aspekte, als sie eine begleitende Enuresis als funktionell unabhängig erwies, wobei Enkopresis und Enuresis durch jeweils symptomspezifische Therapiemaßnahmen verhaltenstherapeutisch behandelt wurden. Die Autoren verweisen ferner auf die Problematik der Konfrontation zwischen Eltern und Kind, wenn das Kind dazu gebracht werden muß, seine Kleidung zu waschen. Unter diesen Bedingungen könne das angemessene Säuberungsverhalten negativ verstärkt werden, d. h., das Kind würde seine Kleidung waschen, um sich der elterlichen Aufsicht zu entledigen. Um das erwünschte Trainingsziel von Verantwortlichkeit für das Einkoten und Motivierung zu angemessenem Verhalten zu vermitteln, empfehlen die Autoren daher die folgende verbale Formel: „Ich wasche meine Unterhosen, weil ich sie beschmutzt habe und muß das immer machen, wenn es vorkommt."

Weitere Berichte über die Kombination der Methode der positiven Praxis mit Überkorrektur und kontingenter Verstärkung bei ebenfalls jeweils 3 Kindern stammen von BUTLER (1977) sowie CROWLEY u. ARMSTRONG (1977). Bemerkenswert an sämtlichen bisher aufgeführten verhaltenstherapeutischen Studien ist die Tatsache, daß alle Behandlungsprogramme auf ambulanter Basis mit den Eltern als zentralen Mediatoren des Therapieprozesses durchgeführt wurden und jeweils in relativ kurzen Zeiträumen erfolgreich waren. Eine nicht unbedeutende Zahl von Einzelfallstudien gibt weiteres Anschauungsmaterial über die Wirksamkeit lerntheoretisch begründeter Therapiemaßnahmen, wobei vornehmlich die Prinzipien der operanten Verstärkung und des Diskriminationslernens sowie seltener milde Bestrafungen durch Time-out oder Methoden der reziproken Hemmung von Angst beim Toilettenbesuch eingesetzt wurden (BORNSTEIN u. Mitarb. 1983; DIXON u. SAUDARGAS 1980; ROBERTS u. OTTINGER 1979; PLACHETTA 1976; CASHMORE 1976; ASHKENAZI 1975; AYLLON u. Mitarb. 1975; BALSON 1973; YOUNG 1973; PEDRINI u. PEDRINI 1971; EDELMAN 1971; CONGER 1970; FERINDEN u. HANDEL 1970; TOMLINSTON 1970; BARRETT 1969; GELBER u. MEYER 1965; KEEHN 1965; NEALE 1963).

Unlängst sind auch erstmalig *familientherapeutische* Behandlungsansätze anhand von Fallschilderungen dargestellt worden, in denen ein familiendynamischer bzw. -systemischer Zugang zu der chronischen Symptomatik der Enkopresis gewählt wurde (PROTINSKY u. KERSEY 1983; MARGOLIES u. GILSTEIN 1983; DOUGLAS 1981). In der klinischen Praxis hat sich eine Kombination von Methoden im Sinne einer *multimodalen Behandlung* bewährt, wobei symptomorientierte Maßnahmen, Verhaltenstraining, kindzentrierte Einzelpsychotherapie sowie Elternarbeit einander ergänzen (TATZER u. SCHUBERT 1983; ARTNER u. CASTELL 1981, 1979).

## Prognose

Daten über den unbehandelten Spontanverlauf bzw. Katamnesen von Therapieverläufen sind äußerst spärlich. In der Regel wird das Symptom jenseits des Pubertätsbeginns nicht mehr bei geistig normal entwickelten Kindern beobachtet. In der Feldstudie von BELLMAN (1966) konnte nach 2 Jahren festgestellt werden, daß 56% der untersuchten Kinder über mindestens 6 Monaten symptomfrei waren. In der an einer Klinikpopulation durchgeführten Pilotstudie der gleichen Autorin dauerte bei keinem von 186 Kindern das Symptom über das Alter von 16 Jahren an. In der Feldstudie erwiesen sich Ängstlichkeit, Gespanntheit und Anzahl psychischer Symptome des Kindes sowie gestörter Kontakt zur Mutter als prognostisch ungünstige Faktoren, die mit der Persistenz des Symptoms korrelierten. Studien zur Effektivität von Psychotherapie fehlen bisher weitgehend, während der Nachweis unmittelbarer Wirksamkeit verhaltenstherapeutischer Maßnahmen vorerst noch durch längere Katamnesezeiträume ergänzt werden muß.

Nachuntersuchungen klinisch behandelter Patienten machen deutlich, daß die Enkopresis im Kindesalter eine schwerwiegende Erkrankung darstellt. Beispielsweise war die stationär von CASTELL u. Mitarb. (1983) behandelte Serie 4 Jahre nach Entlassung nur zur Hälfte sauber. Eine Nachuntersuchung von 30 Probanden mit einer Enkopresis im Kindesalter durch PROBST u. Mitarb. (1980) ergab, daß ein Drittel an einer belastenden psychischen, vornehmlich depressiven Symptomatik litt.

## Literatur


Anthony, E. J.: An experimental approach to the psychopathology of childhood encopresis. Brit. J. med. Psychol. 30 (1957) 156

Artner, K., R. Castell: Stationäre Therapie von einkotenden Kindern. Prax. Kinderpsychol. Kinderpsychiat. 28 (1979) 119

Artner, K., R. Castell: Enkopresis-Diagnostik und stationäre Therapie. In: Psychosomatische Störungen und Krankheiten bei Kindern und Jugendlichen, hrsg. von H.-Ch. Steinhausen. Kohlhammer, Stuttgart 1981

Ashkenazi, Z.: The treatment of encopresis using a discriminative stimulus and positive reinforcement. J. Behav. Ther. exp. Psychiat. 6 (1975) 155

Ayllon, T., J. Simon, R. W. Wildman: Instructions and reinforcement in the elimination of encopresis: a case study. J. Behav. Ther. exp. Psychiat. 6 (1975) 235

Azrin, N. H., R. M. Foxx: A rapid method of toilet training the institutionalized retarded. J. appl. Behav. Anal. 4 (1971) 89

Balson, P. M.: Casestudy: Encopresis. A case with symptom substitution? Behav. Ther. 3 (1973) 134

Barrett, B. H.: Behavior modification in the home: parents adapt laboratory-developed tactics to bowel-train a 5½ year old. Psychotherapy: Theory Res. Pract. 6 (1969) 172

Bellman, M.: Studies on encopresis. Acta paediat. scand. Suppl. 170, 1966

Bemporad, J. R., C. M. Pfeifer, L. Gibbs, R. H. Cortner, W. Bloom: Characteristics of encopretic patients and their families. J. Amer. Acad. Child Psychiat. 10 (1971) 272

Bemporad, J. R., R. A. Kresch, R. Asnes, A. Wilson: Chronic neurotic encopresis as a paradigm of a multifactorial psychiatric disorder. J. nerv. ment. Dis. 166 (1978) 472

Berg, I., K. V. Jones: Functional faecal incontinence in children. Arch. Dis. Childh. 39 (1964) 465

Bornstein, P. H., B. J. Balleweg, R. W. McLellarn, G. L. Wilson, C. A. Sturm, J. C. Andre, R. A. von den Pol: The "bathroom game": A systematic program for the elimination of encopretic behavior. J. Behav. Ther. exp. Psychiat. 14 (1983) 67

Butler, J. F.: Treatment of encopresis by overcorrection. Psychol. Rep. 40 (1977) 639

Cashmore, G. R.: The reduction of soiling behaviour in an 11-year-old boy with the parents as therapist. N. Z. J. 84 (1976) 238

Castell, R., G. Benka, I. Hoffmann: Prognose enkopretischer Kinder bei stationärer Behandlung. Prax. Kinderpsychol. 32 (1983) 93

Conger, J. C.: The treatment of encopresis by the management of social consequences. Behav. Ther. 1 (1970) 386

Crowley, C. P., P. M. Armstrong: Positive practice, overcorrection and behavior rehearsal in the treatment of three cases of encopresis. J. Behav. Ther. exp. Psychiat. 8 (1977) 411

Davis, H., W. S. Mitchel, F. Marks: A behavioural programme for the modification of encopresis. Child: Care Hlth Develop. 2 (1976) 273

Dixon, J. W., R. A. Saudargas: Toilet training, cueing, praise, and self-cleaning in the treatment of classroom encopresis: a case study. J. School Psychol. 18 (1980) 135

Doleys, D. M., A. R. Ciminero, J. W. Tollison, C. L. Williams, K. C. Wells: Dry-bed training and retention control training: a comparison. Behav. Ther. 8 (1977) 541

Douglas, J.: Behavioural family therapy and the influence of a system framework. J. Fam. Ther. 3 (1981) 327

Edelman, R. I.: Operant conditioning treatment of encopresis. J. Behav. Ther. exp. Psychiat. 5 (1971) 71

Ferinden, W., D. van Handel: Elimination of soiling behavior in an elementary school child through the application of aversive techniques. J. School Psychol. 8 (1970) 267

Gelber, H., V. Meyer: Behavior therapy and encopresis: The complexities involved in treatment. Behav. Res. Ther. 2 (1965) 227

Halpern, W. I.: The treatment of encopretic children. J. Child Psychiat. 16 (1977) 478

Hoag, J. M., N. G. Norris, E. T. Himeno, J. Jacobs: The encopretic child and his family. J. Amer. Acad. Child Psychiat. 10 (1971) 242

Keehn, J. D.: Brief case report. Reinforcement therapy of incontinence. Behav. Res. Ther. 2 (1965) 239

Largo, R. H., W. Stutzle: Longitudinal study of bowel and bladder control by day and at night in the first six years of life. I. Epidemiology and interrelations between bowel and bladder control. Develop. Med. Child Neurol. 19 (1977) 598

Levine, M. D.: Children with encopresis: a descriptive analysis. Pediatrics 56 (1975) 412

Margolies, R., K. W. Gilstein: A systems approach to the treatment of chronic encopresis. Int. J. Psychiat. Med. 13 (1983–84) 141

Neale, D. H.: Behaviour therapy and encopresis in children. Behav. Res. Ther. 1 (1963) 139

Olatawura, M.: Encopresis: A review of thirty-two cases. Acta paediat. scand. 62 (1973) 358

Pedrini, B. C., T. D. Pedrini: Reinforcement procedure in the control of encopresis: a case study. Psychol. Rep. 28 (1971) 937

Plachetta, K. E.: Encopresis: a case study utilizing contracting, scheduling and self-charting. J. Behav. Ther. exp. Psychiat. 7 (1976) 195

Probst, P., U. Asam, E. Frantz: Eine Katamnesestudie zur psychosozialen Integration von Erwachsenen mit Enkopresis im Kindes- und Jugendalter. Z. Kinder- u. Jugendpsychiat. 8 (1980) 135

Protinsky, H., B. Kersey: Psychogenic encopresis: a family therapy approach. J. Clin. Child Psychol. 12 (1983) 192

Roberts, M. A., D. R. Ottinger: A case study: encopretic adolescent with multiple problems. J. Clin. Child Psychol. 8 (1979) 15

Rutter, M., J. Tizard, K. Whitmore: Education, Health and Behaviour. Longmans, London 1970

Straker, G., R. Jacobson: A study of the relationship between family interaction and individual symptomology over time. Fam. Process 18 (1979) 443

Tatzer, E., M. Th. Schubert: Enkopresis – Somatische und psychische Faktoren in Diagnose und Therapie. Z. Kinder- u. Jugendpsychiat. 11 (1983) 43

Tomlinston, J. R.: The treatment of bowel retention by operant procedure. A case study. J. Behav. Ther. exp. Psychiat. 1 (1970) 83

Wolters, W. H. G.: A comparative study of behavioural aspects in encopretic children. Psychother. Psychosom. 24 (1974) 86

Wolters, W. H. G.: The influence of environmental factors on encopretic children. Acta paedopsychiat. 43 (1978) 159

Wright, L., C. Walker: Treatment of the child with psychogenic encopresis. An effective program of therapy. Clin. Pediat. 16 (1977) 1042

Young, G. C.: The treatment of childhood encopresis by conditioned gastroileal reflex training. Behav. Res. Ther. 11 (1973) 499

# 4 Reaktive und alterstypische Störungen mit psychischer Symptomatik

# Klassifikationsprobleme

*Martin H. Schmidt*

Daß bei Leitsymptomen psychischer Erkrankungen im Kindes- und Jugendalter zunächst grob zwischen körperlichen Auffälligkeiten und Störungen des Befindens unterschieden werden kann, wurde bereits auf S. 40ff. beschrieben, auch daß die in Kapitel 3 und 4 benutzte Gliederung reaktive und alterstypische Störungen in diesem Sinne trennt. Ein Teil reaktiver Verhaltensweisen wird dabei unter den dissozialen Symptomen in Kapitel 9 behandelt, doch haben diese eine starke Milieukomponente und lassen sich daher, und auch aus anderen Gründen, in das hier benutzte Gliederungssystem nicht einordnen. Auch über das gemeinsame Vorkommen körperlicher und psychischer Symptome wurde bereits auf S. 40ff. gesprochen, ebenso über die Unterscheidung zwischen demonstrativem Verhalten, funktionellen Störungen, somatopsychosomatischen Erkrankungen und Konversionssyndromen. Die körperliche Symptomatik letzterer ist unphysiologisch, außerdem steht der intrapsychische Konflikt im Vordergrund, so daß sie im vorliegenden Kapitel abgehandelt werden.

Angesichts einer Anorexia nervosa oder einer Colitis ulcerosa kann man nicht sagen, daß die in Kapitel 3 behandelten Störungen grundsätzlich weniger gravierend seien als die hier zu besprechenden. Störungen mit körperlicher Symptomatik treten eher in der frühen Kindheit auf, während die Krankheitsbilder mit rein psychischen Symptomen eine Domäne des Schulalters darstellen. Die intrapsychischen Prozesse des Schulkindes sind differenzierter, ihm stehen reifere Abwehrmechanismen zur Verfügung, Einfühlung in Fremdseelisches ist ihm ebenso möglich wie die Verbalisierung psychischer Sachverhalte. Unabhängig von diesen altersabhängigen Prozessen können emotionale oder neurotische Störungen auf dem Hintergrund von Beziehungsschwierigkeiten in frühester Lebenszeit entstehen.

Über den Krankheitswert emotionaler Störungen bestimmt die *Zahl* der Symptome und ihre *Generalisierung*. Anhand dieser Kriterien kann der Einfluß auf die gesamte Entwicklung der kindlichen oder jugendlichen Persönlichkeit beurteilt werden. Ein Symptom allein macht noch keine emotionale Störung, deswegen darf von der Dunkelangst eines 8jährigen oder der Selbstunsicherheit eines 14jährigen nicht auf dessen Gesamtzustand geschlossen werden. Auch sogenannte neurotische Symptome sind nach einhelliger Auffassung ubiquitär. Sie können sich zu sogenannten neurotischen Strukturen verdichten, die der Persönlichkeit ein bestimmtes Gepräge geben, ebenfalls ohne daß dieses Krankheitswert hat. Bei stärkerer Ausprägung bestehen hier Übergänge zu den in Kapitel 6 behandelten Persönlichkeitsstörungen, für die dauerndes Bestehen und eine konstitutionelle Komponente typisch sind. Erst im Kontext bestimmter äußerer, vor allem aber intrapsychischer Bedingungen kann von emotionalen oder neurotischen Störungen mit Krankheitswert gesprochen werden. Von den Neurosen bestehen wiederum Übergangsmöglichkeiten zu den Persönlichkeitsstörungen in Gestalt der sogenannten Kern- oder Charakterneurosen, letztere werden den Persönlichkeitsstörungen zugezählt.

Die hier zu besprechenden Störungen können passagere altersspezifische Besonderheiten sein (etwa die Einschlafängste eines jungen Kindes), sie können die Fixierung solcher alterstypischen Störungen ausdrücken (etwa bei im Schulalter fortbestehenden Ängsten mit einer solchen Basis), sie können reaktiv als vorübergehende Phänomene auftreten (wie bei depressiven Reaktionen auf den Verlust eines Elternteils durch Scheidung) oder sich als Neurose manifestieren (etwa unter dem Vollbild einer Konversionsneurose).

Die Multiaxiale Klassifikation kinder- und jugendpsychiatrischer Störungen und Erkrankungen behandelt diese unterschiedlichen Kategorien von Auffälligkeiten ebenso wie die Internationale Klassifikation der Krankheiten (ICD) voneinander getrennt. Die vorwiegend alterstypischen Störungen mit eher besserer Prognose, aber ohne klassisches neurotisches Symptomprofil, werden unter 313 (*Spezifische emotionale Störungen des Kindes- und Jugendalters*) abgehandelt, die kurzfristigen reaktiven Störungen mit unterschiedlichem Schweregrad, die sich als Reaktion auf außerordentliche körperliche oder psychische Belastungen auffassen lassen, unter 308 (*Akute Belastungsreaktionen*), die weniger gravierenden, aber länger dauernden reaktiven Störungen, die oft eng umschrieben und situationsspezifisch sind und sich nach einigen Monaten zurückbilden und ebenfalls in einem klaren Zusammenhang zu äußeren Ereignissen stehen, unter 309 (*Anpassungsreaktionen*). Die schwereren psychischen Störungen ohne nachweisbare organische Grundlage bei erhaltener Krankheitseinsicht des Betroffenen und ungestörter Realitätswahrnehmung (als Abgrenzung zu den psychotischen Störungen) und bei in der Regel sozial akzeptiertem Verhalten und intakter Persönlichkeit werden unter 300 (*Neurotische Störungen*) behandelt. Für die letzteren sind Symptome oder Symptomkombinationen typisch, nämlich Ängste, Phobien, Zwangssymptome, Depressionen, Neurasthenie und Hypochondrie, seltener Depersonalisations- und Derealisationsphänomene; hilfsweise wird für die Zuordnung von Störungen zu dieser Kategorie auch ein erkennbarer intrapsychischer Konflikt gefordert. Ihre Verwechslung mit den Belastungs- und Anpassungsreaktionen ist ebenso leicht möglich wie die mit den altersspezifischen emotionalen Störungen. Anpassungs- und Belastungsreaktionen zeichnen sich dadurch aus, daß sie im Gegensatz zu den neurotischen Störungen nur eine geringe Bedeutung für die Entwicklung der Gesamtpersönlichkeit haben (die altersspezifischen emotionalen Störungen nehmen diesbezüglich eine Mittelstellung ein) und daß in ihrem Rahmen auch körperliche Symptome vorkommen können, vor allem bei den akuten Belastungsreaktionen, bei denen auch Bewußtseinsstörungen und psychomotorische Störungen im Vordergrund stehen können.

Auch hier ist der Krankheitswert um so höher einzuschätzen, je größer das Symptomfeld ist; isolierte Symptome haben eher geringere Bedeutung für die Gesamtentwicklung der Persönlichkeit. Chronifizierte Störungen im Sinne von Gewohnheitshaltungen, etwa bei bestimmten Ängsten, können für die Persönlichkeitsentwicklung relativ unbedeutsam sein, sorgfältige Differentialdiagnose ist notwendig. Hier gilt es, wie bei vielen körperlichen Symptomen, eher die Frage zu stellen, wodurch eine Auffälligkeit aufrechterhalten wird, als wodurch sie ursprünglich ausgelöst wurde; es ist also wichtiger zu wissen, welchem Ziel sie im Augenblick dient, denn die Finalitäten können hier durchaus wechseln.

Von den länger dauernden Anpassungsreaktionen, von den alterstypischen emotionalen Störungen und von den neurotischen Störungen gibt es Übergänge zu den in Kapitel 9 behandelten dissozialen Störungen. Akute Reaktionen können sich in diesem dissozialen Symptombild äußern. Alterstypische Störungen können vorzugsweise durch Beziehungsschwierigkeiten, Rivalität und gelegentlich auch durch Aggressivität gekennzeichnet sein. Neurotische Störungen kennen ein breites Spektrum oppositionellen, aggressiven und delinquenten Verhaltens, häufig auch als *neurotische Delinquenz* bezeichnet und auf S. 158ff. als solche behandelt, eben weil der den dissozialen Auffälligkeiten zugrundeliegende intrapsychische Konflikt deutlich erkennbar – und auch noch als solcher behandelbar! – ist. Die Behandelbarkeit mittels Psychotherapie fällt bei fixierten dissozialen Verhaltensweisen häufig weg und ist der Grund für deren separate Betrachtung. Bei ihnen muß an die Stelle der aufdeckenden Behandlung ein Milieu treten, das sowohl die fehlende Beziehung wie auch die mangelnde pädagogische Konsequenz gleichzeitig ersetzen kann.

Von den zahlreichen der nachstehend behandelten Störungen gibt es Übergangsformen zur normalen Entwicklung in verschiedenen Alterstufen. Diese Entwicklungsvarianten sind in Bd. II, Kapitel 1 behandelt. Die Unterscheidung zwischen ihnen und den hier zu besprechenden Störungen wird oft nur anhand der sozialen Bedeutung getroffen, etwa wenn die Schüchternheit eines Kindes so stark wird, daß sie es am Schulbesuch oder an seiner Integration in die Gruppe Altersgleicher hindert.

In den nachstehenden Abschnitten des 4. Kapitels werden unter den *Angst- und Affektsyndromen* sowohl altersspezifische als auch neurotische als auch reaktive Auffälligkeiten behandelt. Unter den *depressiven Syndromen* werden einige altersspezifische und zahlreiche Anpassungsreaktionen unterschiedlicher Dauer behandelt, vor allem aber neurotische Störungen bei älteren Kindern, jedoch auch depressive Zustandsbilder unklarer Genese, wie sie die Internationale Nomenklatur unter der Ziffer 311 (*Nichtanderweitig klassifizierbare depressive Zustandsbilder*) klassifiziert; sie werden als von geringer Intensität, ohne spezifisch manische oder psychotische Merkmale, beschrieben, aber auch ohne Zusammenhang mit belastenden Ereignissen und ohne die für neurotische Störungen typischen Konfliktsituationen. Der Abschnitt über *Zwangssyndrome* behandelt vorzugsweise neurotische Störungen, betont aber auch die konstitutionelle Komponente bei diesen Bildern. Unter den *Konversionssyndromen* stehen solche neurotischer Genese im Vordergrund, sie treten aber auch als akute Belastungsreaktionen auf; nicht mit ihnen zu verwechseln sind die funktionellen Störungen des Klein- und Schulkindes, wie Kopfschmerzen, Nabelkoliken und Erbrechen, die unter den psychosomatischen Störungen in Kapitel 5 abgehandelt werden. Unter dem Oberbegriff *neurotische Dissozialität und Delinquenz* werden wie erwähnt lediglich dissoziale Störungen behandelt, deren neurotischer Ursprung noch sichtbar ist und noch einen entsprechenden therapeutischen Zugang bietet. In dem Abschnitt über Individuationskrisen werden reaktive Auffälligkeiten, wie sie in der Adoleszenz häufig vorkommen, dargestellt, u. a. neurotische Depersonalisations- und Derealisationssymptome; manche dieser Störungen wären früher als Pubertätskrisen klassifiziert worden. Hier gibt es auch Überschneidungen zu adoleszenzspezifischen emotionalen Störungen (ICD 313, s. o. ).

## Literatur

American Psychiatric Association: Diagnostic and Statistical Manual of Mental Disorders, 3. Aufl. (DSM-III). APA, Washington/D. C. 1980

Corboz, R., M. H. Schmidt, H. Remschmidt, P. Schieber, D. Göbel: Multiaxiale Klassifikation in Berlin, Mannheim, Zürich. In: Multiaxiale Diagnostik in der Kinder- und Jugendpsychiatrie, hrsg. von H. Remschmidt, M. H. Schmidt. Huber, Bern 1983

Poustka, F., P. Schieber: Effekte ergänzender Beurteilung zur kinder- und jugendpsychiatrischen Syndromdiagnose. In: Multiaxiale Diagnostik in der Kinder- und Jugendpsychiatrie, hrsg. von H. Remschmidt, M. H. Schmidt. Huber, Bern 1983

Remschmidt, H., M. H. Schmidt: Multiaxiales Klassifikationsschema für psychiatrische Erkrankungen im Kindes- und Jugendalter nach Rutter, Shaffer und Sturge. Huber, Bern 1977

Schmidt, M. H.: Verhaltensauffälligkeiten bei Kleinkindern. Therapiewoche 29 (1979) 12

# Angst- und Affektsyndrome

*Peter Strunk*

## Definition

*Angst* ist eine elementare seelische Befindlichkeit des Menschen. Sie kennzeichnet das subjektive Empfinden bei allen möglichen Zuständen von Bedrohung, ob diese nun eingebildet oder real ist. Sie kann im Zusammenhang mit intrapsychischen Vorgängen, Vorstellungen, Phantasien oder mit der Wahrnehmung von Vorgängen im eigenen Körper sowie in der äußeren Umwelt einhergehen; obwohl die Gefühlsqualität fast allen Menschen vertraut ist, läßt sie sich kaum mit anderen Begriffen beschreiben. Oft ist sie mit dem Gefühl der Enge und Unsicherheit verbunden. Als subjektiver Zustand, für den diese Bezeichnung benutzt wird, ist sie anderen Menschen zunächst nur dann zu vermitteln, wenn sich der davon Betroffene seiner Angst bewußt ist und darüber spricht, daß er Angst hat. In den Äußerungen lassen sich die Intensität des Gefühls, die von leichter Verunsicherung bis zur Panik reichen kann, von den bewußten Inhalten, der Schilderung dessen, was befürchtet wird, wovor man Angst hat, unterscheiden.
*Ängstliches Verhalten* kann von anderen wahrgenommen werden. Es teilt sich physiognomisch unmittelbar mit, ist psychomotorisch erkennbar an der Einengung bis zum sogenannten Totstellreflex oder ängstlich gespannter Unruhe, die bis zum Bewegungssturm reichen kann, ferner an der vegetativen Reaktion mit Blässe, Schweißausbruch. An physiologischen Variablen der Adrenalinausschüttung, Blutdruck, Blutsenkung, Elektroenzephalogramm, Jodspiegel im Blutplasma sind die mit dem Affekt verbundenen körperlichen Reaktionen meßbar. Es kann zum Abgang von Urin und Kot kommen.
Bei Tieren sind analog vegetative und motorische Reaktionen (Meiden, Scheuen, Verbergen und Flucht) ubiquitär zu beobachten, so daß es als sicher gilt, daß Angst zum phylogenetischen Verhaltensinventar des Menschen gehört, das der individuellen Lebenssicherung dient, und somit eine instinktive Grundlage hat.
Mit Angst sind Gemütserregungen verbunden, die sich durch ihr leichtes Anspringen (im Zusammenhang mit raschem physiologischem Arousal) und Abklingen auszeichnen: „Affekte". Für ihre subjektive Wahrnehmung gibt es viele Begriffe: Selbstunsicherheit, Beklemmung, Furcht, Verzweiflung, Panik, ebenso für die entsprechende Charakterisierung des Verhaltens: furchtsam, weinerlich, scheu, verhalten, schreckhaft, schreckensstarr usw. Aggressiv getönte Verhaltenszüge gehören ebenso zu diesen Äußerungen: Eifersucht, Mißgunst, Neid, nötigende Anklammerung, trotzige Verweigerung, Schreien. Sie rechtfertigen, den weiteren Begriff „Affektsyndrome" auch zu verwenden.
Da Angst eine fast alltägliche und notwendige Befindlichkeit darstellt, ist die theoretisch fundierte Abgrenzung zwischen normal und abnorm schwierig. Als Kriterien bieten sich an:

1. Die unangemessene Intensität der Reaktion gegenüber dem angstauslösenden Objekt oder der angstauslösenden Situation: Der phobische Charakter der Angst (etwa im Gegensatz zur Angst bei Mißhandlungssyndrom).
2. Die Dauer, mit der die Angstsymptomatik bestehenbleibt: Die Persistenz der Symptomatik.
3. Der Wechsel des Inhaltes intensiver Angst im Rahmen einer Generalisierungstendenz.
4. Die Beeinträchtigung des Kindes im Alltag: Spiel-Leistungs-Verhalten, Kontakt zu Gleichaltrigen, Eß- und Schlafgewohnheiten, Auftreten weiterer Symptome.
5. Verhalten der Umwelt, das Ausmaß der Beunruhigung der Angehörigen, deren Beeinträchtigung, z. B. der Bewegungsfreiheit der Mutter durch Anklammerung des Kindes.

Weniger verwertbar sind die *Angstinhalte*, die oft denen entsprechen, die in der Entwicklung von Kindern allgemein häufig vorkommen, doch vermehrt werden Angst vor dem Tod der Eltern, Angst vor einem Unglück in der Schule oder ernster eigener Verletzung geäußert.
Abnorme Reaktionen mit vorwiegender Angst- und Affektsymptomatik lassen sich im allgemeinen recht gut durch ihre situative Gebundenheit von der *Angstneurose* abgrenzen. Die diagnostische Kennzeichnung des Zustandsbildes wird man dann vornehmen, wenn die Angstbereitschaft des Kindes erheblich ist und die gespannte innere Unruhe zu Ängsten in weiten Lebensbereichen mit häufig wechselnden Inhalten führt: Angst vor dem Verlassensein, Schlafstörungen, leibhypochondrische Ängste, phobische Elemente. Man hat den Eindruck, daß bei diesen Kindern „frei flottierende" Ängste ihren Inhalt suchen. Die Kinder sind oft übermäßig gefügig und demütig, auch depressiv und klammern sich in erheblichem Maße an vertraute Personen. Angsthysterische Ausbrüche mit panikartigem Verhalten treten auf, sie können

den Verdacht auf grenzpsychotische oder psychotische Ängste wecken.

Die Differenzierung zwischen Angst als Kennzeichnung einer Befindlichkeit, die eher ungerichtet, unbestimmt ist und *Furcht* als gerichteter gegenstandsbezogener Angst ist im deutschen medizinischen Sprachgebrauch nicht üblich. Für letztere wird, nicht ganz konsequent, der Ausdruck *Phobie* benutzt, mit dem Ängste vor Gegenständen oder Situationen gekennzeichnet werden, die normalerweise nicht angsterregend sind. Diese gängige Definition ist nicht unproblematisch. Wenn z. B. ein Kind gesteigerte Angst vor Spritzen hat, ließe sich dies ohne weiteres als Spritzenangst im Sinne einer abnormen Reaktion bezeichnen, wenn man Kinder allgemein zubilligt, berechtigte Angst vor Injektionen zu haben. Man würde das Zustandsbild als Spritzenphobie kennzeichnen, wenn man unterstellt, daß eine Injektion normalerweise nicht hochgradig angstauslösend ist! Die aus der tiefenpsychologischen Betrachtungsweise gewonnene Erkenntnis, daß Phobien häufig Ausdruck von Ängsten sind, die im Rahmen der sexuellen Entwicklung auftreten, würde allerdings erlauben, beide Ausdrücke zu verwenden und damit auszudrücken, daß die entsprechenden Entstehungsbedingungen erkannt worden sind.

Dies erfolgt jedoch keineswegs. So spricht man von *multiplen Phobien* im Rahmen eines frühkindlichen exogenen Psychosyndroms, z. B. vor Gras, sich im Winde bewegenden Zweigen, Wassergeräuschen und Berührung. Hierbei ist also allein die Kennzeichnung von Ängsten vor Gegenständen oder Situationen für die Wortwahl ausschlaggebend. Derartige „Phobien" sind wahrscheinlich auf Wahrnehmungsstörungen zurückzuführen, die es dem Kind erschweren, die Objektkonstanz zu erkennen. Dies zeigt sich auch in der ausgeprägten motorischen Ungeschicklichkeit im Umgang mit Gegenständen.

Aus *tiefenpsychologischer Sicht* wird Angst als ein Signal vor Gefährdung verstanden. *Realangst* entsteht bei Bedrohung von außen. Über-Ich-Angst oder *Gewissensangst* bei der Übertretung internalisierter Gebote und Verbote. *Libidinöse Angst*, auch Es-Angst bezeichnet, entsteht aus der Gefährdung der Ich-Funktionen durch Triebbedürfnisse. Unterschiedliche Formen der Angstabwehr kennzeichnen die verschiedenen Neurosentypen (s. auch S. 113). Die Angstneurose ist dadurch gekennzeichnet, daß die *Angstabwehr* nicht in einer dieser Formen gelingt.

In der psychoanalytischen Terminologie ist *Affekt* die seelische Repräsentanz eines libidinösen oder aggressiven Triebes. Diese ist der Selbstwahrnehmung zugänglich. Sie ist nicht wie beim „Wunsch" mit Vorstellungen, Phantasien verbunden. Die Affektbesetzung entspricht der quantitativ zu verstehenden Beteiligung der Triebenergie an einem seelischen Vorgang.

## Nomenklatur

Da Angst an der Phänomenologie und in der Genese vieler psychischer Störungen beteiligt ist, wird der Ausdruck in vielen Verbindungen benutzt, um eine entsprechende *Tönung* des Zustandsbildes zu dokumentieren, z. B. ängstlich-depressiv, ängstlich-agitiert, Angst-Glück-Psychose. Meist erfolgt die Kennzeichnung aber durch Angst*inhalte*: paranoide Ängste, wenn diese durch Verfolgungs- oder Beeinflussungsideen bestimmt sind, hypochondrische Ängste, wenn diese um Gesundheit und Leiberleben kreisen.

Dagegen wird der Begriff *Schrecken* psychopathologisch kaum verwendet. Er kennzeichnet heftige Angst, die durch ein überraschendes Ereignis ausgelöst wird. Erhöhte Schreckhaftigkeit, plötzliches Zusammenzucken bei Bagatellreizen findet sich in Situationen ängstlicher Anspannung, aber auch bei konstitutioneller oder durch frühkindliche Hirnschädigung erworbener Reizoffenheit.

*Trennungsangst* bezeichnet das gesamte Verhalten des Kindes nach Trennung von der gewohnten führenden Bezugsperson, meist der Mutter (vgl. Kap. 12 u. S. 111).

Als *Angstparoxysmen* bezeichnet man Zustände ängstlicher Erregung bis zum Bewegungssturm, die bei Kindern mit frühkindlichem Autismus durch minimale Veränderungen der gewohnten Umweltverhältnisse ausgelöst werden können. Der Begriff *„Angstäquivalente"* wird dann für die somatischen Begleiterscheinungen der Angst, Atembeklemmung, Herzjagen, Zittern, Schwitzen, vermehrter Harndrang, Durchfall benutzt, wenn dabei die *subjektive Wahrnehmung* von Angst *fehlt*. Dies spielt eine bedeutsame Rolle bei den psychosomatischen Erkrankungen, bei denen die Wahrnehmung der subjektiven Befindlichkeit gestört ist (Alexithymie).

Mit der Bezeichnung *„Affektsyndrome"* wird dem anglo-amerikanischen Sprachgebrauch gefolgt („emotional" im Gegensatz zu „behavior" disorders). Psychopathologische Zustandsbilder, die den Symptomträger beeinträchtigen, werden damit von solchen getrennt, die die Umwelt stören. Dies ist auf den verhaltenstherapeutisch wichtigen Parameter Extraversion – Introversion zurückzuführen. Dieses Buch folgt dieser Einteilung nicht konsequent, da zu den „emotional disorders" auch konversionsneurotische, depressive und Zwangssyndrome gehören.

Eine Reihe von Begriffen dient der inhaltlichen Kennzeichnung von *Phobien*. So wird die Angst vor dem Eingeschlossensein als *Klaustrophobie*, die Angst vor der Weite von Straßen oder Plätzen als *Agoraphobie*, die Angst vor Versagen der Herztätigkeit als *Herzphobie*, die Angst vor dem Erröten als *Erythrophobie* und die Angst vor dem Wiederauftreten eines Angstzustandes als *Phobophobie* bezeichnet. Bei der *Aichmophobie* handelt es sich um die Befürchtung, mit spitzen oder scharfen Gegenständen einen anderen impulshaft verletzen oder töten zu können. Das Symptom wird manchmal bei Müttern von jungen Kindern beobachtet, die über ihre Mutterrolle unglücklich sind, unbewußte Aggressionen gegenüber dem Kind haben und diese als persönlichkeitsfremde *Zwangsvorstellung* erleben. An diesem Beispiel wird noch einmal die Unschärfe des Begriffes Phobie deutlich, der früher auch zur Kennzeichnung von Zwangsvorstellungen häufiger verwendet wurde (vgl. S. 140ff.).

## Epidemiologie

Ängste vor Situationen und realen Objekten, die bei Erwachsenen nicht angsterregend sind, treten vorübergehend bei bis zu 90% aller Kinder auf. Die Vorstellung, daß der Ursprung der Angst mit dem Geburtstrauma zusammenhängen könnte, ist verlassen worden. Schreckreaktionen auf plötzliche akustische Eindrücke (Moro-Reflex), plötzliches Bewegtwerden, später auch gegenüber ungewohnten optischen Eindrücken finden sich bereits in den ersten Lebenswochen. Als Achtmonatsangst bezeichnet man die ängstliche Reaktion des Kindes gegenüber Fremden, die sich erstmals im dritten Trimenon manifestiert, wenn die kognitiven Fähigkeiten des Kindes bereits so weit entwickelt sind, daß es die Mutter von Fremden differenzieren kann. Daran schließt sich eine besonders sensible Phase für die Entwicklung von Trennungsangst an, die erst im Alter von etwa drei Jahren abklingt, wenn das Kind reif genug ist, den Kindergarten zu besuchen. Auf die besondere Bedeutung des psychischen Hospitalismus und des Separationsschocks bei Aufnahme in ein Krankenhaus für die psychosoziale Entwicklung des Kindes ist hier nur hinzuweisen.

Während die Schreckhaftigkeit gegenüber plötzlichen akustischen, optischen Eindrücken, vor unbekannten Gegenständen und fremden Personen allmählich in den Hintergrund tritt, finden sich im Alter von zwei bis vier Jahren besonders häufig Angst vor Tieren, Dunkelheit, und Gewittern. Gegen Ende des Vorschulalters bestimmen Gespenster, Geister, Räuber, Angst vor Träumen, Feuertod, Dunkelangst, auch noch die Angst, allein zu bleiben, die Inhalte. Sie weichen allmählich realeren Vorstellungen, die sich auf soziale Rangordnung in der Schule, Lehrer, Reden in der Öffentlichkeit, körperliche Insuffizienz oder Erkrankungen beziehen. Offensichtlich hängen diese Angstformen von der Entwicklung des Realitätskonzeptes ab. Dem entspricht, daß jüngere Kinder häufiger Angst haben als ältere.

Die Häufigkeit von Ängsten ist nicht durch den sozioökonomischen Status der Familie bestimmt, wohl aber die Inhalte, die bei Kindern ärmerer Eltern mehr übernatürliche Ereignisse, Elternstreit, Angst vor ärztlicher Untersuchung, Bestrafung beinhalten, während Kinder höherer Einkommensschichten mehr Befürchtungen hinsichtlich Schulereignissen, Autounfällen, Jugendkriminalität äußern. Bei zehn- bis zwölfjährigen Schulkindern unterscheiden sich die Angstinhalte insoweit, als Stadtkinder mehr soziale Ängste (vor Fremden, Betrunkenen) angeben, psychosomatisch störanfälliger sind, während Landkinder mehr Leistungskonflikte und häufiger Angst vor Tieren als vor Menschen nennen. In dieser Altersgruppe überwiegen bei Mädchen andere Ängste als bei Jungen: Angst vor Situationen des Ausgeliefertseins an unberechenbare, unpersönliche Mächte, während die Ängste der Jungen sich konkreter auf bestimmte Situationen und familiäre Ereignisse beziehen. (LIEBETRAU 1975)

Unter Schuljungen fand THALMANN (1971) allgemeine Ängstlichkeit und deutliche Angst vor verschiedenen Objekten bei 12,7%. Von diesen 19 Kindern hatten 8 gleichzeitig auch Zwangssymptome und Phobien.

In der großen epidemiologischen Untersuchung von SHEPHERD u. Mitarb. (1973) wurden die Eltern nach vier Angstinhalten ihrer Kinder befragt. Dabei ergaben sich zwei Verteilungstypen. Angst vor Dunkelheit und vor Tieren nahm mit dem Alter ab, während der Prozentsatz der Kinder in den Altersstufen zwischen 5 und 15 Jahren, die Furcht vor Begegnung mit anderen Menschen hatten oder Schüchternheit gegenüber anderen Kindern erkennen ließen, ziemlich konstant blieb. Es ist also wahrscheinlich, daß die letztgenannten Verhaltensweisen stärker von Persönlichkeitsmerkmalen als von dem Alter des Kindes geprägt werden. Die Furcht vor Tieren wurde übereinstimmend mit früheren Untersuchungen am häufigsten bei den jüngsten Kindern gefunden. Sie geht mit zunehmendem Alter gleichmäßig zurück. Aber immerhin wird noch ein Drittel der Kinder unter elf Jahren als „etwas furchtsam" in dieser Hinsicht bezeichnet. Die Angst vor Dunkelheit trat bei beiden Geschlechtern und in allen Altersgruppen am häufigsten auf, wenn die Kinder nachts zu Bett liegen. Der Anteil der Kinder, der sich vor Dunkelheit fürchtete, blieb bis zum zehnten Lebensjahr relativ konstant und verringerte sich erst dann. Die Zahl der Kinder, die sich „unbehaglich fühlen, wenn nicht ein schwaches Licht brennt", sank mit zunehmendem Alter kontinuierlich ab, während umgekehrt der Anteil der Kinder, die sich nicht fürchteten, von weniger als der Hälfte der Fünfjährigen auf ungefähr 60% der Elfjährigen und schließlich auf mehr als 80% der Vierzehn- bis Fünfzehnjährigen stieg. Bis zum dreizehnten Lebensjahr bestand eine nur sehr geringe Differenz zwischen dem Anteil der Jungen und der Mädchen, die zu irgendeinem Zeitpunkt Furcht vor der Dunkelheit hatten.

Infolge der Abgrenzungsschwierigkeiten lassen

sich kaum verläßliche Zahlen über die Häufigkeit von reinen Angstsyndromen im kinderpsychiatrischen Krankengut angeben. Als Leitsymptom wird exzessive Ängstlichkeit bei 3,2% ambulant untersuchter Fälle genannt (POZNANSKI 1973), wobei als Kriterium verwendet wurde, daß die Kinder über zwei oder mehr exzessive Ängste berichten konnten, so daß automatisch autistische Kinder ausgeschlossen wurden. Außerdem wurden Kinder mit begründeter Angst nicht berücksichtigt. Mädchen überwogen deutlich (etwa 2 : 1), das Alter der Kinder lag zwischen vier und zwölfeinhalb Jahren mit einem Durchschnitt von neun Jahren.

## Klassifikationsprobleme

Bei der Klassifikation der vielfältigen Angst- und Affektsyndrome ist erstens die komplementäre Beziehung zwischen angstauslösender Situation und der Schädigung der Persönlichkeitsentwicklung zu berücksichtigen, darüber hinaus aber auch, da die Phobien getrennt rubriziert werden und der Begriff Angstcharakter nicht verwendet wird, auf die terminologischen Schwierigkeiten einzugehen.

Die akuten Belastungsreaktionen mit vorherrschender emotionaler Störung, Panikzustände, Furcht, Depressionen und Angst, die als Antwort auf außerordentliche körperliche oder psychische Belastungen eintreten, werden im Multiaxialen Klassifikationsschema für psychische Erkrankungen im Kindes- und Jugendalter nach Rutter, Shaffer und Sturge (REMSCHMIDT u. SCHMIDT 1977) unter der Ziffer 308.0 geführt.

Leichte oder vorübergehende Störungen, die länger dauern als akute Belastungsreaktionen und die in engem zeitlichem oder inhaltlichem Zusammenhang zu seelischen Belastungen, wie Trauer-, Umzugs- oder Trennungserlebnissen entstehen und keine Störung der psychischen Entwicklung erkennen lassen, sind unter Ziffer 309.2 (MAS: Anpassungsreaktionen mit vorherrschender emotionaler Störung) zu führen.

Übereinstimmend wird im Diagnosenschlüssel und Glossar psychiatrischer Krankheiten (ICD) und im MAS die Angstneurose unter der Ziffer 300.0: Neurotische Störung mit vorherrschender Angstsymptomatik geführt.

Die Einsicht des Patienten, die ungestörte Realitätswahrnehmung, grenzen diese Syndrome von Angstzuständen bei den endogenen Psychosen ab, die unter diesen klassifiziert werden.

Unter den neurotischen Störungen wird auch die Neurasthenie geführt (Ziffer 300.5) und mit allgemeiner Schwäche, Reizbarkeit, Kopfschmerzen, Depression, Schlaflosigkeit, Konzentrationsschwierigkeiten und mangelnder Fähigkeit, Freude zu empfinden, gekennzeichnet. Sie kann einer Infektionskrankheit oder einer Erschöpfung folgen oder sie begleiten oder aus einer anhaltenden emotionalen Störung hervorgehen.

Dagegen wird als Persönlichkeitsstörung (Psychopathie, Charakterneurose) mit vorwiegender Angstsymptomatik die *asthenische Persönlichkeit* (Ziffer 301.6 MAS) am ehesten in Betracht kommen, womit eine Persönlichkeitsstörung bezeichnet wird, die durch passive Willfährigkeit gegenüber den Wünschen älterer und anderer Personen charakterisiert ist und durch eine schwache, inadäquate Reaktion auf die Anforderungen des täglichen Lebens. Je nach Ausprägung infantiler Persönlichkeitszüge oder angsthysterischer Symptome kommt auch die Klassifizierung unter Ziffer 301.5: *Hysterische Persönlichkeitsstörung* in Betracht.

Von diesen Angstsyndromen werden neurotische Störungen mit vorherrschender phobischer Symptomatik unter Ziffer 300.2 geführt. Hierfür ist ausschlaggebend, daß die Furcht vor bestimmten Objekten oder spezifischen Situationen das Zustandsbild beherrscht. Hier wären also isolierte soziale Phobien, Tierphobien, Agora-, Klaustrophobie zu führen. Wenn die Angst sich auf weitere Inhalte ausbreitet, wäre aber die Klassifizierung unter den neurotischen Störungen mit vorherrschender Angstsymptomatik (Ziffer 300.0) vorzuziehen. Vor allem ist zu beachten, ob die Phobien nicht Zwangsvorstellungen beinhalten und damit unter Ziffer 300.3, den Zwangsneurosen, einzuordnen sind.

## Klinische Bilder

Angstsyndrome können sich relativ rasch bei recht stabilen Kindern entwickeln, oft aber finden sich in der Vorgeschichte Hinweise dafür, daß auf alltägliche Belastungen übermäßig ängstlich reagiert wird: Scheu gegenüber Fremden, Angst bei Veränderungen der Lebensgewohnheiten, vor Dunkelheit, Gewitter, Tieren. Bei rund 75% der Kinder manifestieren sich Ängste allein oder auch nachts. Während für die Klassifizierung, Therapie und Prognose die Einteilung in reaktive Störungen, Angstneurosen und entsprechende Persönlichkeitsabweichungen sinnvoll ist, muß bei der Beschreibung der klinischen Bilder vom Alter und der damit verbundenen Entwicklungsproblematik ausgegangen werden.

### Vorschulalter

Im *Vorschulalter* stehen Ängste im Vordergrund, die mit der zunächst symbiotischen, später dualen Beziehung des Kindes zu seiner Mutter, seiner Abhängigkeit von ihr im Zusammenhang stehen, die Trennungsangst. PAPOUŠEK u. PAPOUŠEK (1973) haben aufgezeigt, daß Kleinkinder im Experiment irritiert werden, wenn sich Mütter nicht in der gewohnten Weise aus deren unmittelbarer Nähe entfernen. Sie wenden sich ab und werden ängstlich. Bowlby (1959/60) hat dies unter psychoanalytischen Gesichtspunkten untersucht und mit dem Angstverhalten von Jungtieren verglichen.

## Trennungsangst

Bei Kindern, die im Alter von 15 bis zu 30 Monaten nach Trennung von ihrer Mutter beobachtet wurden, waren drei zeitlich aufeinander folgende Phasen zu unterscheiden: Die Initialphase des Protestes mit akuter Beunruhigung über den Verlust der Mutter: Das Kind weint, es wird am Bett gerüttelt, begierig auf jedes Geräusch geachtet, ob diese zurückkehrt. Ersatzpersonen werden abgelehnt, auch wenn sich das Kind verzweifelt an eine Pflegerin anklammern kann.

Es folgt eine Phase der Verzweiflung, wobei die Präokkupation des Kindes mit der fehlenden Mutter weiterhin augenfällig ist, obwohl sein Verhalten wachsende Hoffnungslosigkeit verrät: Es wird apathisch, weint häufig monoton oder periodisch. Die letzte Phase der Gleichgültigkeit, die allmählich die Verzweiflung ablöst, wird oft von den Pflegepersonen willkommen geheißen, da das Kind die Pflegerinnen nicht mehr zurückstößt, Fürsorge, Nahrung und Spielsachen annimmt, auch Gemeinschaft sucht. Das altersspezifisch ausgeprägte Bindungsverhalten gegenüber der Mutter fehlt aber jetzt völlig, wenn diese wieder in Erscheinung tritt, das Kind bleibt distanziert und ihr gegenüber apathisch, wendet sich oft auch lautlos ab.

Dieser normalen Belastungsreaktion des Kindes entspricht die Trennungsangst, die dann eintritt, wenn das bisher bei seiner Mutter aufgewachsene Kind im Alter von etwa drei Jahren in den Kindergarten aufgenommen werden soll und eine ähnliche Symptomatik bietet. Es ist sinnvoll, in solchen Fällen etwa noch ein halbes Jahr abzuwarten, meist ist das Kind dann so weit gereift, daß es die Trennung ertragen kann. Manchmal ist es auch zweckmäßig, die Mutter eine Zeitlang im Kindergarten zu belassen.

## Einschlafstörungen

Im Vorschulalter zeigt sich an *Einschlafstörungen* gut, daß die Ängste auf das Sich-selbst-Überlassensein, die Trennung von der vertrauten Umwelt zurückzuführen sind, die mit familienüblichen Arrangements teilweise ausgeprägt rituellen Charakters beschwichtigt werden, mit denen sich das Kind über die Entbehrung der Anwesenheit der Mutter beruhigen lassen kann. Hierbei spielen sogenannte Übergangsobjekte, Nuckeltuch, ein bestimmtes vertrautes Spielzeug als Repräsentanten mütterlicher Geborgenheit eine bedeutende Rolle.

Ebenso wichtig wie der Trennungsaspekt sind aber innere und äußere Bedingungen, die die abendliche Angstbereitschaft erhöhen, Aufregungen vor dem Schlafengehen durch Fernsehen, bis hin zu schweren Dauerbelastungen durch abendlichen Streit der Eltern, Weglauftendenzen der Mütter. Zu den inneren Voraussetzungen sind Störungen des Schlaf-Wach-Rhythmus bei Enzephalopathien und die erhöhte Reizoffenheit und Erregbarkeit frühkindlich hirngeschädigter Kinder zu zählen.

## Durchschlafstörungen

*Durchschlafstörungen* sind häufig ebenfalls auf Trennungsängste zurückzuführen. Die Kinder weinen ängstlich, rufen nach den Eltern, kommen zu diesen ins Bett. Die Symptomatik kann als Durchgangsstadium bei der allmählichen Bewältigung der frühen Individuationsprobleme auftreten, aber auch Ausdruck einer tiefgreifenden Störung der Ehe der Eltern oder der Beziehungen der Mutter zum Kind sein.

Eine alleinstehende, freiberuflich tätige Akademikerin wurde von ihrer fünfjährigen Tochter stets gezwungen, bei dieser zu schlafen. Das Mädchen war Wunschkind, ging aus der Beziehung der Mutter zu einem von ihr sehr geliebten Mann hervor, den zu heiraten sie aber als zu schwierig empfand. Das Kind hielt sich tagsüber entweder bei der Mutter, einer Nachbarin oder in der inzwischen gegründeten Familie seines Vaters auf, der keinesfalls auf den Umgang mit dem Kind (und seiner Mutter!) verzichten wollte.

Durchschlafstörungen können aber auch im Rahmen von Störungen des Schlaf-Wach-Rhythmus bei Hirnschädigungen auftreten, wobei die Kinder es manchmal gelernt haben, sich längere Zeit allein in der Nacht zu beschäftigen.

## Pavor nocturnus

Das Hauptmanifestationsalter des *Pavor nocturnus* liegt gegen Ende des Vorschul- und Beginn des Schulalters. Dabei handelt es sich um eine ängstlich getönte Durchschlafstörung mit unterschiedlicher Symptomatik, die aber beim einzelnen Kind meist eine spezifische Prägung hat und meist relativ bald nach dem Einschlafen, etwa eine halbe bis zwei Stunden danach, auftritt und sich in der gleichen Nacht nicht wiederholt. Manche Kinder werden wach, bekommen Angst vor der Dunkelheit, beginnen zu weinen. Andere werden aus dem Schlaf heraus weinend wach und können berichten, einen schlechten Traum gehabt zu haben, häufig aber erscheint das Bewußtsein für einige Minuten getrübt. Unter gequältem Weinen werden bruchstückhaft Angsterlebnisse, kaum verständlich, geäußert, die Kinder suchen die Eltern auf, klammern sich an, rennen gespannt hin und her, ringen expressiv die Hände. Sie reagieren inadäquat auf Anrede, kommen plötzlich, manchmal unter Gähnen, zu Bewußtsein, blicken erstaunt umher, beruhigen sich sofort und können anschließend praktisch nicht über die Inhalte Auskunft geben.

Ein Zusammenhang mit dem epileptischen Formenkreis besteht nicht. Der Pavor ist an flache Schlafstadien im Elektroenzephalogramm gebunden, das EEG-Muster erfährt dabei eine Desynchronisation. Differentialdiagnostisch muß gelegentlich durch Nachtableitung aber ein Anfallsleiden ausgeschlossen werden.

## Tierphobien

Im Vorschulalter treten inhaltlich umschriebene Ängste in Form von *Tierphobien* auf. Das klassische Beispiel ist die Darstellung des „kleinen Hans" von S. FREUD, dessen Angst vor Pferden darauf zurückzuführen war, daß er im Rahmen einer ödipalen Auseinandersetzung gegen seinen Vater gerichtete Aggressionen auf Pferde verschob, somit Bestrafungsängste auf diese übertragen konnte. Unterdrückung aggressiver Impulse mit entsprechender Angst vor der Reaktion des Objektes der Aggressionen, an das das Kind stark emotional gebunden ist und von dem es sich abhängig fühlt, haben eine überragende Bedeutung bei der Verschiebung von Ängsten auf sonst nicht angstauslösende Objekte, d. h. bei den Phobien. Ebenso wichtig ist aber die Überprüfung, ob es sich bei derartigen Tierphobien nicht um die Generalisierung eines Angstaffektes handelt, der auf eine tatsächliche Traumatisierung zurückzuführen ist, wie etwa bei der Angst vor Hunden.

Entsprechende Überlegungen gelten für Ängste um die körperliche Unversehrtheit bei ärztlichen Eingriffen, insbesondere die *Spritzen-* und *Zahnarztangst.*

## Schulverweigerung

In der Untersuchung von SHEPHERD u. Mitarb. (1973) tritt das Schuleschwänzen in der Normalpopulation bis zu 15jährigen Kindern sehr selten auf (13 Promille der Jungen, 10 Promille der Mädchen). Gegen Ende der Schulzeit nimmt die Häufigkeit besonders bei Jungen relativ zu. In kinderpsychiatrischen Kliniken oder Ambulanzen wird die Anzahl von Schulverweigerern zwischen 1% und 8% angegeben. SMITH (1970) fand 3,8% unter den Kindern mit neurotischen Störungen in der Kinderabteilung des Maudsley-Hospitals.

In der deutschsprachigen Kinderpsychiatrie wird zwischen Schulphobie, Schulangst und Schuleschwänzen differenziert.

## Schulphobie

Die *Schulphobie*, ein Angstsyndrom der frühen Schulzeit, äußert sich in der Weigerung der Kinder, die Schule aufzusuchen, in der Angst vor der Schule, häufiger aber in vielfältigen Klagen über körperliches Mißbefinden, mit denen das Kind zu erreichen versucht, in der Nähe der Mutter zu bleiben.

Fallbeispiel: Zu Beginn des zweiten Schuljahres bei gleicher, von ihr sehr geschätzter Lehrerin zeigt eine siebenjährige gute Schülerin unbegründete Angst vor Rechenaufgaben, beginnt im Unterricht zu weinen. Innerhalb weniger Wochen erweitert sich die Angstsymptomatik, sie bekommt Angst, das Schulgebäude zu betreten, Angst vor Hunden auf dem Schulweg, weigert sich dann, die elterliche Wohnung zu verlassen, und gerät schließlich sogar in Panik, wenn die Mutter das Zimmer zu verlassen versucht. Trennung des Kindes von der Mutter in der Poliklinik ist nicht möglich. Beim Sceno-Spiel fällt auf, daß die Mutter ständig in das Spiel eingreift, Kommentare des Kindes zum Spiel korrigiert oder gar umdeutet. Das Kind wehrt sich verbal dagegen nicht, zeigt aber Aggressionen im Spielablauf, gibt schließlich resigniert auf. Anamnestisch ergibt sich eine stark leistungsorientierte erzieherische Haltung, der Vater Lehrer, die Mutter aus einfachen Verhältnissen stammend, der ältere Bruder angeblich erziehungsschwierig, weil er, obwohl in der Schule in allen Fächern gut, zu wenig Hausaufgaben macht und zu viel Fußball spielen will. Die Mutter schildert schließlich, selbst von der Pubertät an bis zur Geburt ihres ersten Kindes eine schwere Angstsymptomatik gehabt zu haben, wirkt unsicher, überbesorgt und aus dieser Haltung heraus übermäßig manipulierend und einengend auf das Kind. Im Elterngespräch erfolgt die behutsame Thematisierung dieser Haltung. Die aktuelle Brisanz der Symptomatik wird aufgehoben, indem der Vater sich der Tochter vermehrt zuwendet, diese auf den Arm nimmt, wenn sie sich an die Mutter anklammern will und dem Kind vor dem Schulbesuch suggestiv verbal verstärkt Valium gibt, so daß das Kind nach wenigen Tagen in der Lage ist, die Schule regelmäßig weiter zu besuchen. Nach wenigen Wochen Wartezeit findet sich ein Behandlungsplatz bei einer Psychotherapeutin für Kinder und Jugendliche, die neben Einzelstunden mit dem Mädchen Familiensitzungen unter Einschluß des Bruders durchführt, der sich als wesentlich gestörter als seine Schwester erweist.

Das Beispiel zeigt, daß die pathogenetischen Bedingungen für die Schulphobie vorwiegend in der Trennungsproblematik zwischen Kind und führender Bezugsperson zu suchen sind.

## Schulangst

Bei der *Schulangst* wird mit oft gleicher Symptomatik Belastungen ausgewichen, denen das Kind im Unterricht ausgesetzt ist. In Betracht kommen:

1. Überforderung durch schwache Begabung oder Teilleistungsschwäche, unerkannte Sinnesdefekte, Störungen der Sprachentwicklung.
2. Kontaktstörung gegenüber Gleichaltrigen durch mangelnde soziale Reife, mangelnde Durchsetzungsfähigkeit, körperliche Schwäche, anstoßerregende Symptome.
3. Erzieherische Fehlhaltung der Lehrer, Lehrerwechsel.

## Schuleschwänzen

Das *Schuleschwänzen* ist differentialdiagnostisch von Schulphobie und Schulangst abzugrenzen. Es tritt vorwiegend im Rahmen eines Hospitalismus bzw. Verwahrlosungssyndroms auf. Im Gegensatz zu Schulphobie und Schulangst ist die altersangemessene Leistungsmotivation beeinträchtigt, und das Kind hat die Tendenz, in lustbetonte Verhaltensweisen auszuweichen. Dementsprechend unterscheiden sich auch das soziale Milieu und die erzieherische Haltung des Elternhauses. Es muß jedoch berücksichtigt werden, daß die unter Schulangst genannten Gründe häufig Schuleschwänzen provozieren und tendenziell verstärken. Das Schuleschwänzen kommt, wie Schulangst, häufiger als die Schulphobie vor und ist nicht auf die frühe Schulzeit begrenzt.

## Leistungsängste

Insbesondere beim Überwechseln auf weiterbildende Schulen und in der frühen Pubertät kann Schulangst durch sich verstärkende *Leistungsängste* bedingt sein. Diese äußert sich vorwiegend in der Angst vor Klassenarbeiten. Als pathogenetische Faktoren sind zu berücksichtigen;

1. das Manifestwerden latenter Überforderung durch den gewählten Schultyp,
2. nicht dem Alter entsprechende Abhängigkeit des Kindes von der persönlichen Führung eines Lehrers mit entsprechender Verunsicherung durch den häufigen Lehrerwechsel,
3. Internalisierung überhöhter *Leistungsansprüche* zur Kompensation von Selbstwertproblemen, die aus mangelnder emotionaler Bestätigung des So-Seins des Kindes in der Familie: „Man gilt nur etwas, wenn man etwas vorzuweisen hat", oder aus anderen Gründen, z. B. Geschwisterposition, resultiert.

Bei der Leistungsangst läßt sich eine hemmende, von einer leistungsfördernden Komponente trennen (GISSRAU 1976). Hochleistungsmotivierte zeigen in beiden Komponenten höhere Werte bei der Anwendung von Angstskalen. Angst steht mit Leistungsmotivation in einer positiven und mit der Selbsteinschätzung in negativer Beziehung. In einer beruhigenden Situation sind sehr Ängstliche den wenig Ängstlichen in der Leistung überlegen, während in einer bedrohlicheren Situation die wenig Ängstlichen den sehr Ängstlichen überlegen sind.

## Angstneurose

In der späten Latenzzeit und frühen Pubertät überwiegen Angstsyndrome bei Mädchen, die mit der psychosexuellen Entwicklung im Zusammenhang stehen. Sie können sich in Form psychasthenischer Empfindsamkeit mit Depressivität, zwanghaften Zügen, konversionsneurotischen Symptomen und diffusen Ängsten äußern, haben aber oft sogenannte sexualisierte Ängste zum Inhalt: die nächtliche Angst vor einem Mann im Zimmer, Einbrüche, Überfall, die zu entsprechenden Kontroll- und Sicherungsmechanismen führen. Hierbei ist besonders auf die Wiederbelebung der ödipalen Problematik in diesem Lebensabschnitt als genetisch wichtiges Moment zu achten.

Als *Beispiel* einer *Angstneurose*: Der fast 12jährige Junge hat seit der Erstkommunion vor 18 Monaten Katastrophen- und Todesängste, verschiedene Leibängste, Globusgefühl, Schluckbeschwerden, klammert sich an die Mutter, muß ständig etwas zu trinken bei sich tragen, dauernd Bonbons lutschen, die Mutter führt Backwaren zum Erstgespräch in der Ambulanz mit sich. Der gute Hauptschüler ließ in den Leistungen nach, ist unkonzentriert. Der Vater, Handwerker in einem Industriebetrieb, wirkt groß und massig, wird von der Mutter als wenig sensibel geschildert, fühlt sich im Erstgespräch unsicher, „als Versuchskaninchen", pfeift aus Abwehr und Verlegenheit vor sich hin: „Der Junge hat ein weiches Gemüt wie ich." Stolz ist der Vater auf die sportlichen Leistungen des Jungen, er hat aber nur einen oberflächlichen Kontakt zu ihm. Die Mutter wirkt deftig, überschüttet die Ärztin mit Informationen. Mit 18 Jahren, ledig, bekam sie Zwillinge (Mädchen) von einem anderen Mann, heiratete dann den Vater des Patienten, fühlt sich in der Ehe unwohl, denkt an Scheidung. Mit den beiden jetzt 17jährigen Töchtern und der 15jährigen ehelichen Tochter habe sie viel Spaß, fühle sich wie deren Schwester. Zugleich burschikos und infantilisierend geht sie mit dem Jungen um, fordert ihn verbal, verwöhnt ihn wie ein Kleinkind. Dieser, freudlos, moros verstimmt, hat ausgesprochenen Leidensdruck, erst bei der Kraft- und Geschicklichkeitsprüfung im Rahmen der neurologischen Untersuchung wirkt er belebter. Es werden massive vor- und frühpubertäre Probleme, insbesondere Kastrationsängste, deutlich. Der Junge hat eine enge Bindung an die Mutter, deren Überprotektion er als bedrohlich erlebt. Er wünscht sich den Vater als Identifizie-

rungsperson, entbehrt aber dessen Zuwendung und empfindet ihn als außerhalb des „Frauenhaushaltes" stehend.
*Kontraphobische* Symptomatik zeichnet sich gegenüber den bisher beschriebenen Angstsyndromen dadurch aus, daß die zugrundeliegende schwere ängstliche Verunsicherung der Kinder, deren Selbstwert- und Akzeptationsproblematik durch besonders expansives Verhalten verdeckt wird. Diese Kinder suchen ständig Situationen, in denen sie sich exponieren, aber auch in Gefahr bringen können: tollkühnes Klettern, riskante Fahrradjagden. Sie lassen kaum eine Gelegenheit vergehen, andere zu provozieren, auch um den Preis handfester Folgen, wirken dadurch oft aggressiv und aggressionsauslösend. Ihre Empfindsamkeit wird gelegentlich an einem begleitenden Blinzeltic, vor allem aber an Verzweiflungsausbrüchen nach entsprechender Reaktion der Umwelt erkennbar. Die dahinterstehende extreme Ängstlichkeit wird häufig verkannt.

## Diagnose und Differentialdiagnose

*Diagnostik*: Diese umfaßt die ausführliche Syndrombeschreibung mit Angstinhalten, Ausprägung, Dauer, Anlässen und situativer Gebundenheit, die Berücksichtigung weiterer Symptome, somatischer Beschwerden, Eß- und Schlafstörungen, Hyperaktivität, zwanghafter Züge, Lernstörungen, Fettsucht, Einnässen, Einkoten, die Frage nach früheren Manifestationen von Angst. Anamnestisch wichtig sind ferner frühere oder unmittelbar vorausgehende traumatisierende Erfahrungen, Krankenhausaufenthalt, ärztliche Eingriffe, Verlust von nahen Angehörigen oder Freunden, Unfälle. Das Ausmaß der Angstbereitschaft und chronischer Unsicherheit der Eltern, chronischer Belastung eines Elternteils durch Ehestreit, drohende Ehescheidung, aber auch Krankheit sind ebenso wichtig wie die erzieherische Haltung. Fragebogenmäßig erfaßte Ängstlichkeit steht in signifikantem Zusammenhang mit autoritär-kontrollierendem und feindselig-zurückweisendem mütterlichem Erziehungsstil, mit dem Autoritarismus der Mutter und der Lehrerin der Kinder (BOTTENBERG u. FINSTER 1974), wobei bei Jungen eher autoritär-kontrollierende, bei Mädchen hingegen feindselig-zurückweisende mütterliche Erziehungseinstellungen mit Ängstlichkeit einhergehen. Berücksichtigung finden ferner phasenspezifische erhöhte Angstbereitschaft im Trotzalter und infolge der pubertären Reifungsproblematik.
Konstitutionelle oder frühkindlich exogen bedingte erhöhte Reizoffenheit, Sensibilität, erhöhte vegetative Ansprechbarkeit, häufige somatische Erkrankungen sind als dispositionelle Bedingungen beim Kind zu beachten, können aber auch der Anlaß für besonders einengende fürsorgliche angstinduzierende, aber auch latente Aggression provozierende Haltungen der Mütter, wie im dargestellten Beispiel einer Schulphobie, bilden.
Fragebögen zur Messung der Ängstlichkeit von Kindern (THURNER 1969) werden benutzt. Ihnen ist in der klinischen Diagnostik nur eine beschränkte Verwendungsfähigkeit zuzumessen, da sie als zu oberflächlich kritisiert werden und insbesondere die individuelle Betroffenheit des Kindes durch die von ihm genannten Ängste nicht zu erfassen vermögen. Dagegen liefern projektive Testverfahren (Rorschach, Tafeln-Z-Test, CAT, TAT) oft wesentliche Ergänzungen zur Exploration zumal die Kinder scham- oder schuldbewußt der direkten Befragung ausweichen.
Differentialdiagnostisch kommen schwere Störungen der Ich-Entwicklung in Form von frühkindlichem Autismus, Borderline-Syndromen und Psychose in Betracht, die sich jedoch durch die ausgeprägte Beeinträchtigung des Realitätsbezuges von reinen Angstsyndromen unterscheiden lassen. Gelegentlich ist hier jedoch die klinische Beobachtung anzuraten, wie auch bei der differentialdiagnostisch schwierigen Abgrenzung gegenüber depressiven Syndromen im Rahmen von affektiven Psychosen, die im Kindesalter oft mit ausgeprägten Ängsten einhergehen, die die Leibsphäre betreffen.
Schwere Ängste können eine angemessene Reaktion eines Kindes auf extrem forderndes und einengendes Verhalten hoch pathologischer Eltern sein: Der Vater ist an Colitis ulcerosa erkrankt oder leidet an einem schweren hirnorganischen Psychosyndrom mit aggressiven Durchbrüchen, oder stellt eine arbeitslose, geltungssüchtige, ganz auf die Förderung des Sohnes eingestellte abnorme Persönlichkeit dar.

## Ätiologie und Genese

Die große Bedeutung der Angst für die Entwicklung des einzelnen und menschlicher Gemeinschaft bringt es mit sich, daß wichtige Aspekte zu diesem Thema aus den verschiedensten Wissenschaftsbereichen stammen.
Die Ethologie beschreibt analoge Verhaltensweisen bei Tieren, die es als sicher gelten lassen, daß sich diese Befindlichkeit mit ihren dazugehörigen Verhaltensweisen stammesgeschichtlich entwickelt hat und zum phylogenetischen Verhaltensinventar des Menschen gehört. Flucht- und Vermeidungsverhalten, Gegenaggression als Verteidigung zur Angstverminderung oder gar -beseitigung, der Antagonismus Angst-Aggression, das Sich-Anklammern und die Trennungsangst bei Primaten und deren große Bedeutung für die Sozialisation des Jungtieres, die Schreckmotorik mit ihren reflexar-

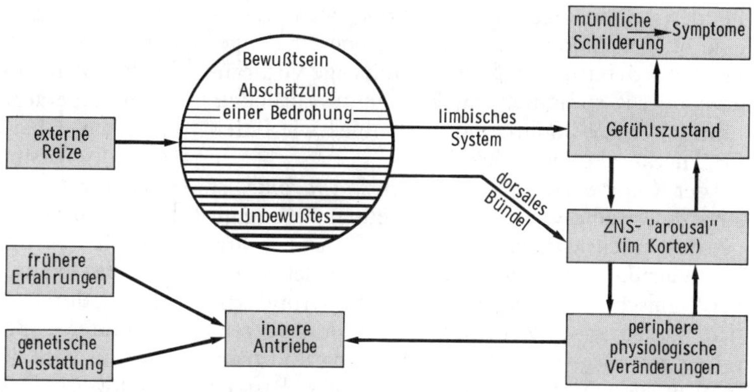


Abb. 4.**1** Ein hypothetisches Modell von Angstmechanismen (nach *Lader* 1980).

tigen Ausdrucksbewegungen mögen als Hinweise ausreichen.

Die Physiologie der Angst wurde bisher an einer Reihe von Variablen untersucht, zu denen auch die bewußte Befindlichkeit in Beziehung gesetzt wurde. Hierzu hat LADER (1980) eine instruktive Übersicht gegeben. Er stellte ein Modell von Angstmechanismen auf, in dem die wichtigsten Zusammenhänge dargestellt werden (Abb. 4.**1**).

Während in Lehrbüchern der modernen Entwicklungspsychologie (OERTER 1972, SCHRAML 1972) das Thema nicht behandelt wird, befassen sich viele Beiträge zur psychodynamischen Entwicklung des Kindes ausführlich mit der Angstthematik (A. FREUD 1971; LEBOVICI u. SOULÉ 1978). Kulturanthropologische und soziologische Untersuchungen über die verschiedenen Sozialisationsbedingungen in der Kindheit lassen darüber hinaus die Bedeutung der Angstinduktion durch die erzieherische Haltung erkennen (z. B. Leistungsdruck).

Für die Individuationsthematik des sogenannten Trotzalters und des Jugendalters sind auch philosophische Erkenntnisse über die Genese von Angst beim Menschen, der über sich selbst nachdenkt, sich in Frage stellt und das Wagnis seiner Handlungsfreiheit zu erleben vermag, sehr wichtig. Sie eröffnen einen Verständnishorizont insbesondere für die Phase der Neuorientierung in der Adoleszenz, aber auch für zeittypische kollektive Probleme der Angstbewältigung (BALLY 1964; KIELHOLZ 1967).

Die psychiatrischen Aspekte der Angstgenese veranschaulicht vereinfacht eine Übersicht von LUBAU-PLOZZA u. PÖLDINGER (1973) (vgl. Abb. 4.2)

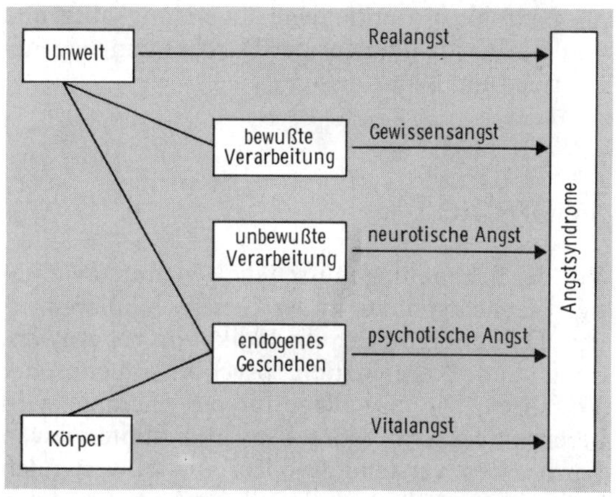


Abb. 4.**2** Genese der Angstsyndrome (nach *Lubau-Plozza* u. *Pöldinger* 1973).

Für die hier im Vordergrund stehenden *psychogenen Angstsyndrome* ist wichtig, daß die unterschiedliche Abwehr von Angst, die das Kennzeichen von vielen psychischen Erkrankungen ist, offensichtlich weitgehend fehlt, sondern Angst als *Affekt* vorherrschend bleibt. Der Inhalt der pathologischen Ängste allerdings kann mit der ursprünglich angstauslösenden realen Bedrohung oder der erlebten Versuchungs- oder Versagenssituation nicht mehr identisch sein. Zwar gibt es Fälle von Tierphobien im Kindesalter, z. B. bei Angst vor Hunden, die direkt auf eine traumatisierende Situation zurückzuführen sind, häufiger aber liegt solchen phobischen Ängsten ein verdrängter intrapsychischer Konflikt aufgrund libidinöser oder aggressiver Impulse zugrunde. Die äußere Situation, die gefürchtet wird, steht symbolisch für eine innere Bedrohung. Das dargestellte Beispiel einer Schulphobie (S. 112) macht dies deutlich.

Auch bei der Angstneurose sind ähnliche Vorgänge erkennbar, auch wenn weniger äußere Situationen oder Gegenstände von Patienten als angstauslösend empfunden werden als die eigene Befindlichkeit. Damit hängt sicher auch zusammen, daß hypochondrische Beschwerden bei angstneurotischen Bildern oft das Zustandsbild prägen.

Der Angstaffekt erfährt bei anderen psychogenen Störungen eine viel weiter gehende Umwandlung als bei Angstsyndromen.

Bei Zwangssyndromen besteht für den Patienten keine Beziehung zur eigenen Affektivität, er hat Zwangsvorstellungen oder Zwangsbefürchtungen, die eigentlich nichts mit seinem Seelenleben zu tun haben.

Bei den Konversionssyndromen findet eine Umwandlung in eine körperliche Krankheitssymptomatik statt. Der Affekt wird verdrängt oder verleugnet.

Bei den psychosomatischen Erkrankungen besteht eine Wahrnehmungsstörung gegenüber der eigenen Affektivität, die auf eine zweiphasige Verdrängung oder Resomatisierung des Affektes zurückgeführt werden kann und zu objektivierbaren Organerkrankungen führt.
In der Genese des *einzelnen Angstsyndroms* ist stets eine Reihe von interdependenten Bedingungen zu berücksichtigen, von denen die jeweils vorherrschende bereits bei der Besprechung der einzelnen klinischen Bilder genannt wurde. Grundsätzlich wirken zusammen: individuelle Angstbereitschaft, vorausgehende Traumatisierung und traumatisierende Situation, altersspezifische Risiken und Verhalten der Umwelt. Hieraus resultiert die als bedrohlich empfundene Einengung aufgrund von Gefahr für oder vor der Durchsetzung eigener Antriebe und Bedürfnisse.

## Therapie

Vor der Behandlung müssen die genannten vielseitigen Gesichtspunkte in der Genese validiert werden. Daraus ergibt sich die Indikation zur Anwendung und Kombination psychotherapeutischer Verfahren. Die Grundlage für die Therapie wird bereits in der Exploration bzw. im Erstinterview in Form einer verständnisvollen, nie abwertenden Haltung gegenüber dem Inhalt der Ängste und den Reaktionen des Kindes auf diese gelegt. Eine Deutung psychodynamisch erkennbarer Zusammenhänge sollte zunächst vermieden werden, die Vermittlung von Erkenntnissen situativer Zusammenhänge kann dagegen durchaus thematisiert werden.
Bei allgemein erhöhter Angstbereitschaft von Kindern erfolgt die Beratung der Eltern mit dem Ziel, dem Kind gegenüber genügend Geduld entwickeln zu können, um ihm Zeit für die Adaptation an fremde Situationen bzw. bei der Bewältigung von Entwicklungsschritten zu lassen. Beispiele hierfür wären etwa die Angst vor Wasser, Haarewaschen, Haareschneiden oder Versagensängste beim Erlernen des Radfahrens oder Schwimmens. In der Beratung lassen sich gut verhaltenstherapeutische Prinzipien vermitteln (vgl. Band I, Kap. 8): Die Annäherung an die angstauslösende Situation in kleinen Schritten, wobei dem Kind die Initiative und Spielraum für Rückzug gelassen wird. Dabei aber gewährenlassende und beschützende Anwesenheit des Erwachsenen, Vermeidung von dirigierenden Eingriffen, positive Verstärkung durch Lob, keine Kritik.
Einschlafstörungen, bedingt durch die Angst vor dem Verlassensein, lassen sich durch das Akzeptieren kindlicher Sicherungsbedürfnisse, die Türe offen, ein Licht brennen zu lassen, einige Male nach dem Kind schauen, recht gut überwinden, wobei der rituelle Charakter derartiger Abläufe ruhig gepflegt werden darf. Auch kann ein Übergangsobjekt angeboten werden.
Heftige Anklammerungstendenzen vermitteln gelegentlich einen ausgeprägt nötigenden, ja erpresserischen Charakter des Angstgebarens. Dabei sollte das Ausmaß der Not des Kindes nicht unterschätzt werden, vor allem aber bedarf die meist bemerkenswerte und symptomverstärkende Toleranz der Bezugsperson und deren Hintergründe einer Bearbeitung im Beratungsgespräch.
Ängste durch Traumatisierung mit phobischem Charakter, z. B. Hundephobie, stellen eine Indikation für Verhaltenstherapie, insbesondere für die stufenweise Desensibilisierung nach Herstellung einer Hierarchie belastender Situationen dar, wonach eine allmähliche Annäherung, real oder in der Vorstellung des Kindes, an die zunächst am wenigsten angstauslösende Situation unter Leitung des Therapeuten erfolgt, wobei Entspannungsübungen oder das autogene Training zu Hilfe genommen werden können.
Wenn sich eine sofortige Hilfe, z. B. bei Spritzen- oder Zahnarztangst, erforderlich erweist, ist die Anwendung von Tranquilizern und eines Schmerzmittels mit entsprechender suggestiver Verstärkung durch überzeugende Bestimmtheit und Ruhe sowie die sachliche Information des Kindes über die Abfolge der erforderlichen Maßnahmen hilfreich. Dabei sollte die Bedeutung des Festgehaltenwerdens mit engem Körperkontakt als Hilfe nicht unterschätzt werden. Selbstverständlich wird man sich bemühen, derartige Situationen zu vermeiden und auch hier jede Möglichkeit auszunutzen, um dem Kind Zeit zu lassen und Vertrauen zu geben.
An der systematischen *Desensibilisierung* bei Angst vor Spritzen (SCHRÖDER u. SCHOENRADE 1977) läßt sich das therapeutische Vorgehen exemplarisch aufzeigen. Das Kind wird davon überzeugt, daß der Therapeut niemals etwas ohne sein Einverständnis unternehmen wird. Durch Berührungen der Haut mit stumpfen, allmählich spitzeren Gegenständen lernt das Kind die Qualitäten sensibler Wahrnehmung kennen. Durch spielerische Annäherung wird es mit der Kanüle vertraut gemacht, es berührt die Haut selbst mit dem Konus, später senkrecht mit der Spitze, erlaubt dem Therapeuten, ebenso zu verfahren, lernt die Einstichhaltung, das Eindringen in die Epithelschicht kennen, bis es die Blutentnahme angstfrei erlauben kann. Jede Stufe wird erst dann praktiziert, wenn die vorherige angstfrei toleriert werden kann.
*Phobien*, bei denen der psychodynamische Hintergrund erkennbar ist, erfordern eine psychotherapeutische Behandlung der zugrundeliegenden Problematik. Je nach Alter des Kindes und emotionaler Beteiligung der Angehörigen werden diese einbezogen. Vor allem bei der Schulphobie steht in der Regel die psychotherapeutische Behandlung symbiotischer Züge bei der Mutter gleichwertig neben der Therapie des Kindes. Meist ist zu Beginn der Behandlung beim Angstsyndrom auch die Ein-

zeltherapie des Kindes günstiger als die in der Gruppe, in die sie, wenn möglich, einmünden sollte. Die örtlichen Angebote an Spiel-, Bastel- und anderen Freizeit-Gruppenveranstaltungen können dann auch genutzt werden.

Bei Schulangst ist das diagnostische und beratende Gespräch mit dem Lehrer unerläßlich und dem von den Eltern gewünschten Befundbericht an die Schule unbedingt vorzuziehen.

Die Indikation zur stationären Aufnahme läßt sich nicht scharf umgrenzen, da sie zu sehr von den regionalen ambulanten therapeutischen Möglichkeiten abhängt. Sehr expressives Angstgebaren stellt eine Indikation dar, zumal dann eine stark induzierende Wirkung von seiten der Umwelt zu vermuten ist.

Als *Imaginationsverfahren* (HENNIG 1976) wird ein psychotherapeutisches Verfahren in enger Anlehnung an das katathyme Bilderleben von LEUNER empfohlen, das eine beachtlich kurzfristige stationäre Therapie ermöglicht. Nach einleitender Entspannung werden dem Kind Ausgangssituationen, z. B. eine Wiese, angeboten und die Anregung zur Imagination von Situationen und Handlungsabläufen gegeben. Hierdurch werden unbewußte Motivkonstellationen zum Vorschein gebracht, denen kathartischer Wert zugemessen wird oder die Bewältigungsvorgänge in Gang bringen. Das Verfahren läßt sich bei Kindern im Schulalter gut durchführen und ermöglicht ihnen zunehmend freie Assoziationen, in denen sie gegen Ende der Therapie mit gesteigertem Selbstwertgefühl und Selbstvertrauen phantasieren können, womit sich eine Verbesserung der Symptomatik verbindet.

Die Anwendung von *Tranquilizern* erfolgt immer zeitlich begrenzt. Sie kann Beratung und Psychotherapie im Anfangsstadium unterstützen, vor allem kann versucht werden, eingeschliffene Mechanismen, z. B. beim Pavor nocturnus, zu unterbrechen. Auch dienen sie zur Überbrückung von Wartezeiten, bis ein geeigneter Therapieplatz zur Verfügung steht. Die ausschließliche Behandlung mit Psychopharmaka ist auch bei chronisch ängstlichen Kindern abzulehnen, vielmehr ist eine Verhaltensänderung der Umwelt immer anzustreben.

Die Prävention von Angstsyndromen dient der Vermeidung einer unnötig traumatisierenden Situation, insbesondere in der ärztlichen Versorgung und in der institutionalisierten Erziehung. Sie umfaßt den weiten Bereich der Betreuung des Kindes im Krankenhaus, angefangen von einer kritischen Indikationsstellung für die Aufnahme, der Trennung von der führenden Bezugsperson bei Kleinkindern, einer angemessenen Beschäftigung bis hin zur Unterlassung von schmerzhaften Eingriffen im Krankenzimmer sowie die pädagogische Führung der Eltern im Umgang mit dem Kind bei ernsten Erkrankungen. In der Kindergarten- und Schulerziehung verhelfen Konstanz der Bezugspersonen, Verringerung der Anzahl der zu betreuenden Kinder, gute Kontakte zum Elternhaus, zu besseren Kenntnissen über das einzelne Kind und damit zur Reduzierung traumatisierender Situationen.

## Prognose

Phobische Zustandsbilder des Vorschulalters verschwinden häufig ebenso rasch, wie sie sich entwickelt haben. Sie sind kein Indikator dafür, daß im späteren Leben psychopathologische Probleme auftreten. Umfassende vergleichende Untersuchungen über die Wirksamkeit unterschiedlichen therapeutischen Vorgehens liegen nicht vor. In der Literatur finden sich durchweg kleine Kollektive oder Einzelfalldarstellungen mit entsprechend guten Resultaten. Bei Angstsyndromen in der Vorpubertät oder Pubertät werden relativ oft vorübergehende Ängste in der Vorschulzeit anamnestisch angegeben, die nicht zur Konsultation führten. Eine psychasthenische Komponente in der Symptomatik, wenig affektgetönte Generalisierungstendenzen lassen das Wiederauftreten in Belastungssituationen, Schulwechsel, Pubertät, Berufsfindung befürchten, jedoch finden sich auch eindrucksvolle Stabilisierungen durch die Integration des Patienten in einen Lebens- und Aufgabenbereich durch die damit verbundene Stärkung des Selbstwertgefühles und der Ich-Funktionen.

### Literatur


Bally, G.: Die Bedeutung der Angst für die menschliche Verfassung. Z. Psychother. med. Psychol. 14 (1964) 123

Bauer, D. H.: An exploratory study of developmental changes in childrens fears. J. Child Psychol. 17 (1976) 69

Biermann, G. (Hrsg.): Handbuch der Kinderpsychotherapie. Reinhardt, München 1969 (Erg.- Bd. 1976)

Bottenberg, E. H., H. Finster: Erziehungsbedingungen kindlicher Ängstlichkeit. Prax. Kinderpsychol. 23 (1974) 88

Bowlby, J.: Über das Wesen der Mutter-Kind-Beziehung. Psyche 13 (1959/60) 415

Bowlby, J.: Die Trennungsangst. Psyche 15 (1961/62) 411

Bowlby, J.: Attachment and Loss. Bd. II: Separation: Anxiety and Anger. Penguin books, Harmondsworth 1975

Castanneda, A., B. R. McLandless, D. S. Palermo: The children form of the manifest anxiety scale (CMAC). Child Develop. 27 (1956) 317

Dauner, I., H. Remschmidt, A. Ermert: Phänomenologie und Funktion psychotischer Angst bei Kindern und Jugendlichen. Fortschr. Neurol. Psychiat. 39 (1971) 246

Freud, A.: Wege und Irrwege in der Kinderentwicklung, 2. Aufl. Huber-Klett, Bern, 1971

Gissrau, B.: Leistungsangst und Leistung bei Jugendlichen. Prax. Kinderpsychol. 25 (1976) 216

Gutezeit, G., H. R. Wiedemann, K. Aissen, U. Burch: Zur Anwendung der Desensibilisierung bei Phobien im Kindesalter. Mschr. Kinderheilk. 121 (1973) 310

Hennig, H., M. Voigt: Zur Psychotherapie übermäßig ängstlicher Kinder und Jugendlicher. Acta paedopsychiat. 40 (1974) 157

Hennig, H.: Zu einigen Ergebnissen der Psychotherapie ängstlicher und phobischer Kinder und Jugendlicher mit Imaginationsverfahren. Z. Kinder- u. Jugendpsychiat. 4 (1976) 272

Jersild, A. T., C. W. Telford, J. M. Sawrey: Child Psychology. Z. A. Prentice-Hall Int., London 1975
Kielholz, P.: Angst. Huber, Bern 1967
Lader, M.: The nature of anxiety. Brit. J. Psychiat. 121 (1972) 481
Lader, M.: Einige somatische Aspekte der Angst. Nervenarzt 51 (1980) 1
Lebovici, S., M. Soulé: Die Persönlichkeit des Kindes. Kindler, München 1978
Levitt, E. E.: Die Psychologie der Angst. Kohlhammer, Stuttgart 1971
Liebetrau, G.: Angst bei Stadt- und Landkindern. Prax. Kinderpsychol. Kinderpsychiat. 24 (1975) 102
Lubau-Plozza, B., W. Pöldinger: Der psychosomatisch Kranke in der Praxis. Lehmann, München 1973
Miller, L. C., C. L. Barret, E. Hampe: Phobias of childhood in an prescientific era. In: Child Personality and Psychopathology, hrsg. von Davids. Wiley, New York 1974
Oerter, R.: Moderne Entwicklungspsychologie, 11. Aufl. Auer, Donauwörth 1972
Papoušek, H., M. Papoušek: Die Mutter-Kind-Beziehung und die kognitive Entwicklung des Kindes. In: Seelische Fehlentwicklung im Kindes- und Jugendalter, hrsg. von G. Nissen, P. Strunk. Luchterhand, Neuwied 1973
Poznanski, E. O.: Children with excessiv fears. Amer. J. Orthopsychiat. 43 (1973) 428
Rachmann, St.: Angst. Urban & Schwarzenberg, München 1975
Rachmann, St., J. B. Bergold: Verhaltenstherapie bei Phobien. Urban & Schwarzenberg, München 1976
Remschmidt, H., M. Schmidt: Multiaxiales Klassifikationsschema für psychiatrische Erkrankungen im Kindes- und Jugendalter nach Rutter, Shaffer und Sturge. Huber, Bern 1977
Robins, L. N.: Follow-up studies of behavior disorders in children. In: Psychopathological Disorders of Childhood, hrsg. von H. D. Quay, J. S. Werry. Wiley, New York 1972
Rosenthal, A., S. Levine: Brief psychotherapy with children. Amer. J. Psychiat. 128 (1971) 141
Rutter, M.: Relationship between child and adult psychiatric disorders. Acta psychiat. scand. 48 (1972) 3
Rutter, M., P. Graham, O. Chadwick, W. Yule: Adolescent turmoil: fact or fiction. J. Child Psychol. 17 (1976) 35
Sarason, S. B., Mandler: Some correlations of test anxiety. J. abnorm. soc. Psychol. 47 (1952) 810
Schraml., W. J.: Einführung in die moderne Entwicklungspsychologie. Klett, Stuttgart 1972
Sermet, O.: Emotional and medical factors in child dental anxiety. J. Child Psychol. 15 (1974) 313
Schröder, G., W. Schoenrade: Mütter als Kotherapeuten in der Verhaltenstherapie bei Kindern mit extremen Ängsten vor der Blutabnahme. Prax. Kinderpsychol. 26 (1977) 56
Schulte, D. (Hrsg.): Diagnostik in der Verhaltenstherapie, 2. Aufl. Urbach & Schwarzenberg, München 1976
Shepherd, M., B. Oppenheim, Sh. Mitchell: Auffälliges Verhalten bei Kindern. Verlag für Medizinische Psychologie, Göttingen 1973
Smith, S. L.: Schoolrefusal with anxiety: a review of sixty-three cases. Canad. psychiat. Ass. J. 15 (1970) 257
Thalmann, H. Ch.: Verhaltensstörungen im Grundschulalter. Klett, Stuttgart 1971
Thurner, F., U. Tewes: Der Kinder-Angst-Test (KAT). Hogrefe, Göttingen 1969
Thurner, F.: Ängstlichkeit. Eine Persönlichkeitsvariable und ihre Wirkungen. Psychol. Rdsch. 21 (1970) 187
Zielinski, W.: Beziehungen zwischen Ängstlichkeit, schulischer Aktivität, Intelligenz und Schulleistungen bei neun- bis elfjährigen Volksschülern. Schule u. Psychol. 14 (1967) 265
Zullinger, H.: Die Angst unserer Kinder. Fischer Bücherei, Bd. 984. Fischer, Frankfurt 1969

# Depressive Syndrome

*Gerhardt Nissen*

## Definition

Depression ist ein ubiquitärer Begriff. Ganz allgemein werden damit psychische Störungen mit trauriger, gedrückter Gemütsverstimmung mit und ohne somatische Begleiterscheinungen oder Selbsttötungstendenzen bezeichnet. In der alten Psychiatrie wurde unter Depression eine unspezifische psychische Asthenie verstanden und als klassifikatorischer Terminus verwendet. GRIESINGER (1845) unterteilte die Gesamtheit der psychischen Krankheiten in „Psychische Depressionszustände" und in „Psychische Exaltationszustände". Erst seit der Jahrhundertwende wurde eine allmähliche terminologische Einengung vorgenommen.

Alle bisherigen Versuche, die Depression aus ihrem Beginn und ihrem Verlauf, der Häufigkeit und Schwere ihres Auftretens und der Kombination ihrer Symptome, nach ihrer Form und ihrem Inhalt zu definieren, sind fehlgeschlagen. Dennoch besteht gegenwärtig eine gewisse diagnostische Übereinstimmung im Hinblick auf *typische* Depressionen, besonders auf ihre phänomenologischen Manifestationen im mittleren Erwachsenenalter. Eine kurze und treffende Beschreibung dessen, was mit dem Begriff gemeint ist, ist bislang nicht gelungen.

Psychopathologisch versteht man heute unter einer Depression in erster Linie ein *klinisches Syndrom*, das heißt eine Gruppe von Symptomen, die in regelhafter oder gesetzmäßiger Verbindung miteinander auftreten. Daneben werden die Begriffe „Depression" und „depressiv" weiterhin verwendet für normale Gemütsschwankungen („Untergrunds-" bzw. „Hintergrundsdepression", SCHNEIDER 1976) oder als Begleiterscheinung einer psychischen oder körperlichen Erkrankung (z. B. Hysterie mit „depressiven Anteilen", Dysphorie bei hirnorganischen Erkrankungen). Als *nosologische Entität* spielt die endogen-phasische Depression im Rahmen einer (mono- oder bipolaren) *affektiven Psychose* (s. S. 124) eine in mancher Beziehung besondere Rolle.

Trauer und Depression lassen sich unterscheiden. Trauer ist grundsätzlich motiviert, verständlich und einfühlbar. Sie tritt meistens nach dem Verlust oder dem Tod nahestehender, geliebter Menschen auf. Der trauernde Mensch zieht sich zurück, wird einsilbig und still. Er verliert seinen Appetit und schläft schlecht. Seine Interessen sind eingeengt. In der individuell unterschiedlichen Ausprägung und Dauer der „Trauerarbeit" (S. FREUD 1967) ist auch ein psychodynamischer Aspekt erkennbar. Es lassen sich überzeugende Beziehungen nachweisen zwischen Tiefe und Dauer der Trauer und dem Grad und der Intensität der Gefühlsbeziehungen zum Verstorbenen bzw. ob dessen Tod vorauszusehen war oder akut eintrat usw. Es kommt vor, daß eine normale in eine abnorme Trauer, eine nichtadäquat motivierte *reaktive Depression* übergeht, die ein depressives Syndrom darstellt.

Bei *Depressionen* stehen angeschuldigte Ursachen sowie Schwere und Dauer der Verstimmung in einem diskrepanten Verhältnis. Das gilt für depressive Syndrome bei Erwachsenen ebenso wie bei Kindern oder Jugendlichen. Leichte depressive Manifestationen lassen sich besonders dann, wenn psychosomatische und somatische Symptome dominieren, manchmal schwer erkennen.

Kein Lebensalter ist gegen das Auftreten von Depressionen immun. Dennoch war das Vorkommen depressiver Syndrome im Jugendalter, besonders aber bei *Kindern*, lange Zeit umstritten. Grundsätzlich wird ihre Existenz heute nicht mehr geleugnet. Es gibt nur wenige Kliniker, die ihr Vorkommen prinzipiell ablehnen, einige erkennen „echte" Depressionen nur mit Einschränkungen an. Sie verweisen dabei auf theoretische und klinische Gründe. Theoretisch wird erörtert, daß die psychischen Instanzen des Kindes und mancher Jugendlicher noch unreif seien und ein Dialog über Schuld und Sühne zwischen Über-Ich und Ich noch nicht geleistet werden könne. Eine tiefreichende Verdrängung in das Unbewußte könne nicht stattfinden, weil die Ich-Entwicklung noch nicht abgeschlossen sei. Es wird auch darauf hingewiesen, daß Kinder und Jugendliche nur selten typische Verstimmungen mit Schuldgefühlen und Selbstbezichtigungen und die bei Erwachsenen typischen vegetativen Erscheinungen zeigen. Beide Einwände sind aus der Sicht der Erwachsenenpsychiatrie vielleicht verständlich. Sie können die Existenz von Depressionen im ersten Lebensabschnitt des Menschen aber nicht widerlegen. Auch körperliche Erkrankungen bei Kindern haben oft einen anderen Symptomausdruck als bei Erwachsenen. Die Varizellen des Kindes und der Herpes zoster des Erwachsenen werden durch identische Erreger verursacht. Weder Internisten noch Virologen oder Pädiater würden jedoch bei den Varizellen von einem „Vorstadium" des Herpes zoster sprechen, sondern von alters- bzw. entwicklungsspezifischen Manifestationsformen desselben Erregers. Bei vielen seelischen Erkrankungen des Kindes- und Jugendalters verhält es sich ähnlich, ist aber in der Regel schwieriger zu belegen.

Depressive Verstimmungen bei Kindern und den meisten Jugendlichen sind durch den eigentlichen Wortsinn von *deprimere* (herunterdrücken, niederdrücken) oder *dysphoria* (bedrückte, unbehagliche Stimmung) oder durch eine allgemeine Kennzeichnung der Depression als ein „Stimmungshintergrund, der durch das Unlustgefühl eines psychischen Schmerzes bestimmt wird" (KRAEPELIN 1883) besser definiert als durch einschränkende Kennzeichnungen erwachsenentypischer Zustandsbilder, weil Depressionen bei Kindern und Jugendlichen einen alters- und entwicklungsabhängigen Symptomausdruck zeigen.

In den Anfängen der Kinderpsychiatrie, um die Jahrhundertwende, wurden in Hand- und Lehrbüchern der Psychiatrie und Pädiatrie Depressionen im Kindes- und Jugendalter noch regelmäßig, manchmal sehr differenziert abgehandelt. GRIESINGER (1845) führte aus: „Auch die melancholischen Formen kommen, obschon entschieden seltener, im Kindesalter in allen ihren Varietäten vor". In einigen später erschienenen Sammelwerken unseres Fachgebietes wurde der Terminus „Depression" oft nicht einmal im Sachwörterkatalog angeführt.

KRAEPELIN und FREUD hatten gemeinsam, daß sie retrospektiv orientierte Forscher waren, die der Kindheit einen zwar unterschiedlich bewerteten, aber wesentlichen pathogenetischen Rang zuerkannten, den sie allerdings nicht durch direkte Beobachtungen ermittelten, sondern aus Erinnerungen ihrer erwachsenen Patienten rekonstruierten.

Die *experimentelle Depressionsforschung* von HARLOW u. SUOMI (1974), besonders aber von MCKINNEY (1977) hat gezeigt, daß junge Primaten unter experimentellen Bedingungen alle klassischen Merkmale einer Depression aufweisen können. Mit den Beobachtungen von SPITZ (1946, 1967) über die „Anaklitische Depression" wurden bei Säuglingen Krankheitsbilder beschrieben, die ihre terminologische Zuordnung rechtfertigen.

## Nomenklatur

„Moods, yes; unhappyness, yes; sadness, yes; but depression: No!", auf diese kurze Formel brachte TOOLAN (1978) die Animosität mancher Psychiater gegen die Anerkennung der Depression im ersten Lebensabschnitt des Menschen. Der Streit, ob ein bestimmter Terminus bestimmten psychischen Reaktionen oder Erkrankungen angemessen ist oder nicht, ist jedoch dann ein Scheindisput, wenn dieselben pathogenen Noxen Syndrome erzeugen, die ähnliche Erscheinungen zeigen, einen ähnlichen Verlauf nehmen und auf bestimmte therapeutische Maßnahmen gleichartig reagieren. Wenn konsequent an der Forderung festgehalten würde, psychopathologische Syndrome nur deshalb nomenklatorisch anders einzustufen, weil sie sich in verschiedenen Lebensabschnitten unterschiedlich manifestieren, müßten alle ätiopathogenetisch gleichartigen Syndrome separat klassifiziert werden. Psychopathologische Syndrome des Kindes- oder Jugendalter lassen sich nicht aus solchen des Erwachsenenalters deduzieren oder transponieren. Sie lassen sich ebenso wie pathophysiologische Gesetzmäßigkeiten nur aus der direkten Beobachtung und Befunderhebung am Kind gewinnen und darstellen.

Wenn GRAHAM (1974) ausführt, daß Traurigkeit allein bei einem Kind nicht als Zeichen einer Depression gewertet werden dürfte, ist ihm unbedingt zuzustimmen. Mit dem Zusatz allerdings, daß dies auch bei Erwachsenen nicht erfolgen darf. Man könnte Bezeichnungen wie „transistory dysphoric states" akzeptieren, aber nur aus der Sicht des Erwachsenenpsychiaters, dem Depressionen des Kindesalters rein phänomenologisch oft als „maskierte Depressionen" imponieren. Nomenklatorisch handelt es sich aus entwicklungspsychiatrischer Sicht (NISSEN 1973) bei Depressionen des Kindesalters chronobiologisch um „primäre" Depressionen. Die typischen Depressionen des Erwachsenenalters sind „sekundäre" Depressionen, soweit sie kulturell überformt wurden. Der Begriff der „maskierten Depressionen" oder „depressiver Äquivalente" im Kindes- und Jugendalter führt nicht nur zu einer Überdehnung, sondern auch zu einer Deformierung dieser Begriffe, wenn man davon ausgeht, daß damit eine „Depressio sine depressione" (SCHNEIDER 1976) gemeint war, die ursprünglich nur im Zusammenhang mit endogenphasischen Depressionen gebracht wurde.

Viele *Mißverständnisse* wissenschaftlicher Lehrmeinungen über die Existenz und Häufigkeit von Depressionen bei Kindern und Jugendlichen beruhen darauf, daß semantische und klassifikatorische Diskongruenzen vorliegen. Wenn einige Autoren, etwa MAKITA (1973), erklären, daß die „depressive Krankheit" im Kindesalter rar sei, „depressive Reaktionen" hingegen häufig, dann stimmen sie mit den meisten Autoren überein, die sich für die Anerkennung des Depressionsbegriffes eingesetzt haben (CONNELL 1972; NISSEN 1971; TOOLAN 1978). Bei der Durchsicht der kinder- und jugendpsychiatrischen Literatur entsteht aus vergleichenden Einschätzungen manchmal der Eindruck, daß Depressionen bei Erwachsenen relativ einfach zu diagnostizierende Erkrankungen seien. Das aber ist, mit Ausnahme typischer Formen der affektiven Psychose, keineswegs der Fall. Bei Erwachsenen ergeben sich ebenso wie bei Kindern und Jugendlichen sehr häufig differentialdiagnostische und -typologische Schwierigkeiten bei der Erkennung und Einordnung depressiver Syndrome.

Katamnestische Untersuchungen (DAHL 1972; NISSEN 1971; STÄDELI 1978) haben ergeben, daß anhaltende depressive Verstimmungen im Kindesalter zu einem hohen Prozentsatz im Erwachsenenalter fortbestanden. Diese Ergebnisse bestätigen indirekt die im Kindesalter gestellte Diagnose.

# Epidemiologie

Depressionen im Kindes- und Jugendalter sind keineswegs selten. Sie wurden in den vergangenen Jahrzehnten allerdings nur *selten diagnostiziert* und entsprechend selten gezielt behandelt. Die meisten psychisch auffälligen Kinder wurden nicht Kinderpsychiatern, sondern anderen Ärzten oder Psychologen vorgestellt und dann oft wegen organischer Leiden oder als milieureaktive „Verhaltensstörungen“ behandelt. Viele depressive Kinder werden von ihren Eltern als erziehungsbedürftig eingestuft, weil sie nicht wahrhaben wollen oder es als Vorwurf empfinden, daß ihre Kinder traurig oder unglücklich sind.

In den letzten Jahren werden Depressionen im Kindes- und Jugendalter wesentlich häufiger als früher diagnostiziert. Ob sie zahlenmäßig absolut zugenommen haben, ist umstritten. Für eine tatsächliche Zunahme sprechen Beobachtungen von Kinder- und Jugendpsychiatern, deren diagnostische Kriterien relativ konstant sind. Andererseits werden psychische Auffälligkeiten bei Kindern in der Allgemeinpraxis heute ernster als früher bewertet. Speziell depressive Zustände werden im Zusammenhang mit dem viel diskutierten Anstieg der Suizidraten gerade bei Kindern und Jugendlichen stärker als früher beachtet.

Die *Häufigkeit* bestimmter psychischer Störungen oder Erkrankungen steht in direkter Beziehung zu ihrer psychopathologischen Definition. Deshalb variieren auch die statistischen Angaben über die Häufigkeit von Depressionen bei Kindern und Jugendlichen stark. WEBER (1968) fand in der Schweiz bei etwa 3% der von ihm untersuchten Kinder „depressive Zustände“. KUHN (1963) ermittelte im gleichen Land bei psychisch auffälligen Kindern in 13% depressive Störungen. MEIERHOFER u. KELLER (1966) berichteten, daß sich bei 25% von 400 Kleinkindern, die sich in Schweizer Kinderheimen befanden, depressive Verstimmungszustände nachweisen ließen. RUTTER u. Mitarb. (1970) fanden, daß nur bei den Mädchen eine starke zahlenmäßige Zunahme eintritt.

Die *Geschlechtsverteilung* entspricht etwa der des Erwachsenenalters. Auf zwei depressive Mädchen kommt ein depressiver Junge. Diese Zahlenrelation ist deshalb auffällig, weil in der Kinder- und Jugendpsychiatrie sonst eine generelle Jungenwendigkeit von 2 : 1 die Regel ist.

# Klassifikationsprobleme

## Klassifikationsansätze

Eine *nosologische Klassifikation* der Depressionen des Kindes- und Jugendalters, selbst für die zahlenmäßig wesentlich besser dokumentierten Depressionen des Erwachsenenalters, wurde, wie die Korrekturen der ICD-Klassifikation zeigen, nicht erreicht und ist auch nicht zu erwarten. Eine zuverlässige nosographische Systematik allein aus dem phänomenologischen Bild ist in der Regel nicht möglich. Neben dem Erscheinungsbild und der Familienanamnese spielen Längsschnittuntersuchungen gerade bei der differentialtypologischen Zuordnung depressiver Syndrome eine entscheidende Rolle. Depressive Syndrome treten in allen Lebensabschnitten auf und unterscheiden sich nicht nur hinsichtlich ihrer Noxen, sondern auch nach Potenz und Dynamik voneinander. Sehr wesentlich ist auch der Zeitpunkt psychotoxischer Einwirkungen auf das Kind oder den Jugendlichen, seine aktuelle Situation und seine Primärpersönlichkeit einschließlich einer latenten anlagebedingten oder erworbenen Disposition zu depressiven Störungen oder Erkrankungen.

Nach KRAEPELIN (1915) ist eine psychische Krankheit gut definiert, wenn die Symptome bekannt sind, die für eine Krankheit typisch sind, die Ursachen dieser Symptome bekannt sind und wenn man aufgrund dieser Erkenntnisse eine Prognose aufstellen kann. Depressive Symptome sind (s. S. 125 „Klinisches Bild“) sehr wesentlich vom Lebens- und Entwicklungsalter, der Intelligenz und vom Geschlecht abhängig. Es ist deshalb erforderlich, für willkürlich gebildete Alters- und Entwicklungsgruppen Symptome mit einer ausreichend hohen statistischen Signifikanz zu ermitteln, um diagnostische Anhaltspunkte zu gewinnen. Es hat sich gezeigt, daß eine ätiologische Zuordnung aus der Art, Dauer und Intensität der Symptome nur sehr bedingt möglich ist. Einige „Leitsymptome“ der Depression bilden jedoch markante Orientierungshilfen für die Durchführung einer psychopharmakologischen Therapie.

Der Entwurf einer klassifikatorischen *Systematik* der Depressionen aller Altersstufen nach *ätiologischen Gesichtspunkten* stellt nur einen Versuch dar, relativ typische alters- und entwicklungsspezifische depressive Syndrome herauszustellen, um eine grobe Orientierung unter der Vielzahl der Erscheinungen zu ermöglichen. Mit der Einteilung der depressiven Syndrome in *psychogene* (reaktive, neurotische) Depressionen, in *endogen-phasische* Depressionen (s. S. 124, *affektive Psychosen*) und in *somatogene* (exogene, symptomatische) Depressionen folgen wir einem bewährten triadischen Prinzip.

Im Kindes- und Jugendalter spielen psychogene und somatogene depressive Syndrome eine dominierende Rolle. Bei der Aufgliederung eines Krankengutes nach ätiologischen und pathogenetischen Kriterien ergab sich, daß etwa 75% psychogene, 10 bis 15% somatogene und 5 bis 10% konstitutionelle Depressionen vorlagen (NISSEN 1971). Kinderpsychiatrische Erfahrungen der letzten Jahrzehnte haben die bereits von SCHNEIDER (1976) geäußerte Vermutung bestätigt, daß prä-, peri- und postnatale hirnorganische Schädigungen zu einer exogenen Verwerfung der „Vorgestalt" (CONRAD 1966) der Persönlichkeit führen können, d. h., daß eine noch unbestimmte Anzahl „psychopathischer" Depressionen als somatogene (hirnorganisch bedingte) depressive Wesensänderungen bzw. Persönlichkeitsstörungen anzusehen sind.

In der anglo-amerikanischen Literatur gibt es pragmatische Ansätze zu einer Klassifikation depressiver Syndrome, die weitgehend *praktischen* Bedürfnissen entspringen. TOOLAN (1978) differenzierte in: 1. anaclitic infants, 2. infants with a depressed parent, 3. children of divorced parents, 4. inhibition of intellectuell activity, 5. children with masked depression, 6. anorexia nervosa and depression. Kinder der ersten Gruppe werden meistens Pädiatern, selten Kinderpsychiatern vorgestellt. Kinder mit depressiven Eltern (zweite Gruppe) leiden meistens an Eß- und Schlafstörungen, unter anhaltenden Weinparoxysmen und Koliken. Kinder geschiedener Eltern (dritte Gruppe) regredieren unter dem Leidensdruck der Trennung von einem Elternteil in nur scheinbar überwundene Verhaltensweisen. Solche depressiven, apathischen und isolierten Kinder sind übrigens entgegen einer weit verbreiteten Meinung ein Jahr nach der Scheidung ihrer Eltern depressiver als unmittelbar danach (MASTERSON 1967). In der vierten Gruppe bildeten Lernstörungen die häufigste depressive Manifestation; unter den Eltern dieser Kinder fanden sich häufig depressive Mütter oder Väter. Depressionen bei Anorexia mentalis (sechste Gruppe) werden sehr häufig angetroffen, eine antidepressive Therapie ist deshalb oft notwendig.

Eine andere Möglichkeit der Klassifikation liegt in der Herausarbeitung und Auszählung depressiver Syndrome bei bestimmten Symptomen. So untersuchte BYKOV (1973) 16 Kinder mit Haareausreißen und stellte fest, daß bei allen Kindern eine depressive Kondition bzw. Neurose vorlag. ARAJÄVI u. HUTTUNEN (1972) unterteilten eine Gruppe von 44 Kindern in 20 mit Enkopresis, 9 mit Enkopresis und Enuresis und 24 mit Enuresis. Sie fanden bei den Enkopretikern in 80% leichte bis schwere depressive Merkmale, bei den enuretischen Kindern dagegen nur 42%. FROMMER (1968) spricht wegen der Häufigkeit des Symptoms Enuresis sogar von einer „enuretic depression".

MALMQUIST (1971, 1975) klassifizierte die Depressionen des Kindesalters in: I. Depressionen bei *organischen* Krankheiten (z. B. Leukämie, degenerative Krankheiten), II. Depressionen bei *Deprivationssyndromen* (anaklitische Depressionen, „affektarme Kinder"), III. Depressionen bei *Störungen der Individuation* (Probleme der Separation – Individuation, Schulphobien mit depressiven Komponenten), IV. Depressionen in der *Latenz* (Depressionen bei Objektverlusten, depressive Äquivalente, manisch-depressive Zustände), V. Depressionen in der *Adoleszenz* (Stimmungslabilität als Entwicklungsprozeß, reaktive Depression bei plötzlichem Objektverlust, abnorme Trauer nach Objektverlust, Auswirkungen früherer Objektverluste, Acting-out-Depressionen).

Die *nosologische Klassifikation* (s. Abb. 4.3) wird durch eine meistens vorhandene mehrdimensionale Ätiologie des depressiven Syndroms oft erheblich erschwert und läßt sich, wenn überhaupt, manchmal erst durch Längsschnittuntersuchungen klären.

## Psychogene Depressionen

Unter den *psychogenen* Depressionen lassen sich die „anaklitische Depression" (SPITZ 1967), reaktive Depressionen und als Überforderungsdepressionen die „Schul"- bzw. „Streß"-Depressionen anführen, ferner die seltenen Entlastungsdepressionen (z. B. im Anschluß an chronische Überforderungen, zu Beginn der Ferien, im Anschluß an längere Vorbereitungszeiten erfordernden Examen) ergänzen; schließlich die neurotische Depression infolge chronischer Erlebnis-Fehlverarbeitung.

Typische *anaklitische Depressionen*, wie sie besonders bei deprivierten Säuglingen und Kleinkindern nach Trennung von einer geliebten Beziehungsperson auftraten, werden heute kaum noch beobachtet. SPITZ (1967) beschrieb mit den Stadien Apathie – Resignation – Retardierung ein Krankheitsbild, das sich vor der Konstituierung einer verdrängungsfähigen Ich-Instanz im frühesten Kindesalter manifestierte. Das Initialstadium anaklitisch-depressiver Säuglinge ist durch Weinen und Schreien, abweisendes apathisches Verhalten gekennzeichnet. Die Gewichtszunahme stagniert und entwickelt sich dann rückläufig. Es stellen sich Ein- und Durchschlafstörungen und eine zunehmende Infektanfälligkeit ein. Die psychischen Entwicklungsquotienten (EQ) stagnieren zunächst ebenfalls, sinken dann rapide ab. Bei fortdauernder Trennung hört die Weinerlichkeit auf, an ihre Stelle tritt eine physiognomische Starre. Die Kinder liegen mit weit geöffneten, ausdruckslosen Augen da, sie wirken abwesend und verweigern die Kontaktaufnahme. Hier finden sich deutliche Analogien zum zeitlich gerafften Ablauf des akuten *Separationsschocks* (BOWLBY 1951): Protest – Verzweiflung – Ablehnung, wie er auch bei Kindern im Vorschul- und Schulalter noch beobachtet wird. Wenn der Säugling mit einer anaklitischen Depression nach einigen Monaten mit der Mutter

Abb. 4.3 Einteilung der depressiven Syndrome bei Kindern und Jugendlichen.

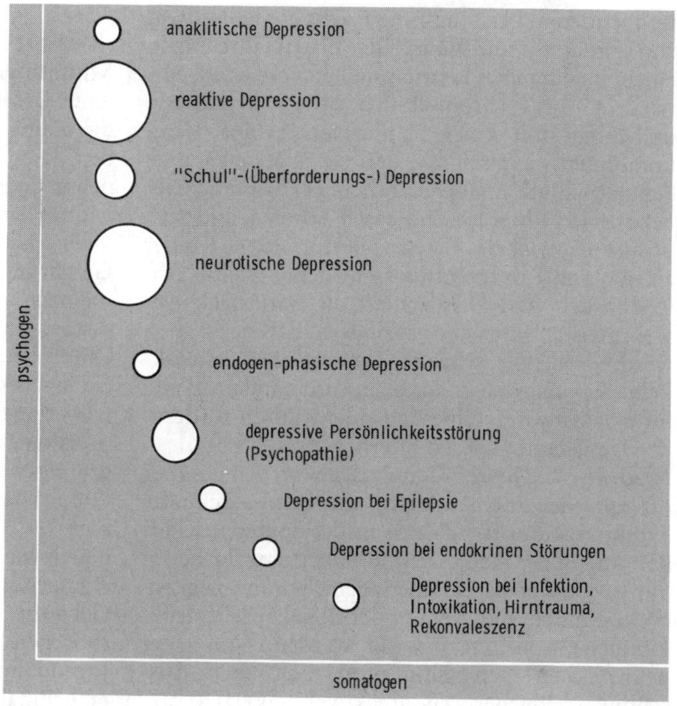


wieder vereinigt wurde, trat meistens eine rasche und weitgehend vollständige Genesung ein. Dauerte die Trennung länger, wurde eine weitere Verschlechterung beobachtet. Zu ähnlichen depressiven Syndromen kann es auch bei einem permanenten Mangel an ausreichenden emotionalen Kontakten zu einer an sich präsenten Beziehungsperson kommen. Der Mangel an mütterlicher Liebe und die emotionale Kulturarmut mancher Familien sind exogene Faktoren, die depressive Fehlentwicklungen verursachen oder richtunggebend verstärken können. Depressionsfördernde äußere Familienverhältnisse können in einer unehelichen Geburt oder dem frühen Tod der Mutter oder des Vaters liegen oder in einer Trennung oder Scheidung der Eltern, aber nur, wenn dadurch anschließend ein disharmonisches bzw. chaotisches Milieu erzeugt wird. Eine ähnliche pathogene Wirkung können anhaltend-disharmonische Beziehungen der Ehepartner zueinander oder der Partner zum Kind, chronische Krankheiten der Eltern, oder inkomplette bzw. häufig wechselnde familiäre bzw. pseudofamiliäre Intimgruppen, z. B. häufig wechselnde Partner, ausüben.

Die depressive Reaktion wird als eine adäquat motivierte Antwort auf einen zureichenden psychischen Anlaß mit evidenter zeitlicher Verbindung aufgefaßt. Eine *abnorme reaktive Depression* ist hingegen eine seelische Antwort auf eine akute psychodramatische Gleichgewichtsstörung mit Symptomen der Angst, Trauer und Erschöpfung. Dazu werden auch die reaktiven Depressionen gerechnet, denen nicht selten eine angeborene oder erworbene depressive Disposition zugrunde liegt. Prognostisch ist von Bedeutung, daß reaktive Depressionen in der Regel abklingen, ohne psychische Dauerveränderungen und ohne zusätzliche Bereitschaft zu weiteren depressiven Manifestationen zu hinterlassen. Zu den „abnormen depressiven Reaktionen“ gehören die anaklitische Depression, die „Schuldepression“ und andere reaktive Depressionsformen, die der vorstehenden Definition entsprechen. Reaktive Depressionen entstehen durch umweltbedingte psychische Traumen oder längere seelische Belastungen und bleiben inhaltlich und zeitlich auf die auslösenden Ereignisse und Belastungen zentriert.

Die *Schuldepressionen* werden oft einseitig als reine Streßdepressionen bezeichnet. Als Reaktionen etwa auf die Auswirkungen überhasteter Schulreformen z. B. in der Bundesrepublik Deutschland. Aber schon vor der Entscheidung sind bestimmte psychische Regulationsmechanismen strukturiert, die zu dem genetisch kodierten oder peristatisch erworbenen persönlichkeitseigenen Emotionsinventar gehören. Sicher ist, daß emotional labile oder latent depressionsgefährdete Kinder, die intellektuell durchaus den altersgemäßen Anforderungen entsprechen, unter ungünstigen Schul- und Lehrverhältnissen reaktive Depressionen entwikkeln können. Bei starken schulischen Noxen (häufige Lehrerwechsel, große Klassen, ungeeignete Unterrichtsmethoden, pädagogisches Unvermögen eines Lehrers) können auch bei emotional relativ stabilen Kindern reaktive Depressionen entstehen. Von Überforderungssyndromen sind jedoch besonders Kinder und Jugendliche bedroht, die nicht den ihrer intellektuellen Ausstattung entsprechenden Schultyp besuchen, z. B. Sonderschüler, die eine Hauptschule, Realschüler, die ein Gymnasium frequentieren. Leistungsbeeinträchtigte Ich-schwache Kinder, die auf Wunsch der Eltern jahrelang in einem inadäquaten Leistungsmilieu verharren, entwickeln oft chronisch-depressive Syndrome, manchmal mit einer aggressiven Symptomatik kombiniert. Typisch ist, daß sie sich nach dem Schulabschluß, manchmal bereits während der Schulferien überraschend rasch erholen und sich positiv entwickeln. Diese überforderten Kinder zeigen eine Konzentrationsschwäche, leichte Ablenkbarkeit und Dissozialität als natürliche Abwehrmechanismen, die verhindern, daß sich selbstwertbedrohende schwere Depressionen entwickeln. Sie umgehen damit eine Auseinandersetzung ihres Selbstwertgefühles mit einer kritisch-fordernden Umgebung (Lehrer, Eltern, Mitschüler).

*Neurotische Depressionen* zeigen im Kindesalter oft nur eine fragmentarisch und bruchstückhafte Symptomatik, die sich erst in der späteren Kindheit und in der Adoleszenz komplettiert. Ihr liegen Störungen der psychischen Verarbeitung zugrunde, die durch verdrängte oder abgekapselte frühkindliche Konflikte bewirkt werden. Von einer neurotischen Depression wird man nach Ausschluß endogener, endoreaktiver (WEITBRECHT 1973) und exogener Depressionen dann sprechen, wenn neben einer alterstypischen depressiven Symptomatik aus der Lebensgeschichte des Kindes pathogenetische Korrelationen transparent werden, die tiefenpsychologische Gesetzmäßigkeit ihrer Entstehung erkennen lassen. Aus psychoanalytischer Sicht lassen sich die Wurzeln depressiver Entwicklungen regelmäßig bis in die frühe Kindheit, in die „orale Phase", zurückverfolgen. FREUD (1967) deutete die depressive Symptomatik als eine ursprünglich gegen einen anderen Menschen gerichtete Aggression, die sich gegen sich selbst kehrte. Andere Autoren (C. G. JUNG, SCHULTZ-HENKE) weisen darauf hin, daß nicht immer eine Verdrängung von Triebansprüchen der Entstehung zugrunde liegen müsse. Es könne sich auch um Insuffizienzkomplexe im Bereich der höchsten Persönlichkeitsschicht handeln, z. B. durch Versäumnisse und Unterlassungen gegenüber ästhetischen, wissenschaftlichen oder ethischen Werten. Prädisponierend und für die Entwicklung begünstigend wirken fortdauernde ungünstige Umweltverhältnisse. Diese Kinder erfahren schon als Säuglinge nicht das notwendige Maß an Geborgenheit und Sicherheit für ihre emotionale Entwicklung. Neurotische Depressionen finden sich deshalb häufig bei Halb- und Vollwaisen, bei Scheidungskindern oder Kindern, die in wechselnden Pflegestellen oder Heimen aufwuchsen oder deren Eltern krank oder beide beruflich überfordert waren. Dabei soll sich der frühe Verlust des Vaters besonders in den späteren Kindheitsjahren traumatisierend auswirken, während die Trennung von der Mutter für alle Altersstufen eine krankheitsfördernde Zäsur bedeutet. Endogene Depressionen bei den Eltern haben für die Kinder sehr häufig einen ungünstigen, depressionsfördernden Einfluß (REMSCHMIDT u. Mitarb. 1973). Depressionen bei Müttern erzeugen nach A. FREUD (1968) eine latente Bereitschaft zu depressiven Erkrankungen, die häufiger erst im späteren Leben manifest werden. Diese Kinder entwickeln aufgrund ihrer teilnehmenden Gefühlsbeziehung zur depressiven Mutter eine Bereitschaft, ihre Gefühlshaltung zu teilen und resignativ-depressiv zu reagieren.

Gefährdet sind nach KIELHOLZ (1972) besonders die nach außen fügsamen, weichen, nachgiebigen, distanzierten, verschlossenen und abweisenden Kinder und Jugendlichen, die hinter dieser Fassade ein starkes Anlehnungs-, Geborgenheits- und Liebesverlangen verschlossen halten. Neurotische Depressionen verstärken und verfestigen sich mit biographisch nicht bewältigten Schwierigkeiten und können in einzelnen Fällen durch eine unregelmäßige Periodizität einen wellenförmigen Ablauf erhalten und dadurch den phasenähnlichen Verlauf endogener Depressionen imitieren.

Gehäufte depressive Reaktionen können zu neurotischen Depressionen führen. Im Kindes- und Jugendalter finden sich solche Entwicklungen manchmal bei lerngestörten oder lernschwachen Schülern, die entweder selbst zwanghaft-ehrgeizige Züge aufweisen oder ehrgeizige Eltern haben. Besonders gefährdet sind Kinder solcher Eltern, von denen sie vorwiegend wegen ihrer Schulerfolge geliebt oder mit Liebesentzug bestraft werden. Sie geraten wegen ihrer chronischen Demütigungen in schwere Identitätskonflikte mit Selbstisolierungstendenzen, in die suizidale Vorbereitung und zum Suizid selbst. Narzißtische Kränkungen bei körperlich mißgebildeten Kindern können als „Thersiteskomplex" (STUTTE 1962) eine ähnlich unheilvolle Rolle spielen. KIELHOLZ (1965, 1969) schlug vor, die sehr differente Nomenklatur depressiver Manifestationsformen zu vereinfachen und als „*Erschöpfungsdepression*" nachstehende depressive Manifestationen zu subsumieren, die alle unter länger dauernder psychischer Belastung entstehen: „Entlastungsdepression" (W. SCHULTE 1961), „Entwurzelungsdepression" (BÜRGER-PRINZ 1950), „endoreaktive Dysthymien" (WEITBRECHT 1963), „existenzielle Depressionen" (HÄFNER 1954), „vegetative Depressionen" (LEMKE 1949), „vegetativ-dystone Depressionen" (HEMPEL 1937). Für das *Kindes- und Jugendalter*, in dem „Erschöpfungsdepressionen" eher selten sind, empfiehlt sich eine vereinfachende Unterteilung in *reaktive Depressionen* (anaklitische Depression, Überforderungsdepression, Entlastungsdepression) und in *neurotische Depressionen*, als Ausdruck einer chronischen Fehlentwicklung.

## Endogen-phasische Depressionen

*Endogen-phasische* Depressionen des manisch-depressiven Formenkreises (s. S. 310ff., Bd. II, affektive Psychosen) sind im Kindesalter selten. Erst mit der beginnenden Pubertät finden wir häufiger echte endogene-phasische Abläufe.

## Konstitutionelle oder psychopathische Depressionen

Der Terminus *psychopathische* Depression ist bei Kindern und Jugendlichen zu einer Rarität geworden, nicht allein deshalb, weil durch eine solche pessimistische Etikettierung therapeutische Aktivitäten gelähmt und damit die psychische Entwicklung des Kindes zusätzlich beeinträchtigt wird, sondern auch deshalb, weil ethologische Forschung einerseits und psychoanalytische Empirie andererseits zu der Erkenntnis gelangten, daß „periolabile“ Merkmale peristatischer Einflüsse bedürfen, um „periostabil“ zu werden. Die Bezeichnung *konstitutionelle* Depression würde den Ursachenkomplex besser kennzeichnen, wenn unter Konstitution die Summe der angeborenen und frühkindlich erworbenen psychischen Eigenschaften verstanden würde, wie dies K. SCHNEIDER postulierte. Frühkindliche Hirnschäden haben offenbar eine große Bedeutung für die Entwicklung „*chronischer*“ Depressionen (STÄDELI 1978), die früher und auch heute noch oft als erbbedingt „psychopathisch“ eingestuft werden. Primär depressive Kinder und Jugendliche neigen zu einer bedrückten, pessimistischen, skeptischen Lebenseinstellung, deren ungünstige Bedeutung für die weitere psychische Entwicklung von großer Bedeutung ist. Aus der früher scharfen Diskrepanz von Neurose und Psychopathie hat sich ein kontinuierliches Neurose-Psychopathie-Spektrum entwikkelt, in dem allerdings weiterhin pathogenetische Akzentuierungen insbesondere für die Therapie und die Prognose von Bedeutung sind.

## Somatogene Depressionen

*Somatogene* Depressionen spielen im Kindes- und Jugendalter neben den psychogenen depressiven Syndromen eine zahlenmäßig herausragende Rolle. Als Folge prä-, peri- oder postnataler Hirnschädigungen resultierten häufig hirnorganische Psychosyndrome. Bei Erwachsenen werden depressive oder dysphorische Störungen oder Verstimmungszustände als Folgeerscheinung einer hirnorganischen Schädigung als „posttraumatische Wesensänderung“ klassifiziert. Die diagnostische Zuordnung ist hier relativ einfach, weil ein Vergleich mit der primären „prätraumatischen“ Persönlichkeitsstruktur möglich ist. Bei primär psychisch abnormen Kindern muß man sich aus verschiedenen Gründen nur zu oft mit der Feststellung einer „angeborenen Störung“ begnügen, wenn sich nicht aus dem Schwangerschafts- und Geburtsverlauf, der frühkindlichen psychomotorischen, sprachlichen, intellektuellen und emotionalen Entwicklung direkte oder indirekte Hinweise auf eine „Hirnfunktionsstörung“ ergeben. Im psychopathologischen Bereich liegt die oft unüberwindliche Schwierigkeit vor, eine Persönlichkeitsveränderung bei einem Menschen zu diagnostizieren, bei dem zum Zeitpunkt der Hirnschädigung allenfalls ein Persönlichkeitsentwurf vorhanden war. Kinder mit frühkindlichen Hirnschädigungen weisen auch als Jugendliche und Erwachsene nicht selten Erfassungs- und Differenzierungsstörungen von Umweltreizen auf, die zu einer veränderten Umwelterfahrung führen und damit auch zu einer primären Änderung der kindlichen Reaktions- und Verhaltensweisen. Bei solchen depressiven Kindern finden sich gehäuft Störungen der Konzentration und der Ausdauer, verschiedene Formen der Legasthenie, ferner eine gesteigerte psychomotorische Akvität, die zusätzlich zu reaktiv depressiven Beeinträchtigungen führen können. Exogene Depressionen finden sich bei Kindern und Jugendlichen auch als Begleiterscheinungen der Epilepsie, wobei morbus- und medikationsbedingte Dysphorien abzugrenzen sind; ferner bei endokrinen Störungen und bei oder nach Infektionen oder Intoxikationen, Hirntraumen in der Kindheit und in der Jugend oder in der Rekonvaleszenz nach schweren Erkrankungen. Diese depressiven Verstimmungszustände treten bei Kindern relativ häufig in Erscheinung, werden aber im Hinblick auf die im Vordergrund stehende Grundkrankheit aber nur relativ selten registriert. Depressive bzw. dysphorische Syndrome werden auch bei Chromosomenaberrationen (Morbus Turner, Morbus Klinefelter), aber auch bei heredodegenerativen Erkrankungen (z. B. Chorea Huntington, STUTTE 1963) und auch als Begleiterscheinungen anderer körperlicher Erkrankungen beobachtet. Sie sind ebenfalls als Begleiterscheinungen rheumatischer Erkrankungen, etwa bei der Chorea minor (SSUCHAREWA 1956) sowie beim Laurence-Moon-Biedl-Syndrom, bei Morbus Wilson, beim Prader-Willi-Syndrom, beim adrenogenitalen Syndrom (AGS) und bei entzündlichen ZNS-Erkrankungen beschrieben worden.

# Klinisches Bild

## Anamnese, Befunde

In der *Vorgeschichte* depressiver Kinder und Jugendlicher finden sich häufig multiple ursächliche Hinweise (s. S. 133, Ätiologie und Pathogenese): Prä-, peri- oder postnatale Komplikationen, unerwünschte Kinder, „Broken-home“-Situationen, Scheidungskinder, depressive oder andere psychiatrische Krankheiten in der Familie. Die Beiziehung der Geburtsakte, von Krankengeschichten früherer Klinikaufenthalte, die Einholung von Berichten über das Verhalten des Kindes im Kindergarten und in der Schule und eine detaillierte Befragung der Eltern zur psychomotorischen, sprachlichen und sozialen Entwicklung sind ebenso wichtig wie Angaben über das Temperament des Säuglings, über die vorherrschende Stimmungslage im Kleinkind- und Vorschulalter. Als „measurement instruments“ (KOVACS u. BECK 1977) dienen Mimik und Gestik, die Art und Tönung der Partnerbeziehung zu den Eltern, den Geschwistern, Schulgefährten und Lehrern sowie das Spiel- und Lernverhalten und die Stimmungslage während der letzten Monate. Auch das depressive Kind und der depressive Jugendliche sind entweder *gehemmt* (still, traurig, bedrückt, folgsam und bescheiden), aus der Sicht der Eltern oft besonders artige, liebe und bequeme Kinder. Andererseits gibt es aber auch depressiv-*agitierte* (morose, reizbare und aggressive) Kinder, die aus pädagogischer Sicht als launisch, ungehorsam und schwierig eingestuft werden.

Eine eingehende *körperliche* und *neurologische* Untersuchung darf auch dann nicht unterbleiben, wenn die Diagnose einer Depression sehr wahrscheinlich ist. Schon deshalb nicht, weil hirnorganische Läsionen als Ursache einer somatogenen Depression gerade im Kindes- und Jugendalter nicht selten sind (s. S. 133, Ätiologie und Genese). Je nach dem Ergebnis der somatischen Befunderhebungen sind weitere Laboruntersuchungen (EEG, Computertomogramm, Szintigraphie) erforderlich. Psychologische Tests können die Verdachtsdiagnose einer somatisch bedingten bzw. mitbedingten Depression manchmal objektivieren helfen.

Aus der „Verschränkung von melancholischem Typus und prämelancholischer Situation“ (TELLENBACH 1976) würden sich querschnittsmäßig wertvolle therapeutische und prognostische Einsichten gewinnen lassen, wenn ein verläßlicher diagnostischer Zugang gewonnen werden könnte. *Rating-scales*, wie sie für depressive und suizidale Erwachsene (BECK u. Mitarb. 1961; PÖLDINGER u. Mitarb. 1969; HAMILTON 1960) zur Messung der Depressivität und zur Abschätzung der Suizidalität zur Verfügung stehen, wurden für Kinder bisher noch nicht entwickelt oder befinden sich erst im Stadium der Eichung. KOVACS u. BECK (1977) untersuchten mit dem „Beck Depression Inventory“ 62 Kinder im Alter von 11 bis 16 Jahren. Alle Kinder, die von den Lehrern als „exzellent“ beurteilt waren, hatten niedrige BDI-Scores, während die schlechten Schüler hohe Scores aufwiesen. Manche dieser Kinder könnten Frühformen des „Typus melancholicus“ entsprechen, die von TELLENBACH (1976) als hypermoralisch, übergewissenhaft, anhänglich, überanstrengt, ernst, pflichteifrig und ehrgeizig, andererseits aber als sensitiv, weich und gefühlsbetont geschildert wurden. ARAJÄVI u. HUTTUNEN (1972) fanden im *Rorschach-Test* depressiver Kinder einen charakteristischen Mangel an Originalität, eine herabgesetzte Produktivität, stereotype Reaktionen und ein geringes Interesse an der Umgebung sowie repressive Triebimpulse. Im Mann-Zeichen-Test und im Szenotest sah CONNELL (1972) Darstellungen von einsamen, verlorenen Menschen, umgeben von Mauern, oft mit einem Krokodil oder anderen furchterregenden Situationen konfrontiert. CYTRYN (1977) befragte depressive Kinder im Alter von 6 bis 12 Jahren mit Karten, um etwas über ihre Grundstimmung zu erfahren. Die Antworten kontrastierten teilweise absolut mit dem klinischen Bild. Kinder mit lang dauernden depressiven Verstimmungen, Ängsten und Suizididenen füllten Karten aus wie „Ich bin nie traurig“ oder „Ich bin immer fröhlich“. Dagegen bildeten Leitmotive ihrer Träume: „Trapped frustrated, exploited, being killed, indurated“. Bei einer Untersuchung von 495 verhaltensauffälligen 6- bis 17jährigen Kindern und Jugendlichen (NISSEN u. PAUL 1973) mit projektiven Testverfahren ergaben sich bei 42 Kindern (11%) eindeutige Depressionszeichen. Als depressionsverdächtige Merkmale wurden, wenn sich anamnestisch und psychopathologisch stützende Hinweise fanden, registriert: Im Rorschach-Test koartierter Erlebnistyp mit hell-dunklen und dunklen Farbwerten, im TAT und CAT allgemeine Einfallsverarmung und depressive Inhalte, im Lüscher-Test vorherrschende Zielfarben Schwarz und Grau vor Blau. – Im Bereich der Phantasie, des verbalen Ausdrucks und der Stimmung und des Verhaltens fanden CYTRYN u. MCKNEW (1972, 1974) charakteristische Merkmale. Sie ließen sich über Träume berichten, beobachteten das spontane Spiel und ließen sich zu Filmen, Büchern oder zu Zeichnungen und Malereien freie Assoziationen geben. Form und Inhalt verbaler Äußerungen, spontan oder provoziert, enthielten häufig Hinweise auf Schuldgefühle, Hilflosigkeit und Hoffnungslosigkeit. Das nichtverbale Verhalten und die Grundstimmung vermittelten Zeichen einer psychomotorischen Retardierung, traurige Mimik, schlaffe Körperhaltung, Weinen, Appetit- und Schlafstörungen, ferner Überaktivität, Aggressivität und Delinquenz.

## Symptomatik

Form und Inhalt eines depressiven Syndroms sind ebenso wie jede andere psychische Erkrankung von der Persönlichkeitsstruktur des depressiven Kindes oder Jugendlichen abhängig. Depressive Inhalte haben einen direkten, wenn auch oft deformierten Bezug zur persönlichen Lebensgeschichte: Zu den Eltern, zur Schule, zur Vergangenheit und Gegenwart des depressiven Kindes. Viele Kinder und zahlreiche Jugendliche wirken nur während der gezielten Exploration, bei der Erörterung ihrer speziellen Situation und ihrer Probleme bedrückt, traurig oder depressiv. Erst durch eine solche nachdrückliche, geduldige Befragung wird oft deutlich, daß chronische Verstimmungen mit depressiven Merkmalen wie Schlafstörungen, Antriebsschwäche, Langeweile, Verlust an Lebensfreude vorliegen. Wenn diese Kinder sich unbeobachtet fühlen, halten sie plötzlich im Spiel oder in der Arbeit inne, grübeln und machen einen ratlosen, verlorenen Eindruck. Der vordergründige Eindruck eines relativ ausgeglichenen, wenn meist auch matten und reaktionsschwachen Kindes wird nicht durch dissimulative Tendenzen bewirkt. Depressive Kinder und Jugendliche sind auch keine besseren Schauspieler als depressive Erwachsene. Die traurig-bedrückte Grundstimmung wird vielmehr durch den alters- und entwicklungstypischen Stimmungsausdruck des Kindes, zumal in der Begegnung mit Kindern selbst durchbrochen. Kinder, manchmal auch noch Jugendliche mit leichteren oder schwereren depressiven Verstimmungen wirken oft nicht permanent, sondern nur fakultativ bedrückt oder traurig.

Zur Symptomatik depressiver Kinder und Jugendlicher sind erst in den letzten 10 Jahren statistisch abgesicherte Untersuchungen an einem größeren und nach Lebens- und Entwicklungsalter, Intelligenz und Geschlecht relativ homogenen Krankengut vorgelegt worden. Außerdem besteht eine reichhaltige psychiatrische und psychoanalytische kasuistische Literatur, die meistens aus einzelnen oder aus mehreren gut dokumentierten Fällen generalisierende Aussagen über Form und Inhalte von Depressionen in diesem Lebensalter zu machen versucht.

Aus der wissenschaftlichen Literatur der letzten fünf Jahrzehnte lassen sich die *Theorien über Form und Inhalt* depressiver Symptome in fünf große Gruppen (NISSEN 1971) einordnen: 1. Depressionen werden bei Kindern nicht und bei Jugendlichen nur sehr selten beobachtet. 2. Depressive Syndrome bei Kindern äußern sich entweder in Verlustreaktionen oder in Aggressionen. 3. Depressionen im Kindesalter sind „maskiert", bei Jugendlichen zeigen sie eine erwachsenenähnliche Symptomatik. 4. Depressionen bei Kindern ähneln Depressionen Erwachsener. 5. Depressionen bei Kindern verlaufen niemals unter dem typischen psychopathologischen Bild Erwachsener, sie haben ihre eigene Symptomatik.

Bei synoptischer Bewertung dieser widersprüchlichen Aussagen, die von Pädiatern und Psychiatern, Kinderpsychiatern und Psychoanalytikern stammen, zeigt sich, daß die als typisch bezeichnete Symptomatik bei Kindern sehr verschiedener Alters- und Entwicklungsstufen registriert wurde, was zu Mißverständnissen führen mußte. Es wurde nicht ausreichend berücksichtigt, daß sich die psychopathologische Symptomatik im Verlauf der psychischen Entwicklung kontinuierlich verändert. Wenn man die unter 1 bis 5 angeordneten Thesen daraufhin durchsieht, dann sind (1.) tatsächlich mentale depressive Symptome selten bei

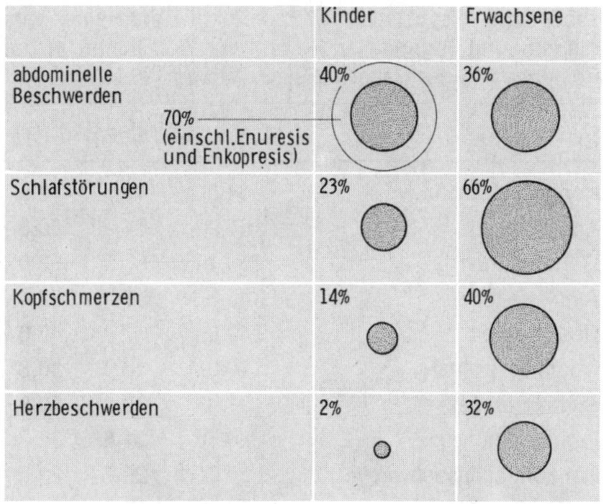


Abb. 4.**4** Psychosomatische Symptome bei depressiven Erwachsenen (*Kielholz* u. Mitarb. 1978) und depressiven Kindern und Jugendlichen (*Nissen* 1971).

Kleinkindern nachzuweisen, dagegen häufig psychosomatische Merkmale. Ferner ist (2.) aus der Sicht der klassischen Depressionslehre eine kindliche Depression immer dann eine „maskierte" Depression, wenn sie nicht Depressionen Erwachsener ähnelt. Wenn schließlich (3.) postuliert wird, daß Depressionen bei Kindern denen Erwachsener ähneln, dann ist zu erwarten, daß Depressionen bei Kindern entweder nicht oder nur selten diagnostiziert werden. Die unter 4 und 5 angeführten Thesen ähneln den weitgehend neueren, auch den Ergebnissen unserer Untersuchungen.

Der Begriff der *„maskierten"* Depression oder der „depressiver Äquivalente" ist dann nicht zutreffend, wenn man davon ausgeht, daß die „Depressio sine depressione" ursprünglich nur im Zusammenhang mit endogen-phasischen Depressionen, der „Melancholie", gesehen wurde, die im Kindesalter kaum oder doch nur extrem selten auftritt. Außerdem kann bei Kindern eine Depression „nicht maskiert" verlaufen, wenn die Maske nicht das Gesicht einer „echten" Depression verdecken kann, die es nach Meinung der meisten dieser Autoren in „reiner", d. h. erwachsenenspezifischer Ausprägung, in diesem Lebensalter nicht gibt. Schließlich weisen einige Untersuchungsergebnisse (NISSEN 1973) darauf hin, daß die „maskierte" Depression Erwachsener symptomatologisch weitgehend mit den alters- und entwicklungsspezifischen Depressionsformen des Kleinkindes übereinstimmt; chronobiologisch wäre dies als Ausdruck einer Regression zu werten, eine Repetition frühkindlicher (psychosomatischer) Symptomatik (s. S. 133, Ätiologie und Genese).

Das typische Bild *depressiver Erwachsener* umschreiben KIELHOLZ u. Mitarb. (1978) mit der Trias: 1. traurige, ängstliche Grundstimmung, 2. Hemmung des Denkens, 3. Störungen der zentrifugalen psychischen und motorischen Funktionen, ferner Minderwertigkeitsgefühle, Selbstvorwürfe,

Tabelle 4.**1** Psychische Symptome bei Depressionen im Kindes- und Jugendalter (N = 105), Aufzählung in der Reihenfolge einer Rangliste (nach *Nissen* 1971)

| Symptom | M + J (%) | M (%) | J (%) |
|---|---|---|---|
| Kontaktschwäche | 64,8 | 48,7 | 73,5 |
| Angst | 61,9 | 64,9 | 60,3 |
| Gehemmtheit | 58,1 | 67,6 | 52,9 |
| Außenseiter | 48,6 | 32,4 | 57,4 |
| Unsicherheit | 42,9 | 37,8 | 45,6 |
| Überangepaßtheit | 40,0 | 46,0 | 36,8 |
| Schüchternheit | 31,4 | 32,4 | 30,9 |
| Lernhemmung | 30,5 | 21,6 | 35,3 |
| Konzentrationsschwäche | 25,7 | 29,7 | 23,5 |
| Bedrücktheit | 24,8 | 27,0 | 23,5 |
| Spielhemmung | 24,8 | 21,6 | 26,5 |
| Affektarmut | 23,8 | 27,0 | 22,1 |
| Tagträume | 23,8 | 18,9 | 26,5 |
| „Stilles Kind" | 21,9 | 37,8 | 13,2 |
| Minderwertigkeitsgefühl | 21,0 | 18,9 | 22,1 |
| Verwahrlosungserscheinungen | 21,0 | 21,6 | 20,6 |
| Schulangst | 21,0 | 16,2 | 23,5 |
| Grübeln | 20,0 | 27,0 | 16,2 |
| Agitiertheit | 19,0 | 16,2 | 20,6 |

Tabelle 4.**2** Psychosomatische Symptome bei Depressionen im Kindes- und Jugendalter (N = 105), Aufzählung in der Reihenfolge einer Rangliste (nach *Nissen* 1971)

| Symptom | M + J (%) | M (%) | J (%) |
|---|---|---|---|
| Aggressionen | 38,1 | 29,7 | 42,6 |
| Enuresis (ab 5 J.) | 29,5 | 27,0 | 30,9 |
| Schlaf-Wach-Rhythmus-Störungen | 22,9 | 21,6 | 23,5 |
| Mutismus | 21,9 | 29,7 | 17,6 |
| Nägelknabber (ab 5 J.) | 21,9 | 21,6 | 22,1 |
| Unmotiviertes Weinen | 21,0 | 8,1 | 27,9 |
| Weglaufen | 21,0 | 24,3 | 19,1 |
| Naschsucht | 20,0 | 24,3 | 17,6 |
| Wein- und Schreikrämpfe | 17,1 | 27,0 | 11,8 |
| Appetitstörungen | 17,1 | 13,5 | 19,1 |
| Kopfschmerzen | 14,3 | 10,8 | 16,2 |
| Enkopresis (ab 5 J.) | 10,5 | – | 16,2 |
| Genitale Manipulationen | 9,5 | 8,1 | 10,3 |

Suizidalität. Für das *Kindes- und Jugendalter* wurden zahlreiche nach der Häufigkeit geordnete Symptomlisten erarbeitet, die allerdings überwiegend an kleinen oft unzureichenden Fallzahlen gewonnen wurden, alle Alters- und Entwicklungsstufen umschließen und dadurch den altersadäquaten Symptomwechsel nicht berücksichtigen. Eine relativ homogene Altersgruppe wie das „mittlere Erwachsenenalter" gibt es im ersten Lebensabschnitt des Menschen nur bedingt, da die „mittlere Kindheit" (etwa vom 7. bis 12. Lebensjahr) keine ausreichende Kongruenz des Lebens- und Entwicklungsalters aufweist. Solche Symptomlisten geben dennoch einen brauchbaren Überblick über das Vorkommen und die Häufigkeit bestimmter Merkmale. Cytryn u. McKnew (1972, 1974) wiesen darauf hin, daß im „Latenzalter" (nach Abschluß der genitalen Phase bis zum Einsetzen der Pubertät) bei depressiven Kindern häufig kurzfristig nachstehende Symptome auftreten: persistierende Traurigkeit, soziale Abkapselung, Hoffnungslosigkeit, Hilflosigkeit, psychomotorische Retardierung, Angst, Schulschwierigkeiten; außerdem Schlaf- und Eßstörungen, Suizidideen, Suizidversuche. Anthony (1975) beschrieb das klinische Bild der präpuberalen Depression mit nachstehender Symptomatik: Weinanfälle, gleichförmiger Affekt, Todesangst um sich selbst und um die Eltern, Reizbarkeit, somatische Erkrankungen, Appetit- und Energieverlust, verschiedene Formen von Schulschwierigkeiten, Schwanken zwischen Anklammerungs- und Haßtendenzen gegenüber den Eltern. Weinberg u. Mitarb. (1973) stellten bei 45 depressiven Kindern häufiges Vorkommen von Hyperaktivität, Schulverweigerung, Enuresis und spezifizierte „Verhaltensstörungen" fest. Poznanski u. Zrull (1970) ermittelten bei 14 Kindern mit manifesten Depressionen ein negatives Selbstimage („Ich bin nur durchschnittlich" oder „Ich bin nicht gut"), Abkapselung und exzessives Weinen, ferner Schwierigkeiten im Umgang mit der Aggressivität. Sandler u. Joffe (1965) ermittelten bei depressiven Kindern und Jugendlichen Merkmale wie: trauriger Affekt, Abkapselung, Unzufriedenheit, Gefühl des Ungeliebtseins, Passivität, Schlafstörungen. Cytryn u. McKnew (1974) untersuchten besonders sorgfältig 37 depressive Kinder, die anschließend drei Monate bis zwei Jahre psychotherapeutisch behandelt wurden. Für die „mittlere Kindheit" fanden sie bei psychogenen Depressionen drei verschiedene symptomatologische Kategorien: 1. „maskierte Depressionen" mit Aggressivität, Hyperaktivität und Delinquenz (die Eltern dieser Kinder zeigten häufig psychopathologische Auffälligkeiten), 2. „akute Depressionen" (im Anschluß an schwere traumatisierende Ereignisse, besonders Verlust enger Beziehungspersonen), 3. „chronische Depressionen" (nach früher Entbehrung enger Beziehungspersonen, auch bei chronischen Depressionen der Mütter dieser Kinder).

An 105 depressiven Kindern und Jugendlichen (Nissen 1971) wurden nach der *Häufigkeitsfrequenz* psychische und psychosomatische Symptome errechnet (Abb. 4.4, Tab. 4.1, 4.2). Merkmale der Kontaktschwäche fanden sich bei 65%, der Angst bei 62%, der Gehemmtheit bei 58%, der Isolierung bei 49%, der Unsicherheit bei 43% und der Überangepaßtheit bei 40%. Psychosomatische Leitsymptome der Aggressivität wurden bei 38%

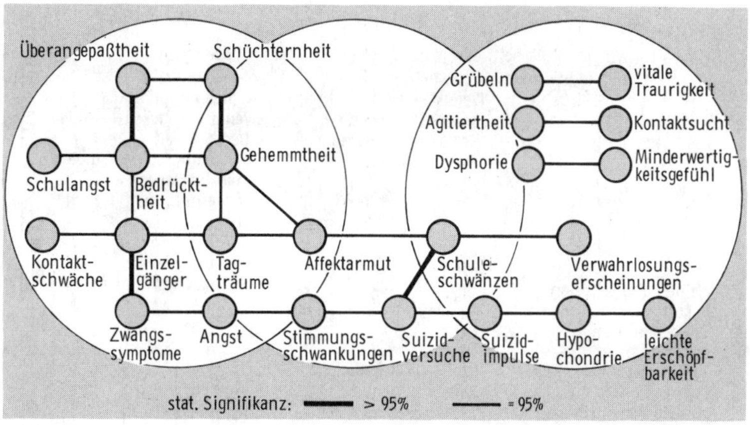


Abb. 4.**5** Netzwerk psychischer Symptome bei Mädchen *und* Jungen (n = 105) (nach *Nissen* 1971). Statistisch signifikante depressive Symptome treten häufig in typischen Verknüpfungen (Symptomenkomplexen) auf.

ermittelt, der Enuresis bei 30%, von Schlafstörungen bei 23%, des Mutismus bei 22%, von Nägelknabbern, Weinen und Weglaufen bei je 21%. Bei einer *geschlechtsspezifischen Aufgliederung* ergaben sich wesentliche Differenzen in Richtung einer passiv-gehemmten Symptomatik für Mädchen und einer aktiv-agitierten Symptomatik für Jungen. (Abb. 4.5). Die *Mädchen* wiesen als die fünf häufigsten psychischen Symptome auf: Gehemmtheit, Angst, Kontaktschwäche, Überangepaßtheit und „stilles Kind" und als psychosomatische Symptome: Mutismus, Aggressionen, Wein- und Schreikrämpfe, Enuresis und Naschsucht. Die *Jungen* zeigten als häufigste psychische Symptome: Kontaktschwäche, Angst, Selbstisolierung, Gehemmtheit und Unsicherheit und als psychosomatische Symptome: Aggressionen, Enuresis, unmotiviertes Weinen, Schlaf-Wach-Rhythmus-Störungen und Nägelknabbern. Bei einer Analyse von Einzelsymptomen ergab sich, daß bei Mädchen das an fünfter Stelle der Rangliste stehende Merkmal „stilles Kind" bei Jungen erst an 24. Stelle stand. Bei *Mädchen* nahm das Merkmal „Mutismus" den ersten Platz der Rangliste ein, das bei Jungen erst am achten Platz registriert wurde. Bei den Jungen nahm dagegen das Merkmal „Aggressivität" den ersten Platz der Rangliste ein, das bei Mädchen (mit nur 30%) den zweiten Platz einnahm. Daraus kann man folgern, daß (zur Zeit der Untersuchung) depressive Mädchen sich überwiegend traurig, bedrückt, folgsam und bescheiden, still und gehemmt (Aschenputtel-Syndrom) verhielten, während depressive Jungen keine Musterknaben waren, sondern eher wie der „bitterböse Friederich" reagierten: Kontaktschwach, gereizt und aggressiv.

Eine besonders reichhaltige, nicht nach Häufigkeitskriterien geordnete Liste depressiver Merkmale stellten WEINBERG u. Mitarb. (1973) auf. Sie nennen zehn wichtige Symptome der kindlichen Depression und ihre charakteristischsten Ausdrucksformen: 1. *Depressive Verstimmung* (z. B. Traurigkeit, Einsamkeit, Hoffnungslosigkeit, Pessimismus, Stimmungsschwankungen, Launenhaftigkeit, Hypersensitivität, Weinerlichkeit). 2. *Selbstbeschuldigungstendenzen* (z. B. Gefühl der Nutzlosigkeit, der Dummheit, der Schuld u. a. Todeswünsche, Suizidgedanken, Suizidwünsche). 3. *Aggressives Verhalten*, *Agitation* (schwieriges Verhalten im Umgang mit anderen Menschen, Streitsucht, Respektlosigkeit, Feindseligkeit, spontane Wutausbrüche). 4. *Schlafstörungen* (Einschlafstörungen, unruhiger Schlaf, frühes Erwachen, Schwierigkeiten beim Aufstehen). 5. *Schulverhaltensstörungen* (z. B. Tagträumen, Konzentrationsschwäche, Gedächtnisstörungen, schulische Leistungsschwäche, Interesselosigkeit gegenüber allen schulischen Dingen, Schwierigkeiten bei den Schul- und Hausaufgaben). 6. *Soziale Verhaltensstörungen* (reduzierte Gruppenaktivitäten, sozialer Rückzug, Verminderung sozialer Bedürfnisse). 7. *Wechsel in der Einstellung zur Schule* (keine Freude an schulischen Aktivitäten, Unlust oder Verweigerung des Schulbesuches). 8. *Somatische Erscheinungen* (Kopfschmerzen, Bauchschmerzen, Muskelschmerzen, andere somatische Störungen). 9. *Verlust an seelischer Energie* (z. B. allgemeiner Interessenverlust, herabgesetzte Aktivität, geistige und körperliche Erschöpfung). 10. *Starke Appetit- und Gewichtsschwankungen* (Anorexie oder Polyphagie, auffallende Gewichtsschwankungen im Zeitraum von vier Monaten). Diese symptomatologische Aufgliederung wurde an 42 depressiven Kindern gewonnen. An der Spitze einer *Häufigkeitsliste* stehen dysphorische Verstimmungen (98%), Selbstbeschuldigung (98%), aggressives Verhalten (88%), Schlafstörungen (81%), Schulverhaltensstörungen (71%).

Aufschlußreich, wenn auch ohne definitive diagnostische Bedeutung, sind Angaben von Eltern oder depressiver Kinder selbst über ihre Befindlichkeit, ihr Verhalten oder ihre Wünsche. So berichten Eltern „er ist ein kleiner, trauriger und isolierter Junge", „sie kommt nicht darüber hinweg, daß sie ihren Vater durch die Scheidung verloren hat", oder „sie spielt nur mit kleineren Kindern, weil sie von ihnen respektiert wird". Depressive Kinder berichten „ich bin dumm", „niemand hat mich lieb", „ich wünsche, ich wäre tot", „keiner will mit mir spielen" oder „mein Goldhamster ist mir das Liebste auf der Welt".

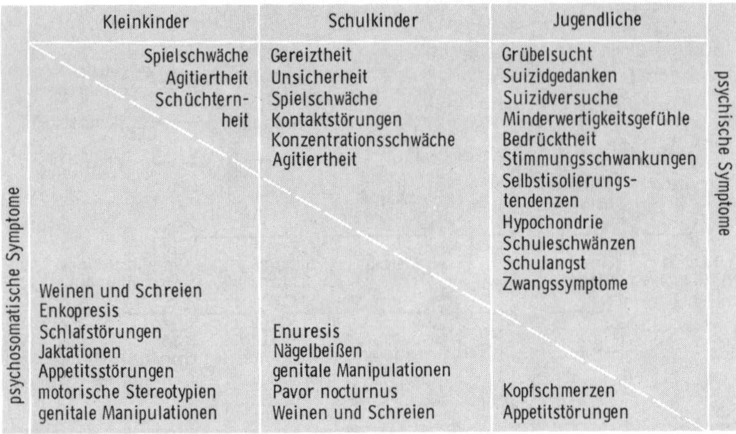


Abb. 4.**6** Alters- und entwicklungsbedingter Wandel psychischer und psychosomatischer Erscheinungen bei depressiven Syndromen. Kleinkinder zeigen dominant psychosomatische, Schulkinder psychosomatische und psychische Symptome, während bei älteren Kindern und Jugendlichen die psychischen Symptome absolut dominieren und zum typischen Erscheinungsbild der Depression im Erwachsenenalter überleiten.

Von wesentlich größerer Aussagekraft und praktischer Bedeutung ist die *altersorientierte* Symptomverteilung bei depressiven Kindern und Jugendlichen (Abb. 4.6). Die führende Rolle des „Zeitfaktors“ (TRAMER 1964) tritt für die Entstehung, die Form und den Inhalt depressiver Symptome unabhängig von der Ursache und Genese in einer termingebundenen Symptomatik deutlich zu Tage. Ähnlich wie für die schizophrenen Psychosen (LUTZ 1937, 1938) konnte die Bedeutung des Lebensalters und des Entwicklungsstandes für depressive Kinder und Jugendliche dargestellt werden. Diese Ergebnisse wurden unter Beachtung identischer Auswahlkriterien für die Gruppe der „chronisch depressiven“ Kinder und Jugendliche von STÄDELI (1978) bestätigt.

Bei *Säuglingen und Kleinkindern* mit einer depressiven Verstimmung finden sich dominierend psychosomatische Symptome. SPITZ (1967) konnte somatische Äquivalente in sogenannten psychotoxischen Störungen nachweisen, die er als direkte Auswirkung einer schädlichen mütterlichen Einstellung zum Kind ansieht. So wird z. B. die Drei-Monats-Kolik angeführt und als Ausdruck einer mütterlichen Abneigung gedeutet. Ein weiteres Beispiel ist das in der zweiten Hälfte des ersten Lebensjahres auftretende und mit Weinerlichkeit einhergehende Säuglingsekzem, für das eine ungewöhnlich starke, unbewußte verdrängte Feindseligkeit der Mutter verantwortlich sein soll. In den gleichen Zusammenhang gehören die bei hospitalisierten Kindern häufig zu beobachtenden stereotypen Schaukelbewegungen; bei Familienkindern fand man mit großer Regelmäßigkeit Mütter, die ihre Kinder bald verwöhnten, bald mit offener Feindseligkeit behandelten. Fäkalspiele und Koprophagie waren in diesem Lebensalter vorwiegend bei abrupten Stimmungsumschwüngen der Mütter festzustellen. Die präzisen Beobachtungen von SPITZ sind interessant, bezüglich ihrer Zuordnungsrelevanz und Häufigkeit aber umstritten. NISSEN u. SPILIMBERGO (1971) konnten bei Kleinkindern mehrfach ein Syndrom beobachten, das mit Schlafstörungen, Wein- und Schreikrämpfen sowie Anorexie auftrat. Fast immer ließen sich chronische emotionale Vernachlässigungen und starke manifeste oder latente Weglaufimpulse bei den Müttern nachweisen. SELIGMAN (1975) fand bei drei- bis fünfjährigen depressiven Kindern Merkmale wie Protest, Isolierung und Negativismus. BAKWIN (1972), ein Pädiater, sprach von „kleinen, alten Menschen“ bevor er feststellte, daß diese Kinder mit „Mangelentwicklung“ und „Neigung zu Infekten“ an depressiven Störungen litten.

Bei *jüngeren Schulkindern* ließen sich neben den bei Kleinkindern dominierenden psychosomatischen Symptomen psychische depressive Merkmale nachweisen. Es überwogen Merkmale der Gereiztheit und Unsicherheit, Spielhemmungen und Kontaktstörungen. Andererseits ergaben Prüfungen auf Homogenität dieser Symptomatik ein vermehrtes Auftreten von Einnässen und Nägelknabbern, genitalen Manipulationen und Pavor nocturnus (NISSEN 1971). Bei 14 depressiven Kindern im Alter von drei bis zwölf Jahren (POZNANSKI u. ZRULL 1970) fanden sich neben einer chronischen Traurigkeit exzessives Weinen, Abkapselung, gestörtes Selbstwertgefühl. Bei *älteren Schulkindern* und Jugendlichen nähern sich die depressiven Manifestationsformen bereits denen des Erwachsenenalters. Bei Schulkindern ist bereits eine Ausweitung depressiver psychischer Symptome zu verzeichnen, deren Dechiffrierung manchmal außerordentlich schwierig sein kann. Bereits HOMBURGER (1926) wies in seiner Beschreibung depressiver Verstimmungen bei Kindern auf die Bedeutung pädagogisch oft *mißgedeuteter Verhaltensweisen* wie Faulheit, Passivität, Bequemlichkeit, Leistungsschwäche und Gleichgültigkeit hin. Bei depressiven Schulkindern finden sich neben der traurigen Grundstimmung oft eine ängstliche gereizte Unsicherheit, außerdem Spiel- und Lernhemmungen mit Störungen der Konzentration, der Aufmerksamkeit und der Ausdauer. Bei manchen kommt es als Ausdruck der Ängstlichkeit und Ungeborgenheit zu einer wahllosen Kontaktsuche. Auch in dieser Altersstufe finden sich passiv-gehemmte, auffallend „stille“ Kinder, andererseits agitiert-aggressive Kinder mit einer dissozialen Symptomatik. Während die stillen, weichen und gefühlsreichen Kinder meistens eine gute Kontaktfähigkeit zeigen, sondern sich depressiv-gehemmte Kinder gern ab, „igeln sich ein" oder spielen mit kleineren Kindern, oder entwickeln eine besondere Vorliebe für Tiere und Märchen. Andere reagieren ihre depressive Unruhe und Gespanntheit in unmittelbaren Reaktionen an ihre Umgebung ab. So wie sich der erwachsene Depressive durch Skrupel und Gewissensbisse selbst zerfleischt, so setzt sich das depressive Kind mit den noch nicht internalisierten Über-Ich-Instanzen, den Eltern, den Lehrern und Mitschülern direkt, aggressiv und sadistisch auseinander.

COCCHI u. TORNATI (1972) untersuchten 44 depressive Kinder im Alter von 3 bis 13 Jahren. Die häufigsten Symptome waren: Gehemmtheit, Schüchternheit, Entmutigung (je 53%), „Charakterstörungen" (51%), Lernstörungen (42%), Weinanfälle (39%), Schlafstörungen (35%), Eßstörungen (30%), Geschwisterrivalität (26%). BRUMBACK u. WEINBERG (1977) ermittelten zehn episodische depressive Merkmale: dysphorische Verstimmung, Selbstvorwürfe, Agitation, Energieverlust, gestörte Sozialisation, Schulstörungen, Schulleistungsstörungen, Schlafstörungen, Appetitstörungen und somatische Störungen und folgerten, daß Depressionen ein „wesentlicher Grund von Verhaltensstörungen bei Kindern" sind.

Frühere Annahmen, daß depressive Kinder und Jugendliche nicht oder nur in geringem Maße *kriminell* werden, konnten durch neuere Untersuchungen widerlegt werden. So konnten in den USA bei 14% (GLUECK u. GLUECK 1962), in England bei 50% (STOTT 1950) und in Deutschland ebenfalls bei annähernd 50% (HARTMANN 1970) der jeweils untersuchten Fälle von delinquenten bzw. dissozialen Kindern und Jugendlichen depressive Verstimmungen nachgewiesen werden. Relativ häufig finden sich depressive Persönlichkeitsstrukturen auch bei *drogenabhängigen* Kindern und Jugendlichen. Von zahlreichen Autoren wurde außerdem auf einen phänomenologischen Syndromwandel von depressiven Verstimmungen und psychosomatischen Beschwerden hingewiesen, etwa auf einen *Syndrom-shift* von Depression und Kopfschmerzen, Depression und Fettsucht, Magersucht und Depression, von Depression und Mutismus, Tic und Depression und von Depression und Colitis ulcerosa. In der Adoleszenz treten depressive Syndrome und *suizidales Verhalten* gehäuft auf. Sie werden aus verschiedenen Gründen aber oft nicht diagnostiziert, nach WEINER (1975) in etwa 50%. Die depressive Symptomatik reicht von symptomarmen oder monosymptomatischen Depressionen bis zur gesteigerten seelischen und geistigen Produktivität von depressiven Krankheitserscheinungen.

Nach JASPERS (1953) entspricht „jede seelische Erkrankung in ihrer Erscheinungsweise der seelischen Höhe des Befallenen". Dem primitiven Vergiftungswahn eines lernbehinderten *depressiven Jugendlichen* stehen komplexe, in sich schlüssige depressive Weltentwürfe von hochintelligenten depressiven Jugendlichen gegenüber. Ihre personale Betroffenheit ist nur aus der Existenz ihrer Depression ableitbar. Im Anschluß an eine überwundene Depression bleibt das depressive Gedankengebäude vielleicht bestehen, es hat seinen personalen Aufforderungscharakter und seine finale Konsequenz, etwa im Hinblick auf einen Suizid, jedoch verloren. Die Diagnostik wird häufig durch die entwicklungsspezifische Verschlossenheit und Gehemmtheit vieler, auch gesunder Adoleszenten erschwert. Aber auch dadurch, daß gesunde wie depressive Jugendliche den „Dialekt der Adoleszenz" sprechen, mit dem sowohl infantile als auch adulte Inhalte artikuliert werden. Gegenwärtig identifizieren sich viele, auch depressive Jugendliche mit den sozialkritischen und revolutionär-anklägerischen Thesen ihrer politisch engagierten Idole. Ihre gesteigerte Sensibilität und Resonanzbereitschaft erleichtert ihnen die Aneignung von Problemen der Repression oder Emanzipation, von Energiekrisen oder der Umweltverschmutzung. Die Sprache gesunder Adoleszenten enthält oft so viele Übertreibungen und Superlative, daß es manchmal schwierig ist, subjektive Empfindungen und kollektive Aussagen von einander zuverlässig zu trennen.

INAMDAR u. Mitarb. (1979) stellten bei 30 Patienten mit einem mittleren Lebensalter von 15 Jahren (davon 20 im Alter von 12 bis 15, 10 im Alter von 16 bis 18 Jahren) Symptome der depressiven Verstimmung bei 100%, Interessenverlust bei 77%, Einsamkeit bei 53%, Ungeliebtsein bei 50%, Langeweile bei 90%, Verlust an Lebensfreude bei 83%, Suizidideen bei 77%, Suizidhandlungen bei 60% und Konzentrationsstörungen bei 70% fest. WEINER (1975) trennte die depressive Symptomatik jüngerer Adoleszenten von der älterer Adoleszenten ab und fand (ohne Angabe ihrer Häufigkeit) gewisse Unterschiede. Bei jüngeren Adoleszenten dominierten Symptome der Langeweile, der Unruhe, der Kontaktschwäche oder Kontaktsüchtigkeit und der Aggressivität. Bei älteren Adoleszenten ließ sich Drogenmißbrauch fast immer mit schlechten Schulleistungen, Fehlen von geistigen, musischen oder anderen Interessen feststellen. Ferner Promiskuität (als Abwehr der Depression, meist bei Mädchen, weil hier „Willenlosigkeit, Gefügigkeit und Hingabe" gefordert wird), ferner suizidales Verhalten. In einer Häufigkeitsliste depressiver Merkmale bei Jugendlichen im Alter von 12 bis 16 Jahren wurden (NISSEN 1971) in der Reihenfolge der Differenzwerte nachstehende psychische Symptome ermittelt: Grübeln, Suizidversuche, Suizidgedanken, Minderwertigkeitsgefühle, Bedrücktheit, Stimmungsschwankungen, Selbstisolierung, Hypochondrie, Schulverweigerung, Zwangssymptome, Dissozialität, Angst und Unsicherheit, und als psychosomatisches Symptom „Kopfschmerzen", das häufiger als rechnerisch zu erwarten nachgewiesen wurde.

Von 62 klinisch untersuchten depressiven *Adoleszenten* (44 Mädchen, 18 Jungen) im Alter von 14 bis 18 Jahren fand sich unter sechs ausgewählten phänomenologischen Syndromen eine zahlenmäßige Häufung bei folgenden drei depressiven Syndromen (NISSEN 1983): 1. Still-resigniertes depressives Syndrom mit Traurigkeit, Überangepaßtheit, Schüchternheit, Selbstisolierung, Enuresis, Nägelknabbern, unmotiviertem Weinen und sporadischer massiver Aggressivität und suizidalem Verhalten. 2. Gehemmt-antriebsschwaches depressives Syndrom mit psychosomatischer Verlangsamung, Apathie, Selbstunsicherheit, Promiskuität, Lernhemmung, Mutismus und Passivität. 3. Agitiert-ängstliches depressives Syndrom mit Auto- und Heteroaggressivität, Unsicherheit, Drogenmißbrauch, unmotiviertem Weinen und suizidalem Verhalten. Bei diesen drei depressiven Syndromen fanden sich als häufigste Merkmale: Traurigkeit, Grübelsucht, Langeweile, Suizidalität. Ferner Minderwertigkeitsgefühle, Bedrücktheit und Selbstisolierungstendenzen, Stimmungsschwankungen, Schul- und Arbeitsverweigerungen, zwanghaftes Verhalten, Kopfschmerzen, Appetitstörungen und Hypochondrie. Bei Gegenüberstellung beobachteter und rechnerisch ermittelter Werte waren für diese Altersgruppe besonders charakteristisch: suizidales Verhalten, Grübelsucht und Stimmungsschwankungen. Die Häufigkeit suizidalen Verhaltens hängt auch damit zusammen, daß Adoleszenten in ihrer ersten depressiven Periode noch über keine Erfahrungen über die Begrenztheit und Endlichkeit von depressiven Verstimmungen verfügen. Sie sind von der scheinbaren Endlosigkeit ihrer Depression betroffen und tendieren zu definitiven Lösungen. Im Gegensatz zur Depression des Erwachsenenalters ließen sich Verarmungs- und Versündigungsideen bei Adoleszenten nur selten, häufiger dagegen Schuldgefühle, besonders wegen ihres Verhaltens gegenüber ihren Eltern, der Schule oder im Beruf nachweisen. Selbstmord (Kap. 7) steht an zweiter Stelle der Todesursachen überhaupt. Die Geschlechtsrelation beträgt 1 : 3 zugunsten der männlichen Jugendlichen. CANTWELL u. Mitarb. (1977) stellten bei 26 Patienten, die in der Adoleszenz mit Anorexia nervosa stationär behandelt wurden, als auffälligstes psychopathologisches Syndrom eine prä- und postmorbide depressive Verstimmung fest.

Differenzen der depressiven Symptomgestaltung ließen sich bei einem Vergleich unterdurchschnittlicher und durchschnittlicher bzw. überdurchschnittlich intelligenter Kinder und Jugendlicher nachweisen (NISSEN 1971). Die *unterdurchschnittlich begabten* Kinder und Jugendlichen zeigten am häufigsten Affektarmut, Konzentrationsschwäche, Kontaktschwäche, Schüchternheit und Minderwertigkeitsgefühle und psychosomatische Symptome, unmotiviertes Weinen, Mutismus, Weglaufen, Enkopresis und genitale Manipulationen. Die *durchschnittlich und überdurchschnittlich intelligenten* Kinder und Jugendlichen wiesen dagegen die psychischen Symptome: Gereiztheit, Selbstisolierung, Bedrücktheit und innere Unruhe auf und als einziges psychosomatisches Symptom: Naschsucht. Daraus ergibt sich eine weitgehende Übereinstimmung mit älteren psychiatrischen Untersuchungen über eine intelligenzabhängige Symptomatik bei depressiven Erkrankungen Erwachsener (FLÜGEL 1924). Die Dominanz körperlicher Beschwerden und hypochondrischer Klagen bei intellektuell schwach ausgestatteten depressiven Kindern drückt sich in dem Symptom Affektarmut aus, während die Kinder mit einem höheren IQ dominierend Selbstisolierungstendenzen erkennen ließen. Transkulturelle Untersuchungen (PFEIFFER 1969; ANGST 1973) ergaben, daß intelligente Depressive nicht westlicher Kulturvölker weniger mentale als psychosomatische Merkmale boten, außerdem weniger Schuldgefühle und Selbstvorwürfe als Furcht vor Impotenz oder Sterilität.

## Diagnose und Differentialdiagnose

Die *Diagnose* eines depressiven Syndroms in der Kindheit und Jugend ist schwierig und komplexer als im Erwachsenenalter, weil dieser Lebensabschnitt von einer stürmischen psychischen Entwicklung charakterisiert ist. Alle Versuche, die normale psychische Entwicklung in Phasen oder Stadien zu unterteilen, sind willkürlich, weil das Lebens- und Entwicklungsalter oft nicht übereinstimmen. Die psychologische Symptomatik ist ebenfalls einem raschen Wandel der Erscheinungen unterworfen. Für die Diagnose einer Depression im Kindes- oder Jugendalter hat das einzelne Symptom natürlich keine pathognostische Bedeutung. Sie setzt ein entwicklungs-, alters- und geschlechtsabhängiges depressives Syndrom voraus, das durch statistische Methoden ermittelt und in besonderen symptomatologischen Gruppierungen und Symptomverbindungen dargestellt werden kann. Hinter einem oder mehreren Symptomen können sich nosologisch differente, auch nichtdepressive Krankheitsbilder verbergen. Nur unter strikter Beachtung mehrgliedriger Symptomskalen, aber auch von Diagnosenschemata, wie sie etwa von ESSEN-MØLLER entwickelt wurden, gelingt es, aus einer deskriptiv-nosologischen Synopsis und unter Einbeziehung der äußeren und „inneren“ Biographie zu einer ausreichend verläßlichen Aussage zu gelangen. Eine zuverlässige diagnostische Einordnung ist allein aus der phänomenologischen Diagnose in der Regel nicht möglich. Neben dem deskriptiven Bild und der Familienanamnese spielen Längsschnittuntersuchungen gerade bei der Zuordnung depressiver Syndrome eine entscheidende Rolle. Für die Diagnose sind außerdem zu berücksichtigen: die klinische Manifestationsform, die aktuelle familiäre Situation, die Krankheitsdauer und die prämorbide Persönlichkeit. Bei Kindern und Jugendlichen mit ungeklärten körperlichen Beschwerden oder scheinbar diffusen Verhaltensauffälligkeiten sollte immer auch an das Vorliegen eines depressiven Syndroms gedacht werden.

Die Diagnose psychischer Erkrankungen im Kindesalter stützt sich bis zum 8. bis 10. Lebensjahr fast ausschließlich auf phänomenologisch-deskriptive und erst danach auf introspektiv gewonnene Kriterien, die vom depressiven Kind oder Jugendlichen verbalisiert werden können.

*Differentialtypologisch* sind *psychogene*, *somatogene* und *endogene* Depressionen zu berücksichtigen (Abb. 4.7). *Somatogene* depressive Syndrome können, wenn sie durch prä-, peri- oder postnatale

Hirnschäden verursacht oder mitverursacht wurden, sich bereits im frühen Lebensalter manifestieren. *Psychogene* depressive Syndrome treten überwiegend erstmalig bei jüngeren Kleinkindern auf. Endogen-phasische Depressionen (s. S. 310ff., Bd. II, affektive Psychosen) manifestieren sich erstmalig im späten Kindesalter und bei Jugendlichen. Für „chronische" vorwiegend *somatogene* Depressionen sind nach STÄDELI (1978) charakteristisch: 1. depressive Grundstimmung, 2. Affekthemmung, 3. Antriebsstörung, 4. gestörtes Vitalgefühl mit Eß- und Schlafstörungen u. a., 5. Ängstlichkeit und Selbstunsicherheit, 6. Intelligenz depressiv eingeengt, 7. akzessorische Störungen.

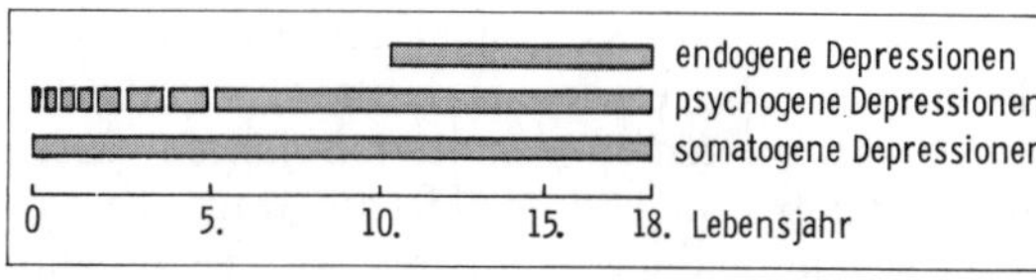


Abb. 4.7 Erstmanifestation depressiver Zustände unterschiedlicher Ätiologie. Im Kindes- und Jugendalter manifestieren sich *somatogene* (psychopathische bzw. durch prä-, peri- oder postnatale Hirnschäden verursachte oder mitverursachte) depressive Syndrome bereits im frühen Lebensalter, während *psychogene* (milieureaktive, neurotische) depressive Zustände überwiegend erstmalig bei jüngeren Kleinkindern auftreten. *Endogen-phasische* (mono- und bipolare) Depressionen manifestieren sich erstmalig im späten Kindesalter und bei Jugendlichen.

## Ätiologie und Genese

Depression ist nach HERSOV (1977) eine eher retrospektive, auf vergangene Ereignisse, Situationen oder Beziehungen gerichtete Störung; Angst eine eher prospektive Emotion. MENDELSOHN u. Mitarb. (1972) versuchten Symptome und Merkmale in der Familie und Umgebung festzustellen, die die depressive, aggressive oder ängstliche Entwicklung von Kindern beeinflußten. Sie untersuchten 200 gestörte Kinder unter fünf Jahren und stellte fest, daß aggressive Kinder in den ungünstigsten häuslichen Verhältnissen aufwuchsen; sie hatten am häufigsten psychisch kranke Eltern. Ängstliche Kinder hatten nur selten psychisch kranke Eltern; sie wiesen die höchste Rate an Einkotern auf. Depressive Kinder hatten dagegen meistens depressive Mütter, sie schliefen schlecht, näßten ein und entwickelten häufig eine Anorexia nervosa oder abdominelle Beschwerden. Auch BRUMBACK u. Mitarb. (1977) fanden bei 89% der depressiven Kinder in der Familie ebenfalls affektive Störungen. Eine Behandlung mit Imipramin oder Amitryptilin führte in 95% zu einer klinischen Besserung dieser depressiven Syndrome.

*Ätiologisch* kommen für die Entstehung depressiver Syndrome in Betracht: 1. *Endogen*-kodierte Sequenzen, die für die Entwicklung, das Wachstum und die Reifung maßgeblich sind, 2. *tradierte* Faktoren: familiär, epochal, soziologisch, 3. *adoptierte* Verhaltensmuster: psychogen, milieureaktiv, erlernt.

Meistens ist nicht eine Ursache für ein bestimmtes Störungsbild verantwortlich zu machen, es handelt sich vielmehr fast regelmäßig um *Legierungen* und Teilursachen. Gleiche Noxen führen bei verschiedenen Individuen zu unterschiedlichen Ergebnissen. Ähnliche Noxen lösen bei einzelnen Individuen ähnliche Reaktionen aus. Es ist wahrscheinlich, daß schon im Kindesalter eine depressive Strukturierung einsetzt, ein depressiver Keim oder prämorbid eine depressive Persönlichkeitsstruktur vorliegt. In vielen Fällen wirkt die Familie als pathogener Faktor, die Kindheit als Symptomgestalter und die Gesellschaft als pathoplastischer Faktor.

Spezielle Untersuchungen der letzten Jahre haben gelehrt, daß schon *Säuglinge* relativ differenziert beobachten und lernen können und auf Veränderungen ihrer Umgebung auch mit Veränderungen ihrer emotionalen Befindlichkeit reagieren. Wenn die interpersonale Aktion der Mutter-Kind-Dyade durch Entbehrungen und Mängel häufiger oder über längere Zeiträume beeinträchtigt wird, können sich schwere und teilweise irreversible seelische Störungen, in erster Linie depressive Persönlichkeitsstrukturen entwickeln. Depressive Fehlentwicklungen finden sich besonders häufig bei Voll-, Vater- und Mutterwaisen, bei Kindern mit häufig wechselnden Pflegestellen und Heimen, bei Kindern kranker oder beruflich überforderter Mütter und Väter, bei Kindern aus getrennten oder geschiedenen Ehen, ferner bei pädagogisch oder intellektuell überforderten oder körperlich mißgebildeten Kindern. Ungünstige äußere Familienverhältnisse (uneheliche Geburt, Tod der Mutter oder des Vaters), Trennung oder Scheidung der Eltern oder gestörte innere Familienverhältnisse (fehlerhafte pädagogische Einstellungen) ließen sich häufig nachweisen. So stellte BROWN (1972) bei 41% der von ihm untersuchten depressiven Erwachsenen fest, daß sie im Alter bis zum 15. Lebensjahr Waisen wurden; der vergleichbare Prozentsatz der Durchschnittsbevölkerung lag bei 16%. Bei depressiven Kindern (NISSEN 1971) waren 22% unehelich geboren, 24% haben den Vater und 8% die Mutter verloren, bei 23% war die Elternehe geschieden. Kinder mit einer repressiven Erziehung wiesen wesentlich mehr depressive Merkmale auf als solche mit demokratischen Erziehungsformen. Von den Müttern oder Vätern zeigten 17 selbst ein depressives Syndrom, 11 hatten Suizidversuche begangen, bei 7 lag eine Schizophrenie vor.

Andererseits sind Temperament und emotionale Grundbefindlichkeit weitgehend genetisch festgelegt und damit unkorrigierbar. Schon GESELL (1937) hatte durch Direktbeobachtungen und Filmaufnahmen 15 typische Charakterradikale bei

Neugeborenen und Säuglingen ermittelt, die sich als umweltstabil erwiesen. THOMAS u. Mitarb. (1963) erweiterten in den letzten Jahren diesen Ansatz durch systematische Elternbefragungen. Es ließen sich individuelle Verhaltensstile bei Säuglingen und Kleinkindern isolieren, etwa Emotionsintensitäten, Stimmungsqualitäten und Aktivitätslevel. Durch Vergleichsuntersuchungen stellten sie fest, daß Kinder sich bereits in den ersten Lebensmonaten im Hinblick auf ihr Temperament eindeutig voneinander unterscheiden. PIEPER (1940) konnte durch Quer- und Längsschnittuntersuchungen von Kindern mit „konstitutionellen Depressionen" nachweisen, daß diese „von der frühen Kindheit bis über die Reifezeit hinausreichen" können. Dabei seien deutlich „kritische Tage" mit verstärkten körperlichen Mißempfindungen, depressiven Verstimmungszuständen, kombiniert mit Weglaufen oder Suizidversuchen, häufig zu beobachten. In keinem Fall ließ sich in der Aszendenz eine manisch-depressive Erkrankung feststellen. Das wurde als Stützung der These von SCHNEIDER interpretiert, wonach sich zyklothyme Depressionen nicht als Steigerung von Zuständen auffassen lassen, wie sie sowohl bei psychopathischen als auch bei unauffälligen Persönlichkeiten vorkommen.

Aus *psychoanalytischer Sicht* entsteht eine Disposition zur Depression durch eine unzureichende oder übermäßige Befriedigung des Kindes während der oralen Phase. In Konfliktsituationen regrediert das Kind auf diese Entwicklungsstufe und bleibt von scheinbar übermächtigen Beziehungspersonen abhängig. Nach dem Verlust eines geliebten Objektes introjiziert es zunächst die verlorene Person und identifiziert sich mit ihr; dabei werden auch unbewußte negative Gefühle frei: Es entwickelt Schuldgefühle. Danach folgt die Periode der „Trauerarbeit", mit der es sich allmählich von der verstorbenen Person löst. Mißglückt die Absetzung vom introjizierten geliebten Objekt, kommt es zu permanenten intrapsychischen Auseinandersetzungen, zu destruktiven und masochistischen Aggressionen gegen die eigene Person. In seiner *kognitiven Theorie* der Depression stellte BECK (1972) die These auf, daß depressive Menschen dazu tendieren, alltägliche Ereignisse und normale Schwierigkeiten als Ausdruck ihrer persönlichen Insuffizienz anzusehen; sie halten sich für minderwertig und wertlos. LEWINSOHN (1974) geht in seinem *lerntheoretischen Modell* davon aus, daß Depressionen aufgrund von Verstärkungsreduktionen entstehen können, d. h. auf ein Ausbleiben von Verstärkungen. Durch das Ausbleiben von positiven Verstärkungen werden noch vorhandene Aktivitäten reduziert, so daß ein Circulus vitiosus entsteht. – Ein weiteres kognitives Modell der Depression entwickelte SELIGMAN (1975) mit dem der *gelernten Hilflosigkeit.* In schwierigen Situationen tritt zunächst Angst auf, die durch Depression ersetzt wird wenn die Person erkennt, daß sie nicht in der Lage ist, bestimmte Ansprüche zu erfüllen. SELIGMAN hat seine Theorie durch experimentelle Untersuchungen bestätigen können.

Neben den psychogenen spielen im Kindesalter zahlenmäßig die *somatogenen depressiven Syndrome* eine herausragende Rolle.

Erwachsene mit einer „depressiven Persönlichkeitsstruktur" waren bereits im Kindesalter oft „chronisch" depressiv. Bei diesen primär antriebsschwachen, ernsten und verschlossenen, stillen und langsamen, zaghaften und apathischen Kindern ließen sich (STÄDELI 1978) ebenso häufig prä- und postnatale Noxen nachweisen wie bei einer Vergleichsgruppe hirnorganisch kranker Kinder. Beinahe die Hälfte dieser depressiven Kinder hatte in der Säuglingszeit Trinkschwierigkeiten. Sie lernten relativ spät gehen und sprechen, machten keine oder nur schwache Trotzphasen durch und wurden schon als Säuglinge als „still – ruhig – gemütlich – brav" geschildert. Sie zeigten als Kinder gehäuft Enkopresis, Enuresis, soziale und sexuelle Auffälligkeiten, Schlafstörungen, Kopf- und Bauchschmerzen. Von den 28 beobachteten Kindern wiesen 26 nach durchschnittlich neun Jahren weiterhin Symptome einer *„chronischen"* Depression (STÄDELI 1978) auf.

Die Rolle *biochemischer Vorgänge* für die Entstehung nicht psychotischer depressiver Syndrome ist nicht bekannt. Die eindeutige Zunahme depressiver Syndrome bei Mädchen nach der Pubertät könnte auf hormonelle Einflüsse hinweisen. Gesicherte Erkenntnisse ergaben sich jedoch bisher nicht (BLEULER 1969). Wahrscheinlich ist jede Depression das Resultat von Interaktionen zwischen internen und externen Ursachenfaktoren.

## Therapie, Rehabilitation, Prävention

Die *Behandlung* von Depressionen im Kindes- und Jugendalter ist ebenso ursachen- wie symptomorientiert. Vom ursachenspezifischen Aspekt her bedürfen *psychogene* Depressionen in erster Linie einer psychotherapeutischen, manchmal einer heilpädagogischen Behandlung. Sie werden, je jünger ein Kind ist, desto regelmäßiger eine psychotherapeutische Mitbehandlung der Eltern einschließen, da nur diese zuverlässig und dauerhaft das familiäre und soziale Feld günstiger und kindgerechter gestalten können. Bei den *somatogenen* Depressionen steht die Behandlung der Grundstörung im Vordergrund, sie kann durch psychopharmakologische Maßnahmen manchmal unterstützt werden.

Die Behandlung *endogen-phasischer* Depressionen ist eine Domäne der Psychopharmaka. Sie sollte bei Kindern und Jugendlichen regelmäßig durch

psychotherapeutische oder heilpädagogische Maßnahmen unterstützt werden (s. S. 317ff., Bd. II).
Jede Depression im Kindes- und Jugendalter benötigt familienorientierte psychagogische und psychotherapeutische Maßnahmen. Der Therapeut sollte dem depressiven Kind oder Jugendlichen als ein Erwachsener gegenüberstehen, der spüren lassen kann, daß er die Konflikte und Probleme, die Ratlosigkeit und die Trauer des Patienten versteht. Er benötigt dazu einen möglichst tiefen Einblick in die Familie, insbesondere in die Beziehungen zwischen Kind und Eltern. Der Therapeut muß sich über seine eigene Einstellung gegenüber dem Patienten Rechenschaft ablegen können. Einige Ärzte haben überstarke Ängste vor suizidalem Verhalten und neigen dann dazu, an sich unnötige stationäre Einweisungen zu verordnen. Andere leiden unter der Hilflosigkeit, der Gemütsleere und unter dem Katastrophengefühl der Kinder. Für den Erfolg der Behandlung ist es von entscheidender Bedeutung, den Patienten zu einer Auseinandersetzung mit seinen Problemen zu gewinnen und dabei als Partner anerkannt zu werden. TOOLAN (1978) stellt strenge Anforderungen an die Persönlichkeit des Therapeuten. Für die Therapie depressiver oder suizidgefährdeter Kinder und Jugendlicher sind danach nur solche Therapeuten geeignet, die über ebenso gute Kenntnisse in der Entwicklungspsychologie wie in der Kindertherapie verfügen und zuverlässige Erfahrungen in der Behandlung mit Psychopharmaka haben. Nicht ausreichend kompetent seien Kinderärzte ohne Zusatzausbildung, Sozialarbeiter oder Psychagogen; es sei denn, sie arbeiten mit entsprechenden Fachärzten zusammen. Der verantwortliche Therapeut muß in der Lage sein, sowohl mit Kindern und Jugendlichen wie mit Eltern zu arbeiten. Die Eltern müssen eine vollständige und klare Darstellung über die Krankheiten des Kindes, ihre Konditionen, die Möglichkeiten der Behandlung und die Prognose erhalten. Daraus ergeben sich oft bereits Grundsätze und Richtlinien, wie sie sich in bestimmten Situationen dem Kind gegenüber verhalten sollen, etwa im Hinblick auf ein suizidales Verhalten. Manche Eltern sind mit einer Behandlung einverstanden, solange sie nicht einbezogen werden. Andere Eltern sabotieren bewußt oder unbewußt die Einleitung einer ambulanten Behandlung oder eine stationäre Aufnahme. Sie äußern manchmal konkret, meistens aber erst dann, wenn sie auf entsprechende innere Monologe angesprochen werden, daß sie sich überhaupt nicht vorstellen können, daß ihr Kind Probleme habe. „Es hat doch alles, was es braucht." Oder, nach einem Suizidversuch: „Das war ein Versehen. Sie wollte doch gar nicht sterben. Weshalb sollte sie nicht mehr leben wollen?" oder „Weshalb tut sie uns das an, wir haben doch alles für sie getan."
Aus der Behandlung von Säuglingen und Kleinkindern mit anaklitischen Depressionen (SPITZ 1946) ist bekannt, daß durch intensive Einzelbetreuungen erstaunlich rasche Stimmungsnormalisierungen und Entwicklungsfortschritte erzielt wurden. Die experimentelle Depressionsforschung weist auf analoge Ergebnisse bei deprivierten Affen (SUOMI u. HARLOV 1972) hin, deren körperliche Retardierung und gestörte Sozialentwicklung durch eine Plazierung zu weiblichen Affen in einer Zeit von sechs Monaten deutlich gebessert werden konnten.
Die *psychopharmakologische Behandlung* depressiver Syndrome orientiert sich auch bei Kindern und Jugendlichen an drei Zustandsbildern. 1. Psychomotorische Gehemmtheit und Antriebsschwäche erfordern depressionslösende und aktivierende Medikamente wie z. B. Imipramin, Maprotilin. 2. Vital-depressive Verstimmungen benötigen depressionslösende und stark aktivierende Medikamente, wie z. B. Monoaminooxydaseinhibitoren. 3. Ängstlich-psychomotorische Erregungszustände werden mit dämpfenden und beruhigenden Medikamenten, z. B. Amitryptilinen, behandelt.
Bei *psychogenen Depressionen* als Ausdruck einer chronischen Frustration bzw. Überforderung (Schuldepression) kommen in erster Linie psychotherapeutische und heilpädagogische Maßnahmen in Betracht.
*Reaktive Depressionen* als abnorme Antworten auf traurig stimmende Erlebnisse (Heimweh, Trauer um den Tod naher Angehöriger) werden auch bei Kindern und Jugendlichen durch die physiologische „Trauerarbeit" bewältigt. Erst abnorm tiefe und anhaltende reaktive Depressionen bieten eine relative Indikation zur Anwendung antidepressiver Medikamente.

## Prognose

Die *Prognose* länger anhaltender mittelschwerer und schwerer Depressionen bei Kindern und Jugendlichen ist nach den bisher vorliegenden Ergebnissen katamnestischer Untersuchungen eher ungünstig.
POZNANSKI u. Mitarb. (1976) untersuchten zehn depressive Kinder 6½ Jahre nach der Erstuntersuchung und stellten fest, daß fünf weiterhin depressive Syndrome boten, daß sich das klinische Bild jedoch an das einer Depression des Erwachsenen angeglichen hatte.
TOOLAN (1978) vertritt aufgrund seiner Erfahrungen die Ansicht, daß unbehandelte Depressionen im Kindesalter chronisch werden können und dann die Ich-Entwicklung beeinträchtigen: Die Intelligenzentwicklung stagniere, die Fähigkeit zu adäquaten Objektbeziehungen nehme ab, die Fähigkeit zur Identifikation mit wichtigen Beziehungspersonen gehe verloren. ZEITLYN (1972) fand, daß Symptome wie Unruhe, Zwänge, Schlafstörungen, Selbstisolierungstendenzen, somatische Beschwerden und Gespanntheit bei depressiven

Kindern prognostisch ungünstig sind. Von 96 stationär behandelten depressiven Kindern und Jugendlichen (NISSEN 1971) waren bei der Nachuntersuchung nach zehn Jahren nur 15 psychiatrisch unauffällig, 47 zeigten psychogene Depressionen, 5 „psychopathische" Depressionen, 8 depressive Verwahrlosungen, 7 somatogene Depressionen, 2 nichtdepressive Neurosen, 2 epileptische Anfallsleiden, 1 endokrine Störung und 9 schizophrene Psychosen. Insgesamt hatten nur 22% einen guten und 36% einen befriedigenden, dagegen 10% einen mittleren und 32% einen schlechten Verlauf genommen. Als prognostisch *ungünstige Merkmale* erwiesen sich: Grübeln, Dysphorie, Tagträume, Lernhemmung, Suizidversuch und vitale Traurigkeit; besonders dann, wenn sie gebündelt auftraten. Die Erwartung, daß depressive Syndrome im Kindes- und Jugendalter Vor- oder Frühformen endogen-phasischer Depressionen darstellen, ließ sich durch die Längsschnittuntersuchungen nicht bestätigen. Unter den neun Schizophrenen fanden sich vier, bei denen in der Kindheit die Diagnose bzw. die Verdachtsdiagnose einer beginnenden manisch-depressiven Psychose geäußert worden waren. Dem Symptom Stimmungsschwankungen in der Kindheit und Jugend kommt eine besonders ungünstige prognostische Bedeutung zu. Bei den neun schizophrenen Probanden ließen sich bei fünf anamnestisch starke Stimmungsschwankungen nachweisen. STÄDELI (1978) untersuchten eingehend 29 Kinder mit „chronischen" Depressionen und stellten unter Verwendung der in der vorstehenden Untersuchung benutzten Kriterien (NISSEN 1971) fest, daß nach durchschnittlich neun Jahren 26 die Symptomatik einer chronischen Depression boten. Am günstigsten entwickelten sich die Patienten, die über eine gute Intelligenz und Schulbildung verfügten und konstante und feste Bezugspersonen hatten. Dagegen wirkten sich ein „anregungsarmes Milieu, uneinfühlsame überfordernde Lehrer bzw. Lehrmeister, Fremdplazierungen ohne Bezugspersonen, Bezugspersonenwechsel beim Einstieg ins Berufsleben, schwere Beziehungsstörungen zu Mutter und Vater wie auch ein Fortbestehen der Mutter-Kind-Symbiose" dagegen auf die Entwicklung der depressiven Kinder und Jugendlichen ungünstig aus.

Diese relativ ungünstigen *katamnestischen Ergebnisse* haben aber auch einige andere, für die Erforschung depressiver Syndrome im ersten Lebensabschnitt des Menschen letztlich positive Aussagen erbracht. Die hohe Rate persistierender depressiver Syndrome bei den Nachuntersuchungen bestätigte retrograd die bei Kindern und Jugendlichen erstmals gestellte Diagnose. Als Konsequenz ergibt sich daraus, daß die Behandlung depressiver Syndrome bereits im frühen Kindesalter einsetzen muß.

## Literatur


Albert, N., A. T. Beck: Incidence of depression in early adolescence. A preliminary study. J. Youth Adolescence 4/4 (1975) 301

Angst, J.: Die larvierte Depression in transkultureller Sicht. In: Die larvierte Depression, hrsg. von P. Kielholz. Huber, Stuttgart 1973

Annell, A.-L.: Depressionszustände bei Kindern und Jugendlichen. Almquist & Wiksell, Stockholm 1972

Anthony, E. J.: Two contrasting types of adolescent depression and their treatment. In: Depression and Human Existence, hrsg. von E. J. Anthony, T. Benedek. Littel & Brown, Boston 1975

Arajävi, T., M. Huttunen: Encopresis and enuresis as symptom of depression. In: Depressive States in Childhood and Adolescence, hrsg. von A.-L. Annell. Almquist & Wiskell, Stockholm 1972

Bakwin, H.: Depression – a mood disorder in childhood and adolescence. Med. Stat. J. 21 (1972) 55

Beck, A. T.: Depression. Philadelphia University Press, Philadelphia 1972

Beck, A. T., C. H. Ward, J. Mendelson, J. Mock, J. Erbaugh: An inventory for measuring depression. Arch. gen. Psychiat. 4 (1961) 561

Bleuler, E.: Lehrbuch der Psychiatrie, 11. Aufl. Springer, Berlin 1969

Bowlby, J.: Maternal Care and Mental Health. WHO, Genf 1951

Brown, F.: Depression and childhood bereavement. In: Depressive States in Childhood and Adolescence, hrsg. von A.-L. Annell. Almquist & Wiskell, Stockholm 1972

Brumback, R. A., S. G. Dietz-Schmidt, W. A. Weinberg: Depression in children referred to an educational diagnostic center. Diagnosis as treatment and analysis of criteria and literature review. DD. nerv. syst. 38/7 (1977) 529

Brumback, R. A., W. A. Weinberg: Childhood depression and explanation of behavior disorder of children. Percept. mot. Skills 44/31 (1977) 911

Bürger-Prinz, H.: Psychopathologische Bemerkungen zu den cyclischen Psychosen. Nervenarzt 21 (1950) 505

Bykov, V. M.: The syndrome of trichotillomania in children and adolescents (russ.). Zh. Nevropat. Psikhiat. 73/13 (1973) 520

Cantwell, D. P., S. Sturzenberger, J. Borroughs, H. J. Salkin, J. Green: Anorexia nervosa as an affective disorders. Arch. gen. Psychiat. 34/9 (1977) 1087

Cocchi, R., A. Tornati: Diagnosis and depression in children. Rass. Studi. psichiat. 64/1 (1972) 34

Connell, H. M.: Depression in childhood. Child Psychiat. hum. Develop. 4 (1972) 71

Conrad, K.: Die beginnende Schizophrenie, 2. Aufl. Thieme, Stuttgart 1966 (4. Aufl. 1979)

Cytryn, L.: Discussion of Dr. Malmquist's chapter. In: Depression in Childhood: Diagnosis,Treatment and Conceptual Models, hrsg. von J. G. Schulterbrand, A. Raskin. Raven Press, New York 1977

Cytryn, L., D. A. jr. McKnew: Proposed classification of childhood depression. Amer. J. Psychiat. 129 (1972) 149

Cytryn, L., D. A. McKnew: Factors influencing the changing clinical expression of the depressive process in children. Amer. J. Psychiat. 131 (1974) 875

Dahl, V.: Follow-up study of a child psychiatric clientele, with spezial regard to manic-depressive psychosis. In: Depressive States in Childhood and Adolescence, hrsg. von A.-L. Annell. Almquist & Wiksell, Stockholm 1972

Flügel, F.: Das Bild der Melancholie bei intellektuell Minderwertigen. Z. ges. Neurol. Psychiat. 92 (1924) 634

Friedman, R. J., M. M. Katz (Eds.): The Psychology of Depression: Contempory Theory and Research. Wiley, New York 1974

Freud, A.: Wege und Irrwege der Kindheitsentwicklung. Huber und Klett, Bern/Stuttgart 1968

Freud, S.: Trauer und Melancholie, 4. Aufl., Ges. Werke Bd. X. Fischer, London 1967
Frommer, E. A.: Depressive illness in childhood. Brit. J. Psychiat. 2 (1968) 117
Gesell, A.: Early evidences of individuality in human infant. Sci. Monthly 45 (1937) 417
Glueck, S., E. Glueck: Unraveling Juvenile Delinquency. Harvard, Cambridge Mass. 1962
Graham, P.: Depression in pre-pubertal children. Develop. Med. Child Neurol. 16 (1974) 340
Griesinger, W.: Die Pathologie und Therapie der psychischen Krankheiten. Krabbe, Stuttgart 1845
Häfner, H.: Die existentielle Depression. Arch. Psychiat. Nervenkr. 191 (1954) 351
Hamilton, M.: A rating scale for depression. J. Neurol. Neurosurg. Psychiat. 23 (1960) 56
Harlow, H. F., S. J. Suomi: Induced depression in monkeys. Behav. Biol. 12 (1974) 273
Hartmann, K.: Theoretische und empirische Beiträge zur Verwahrlosungsforschung. Springer, Berlin 1970
Hempel, J.: Die vegetativ-dystone Depression. Nervenarzt 10 (1937) 22
Hersov, L.: Emotional disorders. In: Child Psychiatry. Modern Approaches, hrsg. von M. Rutter, L. Hersov. Blackwell, Oxford 1977
Hippius, H., H. Selbach (Hrsg.): Das depressive Syndrom. Urban & Schwarzenberg, München 1969
Homburger, A.: Psychopathologie des Kindesalters. Springer, Berlin 1926
Inamdar, S. C., G. Siomopoulus, M. Osborn, E. C. Bianchi: Phenomenology associated with depressed moods in adolescents. Amer. J. Psychiat. 136/2 (1979) 156
Jaspers, K.: Allgemeine Psychopathologie, 6. Aufl. Springer, Berlin 1953
Kielholz, P.: Diagnose und Therapie der Depression für den Praktiker. Lehmann, München 1965
Kielholz, P.: Klassifizierung der depressiven Verstimmungszustände. In: Das depressive Syndrom, hrsg. von H. Hippius, H. Selbach. Urban & Schwarzenberg, München 1969
Kielholz, P.: Depressive Zustände. Huber, Berlin 1972
Kielholz, P. (Hrsg.): Die larvierte Depression. Huber, Bern 1973
Kielholz, P., S. Terzani, M. Gastpar: Behandlung der therapieresistenten Depression. Dtsch. med. Wschr. 103 (1978) 241
Kovacs, M., A. T. Beck: An empirical clinical approach toward a definition of childhood depression. In: Depression in Childhood: Diagnosis, Treatment, and Conceptual Models, hrsg. von J. G. Schulterbrand, A. Raskin. Raven Press, New York 1977
Kraepelin, E.: Compendium der Psychiatrie. Abel, Leipzig 1883
Kraepelin, E.: Psychiatrie, 8. Aufl. Barth, Leipzig 1915
Kuhn, R.: Über kindliche Depressionen und ihre Behandlung. Schweiz. med. Wschr. 2 (1963) 86
Lemke, R.: Über die vegetative Depression. Psych. Neurol. med. Psychiat. 1 (1949) 161
Lewinsohn, P. M.: A behavioral approach to depression. In: The Psychology of Depression: Contempory Theory and Research, hrsg. von R. J. Friedman, M. M. Katz. Wiley, New York 1974
Lutz, J.: Über die Schizophrenie im Kindesalter. Schweiz. Arch. Neurol. Psychiat. 39 (1937) 335 und 40 (1937/38) 141
Makita, K.: The rarity of „depression“ in childhood. Acta paedopsychiat. 40 (1973) 37
Malmquist, C. P.: Depression in childhood and adolescence. (Part 1 and 2) New Engl. J. Med. 284 (1971) 887
Malmquist, C. P.: Depression in childhood. In: The Nature and Treatment of Depression, hrsg. von F. F. Flach, S. C. Draghi. Wiley & Sons, New York 1975
Masterson, J. F.: Psychiatric Dilemma of Adolescence. Little & Brown, Boston 1967
McKinney, W. T. jr.: Animal behavioral/biological models relevant to depression and affective disorders in humans. In: Depression in Childhood: Diagnosis, Treatment and Conceptual Models, hrsg. von J. G. Schulterbrand, A. Raskin. Raven Press, New York 1977
Meierhofer, M., W. Keller: Frustration im frühen Kindesalter. Huber, Bern 1966
Mendelsohn, W. B., M. A. Reid, E. A. Frommer: Some characteristic features accompanying depression, anxiety and aggressive behaviour in disturbed children under five. In: Depressive States in Childhood and Adolescence, hrsg. von A.-L. Annell. Almquist & Wiksell, Stockholm 1972
Nissen, G.: Depressive Syndrome im Kindes- und Jugendalter. Beitrag zur Symptomatologie, Genese und Prognose. Springer, Berlin 1971
Nissen, G.: Die larvierte Depression bei Kindern und Jugendlichen. In: Die larvierte Depression, hrsg. von P. Kielholz. Huber, Bern 1973
Nissen, G.: Depression in adolescence: Clinical features and developmental aspects. In: The Adolescent and Mood Disturbances, hrsg. von H. Golombek, B. D. Garfinkel. International Universities Press, New York 1983
Nissen, G.: Zur Prävention depressiver Erkrankungen im Kindesalter. In: Prävention in der Psychiatrie, hrsg. von G. A. E. Rudolf, R. Tölle. Springer, Berlin 1984
Nissen, G., H. Paul: zit. nach G. Nissen (1973)
Nissen, G., A. Spilimbergo: Verhaltensstörungen und EEG-Veränderungen bei Kindern. Acta paedopsychiat. 38 (1971) 59
Pearce, J.: Depressive disorder in childhood. J. Child Psychol. 18 (1977) 79
Pfeiffer, W. M.: Transkulturelle Aspekte bei Depression. In: Melancholie in Forschung, Klinik und Behandlung, hrsg. von W. Schulte, W. Mende. Thieme, Stuttgart 1969
Pieper, R.: Die sogenannte konstitutionellen Depressionen bei Kindern. Z. Kinderforsch. 48 (1940) 116
Pöldinger, W., P. Blaser, A. Gehring: Zur Quantifizierung psychopathologischer und somatischer Symptome bei depressiven Verstimmungszuständen. In: Das depressive Syndrom, hrsg. von H. Hippius, H. Selbach. Urban & Schwarzenberg, München 1969
Poznanski, E. D., V. Krahenbuhl, J. P. Zrull: Childhood depression. J. Amer. Acad. Child Psychiat. 15 (1976) 491
Poznanski, E. D., J. P. Zrull: Childhood depression, clinical characteristics of overtly depressed children. Arch. gen. Psychiat. 23 (1970) 8
Remschmidt, H., P. Strunk, Ch. Methner, E. Tegeler: Kinder endogen-depressiver Eltern. – Untersuchungen zur Häufigkeit von Verhaltensstörungen und zur Persönlichkeit. Fortschr. Neurol. Psychiat. 41 (1973) 326
Rutter, M., L. Hersov (Eds.): Child Psychiatry. Modern Approaches. Blackwell, Oxford 1977
Rutter, M., J. Tizard, K. Whitmore (Eds.): Education, Health and Behaviour. Longman, London 1970
Sandler, J., W. G. Joffe: Notes on childhood depression. Int. J. Psychoanal. 46 (1965) 88
Schneider, K.: Klinische Psychopathologie, 8. Aufl. Thieme, Stuttgart 1976
Schulte, W.: Nichttraurigseinkönnen im Kern melancholischen Erlebens. Nervenarzt 32 (1961) 314
Schulterbrand, J. G., A. Raskin (Eds.): Depression in Childhood. Diagnosis, Treatment and Conceptional Models. Raven, New York 1977
Seligman, M. E. P.: Helplessness. Freeman, San Francisco 1975
Spitz, R. A.: Anaclitic depression. Psychoanal. Stud. Child. 2 (1946) 313
Spitz, R.: Vom Säugling zum Kleinkind. Klett, Stuttgart 1967
Ssucharewa, G. F.: Episodic psychosis in a remote period after cerebral infections and traumata. Čs. Psychol. 52 (1956) 135
Städeli, H. (Hrsg.): Die chronischen Depressionen beim Kind und Jugendlichen. Huber, Bern 1978
Stott, D.: Delinquency and Human Nature. Carnegie United Kingdom Trust, Dumfermline 1950

Stutte, H.: Der Thersiteskomplex, ein phasenspezifischer Konfliktfaktor der Adoleszenz. Acta Crianca Port. (Lisboa) 21 (1962/63) 451

Suomi, S. J., H. F. Harlow: Social rehabilitation of isolate-retarded monkeys. Develop. Psychol. 6 (1972) 487

Stutte, H.: Endogen-phasische Psychosen im Kindesalter. Acta paedopsychiat. 1/2, (1963) 34

Tellenbach, H.: Melancholie: Problemgeschichte, Endogenität, Typologie, Pathogenese, Klinik, 3. Aufl. Springer, Berlin 1976

Thomas, A., H. G. Birch, S. Chess, M. E. Hertzig, S. Korn: Behavioral Individuality in Early Childhood. University Press, New York 1963

Toolan, J. M.: Therapy of depressive and suicidal children. Amer. J. Psychother. 32 (1978) 243

Tramer, M.: Lehrbuch der allgemeinen Kinderpsychiatrie. Schwabe, Basel 1964

Weber, A.: Depressive Zustandsbilder im Kindesalter und ihre Behandlung. Ther. Umsch. 25 (1968) 685

Weinberg, W. A., J. Rutman, L. Sullivan, E. C. Penick, S. G. Deitz: Depression in children referred to an educational center: Diagnosis and treatment. J. Pediat. 83 (1973) 1065

Weiner, J. B.: Depression in adolescence. In: The Nature and Treatment of Depressions, hrsg. von F. F. Flach, S. C. Draghi. Wiley, New York 1975

Weitbrecht, H. J.: Psychiatrie im Grundriß. Springer, Berlin 1963 (3. Aufl. 1973)

Zeitlyn, H.: zit. nach L. Hersov, p. 428 (1972). In: Child Psychiatry. Modern Approaches, hrsg. von M. Rutter, L. Hersov. Blackwell, Oxford 1977

## Ergänzende Hinweise und Literatur, die nach der Manuskriptabgabe erschienen ist

Nicht nur affektive Psychosen, auch die *nicht*endogenen depressiven Syndrome, die im Kindesalter numerisch die Hauptrolle spielen, standen in den letzten Jahren zunehmend im Mittelpunkt kinderpsychiatrischer Forschung. Wenn sie auch nicht zu abschließenden Ergebnissen gelangte, so wurde doch weitgehende Übereinstimmung darüber erzielt, daß die Existenz depressiver Syndrome auch bei Kindern unstrittig ist.

Das neue Klassifikationsschema der USA, das *DSM-III* (1980), verwendet ausdrücklich dieselben diagnostischen Kriterien für Depressionen bei Kindern *und* Erwachsenen. Sie entsprechen weitgehend den von CYTRYN u. Mitarb. (1980), KOVACS u. BECK (1977) und von WEINBERG u. Mitarb. (1973) herausgearbeiteten diagnostischen Kriterien. Nach dem DSM-III-Schema handelt es sich um folgende Punkte: 1. dysphorische Verstimmung, 2. hochgradige Freud- und Interesselosigkeit, 3. Appetitstörungen, 4. Schlafstörungen, 5. gehemmte oder agitierte Psychomotorik, 6. Nachlassen von Freude und Interesse an gewöhnlichen Aktivitäten, 7. Antriebsschwäche, 8. herabgesetztes Selbstwertgefühl und Minderwertigkeitsideen mit Selbstvorwürfen, 9. Konzentrationsstörungen und 10. rezidivierende Todesgedanken und Suizidideen. Das DSM-III, das noch keinen Eingang in die ICD gefunden hat, bedeutet einen weiteren Schritt auf dem Wege zu einer einheitlicheren Nomenklatur und überschaubareren Psychiatrie. Ob sie auch einen Fortschritt für den einzelnen Patienten bedeutet, muß sich erst erweisen. Im Hinblick auf das depressive Kind, dessen Symptomatik in Abhängigkeit von seiner Primärpersönlichkeit, dem Lebens- und Entwicklungsalter u. a. einem ständigen Wandel unterworfen ist, muß dies bezweifelt werden.

In der in- und ausländischen, insbesondere in der *anglo-amerikanischen* Literatur der letzten Jahre lassen sich vier Schwerpunkte ausmachen: 1. Das Bemühen zur Entwicklung praktisch brauchbarer *Rating-Scales* für Kinder verschiedener Altersstufen, 2. die Evaluation *ätiologischer* (biochemischer, genetischer, sozialer, verhaltenspsychologischer, kognitiver, psychoanalytischer) *Modellvorstellungen,* 3. *Langzeitstudien* und 4. Korrelationen zwischen Depressionen bei *Eltern* und depressiven bzw. anderen psychiatrischen Störungen bei ihren Kindern.

Mit *Rating-Scales* (Schätzskalen) untersuchten CARLSON u. CANTWELL (1982) 102 7–17jährige Kinder, die nach DSM-III diagnostiziert waren, und verglichen sie mit den Depressionsskalen von WEINBERG (1973). Dabei ergaben sich in 78% Übereinstimmungen; andererseits erfüllten 58% der nach den Weinbergschen Kriterien diagnostizierten Kinder die Erfordernisse des DSM-III-Schemas. Typische depressive *Symptome* sind danach: 1. dysphorische Verstimmung (Traurigkeit, Unlust), 2. Reizbarkeit, Weinerlichkeit, 3. geringes Selbstwertgefühl, Schuldgefühl, Hoffnungslosigkeit, Konzentrationsschwäche, 4. psychomotorische Störungen, soziale Abweichungen, Aggressivität, 5. Schlafstörungen, Enuresis, Gewichtsabnahme, Enkopresis, körperliche Störungen. POZNANSKY u. Mitarb. (1984) stellten eine revidierte Fassung ihrer „Children's Depression Rating-Scale" (CDRS) vor, die sich für Kinder vom 7.–12. Lebensjahr eignet. Die vier *Symptomgruppen,* die der klinischen Erfahrung entsprechend am häufigsten auftreten, sind: 1. Stimmung (depressive Gedanken und Gefühle, Reizbarkeit, Weinerlichkeit), 2. körperliche Beschwerden (Schlafstörungen, Antriebsschwäche, funktionelle Beschwerden), 3. subjektive Störungen (Schuld- und Krankheitsgefühle [Suizidimpulse]) und 4. Verhaltensstörungen (Unlust, Selbstisolierung). FEINSTEIN u. Mitarb. (1984) untersuchten 224 ambulante kinderpsychiatrische Patienten mit unterschiedlicher Symptomatik mit dem „Bellevue-Index of Depression" (BID) auf das Vorliegen depressiver Symptome. Sie fanden u. a., daß das gemeinsame Vorkommen von Dysphorie und Selbstvorwürfen hoch mit der klinischen Diagnose einer Depression korrelierte.

In zwei breit angelegten Untersuchungen nahmen KOVACS u. Mitarb. (1984) mit prospektiven *Langzeitstudien* zum Beginn und zur Dauer nosologisch differenter depressiver Syndrome Stellung. Affektive Psychosen und dysphorische Syndrome zeigen ein ähnlich hohes Risiko im Hinblick auf neue depressive Episoden; das freie Intervall beträgt nur in 20% mehr als 2 Jahre. Eine Familienstudie über Zusammenhänge von Depressions- und Angstsyndromen bei *Eltern und Kindern* legten WEISSMAN u. Mitarb. (1984) vor. Die untersuchten 6–17 Jahre alten Kinder von Eltern, die an einer endogenen Depression litten, wurden mit einer normalen Kontrollgruppe verglichen. Erwartungsgemäß war das Risiko, an einer depressiven Störung zu erkranken, bei den hereditär belasteten Kindern höher; Separationsängste traten bei Kindern mit ängstlich-depressiven Eltern dreimal häufiger auf. KASHANI u. Mitarb. (1981) legten ein *Übersichtsreferat* vor, das die historische Entwicklung des Depressionsbegriffes, die Epidemiologie, die diagnostischen Kriterien von Depressionen im Kindesalter und ihre Klassifikation ebenso berücksichtigt wie die aktuellen Depressionsmodelle. Bedauert wird hier ebenso wie in mehreren anderen Untersuchungen, daß eine vergleichende Beurteilung der Ergebnisse in- und ausländischer Untersuchungen durch die Abwesenheit expliziter diagnostischer Kategorien erheblich erschwert bzw. kaum oder nicht möglich ist. Einigkeit besteht auch darüber, daß eine Unterscheidung von „reinen" Depressionen von solchen, bei denen depressive Zeichen als Begleitsymptomatik anderer psychiatrischer Störungen auftreten, noch nicht zuverlässig möglich ist. Auch dies sind Hinweise dafür, daß die Grundlagenforschung im Hinblick auf die depressiven Syndrome im Kindes- und Jugendalter noch in den Kinderschuhen steckt.

## Literatur


Carlson, G. A., D. P. Cantwell: Diagnosis of childhood depression. A comparison of the Weinberg and DSM-III criteria. J. Amer. Acad. Child Psych. 21 (1982) 247

Cytryn, L., D. H. McKnew, W. E. Bunney: Diagnosis of depression in children: a reassessment. Amer. J. Psychiat. 137 (1980) 22

Feinstein, C., A. G. Blouin, J. Egan, C. K. Conners: Depressive symptomatology in a child psychiatric outpatient population: correlations with diagnosis. Comprehens. Psychiat. 25 (1984) 379

Kashani, J. H., A. Husain, W. O. Shekim, K. K. Hodges, L. Cytryn, D. H. McKnew: Current perspectives on childhood depression: an overview. Amer. J. Psychiat. 138 (1981) 2

Kovacs, M., T. L. Feinberg, A. Crouse-Novak, S. L. Paulauskas, R. Finkelstein: Depressive disorders in childhood. I. A longitudinal prospective study of characteristics and recovery. Arch. gen. Psychiat. 41 (1984)

Poznanski, E. O., J. A. Grossmann, Y. Buchsbaum, M. Bangeas, L. Freeman, R. Gibbons: Preliminary studies of the reliability and validity of children's depression rating scale. J. Child Psychiat. 23 (1984) 191

Weissmann, M. M., J. F. Leckmann, K. R. Merikangas, G. D. Gammon, B. A. Prousoff: Depression and anxiety disorders in parents and children. Results from the Yale family study. Arch. gen. Psychiat. 41 (1984) 845

# Zwangssyndrome

*Peter Strunk*

## Definition und Nomenklatur

Die meisten Definitionen gehen auf KURT SCHNEIDER (1950, zit. 1976, S. 105) zurück: „Zwang ist, wenn jemand Bewußtseinsinhalte nicht loswerden kann, obschon er sie gleichzeitig als inhaltlich unsinnig oder wenigstens als ohne Grund beherrschend und beharrend beurteilt." JASPERS (1946, S. 112) meint dazu: „Die Grenze möglichen Zwanges ist dort, wo die Grenze meines Willens ist", das heißt, die subjektive Gewißheit endet, über mich bestimmen zu können. Daraus ist zunächst zu entnehmen, daß die Kennzeichnung eines psychopathologischen Phänomens als Zwang nur dann möglich ist, wenn die Selbstwahrnehmung des Betroffenen so weit entwickelt ist, daß er sich von Bewußtseinsinhalten und eigenen Handlungsweisen so weit distanzieren kann, um sie als unsinnig, „eigentlich nicht den eigenen Wünschen und Vorstellungen entsprechend" zu empfinden. Die Gedanken und Vorstellungen drängen sich auf, die Handlungen müssen erfolgen.

Als *Zwangsvorstellung* bezeichnet man stark angstinduzierende Bewußtseinsinhalte, die der Patient als unbegründet, nicht realistisch, unsinnig, aber ausgesprochen quälend empfindet. Sie umfassen Zwangsbefürchtungen: Die Mutter könnte sterben, den Geschwistern ein Unglück zustoßen, ein Erdbeben, eine Sintflut kommen, überhaupt, es könnte etwas „passieren", „ich denke, ich tue der Erde weh, wenn ich drüberlaufe". Befürchtungen können sich auf die eigene Person beziehen, Angst, einen Hirntumor zu haben, Angst, von einer Planierraupe zerquetscht zu werden, rein und sauber sein zu müssen. Dagegen werden von Kindern sehr selten obszöne Zwangsvorstellungen, wie sie immer wieder als charakteristisch für erwachsene Zwangskranke genannt werden, spontan geäußert. Nur nach längerem therapeutischen Kontakt sind die Kinder manchmal in der Lage, z. B. über krasse, stark schuld- und schambesetzte sexuelle und Inzestphantasien zu berichten. Die Zwangsvorstellungen beinhalten oft Angst vor Zwangsimpulsen. Mit einem spitzen Gegenstand, etwa Messern, jemanden etwas anzutun, bei der Annäherung an das Balkongeländer einem Selbstmordimpuls zu erliegen. Selten wird vom Kind dabei ein aggressiver Affekt empfunden, wie in der Vorstellung, „die eigene Wut könne über die anderen kommen." Aufgrund des ausgeprägten Angstaffektes derartiger Vorstellungen und der Tatsache, daß sie sich auf sonst nicht angsterregende Gegenstände und Situationen richten, wird oft der Begriff *Phobie* verwendet, es ist aber richtiger, von Zwangsbefürchtungen bzw. Zwangsvorstellungen zu sprechen, wenn sich das Kind, wie erwähnt, trotz des quälenden und ängstigenden Charakters von der Vorstellung zu distanzieren, ja sogar manchmal darüber zu lachen vermag und wenn die ängstigenden Vorstellungen Anlaß für die Durchführung von *Zwangshandlungen* sind. Als solche bezeichnet man wiederholte Handlungen, die

1. einen für das Kind deutlich angstreduzierenden Charakter haben,
2. vom Kind ebenfalls als übertrieben, absonderlich empfunden werden, Leidensdruck vermitteln,
3. vom Kind bewußt oft unter strenger Konzentration auf den Handlungsablauf durchgeführt werden und
4. unter dem Empfinden einer starken Nötigung vollzogen werden: Ich muß dieses willentlich durchführen, um etwas Schlimmes zu vermeiden.

Bekannteste Erscheinungsformen sind Wasch-, Bet-, Zähl-, Kontroll- und Ordnungszwänge. Sie beginnen häufig bei wenig aufmerksamkeitsbesetzten Handlungen und zeigen eine Generalisierungstendenz.

Durch die genannten Kriterien läßt sich eine Zwangsvorstellung gut von einer *überwertigen Idee* abgrenzen. Bei dieser liegt ein starker Glaube an den gedanklichen Inhalt vor, der Betroffene empfindet sein seelisches Leben als normal und unverändert. Bei der *Wahnidee* ist er von dem Inhalt voll überzeugt und in seiner absoluten Sicherheit über die Richtigkeit seines Urteils nicht korrigierbar. Schwieriger ist die Abgrenzung von Zwangshandlungen im eigentlichen Sinne gegenüber *organisch* bedingten psychopathologischen Phänomenen, die als zwanghaft bezeichnet werden: Zwangslachen, Zwangsweinen, Zwangserbrechen, Zwangsonanie (vgl. Klassifikation). *Jaktationen*, gelegentlich auch als Stereotypien bezeichnet, werden von Kindern nicht als zwanghaft empfunden und sind dadurch von Zwangshandlungen abzugrenzen. Der Begriff *Stereotypie* dient aber vorwiegend zur Kennzeichnung von objektiv sinnlos erscheinenden ritualisierten Verrichtungen bei geistig Behinderten oder bei schizophrenen

Psychosen, meist katatoner Prägung. Diese können auch als zwanghaft bezeichnet werden, da diesen Handlungen oft ein angstreduzierender Charakter zukommt.

Es ist nicht unberechtigt, *Tics* dem Formenkreis der zwangsneurotischen Syndrome zuzuordnen, da sie oft mit diesen verbunden auftreten oder, wenn sie nicht von dem Syndrom Zwang in der Selbstwahrnehmung des Patienten begleitet sind, aufgrund der Persönlichkeitsmerkmale und der zugrundeliegenden Anpassungs- und Aggressionsproblematik den Kindern mit Zwangsneurosen entsprechen.

Dagegen läßt sich eindeutig auch bei Kindern eine Abgrenzung gegenüber gewohnheitsmäßigen, häufigen und intensiv ausgeübten Handlungen vollziehen, die aus der Schwäche der Ich-Funktionen im Sinne einer mangelnden Steuerung des eigenen Verhaltens resultieren. So gehören sogenannte Eßzwänge, Trinkzwänge oder Zwangsonanie zu der Kategorie süchtigen Verhaltens, wie ja auch die Abhängigkeit von Drogen trotz der damit verbundenen Abhängigkeit mit Zwang nichts zu tun hat. Wichtig ist in diesem Zusammenhang aber, daß Kinder durchaus tendenziös die Grenze zwischen Müssen (Genötigtsein) und Wollen nicht differenziert wahrnehmen können. Wie etwa ein fünfjähriger Bub, der seiner Cousine angeblich zwanghaft, wie die Angehörigen meinten, mit abgestelltem Affekt, aber blitzartig und um so heftiger ständig in das Handgelenk biß und dabei immer wieder beteuerte, daß er nichts dagegen unternehmen könnte, so daß der Vater schließlich dem Kind einen Maulkorb bastelte (!), um diesen angeblichen Zwang zu verhindern, wenn die Cousine zu Besuch bei ihm weilte. Dabei wurde verkannt, daß der kleine Junge seinen erheblichen Aggressionen gegenüber dem Mädchen auf diese Art und Weise Luft verschaffte, somit eine direkte Bedürfnisbefriedigung vorlag, die sofort pädagogisch korrigierend beseitigt werden konnte.

Dies Beispiel ist insoweit wichtig, als die Zwangssymptomatik bei Kindern und Jugendlichen in vielen Fällen, manchmal auch für den Patienten ziemlich bewußtseinsnahe, eindeutig als ein entscheidendes Mittel zu erkennen ist, mit dem die Patienten sich gegen ihre Eltern oder Geschwister durchzusetzen vermögen. Dies geschieht in Form von stiller Übergefügigkeit, Überexaktheit und Umständlichkeit in der Befolgung von Anordnungen als stummer Protest, aber auch expressiv mit zwanghaftem Pfeifen, Imitieren von Tierlauten sowie z. B. mit lautem Schreien, wie es bei einem zehnjährigen hochintelligenten, sehr sensiblen und in extremer Form religiös moralisierend erzogenen Jungen beobachtet wurde.

Auch das zwanghafte Sammeln aller möglichen Gegenstände (z. B. einen Schrank voller gebrauchter Tempo-Taschentücher) läßt derartige Selbstbehauptungstendenzen erkennen, darüber hinaus aber auch den Sicherungscharakter von Zwangshandlungen, den sie mit vielen Ritualisierungen in der Kindheit gemeinsam haben.

Die Ausbildung *fester Gewohnheiten* ist wesentlicher Bestandteil jeder Erziehung. Sie dienen der psychischen Entlastung insoweit, als durch die Automatisierung alltäglicher Verrichtungen die Aufmerksamkeit wenig in Anspruch genommen wird. Darüber hinaus haben sie eine wesentliche Bedeutung für die Strukturierung der Umweltbeziehung, vermitteln Geborgenheit durch die Wiederkehr des Vertrauten. In den vielfältigen *Ritualisierungen* von Handlungsabläufen, die Kinder beim Zubettgehen, beim An- und Auskleiden, bei den Pflegeverrichtungen, der Gewöhnung an vertraute Gegenstände zeigen, sind diese Elemente immer enthalten. Sie dienen der Verminderung von Risiken, „daß etwas nicht klappt“, nicht bewältigt werden kann und damit der Bindung von Angst. So werden vom älteren Kind z. B. auf dem Schulweg Bogenlampen, Autos gezählt, Fugen zwischen Steinplatten nicht betreten und damit oft in spielerischer Form magische Verknüpfungen zu Wünschen oder Erwartungsängsten für den Unterricht verbunden, wie dies in religiösen Kulten verbreitet ist. Diese *Riten* sollten mit dem psychopathologischen Phänomen Zwang so lange nicht gleichgesetzt werden, als sie, wie das meist der Fall ist, Ich-syntone Handlungen darstellen, die ihre Aufgabe erfüllen und auf die relativ leicht verzichtet werden kann. Die psychopathologisch relevanten Zwangssyndrome zeichnen sich demgegenüber dadurch aus, daß die Zwangsvorstellungen als Ich-fremd empfunden werden, daß die angstreduzierende Zwangshandlung nicht ausreicht, um die ängstliche Beunruhigung durch die Zwangsvorstellung aufzuheben, sondern wiederholt und ausgeweitet werden muß.

Aus der psychoanalytischen Terminologie stammt der Begriff *Analcharakter*. Er geht auf die Erfahrung zurück, daß die damit beschriebene Persönlichkeitsprägung auf die Fixierung der analen Stufe der psychosexuellen Entwicklung zurückzuführen ist. Er wird verwendet, um eine Persönlichkeit zu kennzeichnen, die sich durch Ordnungsliebe, Sparsamkeit, Eigensinn, Rigidität und Sauberkeit auszeichnet. Wesentlich ist, daß diese Persönlichkeitszüge der eigenen Entfaltung und der sozialen Anpassungsfähigkeit nicht hinderlich sind, als Ich-synton gekennzeichnet werden können und eine gute Fähigkeit zur Sublimierung anal-erotischer Triebbedürfnisse anzeigen. Dagegen spricht man von einer zwanghaften oder *anankastischen Persönlichkeitsstruktur*, wenn die Aufrechterhaltung des psychischen Gleichgewichts und die Sozialanpassung nur um den Preis von Einschränkungen gelingt, die sich an der Häufigkeit von Skrupeln, Zweifeln, zwanghaften Ideen und Handlungseinengungen manifestieren. Zwar gelingt auch hier noch eine Ich-syntone Verarbeitung entsprechend der Triebimpulse, aber um den Preis einer Einschränkung. Der Übergang zur *Zwangsneurose* ist zweifellos fließend. Dieser Begriff wird dann verwendet, wenn die Beschäftigung mit sich selbst, den Zwangsvorstellungen und Zwangshandlungen überwiegt, die Leistungsfähigkeit und vor allem auch das Kontaktverhalten erheblich beeinträchtigt sind und auch bei den Kindern ein starker Leidensdruck besteht. Die Begriffe Zwangsneurose und *Zwangskrankheit* werden häufig synonym gebraucht. Letztere nicht selten, um damit die Ablehnung des psychoanalytischen Konzeptes zu dokumentieren, aber auch gelegentlich, um eine graduelle Steigerung der Symptomatik zu bezeichnen, die im Erwachsenenalter zu einer so schweren Beeinträchtigung der Ich-Funktionen führt, daß die Patienten invalidisiert oder hospitalisiert werden müssen.

## Epidemiologie

In der nervenärztlichen Praxis werden bei 3% aller Erwachsener Zwangsneurosen diagnostiziert, in psychotherapeutischen Ambulanzen bei 2%. Männer sind signifikant häufiger betroffen als Frauen. Im Kindesalter sind Zwangsneurosen vor dem Alter von zehn Jahren nicht (oder sehr selten?) zu beobachten. In einem klinischen Krankengut (ADAMS 1973) von 49 Kindern mit Zwangsvorstellungen überwogen mit 39 : 10 die Jungen. Wie bei den Erwachsenen betrug die Inzidenz 1% der Überweisungen. Die Zwangsvorstellungen begannen etwa mit sechs Jahren, und die Aufnahme erfolgte durchschnittlich etwa vier Jahre später. ⅘ der Kinder hatten sowohl Zwangsvorstellungen als auch Zwangshandlungen, jedoch nur bei 8% war dadurch der Ablauf des Alltagsgeschehens stark beeinträchtigt. Diese Beobachtungen entsprechen in etwa älteren Untersuchungen (JUDD 1965; DELKESKAMP 1965; HARBAUER 1969), wobei erste Symptome vom fünften Lebensjahr an genannt werden.

In der Untersuchung von 1040 verhaltensgestörten Patienten der Kinderpsychiatrischen Poliklinik Berlin (PETRI 1979) fanden sich Hinweise auf eine zwangsneurotische Struktur zwischen 26,5 und 31,9% bei Jungen und Mädchen, je nach Schichtzugehörigkeit, eine statistisch signifikante Differenz bestand insoweit, als Jungen der Mittelschicht häufiger als solche aus der Unterschicht betroffen waren. Die Hinweise auf eine zwangsneurotische Struktur wurden allerdings sehr weit gefaßt, z. B. Kopfschmerzen, Nägelknabbern, Tics, Darmfunktionsstörungen, Enkopresis, Zähneknirschen, Stereotypien ebenso einbezogen wie Zwangshandlungen und Zwangsvorstellungen. Unter Jungen im Grundschulalter (THALMANN 1971) fanden sich Phobien, Zwangsvorstellungen und Zwangshandlungen bei 18,7%, wobei die Symptomatik bei 6% so stark ausgeprägt war, daß die Umgebung und das Kind dadurch beeinträchtigt wurden.

Die verläßliche Angabe von Prävalenzen ist wegen der unterschiedlichen Eingrenzung praktisch nicht möglich.

Ebenso vorsichtig sind Hinweise auf die Alterstypik zwanghaften Verhaltens zu bewerten. Der Übergang von Ritualisierungen, die das Kind und die Umwelt nicht beeinträchtigen, zu Zwangsphänomenen des Kleinkindesalters ist naturgemäß fließend, hier stehen An- und Auskleidezeremonien, ritualisierte Eß- und Waschgewohnheiten und Einschlafrituale meist im Vordergrund, jedoch wird gelegentlich das zwanghafte Ausstoßen von bestimmten Rufen geschildert. Die zu beobachtenden zwanghaft wirkenden Ausweichreaktionen gegenüber bestimmten Situationen lassen sich besser dem Formenkreis der Phobien zuordnen. Auf den vorübergehenden Charakter vieler derartiger Phänomene ist vor allem hinzuweisen. Die Symptomatik der Zwangssyndrome im Schul- und Jugendalter umfaßt eine Vielzahl von Phänomenen, die einleitend bereits beschrieben wurden.

## Klassifikationsprobleme

Die neurotischen Störungen mit vorherrschender Zwangssymptomatik werden sowohl dem Diagnoseschlüssel und Glossar psychiatrischer Krankheiten (ICD) als auch im Multiaxialen Klassifikationsschema für psychiatrische Erkrankungen im Kindes- und Jugendalter nach Rutter, Shaffer und Sturge (REMSCHMIDT u. SCHMIDT 1977) unter Ziffer 300.3 klassifiziert. Dies dürfte für die Mehrzahl der Zwangssyndrome des späten Schul- und Jugendalters zutreffen. Schwierigkeiten bereitet die Klassifikation von Zwangsphänomenen des Vorschulalters, bei denen es sich um eine vorübergehende Symptomatik handeln kann, die im Sinne einer „infantilen Neurose“ noch am ehesten als Anpassungsreaktionen zu verstehen sind. Hierfür ist in den beiden genannten Klassifikationsschemata keine gesonderte Rubrik vorgesehen, so daß ihre Einordnung unter 309.8 (MAS): *Andere Anpassungsreaktionen* erfolgen muß. In Betracht zu ziehen wäre auch ihre Einordnung unter 309.2: *Anpassungsreaktionen mit vorherrschender emotionaler Störung*, wobei die enge Beziehung zu den zugrundeliegenden Ängsten berücksichtigt wird. Mit dieser Klassifikation wird vermieden, die schlechte Prognose der Zwangsneurose in der diagnostischen Zuordnung zu dokumentieren, und es wird den psychoanalytisch erarbeiteten Kriterien für die infantile Neurose Rechnung getragen. Es erscheint wünschenswert, in den Klassifikationsschemata eine gesonderte Ziffer für Anpassungsreaktionen mit vorherrschender Zwangssymptomatik einzuführen.

Die Kinder mit frühen Zwangsphänomenen zeigen in ihrem gesamten Verhalten häufig Anzeichen für eine anankastische Persönlichkeitsentwicklung,

Unsicherheit, Gefügigkeit, Gewissenhaftigkeit, Ordnungsbedürfnisse, Anzeichen für ängstliche Einschränkung, aber auch Eigensinn, Rigidität, Tendenz zu zweifelndem Fragen kennzeichnen das psychopathologische Zustandsbild. Hier bietet sich die Einordnung unter 301.4 (MAS): *Anankastische Persönlichkeitsstörung* an, obwohl die Festlegung in dieser Gruppe der Psychopathien und Charakterneurosen dem unterschiedlichen Entwicklungsalter, in dem derartige Merkmale beobachtet werden und den sich daraus ergebenden Folgerungen für die Wirksamkeit kompensatorischer Entwicklungschancen nicht gerecht wird.
Die oft fälschlich als zwanghaft bezeichneten Stereotypien nach organischen Erkrankungen (Enzephalitis, Hirntrauma, frühkindliche Hirnschädigung mit Oligophrenie) lassen sich von den Zwangssyndromen aufgrund der vorherrschenden psychopathologischen Phänomene des exogenen Psychosyndroms bzw. der Wesensänderung recht leicht abgrenzen. Es kommt zu motorischen Stereotypien, komplexen Ritualisierungen, verbunden mit sprachlichen Iterationen, Tic-Erscheinungen, automatenhaftem Belecken, Befühlen, Benennen von Personen und Gegenständen. Rhythmische Stereotypien im Sinne von Jaktationen finden sich häufig bei psychisch hospitalisierten oder höhergradig schwachsinnigen Kindern. Bei den *Tics Gilles-de-la-Tourette* kommt es neben polyphänen Tics zu Echolalie, Echopraxie und einer zwanghaft wirkenden Koprolalie. In den Klassifikationsschemata werden diese Phänomene unter den entsprechenden Grundkrankheiten eingeordnet.
Bei kindlicher Schizophrenie finden sich häufig Ritualisierungen und Stereotypien, die als zwanghaft bezeichnet werden, denen aber das subjektive Gefühl des Zwanges, das für die Diagnose „Zwangssyndrom“ ausschlaggebend ist, fehlt. Monotone schematisierte Zeichnungen, Registrierungen, vergleichende Zahlenkolonnen werden ebenso beobachtet, wie stereotype Haltungen und Bewegungsabläufe bis hin zu völlig einförmigen automatisierten Handlungen, wie Beriechen, Belecken, die zu den katatonen Symptomen gerechnet werden können. Zeifellos verbirgt sich in diesen Stereotypisierungen auch eine initiale Angstabwehr gegenüber der psychotischen Beunruhigung, ein Aspekt, der sie in die Nähe von Zwangshandlungen rückt. Ihre Klassifizierung erfolgt unter Schizophrenie (Ziffer 295). Analog wird mit zwanghaften Phänomenen bei endogen-phasischen Depressionen des Kindes- und Jugendalters verfahren, den sogenannten Grübelzwängen, religiösen Skrupeln und Schuldkomplexen, die einen zwanghaften Charakter haben können (Ziffer 296, MAS).

## Klinisches Bild

Anamnestisch ergeben sich mit großer Regelmäßigkeit Hinweise auf einen strengen, formalistisch starren, moralisch wertenden Erziehungsstil. Hinter den geordneten häuslichen Verhältnissen verbergen sich nicht selten für einen Partner sehr entbehrungsreiche Ehen mit unausgesprochenen Aggressionen, die es sinnvoll erscheinen lassen, getrennte Gespräche mit den Partnern zu führen. Gelegentlich finden sich sadistische Verhaltenszüge bei den Vätern mit militanter Überforderung, die aus Selbstgerechtigkeit oder eigener Selbstwertproblematik resultieren. In etwa einem Drittel der Fälle (HARBAUER 1969) werden auslösende Ereignisse, Tod eines Angehörigen, Gespräche oder Erlebnisse sexuellen Inhaltes, auch Kommunionsunterricht genannt. Ein Zusammenhang mit der phasenspezifischen Problematik der frühen Pubertät ist oft zu explorieren.
Anamnestische Angaben und Untersuchungsbefunde sollen überdurchschnittlich häufig Hinweise auf eine frühkindliche Hirnschädigung geben (HARBAUER 1969; LEMPP 1967), die als dispositioneller Faktor zu werten sind.
Fragebogentests geben wenig Hinweise, dagegen werden mit dem Rorschach-Test Zwangssyndrome beschrieben (BOHM 1972). Die klinische Diagnose läßt sich gut durch die Exploration der Zwangsvorstellungen und Zwangshandlungen stellen. Dabei zeigt sich wesentlich häufiger als bei Erwachsenen, daß die Angehörigen von den Kindern in ihre Zwangshandlungen einbezogen werden.

Eine fünfzehnjährige gute Realschülerin läßt allmählich in den Schulleistungen nach und berichtet seit fünfzehn Monaten undulierend intensiv über Vorstellungen, die Mutter müsse sterben, der Familie könne etwas geschehen sowie über Vorstellungen sexuellen Inhalts, die sie als völlig persönlichkeitsfremd empfindet. Durch Wiederholen der Handlungsabläufe „von Anfang an“, die sie gerade bei Auftauchen der Vorstellungen durchführte, wird die magisch wirkende Angst, das Befürchtete könnte eintreten, gelöscht. Die Verrichtungen Ankleiden, Auskleiden etc. müssen genauestens wiederholt werden, ihre Gedanken müssen vollständig bei der Sache sein. Dies gelingt oft nicht, so daß Wiederholungen notwendig werden, deren Frequenz sich steigert. Sie geht nicht mehr in die Badewanne, weil sie Angst hat, nicht mehr herauszukommen. Die Familie wird einbezogen, mußte u. a. mehrfach hintereinander das Auto verlassen und wieder einsteigen, um panikartige Angst der Tochter zu unterbinden. Vor zwei Jahren Menarche. Erste Symptome treten nach einem Beliebtheitstest (offensichtlich Soziogramm!) in der Klasse auf, dessen Ergebnis der Lehrer verlas und bei dem alle bis auf eine selbst sehr schüchterne Mitschülerin gegen die Patientin waren. Verstärkung der Symptomatik, als in ihrem Beisein in der Praxis eines Tierarztes ein Hund eingeschläfert und auf den Müll geworfen wird und nach dem Aufenthalt einer französischen Austauschschülerin in der Familie, die als hübsch, lebhaft geschildert wird, mit der Patientin oft in Diskotheken war, wobei sie das Gefühl hatte, zurückstehen zu müssen: „Im-

mer wenn ich was sage, hört doch niemand drauf." Die Patientin ist gelegentlich so verzweifelt, daß sie gegen Wände schlägt, sich dabei einen Finger bricht.
Engste Bindung an die 45jährige Mutter, Hausfrau, vital, dominierend, Gespräche mit den Eltern allein führend. 55jähriger Vater, selbständiger Akademiker, sehr differenziert und weich, der kaum ein Wort spricht. Beide Eltern herzlich und hinsichtlich der Behandlungsbedürftigkeit der Tochter einsichtsvoll. Geburt der Patientin nach elfjähriger Ehe, sehnlichst erwünscht. Nabelschnurumschlingung, Zangenentbindung, zunächst Schiefhals, Trinkschwäche (neurologischer Status jedoch völlig o. B.). Zwei Jahre später Geburt von Drillingen, die sich gut entwickeln. „Sich ihr Recht nehmen" (Mutter). Fürsorgliche Haltung der Patientin gegenüber den Geschwistern. Diese wird selbst viel von Kindermädchen betreut, was sehr negativ erlebt wird: „Eine wollte mich einmal vergiften." Die Patientin ist viel allein, da sie stets schlechte Kontakte zu Gleichaltrigen hatte, gibt sich viel mit Tieren ab, wird als besonders ordentlich, sauber, „pingelig" (Mutter) und strebsam geschildert. Sie bemüht sich, daß niemand zu kurz kommt. Hat viele Tiere, wenn ein Hund gestreichelt wurde, dann mußte auch der andere gleich gestreichelt werden.

## Differentialdiagnose

Bei der *Differentialdiagnose* erfordern die unter den Klassifikationsproblemen genannten Gesichtspunkte Beachtung. Die Ausbreitung sowohl angstinduzierender Vorstellung als auch der Zwangshandlungen können als Indikator für die Schwere der Erkrankung gelten. Insbesondere die frustrane Bemühung des Patienten durch die Steigerung der Zwangshandlungen: stundenlanges Beten, Abzählen, Waschen usw. und immer neuer Beginn der Handlungen weil bestimmte rituelle Vorschriften, die sich der Patient auferlegt hat, vielleicht nicht genügend eingehalten werden konnten, kennzeichnen die schwere Beeinträchtigung, ja Unfähigkeit mit Hilfe eigener Aktivität Fakten zu schaffen, auf die er sich verlassen kann. Hier wird eine schwere Beeinträchtigung des Realitätsbezuges erkennbar, die mit einer Ich-Schwäche verbunden ist und Anlaß dazu gibt, das Vorliegen einer Borderline-Symptomatik oder einer beginnenden Schizophrenie differentialdiagnostisch in Erwägung zu ziehen. Bei derartig ausgeprägten Zwangssyndromen haben die Kinder auch große Schwierigkeiten, ihre eigene Befindlichkeit wahrzunehmen. Sie wechseln manchmal zwischen Verzweiflungsausbrüchen, dem Gefühl, schwer krank zu sein, können sich dann stundenweise distanzieren und sich über ihre Symptomatik sogar lustig machen. Im allgemeinen ist der Leidensdruck aber erheblich und ermöglicht auch die Abgrenzung von Zwangsmechanismen, die dem Ausbruch einer schizophrenen Psychose vorausgehen oder das Initialstadium begleiten können. Dabei handelt es sich aber meist um relativ affektfreie Reihungen und Ordnungssetzungen, mit denen offensichtlich versucht wird, der psychotischen Desintegration gedanklich entgegenzuarbeiten oder um inhaltsleer wirkende Stereotypien, Belecken, Beriechen, Berühren, die zu den katatonen Symptomen zählen. Im Gegensatz zur Zwangsvorstellung ist der Kranke beim schizophrenen oder depressiven Wahn von der Richtigkeit der Inhalte überzeugt. Der Verlauf einer symptomatischen Psychose unter dem Bild eines Zwangssyndroms wird als Seltenheit geschildert. Das Bewußtsein ist stets erhalten, so daß die Abgrenzung von szenischen Abläufen bei der psychomotorischen Epilepsie keine Probleme aufwirft.

## Ätiologie und Genese

Eine erbliche oder durch eine frühkindliche Hirnschädigung erworbene *Disposition* wird im allgemeinen angenommen. Worin diese besteht, läßt sich nur aufgrund von Beobachtungen der Patienten während der Therapie vermuten. Danach erscheinen sie primär als außerordentlich antriebsreich und auch noch in ihrer ausgeprägten zwanghaften Einengung sthenisch-gespannt. Darüber hinaus verfügen sie über eine sensible Wahrnehmungsfähigkeit, was vielleicht erklärt, daß in der Literatur wiederholt angegeben wird, daß die Kinder meist gut durchschnittlich oder überdurchschnittlich begabt sind (Problem der Auswahlkriterien) und dazu beitragen mag, daß es ihnen schlecht gelingt, etwaige Umwelterfahrungen durch Gewöhnung relativ angstfrei zu machen. Über eine homologe hereditäre Belastung ist nichts bekannt. Unter Eltern anankastischer Erwachsener finden sich 7,5% gleiche Wesenszüge, unter den Geschwistern 7,1%, darüber hinaus 5,4% ängstliche (STRÖMGREN 1967). Wieweit hier das Familienklima ausschlaggebende Bedeutung hat, muß offenbleiben.
Unter dem jeweils individuell – im Sinne einer Ergänzungsreihe – zu klärenden Zusammenspiel von dispositionellen Bedingungen, Familienkonstellation und dem bereits erwähnten häufig strengen und moralisierenden Erziehungsstil kommt es in diesem Alter der frühen Autonomiegewinnung, etwa dem zweiten bis vierten Lebensjahr, zu einer Präformierung der psychischen Strukturen, die unter späteren situativen oder phasenspezifischen Belastungen zur Dekompensation und Symptombildung führen.
Der zugrundeliegende *Konflikt* wird darin gesehen (RADO 1974), daß durch die zu starren, zu wenig kindgemäßen, gelegentlich auch willkürlichen erzieherischen Einflüsse Spontaneität, Eigenwille, lebhafte Motorik und Aggressivität unterdrückt werden, und das Kind die Forderungen seiner Umwelt übernimmt, dabei aber Haß gegenüber den führenden Bezugspersonen unterdrücken muß, da es sich von ihnen existentiell abhängig fühlen muß. Durch die Errichtung eines starken Über-Ich ist es in besonderem Maße Scham und Zweifel (ERIK-

SON 1966) ausgesetzt, anstatt ein gesundes Autonomiegefühl gewinnen zu können.
Daraus ergeben sich Konsequenzen sowohl in affektiver als auch in kognitiver Hinsicht. Eigene Aktivität, „eine Sache anpacken", „auf jemanden zugehen", wird in besonderem Maße als aggressiv und gefährlich empfunden. Der damit verbundene Affekt wird isoliert, dem Bewußtsein nicht mehr zugänglich und kehrt abgespalten, fremd empfunden, in den aggressiven Inhalten der Zwangsvorstellungen, subjektiv ebenso übermächtig erlebt, wieder. Auch bei relativ belanglosen alltäglichen Verrichtungen wirkt sich die subjektiv verzerrte aggressive Komponente jeder Handlung in Form von großer Unsicherheit, Zweifeln, ob dies richtig oder berechtigt ist, aus, die zur verstärkten Tendenz führen, über derartige Dinge nachzudenken, rationale Begründungen im Sinne der Intellektualisierung zu suchen oder in der strikten Befolgung von Anweisungen, diese Zweifel auszuräumen.
Aufgrund der erzieherischen Unterdrückung des zunächst ungesteuerten, lustvollen, spontanen motorischen Verhaltens wird auf der kognitiven Ebene verhindert, daß das Kind einen hinreichend gesicherten Fundus an Erfahrungen gewinnt, was eigene Handlungen in der Realität bewirken können und was nicht (QUINT 1970; HOFFMANN 1979). Die mangelnde Selbsterfahrung im aktiven Umgang mit der Umwelt bewirkt eine Beeinträchtigung der Fähigkeit, zwischen Vorstellung, Denken und Handeln und deren jeweiligen Konsequenzen hinreichend diskriminieren zu können. Hiermit läßt sich die magische (und irreale) Macht, die den Zwangsvorstellungen subjektiv beigemessen wird, recht gut verstehen. Den Patienten fehlt die Sicherheit in der Erfahrung, daß Vorstellungen keine realen Folgen haben. Gleichzeitig aber – für Zwang charakteristisch – ist das Kind nicht davon überzeugt, daß es mit seiner Handlung eine Veränderung zu bewirken vermag, vielmehr bleiben letzte Zweifel an der Effektivität unausgeräumt. Sie führen zur Wiederholung und zu großen Anstrengungen, deren Ineffektivität durch besondere Vorschriften, Ausweitung zu überwinden. Manchmal ist die Ungewißheit über die mit der eigenen Handlung geschaffene Realität („Habe ich das Licht ausgemacht, die Tür geschlossen") so groß, daß sie vom Patienten wie eine Gedächtnislücke empfunden wird (GÖPPERT 1960).
Diese besondere Form der Störung des *Realitätskonzeptes* spiegelt sich in Deutungen der anthropologischen und existentialphilosophischen Psychiatrie wider und stellt den Grund dafür dar, daß ausgeprägte Zwangssyndrome eine psychotische Dekompensation befürchten lassen sowie als zwischen Neurose und Psychose liegend psychiatrisch klassifiziert werden.
In der Literatur finden sich völlig entgegengesetzte Meinungen zum Problem der Zwangszustände und Schizophrenie, einerseits wird die Auffassung vertreten, die Zwangsneurose sei eine larvierte Schizophrenieform bzw. eine Untergruppe der Schizophrenie, auf der anderen Seite wird eine nosologische Beziehung zwischen beiden Erkrankungen abgelehnt. Die eingehende Bearbeitung der Probleme, die sich aus der nosologischen Zuordnung bei der deskriptiv orientierten Psychiatrie ergeben, finden sich mit einem instruktiven Fallbeispiel bei EGGERS (1968).
Die Genese von Zwangsphänomenen unter *lerntheoretischem Aspekt* geht von Verhaltensbeobachtungen an Tieren aus, die experimentell widersprüchlichen Reizen ausgesetzt wurden. In diesen für sie unlösbaren Problemsituationen entwickelten sie stereotypisierte, starre Reaktionen. Unlösbare Situationen oder Konflikte erzeugen Angst, die sie zufällig begleitenden Handlungen bewirken Angstreduktion, auf sie wird in scheinbar sinnloser Weise in anderen angstauslösenden Situationen zurückgegriffen. Darüber hinaus werden derartige Reaktionen verstärkt, wenn sie das Vermeiden angstinduzierender Situationen mit sich bringen, wie es bei phobischen Ängsten mit zwanghafter Einengung gut zu beobachten ist. In der Präokkupation des Zwangskranken durch wenige seine Aufmerksamkeit absorbierende Zwangshandlungen nimmt das Vermeidungsverhalten extreme Formen an. Anankastische Züge der Eltern führen durch Lernen am Beispiel mit entsprechender positiver Verstärkung von Ordnung, Regelmäßigkeit und Korrektheit durch Lob zum Lernen am Modell (REMSCHMIDT u. DAUNER 1970, ausführlicher RACHMANN u. BERGOLD 1976).

## Therapie

Erst gegen Ende des *ersten Lebensjahrzehnts* werden Kinder mit dem Leitsymptom Zwang in der Sprechstunde vorgestellt. Davor gehören Zwangsphänomene zu Angst- und depressiven Syndromen sowie Tic-Erkrankungen. Anankastische Züge und zunehmende Ritualisierungen von alltäglichen Verrichtungen beunruhigen die Eltern bemerkenswert gering, da sie in der Regel tendenziell den erzieherischen Zielen durchaus entsprechen. Manchmal führt die Beunruhigung über die ausgeprägte Sammlereigenschaft und Kontaktscheu der Kinder in die Sprechstunde und damit zur Aufdekkung eines Zwangssyndroms, häufiger aggressives Verhalten, das mit einzelnen Zwangshandlungen kombiniert ist, was stets zu beachten ist. Die zu treffenden therapeutischen Maßnahmen richten sich ganz danach, wieweit die Eltern in der Lage sind, ihre eigene erzieherische Haltung mit Hilfe von Beratung zu korrigieren und einen permissiveren Erziehungsstil, den Abbau überfordernder, aber auch liebevoll moralisierender Einstellungen zu vollziehen. Dies läßt sich am ehesten daran abschätzen, wie die Eltern auf die Thematisierung der ausgeprägten Angst des Kindes, die sich hinter der Symptomatik in der Regel verbirgt, reagieren und in die Überlegung über ihr eigenes Verhalten in bezug auf Angst und Angstabwehr durch Gewöhnung, Ritualisierung, Ordnung, Sauberkeit einbeziehen können. Die Vermittlung des Kindes in Bastel-, Musik- oder andere Beschäftigungsgruppen unter dem therapeutischen Aspekt der Vermittlung von Entfaltungsmöglichkeiten außerhalb des Elternhauses erfordert die kritische Abwägung, ob damit dem Kind nicht neue Verpflichtungen auferlegt werden, denen es sich klaglos unterzieht. Angesichts der syndromspezifischen Angst der Eltern vor Psychotherapie, die mit einer Triebfreundlichkeit identifiziert wird, die das Elternhaus keineswegs zu tolerieren bereit ist; „Der Junge muß unser Kind bleiben", bleibt manchmal allerdings nichts anderes übrig, als dem Kind mit solchen Freizeit- und anderen Gruppenaktivitäten eine gewisse Entlastung zu verschaffen. Psychotherapeutische Einzelbehandlung mit Einbeziehung der Familie erfolgt unter den üblichen indikatorischen Kriterien. Nur bei kaum korrigierbarer elterlicher Haltung kann der Versuch gemacht werden, mit Hilfe eines stationären Aufenthaltes eine Verbesserung der Lage des Kindes herbeizuführen, jedoch ist deren Effektivität von vornherein erheblich in Frage gestellt, wenn die Eltern dies als eine gegen sie gerichtete Maßnahme empfinden und das Kind in einen schweren Loyalitätskonflikt stürzen. Gerade bei ängstlich zwanghaft, depressiven Kindern wird der Psychiater Gefahr laufen, seinen zweifellos berechtigten Rettungsphantasien gegenüber der erzieherischen Einengung des Kindes zu erliegen und gegen die Eltern zu agieren. Die Konsequenzen für die seelische Lage des Kindes bei einer Trennung vom Elternhaus und die schwache rechtliche Grundlage für die Durchsetzung, z. B. des Entzuges des Aufenthaltsbestimmungsrechtes, müssen hier sorgfältig mit Schule, Jugendamt diskutiert werden.

Zwangssyndrome der *Vorpubertät* und des *Jugendalters* sind für die Familie so belastend, daß ein Konsens über die Notwendigkeit von Psychotherapie rasch hergestellt werden kann. Die Notwendigkeit einer stationären Aufnahme richtet sich ganz nach den regionalen therapeutischen ambulanten Möglichkeiten und der Beeinträchtigung des Patienten im Alltag. Nicht nur zur diagnostischen Klärung, sondern auch zur Einleitung der Therapie erweist sich ein relativ kurzer stationärer Aufenthalt oft als sinnvoll, da die Zwangsmechanismen vorübergehend nur in reduzierter Form in Erscheinung treten und dem Patienten so Erleichterung verschafft wird, jedoch kann der Patient durch die veränderte Situation in erhebliche Bedrängnis geraten, da er verzweifelt versucht, gegenüber Fremden das Ausmaß seiner Beeinträchtigung zu verbergen, andererseits das Ausmaß der inneren Nötigung so ausgeprägt ist, daß er in schwere Angstzustände gerät.

Die Behandlung mit *Neuroleptika*, insbesondere Haldol, ist hier indiziert. Die Ansprechbarkeit der Patienten darauf wechselt allerdings beachtlich. Manche Patienten fühlen sich weniger bedrängt und ruhiger, andere empfinden sich eingeengt und zusätzlich belastet. Bei ausgeprägten Zwangshandlungen im Zusammenhang mit dem Schlafengehen werden, ggf. zusätzlich, stärker dämpfende Neuroleptika, etwa Neurocil, gegeben. Immer ist die Wirkung der Medikamente mit dem Patienten wiederholt zu besprechen. Die Pharmakotherapie stellt eine *vorübergehende* Maßnahme dar, was immer wieder nicht beachtet wird, zumindest sollte zwischen trizyklischen und solchen der Butyrophenon-Reihe gewechselt werden, wenn schwerste Krankheitsbilder eine längere Medikation unerläßlich erscheinen lassen. Die gleiche kinderpsychiatrische Überwachung erfordert die Gabe von Medikamenten mit relativ geringer neuroleptischer Potenz, wenn die Behandlung an einen nichtärztlichen Psychotherapeuten übergeben werden soll oder wurde und die Eltern zwischenzeitlich den Hausarzt lediglich zur Ausstellung der Rezepte aufsuchen.

Die *stationäre Psychotherapie* beginnt mit dem Aufbau eines vertrauensvollen Kontaktes, zunächst ohne Deutung, dabei wirkt die fachliche Kenntnis der Mechanismen für den Patienten oft sehr entlastend. Die Inhalte der Zwangsbefürchtungen werden oft sehr global von den Patienten angegeben und das Ausmaß sadistischer und teilweise perverser sexueller Phantasien lange schamhaft verschwiegen. Besonderer Beachtung bedarf die Tendenz der Patienten, zwischenmenschliche Bezüge aufzuspalten. So wird bei Besuchern im Elternhaus lebhaft über das schlechte Ergehen, die schlechte Behandlung auf der Station geklagt, während der Patient sich recht wohl zu fühlen scheint, ähnliches geschieht mit den Berichten über das Zusammensein mit den Familienangehörigen gegenüber dem Personal und dem Therapeuten. Das dadurch entstehende Aggressionspotential in beiden Gruppen muß thematisiert werden. Auch schaffen die Patienten im pädagogischen Umgang erhebliche Probleme insoweit, als die ausgeprägten Zwangshandlungen einerseits zur Angstreduktion unerläßlich sind, andererseits so quälend für den Patienten sein können, daß der Erzieher eingreifen muß. Hier erweist sich die Besprechung des gemeinsamen Vorgehens im Team, schließlich auch die Einbeziehung des Patienten in solche Absprachen, als entlastend, da hiermit eine Metakommunikation in Gang gebracht wird, auch wenn sich damit nicht alle kritischen Situationen vermeiden lassen.

Insbesondere bei der Besserung ist mit der Realisierung aggressiver Impulse des Patienten verbal und in Form von Tätlichkeiten zu rechnen, die an die Toleranz der Umwelt erhebliche Ansprüche stellen und der Bearbeitung im Team sowie beim Elterngespräch bedürfen.

Im therapeutischen Kontakt lernt der Patient meist

erst mühsam seine eigene emotionale Befindlichkeit wahrzunehmen und Gefühle zu äußern, schließlich einen befriedigenden Ausgleich zwischen Angst vor eigener Aggressivität und sozial tolerablen Durchsetzungsbedürfnissen zu finden sowie seine sexuellen Wünsche zu akzeptieren.
Bei schwer gestörten Patienten empfiehlt sich die Fortsetzung der Therapie durch den gleichen Therapeuten über die klinische Entlassung hinaus, z. B. durch Internatsunterbringung, zumal die Rückkehr in das Herkunftsmilieu oft problematisch erscheint.
Verhaltenstherapeutisch findet die systematische *Desensibilisierung* wie bei Phobien Anwendung. Diese setzt bei den Zwangsvorstellungen an. Es wird auch über die sukzessive Umwandlung von Zwangshandlungen durch besser angepaßte Rituale berichtet, die immer weniger von normalen Verhaltensweisen abwichen (WEINER 1967).

## Prognose

Diese ist die schlechteste bei allen Neuroseformen. Bei behandelten Erwachsenen werden etwa ein Drittel Heilungen, ein Drittel Besserungen und ein Drittel schlechter Ausgang berichtet (MÜLLER 1953). HARBAUER (1969) konnte von 50 Fällen im Alter von zehn bis zu zwanzig Jahren nur in 12 Fällen nach zwei bis sechs Jahren Kontakt aufnehmen, davon waren 5 symptomfrei und sozial eingegliedert, bei 3 konnte eine gewisse Kompensation erreicht werden, 4mal waren noch deutliche Zwangsphänomene erkennbar. Ähnlich schlecht sind die Ergebnisse englischsprachiger Nachuntersuchungen (ROSS 1964; WARREN 1965).
Für eine eher günstige Prognose spricht nach eigenen Erfahrungen die unter der Therapie auftretende Fähigkeit des Patienten, sich mit den eigenen Affekten auseinanderzusetzen, und die rasche Wiedergewinnung eines Realitätskonzeptes. Auch ausgedehnte, den Patienten sehr quälende Zwangssyndrome des Jugendalters bilden sich manchmal vollständig zurück. Gelegentlich behalten die Patienten ihre Angst vor erneuten Zwangsimpulsen bei, sind gelegentlich erneut beunruhigt, vermögen sich aber so weit zu distanzieren, daß sie im Alltag nicht beeinträchtigt sind. Bei anderen Patienten zeigen sich auch über das Abklingen des Zwangssyndroms hinaus eine erhebliche narzißtische Kränkbarkeit, die Tendenz zu abrupten aggressiven Handlungen, während wieder andere Züge anankastischer Persönlichkeitsprägung beibehalten.

## Literatur


Adams, P. L.: Obsessive Children: a Sociopsychiatric Study. Butterworth, London 1973

Biermann, G. (Hrsg.): Handbuch der Kinderpsychotherapie. Reinhard, München, 1972 und Erg. Bd. 1976

Bohm, E.: Lehrbuch der Rorschach-Diagnostik, 4. Aufl. Huber, Bern 1972

Delkeskamp, H.: Langstrecken-Katamnesen von Zwangsneurosen. Acta psychiat. scand. 41 (1965) 564

Eggers, C.: Zwangszustände und Schizophrenie. Fortschr. Neurol. Psychiat. 36 (1968) 576

Erikson, E.: Identität und Lebenszyklus. Suhrkamp, Frankfurt 1966

Förster, E., U. Schulte-Holthausen: Zwangskranke im Jugendalter. Z. Kinder- u. Jugendpsychiat. 7 (1979) 5

Gebsattel, V. v.: Die Welt des Zwangskranken. Mschr. Psychiat. Neurol. 99 (1938) 10

Göppert, H.: Zwangskrankheit und Depersonalisation. Karger, Basel 1960

Harbauer, H.: Zur Klinik der Zwangsphänomene beim Kind und Jugendlichen. Jb. Kinderpsychiat. Grenzgeb. 7 (1969) 181

Hoffmann, S. O.: Charakter und Neurose. Suhrkamp, Frankfurt 1979

Jaspers, K.: Allgemeine Psychopathologie, 4. Aufl. Springer, Berlin 1946

Judd, L. L.: Obsessive compulsive neurosis in children. Arch. gen. Psychiat. 12 (1965) 136

Kraiker, C.: Handbuch der Verhaltenstherapie. Kindler, München 1974

Lempp, R.: Eine Pathologie der psychischen Entwicklung, 2. Aufl. Huber, Bern 1967

Müller, C.: Vorläufige Mitteilung über lange Katamnesen von Zwangskranken. Nervenarzt 24 (1953) 112

Petri, H.: Soziale Schicht und psychische Erkrankung im Kindes- und Jugendalter. Verlag für Medizinische Psychologie, Göttingen 1979

Quint, H.: Über die Zwangsneurose. Vandenhoeck & Ruprecht, Göttingen 1970

Rachmann, S., J. B. Bergold: Verhaltenstherapie bei Phobien. Urban & Schwarzenberg, München 1976

Rado, S.: Obsessive Behavior. In: Amer. Handb. Psychiat, Bd. III, hrsg. von S. Arieti. Basic Books, New York 1974

Remschmidt, H., I. Dauner: Lerntheoretische Aspekte zur Genese von Zwangsphänomenen. Acta paedopsychiat. 37 (1970) 154

Remschmidt, H., M. Schmidt: Multiaxiales Klassifikationsschema für psychiatrische Erkrankungen im Kindes- und Jugendalter nach Rutter, Shaffer und Sturge. Huber, Bern 1977

Ross, J.: A follow-up study of obsessional illness presenting in childhood and adolescence. DPM Dissertion, University of London 1964

Schneider, K.: Klinische Psychopathologie, 11. Aufl. Thieme, Stuttgart 1976

Spiel, W.: Zwangserscheinungen im Erleben und Verhalten von Kindern und Jugendlichen. In: Zwangssyndrome und Zwangskrankheiten, hrsg. von P. Hahn, H. Stolze. Lehmann, München 1974

Straus, E.: Ein Beitrag zur Pathologie der Zwangserscheinungen. Mschr. Psychiat. Neurol. 98 (1938) 61

Strömgren, E.: Psychiatrische Genetik. In: Psychiatrie der Gegenwart, Bd. I/1, hrsg. von H. W. Gruhle, R. Jung, W. Mayer-Gross, M. Müller. Springer, Berlin 1967

Thalmann, H. Ch.: Verhaltensstörungen im Grundschulalter. Klett, Stuttgart 1971

Warren, W.: A study of adolescent psychiatric in-patients and the outcome six or more years later. J. Child Psychol. 6 (1965) 141

Weiner, J. B.: Behavior therapy in obsessive – compulsiv neurosis: treatment of an adolescent boy. Psychother. Theory Res. Prac. 4 (1967) 27

Winnicott, D. W.: Reifungsprozesse und fördernde Umwelt. Kindler, München 1974

Zauner, J.: Zwangsstruktur und Organsymptomatik Z. psycho-som. Med. 10 (1964) 169

# Konversionssyndrome

*Peter Strunk*

## Definition

Unter dem Begriff Konversionssyndrome (lat.: conversio: Umdrehung, Umwandlung) werden motorische oder sensorische Funktionsstörungen zusammengefaßt, die seelisch bedingt, psychogen, sind und bei denen keine organischen Krankheitszeichen vorliegen.

Es wird angenommen, daß dem Bewußtsein nicht zugängliche Entwicklungskonflikte, mit denen sich der Patient nicht auseinandersetzen kann, in die körperliche Symptomatik umgewandelt, konvertiert werden. Es findet also eine sekundäre Somatisierung der ursprünglichen seelischen Problematik statt. Mit diesem Vorgang wird eine seelische Entlastung bewirkt: primärer Krankheitsgewinn. Darüber hinaus findet der Patient Zuwendung und Beachtung über die körperliche Symptomatik: sekundärer Krankheitsgewinn.

Die Symptomatik betrifft vorwiegend die Skelettmuskulatur, Lähmungen einzelner Glieder oder z. B. nur einer Hand: „Das rechte Händchen geht nicht mehr" (fünfjähriger Junge). Häufig sind sinnvolle Bewegungsabläufe nicht mehr möglich. Der Patient kann nicht mehr gehen (Abasie), nicht mehr stehen (Astasie), nicht mehr sprechen (Aphonie). Eine spastisch wirkende Lähmung ist der Schreibkrampf. Eine früher häufige Erscheinung war der Tremor, das Kriegszittern des Ersten Weltkrieges.

Es kann zu Anfällen unterschiedlicher motorischer Ausprägung, aber oft mit deutlich expressiver, demonstrativer Tönung kommen, von denen der *Arc de cercle* ein heute selten beobachtetes, jedoch klassisches Beispiel ist.

Sensibilitätsstörungen, Analgesie, Anästhesie, Dysästhesien sind strumpfförmig ausgebreitet oder umfassen eine Körperhälfte mit Einhaltung der Mittellinie.

Die Funktionsstörung folgt nicht den bekannten zentralnervösen oder peripheren Innervationsmustern. Die Symptomatik hat oft Symbolcharakter für das Verzagen des Patienten: „Ich kann nicht mehr, obwohl ich gerne will" oder für uneingestandene, unbewußte Aggressionen.

Die Manifestationen sind aber weitaus vielgestaltiger, es gibt kaum ein Krankheitsbild, das sie nicht imitieren können: Taubheit, Blindheit, Zustände mit wechselnder Bewußtseinslage, Dämmerzustände, Schmerzzustände, z. B. an umschriebener Stelle im Schädeldach, als Klavusgefühl bezeichnet, ferner Druckgefühl im Hals (Globus hystericus), Singultus und Erbrechen.

Besonders dadurch, daß nicht immer nur das autonome Nervensystem, sondern monosymptomatisch vegetative Funktionen betroffen sein können, ist die Abgrenzung gegenüber psychosomatischen Erkrankungen gelegentlich schwierig. Konversionsneurotische Schluckstörungen oder psychogenes Erbrechen können zu einer Anorexie bis zur Amenorrhö führen und damit weitgehend der Anorexia nervosa gleichen, während dieses Krankheitsbild meistens eine schwere Störung der Persönlichkeitsentwicklung darstellt und als psychosomatische Erkrankung betrachtet werden muß.

Die *psychosomatischen* Erkrankungen: Asthma bronchiale, Ulcus ventriculi und duodeni, Colitis ulcerosa, essentielle Hypertonie und atopisches Ekzem unterscheiden sich von den Konversionssyndromen dadurch, daß bei ihnen organpathologische Befunde zu erheben sind und eine grundsätzlich andere, schwere Störung der Persönlichkeitsentwicklung vorliegt (vgl. Kapitel 5). Nicht zu den Konversionssyndromen werden im allgemeinen die *„funktionellen Syndrome"* gerechnet, die das Herz-Kreislauf-System, das Atemwegssystem, den Magen-Darm-Trakt, die Harn- und Geschlechtsorgane, also vorwiegend Funktionen des autonomen (vegetativen) Nervensystems betreffen. Das kardiorespiratorische Syndrom insbesondere und die Herzneurose werden von der Mehrzahl der Autoren diesem Bereich zugeordnet (HOFFMANN u. HOCHAPFEL 1979).

Umschriebene *hypochondrische* Beschwerden sind ebenfalls von Konversionssyndromen zu trennen. Diese liegen vor, wenn das ganze Denken und Handeln des Kranken die Tendenz erkennen läßt, sich auf das Beschwerdebild zu konzentrieren, Indizien für die Erkrankung zu suchen und sich vom Kontakt gegenüber anderen Menschen zurückzuziehen. Hypochondrische Beschwerden haben oft eine wahnähnliche Gewißheit, z. B. einen Hirntumor zu haben, zum Inhalt. Depressive Herabgestimmtheit herrscht meist vor. Demgegenüber besteht bei Konversionssyndromen durchaus die Neigung des Patienten, eine bewußte Distanz gegenüber der Symptomatik herzustellen und eine zumindest vordergründige Kooperationsbereitschaft. Doch kann gelegentlich die Abgrenzung schwierig sein, da konversionsneurotische Zustandsbilder gelegentlich hypochondrische Momente enthalten.

Gleiches gilt für die *Simulation*. Grundsätzlich sollte eine strenge Abgrenzung erfolgen. Der Simulant ist gesund, fühlt sich auch gesund, gibt bewußt eine Erkrankung vor oder ahmt sie bewußt nach. Die *Konversionssymptomatik* ist dagegen nicht willentlich oder bewußt hervorgebracht, vielmehr unbewußt entstanden und wird vom Kranken genauso wenig willentlich beeinflußt wie eine körperliche Erkrankung. Sie muß als eine Abspaltung des bewußten Zuganges zur Motorik oder zum Sensorium verstanden werden. Dennoch enthält die Symptomatik oft bewußt demonstrative Elemente. Gerade bei ausgeprägten Konversionssyndromen, die in ihrer Symptomatik vielgestaltig sind, lassen sich Momente der bewußten oder zumindest bewußtseinsnahen Symptomgestaltung erkennen, grob demonstrative Steigerung der Gangstörung, „unechtes" vordergründig appellatives Verhalten des Patienten, ähnlich der durchaus tendenziösen Aggravation bei körperlichen Erkrankungen.

### Nomenklatur

Synonym zu dem Begriff Konversionssymptomatik kann der weniger einengende Begriff der *psychogenen* Störung (Lähmung, Anfall etc.) verwendet werden. Dies ist insoweit günstiger, als damit nicht die Zuordnung der Konversionssymptomatik zu einer bestimmten Neuroseform, der Hysterie, vorgenommen wird. Es hat sich nämlich gezeigt, daß Konversionssyndrome nicht nur bei hysterischer Neurose, sondern bei praktisch allen anderen Neuroseformen auftreten können, wenn auch eine enge Beziehung zur Hysterie meist besteht.
Der Begriff *Hysterie* wird heute gern in der psychiatrischen Terminologie vermieden, da er im allgemeinen Sprachgebrauch eine erheblich abwertende Bedeutung entsprechender Charakterzüge erhalten hat. Trotzdem sollte man sich nicht scheuen, ihn bei entsprechend ausgeprägten Zustandsbildern zu verwenden, wenn dem Patienten damit nicht geschadet wird. Er wurde bereits von Hippokrates benutzt. Für die konversionsneurotischen Symptome dachte man sich als Ursache ein Umherschweifen der Gebärmutter im Körper und fand mangelnde sexuelle Befriedigung als wesentliche Ursache. Unter CHARCOT wurde die Hysterie fast zu einer neurologischen Krankheitseinheit. Seit S. FREUD ist die hysterische Neurose neben der Angst-, Zwangs- und depressiven Neurose eine der vier klassischen Neuroseformen.
Die Begriffe *hysterische Neurose* und *Konversionsneurose* sind synonym zu gebrauchen. Die im Rahmen von Konversionssyndromen auftretenden psychogenen Symptome werden auch als hysterische Symptome (hysterischer Anfall, hysterische Blindheit) bezeichnet. Auf den Abschnitt „Klinisches Bild" (S. 150) ist zu verweisen.

Die Bezeichnung Konversion wird jedoch nicht bei der Kennzeichnung einer entsprechenden Deformierung der Persönlichkeitsstruktur verwendet. Hier spricht man nur von hysterischem Charakter, hysterischer Charakterneurose oder hysterischer Persönlichkeit.
Andere Begriffe wie „geltungssüchtiger Psychopath" (SCHNEIDER 1950) vermeiden die mit der Kennzeichnung „Hysterie" verbundene Abwertung bzw. Diskriminierung ebenso wenig.
Der hysterische Charakter ist gekennzeichnet durch Egozentrizität, ausgeprägtes Geltungsbedürfnis mit erhöhter Tendenz zu Theatralik, Dramatisierung, die dem gesamten Verhalten den Charakter des Unechten geben. Eine Pseudosexualisierung zwischenmenschlicher Beziehungen, intensive Phantasietätigkeit mit der Fähigkeit, sich in bestimmte Rollen hineinzuleben, wobei auch für den Beobachter die Grenze zwischen Phantasie und Realität leicht verwischt wird, kennzeichnen das Bild. Die Patienten wollen mehr scheinen, als sie sind, mehr erleben, als es ihrer Erlebnisfähigkeit entspricht. Die Rollen können so sehr gewechselt werden, daß die Frage nach dem „eigentlichen" Persönlichkeitskern auftaucht. Besonders ausgeprägt ist bei hysterischer Charakterneurose die Tendenz, andere Menschen zunächst zu faszinieren, zum Mitagieren zu veranlassen, bis sie sich enttäuscht abwenden, woraus psychosoziale Konflikte, auch erhebliche Probleme im Umgang des Arztes mit dem Patienten entstehen.

## Epidemiologie

Aufgrund der Verschiedenartigkeit der Symptomatik gibt es keine zuverlässigen Angaben über die Häufigkeit von Konversionssyndromen. Es ist damit zu rechnen, daß eine Reihe von Krankheitsbildern nur in pädiatrischen Kliniken gesehen werden, doch handelt es sich insgesamt wohl um eine ziemlich seltene Störung. DAUNER (1977) schildert 10 Fälle mit Gangstörung aus einem Zeitabschnitt von 20 Jahren aus der Marburger Kinder- und Jugendpsychiatrischen Klinik, wobei eine gleichmäßige Altersverteilung zwischen 5 und 16 Jahren gefunden wurde. Die gängige Auffassung einer besonderen Disposition von Mädchen in der frühen Pubertät wird damit in Frage gestellt. Dies mag darauf zurückzuführen sein, daß lediglich psychogene Gangstörungen untersucht wurden. Unter den Patienten der Freiburger Kinderpsychiatrischen Abteilung finden sich Konversionssyndrome in der überwiegenden Mehrzahl bei Mädchen zwischen zwölf und sechzehn Jahren. Ein Verhältnis von Mädchen zu Jungen von 8 : 2 wurde gefunden. Bei hysterischen Neurosen fanden sich hysterische Symptome bei 19% der Eltern und 6,2% der Geschwister (STRÖMGREN 1967). Im Krankengut einer neurologischen Klinik fanden sich im Durchschnitt von 10 Jahren 4% Hysteriker bei den Aufnahmen, in einer psychiatrischen Klinik wurde die Diagnose hysterischer Symptombildung im Durchschnitt mehrerer Jahre bei 1,2% der erwachsenen Patienten gestellt. In der nervenärztlichen Praxis stellen hysterische Symptombildungen 2,5% der Diagnosen (BRÄUTIGAM 1972). Bei der Untersuchung der Schichtenspezifität der Symptomatik ambulanter kinderpsychiatrischer Patienten faßt PETRI (1979) einer Reihe von Symptomen, zu denen allerdings auch Ängste gehören, als Hinweise auf eine hysterische Struktur zusammen. Diese fanden sich zwischen 14,5 bis 19,8% der insgesamt 1040 überprüften Patienten mit Verhaltensstörungen ohne signifikante Differenzen in den sozialen Schichten. Im Vergleich zur westdeutschen Bevölkerung sollen in Rußland, Indien und den Balkanländern sowie in sozial und kulturell stärker traditionsgeleiteten Bevölkerungsgruppen wesentlich häufiger hysterische Symptombildungen auftreten. Bei Untersuchung der Bevölkerung der Isle of Wight fanden sich keine Fälle unter den Zehn- und Elfjährigen bzw. Vierzehnjährigen (RUTTER u. Mitarb. 1970, 1976). Aus den epidemiologischen Untersuchungen von SHEPHERD u. Mitarb. (1973) und THALMANN (1971) über Auffälligkeiten im Kindesalter lassen sich keine verläßlichen Erkenntnisse über die Häufigkeit von Konversionssyndromen gewinnen. Vorläufig läßt sich nicht mehr feststellen, als daß Mädchen wesentlich häufiger als Jungen, Kinder im Vorschulalter kaum betroffen sind und insgesamt in der Kinderpsychiatrie relativ selten Konversionssyndrome beobachtet werden.

## Klassifikationsprobleme

Konversionssyndrome können im Zusammenhang mit schweren Traumatisierungen praktisch bei jedem Menschen auftreten. Zwischen der Schwere des auslösenden Ereignisses und der individuellen Disposition besteht ein komplementäres Verhältnis, so daß konversionsneurotische Manifestationen als abnorme Erlebnisreaktionen im klassischen psychiatrischen Sinne über die hysterische bzw. Konversionsneurose bis hin zur hysterischen Charakterneurose, im Sinne der klassischen Psychiatrie: Psychopathie, zu klassifizieren sind. Dies gilt auch für Kinder und Jugendliche.

Im Diagnoseschlüssel psychiatrischer Krankheiten (ICD) werden vorübergehende *kurzfristige psychische Auffälligkeiten* unter 307, *hysterische Neurosen* unter 300.1 und *hysterische Persönlichkeiten* unter 301.5 erfaßt.

Im Multiaxialen Klassifikationsschema für psychiatrische Erkrankungen im Kindes- und Jugendalter nach Rutter, Shaffer und Sturge (REMSCHMIDT u. SCHMIDT 1977) werden akute Belastungsreaktionen, z. B. angsthysterischer Prägung, mit Bewußtseinsstörungen, Erregungs- und Stuporzuständen unter Ziffer 308. subsumiert, während länger anhaltende Konversionssyndrome unter den neurotischen Störungen 300.1 – *Hysterie* – zu führen wären. Die hysterische Persönlichkeitsstörung, identisch mit der entsprechenden Charakterneurose, wird unter 301.5 genannt.

Einige Konversionssyndrome sind dagegen unter 306: *Körperliche Symptome psychischen Ursprungs* anzuführen. Hierzu gehören z. B. der psychogene Schiefhals, psychogener Singultus, psychogener Husten, psychogenes Erbrechen. In dieser Kategorie finden sich auch eine Reihe von funktionellen Störungen, wie sie in dem Abschnitt Definition von den Konversionssyndromen abgegrenzt wurden, womit offensichtlich den Schwierigkeiten einer klaren Differenzierung, gerade wenn Funktionen des autonomen Nervensystems betroffen sind, Rechnung getragen wird.

## Klinisches Bild

Anamnestisch zu beachten sind analoge Symptome bei den Bezugspersonen. Weniger die hereditäre Belastung als die bei diesen Syndromen zu beobachtende Identifizierung mit dem an ähnlichen Symptomen leidenden Angehörigen sind für die Symptomwahl wichtig.

Von einer Vierzehnjährigen, die seit einigen Wochen an einer psychogenen Sehverschlechterung und Einengung des Gesichtsfeldes leidet, wird geschildert, daß der brutale Vater sie und ihre Geschwister oft grundlos beschimpfe und verprügele. Die Mutter sei wegen eines „Nerventumors" häufig krank und wiederholt in Kliniken. Mit ihrer Schwester müsse sie die übrigen acht Geschwister versorgen. Die wenig differenzierten Eltern stellen das Familienleben als absolut harmonisch dar. Die Mutter behauptet, wegen des „Nerventumors" regelmäßig vom niedergelassenen Nervenarzt „Elektroschocks" zu bekommen. Dieser berichtet, die Frau wegen nervöser Erschöpfungen ambulant zu behandeln, wegen der Debilität seien die therapeutischen Möglichkeiten jedoch sehr gering.

Die Induktion der Symptomatik durch Erkrankungen von Gleichaltrigen ist manchmal bedeutsam. Sie kann zu Gruppenerkrankungen führen. Die Chorea minor eines Kindes, die epidemisch ähnliche Bewegungsstörungen bei den Klassenkameraden nach sich zieht, ist ein bekanntes Beispiel hierfür. Die plötzliche Krankenhauseinweisung einer Freundin wegen Leibschmerzen kann die Symptomatik provozieren.

Der Umgangsstil der Angehörigen ist sorgfältig zu überprüfen: starke affektive Tönung und expressive Psychomotorik der Mutter, Überbesorgtheit, Überforderung und übermäßig hohe Erwartungen an das Kind, z. B. die vorprogrammierte „Prinzenrolle" eines sehnlichst erwarteten Einzelkindes. Ebenso wichtig sind aber emotionale Mangelsituationen. Es sollte immer überprüft werden, ob das Kind aufgrund der psychischen Deprivation ge-

zwungen ist, sich durch Leistung, Faxen, Extravaganzen hervorzutun, um Aufmerksamkeit von den Angehörigen zu finden, eine depressive Grundlage für Konversionssyndrome ist häufig anzutreffen.
Bei der Befunderhebung werden Anzeichen für das oft angegebene „organische Entgegenkommen" für die Konversion beachtet. Dieser ziemlich diffuse Begriff umfaßt allgemeine körperliche Retardation, etwa verzögerte Pubertätsentwicklung, Teilretardierungen, Genitalmißbildungen, erhöhte vegetative Reaktionsbereitschaft, konstitutionelle Schwäche im Sinne einer Neurasthenie, aber auch Funktionsstörungen nach früheren Erkrankungen.
Bei der Untersuchung wird überprüft, ob der Würgereflex fehlt, wenn das Zäpfchen oder die Rachenhinterwand mit dem Spatel gereizt werden, mit Druck auf die Nervenaustrittspunkte, z. B. am Hinterhaupt, aber auch an vielen anderen Stellen des Körpers können die Symptome, z. B. ein Anfall, provoziert oder modifiziert werden (sog. hysterogene Punkte).
Im psychischen Befund wird auf erhöhte Sensibilität, emotional starke Ansprechbarkeit, psychische Infantilismen und auf unterdurchschnittliche geistige Leistungsfähigkeit geachtet, welche im Sinne von Primitivreaktionen zu anhaltenden und ausgeprägten Konversionssymptomen führen kann.
Die klinischen Bilder können nach dem Schweregrad der Störung der Persönlichkeitsentwicklung eingeteilt werden (vergleiche Klassifikation).

## Hysterische Reaktion

Grundsätzlich kann jedes Kind in Abhängigkeit vom psychischen Entwicklungsstand und den seelischen Verarbeitungsmöglichkeiten unter einer schweren situativen Belastung Konversionssymptome entwickeln. Charakteristisch ist das ziemlich rasche Einsetzen im Zusammenhang mit der erkennbaren situativen Belastung.

So wird das plötzliche Einsetzen einer psychogenen Amaurose bei einem fünfjährigen Mädchen geschildert, das ansehen mußte, wie der betrunkene Vater rücksichtslos die Mutter prügelte (HARBAUER u. Mitarb. 1976).
Bei einem zwölfjährigen, recht ehrgeizigen Mädchen treten ein psychogener Anfall, anschließend eine Gangstörung auf, als es nur als Ersatzmann (!) bei einem Schwimmwettbewerb in der Schulriege starten sollte und Angst hatte, die Siegerchancen seiner Kameradinnen zu gefährden.
Ein fünfzehnjähriges Mädchen vermag nur noch zu lallen, entwickelt einen totalen Mutismus, als es dem ärgerlichen Vater nach einem Tanzvergnügen zu spät heimkommend entgegentritt und Gewissensbisse hat, weil es sich von einem jungen Mann küssen ließ (WALLIS 1957).
Ein überbehütetes, ziemlich isoliert aufwachsendes fünfzehnjähriges Mädchen entwickelt eine Reihe von Anfällen, die wie Dämmerattacken wirken, nachdem es in eine Internatsschule aufgenommen und dort mit Schlafsaalgesprächen sexuellen Inhaltes konfrontiert wird.

Die Beispiele lassen erkennen, daß auch bei den abnormen Reaktionen oft deutlichere oder zumindest diskrete Merkmale für tiefer gehende Störungen der seelischen Entwicklung vorliegen.
Anhaltende Beschwerdekomplexe in Form von Kopfschmerzen und Sensibilitätsstörungen nach Unfällen, Schädel-Hirn-Traumen oder nach anderen Erkrankungen des Zentralnervensystems erfordern eine besonders sorgfältige Überprüfung der Einstellung der Eltern, deren die Symptomatik verstärkende Einstellung durch Überforderung, Überbesorgtheit, aber auch durch mehr oder weniger unverhülltes Rentenbegehren bestimmt sein kann. Bei Jugendlichen unter Extremsituationen (Haft- und Heimaufnahmen) wird das Auftreten eines Ganser-Syndroms geschildert. Es kommt zu einer Einengung des Bewußtseins, pseudodementem, infantilem, manchmal theatralischen Gebaren, gelegentlich verbunden mit psychogenen Anfällen, Lähmungen und Schmerzzuständen.

## Konversionsneurosen (hysterische Neurosen)

Im *Vorschulalter* wird kaum einmal eine hysterische Neurose mit hinreichender Sicherheit angenommen werden. Die Neigung zur Nachahmung, die noch wenig gesteuerten Affektäußerungen und die mangelnde Differenzierung zwischen Realität und Phantasiewelt sind phasentypisch – die Regression des älteren Kindes in derartig infantile Verhaltenszüge ein wichtiges Charakteristikum der Neurose. Trotzdem lassen sich in der Prägung des beginnenden Ich-Bewußtseins des Vorschulalters frühe Symptome an der starken Ausprägung der genannten Verhaltenszüge erkennen. Insbesondere übersteigerte Angst – angsthysterisches Verhalten – mit der eindeutigen Tendenz, die Zuwendung der erwachsenen Bezugspersonen zu erzwingen, angstauslösende, Selbständigkeit fordernde Situationen zu vermeiden oder pseudosexualisiertes, aufmerksamkeitsheischendes Verhalten des „süßen" kleinen Mädchens, das stets im Mittelpunkt der Familie steht, sind hier zu nennen. Es hängt ganz von der korrigierenden Haltung der Erwachsenen ab, wieweit die infantile Neurose als vorübergehende Symptombildung unter Milieubelastungen oder bei der Bewältigung alterstypischer Entwicklungsaufgaben auftritt oder sich, gelegentlich nach einer stummen Phase in der Latenzzeit, zur Neurose des Jugend- und Erwachsenenalters ausbildet.
Im *Schulalter* und bei Jugendlichen läßt die Vielgestaltigkeit der Symptomatik kaum eine erschöpfende Beschreibung zu, da sowohl lärmende Theatralik mit wechselnden Symptomen als auch hartnäckige Einzelsymptome sowie brave Übergefügigkeit das Zustandsbild prägen können. Ihnen liegen zugrunde:
Empfindsamkeit, Hypersensibilität, Beeindruckbarkeit, Suggestibilität mit der Tendenz, sich ganz

anzupassen, ja zu gefallen, z. B. „sehr tapfer“ zu sein, etwas „hundertprozentig“ tun oder darstellen zu wollen. Die Fähigkeit, sich mit einem Vorbild, mit einer Rolle identifizieren zu können (Schauspieler!).

Ausgeprägte, aber meist oberflächliche Emotionalität. Deutliche, oft unbewußte Beeinträchtigung des Selbstwertgefühles mit Flucht in eine Rolle: pseudoerwachsenes, pseudoeuphorisches Verhalten, vordergründige Kooperationsbereitschaft.

Die Scheinwelt einer lebenstüchtigen Familie wurde von der Mutter und ihren Töchtern aufrechterhalten. Das fünfzehneinhalbjährige Mädchen, durchschnittlich begabt, nach zweimaligem Sitzenbleiben aus der siebten Klasse entlassen, litt an Zuständen mit Erblindung, Kopfschmerzen und kolikartigen Leibschmerzen. Pseudoeuphorisch dichtete sie u. a. acht Strophen eines Liedes:

„Wir sind die Müllers Kinder, wir sind vergnügt und wünschen uns nur eines, es bliebe immer so, Heidi, Heida, wir Müllers Kinder sind wieder da“.

Die Mutter mit vier Kindern aus erster Ehe und sechs Kindern aus der zweiten lebte vom Ehemann getrennt und war Alkoholikerin.

Störung der zwischenmenschlichen Bindungsfähigkeit mit der Tendenz, den anderen zum Mitagieren zu verführen, ihn in den Dienst der neurotischen Mechanismen zu ziehen, wobei aufgrund der oft infantil wirkenden Egozentrik rasch Enttäuschung, heftige Ablehnung provoziert wird.

Hierzu kommen Geltungsbedürfnis und eine zunächst oft reizvoll empfundene (Pseudo-)Sexualisierung im Kontaktangebot.

Alle Züge wirken oft übersteigert und können von anderen als „unecht“ empfunden werden.

Die Verfestigung dieser Wesenszüge zur entsprechenden Charakterneurose (vgl. Abschnitt Definition) ist sicher selten bei Kindern und Jugendlichen festzustellen, zumal sehr lebhafte ausgeprägte Konversionssyndrome im Jugendalter auftreten, über deren Prognose kaum verläßliche Aussagen gemacht werden können.

## Diagnose und Differentialdiagnose

### Störung der Motorik und Sensibilität

Wie eingangs erwähnt, werden vorwiegend sinnvolle Bewegungsabläufe betroffen. Die Störung folgt nicht den zentralen oder peripheren Innervationsmustern. Oft kommt es zum Wechsel des Muskeltonus: Im Liegen sind die Beinmuskeln entspannt, bei passiver Bewegung werden sie angespannt. Der Patient wird steif aus dem Bett gehoben, sinkt aus dem Stand aber in sich zusammen, liegt schlaff am Boden. Die Sensibilitätsstörungen folgen naiven Vorstellungen, sind strumpfförmig an den Extremitäten, umfassen etwa nur die Vorderseite des Körpers, enden an der Mittellinie.

Die Einweisung erfolgt oft mit dem Verdacht einer neurologischen Erkrankung. Diese sollte zügig und sorgfältig ausgeschlossen werden. Bei suspekten Befunden darf nicht aus Sorge über die mögliche weitere Fixierung des Patienten auf seine Symptomatik auf die Zusatzuntersuchungen EEG, EMG, CT, LP verzichtet werden.

*Differentialdiagnostisch* ist immer zu beachten, daß schleichend beginnende neurologische Erkrankungen zunächst nur diskrete Befunde ergeben und auch deutliche Schwankungen der Ausprägung der Symptomatik aufweisen. Aus der Ängstigung des Kindes und der Umwelt über die beginnenden Ausfälle, aber auch aus der zunächst bestehenden diagnostischen Ratlosigkeit der Ärzte, kann es leicht zu einer psychogenen Verstärkung der Symptomatik und Verhaltensauffälligkeiten kommen, die zur Mißdeutung als reines Konversionssyndrom verleiten.

Bei Kleinkindern gibt es eine schmerzhafte *Armlähmung* durch Subluxation des Radiusköpfchens nach plötzlichem Zug am Arm. Schmerzhafte, psychogen wirkende Gangstörungen wurden bei *Hüftgelenkserkrankungen* oder bei Aneurysmen im Spinalbereich beobachtet. Seltene Erkrankungen wie die familiäre *progressive Dystonie* mit Tagesschwankungen können jahrelang als unklar, schließlich als psychogen angesehen werden. Hysterisches Verhalten mit Gangstörungen kann den Beginn einer *Wilsonschen Erkrankung* verschleiern.

Wichtig ist auch die Beachtung von *Intoxikationen* mit Schwermetallen; so fand sich nach der Einnahme von Rattengift eine Thalliumintoxikation mit leichter polyneuritischer Symptomatik und ausgeprägtem sogenannten pseudoneurotischen Verhalten. Die heute nicht mehr übliche Quecksilberbehandlung führte früher bei Kindern zum Bild der Akrodynie (Feersche Neurose), die gelegentlich auch als eine psychogene Gangstörung fehlgedeutet werden kann.

Paroxysmale Lähmungen durch *Hypo-* oder *Hyperkaliämie* gehen in der Regel mit allgemeiner Adynamie und Hypotonie einher und zeigen charakteristische Veränderungen im EKG und EMG.

### Anfälle und Dämmerzustände

Der expressive Charakter tritt dabei in den Vordergrund. Der klassische *Arc de cercle* wird heute nur noch selten beobachtet. Dabei kommt es zu extremer Beugung des Körpers nach vorn, meist aber nach hinten, wobei allein Kopf und Fersen den Körper von der Unterlage abstützen. Zuckungen in Armen und Beinen können beobachtet werden. Die Anfälle können jedoch monoton-rhythmisch ablaufen und dadurch durchaus zunächst „organisch“ erscheinen. Die Ausgestaltung der Anfälle ist so vielfältig, daß eine Beschreibung als Syndrom nicht möglich ist. Wichtig ist die Erhaltung von Bewußtsein und Erinnerung sowie der Pupillenreaktionen.

Die *psychogenen Dämmerzustände* sind durch Einengung des Bewußtseins, meist auf affektiv stark bewegende Inhalte, gekennzeichnet. Die Patienten sind nicht zu fixieren, verhalten sich läppisch-infantil, „wie ein ungezogenes Kind“ oder fühlen sich in eine andere Umgebung versetzt, haben ekstatische Erlebnisse. Manchmal kommt es zu szenenhaften Visionen, an die sie sich voll oder nur lückenhaft erinnern können. Die dämmrige, traumhafte, eingeengte Bewußtseinslage derartiger konversionsneurotischer Dämmerzustände kann als hyponoisch bezeichnet werden. Der weitere Begriff der hypobulischen Mechanismen kennzeichnet derartige Anfälle, wenn es unter einer stark angstauslösenden Belastung zu elementaren, stammesgeschichtlich älteren Verhaltensweisen, wie Bewegungssturm und Totstellreflex, kommt.

*Differentialdiagnostisch* wichtig sind *psychomotorische Anfälle* wie Dämmerattacken bei Temporallappenepilepsie. Diese können szenische Abläufe enthalten, die auch unter situativen Belastungen, Überforderung in der Schule, sexueller Beunruhigung auftreten oder an bestimmte Auslösesituationen fixiert sind. Nicht anfallsbedingte psychopathologische Phänomene bei der psychomotorischen Epilepsie, z. B. Verstimmungszustände, erschweren die Differentialdiagnose zusätzlich. Auch bei anderen Formen der Epilepsie ist das Auftreten psychogener Anfälle oder psychogen ausgelöster epileptischer Anfälle bekannt. Man spricht hier von *Hysteroepilepsie.*

Nach der Entlassung aus einer neuropädiatrischen Klinik hatte ein vierzehn Jahre altes Mädchen aufgegeben, Anfalle durch Fächeln bei der bestehenden Photoepilepsie selbst auszulösen. Im Zusammenhang mit Streitigkeiten in der Familie, bei denen ihr der Vater abendlichen Ausgang verbot, bekam sie einen Anfall, den die Mutter als Simulation auffaßte. In der Klinik wurden weitere Anfälle u. a. mit Arc de cercle beobachtet. Im täglichen Umgang boten sich stark demonstrativ-hysterische Verhaltenszüge, die vor allem für die Umgangsform zwischen Mutter und Tochter charakteristisch waren. Die geistige Leistungsfähigkeit war durchschnittlich, Anzeichen für ein hirnorganisches Psychosyndrom bestanden. Vor allem beeindruckten Infantilität im Affektbereich, Beeinträchtigung der Kommunikations- und Bindungsfähigkeit mit kindlichen Anlehnungs- und Geltungsbedürfnissen. Eine Wiederaufnahme wegen eines Suizidversuches nach einer Ohrfeige vom Vater wurde erforderlich. Wenige Tage nach der erneuten Entlassung kam es zu eindeutigen Grand-mal-Anfällen, die zu einer Veränderung der antikonvulsiven Medikation zwangen. Das EEG zeigte wiederholt große, generalisierte Spitzen und unregelmäßige Spike-wave-Komplexe.

Nur die situative Analyse und wiederholte Elektroenzephalogramme unter Anwendung von Provokationsmethoden führen zu einer verläßlichen Einschätzung der zusammenwirkenden psychischen und hirnorganischen Komponenten.

Eine Sonderform stellen die *tetanischen Anfälle* dar, bei denen es nach *Hyperventilation* bei erhaltenem Bewußtsein zu schmerzhaften tonischen Streckkrämpfen mit Pfötchenstellung der Hände und Karpopedalspasmen kommt, diagnostisch wichtig ist das positive *Chvosteksche Zeichen.* Es finden sich eine gesteigerte elektrische Erregbarkeit und manchmal erniedrigter Blutkalziumspiegel.

Tagelang anhaltende Veränderungen des Bewußtseins (psychogene Psychosen) zeigen oft eine Mischung von den erwähnten Symptomen eines Dämmerzustandes mit Verworrenheit, stereotypen Fragen und sinnlosem Hinundherlaufen, Vermeidung von Kontakt, Abwehr von Zuwendungsversuchen (Negativismus), die sich zu massiven Erregungszuständen, Umsichschlagen (angsthysterisches Verhalten) steigern, aber auch wahnhafte Inhalte, paranoide Befürchtungen, Derealisation und Depersonalisation zeigen können. Meist läßt sich anamnestisch eine Kumulation von seelischen Belastungen nachweisen, die Abgrenzung von einer beginnenden endogenen Psychose ist manchmal aber nur durch den Verlauf möglich. Durch die stationäre Aufnahme und die Zuwendung, die die Patienten erfahren, klingen die Zustandsbilder relativ rasch ab. Der Patient vermag sich von ihnen zu distanzieren und seine Erlebnisse als „mir war, als ob“ zu schildern.

Bei der Fülle der möglichen Symptomatik im Rahmen der Konversionssyndrome, die auch einmal bis zur Scheinschwangerschaft bei einer Jugendlichen reichen können, ist lediglich die Empfehlung zu geben, die jeweilige Differentialdiagnostik sorgfältig zu beachten.

Ein zehnjähriger Junge hielt seine Eltern, die durch die gemeinsame Führung eines Einzelhandelsgeschäftes voll ausgelastet waren, lange Zeit durch einen Noktambulismus in Atem, der sich während des stationären Aufenthaltes als eine konversionsneurotische Symptomatik mit zum Teil recht bewußtseinsnahem Appell an die Zuwendung der Eltern entpuppte.

## Ätiologie und Genese

Nach S. FREUDs Vorstellung wird die nicht abführbare Triebenergie eines seelischen Konfliktes in die körperliche Innervation umgewandelt. Die Symptombildung stellt einen Lösungsversuch dar. Wie das erfolgen kann, ist unklar. Auch wenn die energetischen Vorstellungen heute in den Hintergrund getreten sind, ist es zunächst einmal wichtig festzuhalten, daß damit die Ebene der reifen, verbalen und bewußten Kommunikation aufgegeben wird, der Umschlag in eine archaische Körpersprache erfolgt, die in ihrer extremen Ausprägung: Totstellreflex und Bewegungssturm an phylogenetisch determinierte Verhaltensmuster erinnert. MENTZOS (1971) nennt dies „regressive Desymbolisierung“. Die körperliche Symptomatik erlaubt es dem Patienten, *sich selbst* als schwach, hilflos und für sein Tun nicht verantwortlich zu empfin-

den, er vermag somit einem ihm unlösbar erscheinenden Konflikt auszuweichen, Triebängste oder Regungen des Gewissens zu *verdrängen* oder angstauslösende, eine Auseinandersetzung herausfordernde reale Situationen zu *verleugnen*.
Aber auch anderen gegenüber erfolgt mit der körperlichen Symptomatik das Angebot: „Ich bin krank und hilfsbedürftig." Hier trifft sich die psychodynamische Betrachtungsweise mit anderen Vorstellungen über die Genese der Konversionssymptomatik (CHODOFF 1974; KENDELL 1974). Auch darin wird die Symptomatik als eine Art nichtverbaler Kommunikation in der Sprache des Krankseins verstanden, auf die Bedeutung der Angst vor und die Art des Umganges mit Kranksein im familiären Erziehungsstil abgehoben, vor allem aber auf die sozialen Implikationen der Rolle des Kranken („sick role") hingewiesen, die sozial tolerierte Vorzüge und Verpflichtungen für den Kranken anbietet und ebenso sozial geschätzte Verhaltensweisen der Umwelt, insbesondere der Familie, der Ärzte und des Pflegepersonals umfaßt.
Unter *psychodynamischem Aspekt* wurde ursprünglich angenommen, daß den Konflikten unbewußte Phantasien – im Gegensatz zu den bewußten Zwangsvorstellungen! – zugrunde liegen, die vorwiegend durch eine ungelöste ödipale Problematik bedingt sind, d. h., sie haben mit der Liebesbeziehung des Kindes zu seinen Eltern in einem bereits recht fortgeschrittenen Stadium der seelischen Entwicklung, dem späten Vorschulalter, zu tun. Das Kind versteht sich in diesem Entwicklungsabschnitt bereits als Junge oder als Mädchen, erlebt Vater und Mutter in deren Beziehung zueinander als Mann und Frau. Die dabei entstehenden Konflikte sind von Rivalität, Anlehnungs- und Identifikationswünschen bestimmt. Das Scheitern einer befriedigenden Lösung kann sich in Penisneid und Kastrationskomplex äußern.
Eine derartige Problematik findet sich, oft durch die körperlichen Reifungsvorgänge belebt, bei Konversionssyndromen in der Pubertät. Sehr eindrucksvoll läßt sich dabei auch erkennen, wie z. B. unbewußte verführerische, inzestuöse Haltungen der Eltern dazu beitragen. Der Vater eines pubertierenden Mädchens, deutlich jünger als die Mutter, umarmte und küßte dieses beim ersten Besuch auf der Station wie eine Geliebte und hatte große Mühe, im Rahmen der begleitenden Elterntherapie zu erkennen, wie beunruhigend dies für seine Tochter war. Ein anderer Vater bestand darauf, daß sich seine Tochter morgens mit ihm gemeinsam im Bade nackt wusch, verteidigte diese Gewohnheit gegenüber den massiven Bedenken der Ehefrau als „doch nur natürlich."
Diese Sexualisierung in der Eltern-Kind-Beziehung, die durchaus auch die Mutter-Sohn-Beziehung betreffen kann, ist aber sicher nicht allein bedeutsam. Vielmehr geht es bei der ödipalen Problematik, die sich in Konversionssyndromen niederschlägt, oft um eine tiefere Beeinträchtigung des Konzeptes, das das Kind von seiner zukünftigen Rolle als Frau oder als Mann zu entwickeln vermag. Als besonders negativ wird das Zusammentreffen von hysterischen Wesenszügen bei der Mutter – Egozentrik, Infantilität und Unechtheit – mit einem eher autoritären Verhalten des Vaters angesehen, darüber hinaus werden extrem verwöhnende erzieherische Haltungen erwähnt, die das Kind zu pathologischen Bequemlichkeitshaltungen prädestinieren.
Auf die besondere Gefährdung des hübschen Kindes hat DÜHRSSEN (1974) besonders hingewiesen, das nicht nur in der eigenen Familie, sondern auch unter Gleichaltrigen in eine Starrolle hineinwächst und so an leichte Erfolge gewöhnt wird. Die häufig reduzierte Entwicklung, mangelndes Interesse an Sachwissen, die Beeinträchtigung der Fähigkeit durch Kontinuität und eigenen Einsatz, etwas zu erreichen und daraus Befriedigung zu ziehen, aber auch die mangelnde Toleranz gegenüber Versagungssituationen in den zwischenmenschlichen Beziehungen lassen sich daraus ableiten. In diesem Zusammenhang ist ferner auf die Tendenz hinzuweisen, alles nicht so ernst zu nehmen, und die Ignorierung eigener Verantwortlichkeit zu erwähnen. Hier zeigt sich also ein zweites ätiologisches Moment, das für die Therapierbarkeit und Prognose von Konversionssyndromen wichtig ist: das Ausmaß der Beeinträchtigung der Ich-Funktionen und der sozialen Kompetenz durch die Aufwuchsbedingungen.
Der dritte und u. E. wichtigste ätiologische Aspekt ergibt sich aber daraus, daß die Konversionssymptomatik sehr oft als ein Versuch der Gewinnung von *Liebeszuwendung* (HOFFMANN 1979) verstanden werden kann. So finden sich bei den meisten Konversionssyndromen Wünsche nach Anlehnung, Anklammerung und Passivität, Anzeichen für eine orale Problematik bzw. eine frühe Störung der zwischenmenschlichen Beziehung, und/oder charakteristische Defekte des Selbstwertgefühls, die sich am besten mit der Theorie des Narzißmus FREUDs (1914), KOHUTs (1971) verstehen lassen (HOFFMANN 1979). Anamnestisch sind sehr oft frühe Störungen der Mutter-Kind-Beziehungen, Fremdplazierungen, mangelnde Zuwendung zum Kind um seiner selbst willen und das Fortbestehen entsprechender oraler Wünsche im Verhalten zu erkennen, darüber hinaus das tiefgreifende Gefühl der eigenen Wertlosigkeit, das den Patienten veranlaßt, etwas Besonderes darstellen zu müssen, um Zuwendung zu finden und vor sich selbst bestehen zu können.

Fallbeispiel:
Etwa seit einem Jahr vor der stationären Aufnahme des dreizehnjährigen Mädchens klagte dieses über Kopfweh, Schmerzen in den Knien, später den Fußgelenken und Oberbauchbeschwerden. Es träumte davon, invalid zu sein und im Rollstuhl gefahren werden zu müssen. Während eines heftigen Wortwechsels nach der Turnstunde, in dem ihr, der Klassensprecherin, von den Kameradinnen vorgeworfen

worden war, an der Niederlage der eigenen Mannschaft schuld zu sein, trat eine Abasie auf. Die Eltern schilderten das Familienleben als sehr harmonisch und geordnet. Die Patientin beschrieb den Vater jedoch als primitiven Trinker und die Mutter als schwach und traurig, die unfähig sei, sich durchzusetzen. Seit zwei Jahren seien ihre Beziehungen zu den Eltern sehr gespannt, da diese ihr den Besuch einer weiterführenden Schule versagt hätten, sie sei nämlich der Auffassung, daß sie das Abitur machen könne, um dann Chirurgin zu werden. Ihren Klassenkameraden sei sie weit überlegen.

Die freudlose familiäre Atmosphäre war dadurch gekennzeichnet, daß die Eltern, Spätaussiedler, beide in gleicher Schicht in einer Fabrik arbeiteten, der Vater nur wenige Jahre die Schule besuchte und, wie die Mutter, keinen Beruf erlernt hatte. Im Rahmen der Therapie konnte er über seinen Alkoholismus, der die Familie sehr belastete, sprechen. Das Mädchen ließ sich zunächst im Rollstuhl über die Station fahren, genoß die erträumte Rolle sehr, machte aber heimlich in ihrem Zimmer Gehversuche. Nach zehn Tagen forderte sie zwei Mitpatientinnen auf, sie zu kitzeln und erlebte dabei durch kräftiges Zutreten, daß sie ihre Beine wieder bewegen konnte. Sie fand guten Kontakt zu Gleichaltrigen und übte eine Kotherapeutenrolle aus. Stark depressive Züge traten nach Aufgabe der Lähmungserscheinungen hervor und erlaubten die Bearbeitung der zugrundeliegenden Selbstwertproblematik, die bis zu Suizidphantasien geführt hatte. Katamnestisch war zu erfahren, daß das Mädchen realistischere Zukunftspläne entwickelte, die Mutter aber die Scheidung einleitete, da der Mann sich keiner Entziehungsbehandlung unterziehen wollte, was er während des stationären Aufenthaltes zugesichert hatte.

In den meisten Fällen verdeckt die konversionsneurotische Symptomatik sowohl vor dem Patienten selbst (im Sinne eines „falschen Selbst“) als auch vor der Umwelt die zugrundeliegende Depressivität und Akzeptationsproblematik.

## Prävention, Therapie, Rehabilitation

Gesellschaftliche *Zeitströmungen* prägen offensichtlich die Häufigkeit und Ausprägung von Konversionssyndromen. So gab es psychische Epidemien, wie die Tanzwut des Mittelalters, die Kinderkreuzzüge, vor allem die Kriegszitterer des Ersten Weltkrieges, die neben den soziologisch beschreibbaren Entstehungsbedingungen deutliche Momente einer hysterischen Induktion enthalten. Die Selbstmordwelle mit E 605, worüber eine Zeitlang täglich im Rundfunk berichtet wurde, ist eine entsprechende Nachkriegserfahrung. So muß bei spektakulären Handlungen, wie Selbstverbrennungen oder ausführlich berichteten Rettungsaktionen („Suizidaler vom Freiburger Münsterturm gerettet“), immer befürchtet werden, daß solche Nachrichten im besonderen Maße hysterische Mechanismen ansprechen und das Beispiel Schule macht.

Allgemein hat in der Bevölkerung die Expressivität hysterischer Manifestationen nachgelassen und einer eher diskreten Symptomatik Platz gemacht, jedoch gerade in der Pubertät zeigen sich die Symptome gelegentlich noch stark demonstrativ ausgeprägt.

Viel zu wenig beachtete *präventive* Möglichkeiten ergeben sich daraus, daß Psychiater nach dem Ergehen der Kinder ihrer ambulant oder stationär behandelten konversionsneurotischen Patientinnen fragen und zumindest eine fachliche Überprüfung von deren Lage in der Familie anregen oder sogar veranlassen. Ebenso bedeutsam ist die Aufklärung von Kindergärtnerinnen über die oft entscheidenden präventiven Möglichkeiten in diesem Lebensabschnitt und die Weiterbildung von niedergelassenen Ärzten und Pädiatern hinsichtlich der Notwendigkeit der Fortsetzung diagnostischer Bemühungen bei „unklaren“ somatischen Beschwerden.

Allgemein präventiv wirksam sind Familienhilfen, die die orale bzw. narzißtische Grundlage vieler Konversionssyndrome vermeiden helfen: unerwünschte Schwangerschaft, frühe Fremdplazierung, emotionale Mangelsituationen.

Bei der seltenen Symptomatik im *Vorschulalter* steht die Überprüfung unter diesem Aspekt meist ganz im Vordergrund. Emotionale Deprivation oder emotionale Überforderung des Kindes durch inkonsistentes, hysterisches Verhalten der Mutter erfordern entsprechende soziale Hilfen, Erziehungsberatung oder Psychotherapie der Probleme der Erwachsenen.

Die hysterischen Reaktionen des *Schul-* und *Jugendalters* sollten stationär behandelt werden. Herausnahme aus den symptomverstärkenden und symptomunterhaltenden pathogenen Beziehungen sowie die zügige Durchführung der differentialdiagnostisch unerläßlichen Untersuchungen, die der Klinikaufenthalt ermöglicht, stehen zunächst ganz im Vordergrund.

Auch für die innere *Haltung des Arztes* ist es wichtig, hier rasch und sorgfältig Zweifel an einer möglichen organischen Erkrankung auszuräumen, da sich die Unsicherheit symptomverstärkend auswirkt und die negative Einstellung zum Patienten begünstigt, die das in der Tat oft undifferenzierte und auch Ärger provozierende Gebaren des Patienten hervorruft und dazu verführt, ihn nicht mehr ernst zu nehmen.

Dies ist für eine therapeutisch wirksame Haltung ebenso wenig förderlich wie übermäßiges Engagement, das manche pubertierenden Mädchen in hohem Maße mit ihrer diskret appellativen Symptomatik, ihrer Hilfsbedürftigkeit und Kooperationsbereitschaft, mit der fast sprichwörtlichen „schönen Indifferenz“ und dem erotisierenden Verhalten provozieren. So wird kaum ein anderer kinderpsychiatrischer Patient bei einer Verlegung aus einem Kreiskrankenhaus im Krankenwagen vom Assistenzarzt begleitet.

Auch für die *Haltung des pflegerischen* bzw. *pädagogischen Personals* ist es vorrangig, die Symptomatik als Ausdruck seelischen Leidens ernst zu nehmen und gleichzeitig ein erneutes neurotisches Arrangement auf der Station zu vermeiden. Dies heißt z. B., es muß abgesprochen werden, wieweit Bettruhe oder das Angebot eines Rollstuhles (vgl. Fallbeispiel S. 154) zunächst einmal sinnvoll ist, um dem Patienten wie jedem anderen Kranken Zuwendung zu vermitteln oder wieweit die einzelnen Maßnahmen den sekundären Krankheitsgewinn so sehr verstärken, daß es zu einer weiteren Fixierung kommt. Aus dem gleichen Grunde ist es manchmal sinnvoll, die Eltern von Besuchen fernzuhalten, bis diese ihre symptomverstärkende Beunruhigung überwunden haben. Auch anderen Kindern ist nicht immer freier Zugang zum Patientenzimmer zu gewähren. Bei ausgeprägtem hysterischem Agieren, zu dem es z. B. bei Patienten mit psychogenen Dämmerzuständen kommt, ist es gelegentlich sinnvoller, die Patienten zunächst auf eine psychiatrische Station für Erwachsene zu legen, da eine Kindergruppe einen symptomverstärkenden Resonanzboden darstellt. Der sekundäre Krankheitsgewinn kann auch dadurch reduziert werden, daß das Kind wegen seiner Symptome zunächst nicht an beliebten Gemeinschaftsveranstaltungen teilnehmen kann oder früher zu Bett muß. Keinesfalls dürfen diese Maßnahmen aber einen Strafcharakter bekommen.

Nach der organischen Diagnostik sollte bald mit einer symptomspezifischen Krankengymnastik oder Übungsbehandlung begonnen werden, auch kann die vorübergehende Gabe eines Placebopräparates oder eines Tranquilizers, z. B. bei Anfällen, indiziert sein. Parallel dazu wird mit der Einzeltherapie begonnen, die zunächst darauf abzielt, einen tragfähigen therapeutischen Kontakt herzustellen. Alle diese Maßnahmen dienen dazu, dem Patienten Sicherheit und Akzeptation zu vermitteln, die Bedeutung der Symptomatik durch Beschwichtigung und Ermunterung zu mildern und dem Patienten die Möglichkeit zu geben, ohne Preisgabe seiner Position auf die Symptomatik zu verzichten.

Danach stellt sich oft eine depressive Reaktion ein, die bis zur Suizidgefährdung führen kann. Erst nach Ende des eher symptomatisch orientierten Behandlungsabschnittes erfolgt die Konfliktbearbeitung in der Einzeltherapie.

Parallel zu der Behandlung des Kindes ist praktisch in jedem Fall die Klärung der *familiären Beziehungen* notwendig, die zu der Entwicklung der Symptomatik beigetragen haben. Auch die Eltern von Kindern mit Konversionssyndromen neigen in hohem Maße zur Verdrängung ihrer Probleme und zur Verleugnung realer Belastungen, unter denen die Familie lebt. So ist es auch für den Arzt wichtig, eine akzeptierende Haltung einzunehmen, sich nicht von vornherein mit dem Patienten zu identifizieren und in eine negative Gegenübertragung zu den Eltern zu verfallen, vielmehr diesen auch nach und nach zu ermöglichen, sich mit den eigenen Konflikten und Problemen auseinanderzusetzen. Hier stellen sich die grundsätzlichen Probleme der begleitenden Behandlung der Eltern bei stationärer Psychotherapie von Kindern und Jugendlichen, die sich in diesen Fällen nur selten auf Beratung beschränken kann, sondern meist die Aufgabe hat, den Eltern ihre eigenen Konflikte zu verdeutlichen und ihnen Lösungsmöglichkeiten, auch in Form einer eigenen Psychotherapie, zu vermitteln.

Die Einleitung *sozialpsychiatrischer Maßnahmen*, Hortbesuch, Schulwechsel, Vermittlung einer Pflegestelle, eines Heimplatzes, sind nicht syndromspezifisch, sondern hängen von den Entstehungsbedingungen der Symptomatik und den Möglichkeiten ab, diese im Rahmen der ärztlichen Tätigkeit zu verändern.

Über die *Prognose* lassen sich nur sehr globale Äußerungen machen. Sie hängt eindeutig davon ab, wie sehr der Patient bereits in seiner gesamten Persönlichkeitsentwicklung beeinträchtigt ist. Sehr expressiv verlaufende Zustandsbilder in der frühen Adoleszenz sind therapeutisch gut anzugehen. Konversionsneurotische Symptomatik im Zusammenhang mit chronischer depressiver Verstimmbarkeit und hochgradiger Ich-Schwäche bei in ihrer Beziehungsfähigkeit früh geschädigten Kindern erfordern gelegentlich über Jahre hinweg immer neue psychiatrische Interventionen, wenn die meist erheblich gestörte Familie, Pflegefamilie, Heime und das zuständige Jugendamt sich immer wieder verzweifelt melden, weil es zu neuem demonstrativem Agieren gekommen ist.

## Literatur


Benaine, S., J. Horder, J. Andersen: Hysterical epidemic in a classroom. Psychol. Med. 3 (1973) 366

Bohm, E.: Lehrbuch der Rorschach-Diagnostik, 4. Aufl. Huber, Stuttgart 1972

Bräutigam, W.: Reaktionen. Neurosen. Psychopathien. Thieme, Stuttgart 1972

Chodoff, P.: The diagnosis of hysterica: an overview. Amer. J. Psychiat. 131 (1974) 1073

Dauner, I., H. Remschmidt: Symptomwahl und Symptomwandel bei einem Fall von psychogenem Schreibkrampf. Prax. Kinderpsychol. Kinderpsychiat. 19 (1970) 246

Dauner, I.: Klinik und Therapie psychogener Gangstörungen bei Kindern und Jugendlichen. Prax. Kinderpsychol. Kinderpsychiat. 26 (1977) 203

Dubowitz, H., L. Hersov: Management of children with non-organic (hysterical) disorders of motorfunction. Develop. Med. Child Neurol. 18 (1976) 358

Dührssen, A.: Psychogene Erkrankungen bei Kindern und Jugendlichen. Verlag für Medizinische Psychologie, Göttingen 1974

Einsiedel, E., W. Schönberger: Hysterische Lähmung der unteren Extremitäten mit Pyramidenbahnsymptomen bei einer Fünfjährigen. Prax. Kinderpsychol. Kinderpsychiat. 23 (1974) 277

Freud, S.: Zur Einführung des Narzißmus. (1914) Gesammelte Werke Bd. X, 4. Aufl. S. Fischer, Frankfurt 1967 (S. 138–170)

Harbauer, H., R. Lempp, G. Nissen, P. Strunk: Lehrbuch der speziellen Kinder- und Jugendpsychiatrie, 3. Aufl., Springer, Berlin 1976

Hoffmann, S. O.: Charakter und Neurose. Suhrkamp, Frankfurt 1979
Hoffmann, S. O., G. Hochapfel: Einführung in die Neurosenlehre und psychosomatische Medizin. Schattauer, Stuttgart 1979
Kendell, R.: A new look at hysteria. Medicine 30 (1974) 1780
Kohut, H.: Narzißmus. Suhrkamp, Frankfurt 1971
Mentzos, S.: Die Veränderungen der Selbstrepräsentanz in der Hysterie. Psyche 25 (1971) 669
Petri, H.: Soziale Schicht und psychische Erkrankung im Kindes- und Jugendalter. Verlag für Medizinische Psychologie, Göttingen 1979
Rabe, F.: Die Kombination hysterischer und epileptischer Anfälle. Springer, Berlin 1970
Remschmidt, H., M. Schmidt: Multiaxiales Klassifikationsschema für psychiatrische Erkrankungen im Kindes- und Jugendalter nach Rutter, Shaffer und Sturge. Huber, Bern 1977
Rivinus, T. M., D. L. Jamison, P. J. Graham: Childhood organic neurological disease presenting as psychiatric disorder. Arch. Dis. Childh. 50 (1975) 115
Rutter, M., J. Tizard, K. Whitmore (Hrsg.): Education, Health and Behavior. Longman, London 1970
Rutter, M., P. Graham, O. Chadwick, W. Yule: Adolescent turmoil: fact or fiction. J. Child Psychol. 17 (1976) 35
Schneider, K.: Die psychopathischen Persönlichkeiten, 9. Aufl. Deuticke, Wien 1950
Shepherd, M., B. Oppenheim, Sh. Mitchell: Auffälliges Verhalten bei Kindern. Verlag für Medizinische Psychologie, Göttingen 1973
Strömgren, E.: Psychiatrische Genetik. In: Psychiatrie der Gegenwart, Bd. I/1, hrsg. von H. W. Gruhle, R. Jung, W. Mayer-Gross, M. Müller. Springer, Berlin 1967
Thalmann, H. Ch.: Verhaltensstörungen bei Kindern im Grundschulalter. Klett, Stuttgart 1971
Wallis, H.: Zur Symptomatik des Autismus im Kindesalter. Z. Kinderpsychiat. 24 (1957) 129
Zetzel, E. R.: Die Fähigkeit zu emotionalem Wachstum. Klett, Stuttgart 1974

# Neurotische Dissozialität und Delinquenz

*Hans Christ, Carl Klüwer*

## Epidemiologie

Von den schätzungsweise 4 Millionen Jugendlichen in der Bundesrepublik Deutschland leben etwa 1,5% in Heimen und Gefängnissen. Wie die Kriminalstatistik von 1977 zeigt, verschob sich die Verwahrlosungsrate in den letzten Jahren immer mehr zugunsten der Jugendlichen und Kinder. Nach einer statistischen Aufschlüsselung von EBERHARD u. KOHLMETZ (1973) sind alle Bevölkerungsschichten gemäß ihrem Anteil an der Gesamtbevölkerung nahezu gleich schwer betroffen. Die Erscheinungsfähigkeit, die in der Größenordnung anderer psychiatrischer Statistiken liegt, und die breite Streuung von Verwahrlosungserscheinungen in der Bevölkerung machen die Dringlichkeit der Auseinandersetzung mit dieser Thematik deutlich.

Die folgende Darstellung bezieht sich auf die langjährigen Erfahrungen aus der stationären, analytisch orientierten Psychotherapie von bis heute ca. 500 männlichen dissozialen Jugendlichen in „Haus Sommerberg", einem therapeutisch-pädagogischen Jugendheim in Hoffnungsthal bei Köln.

## Klassifikation

Der Begriff *Dissozialität* ist dem Verwahrlosungsbegriff vorzuziehen, da er weniger vorurteilsbelastet ist. Der Dissozialitätsbegriff nach HARTMANN (1970) umfaßt als Oberbegriff alle – auch einmalige – Abweichungen von der sozialen Norm, *Verwahrlosung* das generalisierte und perpetuierte Abweichen von sozialen Normen, *Delinquenz* (Kriminalität) die inkriminierten Normabweichungen.

Die Durchsicht der relevanten Literatur ergibt eine verwirrende Vielzahl von Untersuchungen, die sich um die empirische Eruierung biologischer, somatischer, psychologischer und soziokultureller Variablen bemühen. Dabei sind die meisten empirischen Arbeiten einer positivistischen Wissenschaftstheorie verpflichtet. Das gilt auch für sogenannte theorieorientierte Ansätze, die hauptsächlich mit statistischen Organisierungsmethoden arbeiten, womit Daten verschiedener Organisationsebenen zueinander in Beziehung gebracht werden, um durch die Erstellung von Merkmalsklassen zu einer Differenzierung der Merkmalsträger zu gelangen. Nun ist aber der Begriff Dissozialität zum Sammelbecken höchst unterschiedlicher Sozialisationsstörungen geworden. Einer an Symptomen und Verhaltensvariablen orientierten Forschung mag es zwar gelingen, die buntschillernde Palette dissozialen Verhaltens in faktoriell gesicherten Klassen aufzulösen, nicht jedoch den notwendigen Ansprüchen einer Theoriebildung gerecht zu werden. Es ist eine allgemein bekannte klinische Tatsache, daß ähnliche Symptome bei gänzlich verschiedenen diagnostischen Situationen vorkommen. STIERLIN (1974) beschreibt demgemäß, wie verschiedene situations- und persönlichkeitsabhängige Faktoren zu einem Symptom – hier z. B. dem Ausreißen – führen können.

Die Brauchbarkeit einer Theorie hängt unseres Erachtens von der aus ihr ableitbaren Relevanz für Diagnostik, Prävention und Therapie ab. Ein Einteilungsschema nach PETER SCOTT (1960, zit. in KLÜWER 1974, S. 291) ist an einem solchen Relevanzkriterium orientiert und wurde von KLÜWER (1974) adaptiert. Das Einteilungsschema hat vier Kategorien und berücksichtigt psychosozial-genetische Gesichtspunkte ebenso wie verhaltensorientierte Aspekte und Implikationen für die Therapie. Dieses Kapitel beschränkt sich auf die Darstellung *neurotischer Dissozialität* und schwerer *narzißtischer Persönlichkeitsstörungen mit dissozialer Symptomatik*, die nach einer Expertenkommission der WHO die größte Gruppe unter den Delinquenten stellen (HOPMANN 1956).

Im Gegensatz zur traditionellen psychiatrischen Krankheitslehre – ein historischer Überblick über Klassifikationsversuche sogenannter Psychopathien findet sich bei REMSCHMIDT (1978) – kann man bei der neurotischen Dissozialität von der Existenz einer Krankheitseinheit mit spezifischer Ätiologie ausgehen, als einer aus psychogenetisch-strukturellen Bedingungen verursachten Störung der Fähigkeit, realitätsadäquate Antworten auf psychosoziale Szenen zu finden.

## Diagnose und Differentialdiagnose

Auf der Verhaltensebene äußern sich die ersten Symptome neurotischer Dissozialität oft bereits im

*Kindergarten-* und *frühen Schulalter* in motorischer Unruhe, Umherstreunen, Lügen und Stehlen. Diese relativ spezifischen Symptome sind nicht selten mit unspezifischen psychosomatischen Reaktionen, Enuresis, Enkopresis, aber manchmal auch Asthma und Hautallergien gekoppelt, wie sie bei larvierten Depressionen im Kindesalter beobachtet werden können. Im *Schul-* und *Spielbereich* treten mit zunehmendem Alter aggressive Verhaltensauffälligkeiten und Clownerien in den Vordergrund, die mit dem Eintritt in die *Pubertät*, unter Umständen ergänzt durch polymorph-sexuelle Auffälligkeiten, ihren Höhepunkt erreichen. Besonders der *männliche* neurotisch Dissoziale entwickelt eine große Bandbreite von aggressiven und sexuellen Verhaltensauffälligkeiten, während die Symptomatik der *weiblichen* Jugendlichen vorwiegend auf heterosexuelles Agieren und kleine Eigentumsdelikte beschränkt bleibt (BLOS 1961). Es ist hier weder möglich noch sinnvoll, eine umfassende Aufzählung von Verhaltensmanifestationen neurotischer Dissozialität zu geben. Es lassen sich jedoch drei *Kernsymptome* höherer Ordnung herausstellen:

1. *Spannungsintoleranz*, gekennzeichnet durch die Unfähigkeit, Angst und Unlust zu ertragen;
2. Streben nach *unmittelbarer Triebbefriedigung*, gekennzeichnet durch mangelnde Ausdauer und Konzentrationsschwäche;
3. *Oberflächliche Objektbeziehungen*, die zwischen Distanz und Distanzlosigkeit schwanken und von fundamentalem Mißtrauen begleitet sind.

Ganz allgemeingültig kann man sagen, daß die neurotisch Dissozialen sich grundsätzlich aller psychopathologischen Konfliktausdrucksmöglichkeiten bedienen können, die sie vor einer inneren Auseinandersetzung mit sich selbst bewahren. In der Reihenfolge der Auftretenshäufigkeit finden wir depressive, zwanghafte und hysterische Charakterstrukturen vor, die sich nur hinsichtlich ihrer sozialen Instabilität von neurotischen Strukturbildungen unterscheiden. Das Hauptunterscheidungsmerkmal ist nicht die unterschiedliche Persönlichkeitsstruktur (vgl. KLÜWER 1968), sondern die spezifische Art der *Konfliktverarbeitung*, die beim Neurotiker autoplastischer, beim neurotisch Dissozialen alloplastischer Natur ist.

Durch Projektion werden innerpsychische Konflikte in der Außenwelt inszeniert und ausagiert. So ist auch das Ausbleiben von bewußten Schuldgefühlen nach einer Straftat oder Normübertretung zu verstehen. Die Externalisierung ihres Über-Ich macht den neurotisch Dissozialen ihre Umwelt zum Richter. Die Pathologie des Über-Ich wurde lange Zeit als ihr zentrales Merkmal herausgestellt. Heute wissen wir, daß die Externalisierung des Über-Ich neben der Projektion von Ich- und Es-Anteilen sowie bestimmter Selbst-Repräsentanzen Ausdruck einer allgemeinen alloplastischen Konfliktverarbeitung ist. Der große Stellenwert, den man der Über-Ich-Pathologie einräumte, erklärt sich daraus, daß die Tat und das Ausbleiben sonst erwarteter sozialer Reaktionen beim Täter das augenfälligste Endergebnis einer Kette vorangegangener dissozialer Mechanismen darstellt. Dennoch finden wir gerade durch den Umgang des neurotisch Dissozialen mit seinem Gewissen – er ist sozusagen noch oder wieder der heteronomen Moral eines Kindes verpflichtet – den tieferen Zugang zur Problematik, da das Ausbleiben von Schuldgefühlen eine Aussage über die besondere Art der Objektbeziehungen zuläßt. In der Tat sind die labilen Objektbeziehungen neurotisch Dissozialer narzißtischer Natur, d. h. nicht auf die Objekte selbst, sondern auf die Bedürfnisbefriedigung (narzißtische Gratifikation) durch diese ausgerichtet. Schuldgefühle können jedoch nur gegenüber Objekten auftreten, denen man sich verpflichtet fühlt. Neurotisch Dissoziale fühlen sich keinem, außer sich selbst, verpflichtet. Sie sind Meister in der Entwertung von Personen, denen sie eigene konfliktbesetzte Anteile delegieren. Sie sind auch Meister der Distanzlosigkeit und der schnellen Identifizierung mit Personen, die sie eigenen Idealisierungswünschen und Größenvorstellungen näherkommen lassen. Die Abwehrmechanismen der Idealisierung, Entwertung, Projektion und Identifikation dominieren, bleiben aber nicht konstant mit bestimmten Personen verknüpft. Schon der leiseste Anflug von Kritik oder Vernachlässigung führt zu übermächtigen Kränkungsreaktionen, die eine eben noch idealisierte Person zum Haßobjekt werden lassen.

Das Agieren von Zuneigungs- oder Wutreaktionen dient der Wiederherstellung der in Frage gestellten Größe und des verletzten Selbstwertgefühls. Damit halten sie insgeheim ihre Überzeugung aufrecht, daß sie eigentlich ihrem Ideal entsprechen: „Ich weiß ja eigentlich alles", „ich könnte ja diese grandiosen Sachen schon bringen", „ich ... eigentlich" (KLÜWER 1974), „aber dieses körperlich-handelnde Ich ist der Trottel, der alles falsch macht!" (LE COULTRE 1972, 1966). Diese Phantasien und das entsprechende Agieren stehen damit im Dienst der kompensatorischen Realitätsverzerrung. Die Qualität der oftmals gut entwickelten Ich-Funktionen, die allerdings nicht autonom eingesetzt werden können, da sie im Dienste der Abwehr steckenbleiben und die Entwertung der Objektbeziehungen, durch deren Reduzierung auf den Aspekt der Bedürfnisbefriedigung, stellen differentialdiagnostische Abgrenzungen zu schizophrenen Erkrankungen dar. Die Ich-Funktionen in der Schizophrenie sind stark gestört, auf eine autistische Innenwelt gerichtet, und die Existenz von Objektbeziehungen wird verleugnet.

Bei neurotisch Dissozialen kann es zu Episoden massiver depressiver Reaktionen mit vitalen Merkmalen kommen, wenn sie in eine Situation geraten, in der die Erkenntnis ihrer eigenen Hilflosigkeit unausweichlich ist. Bei erneuter narzißtischer Zufuhr wird das depressive Bild jedoch schnell wieder durch die Demonstration von Grandiosität abgelöst.

## Familiendynamik

Die meisten Autoren stimmen darin überein, daß neurotisch Dissoziale von ihren Eltern, die sich oft selbst ablehnen, als narzißtische Verlängerung ihres eigenen Selbst behandelt werden (STIERLIN 1974; MINUCHIN 1977). So wird die Errichtung von Generations- und Geschlechtsgrenzen behindert und damit die Identitätsentwicklung des Kindes stark erschwert. Das zentrale Thema in Familien mit neurotisch Dissozialen ist die Erlangung von Autonomie in einer Jeder-gegen-jeden-Ideologie, die zu außergewöhnlicher Schärfung der Selbstwahrnehmung führt (HASSAN 1977).
Die Fremdwahrnehmung hingegen ist verkümmert, was eine Projektion eigener Anteile in die Außenwelt fördert. Eine locker konkurrierende Rollenstruktur und offene oder verdeckte Machtausübung beherrschen die Szene, in der die Beziehungsaufnahme zum Zweck der eigenen Bedürfnisbefriedigung gesehen wird. Die Delegationsprozesse (STIERLIN 1978) – der Indexpatient wird unbewußt mit dem Agieren von verbotenen Strebungen der Eltern beauftragt – führen zu Koalitionen und Aufspaltungen in der Familie und verstricken den neurotisch Dissozialen immer noch stärker in paradoxe Beziehungssituationen, denen er durch Agieren zu entkommen sucht. Das dissoziale Agieren ist ein Symptomäquivalent, da es einerseits im Dienst der Loyalität zu den Eltern steht, andererseits aber die aggressive Rückbeziehung auf die Delegierenden deutlich macht, in dem die neurotisch Dissozialen zum lebenden Vorwurf für das elterliche Versagen werden. In der Adoleszenz verschärfen sich diese Vorgänge dramatisch, da die Eltern, die nun in der Lebensmitte stehen, sich schmerzhaft der verfehlten Ziele ihrer eigenen Jugend und der eigenen Begrenztheit bewußt werden.

## Ätiologie

AICHHORN (1951), FREUD (1966), KLÜWER (1974) u. a. betrachten pathologische dissoziale Reaktionsformen in einer Hinsicht als Ausdruck einer schweren narzißtischen Persönlichkeitsstörung, in anderer Hinsicht als Ausdruck ödipaler Konflikte. Heute gelangt man immer mehr zu der Überzeugung, daß es sich bei beiden Gruppen, zwar mit verschiedenen Schwerpunkten, um eine mehr oder weniger starke Störung des zentralen Selbst insbesondere einer anormalen Orientierung des Selbstgefühls handelt. Die von neurotischen Dissozialen erinnerten oder agierten Traumen haben im Gegensatz zu den meist irrationalen Klagen der Neurotiker einen realen Bezug zu schweren narzißtischen Defiziten in den ersten Lebensjahren, die durch Trennungen, Krankheit, Tod, Heimaufenthalte, emotionale Ausstoßungen und erhebliche narzißtische Persönlichkeitsstörungen der Mutter hervorgerufen wurden (EISSLER 1966, SIMMEL 1966). Eine Störung der Neutralisierung (Fusion) aggressiver und libidinöser Strebungen ist die Folge. Damit wird in der Genese der neurotischen Dissozialität anders als in der der Depressionen die Besetzungsfähigkeit von Objekten gestört, eine Fehlentwicklung, die sich später in den typisch alloplastischen Ausdrucksformen von Leere und Gefühl der Langeweile da äußert, wo der Depressive mit Hoffnungslosigkeit (autoplastisch) reagieren würde. Die unter normalen Umständen alternierenden Trennungen und Wiederannäherungen des Kindes an die Mutter während der Individuations-Trennungsphase (MAHLER 1972), wodurch das Kind allmählich (bis zum 3. Lebensjahr) die idealisierten Funktionen der Mutter selbst übernehmen kann, wurden erheblich gestört. Das Kind bleibt auf dem Niveau der bedürfnisbefriedigenden Funktion von Objektbeziehungen fixiert. Als Reaktionsbildung auf die Erschütterung seines Selbstwerterlebens kommt es zur Neubesetzung eines – oft archaischen – Größenselbst (KOHUT 1974). Die Identifizierung mit diesen Phantasien, Wurzel der späteren Realitätsverzerrung, entschädigen für narzißtische Defizite auf Kosten der Bildung eines stabilen Selbst mit realitätsorientierten Grenzen. Der neurotisch Dissoziale bleibt auf die Größenphantasien und überwertigen Leitlinien seines bewußtseinsnahen Größenselbst fixiert, das für ihn die Gewissensfunktion seines Über-Ich ersetzt. Dies und die mangelnde Objektbesetzungsfähigkeit verhindert eine ausreichende Identifizierung, die zum Untergang des Ödipuskomplexes notwendig ist. Die Beziehungen zu den Eltern behalten deshalb großenteils Getriebenheitscharakter. Dies hat Folgen für die Über-Ich-Bildung, von der wir wissen, daß sie weniger von der Erziehungseinstellung (Strenge oder Verwöhnung) der Eltern allein als vielmehr vom Neutralisierungsgrad der Aggression des Kindes und damit von der Qualität der frühen Objektbeziehungen abhängt (LAMPL-DE-GROOT 1966). Es entwickelt sich ein grausames Über-Ich, das durch Verdrängung und Projektion in die Außenwelt abgewehrt wird und dessen Spuren sich nur noch in körperlich- oder sozial-zerstörerischen Akten wiederfinden lassen. Zwei Sonderformen des masochistischen Agierens ragen in diesem Zusammenhang heraus: Das unbewußte Strafbedürfnis einiger neurotisch Dissozialer und der Typus des Pechvogels, der dauernd in „Unfälle“ verwickelt ist. Neben den frühen und defektuösen narzißtischen Persönlichkeitsstörungen gibt es eine Gruppe weniger stark gestörter neurotisch Dissozialer, bei denen der Aufbau sta-

biler und realistischer Selbstgrenzen weniger durch narzißtische Defizite als durch Verführungen auf allen Stufen der Entwicklung gestört ist. Eine aktiv verführende Einstellung der Eltern führt ebenfalls zur Wiederbesetzung des Größenselbst mit Omnipotenzphantasien, diesmal direkt von außen induziert, und zu einer Verschärfung der ödipalen Problematik mit der bekannten Verdrängung des Über-Ich und dessen Projektion in die Außenwelt.
Die beschriebenen Vorgänge werden in der Zeit der Pubertät und der frühen Adoleszenz mit dem begleitenden Aktivitätsschub (KLÜWER 1955) und der sprunghaften Zunahme narzißtischer Bedürfnisse sowie der Lockerung der Geschlechts- und Generationsgrenzen krisenhaft reaktualisiert. Insbesondere von männlichen Jugendlichen wird dieser Zustand mit einer temporären Regression auf die verschiedensten Arten frühkindlicher libidinöser und aggressiver Befriedigung beantwortet. Eine gesteigerte motorische Unruhe, wilde Spiele und polymorphperverse Masturbationsphantasien sind deshalb typisch für diese Entwicklungsphase. Gewaltsam setzen sich die neurotisch Dissozialen gegen den Regressionsdruck der frustrierenden Abhängigkeitsverhältnisse der frühen Kindheit durch aggressives und sexuelles Agieren zur Wehr. Sie befinden sich dabei in Übereinstimmung mit ihrem unmodifizierten archaischen Größenselbst, das zu dieser Zeit eine neue Zufuhr durch die Jugendidole bekommt, die nicht personhaft, sondern als Verkörperung von Wärme, Strenge, Macht und Verstehen verinnerlicht werden. Damit stellt die Konfliktlösung durch Agieren als Symptomäquivalent einen Kampf gegen die Regression dar. Immer sind massive Arbeits- und Leistungsstörungen sowie Intelligenzhemmungen zu diagnostizieren, eine Tatsache, die auf den Mangel an autonomen Ich-Funktionen hinweisen. Die oft ausgezeichnet entwickelten Ich-Funktionen wie Beobachtungsschärfe, Kombinationsfähigkeit etc. stehen ausschließlich im Dienste der Abwehr und werden benutzt, um Macht auszuüben, andere auszubeuten und zu manipulieren, um dem regressiven Sog passiver Abhängigkeits- und Hingabewünsche zu entgehen. Die Blockierung des adaptiven Einsatzes der Ich-Funktionen führt zu Phantasien, die die Realitätswahrnehmung überfluten und so zum Beispiel das Bild des Lehrers oder Meisters verzerren oder zerstören.
Für die Verursachung der alloplastischen Konfliktverarbeitung durch Agieren scheinen drei Bedingungsfaktoren dominant zu sein:

1. traumatische Verletzungen des Sicherheitsbedürfnisses durch reale Verluste, Ausstoßungen oder schwere narzißtische Persönlichkeitsdefekte der frühen Beziehungspersonen;
2. eine verführende Kinderstubenintimität und/oder Rollenverschreibungen, die das Kind als aktiv-verführerisch erlebt;
3. ein starker Delegationsdruck.

Alle drei Faktoren bewirken eine Schwächung der Selbstgrenzen, eine Fixierung auf ein archaisches Größenselbst und die Entwicklung eines grausamen Über-Ich, das verdrängt und später in die Außenwelt projiziert wird.

# Agieren

Der Begriff wird heute hauptsächlich in zwei Bedeutungen verwendet. Er wurde von FREUD (1968) für Vorgänge reserviert, die als Widerstand gegen das Erinnern in der analytischen Übertragungssituation auftreten und sich als Handeln äußern. Agieren wird demgemäß als Kompromiß zwischen Trieb und Triebabwehr aufgefaßt. In der zweiten Bedeutung ist der Begriff nicht auf die analytische Situation beschränkt, sondern auf realitäts- und sozialunangebrachte Verhaltensweisen bezogen, die eine Reaktion auf die fundamentale Bedrohung des Selbst in den ersten Lebensjahren sind. Einstmals passiv erlebte narzißtische Traumata werden durch Umkehrung in einer aktiven Neuinszenierung zu bewältigen versucht. Dabei kann sowohl der Versagungs- als auch der Abwehraspekt im Vordergrund stehen. Das Agieren wirkt dabei wie eine Plombe (MORGENTHALER 1978), die ein erneutes Aufbrechen narzißtischer Wunden verhindert. Die Bandbreite des Agierens liegt zwischen aggressiv-destruktiven und polymorph-perversen Polen. Die Grundthemen neurotisch dissozialer Fehlentwicklung – die Ausstoßung und die traumatische Bedrohung des Selbstwertgefühls durch die Frustrierung der Hingabewünsche in einer passiv abhängigen Situation und die Bestrafung durch äußere Über-Ich-Träger – zählen zu den dominierenden Inhalten dissozialen Agierens. Ein komplexes Agiermuster zeigt folgender Fall:

Ein Jugendlicher zeichnete sich durch seinen besonderen Organisationseifer und ein Talent aus, Aufgaben für andere in die Hand zu nehmen, sich Posten zu sichern, die ihm Überblick gewährten. Er organisierte Fußballturniere, politische und Werkgruppen, verfaßte Heimregeln, gründete einen Heimbeirat etc. ... Dabei geriet er immer wieder zwischen zwei Stühle. Die Kameraden erlebten ihn bald als dominante Figur oder als Hilfssozialarbeiter, dessen Fähigkeit man auch weiterhin ausnutzte, der jedoch emotional ausgestoßen wurde. Er verstärkte darauf seine fürsorglichen Bemühungen und geriet bald in Konkurrenzkonflikte mit Lehrern, Erziehern und der Heimleitung, denen er Versagen vorwarf und immer wieder selbst demonstrierte, wie er glaubte, daß es besser zu machen sei. Er wiederholte so einen Teil seines neurotischen Konflikts, indem er seine „Eltern“ durch sein Handeln zeigte, wie er selbst früher gern behandelt worden wäre. Das fatale Paradox bestand darin, daß er dadurch immer wieder erneut seine Ausstoßung aus der Familie (Adoption) reinszenierte. In der Therapie äußerte sich dies darin, daß er seine Stunden zwanghaft geordnet vorplante und „Lösungen und Verbesserungsvorschläge“ präsentierte, wobei er spontan immer wieder Rivalitätssituationen zu provozieren versuchte.

In diesem Beispiel ist sowohl die Ausstoßungsproblematik als auch die Selbstbestrafung deutlich erkennbar.

## Therapie

Neurotisch Dissoziale gehören nicht selten dem Typus der „vorgeschobenen Patienten" (ARGELANDER 1970) an. Sie kommen nicht aus eigener Initiative, sondern auf Veranlassung von Eltern, Schule, Jugendämtern etc. zur Behandlung. Nahezu alle notwendigen Behandlungsvoraussetzungen, wie Leidensdruck, Krankheitseinsicht und Übertragungsfähigkeit fehlen, und die alloplastische Konfliktverarbeitung durch Agieren blockiert die innere Auseinandersetzung mit den eigenen Anteilen. Es besteht ein tiefes Mißtrauen gegen jede Behandlungsmaßnahme. Sie sind geneigt, jedes Einlassen auf andere als Beweis ihrer Schwäche zu sehen. In der Therapie sehen sie oft ein schlecht getarntes Manipulationsinstrument von Eltern und Justiz.

Im Erstinterview mit einem neurotisch Dissozialen und seiner Familie ist es wichtig, diesen aus seiner Rolle des Unbeteiligten zu lösen und seinen aktiven Anteil im familialen und sozialen Kontakt anzusprechen. Ein Zeichen seiner „unbewußten Motivation" für die Behandlung (ARGELANDER 1970) zeigt sich in seiner Fähigkeit, auf eine Intervention hin etwas Neues zu gestalten.

GOUDSMIT (1964), HART de RUYTER (1967) und REICHER (1976) empfehlen eine abgestufte Behandlung. Eine stationäre Fokaltherapie mit einer Gruppenstunde und ein bis zwei Einzelstunden pro Woche sowie Kreativ- und Reittherapie im Gesamtfeld einer gruppenpädagogischen Institution wirken oft erfolgreich. In der ersten Behandlungsstufe muß eine vertrauensvolle Situation geschaffen werden, in der der Patient in einer nicht beschämenden Weise erfährt, daß die Reaktionen des Therapeuten auf sein Verhalten grundverschieden von denen sind, die er bisher erlebt hat. Jede Provokation muß vermieden werden. Eine wichtige Rolle spielt die Schweigepflicht, denn der neurotisch Dissoziale ist ein Meister im Austesten der Verläßlichkeit. In Gesprächen über seine Interessen und Spiele muß er spüren, daß er weder abgewiesen noch ausgehorcht wird. Die Bekundung von Interesse wird durch Verständnisfragen gefördert. Der Therapeut muß bei maximaler Zuwendung dennoch neutral bleiben. In dieser Phase, die der Herstellung eines ordentlichen „Rapports" dient, werden keine Deutungen und nur wenige Konfrontationen gegeben.

### Gruppentherapie

Die Angst vor der Regression und dem Zusammenbruch der Abwehr in der Gruppe und die Frustrierung der Zuwendungsgespräche an den Therapeuten verstärken die Tendenz zum Agieren und die Demonstration von Macht und Unabhängigkeit. Eigene Kränkungen und Aggressionen werden bei anderen Gruppenmitgliedern oder bei einem äußeren Feind „entdeckt". Keiner hört auf den anderen. Zahlreiche Versuche, Zweiersituationen mit dem Therapeuten herzustellen, demonstratives Schweigen, Lamentieren und motorische Entladungen bestimmen das Bild nach einer kurzen Anfangsphase des „testing the limits" (Vatermordphantasien; KÜNZEL 1968). Die Mobilisierung alter Abhängigkeits- und Neidgefühle in der Gruppe äußern sich nach außen in der Befürchtung, manipuliert zu werden, und spiegeln sich in der Gegenübertragung des Therapeuten.

Der Therapeut muß der Gruppe ermöglichen, und er muß es vor allen Dingen aushalten können, daß sich die Aggressionen gegen ihn wenden, daß diese verbalisiert und nicht in selbstschädigender Weise agiert werden. Erst dann, wenn es ihm gelingt, eine Einstellung der wohlwollenden Neutralität zu vermitteln, können allmählich Ich-syntone Verhaltensweisen und Einstellungen entfremdet werden.

### Die Institution als therapeutisches Agens

Im Rahmen einer Institution mit verschiedenen Behandlungsangeboten versuchen wir, eine integrative Therapie sicherzustellen. Dabei muß das gesamte institutionelle Feld unter dem Beziehungsaspekt betrachtet werden, um therapeutisch wirksam sein zu können. Als therapeutisch effektive „Antworten" auf die eingangs beschriebenen Inszenierungen müssen alle Mitarbeiter in Fallkonferenzen und sogenannten Erfahrungsgruppen als einer speziellen Form institutionsinterner Balint-Gruppe (KLÜWER 1968, 1974) die verschiedenen aufgespaltenen Beziehungsfacetten wieder zu einem Gesamtbild zusammensetzen. Die Institution muß dem Jugendlichen die Möglichkeit der multilateralen Auffächerung seiner Erwartungen und Ängste auf verschiedene Personen ermöglichen. Der funktionale Zusammenhang der Einzelbeziehungen ist ein Abbild seiner Struktur und äußert sich in der E-Gruppe als induziertes Spontanphänomen (ARGELANDER 1970). Die Informationen dort werden als Übertragungsangebote verstanden, die rückwirkend die Problematik des Patienten verständlich machen und neue Behandlungsperspektiven eröffnen.

## Prozeß- und Erfolgsforschung

Heute liegen uns die Ergebnisse eines Forschungsprojektes von SCHÜPP (1979) zur Wirkungsanalyse der Behandlung neurotischer Dissozialität in

„Haus Sommerberg" vor. Die Katamnesen des Legalverhaltens zeigen, daß ein Verhältnis von 73,1% Bewährter zu 26,3% legal Nichtbewährter festgestellt werden kann. In der gleichen Größenordnung liegt die schulische und berufliche Bewährung. Positive Persönlichkeitsveränderungen waren besonders hoch im Bereich der psychosozialen Kompetenz und der Beziehungsfähigkeit nachzuweisen, ein erfreuliches Ergebnis, zumal die spontane Remissionsrate bei neurotischer Dissozialität niedriger liegt als bei Neurosen.

## Literatur


Aichhorn, A.: (1925) Verwahrloste Jugend. Huber, Bern 1951

Argelander, H.: Das Erstinterview in der Psychoanalyse. Wiss. Buchgesellschaft, Darmstadt 1970

Blos, P.: Adolescents – psychoanalytic approach to problems and therapy. Harper & Brothers, New York 1961

Christ, H.: Narzißmus. Psychologie heute 6 (1978) 20

Le Coultre, R.: Problemen bij de behandeling van het narcisme. Psychoanalytische themas en variaties. DEventer, Van Loghum Slaterus 1972

Le Coultre, R.: Die Ichspaltung als zentrale Neuroseerscheinung. Psyche 24 (1966) 405

Eberhard, K., G. Kohlmetz: Verwahrlosung und Gesellschaft. Verlag für medizinische Psychologie, Göttingen 1973

Eissler, K. R.: (1949) Some problems of delinquency. In: Searchlights on Delinquency, 7. Aufl., hrsg. von K. R. Eissler. Int. Univ. Press, New York 1966

Foulkes, H.: Dynamische Prozesse in der gruppenanalytischen Situation. In: Psychoanalyse und Gruppe, hrsg. von A. Heigl-Evers. Vandenhoeck & Ruprecht, Göttingen 1971

Freud, A.: Certain types and stages of social maladjustment. In: Searchlights on Delinquency, 7. Aufl., hrsg. von K. R. Eissler, Int. Univ. Press New York, 1966

Freud, S.: Erinnern, Wiederholen und Durcharbeiten. G. W. Bd. 10, Fischer, Frankfurt 1968

Goudsmit, W.: Psychotherapie bei Delinquenten. Psyche 2 (1964) 664

Goudsmit, W.: Die Resozialisierung von Delinquenten: Aufgaben der Psychiater und Bewährungshelfer im Team. „Bewährungshilfe" 19, Nr. 1 (1972)

Hart de Ruyter, T.: Zur Psychotherapie der Dissozialität im Jugendalter. Jb. Jugendpsychiat. (1967)

Hartmann, K.: Theoretische und empirische Beiträge zur Verwahrlosungsforschung. Springer, Berlin 1970

Hassan, S. A.: Familie und Störungen Jugendlicher. Teil II. Familiendynamik 3 (1977) 242

Hopmann, W.: Zur Ätiologie, Vorbeugung und Behandlung der Jugendverwahrlosung. Bericht über die diesbezügl. Bemühungen der Vereinigten Nationen, der WHO und UNESCO, sowie den 1. Kongreß der UNO über die Vorbeugung von Verbrechen und Behandlung von Verbrechern, Genf 1955. Prax. Kinderpsychol. u. Kinderpsychiat. 5 (1956)

Kohut, H.: Narzißmus. Suhrkamp, Frankfurt 1974

Klüwer, C.: Der Aktivitätsschub in der Vorpubertät. Mschr. Kinderheilk. 103 (1955) 53

Klüwer, C.: Stationäre Psychotherapie bei jugendlichen Dissozialen. Z. Psychother. med. Psychol. 18 (1968) 81

Klüwer, C.: Häufige psychische Mechanismen bei neurotischer Dissozialität. In: Systematik der psychogenen Störungen, hrsg. von E. Förster, K.-H. Wewetzer. Huber, Bern 1968

Klüwer, C.: Neurosentheorie und Verwahrlosung. Psyche 4 (1974) 285

Künzel, E.: Kombinierte Einzel- und Gruppentherapie bei konfliktgestörten Jugendlichen. Gruppenpsychotherapie und Gruppendynamik. Verlag für Medizinische Psychologie, Göttingen 1968

Lampl-de-Groot, J.: Neurotics, delinquents and ideal-formation. In: Searchlights on Delinquency, 7. Aufl. hrsg. von K. R. Eissler. Int. Univ. Press, New York, 1966

Mahler, M. S.: Symbiose und Individuation. Klett, Stuttgart 1972

Morgenthaler, F.: Technik zur Dialektik der psychoanalytischen Praxis. Syndikat, Frankfurt 1978

Minuchin, S.: Familie und Familientherapie. Lambertus, Freiburg 1977

Polizeiliche Kriminalstatistik: Bonn 1977

Redl, F.: Erziehung schwieriger Kinder. Piper, München 1971

Reicher, J. W.: Die Entwicklungspsychopathie und die analytische Psychotherapie von Delinquenten. Psyche 7 (1976) 604

Remschmidt, H.: Die „Psychopathie" in der Kinder- und Jugendpsychiatrie. Z. Kinder- u. Jugendpsychiat. 6 (1978) 280

Schüpp, D.: Lebensbewährung „verwahrloster" Jugendlicher. Behandlungsergebnisse der therapeutisch-pädagogischen Heimerziehung in „Haus Sommerberg". Theor. Prax. soz. Arbeit. 30 (1979)

Simmel, E.: (1949) Incendiarism. In: Searchlights on Delinquency, 7. Aufl., hrsg. von K. R. Eissler. Int. Univ. Press, New York 1966

Stierlin, H.: Eltern und Kinder. Suhrkamp, Frankfurt 1974

Stierlin, H.: Delegation und Familie. Suhrkamp, Frankfurt 1978

# Individuationskrisen

*Gerhardt Nissen*

## Definition

*Individuation* ist ein entwicklungspsychologischer Begriff. Er bezeichnet bei C. G. JUNG (1921) den Prozeß der Reifung und Differenzierung der Persönlichkeit, der durch Selbsterkennung zur Selbstverwirklichung führt. Nach C. G. JUNG liegt der Sinn der Individuation in der Befreiung der Individualität aus der Kollektivpsyche. Das kollektive Unbewußte, das durch die Archetypen konstituiert wird, wandelt sich allmählich über einen Individuationsprozeß in das Selbst. Wenn die Selbstverwirklichung mißlingt, ist die Befreiung aus dem Kollektiv mißglückt. Der Sinn der Individuation ist erreicht, wenn der Mann (die Frau) sich von seinem (ihrem) Ich ebenso wie von seiner (ihrer) Person nach zu unterscheiden versteht, wie von seiner Anima (ihrem Animus). Die zunehmende individuelle Reifung, das „Zu-sich-selber-Kommen der Persönlichkeit" (FROMM) beinhaltet seine Lösung von überkommenen Mythen, dem Clan, der Bindung und bringt die Risiken der Freiheit mit sich. WYSS (1979) stimmt mit FROMM und JUNG darin überein, daß jede Neurose letztlich durch eine mangelnde Selbstverwirklichung gekennzeichnet ist.

Die Individuation erreicht ihre erste, wahrscheinlich entscheidende Kulmination in der Adoleszenz, in der seelischen Reifungsphase des Menschen. Sie ist ein komplexer, immerwährender Prozeß des Verlangens, Wünschens, Verweigerns und Versagens, der im Laufe des Lebens zu keinem endgültigen Abschluß gelangt.

Als *Individuationskrisen* können Phasen gesteigerter Gefährdung bezeichnet werden, die ein mögliches Scheitern einschließen. Sie werden in diesem Lebensabschnitt auch als Pubertäts- oder als Adoleszentenkrisen bezeichnet.

## Nomenklatur

Die Adoleszenz, ursprünglich von CH. BÜHLER (1927) nach der Pubertät als zweite Teilphase der Reifung definiert, wird in der neueren Literatur von der Pubertät, der körperlichen Entwicklung, als Zeit der seelischen und geistigen Reifung abgegrenzt.

Der Jugendliche in der Adoleszenz steht vor den Aufgaben, sich 1. von den *Autoritäten* der Kindheit, den als übermächtig empfundenen Eltern und Lehrern zu lösen und erneut zu binden, sich zu emanzipieren (Emanzipationskrisen), 2. sich selbst in seiner *Körpergestalt*, seinem leiblichen Erscheinungsbild, in seinem Charakter und seiner *Persönlichkeit* mit allen ihren Bestandteilen anzunehmen, sich „selbst zu adoptieren" (Selbstadoptionskrisen), 3. sich an außerfamiliäre Gruppen und an die *Gesellschaft* anzupassen und sich zu integrieren, ohne dabei seine Individualität aufzugeben (Sozialisationskrisen).

## Epidemiologie

Konflikte und Krisen in der *Adoleszenz* kommen im europäischen Kulturraum häufig vor. Ob sie tatsächlich häufiger sind als in der Kindheit oder nach der Adoleszenz, ist ungeklärt. Während die Adoleszenz in der europäischen psychiatrischen und psychoanalytischen Literatur (A. FREUD 1968) als ein physiologischer Scheitelpunkt der Entwicklung dargestellt wird und spezifische Pubertäts- und Reifungskrisen permanent diskutiert werden, weisen andere Autoren darauf hin, daß solche Krisen nicht phasenspezifisch, sondern persönlichkeits- und kulturabhängig sind. RUTTER u. Mitarb. (1976) stellten fest, daß Konflikte und Krisen in diesem Lebensabschnitt zwar vermehrt auftreten. Sie wiesen aber auch darauf hin, daß vorwiegend solche Jugendlichen Schwierigkeiten bieten, die schon als Kind schwierig waren und sich zu schwierigen Erwachsenen entwickelten. MEAD (1936) legte in ihren ethnologischen Studien dar, daß Individuationskrisen in Abhängigkeit von der jeweiligen Gesellschaft, in der die Jugendlichen leben, vorhanden sind oder nicht vorkommen.

## Klassifikationsprobleme

Die Zeit der Adoleszenz ist charakterisiert durch endokrin bedingte Veränderungen des Körpers und durch die Entwicklung des Sexualtriebes. Ferner durch die Loslösung von den Idealen und Idolen der Kindheit und die Schwierigkeit in der Gewinnung einer dauerhaften Ich-Identität. Psychische Störungen von Krankheitswert in der Adoleszenz kann man als *Autoritäts-*, *Identitäts- und*

*Sexualkrisen* (NISSEN 1971) unterteilen. Es handelt sich dabei um phänomenologische Beschreibungen der Formen und der Inhalte von psychopathologischen Zuständen, deren Ätiologie häufig erst retrograd geklärt werden kann.
In der Adoleszenz kommt es aus *psychoanalytischer Sicht* zu einer kräftigen Wiederbelebung kindlicher Konflikte als Neurosen. KRETSCHMER (1949) wies dagegen auf die pathogenetische Eigenständigkeit der Pubertät (*„puberaler Instinktwandel“*) hin. Schließlich manifestieren sich in der Adoleszenz erstmalig mit zunehmender Häufigkeit *endogene Psychosen*; in erster Linie schizophrene, aber auch zyklothyme Erkrankungen.
Die hier getroffene Unterscheidung in *Emanzipations-*, *Selbstadoptions- und Sozialisationskrisen* erfolgt aus praktischen und didaktischen Gründen. Es sollte an dieser Stelle nicht das gesamte Repertoire psychischer Auffälligkeiten in der Adoleszenz dargestellt werden, da diese teilweise auch in anderen Lebensabschnitten auftreten können bzw. wegen ihrer besonderen Bedeutung in eigenen Kapiteln abgehandelt werden.

## Klinische Bilder

Konflikte und Krisen in der Adoleszenz können sich in *lärmenden* und in *stillen Syndromen* ausdrücken. Etwa in Wut- und Haßausbrüchen gegen Autoritäten, in dissozialen oder in kriminellen Handlungen oder als Angst und Depressionen bei tatsächlicher oder vermeintlicher Inkongruenz von Ideal und Realität.
Unabhängig davon, ob es sich um mehr intro- oder stärker extravertierte Ausdrucksformen handelt, ist die Adoleszenz und damit auch ihre Krisen durch erhöhte Empfindsamkeit, gesteigerte Erregbarkeit und Reizbarkeit, durch Zorn- und Wutanfälle, Depressionen und Suizidalität charakterisiert, deren Intensität einerseits von der familiären und schulischen Situation abhängen, die andererseits aber auch von biologischen, genetischen, peristatischen (milieureaktiven) oder somatischen (zerebralen, endokrinen) Faktoren geprägt ist.

### Emanzipationskrisen

Die permanente Auseinandersetzung, der Kampf gegen *Autoritäten*, gegen Eltern und Lehrer, die extrem einseitige, jahrelang anhaltende Konfrontation, der klassische Vater-Sohn-Konflikt ist selten geworden. Symptomverschiebungen und Relikte finden sich bei einigen Daueropponenten mit verlängerter Adoleszenz gegen *autoritäre Institutionen*, gleich, ob es sich um berechtigte oder utopische Reformen handelt. Anstelle des aktiven ist bei vielen Jugendlichen ein *passiver* Autoritätsprotest getreten, der durch die Herabsetzung des Mündigkeitsalters zeitlich vorverlegt wurde. Das *Weglaufen* (Treiben, Gammeln, Vagabundieren) kann als passiver Protest angesehen werden, als ein Ausweichen vor Aufgaben, Strafen oder Entscheidungen. Wegläufer suchen die Ferne, weil sie mit ihrer nächsten Umgebung, der Familie, dem Heim oder der Schule, unzufrieden oder unglücklich sind, weil sie sich nicht geliebt oder überfordert fühlen. Sie verbinden meistens Wünsche nach Geborgenheit, nach Liebe und Anerkennung damit. Sie möchten gesucht werden, um ihren eigenen Wert zu erkennen. Das *Wegziehen junger Mädchen*, besonders in Großstädten, ist als ein von den Eltern sanktionierter, oft nach zermürbenden Kämpfen schweren Herzens gewährter Exodus zu werten, als Resignation oder Kapitulation oder als ein vorläufiger Waffenstillstand gegen vordergründige Arroganz und provokative Schlampigkeit, gegen Gewaltanwendung und Erpressung, emotionalen Rückzug oder demonstrative Abkapselung.
Im *Narzißmus*, der Selbstliebe mit oder ohne sexueller Selbsterregung, wird die Libido ganz dem Ich zugewendet. Die Selbstliebe kann sowohl der eigenen Körpergestalt gelten als auch eigenen intellektuellen oder psychischen Eigenschaften, meistens ihrer einmaligen Persönlichkeit. Sie geht mit einer krankhaften Selbstüberschätzung einher. Zu *narzißtischen Krisen* führt sie immer dann, wenn die Umwelt nicht bereit ist, ihren übersteigerten Vorstellungen und Wünschen nach Anerkennung und Verwöhnung zu entsprechen. Jugendliche mit einer auffallenden körperlichen Wohlgestalt, deren kritische oder moralische Funktionen oder deren Intelligenz nicht altersentsprechend entwickelt ist, sind in mehrfacher Hinsicht gefährdet. Die Aufblähung des Ich, durch Abzug der Libido von den Objekten der Außenwelt („sekundärer Narzißmus“, S. FREUD) erzielt, geht mit kritikloser Selbstliebe und Selbstüberschätzung einher, die zur Errichtung eines einseitigen subjektiven Wertgefüges führt. Narzißtische Mädchen, die durch ihre äußere Erscheinung tatsächlich oder vermeintlich Aufsehen erregen, setzen ihre körperlichen Vorzüge überall ein, wo sie sich Erfolge versprechen. Sie haben es gelernt, daß man Schwierigkeiten und Anstrengungen durch Zuwendung, Gefälligkeiten und durch erotische oder sexuelle Aktivitäten leicht umgehen kann. Liegt eine emotionale Frigidität (s. S. 147ff., Konversionssyndrome) vor, wächst die Versuchung, alle Berufs- und Lebensprobleme mit Hilfe ihres „hysterischen Charakters“ zu lösen. Das gleiche gilt für narzißtische männliche Jugendliche, die als liebes- und bindungsgestörte *Don-Juan*-Typen nicht nur rasch wechselnde sexuelle Beziehungen anknüpfen, sondern sich finanziell unterstützen lassen, manchmal unter der Anwendung erpresserischer Tricks, gelegentlich bis zur Hochstapelei und zum Heiratsschwindel; andere verdienen ihren Lebensunterhalt als Strichjungen. Es gibt narzißtische Jugendliche, die sich so sehr in das Gefühl ihrer elitären

Singularität hineinsteigern, daß sie schließlich keine tieferreichenden zwischenmenschlichen Beziehungen eingehen und sich in Eigenliebe und Einsamkeit von der Welt abkapseln.

Die *Askese*, der freiwillige Verzicht auf sinnliche, besonders auf sexuelle Triebbefriedigung, steht oft in engem Zusammenhang mit einer leibfeindlichen Erziehung. Asketische Jugendliche, die auf Freude, Entspannung und Erholung verzichten, haben oft zwanghafte oder depressive Eltern, die asketischen Idealen oder puritanischen Weltanschauungen huldigten. Solche Kinder und Jugendliche entwikkeln z. B. Onanieskrupel, hypochondrische Sensationen, eine Anorexia nervosa (s. S. 180ff.) oder sie ziehen sich aus dem Leben zurück. Sie sind wegen ihrer fanatischen Antisexualität dazu prädestiniert, kompromißlose Mitglieder religiöser Sekten (Neue Jugendreligionen) aber auch extremer politischer Gruppierungen und Parteien zu werden. Bei Jugendlichen mit einem „asexuellen Knabenideal" (FREUD) findet man Vorstellungen aus dem „goldenen Zeitalter", in dem Menschen und Tiere friedlich nebeneinander lebten. Sie hassen den technischen und zivilisatorischen Fortschritt, propagieren z. B. eine vegetabile Ernährung und gehören zu den kompromißlosen Jugendlichen, die aus innerer Überzeugung und selbstlos für ihre Ideale leben und sterben.

Der *Hedonismus* sieht im Genuß und Vergnügen das höchste Ziel menschlichen Denkens und Handelns; nicht um ihrer selbst willen, sondern um Lust zu erreichen und zu genießen. Jugendliche, die der trivialen Philosophie des rücksichtslosen Genusses anhängen, haben zahlenmäßig (s. Kap. 9, Dissozialität und Verwahrlosung) zugenommen. Im Gegensatz zu den asketischen Jugendlichen, die unter der Repression ihres puristischen Über-Ich leiden und auch zu den narzißtischen Jugendlichen, die unter dem Einfluß eines hypertrophen Ich stehen, lebt und handelt der hedonistische Jugendliche nach dem Diktat seines genußsüchtigen Es, des Unbewußten. In seiner subjektiven Wertskala ist Tugend Genußfähigkeit und Glückseligkeit der Zustand der Lust, der aus erfüllten Wünschen entspringt. Er macht zwar bald die Erfahrung, daß ein leidloser Genuß nicht zu erreichen ist, er findet aber dennoch meistens nicht auf den Weg zurück, auf dem das Realitätsprinzip vor dem Lustprinzip rangiert. Durch eine superliberale und permissive Gesellschaft werden hedonistische Entwicklungen begünstigt. Viele Jugendliche geraten frühzeitig in Nikotin-, Alkohol- oder Drogenabhängigkeit. Ihr Freizeitverhalten ist permissiv: Schallplatten, Kassetten und Tonbänder; Film, Radio und Fernsehen bildeten einen maßgeblichen Hintergrund ihrer kindlichen Entwicklung, der in einem starken Kontrast zur leistungsfordernden Schule stand. Wenig lernmotivierte Jugendliche holen sich ihre Erfolgserlebnisse in der Gruppe, in der Diskoszene, durch Drogen und durch Sex. Dort, mit einer „Ich-bin-der-King"-Attitüde entwickeln sie ein vermeintliches „Feeling, durchzublicken", mit dem sie versuchen, den für sie tristen Schul- und Berufsalltag zu überstehen, wenn sie sich ihm überhaupt noch stellen. Sie leben in einer widersprüchlichen Welt. Einerseits lehnen sie ihre Mütter und Väter als „Spießbürger" ab oder mokieren sich über ihr „Sklavendasein", andererseits benötigen sie von ihnen finanzielle Mittel zur Befriedigung ihrer Genußsucht. Hedonistische Jugendliche fordern meistens rasche und prompte Erfüllung der Wünsche; falls dies auf legalem Wege nicht möglich ist, auch durch illegale Handlungen. Arbeit und Anstrengung nehmen in ihrer Werthierarchie den letzten Platz ein.

## Selbstadoptionskrisen

Das *Körperschema*, das „body image", spielt für männliche noch mehr als für weibliche Jugendliche eine dominierende Rolle. Minderwüchsige oder adipöse, hagere oder partiell überproportionierte Mädchen finden offenbar leichter einen gegengeschlechtlichen Partner als Jungen mit diesen oder ähnlichen körperlichen Abweichungen (AUSUBEL 1954). Zahlreiche Mädchen und Jungen leiden aber gleichermaßen unter körperlichen, besonders unter gesichtsnahen tatsächlichen oder vermeintlichen Disproportionen: Eine dicke oder lange Nase, eine niedrige Stirn, ein breites Becken, eine höhergradige Sehschwäche, ein zu geringer oder zu stark entwickelter Busen (s. Bd. II, Kap. 1, Dysmorphophobie). Mit dem modischen Trend nach vollem Haupthaar und Bart hat die Zahl männlicher Jugendlicher zugenommen, die wegen schwachen Bartwuchses oder frühzeitiger Alopezie Behandlungsversuche unternehmen, während Mädchen, die früher unter ihren „dicken Beinen" litten, heute ihre Probleme mit der uniformen Hosenmode gelöst sehen. Eine *Gynäkomastie* kann Jungen nicht nur beim Sport in peinliche Verlegenheit bringen, sie kann auch Anlaß zu Zweifeln an ihrer Geschlechtsidentität geben. Auch *Gesichtsakne*, das Gefühl der Häßlichkeit, des Abstoßenden auf andere kann zu resignierenden depressiven Reaktionen führen. Bei lernschwachen, geistig behinderten, insbesondere aber bei körperlich mißgebildeten Jugendlichen bildet sich manchmal ein *„Thersiteskomplex"* (STUTTE 1962/63) aus, der häufig soziale Isolation und suizidales Verhalten impliziert. Bei der *Fettsucht* (s. S. 187ff.) findet sich bei starkem Interesse am Essen und Trinken häufig Inaktivität und Bequemlichkeit; familiäre Eßtraditionen spielen häufig eine Rolle, aber auch genetische Faktoren lassen sich nicht ignorieren. Auf die psychopathologischen Probleme der *Retardierung*, die im Zusammenhang mit der epochalen Akzeleration besonders im Jugendalter eine bedeutende Rolle spielen, kann nur hingewiesen werden.

Nicht nur Inkongruenzen zwischen einem idealen und dem realen Körperschema können zu Konflikten und Krisen der Selbstadoption führen, sondern ebenfalls eine mangelnde Übereinstimmung zwischen erwünschter und tatsächlicher *Intelligenz.* Ehrgeizige Eltern, ebenso aber auch ehrgeizige Kinder und Jugendliche, übermotiviert und sich ständig überfordernd, geraten in chronische Spannungs- und Erregungszustände. Während körperlich und geistig für den jeweiligen Schultyp ausreichend ausgestattete Jugendliche in der Regel nicht streßgefährdet sind, können intellektuell defizitäre, emotional instabile bzw. neurotische, hirnfunktionsgestörte oder primär nervöse Kinder und Jugendliche unter *„Schulstreß"* leiden. Auch geistig überdurchschnittlich begabte Jugendliche können in der Schule und im Beruf versagen, wenn etwa eine vegetative Übererregbarkeit mit abnormer Ängstlichkeit vorliegt oder eine erziehungsbedingte Motivationsschwäche, die wegen einer Diskrepanz zwischen Fähigkeit und Wollen zum Scheitern führt. Jugendliche, die aus Familien mit einem traditionell hohen Leistungsanspruch stammen, sind im Hinblick auf *Depressionen und Suizid* ebenso gefährdet wie schulversagende Jugendliche, die als Selbstbestätigung und Statussymbol beruflich wenig erfolgreicher Eltern dienen sollen. Jugendliche mit überhöhten oder hohen Anforderungen an ihren Charakter und ihre *Persönlichkeit* geraten in Konflikte und Krisen durch die Einsicht, daß sie nicht in der Lage sind, den Anforderungen zu entsprechen, die sie für ihre Zukunft und ihren Lebenserfolg als notwendig erachten. Anforderungen im Hinblick auf Fleiß und Pünktlichkeit, Beharrlichkeit und Genügsamkeit, die durch ein offenbar irreversibles Durchhaltedefizit allzu rasch durch Wünsche nach Bequemlichkeit und Entspannung, Passivität und Faulheit beiseite geschoben werden.

Eine fehlende Übereinstimmung der *Geschlechtsrolle* kann zu schweren, das ganze Leben überschattenden Individuationskrisen führen. ERIKSON (1968) räumte im Zusammenhang mit der Erlangung der Ich-Identität den „generativen Modalitäten" einen zentralen Platz ein. Die Anatomie *sei* Schicksal, indem sie nicht nur die Spannweite und Struktur des physiologischen Funktionierens und seine Grenzen bestimme, sondern auch die Persönlichkeitsstrukturen. Die Grundmodalitäten der Hingabe und Beteiligung der Frau spiegeln natürlicherweise auch den Grundplan ihres Körpers wider. Das gilt vice versa auch für den Mann. Jugendliche, die eine starke und dauerhafte homosexuelle Triebhaftigkeit bei sich entdecken, leiden nicht nur unter dem Gefühl ihres Andersseins. Sie entwickeln manchmal Schuldgefühle gegenüber ihren Eltern, häufig „biologische Schuldgefühle"; sie fühlen sich oft hoffnungslos aus der Gemeinschaft ihrer heterosexuellen Gefährten ausgeschlossen. Permanente Auseinandersetzungen mit der eigenen Erotik und Sexualität finden sich auch bei anderen *„sexuellen Verirrungen"* (BRÄUTIGAM 1972), wie Exhibitionismus, Fetischismus, Transvestitismus oder Transsexualismus (s. Kap. 10). Unter dem Einfluß der endokrinen Pubertät wird das sexuelle Neugierverhalten des Kindes auf die Ebene der sexuellen Triebhaftigkeit gehoben, die mit Aggressivität und Autoaggressivität einhergehen kann und damit neben Fremd- auch Selbstgefährdung beinhaltet. Die Selbstgefährdung des triebdevianten Jugendlichen liegt in der noch nicht vorhandenen Bereitschaft zur Adoption seines Soseins und der daraus entspringenden Verzweiflung über seine existentielle Isolierung. Suizidversuche und Suizide als Resultat unbewältigter Adoptionen devianter Geschlechtsrollen sind nicht selten.

## Sozialisationskrisen

In unserer Zeit, wo die *Sozialisation* als eine sehr wesentliche Aufgabe der Entwicklung des Kindes und Jugendlichen herausgestellt wurde, finden Störungen der Sozialisation besondere Beachtung. Sozialisation erfordert die Übernahme unterschiedlicher Rollen in verschiedenen Bereichen: in der Familie und Schule, im Beruf und in der Freizeit, zwischen und gegenüber Jungen und Mädchen und zu Erwachsenen. Die *Gruppe* hat im pädagogischen, beruflichen, politischen und therapeutischen Bereich eine so entscheidende Bedeutung erlangt, daß An- oder Einpassungsschwierigkeiten bereits im Kindergarten eine hervorragende Rolle spielen. Das Team, das *Kollektiv*, hat heute eine gleich große Bedeutung erlangt, wie um die Jahrhundertwende das einsame Individuum, der geniale Mensch sie besaß. Voraussetzung einer gelungenen Sozialisation ist eine befriedigende Individuation. Sozialisationskrisen stehen in engen Zusammenhang mit einer mißglückten Emanzipation oder Selbstadoption.

Der episodische *Autismus*, ein vorübergehender Rückzug aus der Realität, eine zeitweilige Abkapselung von der Familie, eine Selbstgenügsamkeit, sind normale Durchgangsstadien der Adoleszenz. Die Außenwelt ist in solchen Perioden ohne Reize. Autistische Jugendliche hängen ihren Gedanken, Vorstellungen und Bildern in selbstgewählter Einsamkeit nach. Sie wirken still, selbstbezogen, schweigsam, nach innen gewendet. Sie isolieren sich in der Familie, verlassen selten ihr Zimmer, schließen sich ein oder brechen früh zu einsamen Spaziergängen oder Waldläufen auf. Die sachlichen Beziehungen nach außen bleiben meistens erhalten, oft aber ohne emotionale Beteiligung. Länger anhaltende und übersteigerte autistische Perioden sollten differentialdiagnostisch von einer beginnenden psychotischen Erkrankung abgegrenzt werden.

In der *Depersonalisation* wird das Ich, die Existenz, der eigene Körper, als fremd, unwirklich und traumhaft erlebt. In solchen Situationen stehen sich die Jugendlichen selbst in einer zeitlosen Vermischung von Traum und Wirklichkeit gegenüber. Sie können ihren Körper mit ihrem Ich „nicht einholen“, sie erleben sich als gespalten und fürchten manchmal, geisteskrank zu werden. In der *Derealisation* werden Dinge und Sachen der Umwelt als merkwürdig fremd, als „noch nie gesehen“, als eigentümlich matt oder zwecklos erlebt. Depersonalisation und Derealisation werden unter dem Oberbegriff *Entfremdungserlebnisse* zusammengefaßt. Sie sind in der Adoleszenz ungewöhnlich häufig (MEARES u. GROSE 1978), sie müssen differentialdiagnostisch von Dämmerattacken (s. Kap. 5, Bd. II) und von beginnenden endogenen Psychosen (s. Kap. 8, Bd. II) abgegrenzt werden. MYERS u. GRANT (1972) fanden Zusammenhänge zwischen Déjà-vu und Depersonalisation bei Männern und zwischen Agoraphobie und Depersonalisation bei Frauen.

Der Wunsch nach *Selbstaufgabe,* Unterwerfung und Demütigung, nach Verschmelzung mit einem *Kollektiv* ist besonders dann, wenn Suggestion und Fanatismus hinzutreten, bei Jugendlichen weit verbreitet. Nicht nur in Revolutionen und Kriegen werfen ekstatische Jugendliche bedingungslos Gesundheit und Leben für Symbole, Ideen und Idole in die Schanze, sie fallen auch in friedlichen Zeiten fanatischen, manchmal korrupten, selbsterkannten Führern zum Opfer. Solche Jugendliche, die „nach *Flammentod sich sehnen*“ gab es zu allen Zeiten, nur ihre Verführer und Messiasse ändern sich. Gegenwärtig spielen „Könige, Gurus, Propheten“ von dogmatischen religiösen Sekten, die sich wissenschaftlich gerieren oder indisch-orientalisch orientiert sind, besonders für altruistische, aber auch asketische Jugendliche eine verhängnisvolle Rolle.

Störungen der Sozialisation finden sich regelmäßig in der *Dissozialität, Delinquenz* und *Verwahrlosung* (s. Kap. 9), ebenso bei Jugendlichen mit *Drogenmißbrauch* und *-sucht* (s. Kap. 8).

## Ätiologie und Genese

In der *Pubertät* kommt es neben der Entwicklung der sekundären Geschlechtsmerkmale zu einer tiefergreifenden Umgestaltung der Motorik, Gestik, Physiognomik u. a., die zwangsläufig zu einer Auseinandersetzung mit sich selbst und zu einer Neuorientierung zur Familie und zur Gemeinschaft führen. In *geschlossenen* Gesellschaften (Stamm, Stände, Staat, Monarchie), in denen die Initiation durch tradierte Riten festgelegt ist, finden sich offenbar weniger krisenhafte Entwicklungen bei Jugendlichen als in *offenen* (demokratischen) Gesellschaften. Der Abbau von Autoritäten, Normen und Traditionen, eine Vorbedingung der Individuation im Sinne von C. G. JUNG, geht offenbar mit vermehrter Angst, Unsicherheit, Einsamkeit und mit Individuationskrisen einher.

Bei vielen, keineswegs aber bei allen Jugendlichen finden sich in der *Kindheit* anhaltende psychotraumatische Situationen, die eine Krisenmanifestation aus psychoanalytischer Sicht erklären können. Jugendliche mit einer disharmonischen Persönlichkeitsstruktur als Folge einer minimalen zerebralen Dysfunktion, mit intellektuellen Defiziten oder emotionalen Anomalien, bei denen auch schon die Kindheitsentwicklung schwierig verlief, weisen häufiger als andere krisenhafte Entwicklungen in der Adoleszenz auf. Zu berücksichtigen ist, daß die gesamte Pubertät durch ein, wenn auch mildes *„endokrines Psychosyndrom“* gekennzeichnet ist, das nicht nur Störungen der Einzeltriebe aufweist, sondern auch den Antrieb und die Grundstimmung steigern oder vermindern kann.

## Therapie und Prävention

Für die *Prävention* von Krisen hat sich die Aufrechterhaltung einer, wenn auch nur einseitigen emotionalen Beziehung zum konflikt- und krisenbedrohten Adoleszenten, auch unter Hinnahme von Schmähungen, Drohungen und Erpressungen als entscheidend erwiesen. Auch Eltern, die gemeinsam einen ablehnenden Standpunkt über die Entwicklung ihres Kindes haben, sollten einen, Mutter oder Vater, zum „Delegierten“ bestimmen, der den Kontakt aufrechterhält. Normale Konflikte weiten sich leichter zu Krisen aus, wenn dem Trotz der Kinder Elterntrotz entgegengestellt wird.

Die *Therapie* erfordert spezielle Techniken und individuelle, dem jeweiligen Jugendlichen angepaßte Abwandlungen. Wo keine *Familientherapie* durchgeführt werden kann, erweist sich, besonders initial, eine *Gruppentherapie* als wirksam, weil hier ein Gespräch mit Gleichaltrigen über ähnliche Probleme möglich ist. Die therapeutische Beziehung Jugendlicher zum Therapeuten ist oft labil, weil dieser leicht als *Agent der Eltern* angesehen wird, auf den dann auch die Probleme der Auseinandersetzung mit den Eltern übertragen werden. In Gesprächen mit den Eltern, nach Möglichkeit getrennt mit der Mutter und dem Vater und schließlich gemeinsam, besonders eingehend mit dem Jugendlichen und schließlich gemeinsam mit dem Jugendlichen und seinen Eltern sollte versucht werden, überdeterminierte alte Auseinandersetzungen und Drohungen zu versachlichen. *Kompromisse* sind zu schließen in Fragen der *Emanzipation* (abendliche Ausgänge, Taschengeld, Nikotin, Alkohol), der *Selbstadoption* (Schule, Beruf, Religion, Kleidung, Haartracht) und der *Sozialisation* (Wahl der Freunde, Anschaffung eines Mopeds oder Autos, Verhütungsmittel, Urlaube). Nicht selten kann eine Therapie nicht durchgeführt werden, weil nur die Eltern in der Sprechstunde erscheinen, weil die Jugendlichen eine Behandlung ablehnen oder sie vorzeitig abbrechen.

## Prognose

Die *Prognose* von Individuationskrisen bei Jugendlichen ist schwierig und unsicher. Eine eher günstige Prognose zeigen Jugendliche mit einer „leeren" Kindheitsanamnese. Bei Jugendlichen, die seit der frühen Kindheit permanent oder gehäuft psychische Auffälligkeiten boten, ist sie relativ ungünstig. Katamnestische Erhebungen von LANGEN u. JAEGER (1964) ergaben, daß von 108 Patienten mit einer Pubertätskrise sich in einem Drittel eine Psychose und bei einem weiteren Drittel eine Charakterstörung entwickelte; nur ein Drittel erwies sich als „karikierte Pubertätsentwicklung".

## Literatur


Ausubel, D. P.: Theory and Problems of Adolescent Development. Grune & Stratton, New York 1954

Bräutigam, W.: Die sexuellen Verirrungen. In: Klinische Psychiatrie I. Psychiatrie der Gegenwart, hrsg. von Kisker, K. P., J. E. Meyer, M. Müller. Springer, Berlin 1972

Bühler, Ch.: Praktische Kinderpsychologie. Lorenz, Leipzig 1927

Erikson, E. H.: Identity. Youth and Crisis. Norton, New York 1968

Freud, A.: Wege und Irrwege in der Kindheitsentwicklung. Huber, Klett, Bern, Stuttgart 1968

Freud, S.: Gesammelte Werke. Fischer, Frankfurt 1965

Fromm, E.: zit. nach D. Wyss, 1979

Jung, C. G.: Psychologische Typen. Rascher, Zürich 1921. Neu in GW 6. Rascher, Zürich 1960

Kretschmer, E.: Psychotherapeutische Studien. Thieme, Stuttgart 1949

Langen, D., A. Jaeger: Die Pubertätskrisen und ihre Weiterentwicklungen. Z. ges. Neurol. Psychiat. (1964) 19

Mead, M.: Sex and Temperament in Three Primitive Societies. New York 1936

Meares, R., D. Grose: On depersonalization in adolescence: A consideration from the viewpoints of habituation and "identity". Brit. J. med. Psychol. 51 (1978) 335

Myers, D., G. Grant: A study of depersonalization in students. Brit. J. Psychiat. 121 (1972) 59

Nissen, G.: Pubertätskrisen und Störungen der psychosexuellen Entwicklung. In: Lehrbuch der speziellen Kinder- und Jugendpsychiatrie, hrsg. von H. Harbauer, R. Lempp, G. Nissen, P. Strunk. 1. Aufl. 1971, 4. Aufl. Springer, Berlin 1980

Rutter, M., P. Graham, O. F. D. Chadwik, W. Yule: Adolescent turmoil: fact or fiction? J. Child Psychol. 17 (1976) 35

Stutte, H.: Der Thersiteskomplex, ein phasenspezifischer Konfliktfaktor der Adoleszenz. Acta Crianca Port. 21 (1962/63)

Wyss, D.: Beziehung und Gestalt. Vandenhoeck & Ruprecht, Göttingen 1979

# 5 Psychophysiologische (psychosomatische) Krankheiten

*Hans-Christoph Steinhausen*

## Definition und Nomenklatur

Mit dem Begriff der Psychosomatischen Medizin ist eine ganzheitliche Betrachtungsweise von Krankheit und Gesundheit angesprochen, die sich ihrer Intention nach nicht auf eine Subspezialität der Medizin oder der Psychiatrie reduzieren läßt. Gerade angesichts dieses Ganzheitsanspruches wäre es widersprüchlich, einen bestimmten Formenkreis von Erkrankungen als spezifisch psychosomatisch auszugliedern, zumal der programmatische Anspruch der Psychosomatischen Medizin, die Beziehungen von biologischen, psychologischen und sozialen Determinanten von Krankheit zu untersuchen, für Krankheit schlechthin gültig sein sollte. So sind bei den sogenannten somatischen Krankheiten, wie am Beispiel der chronischen Krankheiten und Behinderungen verdeutlicht wird (vgl. Kapitel 11) zugleich eine Vielzahl psychosozialer Faktoren impliziert, so daß ebenfalls eine integrale psychosomatische Betrachtungsweise erforderlich ist. Analog läßt der psychosomatische Ansatz auch keine grundsätzlichen Unterschiede zur kinderpsychiatrischen Vorgehensweise in Theorie und Praxis erkennen, zumal für die gesamte Kinderpsychiatrie eine ebenfalls ganzheitliche Betrachtungsweise der biologischen und psychosozialen Determinanten von Krankheit konstitutiv ist. Bei dieser Betrachtungsweise würde sich der Begriff der Psychosomatik also vollständig erübrigen, wenn die Medizin insgesamt zu einer entsprechenden Konzeption finden würde.

Andererseits würde aber auch die Klassifizierung nur einer begrenzten Zahl von körperlichen Krankheitsbildern mit bewiesener oder postulierter Psychogenese der psychosomatischen Betrachtungsweise widersprechen. Es scheint daher sinnvoll, den Begriff psychosomatisch ausschließlich metatheoretisch im Sinne einer ganzheitlichen Betrachtungsweise von Krankheit einzusetzen und für bestimmte Störungen den Begriff der psychophysiologischen Krankheiten zu verwenden.

Diese begriffliche Differenzierung, die von der American Psychiatric Association 1968 eingeführt wurde, beginnt sich in der anglo-amerikanischen Literatur zunehmend einzubürgern, wie schon aus den Titeln entsprechender Übersichtsarbeiten (FINCH 1975; LIPTON u. Mitarb. 1966) entnommen werden kann. Die auch mit dem vorliegenden Kapitel zum Ausdruck gebrachte Favorisierung des Begriffs der Psychophysiologischen Krankheiten hat zudem den Vorteil, angesichts geringerer theoretischer Belastung den impliziten Dualismus im Begriff der Psychosomatik zu überwinden und die gewandelten konzeptuellen Modelle der Ätiopathogenese wiederzugeben.

Dieser Wandlungsprozeß der Psychosomatischen Medizin läßt eine Reihe von Erklärungsmodellen der Genese von Störungsbildern nunmehr in eine historische Perspektive einrücken. Dies gilt z. B. für spezifische Theorien wie FREUDS früheres Modell der Konversionsreaktionen, das sich lediglich zur begrifflichen Fassung von Störungen des muskuloskelettären Apparates, nicht jedoch vegetativer Funktionen eignete, für die Konzeption von DUNBAR mit der Korrelation von Persönlichkeitstypen und psychosomatischen Störungen sowie für das Modell von ALEXANDER mit der zentralen Bedeutung von psychodynamischem Konflikt und emotionaler Spezifität. Seit Mitte der 50er Jahre haben diese Konzepte kaum noch zur Stimulation psychosomatischer Forschung oder Therapieansätze beigetragen, zumal ihre Validierung entweder nicht geleistet wurde oder nicht vorgenommen werden konnte. Die wissenschaftlich begründete Skepsis gegenüber der Allgemeingültigkeit vermeintlich spezifischer kritischer Ereignisse in der frühen Kindheit – wie z. B. eines Abhängigkeitskonfliktes oder der sexuellen Identifikation – haben zudem neben der mangelnden wissenschaftlichen Produktivität zu einem erheblichen Rückgang der Bedeutung dieser Betrachtungsweisen für die Entwicklung ätiologischer Modelle beigetragen. Hingegen hat das historisch ebenfalls bedeutsame Konzept von WOLFF (1953) mit seiner Betonung der psychologischen Belastung – im Sinne von Streßfaktoren – sowohl angesichts seiner Orientierung an einem unspezifischen Modell wie auch angesichts der von WOLFF und seinen Mitarbeitern induzierten psychophysiologischen Forschungsansätze bei einer Vielzahl von Krankheiten immer noch nachhaltige aktuelle Auswirkungen in der Gegenwart.

Der Psychoanalyse kommt in diesem Kontext weiterhin das Verdienst zu, Erkenntnisse über die unbewußte Bedeutung von Informationen für das Individuum sowie unbewußter Motivationen und Konflikte beizusteuern, wenngleich derartige unbewußte Faktoren lediglich *eine* Klasse relevanter Variablen sein können, die in Beziehung zu anderen untersucht werden müssen (LIPOWSKI 1977). Das neuerdings in der Psychosomatik des Erwachsenenalters von Psychoanalytikern entwickelte Konzept der *Alexithymie* – also der Unfähigkeit zur Selbstwahrnehmung und Entäußerung von emotionalen Zuständen bei Patienten mit sogenannten psychosomatischen Störungen – spiegelt zugleich den Übergang auch des psychoanalytischen Denkens zu stärker unspezifischen Modellen wider, wobei die Gültigkeit des Konzeptes der Alexithymie auch für andere medizinische und psychiatrische Krankheitsbilder angenommen werden muß. Diese Theorie ist bisher hinsichtlich ihrer Gültigkeit für das Kindesalter nicht überprüft worden und könnte aufgrund der entwicklungspsychologischen Eigentümlichkeiten, d. h. der noch reduzierten Selbstwahrnehmung des Kindes, sehr wahrscheinlich auch eher für das Jugendalter bedeutsam sein.

Die *aktuellen Modelle* (vgl. STEINHAUSEN 1984a) der psychophysiologischen Störungen sind sämtlich mit einer *multipel determinierten Ätiologie* verbunden, wobei der Faktor der Prädisposition jeweils ein Indiz für das Ausmaß unvollständigen Wissens darstellt. Andererseits kommt kein Konzept ohne die Annahme einer *individuellen Vulnerabilität* des organisch-biologischen Substrates aus. Lerntheoretische Betrachtungsweisen haben ebenso wie die allgemeine System- und Informationstheorie Eingang in Modellvorstellungen gefunden. Insgesamt haben sich die Forschungsperspektiven von der Betrachtung individueller Psychodynamik auf die Untersuchung einer *psychophysiologischen Reaktionsspezifität* verschoben. Zugleich werden psychosoziale Faktoren, insbesondere familiäre Einflüsse und Interaktionen zunehmend gewichtiger und belegen auf vielfältige Weise die Bedeutung von *psychosozialen Belastungsfaktoren* in der Genese bestimmter Krankheiten. Die enge Verknüpfung von naturwissenschaftlicher und verhaltenswissenschaftlicher Medizin wird zudem aus der Tatsache ersichtlich, daß sowohl psychologische wie auch neurophysiologische, neuroendokrine und immunologische *Mediatoren* in der Ätiologie berücksichtigt werden.

Diese Entwicklung ist angesichts einer stärkeren Forschungsintensität in der Literatur zur Psychosomatik des Erwachsenenalters noch deutlicher ausgeprägt als bei der des Kindesalters und hat in den letzten Jahren wissenschaftliche Untersuchungen zu den Krankheitsbildern des Asthma bronchiale, der Anorexia nervosa, der Adipositas und nur begrenzt zum Ulcus pepticum und der Colitis ulcerosa stimuliert und beeinflußt. Diese psychophysiologischen Krankheiten sollen im folgenden unter einer entsprechenden Perspektive abgehandelt werden, während der begrenzte Wissensstand über die psychophysiologischen Krankheitsbilder des Herzens und Kreislaufs sowie der Haut bei Kindern und Jugendlichen eine Aufnahme in dieses Kapitel nicht rechtfertigt.

# Asthma bronchiale

Sowohl unter dem Aspekt einer chronischen, die psychische und soziale Entwicklung nachhaltig beeinflussenden Krankheit wie unter der Betrachtungsweise psychophysiologischer Zusammenhänge und Wechselwirkungen ist das Asthma bronchiale von grundlegendem kinderpsychiatrischem Interesse, das sich u. a. in einer Reihe neuerer Übersichtsarbeiten niedergeschlagen hat (CREER 1982; EGAN 1978; STEINHAUSEN 1977; MATTSON 1975; PURCELL u. Mitarb. 1972; PURCELL u. WEISS 1970; PINKERTON u. WEAVER 1970).

## Definition

Das Krankheitsbild des Asthma bronchiale ist durch eine hinsichtlich des Schweregrades und des zeitlichen Verlaufes variierende Verengung der peripheren Luftwege gekennzeichnet, die zu einer Behinderung der Exspiration führt. Diesem klinischen Prozeß liegen pathogenetisch Ödeme der Mukosa, verstärkte Schleimsekretion und Spasmen der glatten Bronchialmuskulatur zugrunde, deren jeweiligen Anteile sowohl intra- wie auch interindividuell schwanken können.

Als letzte Ursache des Krankheitsbildes wird ein wahrscheinlich genetisch determinierter instabiler Bronchialtrakt angesehen, vor dessen Hintergrund die klinischen Symptome multikausal durch biochemische, immunologische, endokrine und psychologische Faktoren determiniert werden. Die Symptomatik kann sowohl schleichend wie auch abrupt einsetzen und kulminiert in anfallsartigen Zuspitzungen, die durch zunehmende Dyspnoe, verlängerte Exspirationsphase, auf Distanz hörbares Giemen, beeinträchtigte Lungenventilation, Lufthunger mit Nasenflügeln, Einsatz der Hilfsmuskulatur, Zyanose, bisweilen Hyperkapnie, Steigerung der Herz- und der Atemfrequenz sowie Unruhe und Schwitzen gekennzeichnet sind. Der Erkrankungsbeginn liegt häufig in der frühen Kindheit. Für die Bestimmung des klinischen Schweregrades sind objektive Messungen der Lungenfunktion unerläßlich, wobei international verschiedene, nicht einheitlich gebräuchliche Parameter benutzt werden.

## Epidemiologie

Nach Untersuchungen des öffentlichen Gesundheitsdienstes in den USA in den Jahren 1957–58 (zit. nach PURCELL u. Mitarb. 1972) betrug die Prävalenz des Asthma bronchiale 2,5–5% der Gesamtbevölkerung, wobei 60% der Asthmatiker jünger als 17 Jahre waren. Andere Angaben gehen von 2% (GRAHAM u. Mitarb. 1967) bzw. 4,8% der Kinderpopulation bei einer internationalen Schwankungsbreite von 0,7–4,9% aus (MITCHELL u. DAWSON 1973), wobei 30–40% aller Fälle vor der Pubertät erkranken (REES 1964). Durchgängig sind Jungen etwa zweimal häufiger als Mädchen von der Krankheit betroffen.

## Klassifikation

Die 9. Revision der ICD trägt der Tatsache Rechnung, daß das Asthma bronchiale sowohl im Sinne einer Kombination von psychischer Störung und körperlicher Erkrankung wie auch isoliert als somatisches Krankheitsbild betrachtet werden kann. Eine derartige Konzeption berücksichtigt den Stand der Ansichten zur Ätiopathogenese insofern angemessen, als das Asthma bronchiale – wie im Abschnitt über Ätiologie und Genese zu erörtern sein wird – nicht mehr ausschließlich unter dem Primat der Psychogenese betrachtet werden kann. Zugleich wird durch die Unterteilung der in der ICD 8 als psychosomatische Störungen klassifizierten Erkrankungen in solche ohne (Ziffer 306) und mit Gewebeschädigung (Ziffer 316) in der 9. Revision der ICD das Asthma bronchiale sinnvollerweise von anderen psychogen bedingten, funktionellen Störungen der Atmungsorgane – z. B. psychogene Atemnot, psychogener Singultus, psychogener Husten, Hyperventilation – abgegrenzt. Das Asthma bronchiale scheint damit in dem international am weitesten verbreiteten Diagnosesystem angemessen klassifiziert.

## Klinisches Bild

Während die im Rahmen der Definition beschriebene klinisch-somatische Symptomatik des Asthma bronchiale bei variierendem Schweregrad ein gleichwohl einheitliches Bild bietet, sind die psychologischen Elemente vielgestaltiger und einer

Typologisierung weniger gut zugänglich. Der Vielzahl variierender psychologischer Befunde entsprechend läßt sich auch keine charakteristische Anamnese erheben. Diese muß vielmehr gleichermaßen einer individuellen Lebensgeschichte diskursiv angepaßt wie auch durch die derzeit bekannten Befunde zur Bedeutung psychologischer Faktoren beim Asthma bronchiale strukturiert und gelenkt werden.

### Psychopathologie

Die Untersuchung der *Psychopathologie* bei Asthma bronchiale ist lange von ausschließlich psychodynamischen Betrachtungsweisen geprägt worden. Derartige Konzepte haben auf der Basis klinischer Beobachtungen und gelenkt durch implizite Persönlichkeitstheorien der Psychoanalyse bei Asthmatikern im Kindes- und Jugendalter prämorbide Persönlichkeitsauffälligkeiten sowie neurotische, in der frühen *Mutter-Kind-Beziehung* angelegte Konflikte postuliert. So sei nach FRANZ ALEXANDER die Asthmasymptomatik als ein unterdrückter Schrei und nach SPERLING (1968) als prägenitale, d. h. anale Konversionsneurose zu begreifen, die in der Auseinandersetzung von kindlicher analer Aggressivität und Selbständigkeitsstreben mit der triebunterdrückenden Mutter entstehe. Die psychopathologisch vorherrschenden Merkmale von gestörtem Kontaktverhalten, aggressiver Gehemmtheit, Ängstlichkeit, Sensitivität, Leistungsbezogenheit und Mangel an Selbstvertrauen ließen sich demgemäß sämtlich auf einige Grundmuster von Störungen der Mutter-Kind-Beziehung zurückführen, nämlich auf offen ablehnende Haltung, latente Zurückweisung mit schuldbewußter, überprotektiver Kompensation, ängstlich-infantile Haltung sowie Übertragung eigener ungelöster Konflikte auf die Beziehung zum Kind (BIERMANN 1969). Dieses werde in krankem Zustand belohnt und in gesundem Zustand abgelehnt und zurückgewiesen. In seinem ambivalenten Pendeln zwischen Wunsch nach Annäherung, Zuwendung und Anklammerung einerseits sowie Unabhängigkeitsstreben und Trennung andererseits sei es einer permanenten pathologischen Interaktion mit seiner neurotischen Mutter ausgesetzt, für die SPERLING den Begriff des *Asthma-Bandes* geprägt hat.

Diese Betrachtungsweise ist insofern problematisch, als sie stärker theoriegeleitet denn empirisch verifiziert worden ist. Ferner werden dabei die hohe Selektivität und mangelnde Repräsentativität der jeweils behandelten Patienten ebenso wie die Bedeutung weiterer ätiologisch relevanter Bedingungsfaktoren unbeachtet gelassen. Schließlich werden vereinfachte Typologien psychopathologischer Symptome und Konstellationen entworfen, die der Vielfalt empirisch zu beobachtender Phänomene nicht gerecht werden. Sorgfältige Untersuchungen der Literatur zeigen nämlich vielmehr, daß es keine spezifischen Konstellationen, Kernkonflikte oder pathologische Interaktionsmuster der geschilderten Art gibt, die einheitlich und ätiopathogenetisch bestimmend mit Asthma bronchiale einhergehen. Für diese Feststellung sprechen eine Reihe klinisch-experimenteller Befunde, die im folgenden zusammenfassend referiert werden.

*Psychopathologische* Auffälligkeiten sind bei Kindern mit Asthma zwar häufiger als in der Normalpopulation, andererseits jedoch nicht häufiger als bei anderen chronischen körperlichen Krankheiten gefunden worden, wie GRAHAM u. Mitarb. (1967) in epidemiologischen und MCNICHOL u. Mitarb. (1973) in umfangreichen Verlaufsstudien nachweisen konnten. Auf ähnliche Weise sprechen eine Reihe weiterer Untersuchungen an nicht selegierten Patienten unter Einschluß von sowohl klinischen wie auch gesunden Kontrollgruppen gegen die Annahme eines einheitlichen Persönlichkeitsprofiles. Diese Untersuchungen (STEINHAUSEN 1984b; STEINHAUSEN u. Mitarb. 1983; TAVORMINA u. Mitarb. 1976; GROSS u. Mitarb. 1968; HERBERT 1965) lassen entweder keine Differenzierung der Asthmapopulation gegenüber anderen klinischen Kontrollgruppen hinsichtlich psychischer Fehlanpassung und neurotischer Symptomenkomplexe erkennen oder weisen sogar Test- und Untersuchungsbefunde auf, die sich nicht von gesunden Vergleichsgruppen bzw. der Normalpopulation unterscheiden. Sie stützen damit die Annahme, daß nicht eine prämorbide Charakteristik neurotischer Strukturmerkmale, sondern vielmehr die chronische Krankheit die relevante Bezugsvariable ist.

Auch das den psychodynamischen Theorien eigentümliche Postulat einer frühen Störung der *Mutter-Kind-Beziehung* mit starker Einschränkung der kindlichen Autonomie im Rahmen der sogenannten analen Entwicklungsphase konnte in einer direkten Beobachtungsstudie (GAUTHIER u. Mitarb. 1977) *nicht* als allgemein gültig verifiziert werden. Andererseits ist die klinische Symptomatik des Asthma bronchiale aufgrund ihrer oft dramatischen Zuspitzung geeignet, emotionale Belastungssituationen mit Angst- und Schuldgefühlen für die Eltern und Rückwirkungen im Sinne unangemessener Einstellungen und Verhaltensweisen gegenüber dem Kind zu schaffen. Entsprechend sind bei älteren Kindern überproportional hohe Raten ablehnender, perfektionistischer oder überprotektiver elterlicher Einstellungen sowie emotional instabiler kindlicher Persönlichkeitszüge und bedeutsame – wenngleich nicht immer hinreichende – Verbindungen zwischen dem Ausmaß der psychischen Störung des Kindes und pathologischen Familienbeziehungen nachgewiesen worden (MATTSON 1975; MCLEAN u. CHING 1973; REES 1963; DUBO u. Mitarb. 1961).

### Persönlichkeit und Kommunikationsstruktur der Eltern

Untersuchungen, die sich auf die *Persönlichkeit und Kommunikationsstruktur von Eltern* asthmatischer Kinder erstrecken, haben im Kontrollgruppenvergleich lediglich für Mütter mit schwer erkrankten Asthmakindern höhere Raten neurotischer Depressionen (DAVIS 1977) sowie eine ziemlich heterogene kommunikative Effizienz bei Eltern asthmatischer Kinder nachgewiesen (WIKRAN u. Mitarb. 1978). Andererseits betont das familientherapeutische Modell der Arbeitsgruppe von MINUCHIN die Beziehung von Symptom und *dysfunktionalen Familieninteraktionen*. Für dieses bei Fällen von schwerem Asthma bronchiale eingesetzte Therapieverfahren ist die Störung der intrafamiliären Kommunikation geradezu konstitutiv, wenngleich die vorliegenden Berichte (LIEBMAN u. Mitarb. 1974, 1977) diesen Zusammenhang nur ungenügend dokumentieren. Diese Verknüpfung von pathologischer Interaktionsstruktur und Symptom kontrastiert wiederum mit der empirisch abgesicherten Feststellung einiger Autoren (DUBO u. Mitarb. 1961; MCLEAN u. CHING 1973), daß Schweregrad und Verlaufskriterien des Asthma bronchiale im Gegensatz zur Psychopathologie des Kindes in keiner Relation zur familiären Beziehungsstruktur stehen.

Mit diesem heterogenen Bild der Bedeutung familiärer Beziehungsmerkmale korrespondieren auch Befunde zur Persönlichkeit des Kindes. Insbesondere Studien am Nationalen Asthma-Forschungsinstitut in Denver/USA haben vielfältige Belege für eine *psychopathologische Heterogenität* herausgearbeitet. Ohne diese Studien im einzelnen referieren zu können (ausführliche Darstellungen finden sich bei PURCELL u. Mitarb. 1972; STEINHAUSEN 1977), läßt sich die folgende Zusammenfassung vornehmen. Patienten mit schnellerer und dauerhafterer Symptomremission nach Krankenhausaufnahme ließen sich im Gegensatz zur Gruppe der weiterhin Steroidabhängigen durch ein höheres Ausmaß an neurotischen Symptomen und inadäquaten Elternverhaltensweisen differenzieren, wobei die Unterschiede als relativ und nicht als absolut gewertet wurden. Für diese Gruppe wurde eine bedeutsame psychologische Komponente angenommen und die klinische Symptomatik als ein Bewältigungsversuch von Konflikten und Belastungen angesehen, der bei Trennung von den Eltern sowohl im Krankenhaus wie auch zu Hause nicht mehr eingesetzt werden mußte. Weitere Arbeiten konnten nachweisen, daß ein früher Krankheitsbeginn entgegen der psychoanalytischen Annahme nicht notwendigerweise eine stärkere konfliktgeladene Eltern-Kind-Beziehung impliziert und die nach psychoanalytischer Ansicht habituelle Trauereinstellung, Hilflosigkeit und Hoffnungslosigkeit nicht durchgängig vorliegt.

### Zusammenhang von Allergie und Psychopathologie

Schließlich hat die Denver-Gruppe auch das Thema des *Zusammenhanges von Allergie und Psychopathologie* aufgegriffen, das erstmals von BLOCK u. Mitarb. (1964) untersucht worden war. Diese Autoren hatten aus mehreren Merkmalen ein Globalmaß des allergischen Potentials gebildet, das sie zur Einteilung ihrer Klientel in Extremgruppen mit hoher bzw. niedriger allergischer Belastung nutzten. BLOCK u. Mitarb. war der Nachweis gelungen, daß Kinder mit niedrigem allergischem Potential psychopathologisch auffälliger waren. Die Arbeitsgruppe von PURCELL konnte unter Einsatz anderer psychologischer Verfahren dieses reziproke Verhältnis von allergischem Potential und psychopathologischen Auffälligkeiten bestätigen und darüber hinaus durch den Nachweis erweitern, daß Kinder mit niedrigem allergischem Potential und schneller Symptomremission nach Krankenhausaufnahme sich als psychopathologisch besonders auffällig erwiesen (PURCELL u. Mitarb. 1969).

Gleichwohl stellen sich angesichts neuerer Studien Zweifel an der Allgemeingültigkeit dieser Reziprozitätsthese ein. Diese nähren sich sowohl aus den Studien der Denver-Gruppe wie auch aus anderen Berichten. KAGAN u. WEISS (1976) konnten bei der Untersuchung der Beziehung von emotionalen Auslösern von Asthmaanfällen und allergischem Potential keine Unterschiede zwischen Gruppen mit niedrigem bzw. hohem allergischem Potential finden. In der Studie von GAUTHIER u. Mitarb. (1977) waren die beiden Komponenten sogar positiv im Sinne hoher psychologischer Auffälligkeiten bei hohem allergischem Potential korreliert. Schließlich zeigte sich in einer neueren Untersuchung des emotional induzierten Absinkens eines bestimmten Lungenfunktionsparameters durch THAL u. MIKLICH (1976), daß allergische Sensitivität und emotionale Auslöseereignisse des Asthma bronchiale gemäß Anamnese unkorreliert sein können. Zukünftige Untersuchungen werden also klären müssen, inwiefern diese widersprüchlichen Befunde methoden- bzw. stichprobenabhängig sind oder inwiefern weitere Bedingungsfaktoren z. B. entwicklungspsychologischer oder reifungsbiologischer Art beteiligt sind.

### Verhältnis von Schweregrad des Asthma bronchiale und psychologischen Faktoren

Analog zur Beziehung von allergischen und psychologischen Faktoren ist auch das *Verhältnis von Schweregrad des Asthma bronchiale und psychologischen Faktoren* wiederholt untersucht worden. Den Befunden von MCNICHOL u. Mitarb. (1973) über die ausschließlich an die schwersterkrankte Gruppe gebundenen Auffälligkeiten hinsichtlich sozialer Reife, Angst und Aggressivität und von PINKERTON u. WEAVER (1970) über eine Korrelation von stärker negativen und zurückweisenden Elterneinstellungen bei schwerem Asthma bronchiale stehen die bereits zitierten Studien der Denver-Gruppe gegenüber, die bei den Steroidabhängigen, also schwerkranken Kindern, ein relativ geringeres Ausmaß an psychopathologischen Störungen feststellten. Ebenso konnten DUBO u. Mitarb. (1961) keine Beziehung zwischen Schweregrad der Krankheit und Familiendynamik feststellen.

Auch in diesem Bereich sind also widersprüchliche wissenschaftliche Befunde zu konstatieren, die über die ganz offensichtliche Methodenabhängigkeit hinaus auch wesentlich auf Stichprobenfaktoren und unterschiedliche Definitionen der Krankheitsschweregrade zurückgeführt werden können. PINKERTON u. WEAVER weisen auf die notwendige Differenzierung von Schweregrad und Beschwerden hin. Für den Schweregrad sind z. B. Lungenfunktionswerte, anamnestisch gesichertes Auftreten eines Status asthmaticus, Zyanose, Hypoxämie und Minderwuchs valide Indikatoren, während die Häufigkeit der Asthmaanfälle, ausgeprägte schulische Fehlzeiten und wiederholte Konsultationen bei Ärzten nur bedingt valide sind.

Somit läßt sich zusammenfassend feststellen, daß die Klinik des Asthma bronchiale in psychiatrischer Hinsicht nicht einheitlich, sondern heterogen ist, wobei die individuelle Psychopathologie des Patienten, die familiären Beziehungs- und Kommunikationsstrukturen sowie die Verbindungen mit klinisch-somatischen Parametern sehr wechselnde Ausformungen erfahren können.

## Diagnose

Da die klinische *Diagnose* des Asthma bronchiale durch die in der Definition der Krankheit enthaltenen Symptome und Charakteristiken bereits vorangestellt wurde, können sich die folgenden Überlegungen ausschließlich auf die Diagnostik der Psychopathologie beziehen.

Die Darlegung über die Heterogenität zu beobachtender psychischer Phänomene lassen es verständlich erscheinen, daß eine auf Typologien abzielende Persönlichkeitsdiagnostik wenig geeignet ist, relevante psychologische Faktoren und Determinanten des Asthmas zu identifizieren. Entsprechend haben sich auch auf psychologischen Trait-Konzepten basierende Untersuchungsverfahren zur Beschreibung der relevanten emotionalen Faktoren in zunehmendem Maße als unergiebig erwiesen. Relevante Elemente der Diagnostik erscheinen vielmehr psychologische Befindlichkeits- und Einstellungsbeschreibungen zu sein, die über Beobachtung und Interview oder auch standardisierte Eigenschaftswörterlisten und Instrumente zur Bestimmung von Einstellungen erhoben werden können. So sind beispielsweise strukturierte Interviews in der Lage, die Wahrnehmung von Ereignissen zu erfassen, die in Beziehung zur Auslösung von Asthmaanfällen stehen. Die Bedeutung sowohl positiver wie negativer Affekte und emotionaler Reaktionen, die Wertigkeit von körperlicher Anstrengung sowie der Einfluß von Wetterlage, allergenen Substanzen, Erkältungen und respiratorischen Verhaltensweisen wie Lachen, Weinen und Husten für die Auslösung von Asthmaanfällen lassen sich auf diese Weise erheben und hinsichtlich Wertigkeit, Häufigkeit und Schweregrad einstufen. Dabei haben Erfahrungen von PURCELL u. Mitarb. (1972) ergeben, daß typische Auslöserereignisse etwa 1–30 Minuten vor Einsetzen der Dyspnoe beginnen und bis zu diesem Zeitpunkt anhalten. Als relevante Auslöserklassen haben sich Ärger, Angst und Sorge, Trauer, Depression und Erregung erwiesen.

Im Rahmen der Erfassung derartiger Merkmale muß jedoch betont werden, daß es nicht ausschließlich auf die objektive Definition von Stimuli, sondern auf deren *Wahrnehmung* und *subjektive Bewertung* ankommt, wenn der spezifisch pathogene Gehalt bestimmt werden soll. Ebenso wird die psychiatrische Diagnostik gerade die Diskrepanzen zwischen subjektiver Verfassung, also Ausmaß an erlebten Beschwerden, und objektiven klinischen Befunden aufzuklären versuchen müssen. Die oben aufgezeigten Aspekte der klinischen Heterogenität des Asthma bronchiale entbinden gleichwohl nicht von der Notwendigkeit, die psychische und klinisch-somatische Symptomatik in ihrem wechselseitigen Kontext und in ihrer zeitlichen Bedingung durch familiäre und soziale Faktoren aufzuklären.

Insofern kommen die allgemeinen Methoden der kinderpsychiatrischen Diagnostik und Anamneseerhebung ebenfalls zur Anwendung. Die Verfolgung bestimmter ätiologischer Hypothesen oder auf die Therapie orientierter Beobachtungen eines Interaktionsmusters machen zudem eine besondere Fokussierung der Diagnostik erforderlich. Schließlich lassen die im Rahmen eines Krankenhausaufenthaltes eintretenden Symptomveränderungen u. U. Rückschlüsse auf pathogene Zusammenhänge zu.

Die psychiatrisch-psychologische Diagnostik wird sich also in üblicher Weise auf multidimensionale Bedingungszusammenhänge konzentrieren müssen, um dem vielschichtigen Bild des Asthma bronchiale gerecht zu werden.

## Ätiologie und Genese

Die folgenden Überlegungen orientieren sich an den im ätiologischen Schema dargestellten Beziehungen (Abb. 5.1). Angesichts des fehlenden Hinweises auf das Zutreffen spezifischer Theorien, die einen spezifischen Konflikt oder Persönlichkeitstyp in der Genese des Asthma bronchiale postulieren, lassen sich ätiologische Konzepte, die auf ein Primat psychologischer Faktoren hinauslaufen, nicht weiter aufrechterhalten. Vielmehr besteht mittlerweile auch in der neueren psychosomatischen Literatur Einverständnis darüber, daß die Krankheit multikausal durch *immunologische (allergologische), infektiöse, endokrine, biochemische und schließlich psychologische Faktoren* be-

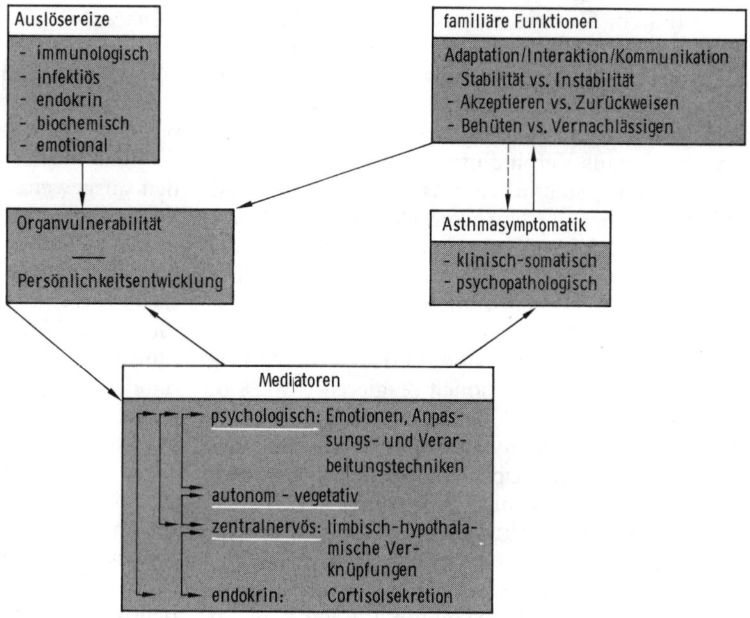


Abb. 5.1 Schema zur Ätiologie und Genese des Asthma bronchiale.

dingt ist. Die Bedeutung immunologischer Faktoren ist durch die Erhöhung der IgE-Fraktion der Immunglobuline bei Teilgruppen der Asthmapopulation belegt. Für infektiöse Anteile sprechen die durch Viren, nicht hingegen durch Bakterien verursachten Atemwegsinfekte, die asthmatische Anfälle provozieren können. Hinsichtlich endokriner Faktoren ist bekannt, daß Asthmaanfälle besonders prämenstruell gehäuft auftreten und die Symptomatik sich bei einigen Kindern in der Pubertät bessert. In biochemischer Hinsicht wird schließlich eine abnorme Struktur oder Funktion des beta-adrenergen Rezeptor-Adenylzyklase-Komplexes angenommen. Als gemeinsamer Nenner dieser verschiedenen ätiopathogenetischen Noxen ist eine *Organvulnerabilität* im Sinne eines instabilen, hypersensitiven und hyperreaktiven Bronchialtraktes anzusehen.

Die Frage nach der Wertigkeit psychologischer Faktoren wird u. a. auch von der klinisch bedeutsamen Differenzierung zwischen *primären Ursachen* und *sekundären Folgen* bestimmt. Empirische Häufigkeitsziffern über die relative ätiologische Bedeutung sind selten und müssen dann von der Häufigkeit ausgehen, mit der emotionale Faktoren den Asthmaanfällen vorausgehen. REES (1964) kam unter Berücksichtigung dieses Zusammenhanges zu einer Häufigkeit von 71% der Fälle, bei denen dieses Kriterium der Auslösung von Anfällen durch psychologische Faktoren erfüllt war, wobei diese in 41% dominierten und in 30% zusätzlich zu anderen Faktoren festzustellen waren.

Über die Art und Weise, wie psychologische Faktoren zu Beginn der Entwicklung eines Asthmas einwirken, liegen insofern theoretische Überlegungen vor, als man vom Modell der *klassischen Konditionierung* ausgehend annehmen kann, daß z. B. nichtallergische und nichtinfektiöse zufällig assoziierte Stimuli, welche mit der wiederkehrenden Irritation auf Allergene oder Infekte einhergehen, selbst in der Lage sind, entsprechende klinische Symptome auszulösen. Diese ersten mit der Frühmanifestation von Symptomen assoziierten und dann klassisch konditionierten Reize können wiederum von anderen abgelöst werden, so daß die asthmatische Symptomatik schließlich als eine komplexe konditionierte Reaktion höherer Ordnung und Generalisation angesehen werden kann (TURNBALL 1962; KHAN 1974).

Eine Modellkonzeption ätiologischer Momente beim Asthma bronchiale muß in besonderer Weise der *Mediatorenfunktion psychologischer Faktoren* Rechnung tragen, die sich auf eine Reihe von klinisch relevanten psychophysiologischen Beziehungen stützen läßt. So sind beispielsweise bei asthmatischen Kindern abnorme autonome Reaktionen im Sinne einer homöostatischen Dysfunktion bei Belastung (HAHN 1966), Abnahme der Werte eines Lungenfunktionsparameters bei Vorstellung von ängstlichen wie auch Ärger auslösenden Szenen (THAL u. MIKLICH 1976) sowie abnorme Atmungsmuster und reduzierte Vasokonstriktion bei emotionaler Belastung (MIKLICH u. Mitarb. 1973) festgestellt worden.

Der Wirkungsmechanismus derartig konzipierter psychologischer Mediatoren läßt sich nach PURCELL u. Mitarb. (1972, 1970) auf folgende vier Arten präzisieren. *Erstens* können autonom-vegetative Aktivitäten in Verbindung mit emotionaler Erregung die charakteristische Stimulation der Schleimsekretion auslösen. *Zweitens* sind die bereits angeführten emotionalen Zustände des Schreiens, Weinens, Lachens, Hustens und der Hyperventilation zugleich respiratorische Verhaltensweisen, die über Vagusreflexe zur Atemwegsverengung führen. *Drittens* ist an die Möglichkeit eines Zusammenhanges von emotional bedingten Schwankungen der Corticoidsekretion zu denken, zumal einerseits die Beziehung von Emotionen und Corticoidspiegeln ganz allgemein bekannt ist und darüber hinaus Verbindungen zwischen dem Auftreten von nächtlichen Asthmaattacken und Schwankungen der Corticoidsekretion angenommen werden. Dieser Zusammenhang müßte allerdings daraufhin überprüft werden, ob nicht vielmehr Abhängigkeiten vom Schlafstadium bestehen, zumal Asthmaanfälle stärker an die leichten Schlafstadien gebunden sind, in denen die Patienten sensitiver auf Irritationen reagieren (KALES u. Mitarb. 1970).

Schließlich muß *viertens* an die Möglichkeit gedacht werden, daß die physiologischen Reaktionen im Rahmen der klinischen Symptomatik auch durch Lernen verstärkt werden können. Klinische Beobachtungen und einzelne Therapiestudien sprechen für die Möglichkeit einer operanten Konditionierung der Asthmasymptomatik, die z. B. auf Erlebnisse der Zurückweisung und Trennungsangst, wie auch der intensiven Zuwendung bezogen sein können. Dementsprechend können asthmatische Symptome im Verlauf der Krankheit als operant konditioniert gedacht werden, während bei der Krankheitsentstehung klassische Konditionierungsprozesse beteiligt sind.

Die im Rahmen der Mediatorfunktionen sich vollziehende Verknüpfung von physiologischen Aktivierungen und emotionalen Zuständen wird wahrscheinlich durch limbisch-hypothalamische Funktionsabläufe ermöglicht, die wiederum das autonome Nervensystem aktivieren, das über Vagus und andere Stimulation die Atemwegsobstruktion auslösen kann. Ebenso können über hypothalamisch-hypophysäre Vermittlung die Corticoidsezernierung und damit die Asthmasymptomatik beeinflußt werden.

Über die bei Entstehung der Krankheit und bei Auslösung von Asthmasymptomen wirksamen psychopathogenen Mechanismen hinaus kommt dem Zusammenhang von familiärer Adaptation und Kommunikation insofern Bedeutung zu, als das Asthma bronchiale im Sinne einer chronischen Krankheit auf diese Bereiche einwirkt. Da im Abschnitt über die Klinik die widersprüchlichen Zusammenhänge zwischen Familienstruktur und Asthmasymptomatik dargelegt wurden, ist im Schema die Wirkung von familiären Funktionszuständen auf die Asthmasymptomatik mit einem gestrichelten Pfeil dargestellt. Schließlich trägt das Schema der Konzeption der strukturellen Familientherapie Rechnung, in der dysfunktionale Familieninteraktionen sich auf dem Boden einer Organvulnerabilität als individuelle psychosomatische Krankheitsbilder manifestieren.

## Therapie

Mit dem Aufkommen neuerer psychologischer Behandlungsformen in den letzten zwei Jahrzehnten hat sich auch das Spektrum der beim kindlichen Asthma bronchiale eingesetzten Therapiemethoden ausgeweitet. Vor einer Darstellung einzelner Behandlungstechniken sollten jedoch zunächst *allgemeine Grundsätze* der Therapie beim Asthma bronchiale erörtert werden.

In Entsprechung zur multikausalen Ätiologie kann diese Krankheit nicht mit einer einzigen Behandlungsform effizient therapiert werden. Die Behandlung bedarf vielmehr eines *mehrdimensionalen Ansatzes,* in dem physikalische Maßnahmen, symptomatisch wie auch präventiv wirkende Medikamente, gegebenenfalls antiallergische und antibiotische Therapie ebenso ihren von Fall zu Fall im Anteil variierenden Stellenwert wie die psychologisch orientierten Therapieverfahren haben.

Eine allgemeine Übersicht über die psychotherapeutischen Methoden ergibt, daß angefangen von der Psychoanalyse über Hypnose, Gruppen- und Milieutherapie bis hin zu verhaltens- und familientherapeutischen Maßnahmen nahezu alle Verfahren bereits eingesetzt und jeweils positive Resultate proklamiert worden sind. Hingegen ergibt eine kritische Bewertung mehrheitlich die Feststellung, daß aufgrund methodischer Schwächen – z. B. mangelnder Beachtung von Selektionsfaktoren, von Standardisierung der Therapie, von Kontrollgruppen, von Bewertungskriterien, von angemessenem Katamnesezeitraum – die Schlußfolgerung der Therapieeffizienz ungerechtfertigt ist. Ähnliches muß auch für die Bewertung von Psychopharmaka festgestellt werden.

Andererseits ist die klinische Praxis dadurch gekennzeichnet, daß die individuelle, nicht immer tiefenpsychologisch, sondern oft eklektisch orientierte individuelle Psychotherapie immer noch die häufigste Therapieform ist. Bei einem entsprechenden Ansatz sollte es um die Bereitstellung von Möglichkeiten für das Kind gehen, seine Gefühle, Eindrücke und Phantasien im Zusammenhang mit seiner chronischen Krankheit äußern zu können. Ebenso wird sich die kinderpsychiatrische Therapie immer den Zeichen einer Störung der familiären Beziehungsstruktur zuwenden und die Eltern in Beratung und Therapie einschließen müssen. Sie wird sich ebenso nicht der bisweilen notwendigen stationären Therapie bei sogenannten therapierefraktären bzw. unbehandelbaren Fällen verschließen können. Der Einsatz von Sedativa und Tranquilizern hat sich im Rahmen der klinischen Praxis insgesamt als problematisch erwiesen, zumal viele dieser Substanzen zu respiratorischen Komplikationen und Atemdepression führen. Im Notfall hat sich Chloralhydrat immer noch als Mittel der Wahl erwiesen. Schließlich bleibt für die klinische Betreuung des asthmakranken Kindes der allgemeine Grundsatz zu beherzigen, daß möglichst große Anteile des Gesamtbehandlungsplanes in die Hand eines kompetenten Therapeuten, also nach Möglichkeit des Hausarztes, gelegt werden, um die erforderliche Vertrauensbasis und Kooperativität im Verlauf einer oft mehrjährigen Betreuung und Therapie zu stärken.

Im folgenden sollen zunächst *verhaltenstherapeutische Behandlungsformen* dargestellt werden (vgl. CREER 1982; STEINHAUSEN 1981a). Dabei handelt es sich in erster Linie um die Methoden des Entspannungstrainings und der systematischen Desensibilisierung, die in der wissenschaftlichen Literatur besonders intensive und vergleichsweise besser bewertbare Darstellungen erfahren haben. Therapiestudien haben sich zunächst auf die Effekte eines *muskulären Entspannungstrainings* gerichtet, wobei Verbesserungen der Lungenfunktionswerte um 10–35%, insbesondere bei Patienten mit emotionalen Determinanten der Asthmaanfälle beobachtet werden konnten (ALEXANDER u. Mitarb. 1972; ALEXANDER 1972). Eine neuere Studie (HOCK u. Mitarb. 1978) kommt unter Einsatz eines sehr differenzierten Experimentalplanes zu der Feststellung, daß die muskuläre Entspannung im Vergleich zum Selbstsicherheitstraining sowie einer Kombination beider Verfahren die effektivste Intervention darstellt. Auch in den singulären Berichten über die in der Vorstellung durchgeführte *systematische Desensibilisierung* gegenüber Asthmaanfällen, Infektions- und Allergiereizen sowie Belastungssituationen durch MOORE (1965) erwies sich die muskuläre Entspannung im Sinne der reziproken Hemmung als der relevante Faktor. Diese Studien über den Wert muskulärer Entspannung entsprechen der Bedeutung, die das autogene Training bereits seit einiger Zeit im Rahmen der Therapie des Asthma bronchiale eingenommen hat.

Im Rahmen der Verhaltenstherapie sind ferner *operante Konditionierungstechniken* – z. B. zur Entwicklung einer selbständigen und regelmäßigen Benutzung von Geräten für die Inhalationstherapie (RENNE u. CREER 1976) oder zum Abbau eines manipulativen Einsatzes der klinischen Symptomatik (NEISWORTH u. MOORE 1972; CREER 1970; CREER u. Mitarb. 1974) – eingesetzt worden.

In zunehmendem Maße wird ferner über den Einsatz von *Biofeedbackmethoden* mit allerdings recht unterschiedlichen Ergebnissen berichtet. DAVIS u. Mitarb. (1973) konnten nur bei leicht kranken Kindern, nicht jedoch bei Steroidabhängigen unter Einsatz einer akustischen Rückmeldung des vom Frontalismuskel abgeleiteten EMG eine Abnahme des Atemwiderstandes beobachten. Hingegen erzielten KHAN u. Mitarb. (1973) unter optischer Rückmeldung der Lungenfunktion bei Patienten mit präexperimentell festgestellter Suggestibilität und unter Einsatz von Biofeedbackmethoden als Gegenkonditionierung von experimentell herbeigeführter Bronchokonstriktion eine über 8 bis 10 Monate anhaltende klinische Besserung. Diese Befunde werden allerdings durch eine neuere Studie eines der Autoren (KHAN u. OLSON 1977) relativiert, in der bei Einsatz von Biofeedback und gleicher Methode der Gegenkonditionierung und bei einer Verlaufskontrolle von einem Jahr sich nicht nur 2 Experimentalgruppen, sondern auch eine Kontrollgruppe verbesserten. Eine weitere Relativierung erfahren diese Ergebnisse von KHAN u. Mitarb. schließlich auch aus der Tatsache, daß ein Versuch der Replikation durch DANKER u. Mitarb. (1975) im Sinne einer operanten Konditionierung eines Lungenfunktionsparameters über visuelles Biofeedback nicht gelang. Erfolgreicher verlief die Behandlung von 4 Patienten über ein akustisches Biofeedback des Gesamtatemwiderstandes durch FELDMAN (1976), der mit dieser Methode zu bedeutsamen Verbesserungen der Lungenfunktion gelangte. Schließlich verweist eine neuere Studie von KOTSES u. Mitarb. (1978) auf die noch unklaren Beziehungen zwischen Muskelentspannung und Respirationsvariablen, zumal eine Verbesserung der Lungenfunktion nur bei EMG-Rückmeldung der Entspannung des Frontalismuskels, nicht jedoch des M. brachioradialis erzielt wurde.

Diese kurze Synopse des gegenwärtigen Wissens über die Beeinflussung der Lungenfunktion beim Asthma bronchiale durch Biofeedbackmethoden wirft vorerst noch zu viele Fragen und Widersprüche auf, um die Integration bestimmter Techniken in die klinische Routine zu rechtfertigen. Vielmehr sind weitere Untersuchungen erforderlich, die allerdings für die therapeutische Praxis durchaus perspektivenreich erscheinen, zumal Verstärkungen der ohnehin wirksamen muskulären Entspannung sich offensichtlich positiv auf die klinische Symptomatik auswirken.

Insgesamt muß hinsichtlich der abgehandelten Studien über verhaltenstherapeutische Methoden bei Asthma bronchiale allerdings einschränkend angemerkt werden, daß bei in der Regel methodisch sorgfältig durchgeführten und bewerteten Maßnahmen vorerst aufgrund sehr kleiner Fallzahlen und ungenügender Dauer der Katamnesen noch Zweifel an der Generalisierbarkeit der Resultate bestehen.

Ähnliches gilt für die vorerst noch singulären Berichte über *strukturelle Familientherapie* bei Asthma bronchiale (LIEBMAN u. Mitarb. 1974, 1977; zur Kritik vgl. STEINHAUSEN 1981 a), in denen die Symptomatik als Ausdruck dysfunktionaler Interaktionen in Familien mit schwacher Grenzziehung zwischen den Individuen und Generationsebenen, mit Mangel an Konfliktlösungen vornehmlich in der Elternbeziehung sowie mit überprotektiven Verhaltensweisen betrachtet wird. Die Ziele der Therapie bestehen neben der symptomatischen Besserung in einer Veränderung dieser Interaktionsmuster und Interventionen zur dauerhaften Entlastung des Patienten von der Aufgabe, Symptomträger als Ausdruck gestörter Beziehung in der Familie zu sein. Die im Rahmen der gesamten

Familie durchgeführten Therapien haben gemäß Darstellung der Autoren bei bisher 14 schwerkranken Asthmakindern zu beeindruckenden Erfolgen geführt, für deren kritische Bewertung jedoch eine genügend umfangreiche und differenzierte Datenbasis vorerst noch fehlt.
Das Ziel aller therapeutischen Bemühungen beim Asthma bronchiale sollte in der erfolgreichen Veränderung gestörter physiologischer Funktionen, in der Reduktion aller effektiven Auslöserreize sowie in der Veränderung pathogener Einstellung zur Krankheit beim Patienten sowie seiner familiären und weiteren sozialen Umwelt liegen.

### Prognose und Schlußfolgerungen

Klinische Beobachtungen lassen die Prognose mit zunehmendem Alter und zunehmender Krankheitsdauer, bei organischen Schäden an Respirationstrakt und Kreislaufsystem, bei häufigen und lang anhaltenden Anfällen, bei unvollständiger Erholung zwischen den Attacken sowie bei chronischem Husten und nicht identifizierbaren Auslösereizen ungünstiger erscheinen. ELLIS (1975) referiert eine 20-Jahres-Katamnese mit einer Rate von 30% vollständiger Gesundheit; bei 19% der Patienten sei eine Symptomremission bei Vermeidung von Allergenen, bei 21% eine Verschiebung der Symptomatik auf andere allergische Krankheiten – meist Heufieber – und bei 26% ein Anhalten der Symptomatik eingetreten, wobei allerdings nur 11% weiterhin ernsthaft krank gewesen seien. Die Mortalität habe 1% betragen. Hinsichtlich der Frage, in welchem Ausmaß die Prognose durch psychologische Interventionen beeinflußt werden kann, liegen keine wissenschaftlichen Untersuchungen vor.
*Schlußfolgernd* muß das kindliche Asthma bronchiale als eine multikausal verursachte Krankheit betrachtet werden, bei der psychologische Faktoren in der Ätiologie, vor allem aber potentiell überlagernd im Verlauf und als Mediatoren bedeutsam sind. Dem Asthma bronchiale den Wert einer psychosomatischen Krankheit abzusprechen, weil sich keine typischen Persönlichkeitsprofile oder Konflikte nachweisen lassen, würde trotz der kritischen Intentionen einiger Autoren letztlich bedeuten, den tiefenpsychologischen Bezugsrahmen als den einzig relevanten anzunehmen. Im Gegenteil liegen genügend Beobachtungen und Nachweise über Wechselwirkungen von psychologischen und somatischen Parametern sowie von komplementären, einander nicht wechselseitig ausschließenden, vielmehr oft summativ wirkenden Beziehungen vor, daß der weniger stark theoriegebundene Begriff einer psychophysiologischen Krankheit angemessen erscheint. Wegen der in jedem individuellen Fall eines kindlichen Asthma bronchiale potentiell, jedoch nicht notwendigerweise immer gegebenen Psychopathologie müssen theoretische Konzepte andererseits auch für die Berücksichtigung verschiedener Phänotypen mit unterschiedlicher Gewichtung krankheitsbedeutsamer Momente offen sein.

## Anorexia nervosa

Das Krankheitsbild der Anorexia nervosa hat eine Vielzahl von wissenschaftlichen Untersuchungen und klinischen Darstellungen erfahren, die sich neben einer kaum noch auszunehmenden Anzahl von Einzelarbeiten auch in einem beträchtlichen Umfang von Monographien und Übersichtsarbeiten niedergeschlagen haben (BLISS u. BRANCH 1960; THOMÄ 1961; MEYER u. FELDMANN 1965; ZIOLKO 1966; DALLY 1969; SOURS 1969; THEANDER 1970; BRUCH 1973; CRISP 1975, 1970c; RUSSELL 1977a, 1970; VIGERSKY 1977; STEINHAUSEN 1979a, b; SCHÜTZE 1980; MEERMANN 1981; MESTER 1981; GARFINKEL u. GARNER 1982).

### Definition und Nomenklatur

Die Anorexia nervosa ist eine mehrheitlich in der Adoleszenz, aber auch häufiger im frühen, hingegen seltener im späten Erwachsenenalter und ebenfalls selten vor der Pubertät auftretende Erkrankung, die durch eine Eß- und Appetitstörung mit der Folge eines bedeutsamen Gewichtsverlustes gekennzeichnet ist. Bei einer gestörten Einstellung gegenüber dem Essen, der Nahrung und dem Gewicht kann es im Extremfall zu einer kachektischen Auszehrung mit vitaler Gefährdung kommen, wobei bei den weiblichen Patienten, die vornehmlich betroffen werden, regelhaft eine Amenorrhö vorliegt, die bei frühem Erkrankungsalter primärer, mehrheitlich jedoch sekundärer Natur ist.
Die Erkrankung ist durch eine Reihe weiterer psychopathologischer und klinischer Merkmale gekennzeichnet, auf die im Rahmen der Darstellung des klinischen Bildes näher eingegangen wird. Synonyme sind der deutsche Begriff der Pubertätsmagersucht sowie die Bezeichnungen Anorexia mentalis bzw. psychogene Anorexie.

### Epidemiologie

Daten aus britischen und schwedischen Untersuchungen haben recht gut übereinstimmende Ziffern erbracht, wonach zu Beginn der 70er Jahre mit 0,5 bzw. 0,37 bis 1,6 Erkrankungen auf 100 000 Einwohner pro Jahr zu rechnen war (THEANDER 1970; KENDELL u. Mitarb. 1973). Eine britische Studie an 9 Populationen von Schulmädchen (CRISP u. Mitarb. 1976) ergab ein Verhältnis von einer Patientin auf 200 weibliche Jugendliche, dem eine Rate von einer Patientin auf 150 weibliche Jugendliche aus einer schwedischen Studie (NYLANDER 1971) ebenfalls recht genau entspricht. Die klinisch bekannte Zunahme der Anorexia nervosa zum Zeitpunkt der Adoleszenz schlug sich in der britischen Studie von CRISP u. Mitarb. (1976) dahingehend nieder, daß im Alter von 16 Jahren die vorher bei 1,6‰ liegende Prävalenzrate auf 10,5‰ anstieg. Klinische Beobachtungen lassen die Anorexia nervosa als eine typischerweise das weibliche Geschlecht betreffende Krankheit erscheinen, wobei das Geschlechtsverhältnis bei etwa einem männlichen Patienten auf 15 bis 20 weibliche Patienten liegen dürfte. Die Erkrankung tritt im Gegensatz zur Adipositas vornehmlich in den sozialen Mittel- und gelegentlich auch Oberschichten, seltener hingegen in den Unterschichten auf. Sowohl epidemiologische wie klinische Daten verweisen auf einen Anstieg der Prävalenzraten in neuerer Zeit (JONES u. Mitarb. 1980; WILLI u. GROSSMANN 1983).

## Klassifikationsprobleme

In der 9. Revision der Internationalen Klassifikation der Krankheiten (ICD) wird die Verlegenheit deutlich, in der sich viele Autoren angesichts einer nosologischen Klassifikation der Anorexia nervosa befunden haben. Die unter der Ziffer 307 zusammengefaßten Krankheitseinheiten und Symptome sind lediglich durch das gemeinsame Merkmal gekennzeichnet, daß sie sich nach Meinung der Autoren der ICD nicht auf andere Weise klassifizieren lassen. Dabei wird zwar zu Recht einerseits eine Abgrenzung gegen die großen Formenkreise der Neurosen, Persönlichkeitsstörungen, Psychosen und organisch bedingten Zustandsbilder sowie gegen psychogene Eßstörungen anderer Art vorgenommen. Andererseits stellt sich jedoch die Frage, ob eine erneute Revision der ICD nicht gut daran täte, die Anorexia nervosa im Rahmen einer wieder zu schaffenden Kategorie psychophysiologischer (psychosomatischer) Störungen und Krankheiten zu berücksichtigen. Im Gegensatz zu anderen psychophysiologischen Bildern entfiele beim derzeitigen Wissensstand und bei den Möglichkeiten einer differentialdiagnostischen Abgrenzung der Anorexia nervosa das Problem der doppelten Berücksichtigung einer ausschließlich somatisch bzw. einer kombiniert psychophysiologisch zu fassenden Krankheitseinheit – wie etwa beim Ulcus pepticum bzw. beim Asthma bronchiale –, zumal die Anorexia nervosa nur als Krankheitseinheit von psychopathologischen und somatischen Veränderungen konzipiert werden kann.

## Klinisches Bild

Die folgende Darstellung basiert auf einer Übersichtsarbeit zur neueren Literatur (STEINHAUSEN 1979a, b). Auf die Angabe von Einzelarbeiten wird weitgehend verzichtet.

Die Anamnese der Patienten ergibt überzufällig häufig Schwangerschafts- und Geburtskomplikationen sowie ein auffällig niedriges bzw. hohes Geburtsgewicht. Andere ebenfalls häufig festgestellte Merkmale der prämorbiden Entwicklung, nämlich Eßstörungen im Säuglingsalter sowie während der Pubertät und Adoleszenz und eine vorausgehende Adipositas, haben möglicherweise eine vergleichsweise stärkere pathognomische Bedeutung. Hinsichtlich der kindlichen *Primärpersönlichkeit* finden sich häufig Kennzeichnungen im Sinne von perfektionistischer Leistungsorientierung, gefügiger Anpassung an elterliche Gebote mit früher Übernahme von Verantwortung und Gewissenhaftigkeit sowie zwanghafte Züge und soziale Ängste.

Der *familiäre Hintergrund* bietet nach außen das Bild geordneter Verhältnisse. Eine nähere Betrachtung deckt in der Mehrzahl der Fälle eine pathologische Familienatmosphäre auf, in der ausgeprägt abnorme Einstellungen und Verhaltensweisen im Umgang mit Essen, Nahrung und Gewicht, gestörte Bindungs- und Beziehungsverhältnisse zwischen Patient und Eltern sowie auch unter den Eltern, mangelhafte Adaptationsfähigkeit an individuelle und familiäre Entwicklungs- und Lebensveränderungen sowie ungewöhnlich hohe Belastungen mit körperlichen, psychiatrischen oder psychophysiologischen Symptomen und Krankheiten vorliegen. Entsprechend sind unter Müttern von Patienten mit einer Anorexia nervosa überzufällig häufig gestörte Persönlichkeiten mit dominierenden, restriktiven, leistungsbetonenden und überprotektiven Verhaltensweisen, mit ängstlich-nervösen hypochondrischen Zügen und mit neurotischen und depressiven Merkmalen sowie auch mit körperlichen, vielfach psychisch überlagerten Symptomen gefunden worden. Die Vaterpersönlichkeit stellt sich dabei oft als das Korrelat im Sinne von überängstlicher Passivität und sozialer Isolation mit Depressivität, Alkoholismus und körperlicher Stigmatisierung durch Magen- und Lebererkrankungen dar. Entsprechend liegt vielfach eine Störung der Partnerbeziehung der Eltern vor, die im Rahmen der Besserung der Anorexia nervosa des Kindes statt zur Stabilisierung der Beziehung eher zur vollständigen Dekompensation neigen kann.

Diese breite Skala möglicher Psychopathologie der Familie ist trotz ihrer Häufung unspezifisch und erfährt noch dazu im Verlauf der Krankheit Veränderungen, so daß sich keine für das Krankheitsbild pathognomischen Konstellationen nachweisen lassen. Nicht obligate, jedoch bei der Hälfte der Patienten zu beobachtende *krankheitsauslösende Faktoren* können in familiären Problemen, Disharmonie, Krankheit oder Tod der Eltern bzw. naher Verwandter und soziale Ächtung wegen einer prämorbiden Adipositas gefunden werden.

Unter den *krankheitsrelevanten Befunden* stehen

neben den diagnosebestimmenden Merkmalen solche einer allgemeinen Psychopathologie wie auch eine Vielzahl körperlicher Symptome. Das typische *anorektische Verhalten* setzt sich aus einer Verweigerungshaltung gegenüber Nahrung bei gleichzeitiger zwanghaft und suchtartig anmutender Beschäftigung mit Nahrung, vollständig fehlender Krankheitseinsicht, exzessiver körperlicher Aktivität, phasenweise auftretenden Heißhungerattakken sowie Erbrechen und Laxanzienabusus als Methode der Gewichtsreduktion zusammen.

Dieses typische klinische Bild trägt im Einzelfall wechselnde Akzente, z. B. eine stärkere Betonung von jeweils Diät, Hyperaktivität und Erbrechen als Methode der Gewichtsreduktion und wird durch eine Reihe allgemeiner *psychopathologischer Auffälligkeiten* ergänzt. Das geschilderte anorektische Verhalten ist vielfach in eine oft schon prämorbid vorhandene Zwangsstruktur eingebettet, die im Rahmen der Anorexia nervosa verstärkt und gegen die süchtig einsetzenden hyperorektischen Heißhungerattacken eingesetzt wird. Weitere, nicht selten zu beobachtende Persönlichkeitsauffälligkeiten sind hysterische Strukturen, die zur Anorexia nervosa als Symbol einer sexuellen und körperlichen Reifungskrise in Beziehung gesetzt werden können, sowie dysphorische und depressive Verstimmungen, die durch zusätzliche Hyperaktivität im Sinne von Agitiertheit und Schlafstörungen die Abgrenzung gegen depressive Syndrome anderer Genese erforderlich machen. Ausdruck der psychopathologischen Störungen sind ferner introvertierter Rückzug von sozialen, insbesondere heterosexuellen Kontakten, Ängstlichkeit mit teilweise phobischer Akzentuierung, emotionale Labilität sowie eine hohe Anzahl somatischer Beschwerden.

Im Unterschied zur hohen Spezifität des anorexietypischen Verhaltens sind diese geschilderten Merkmale einer allgemeinen Psychopathologie Ausdruck der immer wieder festzustellenden Tatsache, daß es keine spezifische Neurose bei der Anorexia nervosa gibt und das Krankheitsbild wiederum so vielfältig sein kann, daß die Annahme einer spezifischen Anorexia nervosa ebenso unwahrscheinlich ist.

Tiefenpsychologisch orientierte Autoren haben eine Vielzahl von *psychodynamischen Konstellationen* analysiert, die nicht nur ein in sich sehr heterogenes Bild bieten, sondern vielfach als ätiologische Aussagen verkannt werden. Entsprechende Darstellungen beschreiben z. B. Schuldgefühle wegen aggressiver Wünsche gegenüber der Mutter als Folge des Ödipuskonfliktes, apathische Depression als Folge des Objektverlustes, Versuche einer Annäherung an die Mutter durch regressive Identifikation, Todeswünsche gegenüber der Mutter durch Einverleibung destruktiver Impulse, Vermeidungsreaktionen gegenüber einem überwältigenden postpubertalen Konflikt, Versuche der Entwicklung von Autonomie, oral-sadistische Tendenzen, Reaktionsbildungen gegen einverleibte destruktive Impulse, verdrängte Wünsche nach Schwangerschaft durch Hungern, passiv feindselige Kontrollmechanismen der Familie mit pathologischen Mustern der Nahrungsbewertung sowie Reaktionsbildungen gegen sexuelle Impulse und Motive. Unter dieser Vielzahl psychodynamischer Konstellationen dürften die Beobachtungen von HILDE BRUCH insofern besonders bemerkenswert sein, als sie zu einer Reihe empirischer Studien in Beziehung gesetzt werden können. BRUCH hat die Unfähigkeit, Hunger- und Nahrungsbedürfnisse von anderen körperlichen Zuständen und emotionalen Sensationen zu differenzieren, genetisch auf frühe Lernerfahrungen im Sinne unangemessener Reaktionen der Umwelt auf die Anzeichen kindlicher Bedürfnisse zurückgeführt.

Die Autorin hat damit nicht nur den Weg zu einer Modifikation der psychoanalytischen Psychotherapie gewiesen, sondern zugleich auch Anstöße für ein zunehmendes wissenschaftliches Interesse an der Störung der *Körperwahrnehmung* bei der Anorexia nervosa gegeben. Erste experimentelle Studien zu diesem Thema haben zunächst Bestätigungen für die klinischen Beobachtungen gebracht, daß anorektische Patientinnen im Vergleich zu Kontrollprobanden nicht nur ihre eigenen Körperweiten und in geringerem Ausmaß die von normalgewichtigen Personen überschätzen, sondern zumindest in einem Teil der Studien einen Rückgang dieser Wahrnehmungsverzerrung im Verlauf der Therapie erkennen ließen. Andererseits haben neuere Studien ergeben, daß dieses Phänomen offensichtlich nur an bestimmte Phasen gebunden ist und auch bei Adipösen, bei Schwangeren und bei gesunden Mädchen in der Pubertät und Adoleszenz beobachtet werden kann. Demnach ist der Zweifel wohl berechtigt, inwieweit es sich bei der Störung der Körperwahrnehmung um ein für die Anorexia nervosa spezifisches Phänomen handelt. Andererseits liegt der Wert der zu diesem Thema unternommenen Studien in dem Nachweis von möglichen Prädiktoren des Therapieverlaufs: Starke Wahrnehmungsverzerrungen korrelierten mit schnell eintretendem Rückfall, geringerer Gewichtszunahme, größerer Krankheitsverleugnung und allgemein schlechterer Prognose.

Unter den *klinisch-somatischen Merkmalen* der Anorexia nervosa bei weiblichen Patienten ist das auffälligste die nur selten vor, meist jedoch nach dem Gewichtsverlust eintretende Amenorrhö. Offensichtlich bestehen zwischen Gewicht und Menstruation sowohl hinsichtlich Einsetzen wie auch Sistieren eine im einzelnen noch nicht vollständig abgeklärte Abhängigkeit in dem Sinne, daß ein kritisches Gewicht als Voraussetzung der Menstruation vorliegen muß. Parallel zu Gewichtsverlust und Amenorrhö vollziehen sich zugleich endokrine Veränderungen, deren auffälligste der Rückgang des Spiegels an gonadotropinen Hormonen, also an luteinisierendem Hormon (LH) und an

follikelstimulierendem Hormon, ist, die zugleich mit Gewichtszunahme ab einer kritischen Grenze potentiell reversibel werden. Als ursächlich wird daher der Gewichtsverlust, wahrscheinlich jedoch in Kombination mit einer hypothalamischen Dysfunktion angesehen.
Als Folge des Hungerzustandes und nicht der hypothalamisch-hypophysären Störung steigt das Wachstumshormon (STH) im Verlauf des Gewichtsverlustes an und wird ebenfalls bei Gewichtszunahme reversibel. Die Ursache für die nicht obligate Erhöhung des Plasmacortisols hingegen dürfte in allgemeinen emotionalen Spannungs- und Belastungsfaktoren zu suchen sein.
Weitere klinische Veränderungen betreffen einen verminderten Grundumsatz, eine Verlangsamung der Herzfrequenz, Störungen im Elektrolythaushalt, eine pathologische Insulinausschüttung, eine im Gegensatz zur Malnutrition anderer Genese stehende Hypercholesterinämie, eine atypische Fluktuation der Lipide sowie Veränderungen im Bereich von Hämatologie, Herz-Kreislauf-System sowie Nierenfunktionen. Das EEG weist auffällig häufig bilateral-synchron-atypische Spike-wave-Abläufe sowie Störungen der Grundaktivität auf.

## Diagnose und Differentialdiagnose

Die Diagnose der Anorexia nervosa stützt sich auf eine Mehrzahl unstrittiger und eine geringe Anzahl problematischer Kriterien. Zu den krankheitsbestimmenden obligaten Merkmalen gehört die Eß- und Appetitstörung auf der Grundlage einer gestörten Einstellung gegenüber Essen, Nahrung und Gewicht mit der Folge eines bedeutsamen Gewichtverlustes, hinsichtlich dessen Ausmaß keine international verbindliche Übereinkunft besteht. Das Mindestmaß sollte bei 15% des auf die Norm bezogenen Gewichtsverlusts liegen, wenngleich mehr als 20 bzw. 25% eher den klinischen Gegebenheiten und den internationalen Gepflogenheiten entsprechen.
Wenngleich die Mehrzahl der Patienten vor dem 25. Lebensjahr bzw. in der Adoleszenz erkranken, kann es in seltenen Fällen auch vor der Pubertät bzw. im späten Erwachsenenalter zu einer Anorexia nervosa kommen. Insofern ist das Erkrankungsalter nur bedingt diagnosebestimmend. Unter den klinischen Zeichen ist eine Amenorrhö bei weiblichen Patienten obligat, während Lanugobehaarung mehrheitlich nur im Stadium schwerer Kachexie zu beobachten ist. Bei männlichen Patienten liegen – soweit sie die Adoleszenz erreicht haben – ein auffälliges Desinteresse an Sexualität sowie Impotenz vor. Die Psychopathologie ist vielfältig und läßt bei einer sehr unterschiedlichen Neurosenstruktur in interindividuell unterschiedlicher Ausprägung Überaktivität, Heißhungerattakken, Erbrechen, Verzerrung der Körperwahrnehmung sowie mangelnde Krankheitseinsicht als auffälligste Merkmale erkennen.
Übergänge bestehen zu dem in neuester Zeit zunehmend häufiger beschriebenen Bild der Bulimia nervosa, bei dem neben Heißhungerattacken meist in Kombination mit Erbrechen ein normales Gewicht oder eine Gewichtsfluktuation von nicht mehr als 15% Abweichung vom Standardnormalgewicht vorliegt (Casper 1983; Russell 1979).
Zu den Ausschlußkriterien und damit zugleich auch *differentialdiagnostischen Merkmalen* gehören interne und psychiatrische Erkrankungen, die ebenfalls mit einer anorektiformen Symptomatik einhergehen können. Unter internen Erkrankungen sind sowohl durch Anamnese wie auch durch spezifische Diagnostik exogen bedingte Hungerzustände – die charakteristischerweise im Unterschied zur Anorexia nervosa mit starker Hungerperzeption, geringer Initiative und fehlender Körperschemastörung einhergehen – und Appetitstörungen bei anderen Grundkrankheiten – z. B. bei Infektionen oder konsumierenden Prozessen – auszuschließen. Störungen des Hypophysenvorderlappens können heute durch gezielte endokrinologische Untersuchungen ausgeschlossen werden und zeigen zudem nicht das charakteristische klinische Bild der Veränderungen bei Anorexia nervosa. So betreffen z. B. tumoröse Veränderungen im Bereich von Hypothalamus und Hypophyse das gesamte System der hormonalen Sezernierung und gehen neben neurologischen und vegetativen Symptomen zudem nicht durchgängig mit Gewichtsverlust einher. Insofern gehört auch der alte Streit, inwiefern die Anorexia nervosa auf eine Destruktion des Hypophysenvorderlappens (der sogenannte Morbus Simmonds) zurückgeführt werden könne, der Geschichte an.
In psychiatrischer Hinsicht ist eine Abgrenzung gegenüber schizophrenieformen Psychosen erforderlich, die in der Adoleszenz vielfach Schwierigkeiten bereiten kann und im Zweifelsfall meist erst über den Verlauf ermöglicht wird. Verzerrung der Körperwahrnehmung und fehlende Krankheitseinsicht können die Anorexia nervosa in diesem Lebensabschnitt in die Nähe schizophrener Psychosen bzw. ihrer Prodromi rücken, während Produktivsymptome auch in dieser Entwicklungsphase eine klare diagnostische Zuordnung erlauben. Für das Erwachsenenalter ist das Auftreten einer anorektiformen Symptomatik im Rahmen schizophrener Prozesse eine bekannte Tatsache. Ebenso können die bekannten Zusammenhänge von endogener Depression mit Schlaf- und Appetitstörungen sowie Gewichtsverlust bei einigen Patienten mit Anorexia nervosa Anlaß zu einer differentialdiagnostischen Abgrenzung geben, die z. B. über den Phasenverlauf erleichtert werden kann. Schließlich ist bei anorektischen Patienten mit zwanghafter Persönlichkeitsstruktur die Differentialdiagnose einer Zwangsneurose auszuschließen, welche in der Regel ebenso wie die chronische

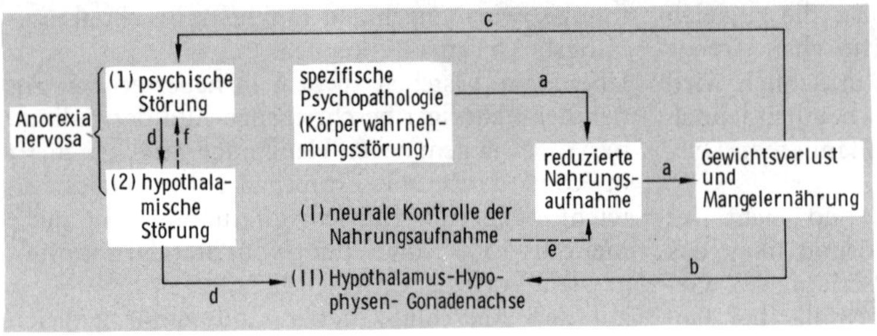


Abb. 5.2 Ätiopathogenetisches Modell der Anorexia nervosa (nach *Russell* 1977).

Appetitstörung nicht mit einer derart ausgeprägten körperlichen Symptomatik einhergeht.

## Ätiologie und Genese

Während die Bedeutung der psychopathologischen Störung für die Entwicklung des Krankheitsbildes der Anorexia nervosa unzweifelhaft ist, sind andererseits Elemente einer gesicherten spezifischen *Ätiopathogenese* nur sehr schwer auszumachen. Zugleich sollten ätiologische Konzepte aber versuchen, ein möglichst präzises Bild der Wechselwirkung von psychopathologischen und somatischen Veränderungen zu entwerfen, das gleichermaßen den Stand des Wissens integriert wie auch die offenen Fragen enthält und zudem eventuell auch in der Lage ist, Hypothesen für zukünftige Untersuchungen abzugeben.

In diesem Sinne hat RUSSELL (1977b) einen Versuch unternommen, die vorhandenen Erkenntnisse in einem Modell zu integrieren. Dabei kommt er aufgrund der experimentellen Studien zur Flüssigkeits- und Thermoregulation sowie der endokrinen Veränderungen bei Anorexia nervosa zu der Feststellung, daß die körperlichen Störungen im Stadium der Mangelernährung zum Teil wahrscheinlich von einer reversiblen Störung hypothalamischer Funktionen abhängen würden, zumal sie nicht sämtlich allein auf die Tatsache der Mangelernährung zurückgeführt werden können.

RUSSELL bietet ferner Überlegungen an, auf welche Weise *Interdependenzen* somatischer und psychologischer Wirkgrößen aufgrund der empirischen Forschungsergebnisse konzipiert werden können. Zur Verdeutlichung sind diese Vorstellungen des Autors in einem Flußdiagramm wiedergegeben (Abb. 5.2). Dabei wird festgestellt, daß die Beziehung (a) der spezifischen Psychopathologie im Sinne des typischen anorektischen Verhaltens einschließlich der gestörten Körperwahrnehmung zu reduzierter Nahrungsaufnahme und Gewichtsverlust mit der weiteren Konsequenz (b) von endokrinen Störungen einschließlich Amenorrhö sicher nachgewiesen ist und damit als fester Bestandteil eines ätiopathogenetischen Konzeptes betrachtet werden kann. Ferner kann man sich im Sinne einer Rückkopplung vorstellen, daß (c) Gewichtsverlust und Mangelernährung die psychische Störung verstärken: Bei gestörter Körperwahrnehmung wird weniger Nahrung zugeführt, wobei im Sinne eines Circulus vitiosus wiederum der progrediente Hungerprozeß die Störung der Körperwahrnehmung unterhält. Auch ist aufgrund der Literatur über die Zusammenhänge von emotionalen Krisen bzw. psychiatrischen Störungen und Amenorrhö (d) ein direkter Pfad zwischen psychischer und hypothalamischer Störung bei Anorexia nervosa denkbar.

Zwei letzte Beziehungen können lediglich hypothetisch postuliert werden: (e) eine hypothalamisch vermittelte neurale Kontrolle der Nahrungsaufnahme in Auswirkung auf die für die Anorexia nervosa charakteristische Nahrungsverweigerung und (f) eine denkbare, ebenfalls über eine hypothalamische Dysfunktion vermittelte neurale Formung der psychischen Funktionen und abnormen Einstellungen des Patienten. Für diese beiden letzten Hypothesen fehlen jedoch vorläufig empirische Evidenzen bzw. Nachweise.

Dieses Modell von RUSSELL gibt gleichermaßen mit Ökonomie wie auch mit Klarheit das gegenwärtige theoretische Skelett der Krankheitseinheit Anorexia nervosa wieder, während andere Konzepte – wie z. B. jenes eines frühen Pubertätseintrittes als Ergebnis einer sich in hohem Geburtsgewicht und früher Menarche manifestierenden hohen Wachstumsrate (CRISP 1970a, b) – zwar spezifischere ätiopathogenetische Wirkungsmechanismen postulieren, zugleich jedoch in ungleich höherem Ausmaß hypothetischer Natur sind. Ähnliche Feststellungen gelten auch für eine Vielzahl von Theorien, zu denen nach einer Übersicht von HSU (1983) soziokulturelle, familienpathologische, individuell-psychodynamische und entwicklungspsychobiologische Ansätze ebenso wie die Annahme einer primären hypothalamischen Dysfunktion gehören.

## Therapie

Derzeit liegen noch ungenügende Daten aus systematischen Evaluationsansätzen vor, die eine klare Indikation bzw. Überlegenheit einzelner Therapiemethoden nachweisen. Insofern können vorerst nur die Probleme, die mit einzelnen Vorgehensweisen verbunden sind, angerissen werden.

Die *stationäre Behandlung* stellt derzeit in den meisten Fällen immer noch eine Notwendigkeit dar, zumal das Krankheitsbild in der Regel schnell bedrohliche Ausmaße annehmen kann. Insbesondere englische Psychiater (CRISP, DALLY, RUSSELL) plädieren bei Warnung vor der Hoffnung allzu rascher Therapieerfolge für eine stationäre Behandlung mit dem Ziel, angemessene Pflege sowie Gewichtsnormalisierung und Hilfe bei der Lösung psychischer, familiärer und sozialer Probleme zu vermitteln. Dabei wird in diesen Therapiekonzepten eine hochkalorische Diät mit 3000 bis 5000 Kalorien pro Tag verordnet, um einen Gewichtszuwachs von 200 bis 400 g pro Tag zu erzielen (RUSSELL 1977a).

Während die in extremen Situationen eingesetzte *Magenverweilsonde* sowohl aus psychotherapeutischen wie auch klinischen Gründen im Sinne einer Gefährdung des Patienten durch Aspiration, Magendehnung und eventuell Ruptur sowie Kreislaufkomplikationen vielfach kritisch beurteilt wird, ist der Einsatz von Psychopharmaka in vielen Kliniken und Arbeitsgruppen keine unübliche Maßnahme. Dies gilt insbesondere für depressive Symptome, die eine Behandlung mit Antidepressiva in der üblichen Dosierung sinnvoll erscheinen lassen.

Hingegen scheint der Einsatz von Neuroleptika (z. B. Chlorpromazin) in neuerer Zeit abzunehmen, während andere Präparate wie Cyproheptadine oder Lithium in kontrollierten Studien erprobt worden sind (vgl. JOHNSON u. Mitarb. 1983). Insgesamt entsteht der Eindruck, daß Psychopharmaka bei den jüngeren Patienten in der Kinder- und Jugendpsychiatrie seltener eingesetzt werden.

Begleitend zu dieser somatischen Therapiemaßnahme wird in vielen, jedoch nicht allen Therapiekonzepten eine unterstützende *Psychotherapie* durchgeführt, die in diesem Zusammenhang immer seltener als klassisch analytische Methode gehandhabt wird. Erfahrene Kliniker wie RUSSELL enthalten sich zugleich jedoch nicht einer gewissen Skepsis, inwiefern Psychotherapie den Verlauf der Anorexia nervosa überhaupt beeinflussen kann, während andererseits die vertrauensvolle Beziehung zur betreuenden Schwester als eines der Hauptelemente der Behandlung herausgestellt wird. BRUCH stellt in ihrem auf die verzerrte Körperwahrnehmung und Gefühle der Ineffektivität abstellenden psychotherapeutischen Vorgehen nicht die interpretierende Tätigkeit, sondern eine „faktenfindende" Methode des Zuhörens ohne kommentierende Interpretation in den Vordergrund.

Auch der vor nahezu 15 Jahren erstmalig und seitdem stetig zunehmende Einsatz *verhaltenstherapeutischer Methoden* in der Behandlung der Anorexia nervosa ist vornehmlich im Rahmen stationärer Aufenthalte realisiert worden. Wenngleich die berichteten Behandlungen sich vorerst nur auf relativ kleine Patientenserien erstreckt haben und die entsprechenden Studien in methodischer Hinsicht vielfach noch kritisch beurteilt werden müssen (vgl. STEINHAUSEN 1979 b, 1981 b), läßt sich dennoch die Feststellung rechtfertigen, daß die Verhaltenstherapie sich zumindest im Kontext der stationären Therapie einen nicht unbedeutenden Stellenwert erworben hat.

Mit Ausnahme singulärer Berichte über die Desensibilisierung von Gewichtsphobien basieren sämtliche Ansätze auf der Methode der operanten Konditionierung. Die zu verstärkenden Zielvariablen sind dabei in der Regel ein definierter Gewichtszuwachs und nur in wenigen Berichten Aspekte des Eßverhaltens, wie z. B. Anzahl von Essenbissen bzw. Dauer der Essenszeit. Die Verstärkungsmaßnahmen bestehen nach Realisierung einer weitgehenden Deprivation sozialer und materieller Verstärker durch Unterbringung in sehr schlichten Einzelkrankenzimmern in der kontingenten Darbietung von Privilegien, also z. B. Zugang zu Fernsehen und Rundfunk, Ausgehmöglichkeiten, sozialem Kontakt mit Personal, Mitpatienten und Angehörigen und anderem mehr, wobei jeweils individuelle Verstärkungsmöglichkeiten berücksichtigt werden. Bei dieser Form der Verhaltenstherapie hat sich ein Informationsfeedback über die jeweils erreichte Annäherung an das Zielkriterium als zusätzlich verstärkend erwiesen, wenngleich andererseits aufgrund entsprechender Therapieexperimente davon ausgegangen werden kann, daß im wesentlichen eine negative, in der Verhaltenstherapie nicht sehr erwünschte Verstärkung wirksam wird: Die Patienten versuchen durch Essen dem aversiv erlebten Krankenhausregime zu entkommen.

Die oft sehr eindrucksvollen Berichte über schnelle Gewichtszunahme unter entsprechenden verhaltenstherapeutischen Maßnahmen werden durch die vielfach fehlenden oder zu kurzfristig bzw. ungenügend differenzierten Katamnesen ebenso wie den noch immer fehlenden Nachweis einer Überlegenheit dieser Methoden über andere Behandlungskonzepte relativiert. Insofern wird sich der langfristige Wert der Verhaltenstherapie bei Anorexia nervosa ebenso wie der aller anderen Therapiemethoden an den vorerst noch ausstehenden Katamnesen von hinlänglicher Dauer erweisen müssen.

Eine weitere, vorerst auf noch geringe Patientenzahlen beschränkte neue Behandlungsmethode besteht in der Durchführung von *Familientherapie*, die insbesondere von der Arbeitsgruppe um MINUCHIN bei Patienten mit Anorexia nervosa realisiert worden ist. Das Behandlungskonzept umschließt initial eine stationäre Therapie der Patienten mit operanter Verstärkung der Gewichtszunahme, die nach der Entlassung von den Eltern fortgesetzt wird, sowie als spezifische Maßnahmen gemeinsame Mittagessen mit der Familie und ambulante Familiensitzungen. Das Ziel dieser zuletzt genannten Maßnahmen besteht darin, dem Kind oder Jugendlichen wieder das Essen in Anwesenheit seiner Familie zu ermöglichen und durch Auflösung der Rolle des identifizierten Patienten interpersonale Probleme der Familie zu bearbeiten. Die

Arbeitsgruppe von MINUCHIN hat vorerst als einzige eine nennenswerte Anzahl von Patienten mit diesem Vorgehen behandelt und dabei in relativ kurzer Therapiezeit erstaunlich hohe Erfolgsquoten erzielt, die allerdings vorerst noch durch längerfristige Katamnesen und eine methodisch sorgfältigere Bewertung erhärtet werden müssen (vgl. STEINHAUSEN 1981b).

Die Erfahrung aus der klinischen Praxis vor allem größerer Behandlungszentren zeigt in zunehmendem Maße, daß mehrdimensionale Therapieansätze unter Berücksichtigung von Elementen der Einzelpsychotherapie, der Verhaltenstherapie, der Familientherapie, der Gruppentherapie und weiterer Therapieverfahren an die Stelle eindimensionaler Behandlungsstrategien treten (vgl. GARFINKEL u. GARNER 1982.)

## Prognose

Wenngleich die Literatur zum Verlauf der Anorexia nervosa mittlerweile einen beträchtlichen Umfang angenommen hat (vgl. STEINHAUSEN 1979b; STEINHAUSEN u. GLANVILLE 1983, 1984), so sind Schlußfolgerungen dennoch durch eine Reihe von Problemen hinsichtlich der Vergleichbarkeit der Daten, methodischer Schwächen, unterschiedlicher Zielsetzung und anderes mehr beeinträchtigt. Ohne diese Probleme hier im einzelnen diskutieren zu können, sollen im folgenden einige Ergebnisse der Verlaufsforschung dargestellt werden. Dabei ist die grundsätzliche Feststellung vorauszuschicken, daß der Verlauf der Anorexia nervosa kaum unter einem Katamnesenzeitraum von 4 Jahren hinreichend sicher beurteilt werden kann. Insofern sind in die folgenden Darstellungen die noch jungen Berichte der Erfolge der Verhaltenstherapie und der Familientherapie ohne einen entsprechenden Katamnesezeitraum nicht aufgenommen.

Die relevanten Merkmale zur Beurteilung des Verlaufs der Anorexia nervosa sind Gewicht, Eßstörung, Menstruation, Chronifizierung, Mortalität und psychopathologischer Befund. Mit Ausnahme der bei sehr jungen, also kinderpsychiatrischen Patienten erzielten 80–90%igen Erfolgsraten liegt die Gewichtsnormalisierung im Langzeitverlauf selten über 50–70% der behandelten Patienten. Ein normales Eßverhalten wird in der Regel sogar nur bei 20–50% und nur in seltenen Fällen – meist jüngeren Patienten – bei 60–80% der Klientel erreicht. Auch die Daten hinsichtlich einer normalen zyklischen Menstruation liegen mit Angaben zwischen 50 und 70% in einem ähnlichen Bereich.

Globale, vielfach nicht genügend differenziert ausgewiesene Feststellungen zu Heilungsquoten kommen selten über 30–50% hinaus. In etwas mehr als einem Drittel der Fälle gelingt eine partielle Besserung; bei durchschnittlich einem knappen weiteren Drittel verläuft die Symptomatik chronifiziert. Die höchste berichtete Mortalitätsrate liegt bei 21,5%. Der psychopathologische Befund läßt im Verlauf erkennen, daß seltene Übergänge in Schizophrenien möglich sind und eine beträchtliche Zahl von Patienten unter affektiven, insbesondere depressiven Störungen nach Rückbildung der körperlichen Symptomatik leiden. Mehrheitlich liegt ein neurotisches Bild vielfältiger Ausprägung vor, und nur etwa einem Drittel der Patienten gelingt langfristig eine adäquate psychosexuelle und soziale Entwicklung, wobei jüngere Patienten auch in dieser Hinsicht eine relativ bessere Prognose haben.

Angesichts der aufgeführten Daten zum Verlauf wird verständlich, daß nicht wenige sachkundige Autoren hinsichtlich der Effizienz therapeutischer einschließlich psychotherapeutischer Maßnahmen die skeptische Frage stellen, inwieweit die Anorexia nervosa nicht unbeeinflußt von Maßnahmen einen individuell zwar variierenden, aber letztlich eigenbestimmten Verlauf nimmt.

Gleichwohl hat die Forschung sich immer wieder die Frage nach spezifischen Prognosefaktoren gestellt. Wenn auch einige der dabei identifizierten Determinanten kontrovers zu beurteilen sind, so lohnt sich dennoch eine kurze abschließende Skizzierung des entsprechenden Wissensstandes. Zu den *günstigen Prognosefaktoren* zählt ein frühes Erkrankungsalter, wobei allerdings die Angaben von der Zeit vor der Menarche bis vor dem 30. Lebensjahr variieren und entsprechende Beziehungen von Verlauf und Erkrankungsalter zwar mehrheitlich, jedoch nicht durchgängig gefunden werden. Auch die Annahme, daß kurze stationäre Behandlungsdauer und geringe Anzahl von Wiederaufnahmen eine günstige Prognose implizieren, gilt nur für die Mehrheit, nicht aber für die Gesamtheit aller bisher berichteten Verläufe. Prognostisch günstig ist ferner eine ausschließlich durch diätetische Restriktion und Hyperaktivität – im Gegensatz zu habituellem Erbrechen, Bulimie und Laxanzienabusus – herbeigeführtes klinisches Zustandsbild sowie ein kurzer Krankheitsverlauf vor stationärer Behandlung. Eine im Verlauf der Therapie abnehmende Störung der Körperwahrnehmung sowie ein höherer Sozial- und Bildungsstatus und positive Beziehungen zwischen Patient und Eltern gehören ebenso wie die Persönlichkeitsmerkmale einer vornehmlich hysterischen Struktur und niedrige Testwerte für Neurotizismus in Persönlichkeitsinventaren zu den günstigen Prognosefaktoren.

Andererseits lassen sich folgende *ungünstige Verlaufsfaktoren* benennen: prämorbide Adipositas, sistierende Menstruation nach Therapie sowie möglicherweise auch extreme Ausmaße an Gewichtsverlust, zumal sich der zuletzt genannte Parameter in einigen Studien als bedeutsam erwiesen hat. Eine Auflistung prognostisch ungünstiger Faktoren enthält ferner das Merkmal eines längeren Krankheitsverlaufes vor stationärer Therapie, akute Körperwahrnehmungsstörungen, ein hohes

Ausmaß an körperlichen Beschwerden bei Therapiebeginn, pathologische Elternbeziehungen und -persönlichkeiten, prämorbide Auffälligkeiten im Sinne von neurotischen Störungen, Verhaltensstörungen, Schulschwierigkeiten sowie zwanghafte und depressive Züge. Generell ist die Prognose bei den seltenen männlichen Patienten, bei Angehörigen der sozialen Unterschichten und mit zunehmender Chronifizierung ungünstiger.

# Adipositas

Angesichts der mit Übergewicht verbundenen erhöhten Risiken für eine Vielzahl von Krankheiten – insbesondere Herzerkrankungen, Hirnblutung, chronische Nephritis, Diabetes mellitus, Leber- und Gallenkrankheiten – stellt die Adipositas eines der größten gesundheitspolitischen Probleme dar. Bemühungen um Therapie und Prävention sollten daher frühzeitig einsetzen. Da sich das Kindes- und Jugendalter als eine kritische und zugleich prognostisch bedeutsame Phase der Entstehung der Adipositas erwiesen hat, sollte diesem Entwicklungsabschnitt besondere Aufmerksamkeit zukommen.

## Definition

Der Begriff der Adipositas bezeichnet einen durch ungewöhnliche Ansammlung von Fettgewebe charakterisierten körperlichen Zustand mit ausgeprägtem Übergewicht, der sehr wahrscheinlich durch multiple Faktoren bedingt ist. Für die Diagnosestellung ist über lange Zeit ausschließlich das auf die Körperlänge bezogene Körpergewicht berücksichtigt worden, welches individuell in seiner Relation zu den normierten Durchschnittsgewichten der jeweiligen Referenzpopulation – also z. B. als sogenannter Perzentilenwert unter Berücksichtigung von Alter und Geschlecht – bewertet wurde. In den letzten Jahren wird jedoch zunehmend für das Kriterium der Messung des subkutanen Fettgewebes mittels des Caliper – eines Meßinstrumentes zur Erfassung der Hautfaltendicke – plädiert, zumal Übergewicht auch durch starke Skelett- und/oder Muskelentwicklung bedingt werden kann.

## Epidemiologie

Untersuchungen an 4000 deutschen Kindern unter Verwendung des Caliper haben eine Zunahme der Adipositas bei Jungen und Mädchen mit steigendem Alter ergeben, wobei durchschnittlich 22% aller Jungen und 20% aller Mädchen adipös waren (MAASER 1976). Eine vom US-amerikanischen Gesundheitsministerium veranlaßte Studie in 10 Bundesstaaten (zit. nach COATES u. THORESEN 1978) ergab bei Messung der Trizeps-Hautfaltendicke unter den 12–13jährigen 17% männliche weiße und 12% weibliche weiße Kinder mit Adipositas. Mit zunehmendem Alter stieg dieser Prozentsatz noch an, wobei in der Adoleszenz das Gewicht bei Mädchen aus den unteren Sozialschichten anstieg, während es zugleich bei Mädchen aus Mittel- und Oberschichten sank.
Die Zusammenhänge von Adipositas und sozialer Schicht ergaben bei 6jährigen Mädchen aus der Unterschicht eine 9mal höhere Rate als in der oberen Sozialschicht (STUNKARD u. Mitarb. 1972). Nach älteren Schätzungen aus den USA (zit. nach CRISP 1970c) steigen die Prävalenzraten ganz allgemein von durchschnittlich 10% aller Kinder auf 40–80% aller Kinder, wenn ein Elternteil oder beide Eltern ebenfalls adipös sind. Die noch in den 50er Jahren offensichtlichen Unterschiede der Prävalenzraten in den USA und Europa haben sich, möglicherweise aufgrund des weitgehend ähnlichen Lebensstandards, in der Zwischenzeit ausgeglichen.

## Klassifikationsprobleme

Die Internationale Klassifikation der Erkrankungen (ICD-9) läßt nur eine unvollständige Erfassung des Krankheitsbildes der Adipositas unter dem Begriff der „Freßsucht" im Sinne einer Eßstörung (Ziffer 307.5) zu, wobei ein organischer Ursprung ausgeschlossen sein muß. Eine derartig randständige und relativ unscharfe Berücksichtigung wird dem psychosozialen und medizinischen Stellenwert der Adipositas nicht gerecht. Andererseits wird angesichts der noch nicht vollständig aufgeklärten pathogenetischen Mechanismen eine genauere Klassifikation erschwert, sofern der Ausweg nicht in der klassischen Rubrizierung von Adipositas und Anorexia nervosa als psychogenen Eßstörungen gesehen werden soll. Eine derartige Definition wird allerdings der vielgestaltigen Klinik beider Krankheitsbilder nicht gerecht, die sich nicht ausschließlich auf die Eßpathologie reduzieren läßt. Vorläufig erscheint es daher am sinnvollsten, die Adipositas als eine eigenständige nosologische Einheit mit psychophysiologischen Bezügen zu betrachten.

## Klinik

Beschreibungen zur *Psychopathologie* bei Adipösen im Kindes- und Jugendalter lassen sich schwerpunktmäßig unter den Aspekten der Persönlichkeit, der Familienkonstellation, krankheitsrelevanter Verhaltensmerkmale sowie psychosozialer Folgen abhandeln.
Zur *Persönlichkeit* des adipösen Kindes und Jugendlichen ist in klinischen Berichten immer wieder ein breites Spektrum neurotischer Symptome referiert worden. CRISP (1970c) hat dabei auf die

mangelnde Spezifizität derartiger Phänomene und die möglicherweise unabhängige Kovariation eines Neurotizismusfaktors hingewiesen; in diesem Sinne hat der Autor z. B. psychosexuelle Unreife und ausgeprägte Identitätsprobleme beim adipösen Jugendlichen herausgestellt. In der klinischen Modellkonzeption von MAISCH u. Mitarb. (1965) wird die Expansions- und Aggressionshemmung und die infantile Abhängigkeitshaltung zugleich psychogenetisch als zentraler Konflikt zwischen Abhängigkeit und Unabhängigkeit betrachtet, wobei eine derartige Konstellation ebenfalls unspezifisch auf nahezu sämtliche psychosomatische Krankheitsbilder zutreffen kann. Die analog zur Anorexia nervosa von BRUCH (1973, 1963) auch für die Adipositas postulierte Störung der Wahrnehmung von Hunger und Sattheit – verursacht durch inkorrekte Lernerfahrungen in der frühen Mutter-Kind-Interaktion mit der Folge einer Hyperphagie – betrifft ein im Kern stärker psychogenetisch denn deskriptiv-psychopathologisch orientiertes Phänomen, wobei empirische Untersuchungen noch dazu Hinweise ergeben haben, daß mit der Adipositas beim Jugendlichen wahrscheinlich weniger eine Störung des Erlebens von Hunger als von Sattheit einhergeht (MONELLO u. Mitarb. 1965).

Auch die Darstellung der *Familienkonstellationen* mit inadäquaten Erziehungshaltungen unter Betonung dominant-überprotektiver Mütter und passiver Väter lassen weitgehend unspezifische Bezüge erkennen, die noch dazu nicht durchgängig im klinischen Patientengut identifiziert worden sind (MAISCH u. Mitarb. 1965; GUTEZEIT 1974). Sowohl für die Angaben zur Persönlichkeit wie auch die zur Familienkonstellation gilt die Feststellung, daß derartige Beschreibungen in der Regel aus Beobachtungen an selektierten klinischen Stichproben stammen, die durch ausgedehnte Feldstudien in den 50er Jahren in Dänemark nicht bestätigt werden konnten (vgl. PUDEL u. JUNG 1975). Offensichtlich liegen bei der Adipositas weder spezifische Persönlichkeitsentwicklungen noch verallgemeinerbare Muster der Mutter-Kind-Beziehung vor.

Zu den beobachtbaren krankheitsrelevanten Verhaltensweisen gehören Auffälligkeiten im Eßverhalten, die zwischen exzessivem Naschen, phasenweiser Abstinenz, Heißhungerattacken mit süchtigem und zwanghaftem Charakter, vornehmlicher Beschäftigung mit Nahrung und anderen Formen eines abnormen Eßstils variieren können. Diese vielfältigen Merkmale einer Störung von Appetit, Nahrungsaufnahme und Wahrnehmung von Sättigung und Hunger sind zugleich mit dem pathogenetischen Merkmal ausgeprägter körperlicher Inaktivität verknüpft. Sämtliche Merkmale unterliegen neben der genetischen und metabolischen Determinierung der Möglichkeit einer psychosozialen und psychoneurotischen Überformung und lassen die Adipositas auf diese Weise als psychophysiologisches (psychosomatisches) Krankheitsbild erscheinen.

Die Adipositas ist schließlich Anlaß für die *psychosoziale Erfahrung*, von Gleichaltrigen weniger akzeptiert und von erwachsenen Bezugspersonen diskriminiert zu werden, so daß eine soziale Außenseiterrolle resultieren kann (RICHARDSON u. Mitarb. 1961; HAMMAR u. Mitarb. 1972; COATES u. THORESEN 1978; JARVIE u. Mitarb. 1983).

## Diagnose und Differentialdiagnose

Die klinische Diagnose der Adipositas ist mehrheitlich bereits prima vista zu stellen, wenngleich eine Objektivierung über Messung der Hautfaltendicke bzw. eine genaue quantitative Erfassung des Übergewichtes erforderlich ist. Differentialdiagnostisch ist bei einer verschwindenden Minderheit von ca. 3% aller Fälle mit dem führenden Symptom des Übergewichtes auch an eine sogenannte sekundäre Adipositas als Ausdruck einer anderen Grundkrankheit zu denken. Hierzu zählen das mehrheitlich iatrogen ausgelöste Cushing-Syndrom, das Prader-Willi-Labhart-Syndrom – zusätzlich durch Muskelhypotonie im Säuglingsalter, Wachstumsretardierung, Kryptorchismus und geistige Behinderung gekennzeichnet –, das autosomal rezessiv vererbte Laurence-Moon-Biedl-Bardet-Syndrom mit den zusätzlichen Zeichen einer Polydaktylie, Retinitis pigmentosa sowie geistiger Behinderung, die durch Hypogenitalismus, Adipositas und Zeichen eines gesteigerten Schädelinnendruckes charakterisierte Dystrophia adiposogenitalis und die mit zusätzlichen neurologischen Symptomen einhergehende seltene hypothalamische Fettsucht.

Die Erfassung der möglichen Psychopathologie erfolgt mit den üblichen Methoden kinderpsychiatrischer und klinisch-psychologischer Diagnostik. Je nach therapeutischer Richtung werden besondere Akzente gesetzt. Insbesondere im Rahmen verhaltenstherapeutischer Maßnahmen muß eine sorgfältige Verhaltensbeobachtung und -diagnose durchgeführt werden, zu der insbesondere eine Analyse von Eßverhalten und Verstärkungsmöglichkeiten gehört. Ebenso ist die Erfassung von Aktivitätsniveau, Art und Menge der Nahrungsaufnahme, Rhythmus der Mahlzeiten und familiären Aspekten sorgfältig durchzuführen.

## Ätiologie und Genese

Die Komplexität möglicher pathogenetischer Mechanismen bei der Adipositas wird aus der Feststellung von CRISP (1970c) ersichtlich, daß aus der Beziehung von genetischen, konstitutionellen und lebensgeschichtlichen Faktoren zu Chronizität der Adipositas, Aktivitätsmuster, Wärmeverlust, Periodizität des Essens, Anzahl von Fettzellen und

Merkmalen der gastrointestinalen Resorption eine zunehmende Adipositas entstehe, wenn die Kalorienaufnahme erheblich über der Kalorienabgabe liege. Aus diesem komplexen Gefüge können im folgenden nur einige Elemente kurz skizziert werden. Eine alle Teilfaktoren integrierende Ätiologie der Adipositas ist beim derzeitigen Wissensstand nicht zu leisten.

Zu den Hinweisen auf genetische Anteile zählt die Feststellung, daß monozygote, getrennt aufgewachsene Zwillinge hinsichtlich des Körpergewichtes ähnlicher als dizygote, getrennt aufgewachsene Zwillinge sind (SHIELDS 1962, zit. nach CRISP 1970c). Hypothetisch kann ferner eine intrauterine Festlegung der Fettzellen durch die Eßgewohnheiten der schwangeren Mutter im Sinne einer *konstitutionellen Prägung* angenommen werden (CRISP 1970c). Entsprechend wird auch die *Zellmorphologie* im Sinne einer früh durch exogene Überernährung induzierten und irreversiblen Hyperplasie der Fettzellen diskutiert. Diese ätiologische Hypothese hat insofern weitreichende Bedeutung für die Therapie, als Behandlungsmaßnahmen lediglich zu einem Rückgang der Zellgröße, nicht jedoch der Zellzahl führen, und könnte somit die oft frustranen therapeutischen Bemühungen bei der Adipositas erklären. Allerdings wird diese Hypothese von Sachkennern (MAASER 1976; WEBER 1975) als methodisch ungenügend abgesichert betrachtet. Hingegen kann für *endokrine* und *biochemische Parameter* bereits heute als gesichert gelten, daß sie nicht Ursache, sondern Folge der Adipositas sind, zumal entsprechende metabolische Abweichungen unter Gewichtsreduktion reversibel sind (WEBER 1975).

*Psychologischen Faktoren* ist für den Entstehungsprozeß einer Adipositas insofern Bedeutung zuzumessen, als verschiedene Modellvorstellungen (z. B. BRUCH 1963; MAISCH u. Mitarb. 1965; PUDEL u. JUNG 1975) in der gemeinsamen Annahme konvergieren, daß *Störungen von Lernprozessen* in der frühen Kindheit zu einer Störung der Wahrnehmung von Hunger und Sättigung und im weiteren Sinne des Bewußtseins vom Körper sowie der eigenen Person und Identität führen. Die Erfahrung des Säuglings, körperliche Mißempfindungen und Spannungszustände durch Nahrungsaufnahme zu verlieren, ist gleichermaßen durch inadäquate Reaktionen der primären Bezugsperson – in der Regel der Mutter – störbar und vulnerabel wie auch kanalisierbar im Sinne der einzigen erworbenen und verfügbaren Quelle zur Reduktion affektiver Spannungen. Mangelnde Korrespondenz von physiologischen und motivationalen Bedürfnissen einerseits sowie Nahrungszufuhr andererseits im Kontext einer gestörter Mutter-Kind-Beziehung kann auf diese Weise zu der für die Adipositas charakteristischen primären *Störung des Appetitverhaltens* führen.

Ebenso ist die durch emotionale Belastung, aktuelle oder chronische Streßfaktoren, Konflikte und Versagungen ausgelöste *hyperphage Reaktion* kein biologisch determinierter, sondern erlernter Prozeß, der als mangelndes Diskriminationsvermögen auf ein inadäquates und permanentes Nahrungsangebot bei Körpersensationen verschiedenster Art zurückgeführt werden kann. Störung des Appetitverhaltens und hyperphage Reaktion lassen sich demnach auf frühe Lernerfahrung zurückführen und setzen nicht notwendigerweise primäre oder prämorbide Auffälligkeiten der Persönlichkeitsentwicklung voraus. Als *Mediatoren* für derartige Lernprozesse lassen sich neuroendokrinologische Regulationsprozesse im Hypothalamus und limbischen System vorstellen, durch die Nahrungsaufnahme und Sättigung gleichermaßen wie die emotionale Befindlichkeit vermittelt werden. Schließlich muß die klinisch häufig vorliegende *familiäre Adipositasbelastung* einschließlich der damit verknüpften Eßpathologie im Sinne eines Lernprozesses über Verstärkung und Modellfunktion mindestens als ebenso bedeutsam wie mögliche biologisch-genetische Determination veranschlagt werden.

## Therapie

Zur therapeutischen Beeinflussung der Adipositas ist eine Vielzahl von Behandlungsansätzen mit mehrheitlich enttäuschenden Resultaten eingesetzt worden. Die folgende Darstellung orientiert sich, sofern nicht andere Arbeiten angegeben sind, an den Übersichtsarbeiten von COATES u. THORESEN (1978, 1980).

Ernährungsphysiologisch bzw. internistisch orientierte Autoren legen die Betonung auf *diätetische Maßnahmen* und räumen *Psychotherapie* und *Bewegungstherapie* lediglich die Funktion unterstützender Maßnahmen ein. In der Tat hat die Psychotherapie als einzige therapeutische Maßnahme nicht nur keine systematische Evaluation erfahren (WERRY 1979), sondern sich gemäß klinischer Erfahrung als nicht effizient im Sinne einer Gewichtsreduktion erwiesen, wenngleich die psychische Anpassung des adipösen Patienten positiv beeinflußt werden kann. Andererseits muß ebenso für den ausschließlich diätetischen Behandlungsansatz festgestellt werden, daß die kurzfristigen Erfolge selten in einen positiven Langzeitverlauf münden.

Bewegungstherapie ist offensichtlich in der Lage, zu geringer Gewichtsabnahme und Reduktion des Körperfettes beizutragen. Bei Kindern können entsprechende Behandlungsprogramme sinnvollerweise auch innerhalb von Schulen eingesetzt werden. Problematisch bei dieser Therapieform ist der relativ geringe Effekt und die erforderliche Motivierung zur eigenständigen Fortsetzung der Maßnahmen nach Beendigung des strukturierten Programmes.

Der Einsatz von *appetithemmenden Pharmaka* ist nicht nur durch das z. B. für die Amphetamine geltende Suchtpotential, sondern auch die Ergebnisse kontrollierter Studien begrenzt, die hohe Abbruchquoten, minimale Kurzzeiteffekte und hohe Rückfallquoten ergaben. Als ebenso ineffektiv haben sich Kombinationen von Pharmaka und Diät erwiesen.

Behandlungsansätze, die ein *therapeutisches Hungern* (z. B. Nulldiät) einsetzen, werden praktisch nie im häuslichen Milieu realisiert und sind in ihrem Erfolg durch die in der Regel ausbleibende Generalisierung auf das Alltagsleben nach Beendigung der strukturierten Therapie begrenzt. Sie haben für Kinder zudem oft Zwangscharakter, führen somit zu negativen emotionalen Reaktionen und verstärken die Erfahrung, nicht unter normalen Bedingungen Gewicht verlieren zu können. Nach Fehlschlägen verstärken sie ein Vermeidungsverhalten gegenüber erneuten Bemühungen um eine Gewichtsreduktion.

Die chirurgische Ausschaltung bestimmter Resorptionsabschnitte des Darmes durch die *Bypassoperation* ist nicht nur aufgrund des fehlenden Nachweises positiver Langzeiteffekte, sondern auch des schweren Eingriffes in die körperliche Integrität des Kindes und damit auch sein Erleben problematisch. Nimmt man die negativen Auswirkungen auf Körperfunktionen und Wachstum hinzu, so ist diese Therapieform keine für Kinder und Jugendliche geeignete Methode.

Die über lange Zeit relativ frustranen psychotherapeutischen Behandlungsansätze werden neuerdings durch *verhaltenstherapeutische Vorgehensweisen* mit offensichtlich günstigeren Ergebnissen abgelöst bzw. ergänzt. Allen Verhaltenstherapieansätzen sind bestimmte lerntheoretisch orientierte Vorgehensweisen gemeinsam. Eines der Schlüsselelemente ist eine sorgfältige *Selbstregistrierung* von Verhaltensweisen bzw. Daten, auf die das Essen und die Adipositas bezogen sind, also z. B. Nahrungsaufnahme, Kalorienwert, körperliche Aktivität und Körpergewicht, um ein vorher unbemerktes Verhaltensmuster bewußt zu machen. Neben der Selbstregistrierung ist die *Reizkontrolle* ein weiteres Kennzeichen der Verhaltenstherapie bei Adipositas: Die Nahrungsaufnahme wird in dem Sinne strukturiert, daß nur noch zu bestimmten Zeiten und an bestimmten Plätzen ohne andere gleichzeitig ablaufende Aktivitäten gegessen wird. Ebenso werden die Verfügbarkeit von Nahrung kontrolliert und belastende familiäre Interaktionen beim Essen neu strukturiert. Die meisten Verhaltenstherapieprogramme legen ferner Wert auf eine *Veränderung des Eßvorganges*, in dem Abfolge und Tempo der Mahlzeit neu strukturiert werden. Durch systematische zeitliche Verzögerung wird die Essenszeit ausgedehnt, um die Nahrungsaufnahme wieder zu einer echten Erfahrung zu machen. Ein essentieller Bestandteil besteht schließlich in der *kontingenten Verstärkung* für Verhaltensänderung und Gewichtsabnahme. Dabei kann auch die Familie zur Verstärkung adaptativer Eßgewohnheiten eingesetzt werden. Neueste Ansätze der *kognitiven Restrukturierung* im Sinne eines inneren Monologes zur Eigenmotivierung und Selbstverstärkung sind vorerst bei der Adipositas im Kindes- und Jugendalter noch nicht eingesetzt worden.

Wie Studien in den USA gezeigt haben, können verhaltenstherapeutisch orientierte Ansätze erfolgreich mit Methoden der Unterrichtung in Ernährungslehre und körperlicher Aktivität im Rahmen von Schulgesundheitsprogrammen (BOTVIN u. Mitarb. 1979; BROWNELL u. KAYE 1982) und mit Elterngruppen (COATES u. Mitarb. 1982) kombiniert werden.

In Anlehnung an COATES u. THORESEN (1978) lassen sich beim Stand des derzeitigen Wissens folgende Empfehlungen formulieren: 1. Die Durchführung nachgewiesen ineffektiver Behandlungsmethoden wie ausschließliche Diät oder appetitdämpfende Pharmaka ist sinnlos. 2. Interventionen mit starker Strukturierung und Supervision erbringen bei einem Verlauf von mindestens einem Jahr und evtl. Wiederholung gewöhnlich bessere Langzeitresultate. 3. Eine Beteiligung der Eltern am Therapieprogramm erscheint nicht nur bei gleichzeitig vorliegender elterlicher Adipositas, sondern auch im Sinne von direkter Verstärkung wünschenswert. 4. Die Verhaltenstherapie der Adipositas muß sich in Zukunft noch stärker auf kognitive, affektive und motivationale Variablen beziehen und zugleich Bedingungen des unmittelbaren sozialen Umfeldes einbeziehen. 5. Die Generalisierung der in den Therapiestunden erlernten neuen Eß- und Aktivitätsmuster muß durch weitere Betreuung und Ermutigung durch Familienmitglieder, Therapeuten oder Vermittlung von Problemlösungsstrategien gefördert werden.

## Prognose

Nach allgemeinen klinischen Erfahrungssätzen sind zunehmendes Körpergewicht, früher Beginn der Adipositas, männliches Geschlecht, familiäre Belastung sowie mehrere frustrane Therapieansätze ungünstige Prognosekriterien. Ausgeprägte Störungen der Körperwahrnehmung und abnorme Eßgewohnheiten wie Heißhungerattacken mit süchtigem Charakter (Bulimie) und nächtliches exzessives Essen tragen ebenfalls zu einer ungünstigen Prognosc bci. Nach klinischen Beobachtungen können höhere Intelligenz und höherer Sozialstatus von Kindern und Eltern, emotionale Stabilität sowie später Beginn der Adipositas zu den relativ günstigen Prognosefaktoren gezählt werden.

Das Kindes- und Jugendalter ist insofern eine besonders kritische Phase für den Verlauf der Adipositas, als aus ca. 80% aller übergewichtigen Kinder auch übergewichtige Erwachsene werden, während dies nur für 42% normalgewichtiger Jungen

und 18% normalgewichtiger Mädchen gilt (COATES u. THORESEN 1978). Nach Schätzungen von STUNKARD u. BURT (1967) hat ein übergewichtiger Jugendlicher eine 28mal höhere Wahrscheinlichkeit, ein übergewichtiger statt ein normalgewichtiger Erwachsener zu werden. SCHREIER (1975) stellt fest, daß es bisher offensichtlich noch niemandem gelungen sei, bei mehr als 30% aller Adipösen eine andauernde Gewichtsreduktion bis zur Norm zu erreichen.
Damit hat die Adipositas wie keine andere Krankheit vergleichbarer Inzidenz eine hochgradig ungünstige Heilungsprognose. Zugleich stellt sie angesichts ungenügender Prävention – insbesondere im Säuglingsalter – eine der stärksten Herausforderungen der Gegenwart für eine effiziente Therapie dar. Dieser Herausforderung kann nicht ohne Berücksichtigung psychologischer Therapieverfahren begegnet werden.

# Ulcus pepticum

Das Ulkus im Kindes- und Jugendalter hat im Vergleich zu anderen psychophysiologischen (psychosomatischen) Störungen und Erkrankungen in den letzten Jahren offensichtlich wenig wissenschaftliche Bearbeitung erfahren. Dabei ist angesichts fehlender neuerer Mitteilungen nicht einmal auszumachen, inwieweit diese geringe Aktivität Ausdruck eines möglichen Rückganges der Inzidenz dieser Erkrankung ist. Eine Orientierung über den Wissensstand geben neben den im einzelnen aufgeführten Arbeiten die Übersichten von PURCELL u. Mitarb. (1972), MILLAR (1969) sowie von YAGER u. WEINER (1971), wobei die letzte Arbeit eine sehr detaillierte Darstellung theoretischer Konstrukte gibt, die allerdings schwerpunktmäßig aus Untersuchungen an Erwachsenen gewonnen wurden.

## Definition

Unter dem Begriff des Ulcus pepticum werden Geschwürerkrankungen des Magens und Zwölffingerdarmes zusammengefaßt, wobei im Kindes- und Jugendalter in der überwiegenden Mehrzahl ein Ulcus duodeni vorliegt.

## Epidemiologie

Die in klinischen Serien festgestellten *Inzidenzraten* der Ulkuskrankheit geben insofern möglicherweise ein nicht korrektes Bild wieder, als Selektionsfaktoren ebenso eingehen wie die Wahrscheinlichkeit, daß ein großer Teil der Patienten angesichts einer oft uncharakteristischen klinischen Symptomatik nicht diagnostiziert wird. Aufgrund klinischen Fallmaterials, das in einzelnen internationalen Zentren gesammelt wurde, können folgende Zahlen genannt werden. Ulzera betrugen 2,02% an stationären Aufnahmen eines großen griechischen Krankenhauses (CHRISTODOULOU u. Mitarb. 1977). An der Mayo-Klinik wurden zwischen 1930 und 1958 insgesamt 109 Kinder (MICHENER u. Mitarb. 1960), zwischen 1960 und 1970 insgesamt 81 Fälle (NUSS u. LYNN 1971) diagnostiziert, und an der Hamburger Universitäts-Kinderklinik (LASSRICH u. SCHÄFER 1965) konnte von 1950 bis 1965 bei 112 Kindern die Diagnose gesichert werden. KARLSTRÖM (1964) beziffert das Erkrankungsrisiko für Schweden auf 1–3 pro 100 000 Kinder und Jugendliche unter 15 Jahren. Eine weitere amerikanische Studie (RAMOS u. Mitarb. 1960) gibt autoptisch gesicherte Raten von 0,1–1,5% und röntgendiagnostisch gesicherte Raten von 11,8% Ulzera in der Kinder- und Jugendpopulation an. Insgesamt schwanken die Angaben über den Anteil von Duodenal- zu Magenulzera zwischen 3 : 1 bis zu 17 : 1.
Die einzige nicht auf ein klinisches Behandlungszentrum beschränkte, sondern epidemiologisch angelegte Studie (SULTZ u. Mitarb. 1970) eines Landkreises im Staate New York ergab in den Jahrgängen von 1947 bis 1961 ein nahezu kontinuierliches Ansteigen der Inzidenzraten von 0,5 auf 3,6 pro 100 000 Kinder und Jugendliche bis zum Alter von 16 Jahren. Dabei lag die niedrigste Rate bei Kindern im Alter von 1–4 Jahren. Die Inzidenz stieg in den folgenden Jahren geometrisch an und nahm einen steilen Anstieg unter den 15jährigen. In dieser Studie fand sich ein Geschlechterverhältnis von 1,6 Jungen zu einem Mädchen, wobei die höhere Inzidenz von Jungen nicht bis zum Alter von 10 Jahren gefunden wurde. Mehr als die Hälfte der Ulzera bei Mädchen wurden vor dem Alter von 10 Jahren diagnostiziert, während dies nur für 28% der Jungen galt. Der steile Anstieg unter den 15jährigen ging nahezu ausschließlich auf die Jungen zurück. Jungen aus der höchsten sozioökonomischen Schicht hatten ein signifikant höheres Erkrankungsrisiko.
In klinischen Serien einzelner Zentren werden für Jungen noch ungünstigere Raten beschrieben. Die Mayo-Klinik-Serie beschreibt ein Überwiegen von 6 : 1 bei den chronischen und von 2 : 1 bei den akuten Ulzera (NUSS u. LYNN 1971). Andere Autoren geben 3mal häufigere Raten (HABBICK u. Mitarb. 1968) bzw. 8mal häufigere Raten (RAMOS u. Mitarb. 1960) an.

## Klassifikation

Die Internationale Klassifikation der Krankheiten (ICD-9) erfaßt das Ulcus pepticum unter dem Oberbegriff *psychischer Störungen in Verbindung mit anderweitig klassifizierten Erkrankungen* (Ziffer 316) in dem Sinne, daß psychische Faktoren eine wesentliche Rolle bei der Entstehung der körperlichen, mit Gewebeschädigungen einhergehende Krankheit spielen. Zugleich ist eine ausschließlich *somatische Klassifizierung* (Ziffer 531) möglich. Diese beiden Möglichkeiten spiegeln die Unsicherheit hinsichtlich der Ätiopathogenese dieser Krankheit wider.

## Klinisches Bild

Dieser Abschnitt wird sich ausschließlich mit Aspekten der Psychopathologie befassen, während das klinisch-somatische Bild im Rahmen der Diagnosestellung skizziert werden soll. Ebenso wie in der Psychosomatik des Ulkus bei Erwachsenen ist die Beschreibung der *Psychopathologie* dieser Krankheit bei Kindern und Jugendlichen stark von der psychodynamischen Konzeption von FRANZ ALEXANDER geprägt. Diese aufgrund von Beobachtungen an erwachsenen Patienten entwickelte Theorie geht von einem starken Wunsch nach Versorgung, infantiler Pflege und Geborgenheit aus, der von den Ich-Instanzen nicht toleriert werden kann und zur Mobilisierung von Abwehrmechanismen führt. Über Verdrängung, Überkompensation und Reaktionsbildung entstehen äußerliche Selbstgenügsamkeit, Leistungsmotiviertheit und Ehrgeiz, während die Symptomatik als Ausdruck eines anhaltenden Konfliktes zwischen widerstreitenden, durch eine konflikthafte Mutter-Kind-Beziehung bedingten Impulsen nach Abhängigkeit und Unabhängigkeit betrachtet wird.

In der Tat läßt sich auch bei Kindern der in dieser Konzeption enthaltene phänomenologische Aspekt einer ausgeprägten *Abhängigkeitshaltung* in klinischen Erfahrungsberichten wiederfinden. Verschiedene Arbeiten (JUNGMANN 1978; CHRISTODOULOU u. Mitarb. 1977; PURCELL u. Mitarb. 1972, MILLAR 1969) beschreiben ein starkes Anlehnungsbedürfnis und eine ausgeprägte Gehorsamshaltung, eine ängstlich-sensible, gedrückte und gespannt-unsichere Grundstimmung, emotionale Labilität, Leistungsehrgeiz und Verlustängste sowie mangelnde Selbständigkeit und Beeinträchtigung der sozialen Beziehungsfähigkeit im Sinne von schüchtern-zurückgezogenen und submissiven Haltungen.

Im *familiären Bereich* werden nicht selten ausgeprägte Geschwisterrivalitäten sowie überprotektive, mit feindselig-abweisenden Impulsen durchsetzte ambivalente Haltungen der Eltern, vornehmlich der Mütter als Gegenstück der ausgeprägten Abhängigkeitshaltung des Kindes gefunden. Dabei wird der Vater öfter als abseits stehend erlebt, während die Mutter konflikthaft in die Dynamik der Krankheit eingebunden zu sein scheint. In dieser dynamischen Betrachtungsweise erfährt das Kind eine Verstärkung seiner Abhängigkeit im schützenden häuslichen Milieu, aus der sich Trennungs- und Verlustangst sowie mangelnde adaptative Reife im Sinne sozialer Integrationsfähigkeit entwickeln. Das Kind bleibt dabei angesichts des aus der sozialen Umwelt, aus Schule und Gleichaltrigengemeinschaft kommenden Drucks im ständigen Konflikt zwischen Bindung und Trennung gefangen.

Die für diese Konstellation eigentümliche Problematik der Trennungsangst steht nach Beobachtung von MILLAR (1969) häufig in Beziehung zu ausgeprägten Schulphobien. Diese Verbindung verwundert insofern nicht, als die Schulphobie in dynamischer Betrachtungsweise ebenfalls als Symptom einer schweren Trennungsangst betrachtet werden kann. Andererseits haben PURCELL u. Mitarb. (1972) diese Beziehung von Ulkus und Schulphobie dahingehend interpretiert, daß nicht notwendigerweise ein Bezug von Trennungsangst und Ulkussymptomatik hergestellt werden müsse, sondern auch davon ausgegangen werden könne, daß die kranken Kinder in der Nähe ihrer Mütter bleiben wollten, um schneller schmerzdämpfende Mittel erhalten und Schmerzattacken sowie anderen mit der Symptomatik verbundenen Unannehmlichkeiten in der Klassengemeinschaft entgehen zu können. Unabhängig von dieser alternativen Deutung von Schulphobie bzw. Schulvermeidung bleibt die auch neuerdings (CHRISTODOULOU u. Mitarb. 1977) wieder festgestellte beeinträchtigte schulische Anpassung dieser Kinder bemerkenswert. Schließlich sind reale Trennungs- und Verlusterfahrungen im Vorfeld der Erkrankung zumindest bei einem Teil der Fälle beobachtet worden (ACKERMAN u. Mitarb. 1981).

Eine Bewertung der klinischen Erfahrungsberichte muß sich der nur von wenigen Autoren (z. B. MILLAR 1969) erwähnten Selektivität der Patienten bewußt sein. Meist handelt es sich um psychopathologisch auffällige Kinder, deren Vorstellung beim Psychiater aus diesem Grunde erfolgt. Generalisierungen sind schon aus diesem Grunde mit einem hohen Unsicherheitsfaktor behaftet. Die Skepsis in die Allgemeingültigkeit der vorliegenden Befunde der Literatur wird zudem durch die methodisch durchgängig unbefriedigende Anlage der Studien bestärkt. Keine einzige Studie basiert auf blinder, d. h. ohne Kenntnis der Diagnose vorgenommener Beurteilung. Ferner fehlen Kontrollen zur Beurteilung von Zuverlässigkeit und Gültigkeit der Befunde. Eine Abgrenzung gegen klinische sowie normale Kontrollgruppen wurde bisher ebenso noch nicht geleistet.

## Diagnose und Differentialdiagnose

Die klinische Diagnose und Differentialdiagnose des Ulcus pepticum ist eine pädiatrische Aufgabe, während der Kinderpsychiater sich auf Aspekte der Psychopathologie und ihrer Bedeutung für Genese und Verlauf der Krankheit einschließlich therapeutischer Beeinflussung konzentrieren sollte. Für die klinische Symptomatik gilt, daß die Krankheitszeichen um so unbestimmter sind, je jünger das Kind ist, während bei älteren Kindern – etwa ab 10 Jahren – die Symptomatik sich der des Erwachsenenalters annähert. Das jüngere Kind leidet unter diffusen, schlecht lokalisierten Leibschmerzen, oft im Sinne rezidivierender Nabelkoliken und mit Übelkeit, Erbrechen und Appetitlosigkeit einhergehend, wobei Beziehungen von Schmerzen und Nahrungsaufnahme meist fehlen. Bei älteren Kindern kann hingegen der charakteristische, im Epigastrium lokalisierte Schmerz beobachtet werden, der bei dem im Kindesalter führenden Duodenalulkus typischerweise in der Nüchternphase auftritt. Die klinische Diagnose wird durch die Röntgenuntersuchung gesichert.

Die psychiatrische Diagnostik muß sich mit dem Patienten sowohl in intrapsychischer wie auch psychosozialer Hinsicht auseinandersetzen und dabei seine Adaptation und Funktionsfähigkeit in der Familie und im außerfamiliären Bereich beurteilen. Dabei ist der Beziehung zu den Eltern und Geschwistern besondere Aufmerksamkeit zu widmen, wobei direkte Beobachtungen der aus theoretischen Konstrukten abgeleiteten Zuordnung des Patienten bzw. bestimmter Beziehungskonstellationen vorangestellt werden müssen, um der Gefahr einer Stereotypisierung zu entgehen. Der diagnostizierende Kinderpsychiater sollte sich der Selektivität seiner Klientel bewußt sein.

## Ätiologie und Genese

Die psychosomatische Literatur zum Ulkus ist sowohl in Studien an Erwachsenen wie auch an Kindern und Jugendlichen stark von der durch FRANZ ALEXANDER formulierten These der oralen Frustration beeinflußt. Kritikern dieser These ist dabei oft verborgen geblieben, daß ALEXANDER die orale Frustration nicht als hinreichende Bedingung für die Entwicklung eines Ulkus ansah, sondern zugleich physiologische Parameter und eine konstitutionelle Prädisposition berücksichtigte und darüber hinaus auch keine Spezifität des oralen Konfliktes für das Ulkus postulierte.

Andererseits klärt diese deskriptive Theorie den Prozeß des Zusammenwirkens von emotionalen Zuständen und Organläsion kaum auf. Erste Einblicke haben vielmehr *psychophysiologische Studien* erbracht, die an Patienten mit Magenfisteln sowohl im frühen Kindes- wie auch im Erwachsenenalter durchgeführt wurden. YAGER u. WEINER (1971) fassen in ihrer Übersicht diese Studien dahingehend zusammen, daß bei einigen Patienten dominante Affekte – wie Ärger und Angst – mit einer Erhöhung der Magensäuresekretion einhergehen, die bei Anhalten dieser Affekte auch über Tage andauern kann. Jedoch sind diese Veränderungen auf die Säuresekretion beschränkt, während Veränderungen hinsichtlich Pepsin, Schleim und die für die Ulkusentwicklung zentral bedeutsame Durchblutung der Mukosa nicht mit psychologischen Variablen korreliert worden sind. Auch ist der zentral notwendige Nachweis, daß die Veränderung der Säuresekretion auf die Ulkusentstehung bezogen ist, bisher nicht erfolgt. Nicht untersucht sind ferner die Bedeutung des Appetits für die Sekretionsreaktion, die Bedeutung der in Tierversuchen als relevant erkannten Zyklen von Arbeit und Ruhe sowie Licht und Dunkelheit und der endogenen Rhythmen der Zellteilung in der Mukosa und spontaner Sekretion auf die Ulkusgenese. Die physiologisch ablaufenden Reaktionen des Magens auf einen emotionalen Reiz hängen demnach zum Teil von dem jeweils vorliegenden Zustand des Organismus ab, wobei möglicherweise eine Dissoziation verschiedener Magenfunktionen pathogenetisch bedeutsam ist. Die bisherigen psychophysiologischen Studien haben erkennen lassen, daß bestimmte Affektzustände und die Beziehung zum Experimentator die Magenaktivität – z. B. im Sinne einer Sekretionsminderung bei Depressivität – beeinflussen.

Konzepte zur Ätiologie des Ulkus werden ferner durch Überlegungen über die Anteile eines genetischen Faktors im Sinne einer *biologischen Prädisposition* bestimmt. Die in verschiedenen Studien festgestellten Raten von 30–80% familiärer Belastungen mit Ulkus (CHRISTODOULOU u. Mitarb. 1977; PURCELL u. Mitarb. 1972; HABBICK u. Mitarb. 1968; LASSRICH u. SCHÄFER 1965) als Hinweis auf genetische Belastungen sind jedoch nicht nur mit der mangelnden Zuverlässigkeit von Anamnese und Diagnose, sondern auch mit der Kontamination von Erb- und Umwelteinflüssen belastet. Gleiches gilt für die von EBERHARD (1968) festgestellten höheren Konkordanzraten bei monozygoten gegenüber dizygoten Zwillingen. Andererseits haben Berichte über gleiche Serumpepsinogenspiegel bei identischen Zwillingen (vgl. YAGER u. WEINER 1971) einen Hinweis auf angeborene Faktoren in der Genese des Ulkus erbracht, die auch bei der festgestellten höheren sekretorischen Kapazität gesunder Personen mit familiärer Ulkusbelastung eine Rolle spielen könnten. Schließlich weisen die erhöhte Inzidenz von Ulzera bei Menschen mit Blutgruppe 0 sowie die signifikant höhere Geschmackssensitivität für Phenylthiocarbamid (PTC) bei Ulkuspatienten auf genetische Prädispositionen.

Ein ätiologisches Modell der Ulkuskrankheit kann also von der Annahme einer biologischen Prädisposition ausgehen. Weitere relevante Faktoren sind ein vergrößerter Magenumfang sowie erhöhte Serumpepsinogenspiegel. Eine übermäßige und anhaltende Sekretion von Magensäure und Pepsin allein kann die Pathogenese des Ulkus nicht erklären. Zugleich sind vielmehr Veränderungen der Durchblutung der Mukosa und des schützenden Schleims beteiligt. Die genauen Mediatoren von

emotionalen Zuständen – wobei unklar ist, ob es sich immer nur um den von ALEXANDER postulierten Motivationszustand des oralen Konfliktes oder um Angst bzw. unspezifische emotionale Aktivierungszustände handelt – und physiologischen Magenveränderungen sind nicht bekannt.
Allgemeine Zusammenhänge lassen sich über den N. vagus postulieren, der die Autoregulation der Magensekretion über die Hormone aus Antrum und Duodenum beeinflußt. Über den Vagus sind zugleich aber auch Steuerungsprozesse durch das ZNS impliziert, welches als Mediator psychologischer, sozialer und anderer organismusexterner Reize angesehen werden kann.

### Therapie

Die ohnehin nicht sehr umfangreiche Literatur zum Ulcus pepticum im Kindes- und Jugendalter zeichnet sich durch nur geringfügige Hinweise auf eine Berücksichtigung der psychologischen Anteile im Rahmen der Therapie bei vollständigem Fehlen kontrollierter Therapiestudien aus.
Allgemein wird der Hinweis gegeben, neben der symptomatischen pädiatrischen Therapie von den Möglichkeiten der Elternberatung und individueller Psychotherapie Gebrauch zu machen. SCHWIDDER (1969) stellt dabei aus tiefenpsychologischer Sicht die Notwendigkeit einer intensiven Bemühung um Mitarbeit der Eltern und eines tragfähigen Arbeitskontaktes mit dem Kind heraus, bevor die eigentliche Übertragungs- und Widerstandsanalyse einsetzen könne. MILLAR (1969) beschreibt die Aufgabe des Psychiaters in der akuten Phase dahingehend, daß in erster Linie die Angst des Kindes reduziert werden müsse, zumal sie zur Ulkusgenese beitrage. Dieser Abbau von Angst könne über Exploration und Gefühlsentlastung im Interview oder projektiven Spiel erfolgen, wobei die möglicherweise beteiligten Auslöser verändert werden müßten. Von einer begleitenden Medikation mit Tranquilizern könne Gebrauch gemacht werden. Weitere Ziele sind nach MILLAR eine Förderung der adaptativen Reife, ein Abbau überprotektiver Erziehungshaltungen sowie die evtl. notwendige stärkere Integration des Vaters.
Hinweise auf Ergebnisse spezieller Therapiemethoden fehlen in der Literatur. Ebenso ist unklar, ob Psychotherapie der Notwendigkeit operativer Maßnahmen vorbeugen kann.

### Verlauf und Prognose

Auch zu diesem Aspekt der Krankheit bietet die Literatur nur spärliche Daten. LASSRICH u. SCHÄFER (1965) berichten von fehlender Ausheilung des Ulkus bei fast der Hälfte ihrer Patienten im Katamnesezeitraum von einem bis elf Jahren. Als bedeutsame Prognosefaktoren erwiesen sich eine möglichst frühzeitige Diagnose, nicht jedoch ein rasches Abklingen der Beschwerden. Der erforderliche Katamnesezeitraum zur Beurteilung, ob ein chronischer Verlauf oder eine endgültige Heilung zu erwarten ist, wird von diesen Autoren mit 6 bis 8 Jahren angegeben.
Inwieweit Psychotherapie den langfristigen Verlauf des Ulcus pepticum beeinflußt, kann aufgrund fehlender Untersuchungen bzw. Erfahrungsberichte in der Literatur nicht beurteilt werden. Nicht nur aufgrund dieser Kenntnislücke, sondern auch aufgrund weiterer offener Fragen – insbesondere zur Ätiopathogenese des Ulkus – ist der Anspruch vorerst noch schlecht abgesichert, daß diese Krankheit notwendigerweise immer in den psychosomatischen Formenkreis gehört.

## Colitis ulcerosa

Das Krankheitsbild der Colitis ulcerosa gehört ebenfalls zu jenen Störungen, die angesichts des relativ seltenen Auftretens in psychologischer und psychopathologischer Hinsicht nur ungenügend erforscht sind. Nur wenige Behandlungszentren haben kleine Patientenserien erfaßt und klinische Erfahrungsberichte vorgelegt. Übersichten der psychosomatischen Literatur vermitteln VANDERSALL (1978), PURCELL u. Mitarb. (1972), WERRY (1979) sowie PRUGH u. JORDAN (1969). Aus somatischer Sicht befassen sich BROBERGER u. LAGERCRANTZ (1966) sehr ausführlich mit immunologischen, internen und chirurgischen Aspekten der Krankheit. Weitere Einzelarbeiten sind in den folgenden Abschnitten aufgeführt.

### Definition

Mit Colitis ulcerosa wird eine schwere, chronisch-entzündliche Erkrankung mit charakteristischen Geschwürbildungen des Kolons und/oder Rektums bezeichnet, die durch blutige und/oder eitrige Diarrhöen bei Fehlen pathogener Mikroorganismen gekennzeichnet ist. Dabei kann jeder Bereich des Kolons, bisweilen auch das gesamte Kolon beteiligt sein; andererseits sind auch beschränkte Läsionen nur im Bereich des Rektums möglich. Die Erkrankung kann einen akuten und einen chronischen Verlauf nehmen. Entzündungszeichen und Ulzerationen sind gewöhnlich auf die Mukosa beschränkt.

### Epidemiologie

Die Colitis ulcerosa kann von der frühen Kindheit bis zum Erwachsenenalter, mehrheitlich vor dem 40. Lebensjahr auftreten. Die relative Häufigkeitszunahme, die sich nach Beobachtung mehrerer

Autoren in den westlichen Industrieländern vollzieht, ist möglicherweise zum Teil das Ergebnis eines differenzierter entwickelten Gesundheitssystems, das Patienten frühzeitig und in höherem Ausmaß erfaßt. Eine Krankenhausstatistik deutscher Kliniken (BLÄKER u. Mitarb. 1969) hat im Zeitraum von 1946 bis 1965 ein deutliches Ansteigen der Patientenzahlen ergeben, wobei der Häufigkeitsgipfel des Manifestationsalters im Bereich von 10 bis 14 Jahren lag. Entsprechend geben auch PRUGH u. JORDAN (1969) bei Berücksichtigung der internationalen Literatur eine Zunahme der Erkrankung bis zur Pubertät und einen leichten Häufigkeitsabfall während der Adoleszenz an. Genaue epidemiologische Daten mit verläßlichen Inzidenzraten liegen jedoch nicht vor. Entsprechend schwanken auch die Daten über die Geschlechterraten: von leichter Bevorzugung des männlichen Geschlechts oder ausgewogenem Verhältnis bis zu einem Überwiegen des weiblichen Geschlechts um den zweifachen Faktor.

## Klassifikation

Angesichts der nur bedingt aufgeklärten Ätiologie der Colitis ulcerosa ist ihre Klassifikation nicht unproblematisch. Unter Berücksichtigung sowohl psychosomatischer Konzepte wie auch ausschließlich klinisch-somatisch orienterter Betrachtungsweisen berücksichtigt die Internationale Klassifikation der Erkrankungen ICD-9 sowohl eine psychogene Colitis ulcerosa wie auch eine Rubrizierung unter den Krankheiten des Verdauungssystems ohne Berücksichtigung psychologischer Daten. Eine derart pragmatische doppelte nosologische Klassifikation wird sich erst durch detaillierte Kenntnisse über die Ätiologie der Colitis ulcerosa verändern lassen.

## Klinik

Das charakteristische somatische Bild der Colitis ulcerosa ist in der Definition bereits angesprochen worden und wird unter dem Aspekt von Diagnose und Differentialdiagnose noch ausführlicher dargestellt werden. An dieser Stelle interessiert vor allem die Psychopathologie der Krankheit.
Klinischen Untersuchern ist wiederholt bei Kindern und Jugendlichen ein *Persönlichkeitsmuster* aufgefallen, in dessen Zentrum zwanghaft-rigide, depressiv-gehemmte und abhängig-unreife Strukturmerkmale stehen (BLÄKER u. Mitarb. 1969; PRUGH u. JORDAN 1969; SOMMERSCHILD-SUNDBY u. AUESTAD 1967; FINCH u. HESS 1962). Die Patienten hätten Schwierigkeiten im Umgang mit aggressiven Impulsen und Probleme hinsichtlich der Geschlechtsrollenidentifikation, neigten zur Affektisolierung sowie Intellektualisierung, zu Geschwisterrivalität und gestörter sozialer Beziehungsfähigkeit und böten insgesamt das Bild einer allgemeinen Einengung der Persönlichkeit.
Die prävalierenden Merkmale werden mehrheitlich als Gesamteindruck wiedergegeben. Differenzierte Betrachtungen hinsichtlich einer möglichen Heterogenität der psychopathologischen Phänomene finden sich hingegen in der Literatur nur vereinzelt. PRUGH u. JORDAN (1969) beobachteten in ihrer Patientenserie bei einem Drittel stärkere emotionale Störungen mit begrenzter Anpassungsfähigkeit und passiv-abhängigem Verhalten, bei etwa der Hälfte mäßig ausgeprägte emotionale Störungen mit besserer Adaptation und weniger regressivem, andererseits jedoch zwanghaft-pseudoreifem Verhalten und bei einem Sechstel leichte emotionale Störungen, wobei situativ ausgelöste Reaktionen und hysterische Psychoneurosen eingeschlossen wurden. MCDERMOTT u. FINCH (1967) beobachteten bei Jungen mit Colitis ulcerosa in erster Linie vorherrschend passiv-aggressive oder passiv-abhängige Störungen der Persönlichkeit, gefolgt von vornehmlich zwanghaften Störungen und Mischtypen. Bei Mädchen standen zwanghafte Persönlichkeiten im Vordergrund, gefolgt von Mischtypen im Sinne von Zwanghaftigkeit mit begleitenden infantil-abhängigen und passiv-aggressiven Verhaltensweisen. Unter *prämorbiden Merkmalen* sind frühe Eßstörungen, Schwierigkeiten bei der Sauberkeitsgewöhnung, Enuresis, Wutanfälle, extreme Schüchternheit, schulische Fehlanpassung und gestörte Beziehungen zu Gleichaltrigen beobachtet worden (FINCH u. HESS 1962).
In psychodynamischer Betrachtungsweise sind die geschilderten Auffälligkeiten zum *Verhalten der Eltern* in Beziehung gesetzt worden. Insbesondere die Mütter würden bei einer aggressiv-dominanten und perfektionistisch-zwanghaften Grundhaltung zu einer übermäßigen Beschäftigung mit Darmfunktionen neigen, eine rigide Einstellung gegenüber der Sauberkeitsgewöhnung entwickeln und das Kind in Abhängigkeit von sich halten. Die Väter seien hingegen oft passiv und innerhalb der Familie zurückgezogen (PRUGH u. JORDAN 1969; FINCH u. HESS 1962). Wiederholt beschriebene elterliche Persönlichkeitsmerkmale bestehen ferner in der Unfähigkeit, Affekte und offene Feindseligkeit zu äußern sowie in emotionaler Unreife und Einengung soziale Kontakte (SOMMERSCHILD-SUNBY u. AUESTAD 1967; FINCH u. HESS 1962). Die Beobachtung der *Familieninteraktion* hat ausgeprägt rigide und restriktive Kommunikationsmuster erbracht (JACKSON u. YALOM 1966).
Neben der in psychodynamischer Betrachtungsweise bedeutsamen Störung der frühen Mutter-Kind-Beziehung in der oralen und analen Phase mit den Folgen von infantiler Abhängigkeit bzw. Zwanghaftigkeit und passiv-aggressivem Verhalten sind Störungen der Beziehungsstruktur auch in Verbindung zur *Krankheitsauslösung* gebracht worden. So standen drohender, tatsächlicher oder

phantasierter Verlust einer bedeutsamen Beziehungsperson, von der das Kind stark abhing, oder Gefühle der fehlenden elterlichen Unterstützung in Situationen subjektiv erlebter Hilfslosigkeit nach Beobachtung einiger Autoren (PRUGH u. JORDAN 1969; BLÄKER u. Mitarb. 1969) im Vorfeld der Erkrankung.

Die geschilderten Merkmale der Psychopathologie sind nicht zu Unrecht wiederholt kritisch erörtert worden (STEINHAUSEN u. KIES 1981, 1982; PURCELL u. Mitarb. 1972; WERRY 1979; FELDMANN u. Mitarb. 1967). Ähnlich wie bei der psychosomatischen Literatur zum Ulcus pepticum muß sowohl die Spezifität wie auch die Allgemeingültigkeit der Befunde angesichts unkontrollierter Selektionsfaktoren und allzu offensichtlicher methodischer Mängel bezweifelt werden. In der Regel basieren die klinischen Studien auf kleinen Stichproben ohne Kontrollen unter Verwendung schlecht evaluierter Erhebungstechniken und vornehmlich retrospektiver Daten. Die möglichen somatopsychischen Effekte einer außerordentlich belastenden und nicht ungefährlichen Erkrankung werden nahezu durchgängig unbeachtet gelassen; eine entsprechende Berücksichtigung klinischer Kontrollgruppen anderer chronisch kranker Kinder entfällt dementsprechend. Interessanterweise haben andererseits die auf dieser Kritik aufbauenden Untersuchungen von FELDMAN u. Mitarb. (1967) unter Verwendung einer Kontrollgruppe anderer gastrointestinaler Erkrankungen aus der Normalverteilung emotionaler Störungen und weiterer Befunde bei der Colitis ulcerosa gefolgert, daß die Psychopathologie weder in einem allgemeinen noch in einem spezifischen Sinne bedeutsam sei, wobei vorausgehende psychologische Ereignisse für den Krankheitsausbruch und den Symptomverlauf ebenso wie Kernkonflikte und Symptomwechsel zwischen Depression und Colitis sich als insignifikant erwiesen.

Diese kritischen Feststellungen von FELDMAN u. Mitarb., die an einer zu nur 25% aus Patienten im Alter von 10 bis 20 Jahren bestehenden Stichprobe erhoben wurden, finden eine Bestätigung in den von VANDERSALL (1978) – allerdings ohne nachprüfbare Datendokumentation – wiedergegebenen klinischen Beobachtungen. Dieser Autor hat weder die realen oder phantasierten Beziehungsbrüche im Vorfeld der Krankheit oder der Exazerbation häufig beobachten können noch die typischerweise pathologische Bindungen hervorbringenden Familienmuster bzw. elterlichen Verhaltensweisen in uniformer Weise vorgefunden. In der Anamnese ließen sich keine bedeutsamen Unterschiede zu anderen Patienten aufdecken. Mehrheitlich hatte eine erfolgreiche Schullaufbahn vorgelegen, und nur weniger als 10% der Kinder hatten die enge, ambivalente und pathologische Bindung zur Mutter gehabt. Vielmehr hatten sich eine Anzahl psychopathologischer Probleme erst nach Krankheitsbeginn und oft in Verbindung mit Krankenhausaufenthalten und Steroidtherapie im Sinne einer Reaktion auf die belastende Erfahrung der Krankheit einschließlich ihrer therapeutischen Notwendigkeit ergeben. Neben rigiden und unreifen Persönlichkeitsentwicklungen beobachtete VANDERSALL ebenso gesunde adaptive Reaktionen auf die krankheitsbedingte Behinderung. In diesem Sinne – so folgert der Autor – ist das Kind mit Colitis ulcerosa, das zum Psychotherapeuten gelangt, nicht das typische Kind mit Colitis ulcerosa, sondern vielmehr das typische Kind mit Colitis ulcerosa, das in die Psychotherapie kommt.

In einer Vergleichsstudie an unselegierten Patienten mit entweder Colitis ulcerosa oder Morbus Crohn konnten STEINHAUSEN u. KIES (1981, 1982) unlängst das hohe Ausmaß an emotionalen Störungen bei beiden Patientengruppen nachweisen. Dabei ergaben sich Hinweise darauf, daß die schwere körperliche Krankheit die relevante Bezugsgröße der Psychopathologie ist (vgl. auch STEINHAUSEN 1984b).

## Diagnose und Differentialdiagnose

Die Colitis ulcerosa beginnt bei etwa 10% der Patienten mit hohem Fieber, Abdominalbeschwerden als Zeichen einer drohenden Perforation, anhaltender Diarrhö und Inkontinenz sowie rapidem Kräfte- und Gewichtsverfall. Bei diesem fulminanten Verlauf vollzieht sich ein ausgeprägter Verlust an Blut, Schleim, Eiweiß und Elektrolyten, wobei der Kaliumverlust Schwächezustände und der Magnesiumverlust Krämpfe verursachen kann. Die Perforation des Darmes führt zur eitrigen Peritonitis mit Schock; mehrheitlich vollzieht sich der Krankheitsbeginn jedoch allmählich mit der Diarrhö als häufigstem Erstsymptom. Der Stuhl enthält wechselnde Anteile an Blut, Eiter und Schleim, und es entwickelt sich ein Gewichtsverlust, der jedoch nicht so ausgeprägt ist wie bei akutem Beginn, wie bei Malabsorptionssyndrom bzw. wie bei der Ileitis terminalis (Morbus Crohn).

Die Diagnose wird durch rektoskopische Inspektion der ulzerativ veränderten, leicht zu Blutungen neigenden, hyperämischen Schleimhaut bzw. durch Röntgenuntersuchungen des dilatierten Kolons gesichert. Differentialdiagnostisch sind funktionelle Darmerkrankungen wie das irritable Kolon – das sich ohne Blutungen und organisch bedeutsame Veränderungen des Dickdarms manifestiert – und Malabsorptionssyndrome auszuschließen, die ebenfalls mit einer normalen, allenfalls leicht hyperämischen Mukosa bei der Rektoskopie sowie einem normalen Kolon in der Röntgenaufnahme einhergehen.

Die kinderpsychiatrische Diagnostik muß sich bei einer sorgfältigen Erhebung von Anamnese und Befund unter Einschluß von Patient und bedeutsamen Bezugspersonen der Erwartung verschließen, spezifische pathognomonische Daten und Konstellationen aufdecken zu können. Die Annahme einer spezifischen Persönlichkeits- und Beziehungsstruktur wird sich aller Wahrscheinlichkeit nach in der klinischen Praxis nicht einlösen lassen. Angesichts der Schwierigkeiten einer Differenzierung von primär persönlichen und sekundär krankheitsbedingten Auffälligkeiten sollte sich die kinderpsychiatrische Diagnostik vornehmlich auf die Defizite und ausbaufähigen Anteile der psychischen Adaptation konzentrieren, um dem Kind bei der Bewältigung einer belastenden und bedrohenden Krankheit zu helfen. In diesem Sinne ist eine auf die prospektive Psychotherapie bezogene Diagnostik wertvoller als eine auf schwer überprüfbaren retrospektiven Daten basierende Betrachtungsweise, die wenig zur adaptativen Stärkung des Kindes beiträgt.

## Ätiologie und Genese

Die Ausführungen zur Klinik haben bereits deutlich gemacht, daß eine psychodynamische Betrachtungsweise, die aus spezifischen Persönlichkeitsmerkmalen, Beziehungsstrukturen und Auslösesituationen das Krankheitsbild der Colitis ulcerosa erklären will, nicht nur der Vielfalt klinischer Bilder nicht gerecht wird, sondern auch ätiologisch zu kurz greift. Der zwingende Nachweis verursachender psychologischer Faktoren bei dieser Krankheit steht vielmehr noch aus. Vorerst liegen nur Bausteine eines ätiopathogenetischen Konzeptes vor. Zu ihnen zählen trotz der klinischen Beobachtung von MCDERMOTT u. FINCH ( 1967), daß Emotionen und Gewebereaktionen im klinischen Verlauf nicht in einem Verhältnis 1 : 1 zueinander stehen, *psychophysiologische Zusammenhänge*, die gleichermaßen in Tierversuchen wie an klinischen Einzelbeobachtungen nachgewiesen haben, daß insbesondere subjektiv als unerfreulich erlebte Emotionen zu einer Veränderung von Farbe, Sekretion und Mobilität des Kolons führen. Derartige Reaktionen werden über die Mediatoren des ZNS, insbesondere des Kortex und Hypothalamus und des autonomen Nervensystems, vermittelt. Sie sind zugleich jedoch unspezifisch, zumal entsprechende Zusammenhänge auch für die Colitis mucosa und chronische unspezifische Diarrhöen gelten.

Psychophysiologische Beziehungen müssen also in einen spezifischen Kontext eingebettet sein, um die Genese der Colitis ulcerosa aufzuklären. Die derzeitigen Erkenntnisse lassen allerdings auch für diese Krankheit lediglich die Skizzierung eines allgemeinen hypothetischen Entstehungszusammenhanges zu. In einem derartigen Modell können *interpersonale und intrapsychische Streßfaktoren* im Sinne einer Störung der Gesamtadaptation des Organismus zu ungelösten emotionalen Konflikten mit physiologischen Begleiterscheinungen führen, die latent pathologische Prozesse auf Organebene manifest werden lassen. Für das Wirksamwerden derartiger Zusammenhänge sind *prädisponierende biologische Faktoren* Voraussetzung. Diese werden derzeit vornehmlich in immunologischen Prozessen im Sinne einer Systemerkrankung mit der Möglichkeit von zusätzlichen dermatologischen und arthritischen Symptomen gesehen, während infektiöse Elemente nur als Auslöser, nicht jedoch als Verursacher und enzymatische Prozesse ebenfalls nicht als ätiologische Momente in Betracht gezogen werden (BLÄKER u. Mitarb. 1969; PRUGH u. JORDAN 1969; BROBERGER u. LAGERCRANTZ 1966).

Die psychosozialen Streßfaktoren können hypothetisch über zentralnervöse und neuroendokrine Vermittlung sowohl als primäre Noxe gedacht werden, die am Darm angreifend zu einer Antigen-Antikörper-Reaktion führt, wie auch als sekundäre Stimulation des Krankheitsprozesses betrachtet werden. Für den zuletzt genannten Zusammenhang sprechen die klinischen Beobachtungen, daß bei Patienten ohne Totalbefall des Kolons Exazerbationen und ungünstige Krankheitsverläufe unter emotionaler Belastung beobachtet worden sind. Sicher ist ferner, daß ein Teil der psychopathologischen Symptome und maladaptiven Reaktionen von Patient und Familie nicht in einem primär verursachenden, sondern sekundär verursachten Verhältnis zur klinisch-somatischen Symptomatik steht.

## Therapie

Die Behandlung der Colitis ulcerosa muß im Zusammenwirken von Pädiater bzw. Gastroenterologen und Kinderpsychiater bzw. -psychotherapeuten erfolgen. Zu den klinisch-somatischen Behandlungsmethoden gehören die Corticosteroide, die zwar zu einer schnellen symptomatischen Besserung, andererseits jedoch nach Absetzen zu einer hohen Rezidivquote und bei Dauertherapie zu erheblichen Nebenwirkungen führen. Diätetische Maßnahmen und Gabe von Azulfidine haben wenig Erfolg gebracht. Ferner sind unter der Annahme einer Autoimmunerkrankung in neuerer Zeit Immunosuppressiva in die gastroenterologisch-pädiatrische Behandlungskonzeption aufgenommen worden.

Die auf die psychologischen Phänomene zentrierte Therapie läßt in verschiedenen Berichten (VANDERSALL 1978; MCDERMOTT u. FINCH 1967; FINCH u. HESS 1962) gemeinsame Elemente erkennen. Da die Therapie gemeinsam von mehreren Spezialisten durchgeführt wird, sind Kooperativität und wechselseitiges Vertrauen gerade angesichts der vielfach unbeeinflußbaren Progredienz der Krankheit unabdingbare Voraussetzungen. Die begleitende *Psychotherapie* muß *stützend* für den Patienten eingesetzt werden, wobei der Therapeut eine aktive, pragmatische und flexible Rolle einnehmen muß. Eine aufdeckend-analytische Arbeit ist sowohl angesichts der klinischen Symptomatik wie auch der Schwierigkeiten problematisch, mit dem oft verschlossen-deprimierten und sich emotional wenig entäußernden Patienten ein Arbeitsbündnis herzustellen. Der Therapeut muß sich dabei vor der Gefahr hüten, vorschnell zwischen Symptomen und belastenden Lebensereignissen Verbindungen anzunehmen und sich von der körperlichen Reaktion auf die emotionalen Begleitphänomene und nicht in umgekehrter Reihenfolge vorarbeiten. Er sollte dem Patienten Möglichkeiten und Hilfestellungen bei der Bearbeitung seiner z. B. depressiven oder latenten aggressiven Gefühle geben und zu mehr Assertivität verhelfen.

Neben der stützenden Psychotherapie des kranken Kindes sind *Beratung* und Betreuung der Eltern bzw. Familien der Patienten erforderlich. Aufgabe des Therapeuten ist es, eventuell vorliegende maladaptive Interaktionsmuster aufzulösen und stützend für die Gesamtfamilie zu wirken. Schließlich ist angesichts der oft unaufhaltbaren Progredienz der Krankheit durch alle behandelnden Therapeuten möglichst unter Beteiligung von Patient und Eltern zu entscheiden, ob operativ vorgegangen werden muß. Die Indikation für die Operation ist bei lebensgefährlichen Komplikationen bzw. fulminantem Akutverlauf unproblematisch. Vielfach wird angesichts des ungünstigen Verlaufs der Krankheit für eine frühe Operation plädiert. Bei einer Entscheidung für die Operation besteht die Aufgabe des behandelnden Kinderpsychiaters darin, die präoperativen Ängste des Kindes im Gespräch und Spiel abzubauen und die postoperative Anpassung nach Anlage eines Anus praeter zu fördern.

Die vorliegende Literatur zur Colitis ulcerosa bei Kindern und Jugendlichen gibt über das Konzept der stützenden Psychotherapie hinaus keine Anhaltspunkte für die Wirksamkeit anderer spezifischer Therapietechniken. Vereinzelte kasuistische Mitteilungen über den Einsatz von Partnertherapie der Eltern zum Abbau überprotektiver Verhaltensweisen bei Fehlschlagen einer individuellen Psychotherapie der kranken Jugendlichen (MACLEAN 1976) und über den Rückgang der Durchfallsymptomatik parallell zur verhaltenstherapeutischen Kontrolle von Hyperaktivität bei einem sechsjährigen Jungen (DANIELS 1973) ergeben vorläufig noch keine bedeutsamen Perspektiven zur Erweiterung der Therapiekonzepte.

Schließlich ist die Frage nach der *Effizienz* von Psychotherapie bei Colitis ulcerosa im Kindes- und Jugendalter mit der Feststellung belastet, daß trotz Besserung der Psychopathologie unter Therapie ein Fortschreiten der Krankheit oft unaufhaltsam ist. So beobachteten MCDERMOTT u. FINCH (1967) nahezu durchgängig bei allen ihren Patienten unter Einsatz von Psychotherapie und Milieutherapie eine stetige Progredienz der Krankheit, die bei 75% der Patienten eine Operation erforderlich machte. Andere kritische Stimmen stellen die Effizienz der Psychotherapie grundsätzlich in Frage, zumal die Operationsrate bei psychotherapeutisch behandelten und unbehandelten Patienten gleich hoch sei.

Dennoch wäre es gleichermaßen ungerechtfertigt wie inhuman, psychotherapeutische Maßnahmen aus dem Behandlungskonzept der Colitis ulcerosa zu eliminieren. Die nahezu durchgängig schwer erkrankten Kinder wie auch ihre Familien bedürfen vielmehr der verständnisvollen und helfenden Betreuung in jeder Phase der Krankheit.

## Prognose

Die Übersichten von PURCELL u. Mitarb. (1972); PRUGH u. JORDAN (1969) sowie BOBERGER u. LAGERCRANTZ (1966) gestatten die folgenden Angaben zur Prognose. Gemäß Statistiken des amerikanischen Gesundheitsdienstes beträgt die Mortalitätsrate der Colitis ulcerosa 0,5% auf 100 000 Menschen, wobei etwa 10–25% der Patienten an ihrer Grundkrankheit sterben. Ein Drittel der Todesfälle geht auf die Entwicklung eines Karzinoms zurück, das gehäuft bei Colitis ulcerosa gefunden wird. Höchstens bei etwa einem Viertel der Fälle, wahrscheinlich jedoch nur bei höchstens 10–20% der Patienten im Kindes- und Jugendalter kommt es zu einer kompletten und anhaltenden Remission. Die übrigen Fälle chronifizieren entweder kontinuierlich (ca. 5-10%) oder intermittierend (ca.60–80%). Die Prognose des akuten fulminanten Typs ist mit 60% und höherer Mortalitätsrate behaftet. Krankheitsbeginn in früher Kindheit und chronisch kontinuierlicher Verlauf über 10 bis 15 Jahre bergen die größte Gefahr für die Entwicklung eines Karzinoms in sich. Ganz allgemein sind die folgenden Kriterien Hinweis auf eine schlechte Prognose: akuter Beginn, Beteiligung des gesamten Kolons eventuell unter Einschluß des unteren Ileums, Wachstumsverzögerung, starke Anämie sowie Leberkomplikationen.

Schlußfolgernd muß die Colitis ulcerosa als eine zwar relativ seltene, zugleich jedoch hoch bedrohliche Krankheit gekennzeichnet werden. Angesichts des fehlenden Nachweises der Bedeutung und exakten Rolle psychologischer Faktoren in der Ätiologie und Behandlung dieser Krankheit sollte die kritische Feststellung, die Colitis ulcerosa könne nicht als eine bewiesene psychosomatische Krankheit angesehen werden (WERRY 1979), vorerst noch als offene Fragestellung betrachtet werden, um weitere empirische Überprüfungen zu stimulieren.

## Literatur

Ackerman, S. H., S. Manaker, M. I. Cohen: Recent separation and the onset of peptic ulcer disease in older children and adolescents. Psychosom. Med. 43 (1981) 305

Alexander, A. B.: Systematic relaxation and flow rates in asthmatic children. Relationship to emotional precipitants and anxiety. J. psychosom. Res. 16 (1972) 405

Alexander, A. B., D. R. Miklich, H. Hershkoff: The immediate effects of systematic relaxation training on peak expiratory flow rates in asthmatic children. Psychosom. Med. 34 (1972) 388

Biermann, G.: Psychosomatik des Asthma bronchiale im Kindes- und Jugendalter. Prax. Kinderpsychol. Kinderpsychiat. 18 (1969) 33

Bläker, E., K. H. Schäfer, H. Wallis: Neuere Erkenntnisse über Vorkommen, Ätiologie, Pathogenese und Therapie der Colitis ulcerosa im Kindesalter. Mschr. Kinderheilk. 117 (1969) 52

Bliss, E. L., C. H. Branch: Anorexia Nervosa. Hoeber, New York 1960

Block, J., P. H. Jennings, E. Harvey, E. Simpson: Interaction between allergic potential and psychopathology in childhood asthma. Psychosom. Med. 16 (1964) 307

Botvin, G. J., A. Cantlon, B. J. Carter, C. L. Williams: Reducing adolescent obesity through a school healthy program. Pediatrics 95 (1979) 1060

Broberger, O., R. Lagercrantz: Ulcerative colitis in childhood and adolescence. Advanc. Pediat. 14 (1966) 9

Brownell, K. D., F. S. Kaye: A school based behavior modification, nutrition education, and physical activity program for obese children. Amer. J. clin. Nutr. 35 (1982) 277

Bruch, H.: Disturbed communication in eating disorders. Amer. J. Orthopsychiat. 33 (1963) 99

Bruch, H.: Eating Disorders. Basic Books, New York 1973

Casper, R. C.: On the emergence of bulimia nervosa as a syndrome. A historical view. Int'l. J. Eating Disorders 2 (1983) 3

Christodoulou, G. N., A. Gargoulas, A. Papaloukas, A. Marinopoulou, E. Sideris: Primary peptic ulcer in childhood. Psychosocial, psychological and psychiatric aspects. Acta psychiat. scand. 56 (1977) 215

Coates, T. J., J. D. Killen, L. A. Stinkard: Parent participation in a treatment program for overweight adolescents. Int'l. J. Eating Disorders 1 (1982) 37

Coates, T. J., C. E. Thoresen: Treating Obesity in Children and Adolescents – Review. Amer. J. publ. Hlth 68 (1978) 143

Coates, T. J., C. E. Thoresen: Obesity among children and adolescent. The problem belongs to everyone. In: Advances in Clinical Child Psychology, Vol. 3, hrsg. von B. B. Lahey, A. E. Kazdin. Plenum Press, New York 1980

Creer, T. L.: The use of a time-out from positive reinforcement procedure with asthmatic children. J. psychosom. Res. 14 (1970) 117

Creer, T. L.: Asthma. J. Consult. clin. Psychol. 50 (1982) 912

Creer, T. L., E. Weinberg, L. Molk: Managing a hospital behavior problem: malingering. J. Behav. Ther. exp. Psychiat. 5 (1974) 259

Crisp, A. H.: Reported birth weights and growth weights in a group of patients with primary anorexia nervosa (weight phobia). J. psychosom. Res. 14 (1970 a) 23

Crisp, A. H.: Anorexia nervosa: "Feeding disorder", "Nervous malnutrition" or "Weight phobia"? Rev. Nutr. Diet. 12 (1970b) 452

Crisp, A. H.: Psychological aspects of some disorders of weight. In: Modern Trends in Psychosomatic Medicine, hrsg. von O. W. Hill. Butterworths, London 1970c

Crisp, A. H.: Anorexia nervosa. Brit. J. Psychiat. 9 (1975) 150

Crisp, A. H., R. L. Palmer, R. S. Kalucy: How common is anorexia nervosa? A prevalence study. Brit. J. Psychiat. 128 (1976) 549

Dally, P. J.: Anorexia Nervosa. Heinemann, London 1969

Daniels, L.: Parental treatment of hyperactivity in a child with ulcerative colitis. J. Behav. Ther. exper. Psychiat. 4 (1973) 183

Danker, P. S., D. R. Miklich, C. Pratt, T. L. Creer: An unsuccessful attempt to instrumentally condition peak expiratory flow rates in asthmatic children. J. psychosom. Res. 19 (1975) 209

Davis, J. B.: Neurotic illness in the families of children with asthma and wheezy bronchitis: A general practice population study. Psychol. Med. 7 (1977) 305

Davis, M. H., D. R. Saunders, T. L. Creer, H. Chai: Relaxation training facilitated by biofeedback apparatus as a supplemental treatment in bronchial asthma. J. psychosom. Res. 17 (1973) 121

Dubo, S., J. McLean, A. Ching, H. Wright, P. Kauffman, J. Sheldon: A study of relationships between family situation, bronchial asthma and personal adjustment in children. J. Pediat. 59 (1961) 402

Eberhard, G.: Peptic ulcer in twins. A study in personality, heredity and environment. Munksgaard, Kopenhagen 1968

Egan, J.: Asthma: Psychological treatment. In: Handbook of Treatment of Mental Disorders in Childhood and Adolescence, hrsg. von B. B. Wolmann, J. Egan, A. O. Ross. Prentice Hall, Engelwood Cliffs 1978

Ellis, E. F.: Allergic disorders. In: Nelson Textbook of Pediatrics, hrsg. von V. C. Vaughan, R. J. McKay. Saunders, Philadelphia 1975

Feldman, F., D. Cantor, S. Soll, W. Bachrach: Psychiatric study of consecutive series of 34 patients with ulcerative colitis. Brit. med. J. 1967/III, 14

Feldman, G. M.: The effect of biofeedback training on respiratory resistance of asthmatic children. Psychosom. Med. 38 (1976) 27

Finch, S. M.: Psychophysiological disorders in children. In: Comprehensive Textbook of Psychiatry, Vol. 2, hrsg. von A. M. Freedman, H. I. Kaplan, B. J. Sadock. Williams & Wilkins, Baltimore 1975

Finch, S. M., J. H. Hess: Ulcerative colitis in children. Amer. J. Psychiat. 118 (1962) 819

Garfinkel, P., D. Garner: Anorexia nervosa – a multidimensional perspective. Brunner/Mazel, New York 1982

Gauthier, Y., C. Fatin, P. Drapeau, J. J. Breton, J. Gosselin, L. Quintal, J. Weisnagel, L. Treteault, G. Pinard: The mother-child relationship and the development of autonomy and self-assertion in young (14-30 months) asthmatic children. Correlating allergic and psychological factors. J. Amer. Acad. Child. Psychiat. 16 (1977) 109

Graham, P. H., M. Rutter, W. Jule, I. B. Pless: Childhood asthma: a psychosomatic disorder? Some epidemiological considerations. Brit. prev. Soc. Med. 21 (1967) 78

Gross, S. J., M. Hirt, W. Seeman: Psychosexual conflicts in asthmatic children. J. psychosom. Res. 11 (1968) 315

Gutezeit, G.: Eltern-Kind-Relationen bei adipösen Kindern. In: Adipositas im Kindesalter, hrsg. von R. Güttner, I. Eckert. Thieme, Stuttgart 1974

Habbick, B. F., A. G. Melrose, J. C. Grant: Duodenal ulcer in childhood. A study of predisposing factors. Arch. Dis. Childh. 43 (1968) 23

Hahn, W.: Autonomic responses of asthmatic children. Psychosom. Med. 28 (1966) 323

Hammar, S. L., M. M. Campbell, V. A. Campbell et al.: An interdisciplinary study of adolescent obesity. J. Pediat. 80 (1972) 373

Herbert, M.: Personality factors and bronchial asthma: A study of South African Indian children. J. psychosom. Res. 8 (1965) 353

Hock, R. A., C. H. Rodgers, C. Reddi, D. W. Kennard: Medico-psychological interventions in male asthmatic children: An evaluation of physiological change. Psychosom. Med. 40 (1978) 210

Hsu, L. K. G.: The aetiology of anorexia nervosa. Psychol. Med. 13 (1983) 231

Jackson., D. D., I. Yalom: Family research on the problem of ulcerative colitis. Arch. gen. Psychiat. 15 (1966) 410

Jarvie, G. J., B. Lahey, W. Graziane: Childhood obesity and social stigma: What we know and what we don't know. Develop. Rev. 3 (1983) 237

Johnson, C., M. Stuckey, J. Mitchell: Psychopharmacological treatment of anorexia nervosa and bulimia – Review and synthesis. J. nerv. ment. Dis. 171 (1983) 524

Jones, D. J., M. M. Fox, H. M. Babigian, H. E. Hutton: Epidemiology of anorexia nervosa in Monroe County, New York: 1960–1976. Psychosom. Med. 42 (1980) 551

Jungmann, J.: Psychogene Faktoren beim Ulcus duodeni et ventriculi im Kindes- und Jugendalter. Z. Kinder- u. Jugendpsychiat. 6. (1978) 219

Kagan, S. G., J. H. Weiss: Allergic potential and emotional precipitants of asthma in children. J. psychosom. Res. 20 (1976) 135

Kales, A., J. D. Kales, R. M. Sly, M. B. Scharf, T. L. Tan, T. A. Preston: Sleep patterns of asthmatic children. All-night electroencephalographic studies. J. Allergy 46 (1970) 300

Karlström, F.: Peptic ulcer in children in Sweden during the years 1953–1962. Ann. paediat. 202 (1964) 218

Kendell, R. E., D. H. Hall, A. Hailey, H. M. Babigian: The epidemiology of anorexia nervosa. Psychol. Med. 3 (1973) 200

Khan, A. U.: Mechanism of psychogenic asthmatic attack in children. Psychother. Psychosom. 24 (1974) 173

Khan, A. U., M. Staerk, C. Bonk: Role of counterconditioning in the treatment of asthma. J. psychosom. Res. 17 (1973) 389

Khan, A. U., D. L. Olson: Deconditioning of exercise-induced asthma. Psychosom. Med. 39 (1977) 382

Kotses, H., K. D. Glaus, S. K. Bricel, J. E. Edwards, P. L. Crawford: Operant muscular relaxation and peak expiratory flow rate in asthmatic children. J. psychosom. Res. 22 (1978) 17

Lassrich, M. A., K. H. Schäfer: Die Ulcuskrankheit beim Kind. Internist 6 (1965) 40

Liebmann, R., S. Minuchin, L. Baker: The use of structural family therapy in the treatment of intractable asthma. Amer. J. Psychiat. 130 (1974) 535

Liebmann, R., S. Minuchin, L. Baker, B. Roman: Chronic asthma: A new approach in treatment. In: Child Psychiatry: Treatment and Research, hrsg. von M. McMillan, S. Henao. Brunner & Mazel, New York 1977

Lipowski, Z. J.: Psychosomatic medicine in the seventies: An overview. Amer. J. Psychiat. 134 (1977) 233

Lipton, E. L., A. Steinschneider, J. P. Richmond: Psychophysiological disorders in children. In: Review of Child Development Research, Vol. 2, hrsg. von L. W. Hoffman, M. Hoffman. Russel Sage Foundation, New York 1966

Maaser, R.: Adipositas bei Kindern. Dtsch. Ärztebl. (1976) 2565, 2651

MacLean, G.: An approach to the treatment of an adolescent with ulcerative colitis. Canad. Psychiatr. Ass. J. 21 (1976) 287

Maisch, H., D. Schönberg, H. Wallis: Ein psychosomatisches Modell, gezeigt an der einfachen Adipositas der Kinder. Mschr. Kinderheilk. 113 (1965) 214

Mattson, A.: Psychologic aspects of childhood asthma. Pediat. Clin. N. Amer. 22 (18) (1975) 77

McDermott, J. F., S. M. Finch: Ulcerative colitis in children. Reassessment of a dilemma. J. Amer. Acad. Child Psychiat. 6 (1967) 512

McLean, J. A., A. Y. T. Ching: Follow-up study of relationships between family situation and bronchial asthma in children. J. Amer. Acad. Child Psychiat. 12 (1973) 142

McNichol, K. N., H. E. Williams, J. Allan, I. McAndrew: Spectrum of asthma in children. III. Psychological and social components. Brit. med. J. 1973/IV, 16

Meermann, R.: Anorexia nervosa. Enke, Stuttgart 1981

Mester, H.: Die Anorexia nervosa. Springer, Berlin 1981

Meyer, J. E., H. Feldman: Anorexia nervosa. Thieme, Stuttgart 1965

Michener, W. M., R. L. Kennedy, J. W. DuShane: Duodenal ulcer in childhood. Amer. J. Dis. Child 100 (1960) 814

Miklich, D. R., H. H. Rewey, J. H. Weiss, S. Kolton: A preliminary investigation of psychophysiological responses to stress among different subgroups of asthmatic children. J. psychosom. Res. 17 (1973) 1

Millar, T. P.: Peptic ulcers in children. In: Modern Perspectives in International Child Psychiatry, hrsg. von J. G. Howells. Oliver & Boyd, Edinburgh 1969

Mitchell, R. G., B. Dawson: Educational and social characteristic of children with asthma. Arch. of Childhood 48 (1973) 467

Monello, L. F., C. C. Seltzer, J. Mayer: Hunger and satiety sensations in men, boys and girls: A preliminary report. Ann. N.Y. Acad. Sci. 131 (1965) 593

Moore, N.: Behavior therapy in bronchial asthma. J. psychosom. Res. 9 (1965) 257

Neisworth, J. T., F. Moore: Operant treatment of asthmatic responding with the parents as therapist. Behav. Ther. 3 (1972) 95

Nuss, D., H. B. Lynn: Peptic ulceration in childhood. Surg. Clin. N. Amer. 51 (1971) 945

Nylander, I.: The feeling of being fat and dieting in a school population. Acta sociomed. scand. 3 (1971) 17

Pinkerton, P., C. M. Weaver: Childhood asthma. In: Modern Trends in Psychosomatic Medicine, Vol. 2, hrsg. von O. W. Hill. Butterworths, London 1970

Pudel, V., G. Jung: Psychologische und psychosoziale Faktoren bei der Genese der kindlichen Adipositas. Mschr. Kinderheilk. 123 (1975) 255

Purcell, K., J. Muser, D. Miklich, K. E. Dietiker: A comparison of psychologic findings in variously defined asthmatic subgroups. J. psychosom. Res. 13 (1969) 67

Purcell, K., J. H. Weiss: Asthma. In: Symptoms of Psychopathology, hrsg. von G. Costello. Wiley, New York 1970

Purcell, K., J. Weiss, W. Hahn: Certain, psychosomatic disorders. In: Manual of Child Psychopathology, hrsg. von B. B. Wolman. McGraw Hill, New York 1972

Prugh, D. G., K. Jordan: The management of ulcerative colitis in childhood. In: Modern Perspectives in Child Psychiatry, hrsg. von J. G. Howells. Oliver & Boyd, Edinburgh 1969

Ramos, A. R., J. B. Kirsner, W. L. Palmer: Peptic ulcer in children. Amer. J. Dis. Child 99 (1960) 25

Rees, L.: The significance of parental attitudes in childhood asthma. J. psychosom. Res. 7 (1963) 181

Rees, L.: The importance of psychological, allergic, and infective factors in childhood asthma. J. psychosom. Res. 7 (1964) 253

Renne, C. M., T. L. Creer: Training children with asthma to use inhalation therapy equipment. J. applied Behavior Analysis 9 (1976) 1

Richardson, S. A., N. Goodman, A. H. Hastorf, S. M. Dornbusch: Cultural uniformity in reaction to physical disabilities. Amer. soc. Rev. 26 (1961) 241

Russell, G. F. M.: Anorexia nervosa: Its identity as an illness and its treatment. In: Modern Trends in Psychological Medicine, Vol. 2, hrsg. von J. H. Price. Butterworth, London 1970

Russell, G. F. M.: General management of anorexia nervosa and difficulties in assessing the efficacy of treatment. In: Anorexia Nervosa, hrsg. von R. A. Vigersky. Raven Press, New York 1977a

Russell, G. F. M.: The present status of anorexia nervosa. Psychol. Med. 7 (1977b) 263

Russell, G. F. M.: Bulimia nervosa: an ominous variant of anorexia nervosa. Psychol. Med. 9 (1979) 429

Schreier, K.: Langzeitprognose der Adipositas. Mschr. Kinderheilk. 123 (1975) 267

Schütze, G.: Anorexia nervosa. Huber, Bern 1980

Schwidder, W.: Psychosomatik und Psychotherapie der Ulcuskrankheit im Kindesalter. In: Handbuch der Kinderpsychotherapie, hrsg. von G. Biermann. Reinhardt, München 1969

Shield, J.: Monozygotic Twins Brought up Apart and Brought up Together. Oxford University Press, Oxford 1962

Sommerschild-Sundby, H. S., A. M. Auestad: Ulcerative colitis in children: a follow-up study with special reference to psychosomatic aspects. Acta psychiat. scand. 43 (1967) 410

Sours, J. A.: Anorexia nervosa: Nosology, diagnosis, developmental patterns and power-control dynamics. In: Adolescence: Psychosocial Perspectives, hrsg. von G. Caplan, S. Lebovici. Basic Books, New York 1969

Sperling, M.: Asthma in children. An evaluation of concepts and therapies. J. Amer. Acad. Child Psychiat. 7 (1968) 44

Steinhausen, H. C.: Psychosomatische Theorienbildung des Asthma bronchiale. Mschr. Kinderheilk. 125 (1977) 129

Steinhausen, H. C.: Anorexia nervosa – eine aktuelle Literaturübersicht, Teil 1: Diagnostische Aspekte. Z. Kinder- u. Jugendpsychiat. 7 (1979a) 149

Steinhausen, H. C.: Anorexia nervosa – eine aktuelle Literaturübersicht, Teil 2: Therapie und Verlauf. Z. Kinder- u. Jugendpsychiat. 7 (1979b) 249

Steinhausen, H.-C.: Verhaltenstherapie und Familientherapie bei Asthma bronchiale. In: Psychosomatische Störungen und Krankheiten bei Kindern und Jugendlichen, hrsg. von H.-C. Steinhausen. Kohlhammer, Stuttgart 1981a

Steinhausen, H.-C.: Die Verhaltenstherapie und Familientherapie bei Anorexia nervosa – eine kritische Bestandsaufnahme. In: Psychosomatische Störungen und Krankheiten bei Kindern und Jugendlichen, hrsg. von H.-C. Steinhausen. Kohlhammer, Stuttgart 1981b

Steinhausen, H.-C.: Therapie bei psychosomatischen Störungen. In: Psychotherapie mit Kindern, Jugendlichen und Familien, Bd. II, hrsg. von H. Remschmidt. Enke, Stuttgart 1984a

Steinhausen, H.-C.: Chronisch kranke Kinder. In: Risikokinder, hrsg. von H.-C. Steinhausen. Kohlhammer, Stuttgart 1984b

Steinhausen, H.-C., K. Glanville: Follow-up studies of Anorexia nervosa – A review of research findings. Psychol. Med. 13 (1983) 239

Steinhausen, H.-C., K. Glanville: Der langfristige Verlauf der Anorexia nervosa. Nervenarzt 55 (1984) 236

Steinhausen, H.-C., H. Kies: Vergleichende Untersuchungen zur Colitis ulcerosa. In: Psychosomatische Störungen und Krankheiten bei Kindern und Jugendlichen, hrsg. von H.-C. Steinhausen. Kohlhammer, Stuttgart 1981

Steinhausen, H.-C., H. Kies: Comparative studies of ulcerative colitis and Crohn's disease in children and adolescents. J. Child Psychol. Psychiat. 23 (1982) 33

Steinhausen, H.-C., H. Stephan, H.-P. Schindler-Lembenz: Vergleichende Studien zur Psychopathologie bei Asthma bronchiale und cystischer Fibrose. Mschr. Kinderheilk. 131 (1983) 145

Stunkard, A. J., V. Burt: Obesity and the body image: II. Age at onset of disturbances in the body. Amer. J. Psychiat. 123 (1967) 1143

Stunkard, A., E. D'Aquili, S. Fox, R. Filion: Influence of social class on obesity and thinness in children. J. Amer. med. Ass. 221 (1972) 579

Sultz, H. A., E. R. Schlesinger, J. G. Feldmann, W. E. Mosher: The epidemiology of peptic ulcer in childhood. Amer. J. Publ. Hlth 60 (1970) 492

Tavormina, J. B., L. S. Kastner, P. M. Slater, S. L. Watt: Chronically ill children. J. abnorm. Child Psychol. 4 (1976) 99

Thal, A., D. R. Miklich: Emotionally induced decreases in pulmonary flow rates in asthmatic children. Psychosom. Med. 38 (1976) 180

Theander, J.: Anorexia nervosa. Acta psychiat. scand. Suppl. (1970) 214

Thomä, H.: Anorexia nervosa. Huber, Bern 1961

Turnball, J. W.: Asthma conceived as a learned response. J. psychosom. Res. 6 (1962) 59

Vandersall, T. A.: Ulcerative colitis. In: Handbook of Treatment of Mental Disorder in Childhood and Adolescence, hrsg. von B. B. Wolman, J. Egan, A. O. Ross. Prentice Hall, Englewood Cliffs, N.J. 1978

Vigersky, R. A. (Ed.): Anorexia Nervosa. Raven Press, New York 1977

Weber, B.: Biochemische und endokrinologische Grundlagen der einfachen Adipositas. Mschr. Kinderheilk. 123 (1975) 247

Werry, J. S.: Psychosomatic disorders, psychogenic symptoms, and hospitalization. In: Psychopathological Disorders in Childhood, hrsg. von H. C. Quay, J. S. Werry. Wiley, New York 1979

Wikran, R., A. Faleide, R. M. Blakar: Communication in the family of the asthmatic child. An experimental approach. Acta psychiat. scand. 57 (1978) 11

Willi, J., S. Grossmann: Epidemiology of anorexia nervosa in a defined region of Switzerland. Amer. J. Psychiat. 140 (1983) 564

Wolff, H. G.: Stress and Disease. C. Thomas, Springfield/Ill. 1953

Yager, J., H. Weiner: Duodenal ulcer. Observations in man with remarks on pathogenesis. Advanc. psychosom. Med. 6 (1971) 1

Ziolko, H. U.: Anorexia nervosa. Fortschr. Neurol. Psychiat. Nervenkr. 34 (1966) 353

# 6 Persönlichkeitsstörungen

*Helmut Remschmidt*

# Einleitung, Nomenklatur und Definitorisches

Der Begriff *„Psychopathie"*, neuerdings spricht man besser von *„Persönlichkeitsstörungen"*, ist für den Kinder- und Jugendpsychiater immer problematisch gewesen. Die historische Betrachtung der Entwicklung des Psychiatriebegriffes zeigt, daß bereits in früheren Zeiten nahezu alle Argumente für und wider die „Psychopathien" diskutiert wurden, daß aber dadurch das Problem keineswegs an Aktualität verloren hat. Im Gegenteil zeigt die stets neue Beschäftigung mit dem Thema „Psychopathie", daß hier ein fundamentales Problem der Psychopathologie wie des Menschseins überhaupt getroffen ist, die Frage nach dem *Charakter* und der *Persönlichkeit.*

Derartige Fundamentalprobleme wurden zu jeder Zeit neu gestellt und erfahren zu jeder Zeit epochal-typische Antworten. Eine ausführliche Diskussion der Problematik des Psychopathiebegriffes findet sich bei REMSCHMIDT (1978).

*Definition:* Im Multiaxialen Klassifikationsschema sind Persönlichkeitsstörungen wie folgt definiert:

„Personen mit tief eingewurzeltem Fehlverhalten, das im allgemeinen zur Zeit der Adoleszenz oder früher erkennbar wird und die meiste Zeit während des Erwachsenenalters besteht, obwohl es häufig im mittleren und höheren Lebensalter weniger deutlich wird. Die Persönlichkeit ist abnorm entweder hinsichtlich der Ausgeglichenheit ihrer Komponenten, deren Qualität und Ausdrucksform, oder hinsichtlich des Gesamtbildes. Unter dieser Abnormität oder Psychopathie leidet der Patient, oder andere haben darunter zu leiden, und es ergeben sich nachteilige Folgen für das Individuum oder die Gesellschaft.

Hierzu gehören auch sogenannte *psychopathische Persönlichkeiten.*

Persönlichkeitsstörungen sind keine Krankheiten, sondern Varianten der Persönlichkeitsausstattung, die in bestimmten Situationen aber durchaus Krankheitswert erlangen können."

Der Begriff „Psychopathie" wurde von J. L. KOCH geprägt und erstmalig systematisch angewandt (1888 bzw. 1891). Es war das Verdienst KOCHs, daß er verschiedene Persönlichkeitsvarianten unter diesem Begriff vereinigt hat. Natürlich hat auch KOCH eine Reihe von Vorläufern. Diese haben aber nur bestimmte Persönlichkeitstypen herausgestellt, die später unter dem Begriff der Psychopathie subsumiert wurden. Dem System KOCHs lag ein statisches Persönlichkeitsmodell zugrunde, die Ursache der Persönlichkeitsstörung wird in der Anlage gesehen; es fehlt der Entwicklungsaspekt.

KRAEPELIN (1915) unterscheidet zwei Gruppen von Psychopathien:

- psychopathische Persönlichkeiten als Vorstufen von Psychosen (konstitutionelle Psychopathien nach OSERETZKY) und
- Psychopathien als „umschriebene Entwicklungshemmungen" (nach OSERETZKY „Pathologische Entwicklungen").

OSERETZKY (1935) hat das System KRAEPELINS für das Kindesalter modifiziert. Er unterscheidet:

- konstitutionelle Psychopathien (Schizoide, Zykloide und Epileptoide) und
- pathologische Entwicklungen.

OSERETZKY vertrat bereits die Meinung, daß die konstitutionellen Psychopathien und die pathologischen Entwicklungen gänzlich verschieden seien und daß man bei jüngeren Kindern (auf jeden Fall im vorschulpflichtigen Alter) auf die Diagnose „Konstitutionelle Psychopathie" überhaupt verzichten sollte. Er wies bereits darauf hin, daß auch mit der Diagnose der pathologischen Entwicklungen Vorsicht am Platze sei.

Die Gedanken OSERETZKYs sind z. T. so modern, daß sie auch heute noch Gültigkeit beanspruchen können.

Der Psychopathiebegriff wurde durch zahlreiche Autoren weiterentwickelt (u. a. durch GRUHLE, KRETSCHMER und KURT SCHNEIDER). Im Hinblick auf das Kindes- und Jugendalter sind insbesondere HOMBURGER (1926), KURT SCHNEIDER (1950), TRAMER (1931, 1943), VILLINGER (1959) und STUTTE (1961) erwähnenswert.

Die Diskussion über Persönlichkeitsstörungen und deren Diagnostik hat in den letzten Jahren erheblichen Auftrieb erfahren durch die bemerkenswerten Untersuchungen von THOMAS u. CHESS (1963, 1977) über die Temperaments- und Persönlichkeitsentwicklung von Kindern in den ersten Lebensjahren.

# Epidemiologie

Epidemiologische Untersuchungen über Persönlichkeitsstörungen sind nicht bekannt. Wohl aber existieren Studien über die „Temperamentsentwicklung" von Kindern. Die Diagnose Persönlichkeitsstörung wird ohnehin erst im Jugendalter gestellt, im Kindesalter muß vorsichtig mit ihr umgegangen werden. Die Studien über Temperamentseigenschaften sind meist an kleineren Stichproben von Kindern durchgeführt, so daß sie Schlüsse auf die Verarbeitung dieser Merkmale nicht erlauben.

# Klassifikationsprobleme

Man unterscheidet in der Klassifikation von Persönlichkeitsstörungen systematische und unsystematische Ansätze sowie Typologien.

*Systematische Ansätze* versuchen auf der Grundlage vorgegebener Kategorien (meist handelt es sich um Eigenschaften) ein System von „psychopathischen Typen" abzuleiten.

Die zugrundeliegenden Eigenschaften werden in der Regel unter übergeordneten Gesichtspunkten zusammengefaßt und umfassen jeweils einander polar entgegengesetzte Eigenschaftspaare.

Ein Beispiel für eine derartige systematische Typenlehre ist die von GRUHLE (1922). GRUHLE unterscheidet sieben Grundeigenschaften oder Bereiche, deren übermäßige oder auch deren unzureichende Ausprägung für verschiedene Typen psychopathischer Persönlichkeiten charakteristisch sein soll.

Diese sieben Bereiche sind: Aktivität, Grundstimmung, Affektansprechbarkeit, Willenssphäre, Eigenbeziehung, Umweltverarbeitung und Selbstgefühl.

Es ist interessant, daß auch die modernen Untersuchungen über die Anfänge der Persönlichkeitsentwicklung von THOMAS u. CHESS (1963, 1977) an Säuglingen und Kleinkindern zu sehr ähnlichen Dimensionen kommen wie Aktivität – Passivität; Regelmäßigkeit – Unregelmäßigkeit; Anpassungsfähigkeit – Beharrlichkeit; positive Stimmung – negative Stimmung; Ablenkbarkeit – Konzentriertheit.

*Unsystematische Ansätze* gehen in der Regel davon aus, daß abnorme Persönlichkeiten durch ein starres Schema einander entgegengesetzter Eigenschaften nicht erfaßt werden können und daß auf diese Weise artifizielle Typen zustande kommen, die in der Wirklichkeit kaum zu finden sind.

Ein Beispiel für eine unsystematische Klassifikation ist das System von KURT SCHNEIDER (1950), der bekanntlich zehn Typen psychopathischer Persönlichkeiten unterscheidet.

Die meisten Systeme zur Klassifikation von Persönlichkeitsstörungen stützen sich auf Typologien. Das typologische Vorgehen hat stets gewisse Nachteile. Sie können im allgemeinen nur dazu dienen, ein komplexes Problemfeld vorzustrukturieren. Sie können jedoch nicht als strenge wissenschaftliche Abgrenzung angesehen werden, denn sie gehen von einigen wenigen Eigenschaften aus, wählen diese als Schwerpunkt und verallgemeinern sie. Dadurch kommt es zu erheblichen Überschneidungen zwischen den verschiedenen Typen.

*Typologien* gehen in der Regel von einer idealen Norm aus. In der Praxis sind jedoch die „Mischtypen" wesentlich häufiger als die sogenannten „reinen Typen".

Andererseits haben Typologien auch wiederum den Vorteil, daß sie bei Vorliegen einer gewissen Anzahl charakteristischer Merkmale den Schluß auf andere Merkmale ermöglichen, die ebenfalls zum Typus gehören.

Im allgemeinen wird das typologische Vorgehen dort angewandt, wo das Merkmalsfeld noch zu komplex für exaktere Möglichkeiten der Erfassung ist. Da dies auf dem Gebiete der Persönlichkeitsstörungen immer noch zutrifft, arbeitet man hier auch noch mit Typologien.

Im Hinblick auf das Kindes- und Jugendalter haben alle Versuche, Persönlichkeitsstörungen zu klassifizieren, drei Gemeinsamkeiten, auf die VAN KREVELEN (1970) hingewiesen hat:

(1) Qualitative Eigenschaften oder *Ausdrucksmerkmale.*

Es werden bestimmte qualitative Eigenschaften oder Ausdrucksmerkmale herausgestellt (z. B. Aktivität, Stimmung, Anpassungsfähigkeit etc.).

(2) Der Gesichtspunkt der *Reifung.*

Dieser Gesichtspunkt ist für die Kinder- und Jugendpsychiatrie außerordentlich wichtig. Er taucht bei KRAEPELIN (1915) zum ersten Mal auf und wird von OSERETZKY (1935) weitergeführt.

(3) Der Gesichtspunkt der *Regulation.*

Damit soll hervorgehoben werden, daß die qualitativen Merkmale im Falle einer normalen Entwicklung einer gewissen Regulation unterliegen. Überregulation und Unterregulation führen zu Normabweichungen und damit zur Psychopathie. Der Begriff der Regulation läßt jedoch offen, aus welchen Gründen eine Fehlregulation eintritt.

VAN KREVELEN (1970) hat versucht, unter diesen drei Gesichtspunkten verschiedene Typen von Psychopathien im Kindes- und Jugendalter voneinander abzugrenzen.

Das Multiaxiale Klassifikationsschema für kinder- und jugendpsychiatrische Erkrankungen (REMSCHMIDT u. SCHMIDT 1977) enthält zehn „Typen" von Persönlichkeitsstörungen (ICD-Ziffern 301.0–301.9, vgl. Tab. 6.**1**). Im DSM-III wird den Persönlichkeitsstörungen ein so hohes Gewicht beigemessen daß ihnen im Bereich psychischer Störungen bei Erwachsenen eine eigene Achse, die Achse II, gewidmet ist.

Tabelle 6.**1** Klassifikation der Persönlichkeitsstörungen I. Achse des Multiaxialen Klassifikationsschemas (MAS) und II. Achse des DSM-III (nur für das Erwachsenenalter)

| | |
|---|---|
| Paranoide Persönlichkeitsstörung | 301.0 |
| Zyklothyme Persönlichkeitsstörung | 301.1 |
| Schizoide Persönlichkeitsstörung | 301.2 |
| Erregbare Persönlichkeit | 301.3 |
| Anankastische Persönlichkeitsstörung | 301.4 |
| Hysterische Persönlichkeitsstörung | 301.5 |
| Asthenische Persönlichkeit | 301.4 |
| Persönlichkeitsstörungen mit vorwiegend soziopathischem oder asozialem Verhalten | 301.7 |
| Andere Persönlichkeitsstörungen | 301.8 |
| Nicht näher bezeichnete Persönlichkeitsstörungen | 301.9 |

Für das Kindes- und Jugendalter bezieht sich die Achse II des DSM-III auf spezifische Störungen der Entwicklung.

*Beide* Systeme enthalten, wenngleich an verschiedenen Orten, die gleichen ICD-Kategorien.

Probleme der Klassifikation ergeben sich, wenn Auffälligkeiten der Persönlichkeit festzustellen sind, die mit einer anderen Erkrankung (z. B. einer Neurose oder Psychose) im Zusammenhang stehen. In solchen Fällen ist nicht von einer Persönlichkeitsstörung als eigenständigem Bild auszugehen, und die jeweilige Störung ist dann bei der zugrundeliegenden Erkrankung zu rubrizieren.

Schwieriger sind Abgrenzungsfragen, die sich dann ergeben, wenn Abweichungen im Sozialverhalten vorherrschend sind. In diesem Falle ist gemäß den Kategorien des Multiaxialen Klassifikationsschemas eine Abgrenzung der Ziffern 301.7 gegenüber 312.0 (nicht sozialisierte Störungen des Sozialverhaltens), 312.1 (sozialisierte Störungen des Sozialverhaltens), gegebenenfalls auch gegenüber 312.2 (Störungen des Sozialverhaltens mit Zwangscharakter) und 312.3 (Störungen des Sozialverhaltens mit emotionalen Störungen) durchzuführen.

Die Diskussion zur Klassifikation der Persönlichkeitsstörungen sowie zum Psychopathiebegriff läßt sich in folgenden Gesichtspunkten zusammenfassen:

(1) Die meisten Autoren gehen von statischen Persönlichkeitskonzepten aus (Schichtenmodell, Strukturtheorie), dynamische Aspekte werden erst später, vor allem unter dem Einfluß der Psychoanalyse (AICHHORN 1925) sichtbar.

(2) Der Normbegriff wird in der Regel im Sinne der statistischen Norm angewandt (vgl. KURT SCHNEIDER), mitunter im Sinne einer Idealtypologie (z. B. bei ERNST KRETSCHMER, 1955).

(3) Die Frage, ob Psychopathien Krankheiten sind, wird unterschiedlich beantwortet. Während KRAEPELIN ihnen Krankheitswert zuerkennt, lehnt SCHNEIDER dies ab.

Neuerdings versucht man, beide Aspekte zu vereinigen, indem man besondere Formen der Persönlichkeitsstörungen als „Persönlichkeitsstörungen mit Krankheitswert" bezeichnet.

(4) Der Entwicklungsaspekt taucht schon bei KRAEPELIN auf; er wird durch OSERETZKY weiterentwickelt, von HOMBURGER, TRAMER und VILLINGER aufgegriffen, ebenso von AICHHORN aus analytischer Sicht.

(5) Der Anlagebegriff, der zunächst für die Lehre von den Persönlichkeitsstörungen konstitutiv war, wurde im Laufe der geschichtlichen Entwicklung zunehmend erweitert (zunächst von SCHNEIDER, dann von PETRILOWITSCH 1966), heute tritt er immer mehr in den Hintergrund, da sich gezeigt hat, daß eine strenge Abgrenzung von Anlage- und Umwelteinflüssen nicht möglich ist.

(6) Die heutige Tendenz geht, unter dem Einfluß der angelsächsischen Auffassung, vorwiegend in Richtung einer Beschreibung des *äußeren Verhaltens,* dem eine Kombination verschiedener psychischer Eigenschaften zugrunde liegt.

In positiver Umschreibung (VAN KREVELEN 1970) ist Psychopathie eine in der Anlage gegebene Extremvariante, welche unter Umständen normwidriges Verhalten mit sich bringt.

In negativer Umschreibung (STUTTE 1961) läßt sich Psychopathie als eine Normvariante definieren, die nicht als Psychose, nicht als Schwachsinn aufgefaßt werden kann und weder durch eine Organogenese noch durch ein Psychotrauma erklärbar ist.

(7) Eine Abgrenzung der Psychopathien von Psychosen ist allgemein akzeptiert, ihre Abgrenzung von Neurosen ist je nach Auffassung strittig.

Diejenigen, die den Begriff der Persönlichkeitsstörung ablehnen, zählen die schweren Persönlichkeitsstörungen zu den Neurosen (Kernneurosen).

## Klinisches Bild

Da sich die speziellen kinder- und jugendpsychiatrischen Typologien der Persönlichkeitsstörungen (HOMBURGER 1926; TRAMER 1931, 1943; VILLINGER 1959 und VAN KREVELEN 1970) nicht durchgesetzt haben, wird im folgenden auf die Einteilung des Multiaxialen Klassifikationsschemas (REMSCHMIDT u. SCHMIDT 1977) und damit des ICD-Systems zurückgegriffen.

### Paranoide Persönlichkeitsstörung (ICD 301.0)

#### Definition

„Eine Persönlichkeitsstörung mit starker Empfindlichkeit für Mißerfolge und vermeintliche Demütigungen und Zurückweisungen mit einer Tendenz, Erlebtes zu verdrehen, indem neutrale oder freundliche Handlungen anderer als feindlich oder verächtlich mißdeutet werden. Die Betreffenden bestehen streitbar und beharrlich auf dem eigenen Recht. Sie können zu Eifersucht oder überhöhtem Selbstwertgefühl neigen. Solche Personen können sich hilflos, gedemütigt und ausgenutzt fühlen; andere dagegen, obwohl genauso extrem empfindlich, sind aggressiv und beharrlich. In allen Fällen besteht eine starke Selbstbezogenheit.

Hinzu gehören: fanatische Persönlichkeit, paranoide Charakterzüge, paranoide Persönlichkeit."

Paranoides Verhalten finden wir meist erst im Jugendalter, in seltenen Fällen auch bei Kindern im Zusammenhang mit einer schizoiden Persönlichkeit. Bei paranoiden Symptomen muß eine schizophrene Psychose besonders sorgfältig abgegrenzt werden.

### Zyklothyme Persönlichkeitsstörung (ICD 301.1)

#### Definition und klinisches Bild

„Eine Persönlichkeitsstörung, bei der eine ausgeprägte Abnormität der Stimmung das ganze Leben lang besteht. Die Stimmung kann ständig depressiv oder gehoben sein, oder sie schwankt ständig zwischen diesen beiden Extremen. Während der gehobenen Stimmung herrschen unerschütterlicher Optimismus und eine übertriebene Aktivität und Lebensfreude vor, während die depressive Zeitperioden durch Sorgen, Pessimismus, erniedrigtes Ener-

gieniveau und Gefühl der Nutzlosigkeit charakterisiert sind".
Hinzu gehören: zykloide Persönlichkeiten, zyklothyme Persönlichkeiten, depressive Persönlichkeiten, thymoplastische Persönlichkeiten, hyperthyme Persönlichkeiten und hypothyme Persönlichkeiten.
Die Störungen sind abzugrenzen von den affektiven Psychosen (ICD 296), der Neurasthenie (300.5) und der neurotischen Depression (300.4).

### Diagnose und Differentialdiagnose

Die *Diagnose* wird in der Regel nach anamnestischen Angaben und der Verhaltensbeobachtung gestellt. Im Kindesalter sind derartige Störungen extrem selten. Im Jugendalter können sie jedoch vorkommen. Dabei erhebt sich aber immer die Frage, ob nicht eine beginnende manisch-depressive Erkrankung vorliegt oder auch eine schizophrene Erkrankung. Denn schizophrene Psychosen gehen im Jugendalter in rund 20% der Fälle mit depressiven Verstimmungen einher, in einem geringeren Prozentsatz auch mit einer gehobenen Stimmungslage.
*Differentialdiagnostisch* wichtige Hinweise sind die Familienanamnese (z. B. Vorkommen einer Zyklothymie), aber auch neuere Untersuchungsmethoden zur Abgrenzung endogen-phasischer Psychosen wie der Dexamethason-Test.
Im Jugendalter läßt sich die Diagnose einer zyklothymen Persönlichkeitsstörung in der Regel durch eine längere Beobachtung des Patienten verifizieren.

## Schizoide Persönlichkeitsstörung (ICD 301.2)

### Definition und klinisches Bild

„Eine Persönlichkeitsstörung mit Neigung, sich von emotionellen, sozialen und anderen Kontakten zurückzuziehen, mit autistischer Vorliebe für Phantasie und introspektive Zurückhaltung.
Im Verhalten kann der Patient exzentrisch wirken oder dazu neigen, Konkurrenzsituationen zu vermeiden. Auffällige Kühle und Zurückhaltung kann die Unfähigkeit verdecken, Gefühle auszudrücken".
*Synonym* ist die Bezeichnung „schizothyme Persönlichkeit"; abzugrenzen ist eine Schizophrenie (ICD 295).
Schizoides Verhalten kann bereits im Kindesalter auftreten. Schizoide Kinder wurden von Wolff u. Barlow (1979) beschrieben. Sie sind bereits als Kleinkinder zurückgezogen, extrem kontaktarm und zeigen später häufig oppositionelles und aggressives Verhalten, besonders angesichts der Anstrengungen der Umgebung, sie besser anzupassen. Die Persönlichkeitsmerkmale dieser Kinder persistieren und mildern sich auch im Erwachsenenalter nicht nennenswert ab. Jungen sind häufiger betroffen als Mädchen, die Relation beträgt 9 : 1. Die schizoide Persönlichkeitsstörung ist nicht als „Vorstufe" zur Schizophrenie aufzufassen.

## Erregbare Persönlichkeit (ICD 301.3)

### Klinisches Bild und Definition

„Eine Persönlichkeitsstörung, die durch Unbeständigkeit der Stimmung und durch Neigung zu Temperamentsausbrüchen oder zu zügellosen Ausbrüchen von Ärger, Haß oder Gewalttätigkeit charakterisiert ist.
Aggression kann verbal ausgedrückt werden oder in körperlicher Gewalttätigkeit bestehen.
Personen mit diesen Störungen, die sonst nicht zu antisozialem Verhalten neigen, können ihre Ausbrüche nicht genügend kontrollieren".
Weitgehend *synonyme Bezeichnungen* sind: aggressive Persönlichkeit, aggressive Reaktion, exzessive emotionale Unausgeglichenheit, pathologische Erregbarkeit.

### Diagnose und Differentialdiagnose

Auch hier erfolgt die *Diagnose* aufgrund anamnestischer Daten sowie der klinischen Beobachtung. Der Sicherheitsgrad der Diagnose steigt mit zunehmendem Beobachtungszeitraum.
Abzugrenzen sind jene klinischen Bilder, bei denen es aufgrund einer hirnorganischen Schädigung zu einer gesteigerten Erregbarkeit kommt. Ferner sind dissoziale Persönlichkeiten (301.7) und hysterische Persönlichkeiten (301.5) abzugrenzen. Im Kindesalter wird die Diagnose in aller Regel nicht gestellt. Im Jugendalter kann sie aber durchaus angebracht sein.

## Anankastische Persönlichkeitsstörung (ICD 301.4)

### Klinisches Bild und Definition

„Eine Persönlichkeitsstörung, die durch Unsicherheitsgefühl, Zweifel an sich selbst und Gefühle der eigenen Unvollkommenheit charakterisiert ist.
Dies führt zu übertriebener Gewissenhaftigkeit, Kontrollzwängen, Eigensinn und Vorsicht.
Andrängende und unerwünschte Gedanken oder Impulse können vorhanden sein, erreichen aber nie die Schwere wie bei der Zwangsneurose. Perfektionismus und eine peinlich genaue Sorgfalt bestehen sowie das Bedürfnis nach ständiger Kontrolle, um dies möglichst zu gewährleisten. Rigidität und starke Zweifelsucht können sehr deutlich sein".
*Synonyme Bezeichnung:* zwanghafte Persönlichkeit.

Zwanghafte Züge sowie übermäßige Pedanterie können bereits im Kindesalter vorkommen. Meist findet man dann ähnliche Züge auch in der Familie. Es ist wichtig zu wissen, daß zwanghaftes Verhalten auch im Kindesalter vorübergehend auftreten kann, ohne bereits Zeichen einer anankastischen Persönlichkeitsstörung zu sein.
Abzugrenzen ist diese Störung von einer zwangsneurotischen Symptomatik (ICD 300.3) und von einem phobisch-anankastischen Syndrom (300.2).

## Hysterische Persönlichkeitsstörung (ICD 301.5)

### Klinisches Bild und Definition

„Eine Persönlichkeitsstörung mit oberflächlicher und labiler Affektivität, Abhängigkeit von anderen, sehnsüchtigem Verlangen nach Anerkennung und Aufmerksamkeit, Suggestibilität und theatralischem Verhalten. Oft bestehen sexuelle Unreife, z. B. Frigidität, und übermäßiges Ansprechen auf sexuelle Stimuli.
Unter Streß können sich hysterische Symptome (Neurose) entwickeln".
In diesen Zusammenhang gehören auch infantile Persönlichkeiten, *synonym* wird die Bezeichnung „hysterische Persönlichkeit" gebraucht.

## Asthenische Persönlichkeit (ICD 301.6)

### Klinisches Bild und Nomenklatur

„Eine Persönlichkeitsstörung, die durch passive Willfährigkeit gegenüber den Wünschen älterer und anderer Personen charakterisiert ist und durch eine schwache, inadäquate Reaktion auf die Anforderungen des täglichen Lebens.
Der Energiemangel kann sich intellektuell oder gefühlsmäßig zeigen. Die Fähigkeit, sich zu freuen, ist gering".
Weitgehend *synonyme Bezeichnungen* sind „abhängige Persönlichkeit" und „passive Persönlichkeit".

## Persönlichkeitsstörungen mit vorwiegend soziopathischem oder asozialem Verhalten (ICD 301.7)

### Klinisches Bild und Definition

„Eine Persönlichkeitsstörung, gekennzeichnet durch Mißachtung sozialer Verpflichtungen, fehlendes Gefühl für andere, mitunter Gewalttätigkeit oder herzloses Unbeteiligtsein. Es besteht eine große Diskrepanz zwischen diesem Verhalten und den geltenden sozialen Normen.
Das Verhalten ist durch Erfahrung, einschließlich Bestrafung, nicht genügend modifizierbar.
Personen mit dieser Persönlichkeit sind oft gefühlskalt und können abnorm aggressiv oder verantwortungslos sein. Ihre Frustrationstoleranz ist niedrig. Sie beschuldigen andere oder bieten vordergründige Rationalisierungen für ihr Verhalten an, das sie in Konflikt mit der Gesellschaft bringt".
Weitgehend *synonyme Bezeichnungen* sind: „amoralische Persönlichkeit", „asoziale Persönlichkeit", „dissoziale Persönlichkeit".
Auch bei diesen Störungen erfolgt die Diagnose sowohl durch anamnestische Angaben als auch durch die Beobachtung.
Abgrenzungsfragen ergeben sich gegenüber allen Formen der Verwahrlosung, insbesondere auf dem Boden eines frühkindlichen Hospitalismus. Denn Persönlichkeiten, die sich vorwiegend durch soziopathisches und dissoziales Verhalten auszeichnen, haben wenig Gelegenheit gehabt, tragfähige ethische Maßstäbe zu entwickeln.
Der Begriff einer vorwiegend soziopathischen Persönlichkeitsstörung impliziert allerdings, daß eine ausreichende Gelegenheit bestand, soziale Normen zu erwerben, wobei es dann in der Person begründet ist, daß diese Normen nicht tatsächlich erworben worden sind.
Dieses Störungsmuster kann im Kindesalter kaum diagnostiziert werden, allenfalls im Jugendalter und dann auch nur nach längerer Beobachtungszeit.
Differentialdiagnostisch abzugrenzen sind Störungen des Sozialverhaltens (ICD 312) sowie neurotische Störungen, die mit dissozialem Verhalten einhergehen.
Interessant ist, daß dieser Typus der Persönlichkeitsstörung als einer der ersten beschrieben wurde. Der englische Psychiater PRICHARD beschrieb ihn 1835 mit dem Begriff der „moral insanity".

## Andere Persönlichkeitsstörungen (ICD 301.8)

Unter dieser Bezeichnung werden verschiedene Varianten der Persönlichkeitsausstattung beschrieben, die den bisher genannten Rubriken nicht eindeutig zuzuordnen sind. Derartige Begriffe sind z. B. „exzentrische Persönlichkeit", „haltlose Persönlichkeit", „unreife Persönlichkeit", „passiv-aggressive Persönlichkeit".
Unter dieser Rubrik, die in gewisser Weise auch eine „Verlegenheitsrubrik" ist, können auch manche für das Kindes- und Jugendalter beschriebenen Varianten der Persönlichkeit eingeordnet werden, die sich unter den bisherigen Kategorien nur schwer subsumieren lassen.

# Allgemeine Gesichtspunkte zur Diagnose und Differentialdiagnose

Generell ist für das Kindesalter Vorsicht geboten im Hinblick auf die *Diagnose* von Persönlichkeitsstörungen. Im Jugendalter hat diese Diagnose durchaus ihren Platz, wenngleich sie nicht zu den häufigeren gehört.
Die neueren Untersuchungen zur frühen Persönlichkeitsentwicklung zeigen allerdings, daß bereits sehr früh gewisse Charakter- und Persönlichkeitszüge zu beobachten sind und daß sich diese auch über weite Zeiträume stabil erhalten (THOMAS u. CHESS 1963, 1977).
Es erhebt sich allerdings die Frage, ob die früh zu beobachtenden Temperamentseigenschaften mit den später diagnostizierten Persönlichkeitseigenschaften identisch sind. Untersuchungen, die aus frühen Verhaltensmustern und Temperamentseigenschaften spätere Persönlichkeitsauffälligkeiten vorauszusagen versuchen (RUTTER 1970), haben nicht sehr ermutigende Ergebnisse erbracht.
Dies liegt an folgenden Schwierigkeiten: (1) Die Variablen in der Neugeborenenzeit hängen noch sehr stark mit der intrauterinen Umgebung zusammen; (2) es gibt erhebliche Reifungsunterschiede; (3) die im ersten Lebensjahr erhobenen Daten sind mit später erhobenen Daten nicht ohne weiteres vergleichbar; (4) Temperamentseigenschaften entwickeln sich in einem längeren Zeitraum und unterliegen Reifungsprozessen ebenso wie modifizierenden Einflüssen seitens der Umgebung (RUTTER 1970).
Dennoch gibt es, gerade auf dem Gebiet der Temperaments- und Persönlichkeitseigenschaften, eine Kontinuität, die aber nicht statisch, sondern dynamisch zu sehen ist und die sowohl durch konstitutionelle wie Umgebungseinflüsse geprägt wird.
Für die *Diagnose* einer Persönlichkeitsstörung im Jugendalter können folgende Kriterien berücksichtigt werden:

- Hinweise aus der Anamnese für eine starke Kontinuität und Stabilität der beobachteten Persönlichkeitseigenschaften (z. B. Erregbarkeit, Neigung zu zwanghaftem Verhalten, Zurückgezogenheit, Kontaktstörungen, Schizoidie).
- Fehlen schwerwiegender hirnorganischer Beeinträchtigungen oder schwerwiegender Umweltnoxen (z. B. langfristige Deprivationserlebnisse).

Manche Autoren, so z. B. auch KURT SCHNEIDER in späteren Auflagen seiner klinischen Psychopathologie, beziehen nicht nur konstitutionelle, sondern auch intrauterine oder sogar postnatale Einflüsse (z. B. frühkindliche Hirnschäden) in die Genese der Persönlichkeitsstörungen ein. Dadurch wird allerdings die Abgrenzung gegenüber sogenannten „Pseudopsychopathien" (organisch begründbaren Psychopathien) nicht mehr möglich. Es ist bekannt, daß durch organische Einflüsse schwerwiegende Auffälligkeiten im Charakter- bzw. Persönlichkeitsbereich auftreten können (STUTTE u. KOCH 1970).

- Vorkommen ähnlicher Persönlichkeitseigenschaften in der näheren Familie.
- Relative Stabilität des vorgefundenen Musters der Persönlichkeitseigenschaften angesichts intensiver pädagogischer oder therapeutischer Interventionen.
- Konvergenz zwischen anamnestischen Daten und klinischen Beobachtungen.
- Absicherung der Beobachtungen durch testpsychologische Befunde. In diesem Bereich werden insbesondere dimensional konstruierte Persönlichkeitstests eingesetzt wie das Freiburger Persönlichkeitsinventar oder der MMPI. Letzterer ist aufgrund seiner klinischen Validierung aussagefähiger.

Trotz dieser im klinischen Bereich bewährten Kriterien bleibt in vielen Fällen die Diagnose einer Persönlichkeitsstörung bei Kindern und auch bei Jugendlichen schwierig und häufig unbefriedigend. Andererseits kann kein Zweifel darüber bestehen, daß auch Struktur und Dynamik einer Persönlichkeit einer ähnlichen Variation unterliegen wie kognitive Funktionen (z. B. Intelligenz oder Gedächtnis) oder auch körperliche Maße.
*Differentialdiagnostisch* abgegrenzt werden müssen die Persönlichkeitsstörungen einerseits von den Neurosen. Es gibt eine Reihe von Autoren, die sie unter die „Kernneurosen" rechnen und die der Meinung sind, auf eine eigene Kategorie „Persönlichkeitsstörungen" verzichten zu können.
Gegen diese Auffassung spricht, daß die für die Diagnostik einer neurotischen Störung erforderlichen Konflikte und Umwelteinflüsse häufig auch bei sorgfältigster Anamnese und Beobachtung des Kindes seit dem Säuglingsalter fehlen.
Eine weitere Abgrenzung ist gegenüber psychotischen Störungen erforderlich. Diese Abgrenzung kann insbesondere bei paranoiden und zyklothymen Persönlichkeitsstörungen schwierig sein, wenngleich Persönlichkeitsstörungen in aller Regel nicht die für Psychosen konstituierenden Symptome aufweisen.
Bei einer sich sehr langsam entwickelnden Schizophrenie oder endogen-phasischen Psychose kann jedoch manchmal nicht mit Sicherheit entschieden werden, ob eine Persönlichkeitsstörung oder eine beginnende Psychose vorliegt.
Besonders problematisch wird die Abgrenzung gegenüber dem sogenannten „Borderline-Syndrom". Im DSM-III ist auf der 2. Achse eine sogenannte „Borderline-Persönlichkeit" vorgesehen. Der Multiaxiale Klassifikationsschlüssel enthält diese Rubrik nicht. Man muß sich auch fragen, ob diese recht unscharfe Kategorie nach dem derzeitigen Kenntnisstand ihre Berechtigung hat.

## Ätiologie und Genese

Alle derzeitigen Theorien zur Erklärung von Persönlichkeitsstörungen gehen davon aus, daß konstitutionelle Einflüsse und peristatische bzw. Umwelteinflüsse zusammenspielen. Die Akzente sind allerdings unterschiedlich.

(1) In *tiefenpsychologischer Betrachtung* liegt der Hauptakzent auf der Über-Ich- und Ich-Entwicklung, wobei Ich-Schwäche und mangelhafte Über-Ich-Entwicklung am ehesten zur Persönlichkeitsstörung disponieren.

Diese Ansicht geht insbesondere auf die Gedankengänge AICHHORNs (1925) zurück, der für die Psychopathie folgende Züge herausgestellt hat:

- Eine unzureichende Funktion des Ich-Ideals bzw. Über-Ich, was zur Folge hat, daß das Verhalten weder im positiven (Ausbildung von Normen und Idealen) noch im negativen Sinne durch introjizierte Verbote gesteuert werden kann.
- Eine zusätzliche Schwäche des Ich führt dazu, daß der Übergang vom Lustprinzip zum Realitätsprinzip nicht in angemessener Weise vollzogen werden kann. Es kommt zu einer verminderten Fähigkeit, Spannungen zu ertragen, was zur Tendenz führt, stets eine rasche Befriedigung von Bedürfnissen zu suchen.

  Die Konsequenz ist, daß derart strukturierte Menschen wenig Ausdauer haben, dauerhafte Beziehungen zu anderen nicht eingehen können, sich von augenblicklichen Impulsen leiten lassen und ihre Affekte ungehemmt entladen.

  Hinsichtlich ihrer Phantasie leben sie vorwiegend in der Welt des Kindes. Damit ist wiederum der Aspekt der Reifungsverzögerung angedeutet, der sich bereits bei KRAEPELIN findet.

(2) Die *lerntheoretische Betrachtung* konzentriert sich auf die verzögerten Lernprozesse der abnormen Persönlichkeiten. Nach EYSENCK u. RACHMANN (1968) findet man unter ihnen gehäuft sowohl extravertierte Persönlichkeiten, die verzögert lernen, als auch Personen, bei denen entsprechende Lernreize gefehlt haben.

(3) In allgemeiner *entwicklungspsychologischer Terminologie* kann man in dem Terminus „Persönlichkeitsstörung" ein Ausbleiben von Strukturierungs- und Differenzierungsvorgängen erblicken.

In dieser allgemeinen Formulierung lassen sich tiefenpsychologische und lerntheoretische Gedankengänge durchaus vereinigen. Dabei stellt sich jedoch die zentrale Frage, auf welche Weise es zum Ausbleiben entscheidender Entwicklungsprozesse kommt.

Die Ursachen können prinzipiell in verschiedenen Bereichen liegen:

- in familiären oder sonstigen Umgebungseinflüssen,
- in konstitutionellen bzw. genetischen Faktoren,
- in einer organischen Vorschädigung oder
- in einer idiopathischen Asynchronisierung des Entwicklungsverlaufes (STUTTE 1961).

Es spricht vieles dafür, daß eine Konvergenz mehrerer Faktoren für die Entwicklung von Persönlichkeitsstörungen verantwortlich ist. Neuerdings haben psychophysiologische Untersuchungen die Diskussion um die Entstehung der Persönlichkeitsstörungen wieder belebt (HARE 1982).

## Therapie, Rehabilitation und Prävention

Therapeutische Versuche wurden an sogenannten „psychopathischen Kindern" unter Zugrundelegung verschiedener theoretischer Konzepte unternommen.

Bahnbrechend waren die Gedanken AICHHORNs (1925), der Psychopathie und Verwahrlosung *tiefenpsychologisch* als unzureichende Über-Ich-Funktion bzw. Ich-Schwäche kennzeichnete, wobei der Übergang vom Lustprinzip zum Realitätsprinzip nicht vollzogen werden kann.

In dieser Sicht besteht die Aufgabe der Therapie darin, soweit wie möglich derartige Entwicklungsdefizite innerhalb der Therapie nachzuholen. Dies ist allerdings ein sehr langwieriger Prozeß.

HART DE RUYTER (1967) hat ein solches Konzept in 3 Stufen entwickelt.

In *lerntheoretischer* Sicht kommt es ebenfalls darauf an, ausgebliebene Konditionierungsvorgänge nachzuholen. Da jedoch in dieser Auffassung Persönlichkeitsstörungen dadurch definiert werden, daß sie eine verminderte Fähigkeit implizieren, aus Erfahrungen zu lernen, kommt es darauf an, ausgebliebene Lernvorgänge möglichst intensiv nachzuholen bzw. eingeschliffene Fehlreaktionen abzubauen.

Dies ist in der Praxis außerordentlich schwierig. Deshalb hat sich hinsichtlich der Betreuung solcher Persönlichkeiten auch am meisten der Aspekt der pädagogischen Führung durchgesetzt. Durch eine entsprechende Gestaltung des Milieus und Formung der Umgebungseinflüsse gelingt es noch am ehesten, Jugendliche mit Persönlichkeitsstörungen zu einer relativen Anpassung zu bringen.

Dabei spielt auch der allgemein akzeptierte Vorgang einer „Nachreifung" eine nicht unwesentliche Rolle.

Schließlich zeigen katamnestische Untersuchungen, daß ein nicht geringer Teil sogenannter „psychopathischer Persönlichkeiten" im Laufe der Zeit eine Möglichkeit findet, sich in ihrer Umgebung zu arrangieren.

Somit bleibt aufs Ganze gesehen die nicht sehr positive Bilanz, dem Reifungsprozeß einen hohen Stellenwert einzuräumen und diesen durch päd-

agogische sowie therapeutische Maßnahmen weitestgehend zu unterstützen.
Viel wesentlicher erscheint jedoch die *Prävention* im Sinne einer umfassenden Psychohygiene mit dem Ziel der Verminderung von organischen Vorschädigungen und von Umweltnoxen als Faktoren, die sich präventiv beeinflussen lassen.

# Verlauf und Prognose

Katamnestische Untersuchungen an Kindern und Jugendlichen, die als „psychopathische Persönlichkeiten" diagnostiziert worden waren, sind sehr selten. In der deutschsprachigen Literatur existiert jedoch eine sehr interessante historische Kontroverse zwischen KRAMER und VON DER LEYEN einerseits und SCHRÖDER andererseits, die sich an einer der ersten katamnestischen Arbeiten überhaupt, welche von den beiden erstgenannten Autoren durchgeführt wurde, entzündete.
Diese Arbeit hatte den charakteristischen Titel „Entwicklungsverläufe anethischer, gemütloser psychopathischer Kinder".

KRAMER u. VON DER LEYEN (1934) stellten bei ihren detaillierten Katamnesen sogenannter psychopathischer Kinder fest, daß es nicht möglich war, ihre Störung ausschließlich auf konstitutionelle Faktoren zurückzuführen.
Sie formulierten ihre Auffassung, die auch heute noch als aktuell angesehen werden kann, in folgender Weise:
„Wir fanden mit großer Regelmäßigkeit, daß neben der fast immer vorhandenen erblichen Belastung schwere Schäden in Erziehung und Pflege der Kinder vorlagen, und zwar setzten diese Schäden schon im frühesten Alter ein. Brachte man die Kinder unter günstigere erzieherische Bedingungen, so konnte ein auffallend schneller Wechsel des Verhaltens und ein rasches Zurücktreten des anethischen, gefühllosen, stumpfen Verhaltens beobachtet werden."
An anderer Stelle der gleichen Arbeit stellen die Autoren fest: „Wir haben unter unserem großen Material an schwererziehbaren, kriminellen, asozialen Kindern bisher vergeblich nach solchen gesucht, bei denen trotz Einleitung zweckmäßiger Erziehungsbedingungen der anethische Symptomenkomplex bestehen geblieben wäre."

Weitere katamnestische Untersuchungen zum Problem der Persönlichkeitsstörungen (Psychopathien) bei Kindern und Jugendlichen wurden durchgeführt von KOCHMANN (1963), ROBINS (1966), SUNDBY u. KREYBERG (1968), LANGEN u. JAEGER (1964) sowie an erwachsenen Patienten von TÖLLE ( 1966).
Die Kollektive, welche von den genannten Autoren untersucht wurden, sind jedoch schwer vergleichbar. Deshalb beziehen wir uns hier nur auf zwei grundsätzliche Gesichtspunkte bei katamnestischen Untersuchungen: die Stabilität der Diagnose und die Prognose (Heilungstendenz bzw. Therapieresistenz).

## Stabilität der Diagnose

Hier zeigt sich, daß beim größten Teil der untersuchten Kinder und Jugendlichen die Diagnose nicht aufrechterhalten werden konnte. Ihre Veränderung wird erklärt durch spontane Reifungsvorgänge (KRAMER u. VON DER LEYEN 1934), Umgebungswechsel (KOCHMANN 1963), durch therapeutische bzw. pädagogische Maßnahmen sowie durch einen mehr oder weniger eigengesetzlichen Übergang in andere Störungen. So fand z. B. KOCHMANN (1963), der von 69 „psychopathischen Kindern" 62 nachuntersuchen konnte, bei 46 (74%) eine günstige Entwicklung unter guter sozialer Anpassung.

## Prognose

Übereinstimmend stellten mehrere Autoren fest, daß dissozial auffällige Kinder häufig ihre Dissozialität im Erwachsenenalter fortsetzen (ROBINS 1966; SUNDBY u. KREYBERG 1968).
Die katamnestischen Untersuchungen von MASTERSON (1956) und ANNESLEY (1961) an 20 bzw. 198 jugendlichen Patienten mit Persönlichkeitsstörungen kamen nach 2–5- bzw. nach 5–20-Jahres-Katamnesen zu dem Ergebnis, daß nach dieser Zeit 60 bzw. 55% der Patienten gebessert oder geheilt waren.
Zur günstigsten prognostischen Aussage kam KOCHMANN (1963). Dieser Autor fand bei seinen Langzeitkatamnesen 62 Probanden, die im Alter von 5–15 Jahren als psychopathische Kinder diagnostiziert waren und von denen 44 bis ins 4. und 25 bis ins 5. Lebensjahrzehnt verfolgt werden konnten, daß 46 psychisch gesund und sozial angepaßt waren, 16 hingegen einen ungünstigen Verlauf aufwiesen. Dies entspräche einer Heilungsquote von 74%.
Natürlich erhebt sich die Frage, wie man psychische Gesundheit bzw. gute soziale Anpassung definiert. Ebenfalls relativ günstige Ergebnisse konnte TÖLLE (1966) bei Langzeitkatamnesen „psychopathischer Erwachsener" feststellen (n= 115). Er fand, daß rund zwei Drittel der Patienten eine angemessene Daseinsmöglichkeit, wenn auch unter bestimmten Einengungen, gefunden hatten.

## Literatur

Aichhorn, A.: Verwahrloste Jugend. Internationaler psychoanalytischer Verlag, Leipzig 1925, Huber, Bern 1969 (6.Aufl.)
Annesley, P. T.: Psychiatric illness in adolescence: presentation and prognosis. J. ment. Sci. 107 (1961) 268
Eysenck, H. J., S. Rachmann: Neurosen – Ursachen und Heilmethoden. VEB Deutscher Verlag der Wissenschaften, Berlin 1968
Gruhle, H. W.: Psychologie des Abnormen. München 1922

Hare, R. D.: Psychopathy and physiological activity during anticipation of an aversive stimulus in a distraction paradigm. Psychophysiology 19 (1982) 266

Hart de Ruyter, T. H.: Zur Psychotherapie der Dissozialität im Jugendalter. Jb. Jugendpsychiat. 6 (1967) 79

Homburger, A.: Vorlesungen über Psychopathologie des Kindesalters. Springer, Berlin 1926

Koch, J. L. A.: Kurzgefaßter Leitfaden der Psychiatrie. Ravensburg 1888

Koch, J. L. A.: Die psychopathischen Minderwertigkeiten. Ravensburg 1891

Kochmann, R.: Über Diagnose und Prognose, besonders der Psychopathie in der Kinderpsychiatrie. Acta paedopsychiat. 30 (1963) 21

Kraepelin, E. M.: Psychiatrie, 8. Aufl. Barth, Leipzig 1915

Kramer, F. , R. v. d. Leyen: Entwicklungsverläufe „anethischer, gemütloser" psychopathischer Kinder. Z. Kinderforsch. 43 (1934) 305

Kretschmer, E. : Körperbau und Charakter, 22. Aufl. Springer, Berlin 1955

van Krevelen, D. A.: Über den Begriff der Psychopathie in der Kinderpsychiatrie. Acta paedopsychiat. 37 (1970) 67

Langen, D., A. Jaeger: Die Pubertätskrisen und ihre Weiterentwicklungen. Arch. Psychiat. Nervenkr. 205 (1964) 19

Masterson, J. F.: Prognosis in adolescent disorders. Schizophrenia. J. nerv. ment. Dis. 124 (1956) 219

Oseretzky, N.: Über die pathologische Entwicklung und die Psychopathien im Kindesalter. Z. Kinderforsch. 44 (1935) 16

Petrilowitsch, N.: Abnorme Persönlichkeiten. Karger, Basel 1966

Prichard, J. C.: A treatise on insanity and other disorders affecting the mind. London 1835

Remschmidt, H.: Die „Psychopathie" in der Kinder- und Jugendpsychiatrie. Z. Kinder- u. Jugendpsychiat. 6 (1978) 280

Remschmidt, H., M. H. Schmidt: Multiaxiales Klassifikationsschema für psychiatrische Erkrankungen im Kindes- und Jugendalter nach Rutter, Shaffer und Sturge. Huber, Bern 1977

Robins, L. N.: Deviant children grow up. Williams & Wilkins, Baltimore 1966

Rutter, M.: Psychological development – predictions from infancy. J. Child Psychol. 11 (1970) 49

Schneider, K.: Die psychopathischen Persönlichkeiten. Deuticke, Wien 1950

Schröder, P.: Kindliche Charaktere und ihre Abartigkeiten. Hirt, Breslau 1931

Schröder, P.: Stellungnahme zur Arbeit von F. Kramer und R. v. d. Leyen: Entwicklungsverläufe „anethischer, gemütloser" psychopathischer Kinder. Z. Kinderforschg. 44 (1935) 224

Stutte, H.: Charakterstörungen im Kindes- und Jugendalter. Acta paedopsychiat. 28 (1961) 273

Stutte, H., H. Koch (Hrsg.): Charakteropathien nach frühkindlichen Hirnschäden. Springer, Berlin 1970

Sundby, H. S., P. Chr. Kreyberg: Prognosis in child psychiatry. Universitetsforlaget Oslo und Williams & Wilkins, Baltimore 1968

Thomas, A., St. Chess, H. G. Birch, M. E. Hertzig: Behavioral individuality early childhood. University Press, New York 1963

Thomas, A., St. Chess: Temperament and Development. Brunner & Mazel, New York 1977

Tölle, R.: Katamnestische Untersuchungen zur Biographie abnormer Persönlichkeiten. Springer, Berlin 1966

Tramer, M.: Psychopathische Persönlichkeiten. Schweiz. med. Wschr. 61 (1931) 217

Tramer, M.: Lehrbuch der allgemeinen Kinderpsychiatrie, 3. Aufl. Schwabe, Basel 1943

Villinger, W.: Jugendpsychiatrie. In: Medizin, Bd.III, Fischer-Lexikon, Frankfurt/M. 1959

Wolff, S., A. Barlow: Schizoid personality in childhood. J. Child Psychol. 20 (1979) 29

# 7 Suizide und Suizidversuche im Kindes- und Jugendalter

*Fritz Poustka*

# Einführung

Suizide und Suizidversuche (mit Tötungsabsicht oder ohne eine solche: „Parasuizid", KREITMAN 1977) mit und ohne im Vordergrund stehender Impulsivität der Handlung fordern besonders im Kindes- und Jugendalter Überlegungen zu bestimmten Bewältigungsstrategien heraus, gleichgültig welche zahlenmäßigen Trends und welche Ursachen dafür angenommen werden.

Die alten Positionen: intrapsychische Erklärung, kommunikativer Aspekt, Assoziationen von Hintergrundsfaktoren und Typisierungen fanden im wechselnden Ausmaß immer wieder auf die eine oder andere Art ihre Bestätigung, je nach der theoretischen Position des Untersuchers, oft ohne zu weiteren zwingenden diagnostischen und therapeutischen Erklärungsmodellen zu führen. Dies ist insofern von steigender Bedeutung, als immer wieder behauptet wird, daß die Suizidrate und die Rate der Selbstmordversuche bei Jugendlichen international im Steigen begriffen ist.

# Definitionen

Wie noch darzustellen sein wird, können unterschiedliche Ergebnisse der Berechnungen von Suizidraten auch auf unterschiedliche Klassifikationen und Definitionen von Selbstmordhandlungen zurückgeführt werden.

Die verschiedenen Definitionen reflektieren zum guten Teil die Art der verschiedenen Auffassungen über theoretische Konstrukte, hypothetische Annahmen, Erklärungsmodelle und mehr oder weniger empirisch-phänomenologische Betrachtungsweisen.

## Terminologie

Die Terminologie suizidalen Verhaltens nach den Definitionen des „Center for studies of suicide prevention" (1970, zit. nach WEKSTEIN 1979, s. a. BECK u. Mitarb. 1973) umfaßt 3 Kategorien:

- *Vollendeter Suizid* (Tod durch selbst intendierten, sich selbst zugefügten lebensbedrohenden Akt).
- *Suizidversuch* (jeder Akt mit lebensbedrohlichem Potential, auch jede derartige Absicht, aber ohne Todesfolge).
- *Suizidgedanken* (verbale und nichtverbale Anzeichen, die direkt oder indirekt anzeigen, daß jemand sich mit Selbstmordideen beschäftigt).

Fünf weitere Dimensionen sollten subtilere Entscheidungen ermöglichen:

- Gewißheit als subjektiver Eindruck des Klinikers.
- Letalität, die in vier Stufen eingeschätzt werden sollte (nicht vorhanden, niedrig, mittel, hoch), in bezug auf die Tödlichkeit der verwendeten Mittel nach medizinischer Einschätzung (z. B. geringe Chance einer Rettung durch die Möglichkeit der Intensivmedizin) und unabhängig davon, ob die betreffende Person die Gefährlichkeit des verwendeten Mittels gekannt hat oder selbst einschätzen konnte.
- Die Tötungsabsicht wird ebenfalls in vier Abstufungen aufgrund selbst berichteter Angaben, der näheren Umstände und Folgerungen verschiedener Art eingeschätzt.
- Mitigierende Umstände beziehen sich auf spezifische Faktoren wie Krankheit, Alter, Zustand unter Drogen oder Alkoholeinwirkung, die bewußtseinseinschränkend wirken.
- Schließlich Einschätzung der angewandten Methode in der Art der Anwendung, z. B. eine sehr bizarre Art des Selbstmordversuches.

WEKSTEIN weist auf die Uneinigkeit hin, die unter den Mitgliedern dieses Komitees über diese Definitionen bestand, und kritisiert die Schwierigkeit der praktischen Anwendung und die inhaltliche Unabwägbarkeit der Begriffe. Das Komitee erwog außerdem eine zweite Klassifikation zusätzlich einzuführen, z. B. über die Einschätzung eines selbstdestruktiven Lebensstils.

## Die Einschätzung der Letalität und der Begriff Parasuizid

Die (bewußte) Motivation als Absicht zur Selbsttötung verläßlich einschätzen zu können, zumal unmittelbar zum Zeitpunkt der selbstschädigenden Handlung, erweist sich als sehr schwierig. Dies zu umgehen bedeutet, eine schlecht operationalisierbare Definition einer ambivalenten Handlung (gleichzeitiger Wunsch sterben und leben zu wollen wie in STENGEL u. COOK 1958) aufzugeben und auf die Selbsttötungsabsicht überhaupt nicht mehr einzugehen und führte zur Einführung einer neuen Definition „Parasuizid" (KREITMAN u. PHILIP 1969). So wird *Parasuizid* definiert als nicht tödlich endender Akt einer Selbstverletzung in überlegter Weise oder der Einnahme einer Substanz in Überschreitung der vorgeschriebenen oder allgemein bekannten üblichen Dosierung (KREITMAN 1977, S. 3). Nach dieser Definition werden Unfälle ausgeschlossen, ebenso reine Alkoholüberdosierungen, da hier übliche Dosierungsobergrenzen kaum angegeben werden können; das Problem von Intoxikationen bei Drogensüchtigen bleibt daher offen – diese Fälle verlangen eine eigene abgetrennte Identifikation.

In der dem „Parasuizid" vorausgehenden Definition von KESSEL (1965) über Suizidversuche war noch festgehalten worden, daß Patienten bei einem Suizidversuch sich vergleichsweise sicher wähnen und sie sich auch in der Hitze des Moments be-

wußt sind, daß sie z. B. das Einnehmen eines Mittels in Überdosis überleben werden, so daß das, was sie versuchten, nicht eigentlich Selbstmord genannt werden kann.
Meist wird heute aber in der Literatur der Begriff „Parasuizid" wie bei KESSEL (keine Tötungsabsicht) und nicht im radikalen Sinn KREITMANs (Tötungsabsicht bleibt für Definition gleichgültig) verwendet.
Etwas unterschiedlich argumentieren MCINTIRE u. ANGLE (1981) aufgrund ihrer Untersuchung in Vergiftungszentren für das Kindes- und Jugendalter. Im Gegensatz zur Suizidgeste oder einer affektiv-reaktiven Handlung impliziert der Begriff Suizidversuch eine Selbsttötungsabsicht und ein reifes Bewußtsein darüber, daß Tod etwas Irreversibles bedeutet. Im Anschluß an SHNEIDMAN (1966) wurden vier Stufen der Letalitätsabsicht, ähnlich wie oben beschrieben, angegeben:

- hoch: der Wunsch zu sterben ist evident, der Akteur erwartet, daß seine Handlung den Tod zur Folge hat,
- mittel: das Gefühl zu sterben oder zu überleben hält sich die Waage,
- niedrig: kein bewußter Selbsttötungsversuch und schließlich
- völlige Abwesenheit einer Selbsttötungsabsicht.

Dabei erwies sich die Rettungswahrscheinlichkeit als die beste einzelne Korrelation mit der intendierten Letalität.
Nach FARBER (1968) ergeben sich zwischen Intention und Letalität folgende Zusammenhänge: Wird eine Selbstschädigung überlebt und die Intention war auch nicht auf Selbsttötung ausgerichtet, handelt es sich um einen *Parasuizid*. Wenn trotz fehlender Selbsttötungsabsicht der Tod auf eine entsprechende Handlung folgte (etwa weil das Mittel eine unbeabsichtigte Wirkung zeigte), handelt es sich um einen *mißglückten Parasuizid*. Ein *Suizid* resultiert aus einem intendierten Tod, und der Versuchsakt endet tatsächlich letal. Wird unbeabsichtigterweise die Handlung überlebt, handelt es sich um einem *mißglückten Suizid* oder ernsthaften Suizidversuch. Natürlich beziehen sich diese Zusammenhänge nicht auf langfristige Konsequenzen selbstschädigender Handlungen.
Manche Definitionsversuche gehen in das Uferlose, und es soll in diesem Rahmen nicht weiter auf die sogenannten indirekten selbstdestruktiven Verhaltensweisen eingegangen werden, wie auf das dauernde Negieren und Zuwiderhandeln gegen eine eigene organische Krankheit, Vorliebe für sehr riskante Sportarten oder Selbstschädigung durch alimentäre Fettsucht u. a. m. (FABEROW 1980). Derartige Beschreibungen münden schließlich in Tautologien, die sich unter diesem Aspekt einer empirischen Untersuchung entziehen können.

## Untersuchungsinstrumente zur Unterscheidung von Suizid und Suizidversuch

Folgt man den Unterscheidungen bei aktuellen Selbstmordhandlungen in Versuchen mit und ohne Todesfolgen, in Relation zur intendierten Letalität, ergeben sich Fragen, ob diese Unterscheidbarkeit auf mehr als intuitive Weise, etwa durch den gezielten Einsatz von bestimmten Untersuchungsinstrumenten, erreicht werden kann.
Als Anleitungen dazu eignen sich der „Psychologische Biopsie-Fragebogen" (MCINTIRE u. ANGLE 1981) und die sogenannte „Suicidal Intent Scale" (SIS, BECK u. Mitarb. 1974). Mit letzterem Untersuchungsinventar gelang eine Trennung von Suizid und nicht letal endenden Suizidversuchen: Der Grad der Lebensgefahr verhält sich proportional zur suizidalen Absicht (BECK u. Mitarb. 1975). Im Gegensatz zu MCINTIRE u. ANGLE ist die Auflistung der näheren Umstände einer suizidalen Handlung ein besserer Indikator als die rein medizinische Abschätzung der Letalität aufgrund der Bewertung der verwendeten Mittel. Damit lassen sich nach BECK u. Mitarb. weitere Schweregrade definieren: Die niedrigste Suizidalität besteht grundsätzlich bei jenen Personen, die niedrige oder keine Tötungsabsicht haben und über die Wirkung des verwendeten Mittels genau Bescheid wissen, diejenigen mit hoher Tötungsabsicht und ebenfalls genauer Kenntnis über die Wirkung des verwendeten Mittels (das dann in entsprechend sicherem „Arrangement" verwendet wird) hat ein hohes oder höchstes Risiko, dazwischen liegen Patienten, denen die Wirkung des Mittels nicht genau bekannt ist und die eine mittlere Selbsttötungsabsicht zu erkennen geben.
Untersuchungsinstrumente, die zu derartigen Einschätzungen führen können, sind auch noch für junge Adoleszenten anwendbar, für Kinder ist die Eignung wesentlich fraglicher, so daß die einfachere, aber auch subjektivere Vorgangsweise von MCINTIRE u. ANGLE hier ihren Niederschlag findet.
Ähnlich wie BECK unterscheidet FEUERLEIN (1971), aber auf mehr intuitive Weise, *suizidale Handlungen* (hohe Intensität der autoaggressiven Komponente als Stärke der Selbsttötungsabsicht) von der *parasuizidalen Geste* (appellative bzw. demonstrative Tendenz überwiegt) und von der *parasuizidalen Pause* (Ruhebedürfnis, Abschalten steht im Vordergrund). Eine operationalisierbare Merkmalliste dazu steht noch aus. Wesentlich als Entscheidungshilfen in bezug auf Behandlungsrichtlinien sind die inhaltlichen Ausführungen (s. Behandlung der Suizidalität).

# Epidemiologie

## Suizidhäufigkeit bei Kindern und Jugendlichen

Seit Mitte des 18. Jahrhunderts in Skandinavien und im Laufe des 19. Jahrhunderts in den meisten anderen Staaten auf nationaler Basis *Selbstmordraten* erstellt wurden, sind die Unterschiede im internationalen Vergleich Anlaß zu weitreichenden Überlegungen und soziologischen Theoriebildungen über Art und Ursache von Suizidhandlungen geworden. Einen Überblick über die Selbstmordrate in einigen Industriestaaten gibt die Tab. 7.1. 1979 töteten sich in der Bundesrepublik im Alter zwischen 10 und 14 Jahren 56 Jungen und 20 Mädchen, in der Altersgruppe der 15–19jährigen waren es 360 männliche bzw. 124 weibliche Adoleszente. Die Zahlen steigen bei jungen Heranwachsenden im Alter zwischen 20 und 24 im selben Jahr auf 729 Männer bzw. 186 Frauen. Die Zahl der Selbstmordversuche liegt nach Schätzungen um das 40fache höher. Damit ist hinter den Unfällen Suizid zur bedeutendsten Todesursache geworden. In fast allen Ländern steht der Selbstmord nach Unfällen an zweiter Stelle der Todesursache und als Einzeltodesursache oft an erster Stelle. Weitere Charakteristika sind die vergleichsweise geringe Zahl der Selbstmorde bei jungen Kindern, d. h. die starke Unterrepräsentation der unter 15jährigen in der Zahl der Selbstmorde, gemessen an ihrem Bevölkerungsanteil und in Relation zu älteren Altersgruppen, ferner das eindeutige Überwiegen des männlichen Geschlechts bei vollendeten Selbstmorden, im Ausmaß 2 : 1 bis 3 : 1; diese Geschlechterrelation zeigt allerdings eine Tendenz zum Ausgleich bei steigendem Alter. Weiterhin ist der beträchtliche Unterschied zwischen den Nationen auffällig; über die Art und Gründe möglicher Verzerrungen dieser Häufigkeitsangaben, etwa durch methodische Probleme der Erfassung, die in beiden Richtungen (Unter- bzw. Überschätzung) gehen können, wird in einer Reihe von Untersuchungen nachgegangen (Jacobziner 1965; Barraclough 1970; Ovenstone 1973; Brooke u. Atkinson 1974; Toolan 1975). Verzerrungen können aber die internationalen Unterschiede nicht erklären. Gründe für zu gering beobachtete Häufigkeit und Verzerrungen der Häufigkeitsangaben sind verschiedene Erfassungsstrategien, wenn zum Beispiel ärztliche gegenüber nichtärztlichen amtlichen Bestätigungen in verschiedenen Ländern üblich ist, ferner Änderungen der Klassifikation (Warshauer u. Monk 1978), Tabuisierungen der Selbstmordhandlung gegenüber den unterschiedlichen Bezugsgrößen, etwa wenn zu alte Volkszählungsdaten vorliegen, die Art der Versorgung und auch Unsicherheiten zwischen Suizid und ungewollten Überdosierungen durch Medikamente, Drogen und Alkohol zu unterscheiden.

Die internationalen Vergleichszahlen verlieren aber schon deswegen nach Murphy (1982) nicht an Gültigkeit, da die Variationen zwischen den Staaten weitaus größer sind als die möglichen Verzerrungen durch Erhebungsfehler, so daß interkulturelle Vergleiche auf makroskopischer Ebene möglich sind. Wie aber noch anzuführen sein wird, führen Untersuchungen in kleineren begrenzten Regionen regelmäßig zu höheren Suizidraten im Vergleich zu den offiziellen Daten. Dies mag in den Entwicklungsländern besonders deutliche Unterschiede offenbaren: Nach Okasha u. Lotaif (1979) registrierten die offiziellen Daten in den 70er Jahren des ägyptischen Innenministeriums weniger als 1% der in einer einzigen Versorgungsinstitution erfaßten Rate wie der Universitätsklinik in Kairo. Darüber hinaus geben keine dieser nationalen Statistiken nähere Aufschlüsse über das Zustandekommen von Suiziden und Suizidversuchen an, wie die Art des verwendeten Mittels, den genauen Zeitpunkt, gleichzeitig bestehende körperliche oder psychische Erkrankungen, sozioökonomische Verhältnisse und dergleichen mehr.

## Veränderungen der Suizidraten

Shaffer, der 1981 amerikanische Daten über einen Zeitraum von 13 Jahren interpretiert, berichtet über eine Zunahme der Selbstmordrate zwischen 1964 und 1977 um 125% bei männlichen und 70% bei weiblichen 15–19jährigen, während die Rate der 10–14jährigen stabil bleibt. Daß es sich hier um kein nur auf Adoleszente bezogenes spezifisches Verhalten handelt, sondern um einen Kohorteneffekt, zeigt sich dadurch, daß die Rate für die jungen Erwachsenen ebenso steigt, im Gegensatz zu den unter 14jährigen.

Ob diese Zunahme, in einem größeren Rahmen gesehen, aber nicht dennoch Zufallsraten bedeuten, können nur Trendanalysen über sehr langfristige Entwicklung der Suizidzahlen bringen. Langfristige Überprüfungen von säkulären Trends sind aber wegen Veränderung der Landesgrenzen in vielen europäischen Staaten kaum möglich. In einer derartigen, nach Altersgruppen differenzierten Untersuchung über Suizidraten der Schweiz über den Zeitraum von 1887 bis 1977 (Jakob 1979) zeigt sich eine langfristige Abnahme (mit einem Minimum im Zehnjahresbereich zwischen 1960 und 1970). Diese Abnahme ist bei den unter 30jährigen aber geringer bis fraglich.

Jakob geht von den Voraussetzungen aus, daß die Dunkelziffern im Laufe der Zeit – sehr wahrscheinlich nicht linear – abgenommen hat, aber nicht in gleicher Weise für alle Altersgruppen. Bei der Interpretation des Kurvenbereichs nach 1970 sei größte Vorsicht angezeigt, da sich eine Schwan-

Tabelle 7.1 Suizidraten

| | | 5–12 Jahre | 15–24 Jahre | Alle Altersgruppen |
|---|---|---|---|---|
| Bundesrepublik | T | 108 (1,2) | 1567 (16,9) | 13 620 (22,2) |
| 1978 | M | (2,0) | (23,8) | 779 (30,1) |
| | W | (0,4) | ( 9,6) | 941 (15,1) |
| Dänemark | T | 3 (0,4) | 69 ( 9,2) | 1 190 (23,3) |
| | M | (0,8) | (12,2) | 706 (28,0) |
| | W | (– ) | ( 6,0) | 484 (18,7) |
| Griechenland | T | 5 (0,3) | 34 ( 2,5) | 270 ( 2,9) |
| 1978 | M | 3 (0,4) | 22 ( 3,1) | 192 ( 4,2) |
| | W | 2 (0,3) | 12 ( 1,8) | 78 ( 1,6) |
| Island | T | | 8 (18,4) | 26 (11,6) |
| 1975 | M | | 7 (31,3) | 23 (20,4) |
| | W | | 1 ( 4,7) | 3 ( 2,7) |
| Israel | T | 2 (0,3) | 35 ( 5,3) | 208 ( 5,6) |
| 1978 | M | 1 (0,3) | 21 ( 6,3) | 121 ( 6,6) |
| | W | 1 (0,3) | 14 ( 4,4) | 87 ( 4,7) |
| Italien | T | 19 (0,2) | 271 ( 3,4) | 3 107 ( 5,6) |
| 1975 | M | 13 (0,3) | 195 ( 4,8) | 2 126 ( 7,8) |
| | W | 6 (0,1) | 76 ( 1,9) | 981 ( 3,4) |
| Japan | T | 90 (0,6) | 2333 (14,6) | 20 199 (17,6) |
| 1978 | M | 60 (0,6) | 1559 (19,6) | 12 409 (22,0) |
| | W | 30 (0,3) | 774 ( 9,9) | 7 790 (13,4) |
| Luxemburg | T | 1 (2,0) | 7 (14,5) | 66 (18,5) |
| 1978 | M | 1 (3,8) | 8 (21,9) | 49 (28,1) |
| | W | – (– ) | 2 ( 7,2) | 17 ( 9,3) |
| Niederlande | T | 7 (0,3) | 135 ( 5,7) | 1 346 ( 9,7) |
| 1978 | M | 7 (0,6) | 99 ( 8,1) | 769 (11,1) |
| | W | – (– ) | 36 ( 3,1) | 577 ( 8,2) |
| Norwegen | T | 1 (0,2) | 84 (12,3) | 473 (11,7) |
| 1978 | M | 1 (0,3) | 66 (18,1) | 350 (17,4) |
| | W | – (– ) | 18 ( 6,3) | 123 ( 6,0) |
| Österreich | T | 17 (1,4) | 239 (20,4) | 1 862 (24,8) |
| 1978 | M | 12 (2,0) | 187 (31,4) | 1 294 (36,5) |
| | W | 5 (0,9) | 52 ( 9,1) | 568 (14,3) |
| Polen | T | 65 (1,2) | 819 (12,6) | 4 640 (13,3) |
| | M | 59 (2,2) | 677 (20,4) | 3 884 (22,8) |
| | W | 6 (0,2) | 142 ( 4,5) | 756 ( 4,2) |
| Spanien | T | 9 (0,1) | 80 ( 1,4) | 1 474 ( 4,1) |
| 1976 | M | 8 (0,2) | 65 ( 2,2) | 1 073 ( 6,1) |
| | W | 1 (0,0) | 15 ( 0,5) | 401 ( 2,2) |
| Schottland | T | 2 (0,2) | 46 ( 5,5) | 439 ( 8,5) |
| 1978 | M | 1 (0,2) | 37 ( 8,7) | 274 (11,0) |
| | W | 1 (0,2) | 9 ( 2,2) | 165 ( 6,1) |
| Schweden | T | 6 (0,5) | 152 (13,8) | 1 575 (19,0) |
| 1978 | M | 6 (1,0) | 108 (19,2) | 1 082 (26,3) |
| | W | – (– ) | 44 ( 8,2) | 493 (11,8) |
| Schweiz | T | 10 (1,1) | 212 (22,0) | 1 515 (24,1) |
| 1978 | M | 8 (1,7) | 158 (32,6) | 1 052 (34,3) |
| | W | 2 (0,4) | 54 (11,3) | 463 (14,3) |
| USA | T | 190 (0,5) | 5565 (13,6) | 28 681 (13,3) |
| 1977 | M | 160 (0,9) | 4492 (21,8) | 21 109 (20,1) |
| | W | 30 (0,2) | 1073 ( 5,3) | 7 572 ( 6,1) |

T = total M = männlich W = weiblich

Die Zahl in den Klammern drückt jeweils die Verhältniszahl der Absolutrate von Selbstmorden im betreffenden Jahr, pro Hunderttausend der entsprechenden Altersbezugspopulation aus.

Quelle: World Health Statistics Annual: WHO, Genf 1980.

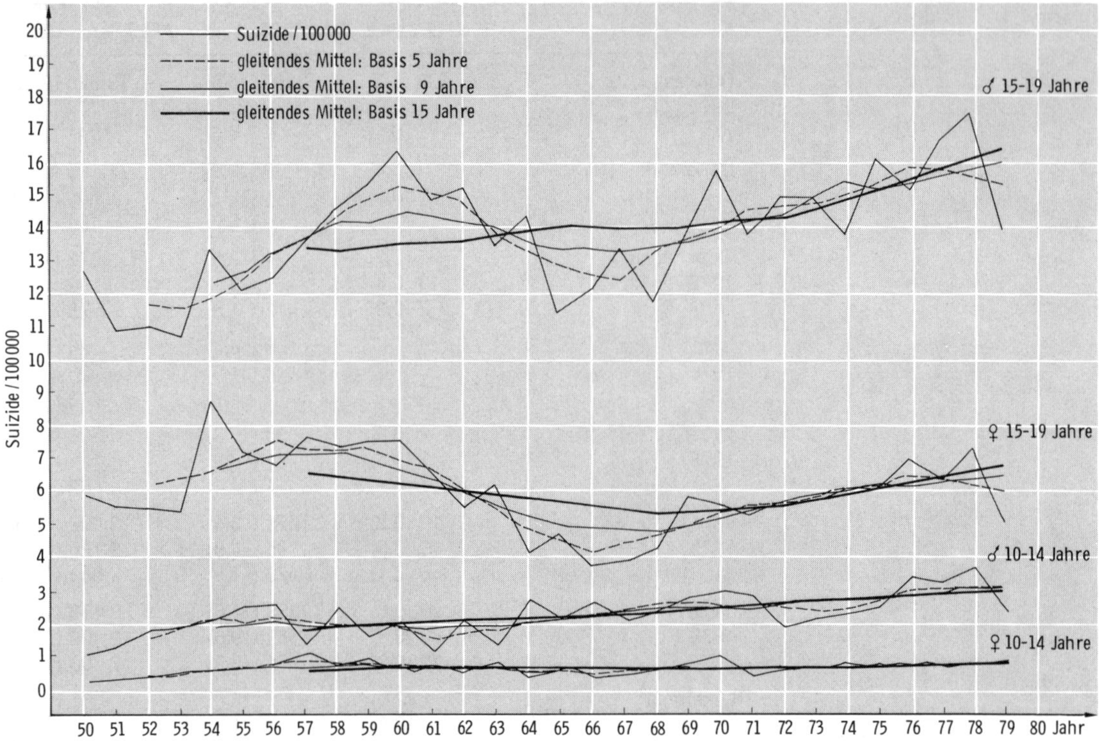


Abb. 7.1 Suizide pro Hunderttausend und gleitende Mittelwerte, nach Geschlecht und verschiedenen Altersgruppen geteilt (nach *Schmidtke* 1981).

kung nicht vom Beginn eines Anstieges unterscheidet.

Trends in der Nachkriegsentwicklung der Suizidzahlen zwischen 1950 und 1978 für Deutschland gibt SCHMIDTKE (1981) an (Abb. 7.1). Die Zahlen für Jungen und Mädchen für vollendete Suizide bis zum Alter von 10 Jahren erlauben durch die niedrige Absoluthäufigkeit und die Varianz der Bevölkerungszahlschätzung keine sichere Trendbeurteilung. Ab dem 10. Lebensjahr läßt sich aber ein Anstieg der Suizidzahlen insgesamt feststellen, die Zunahme bei den 10–14jährigen in einem deutlichen Ausmaß, aber nicht so alarmierend, wie dies oft angenommen wird. Obwohl in den Jahren 1959 und 1960 bei den männlichen Jugendlichen, zwischen 1954 und 1961 bei den weiblichen Jugendlichen die Suizidrate ähnlich hoch oder höher lag, ist der Anstieg insgesamt signifikant, der Anstieg bei männlichen Jugendlichen dabei steiler. Ähnliche Ergebnisse können auch bei den 20–24jährigen demonstriert werden. Dennoch, meint SCHMIDTKE, sei es denkbar, daß es sich langfristig um Zufallsschwankungen um einen mittleren Wert handelt.

Das seltene Ereignis vollendeter Selbstmorde im Kindesalter, zumindest unter dem 15. Lebensjahr, unterstreicht eine der wenigen gründlichen Untersuchungen, wie die von SHAFFER (1974). Er fand keinen Suizid unter dem 12. Lebensjahr und 30 gesicherte Fälle insgesamt, demnach waren 0,6% aller Todesfälle dieser Altersgruppe durch Suizid bedingt oder, anders ausgedrückt, bei den 10–14jährigen starb ein Kind von 800 000 durch Suizid.

## Suizidversuche

Obwohl es kaum eine Erfassung von *Suizidversuchen* in den internationalen Statistiken gibt – in Deutschland wurden sie bis 1965 beim Bundeskriminalamt nachgewiesen (REMSCHMIDT u. SCHWAB 1978) – da die Dunkelziffer in der Erfassung hier besonders hoch ist, gibt es eine Reihe von regionalen Untersuchungen, meist von Inanspruchnahmepopulationen, die wegen eines Selbstmordversuchs in einer Behandlungseinrichtung erfaßt wurden. Dies hat auch den Vorteil, daß zusätzliche Informationen hier auch wesentlich besser dokumentiert werden können (Tab. 7.2).

Danach sind Suizidversuche im Kindesalter ebenfalls vergleichsweise seltene Ereignisse. Auch hier wird über einen tatsächlichen Anstieg und das Ausmaß diskutiert.

SCHMIDTKE schätzt aus einer Reihe von entsprechenden Hochrechnungen die Relation von vollendetem Suizid zu Suizidversuch auf etwa 1 : 38, die Angaben für die Suizidversuchsraten liegen hierbei für weibliche Jugendliche 4mal höher als für männliche, im Gegensatz zur Geschlechterrelation bei vollendetem Suizid.

Tabelle 7.**2** Schätzung der Relation Suizid zu Suizidversuchen (aus *A. Schmidtke:* Entwicklung der Häufigkeit suizidaler Handlungen im Kindes- und Jugendalter in der Bundesrepublik Deutschland. Der Kinderarzt 5 [1981] 697)

| Autor | Jahr | Alter[2] | Stichprobe[1] Beschreibung | Geschlecht | SM:SMV |
|---|---|---|---|---|---|
| *Böcker* | 1973 | 10–15 | Köln 1950–1967 | ♂ | 1:25 |
| | | | | ♀ | 1:50 |
| *Lungershausen* | 1966 | Schüler > 10 | geschätzte Suizidhäufigkeit: 1,8/100 000 | ♂ und ♀ | 1:16 |
| | | | geschätzte Häufigkeit von Suizidversuchen: 29/100 000 | | |
| | | | Behördlich registrierte Suizidhandlungen | ♂ und ♀ | 1:1,7 |
| *Lanzenauer* | 1971 | < 18 | Bundesrepublik einschl. West-Berlin 1953–1965 nach Kriminalstatistik des BKA | ♂ und ♀ | 1:3,3 |
| *Stork* | 1972 | 13–19 | französische Schüler | ♂ | 1:1172 (7,5% SMV) |
| | | | | ♀ | 1:3611 (13,0% SMV) |
| *Schmidtke* | 1980 | 14–18 | „normale" Jugendliche | ♂ | 1:63 (3,9% SMV)[3] |
| | | | | ♀ | 1:165 (4,1% SMV) |
| | | 14–18 | psychisch auffällige Jugendliche | ♂ | 1:47 (2,9% SMV) |
| | | | | ♀ | 1:883 (22,0% SMV) |
| *Schmidtke* u. *Rimpau* | 1979 | 14–18 | körperbehinderte Jugendliche | ♂ | 1:32 (2,0% SMV) |
| | | | | ♀ | 1:144 (3,6% SMV) |
| *Cerny* | 1968 | 15–19 | CSSR, Schätzung | ♂ | 1:3–4 |
| | | | | ♀ | 1:30–100 |
| *Welz* | 1980 | 15–19 | Mannheim 1977 | ♂ | 1:11 |
| | | | | ♀ | 1:75 |
| *Jacobziner* | 1950 1965 | 12–20 | New York, eingelieferte Vergiftungen | ♂ und ♀ | 1:100 (1:120)[4] |
| *Böcker* | 1973 | 16–20 | Köln 1950–1967 | ♂ | 1:10 |
| | | | | ♀ | 1:25 |
| *Müller* | 1978 | 14–21 | | ♂ | (6% SMV) |
| | | | | ♀ | (10% SMV) |
| *Lanzenauer* | 1971 | < 21 | registrierte Fälle der Staatsanwaltschaft Karlsruhe | ♂ und ♀ | 1:7,2 |
| *Otto* | 1972 | < 21 | Schweden 1955–1959 | ♂ | 1:3–4 |
| | | | | ♀ | 1:25–30 |
| *Stork* | 1971 | 14–24 | französische Schüler und Studenten | ♂ | 1:936 (14–19:7,5% SMV) |
| | 1972 | | | | (19–24:4,0% SMV) |
| | 1977 | | | ♀ | 1:2778 (14–19:13% SMV) |
| | | | | | (19–24:6% SMV) |
| *Bron* | 1978 | 14–25 | Bonn 1969–1973 | ♂ | 1:10 |
| | | | | ♀ | 1:30 |
| *Specht* | 1976 | 15–25 | Schätzung, bezieht sich auf SMV, die bekannt werden; die Dunkelziffer wird um das 3- bis 5fache höher angesetzt | ♂ | 1:10 |
| | | | | ♀ | 1:30 |
| *Stork* | 1969 1972 1977 | > 18 | deutschsprachige Rekruten | ♂ | 1:125 (2,4% SMV) |
| | | | französischsprachige Rekruten | ♂ | 1:609 (3,9% SMV) |
| *Stengel* | 1968 | 20–29 | Sheffield 1960/61 | ♂ und ♀ | 1:122 |
| *Brickenstein* | 1967 | 20–25 | Bundeswehr 1957–1966 | ♂ | 1:4,8 |
| | | | vergleichbare Streitkräfte anderer Länder | ♂ | 1:5–7 |

Tabelle 7.2 (Fortsetzung)

| Autor | Jahr | Alter[2] | Stichprobe[1] Beschreibung | Geschlecht | SM:SMV |
|---|---|---|---|---|---|
| *Böcker* | 1973 | 21–30 | Köln 1950–1967 | ♂<br>♀ | 1:3,3<br>1:10 |
| *Möllhoff* | 1976 | | Schätzung der Dunkelziffer | ♂ und ♀ | 1:10–30 |
| *Shneidman* u. *Farberow* | 1961 | alle Altersgruppen | Los Angeles 1957/58 | ♂ und ♀ | 1:7,69 |
| *Welz* | 1980 | alle Altersgruppen | Mannheim 1977 | ♂ und ♀ | 1:7 |

[1] Für die einzelnen Autoren werden die Angaben, soweit ermittelbar, angegeben.

[2] Die Altersgruppen wurden, soweit nach den Angaben der Autoren möglich, differenziert und nach ansteigendem Alter zusammengefaßt. Ein Autor kann daher mehrmals erscheinen.

[3] Die um den Faktor 4 (Dauer des Zeitraums, für den die Befragung galt) reduzierte SMV-Ziffer wurde mit der durchschnittlichen Suizidrate/100 000 des Erhebungszeitraumes 1973 bis 1978 für die Altersgruppe 15–19 Jahre verglichen.

[4] Die erste Zahl ist die Schätzung, die vom Autor selbst angegeben wird. Aufgrund der angegebenen Basiszahlen (5/> 600) errechnet sich allerdings eher die Schätzung 1:120.

Solche Durchschnittszahlen mögen für unterschiedliche kleinräumige Regionen wenig aussagen, dies konnte WELZ (1979) deutlich machen, da sich große Unterschiede, bezogen auf bestimmte Stadtregionen Mannheims, oder sogar zwischen bestimmten Straßen und sogar Blockeinheiten, demonstrieren lassen.

## Trendangaben bei Suizidversuchen

Einige *Trendzahlen* zu Suizidversuchen ergeben sich auch aus den Untersuchungen von FACY u. Mitarb. (1981). So stiegen zwischen 1974 und einer Zweituntersuchung 1980 die Zahlen (per 10 000) der Selbstmordversuche unter 15–24jährigen Männern von 127 auf 158 (+8,7%), bei den Frauen von 215 auf 257 (+19,5%), allerdings nahm die Zahl derer, die den ersten Suizidversuch unternahmen insgesamt um 10,2% ab, die Steigerung ist also allein auf die 12% wiederholter Selbstmordversuche zurückzuführen.

In den Untersuchungen von WEISSMAN (1974) und WEXLER u. Mitarb. (1978) zeigen sich im internationalen Vergleich mehrere Studien, ein Anstieg der Selbstmordversuchsraten in amerikanischen und europäischen Klinikpopulationen. Diese Zuwachsraten werden zum Teil durch Veränderungen der Begriffsdefinitionen und der Dunkelziffer beeinflußt, wie die in einer eingehenden Nachuntersuchung einer Stichprobe von 6–17jährigen deutlich wurde (MCINTIRE u. ANGLE 1981). Ein bis drei Wochen nach einer Intoxikation waren 58% als Unfälle und 42% als Suizidversuche eingeschätzt worden, nach der Zweituntersuchung nunmehr 4% als Unfälle, 70% als „suizidale Geste", (s. auch Abschnitt Unklare Unfälle).

So gesehen scheint es sinnvoller, nicht zu sehr von großen Übersichten auszugehen. Leider ist über derartige gezielte sorgfältige Nachuntersuchungen dieser Art kaum je berichtet worden.

Eine weitere Schwierigkeit der retrospektiven Einschätzung läßt sich aufgrund der Ergebnisse einer Feldstudie von STORK (1977) an französischen Studenten und französisch- und deutschsprachigen Rekruten belegen. Aufgrund der Angaben des Selbstbeurteilungsbogens nach STORK gaben 18% der Mädchen im Alter von 18 Jahren, aber nur 2% der 19jährigen an, daß sie jemals zuvor versucht hatten, sich das Leben zu nehmen. Für dieses überraschende Ergebnis führt STORK selbst Erklärungsmöglichkeiten wie Leugnung an, bzw. daß es sich zum großen Teil um völlig unrealistische Versuche gehandelt haben müßte, die in einer späteren rationalen Prüfung eine andere Bewertung als die eines Selbstmordversuchs erfahren hat (Schüler und Schülerinnen gaben insgesamt in 10,5% bzw. 13% der Fälle an, einen Selbstmordversuch jemals begangen zu haben).

*Suizidgedanken* an sich scheinen in der Pubertät nicht so selten zu sein, so geben RUTTER u. Mitarb. (1976) in einer Feldstudie unter 14- und 15jährigen Knaben und Mädchen an, daß diese in 7,3% bzw. 7,9% Suizidgedanken hatten, im Zusammenhang mit inneren Schwierigkeiten während der Adoleszenz, die den gleichzeitig befragten Bezugspersonen in den wenigsten Fällen, z. B. in Form einer offensichtlich werdenden depressiven Symptomatik, bekannt waren.

Zusammenfassend zeigt sich, daß der Anstieg von Suizidraten nach den spärlichen langfristigen Trendberechnungen nicht jene Dramatik widerspiegeln, wie es häufig angenommen wird und daß mit gutem Grund Selbstmordversuchsraten in amtlichen Statistiken nicht mehr erscheinen. Risikofaktoren aus verschiedenen Begleitumständen von Suizidhandlungen sind dann, wenn sie längerfrisitg retrospektiv gewonnen werden, wegen der vielen Verzerrungsmöglichkeiten nur mit größter Vorsicht zu bewerten.

# Klinik suizidalen Verhaltens

## Altersspezifische Besonderheiten

Die Rate vollendeter Suizide und Suizidversuche ist im Alter bis zum 14./15. Lebensjahr sehr klein (s. Tab. 7.1)., und sie ändert sich auch kaum. Vollendete Suizide vor dem 12. Lebensjahr sind eine extreme Seltenheit (s. SHAFFER 1974 u. Abschnitt Veränderungen der Suizidraten).

SHAFFER (1981) diskutiert aufgrund seiner Untersuchungsergebnisse über vollendete Suizide die Tatsache, daß offenbar Schutzfaktoren bei jungen Kindern wirksam sind, da ja ihre Suizid- und Suizidversuchsrate wesentlich geringer ist als die der Adoleszenten. Danach sind einige *Risikofaktoren* wesentlich geringer ausgeprägt je jünger ein Kind ist, so ist die Rate der depressiven Symptomatik im jungen Alter wesentlich kleiner, die Familie kümmert sich andererseits viel mehr um das junge Kind und schützt es so vor Isolation, eine Deprivation im Sinne fehlender Unterstützung ist seltener.

Schließlich wird immer wieder auch angeführt, daß eine unreife Überzeugung von der *Reversibilität des Todes* Kinder vor suizidalen Handlungen schützt. Die scheint nicht ganz logisch zu sein, und so fragt man sich, ob Vorstellungen über die Irreversibilität des Todes, die erst mit Beginn der Adoleszenz begriffen wird (nach psychoanalytischen Vorstellungen wie auch nach jenen, die dem Modell von PIAGET folgen) mit dem Suizidversuch als solchem im behaupteten Ausmaß etwas zu tun hat.

MCINTIRE u. ANGLE (1981) haben dieses Problem mittels eines strukturierten Interviews bei Kindern im Alter zwischen 5 und 18 Jahren untersucht. Den Tod immer als etwas Reversibles betrachteten Kinder im Alter von 5 oder 6 Jahren. Ein reiferes Konzept begann erst ab dem Alter von 11 Jahren wirksam zu werden. Bei den 13–16jährigen betrachteten 60% den Tod als spirituelle Fortsetzung und 20% als endgültig, während weitere 20% noch immer glaubten, daß ihre Kognition durch den Tod nicht beeinträchtigt wird.

Interessant dabei ist auch die Tatsache, daß jene suizidalen Kinder, die angaben, sich häufig den Tod zu wünschen, ausnahmslos älter als 10 Jahre waren, ferner regelmäßig am Religionsunterricht teilnahmen, aus intakten Familien stammten und eher protestantisch waren, gleichzeitig aber auch eine eher unreife Vorstellung vom Tod hatten. Dies steht im Einklang mit den Angaben über den Tod als eher angenehme, wenn auch imaginäre und nebulöse Vorstellung (s. Abschnitt Tiefenpsychologisch-psychoanalytische Verursachungsmodelle).

Man muß sich deshalb fragen, ob nicht vielmehr die sich entwickelnden kognitiven Fähigkeiten erst Adoleszente in den Stand versetzen mit Voraussicht zu planen, Reaktionen der anderen abschätzen zu können und abstrakt zu denken, also Voraussetzungen erfüllen, die auch für die Durchführung einer suizidalen Handlung notwendig sind; Kinder, die ihren Selbstmordversuch so arrangierten, daß sie kaum entdeckt werden konnten, sind auch eher ernsthaft gefährdet, und gerade die erfolgten Selbsttötungen zeigten eher Hinweise für eine konkrete Planung, wenn auch eine gewisse Impulsivität mitspielte in Verbindung mit leicht verfügbaren Mitteln, wie Tabletten (SHAFFER 1981).

Weitere protektive Faktoren, die hier noch eine Rolle spielen können, sind in bezug auf die Altersspezifität der Suizidalität weniger bedeutsam. Solchen weiteren Schutzfaktoren kommt indirekt über ihre Wirkung auf die psychische Stabilität eine Bedeutung zu (s. RUTTER 1979).

Je jünger Kinder mit Suiziddrohungen und Suizidhandlungen auffällig werden, desto extremer scheinen die *Hintergrundbedingungen* zu sein, denen sie ausgesetzt sind. So fanden REMSCHMIDT u. SCHWAB (1978) im Vergleich der jüngeren Gruppe der Suizidanten (10–13jährige) mit der älteren Gruppe (im Alter von 14–18 Jahren), daß die ersteren signifikant häufiger bereits einen Heimaufenthalt hinter sich hatten, eine Pflegeelternbetreuung und wechselnde Unterbringung, ferner ebenso signifikant häufiger disharmonische Eltern hatten wie auch Suiziddrohungen und Suizidhandlungen im Bekannten- und Verwandtenkreis vorkamen. Die Knaben aus der jüngeren Gruppe zeigten auch wesentlich häufiger soziale Auffälligkeiten.

PAULSON u. Mitarb. (1978) fanden unter 62 kinderpsychiatrischen Patienten über eine 5-Jahres-Untersuchungsperiode 34 im Alter zwischen 4 und 12 Jahren mit erheblichen depressiven Symptomen mit suizidalem Verhalten in Form von Suizidversuchen, -drohungen, -gedanken und Todeswünschen. Auch hier fanden sich Hinweise in Form einer hohen *familiären Belastung* mit akuten und chronischen Auseinandersetzungen bis zu Tätlichkeiten, Trennungserfahrungen der Kinder und ablehnendes Verhalten der Bezugspersonen ihnen gegenüber. In 8 von den 34 Fällen waren ebenfalls Suizidhandlungen und suizidales Verhalten in der Verwandtschaft bekanntgeworden. In einer 3-Jahres-Nachkontrolle war aber bei keinem der Kinder ein weiterer Suizidversuch bekanntgeworden.

PFEFFER u. Mitarb. (1979) sahen in einer besser dokumentierten Untersuchung unter 59 6- bis 12jährigen konsekutiv in einer kinderpsychiatrischen Klinik aufgenommenen Kinder 72% mit einem Suizidproblem (jeweils 13,5% hatten einen leichten bzw. ernsten Suizidversuch hinter sich, nur Suiziddrohungen waren bei 26% und Suizidgedanken bei 19% vorgekommen).

Dabei ließen sich aber zwischen den suizidalen und nichtsuizidalen Gruppen keineswegs signifikante Unterschiede in bezug auf Unvollständigkeit der Familie, Trennung von

leiblichen Eltern oder frühere Behandlungshinweise finden. Gehäuft hatten die suizidalen Kinder allerdings depressive Mütter bzw. Eltern (22% der Mütter hatten Suizidideen, 17% einen Suizidversuch ausgeführt, 3% sich suizidiert).
48% der suizidalen gegenüber 19% der nichtsuizidalen Kinder hatten chronische Ängste wegen Schulschwierigkeiten, beide Gruppen unterschieden sich aber nicht durch ihre Schulschwierigkeiten selbst, und tendenziell hatten die Suizidanten einen etwas höheren IQ (bei einem Mittelwert an der unteren Grenze der Norm in beiden Gruppen).
Beide Gruppen dieser präpubertierenden Kinder hatten auch Schwierigkeiten in der Impulskontrolle, der Frustrationstoleranz und Zukunftsplanung. Weitere Faktoren die signifikant mit suizidalem Verhalten korrelierten, wie etwa Symptome von Depression, Hoffnungslosigkeit, Wertlosigkeit und auch Todeswünsche, die mit Konzepten vom Tode als einem temporären und angenehmen Zustand einhergingen, wie PFEFFER weiter anführt, finden sich allerdings auch in Beschreibungen über ältere Kinder und sind nicht altersspezifisch zu sehen.

Auf die spezifische Altersabhängigkeit der Suizidrate wurde bereits auf S. 221 hingewiesen, Schätzungen über das Verhältnis von Suizid zu Suizidversuchen beziehen sich vor allem auf das Alter der über 15jährigen und auf junge Heranwachsende.
Ein Zusammenhang zwischen Alter und Suizidrisiko zwischen Kindheit und Adoleszenz ist letztlich nicht eindeutig. Indirekt ist nach den verschiedenen Untersuchungen anzunehmen, daß das Risiko bei jüngeren Kindern schon durch ihre eigene Unzulänglichkeit bei der Handhabung der Suizidmittel schwerer abzuschätzen ist als im späteren Alter.

## Geschlechtsspezifische Besonderheiten

Bei den vollendeten Suiziden überwiegen Knaben eindeutig gegenüber Mädchen. In den Selbstmordstatistiken der USA von 1978 (zit. bei SHAFFER u. FISHER 1981) beträgt die Rate männlich/weiblich bei den 10–14jährigen 5,21, bei den 15–19jährigen 4,29 – tendenziell neigen mit fortschreitendem Alter die *Geschlechtsunterschiede* zu einem Ausgleich. Auch in der umfassenden Untersuchung von SHAFFER (1974) über Todesfälle bis zum 14. Lebensjahr waren Jungen doppelt so häufig betroffen wie Mädchen.
Bei den Suizidversuchen werden durchgehend umgekehrte Geschlechterrelationen geschildert, je nach den Untersuchern schwanken die angegebenen Verhältnisse weiblich : männlich zwischen 1 : 1 (BRON 1976) und 4 : 1 (WHITE 1974). Dies hängt vor allem mit der Tendenz zusammen, sogenannte weichere Mittel bei Suizidversuchen mit geringerer Todeswahrscheinlichkeit zu verwenden, während eben aggressivere Suizidmethoden von Knaben verwendet werden (s. neben dem Abschnitt über Häufigkeitsangaben auch die Tab. 7.5 und den Abschnitt Risikofaktoren beim vollendeten Suizid).

## Suizidmethoden

Die Meinung DURKHEIMs (1973), daß die gewählte *Todesart* mit der Natur eines Selbstmords an sich nichts zu tun habe und sie von den täglichen Gewohnheiten und den Zugriffsmöglichkeiten abhängig sei, ist in dieser Eindeutigkeit wohl nicht aufrechtzuerhalten. Vollendete Suizide hängen naturgemäß mit der Verwendung sogenannter harter Methoden zusammen – im Kollektiv der 30 erfaßten Todesfälle der Shafferschen Untersuchung verwenden 43% der Kinder Kohlenmonoxid, 17% suizidierten sich durch Erhängen, 13% durch Tablettenintoxikation, und 10% erschossen sich, die übrigen wählten Ersticken mittels Plastiksack, elektrischen Strom, Ertränken und Selbstenthauptung. Dagegen ist der Anteil an sogenannten harten Methoden bei Suizidversuchen wesentlich geringer.
Zu den *harten Methoden* zählen Erhängen, Erschießen, schwere Stichwunden, Sprünge von großer Höhe, Ertränken, zu den typischen weichen Methoden gehören neben Schnitten am Handgelenk, Schlaf-, Beruhigungs-, Schmerzmittel u. a. Der Gebrauch von Gas, die Kombination mehrerer Mittel, aber auch die Einnahme höherer Anzahl von z. B. Tabletten machen allerdings eine Zuordnung zu harten bzw. *weichen Methoden* schwierig bis unmöglich. Ebenso schwierig ist die Zuordnung bei der Verwendung von Giften, zumal bei Kindern, aber auch Jugendlichen, der Zugriff zu hochgiftigen Substanzen erschwert ist.
Die bereits diskutierte Letalitätsabsicht in diesem Zusammenhang und die Kombinationen erschweren eine eindeutige Bewertung der Methode als hart oder weich.
Eindeutige Trends in der Verwendung bestimmter Suizidmethoden werden meist eben wegen der geringen Anzahl nicht auf Kinder und Jugendliche allein bezogen, sondern auf den gesamten Altersbereich. Dabei fallen in mehreren Staaten deutliche Trends insofern auf, als die Wahl, Leuchtgas zu verwenden, deutlich abgenommen hat, was mit dem verminderten Kohlenmonoxid des entgifteten Stadtgases bzw. Einführung von Erdgas zu tun hat (über die Einflüsse von Leuchtgas auf die Gesamtsuizidrate im Zusammenhang mit Entgiftung und dramatischer Reduktion der Suizidrate in England s. LOW u. Mitarb. 1981 bzw. KREITMAN 1976). Umgekehrt hängt der neuerliche Anstieg der Suizidrate mit dem „Ersatz" von Leuchtgas durch die leichte Verfügbarkeit von Beruhigungsmedikamenten u. ä. zusammen, während die harten Methoden langfristig keine erkennbaren Häufigkeitsveränderungen zeigen.
In der Tab. 7.3 ist dementsprechend auch die bevorzugte Wahl von medizinisch nicht indizierten *Medikamenten* angeführt; sie werden zur Hälfte, bis zu zwei Dritteln der Selbstmordversuche benutzt. In der Regel betrifft es Medikamente, die entweder zu Hause vorrätig sind oder unter ir-

gendeinem Vorwand von einer Apotheke bezogen werden bzw. leichtfertig verschrieben wurden.

## Psychopathologie

Schon EMMINGHAUS (1887) spricht davon, daß bei vollendeten Suiziden grundsätzlich und wegen der ungenauen Beobachtung auch bei Suizidversuchen eine Entscheidung, ob „Geisteskrankheit als Ursache der Tat anzunehmen sei oder nicht", schwer möglich sei. Als wesentliche Ursache bezeichnet er den Lebensüberdruß als krankhafte Erscheinung und nennt mögliche Prädispositionen Exzentrizität, Bizarrerie wie auch Frühreife und Altklugheit. Auch ZIEHEN (1917) nimmt die hohe Zahl von Schülerselbstmorden nach den preußischen Statistiken nach EULENBURG um die Jahrhundertwende (im Durchschnitt hätte sich ein Schüler pro Woche suizidiert) zum Anlaß, Vermutungen anzustellen, inwieweit der Schülerselbstmord gegenüber „normalen" Momenten durch pathologische verursacht sei, wie etwa durch Melancholie, Schwachsinn, dementative hebephrene Prozesse, psychopathische Konstitutionen und insbesondere durch die Kombination von Debilität und psychopathischen Konstitutionen.

In den meisten Untersuchungen zum Suizidproblem von Kindern und Jugendlichen finden sich nur recht unzureichende Angaben zur Art des psychopathologischen Bildes und häufig ausdrückliche Hinweise dafür, daß nur diskrete psychiatrische Auffälligkeiten, vor allem bei den Suizidversuchen von Adoleszenten, zu sehen sind.

Beziehungen zwischen dem Vorliegen *psychotischer Störungen* und Suizidversuch lassen sich nur widersprüchlich darstellen. So stellten REMSCHMIDT u. SCHWAB (1978) in ihrer Übersicht über 12 Arbeiten über den Zusammenhang zwischen Suizidhandlungen und psychiatrischer Erkrankung dar, daß die Häufigkeit in den berichteten Untersuchungen der Psychosen zwischen 1% und 22% schwanken.

EGGERS (1974) faßt zusammen, daß 65% der von ihm untersuchten Schizophrenen, die vor dem 14. Lebensjahr erkrankten und die mit mehrjährigen Katamnesen nachuntersucht wurden, im Verlauf ihrer Psychose Todesgedanken in Form von wahnhaften Todesvorstellungen, Sterbensfurcht und Todessehnsucht (25%) oder Suizidabsichten ohne autoaggressive Akte äußerten (15%), einen Selbstmordversuch unternahmen (20%) oder einen Suizid begingen (5%). Dabei war das Vorliegen von Todesängsten, Todessehnsucht und zwanghaften Todesvorstellungen bereits im Alter von 8 und 9 Jahren nachweisbar. Wenn in der prämorbiden Charakterstruktur zyklothyme Persönlichkeitszüge überwogen, herrschten wahnhafte Todesgedanken vor, bei den Patienten mit schizoider, prämorbider Persönlichkeit kam es zu Suizidhandlungen. Auch hier fand sich in etwa 50% der Patienten mit Suizidhandlungen eine familiäre Belastung mit Suiziden oder mit schizophrenen Psychosen oder mit einer Kombination von beiden. Selbstmordabsichten und Selbstmordhandlungen kamen aber nur im Rahmen akut-rezidivierender oder schleichend paranoid-halluzinatorischer Psychosen vor. Vorzugsweise wurden harte Methoden verwandt.

Dies bedeutet, daß für die Gesamtzahl der Suizide und insbesondere für die Suizidversuche das Vorliegen schizophrener Psychosen zwar nicht rein zahlenmäßig von entscheidender Bedeutung ist, daß eine psychotische Erkrankung aber das Suizidrisiko beträchtlich erhöht.

Inwieweit *prämorbide Persönlichkeitszüge* bei Suizidversuchen Jugendlicher oder Störungen des Sozialverhaltens, eine Borderline-Symptomatik, eine Persönlichkeitsstörung bzw. krisenhafte reaktive psychische Störungen und auch eine depressive Symptomatik in sehr globalen Bezeichnungen eingehen bzw. sich hinter den entsprechenden Bezeichnungen verbergen, ist aus zwei Gründen schwer zu entscheiden: Zum einen müssen depressive „Einengungen" im Sinne der Darstellung des präsuizidalen Syndroms nach RINGEL (s. weiter unten) unterschieden werden von einer vorliegenden Störung, die unabhängig von der akuten Symptomatik in unmittelbarem zeitlichen Zusammenhang mit Suizidhandlung steht, und zum anderen ist die Erfassung psychopathologischer Auffälligkeiten, wie schizoide Persönlichkeitsstörung, Borderline-Syndrom, auch in der Abgrenzung zu altersspezifischen emotionalen Störungen nur nach kurzen Kontakten zum Patienten mitunter sehr schwierig. Dies kann zu beträchtlichen Verzerrungen in der psychopathologischen Zuschreibung bei Suizidenten führen.

In der Tab. 7.3 findet sich eine Zusammenstellung von „psychischer Auffälligkeit" bei Suizidversuchen von Adoleszenten aus sieben verschiedenen Untersuchungen der letzten Jahre (die Kennzahl der entsprechenden Untersuchungen bzw. die weitere Beschreibung findet sich in der Tab. 7.5).

Wie sich das Verhältnis von psychiatrischen Syndromen zu suizidalen Handlungen nach einer ICD-konformen Klassifikation aus dem Multiaxialen Klassifikationsschema für psychiatrische Erkrankungen im Kindes- und Jugendalter (REMSCHMIDT u. SCHMIDT 1977) in dem Krankengut einer Klinik darstellt, läßt sich aus der Tab. 7.4 ersehen.

Die Angaben beziehen sich auf 7,5% der Gesamtpopulation der Patienten, nämlich jener mit suizidalen Handlungen. Der Anteil von Diagnosen mit suizidalen Handlungen bleibt auch dann stabil, wenn nach Schichtzugehörigkeit differenziert wird. In einem schichtbereinigten Vergleich mit ausländischen Kindern und Jugendlichen zu deutschen steigt die Prozentzahl der Suizidhandlungen unter diesen Kindern aus sozial schwierigen Verhältnissen auf 9,5%. Signifikante Unterschiede in bezug auf die psychiatrische Syndromdiagnostik ergeben sich dabei ebenfalls nicht.

Tabelle 7.3 Psychische Auffälligkeit

| *Amir* (1973) | *Parnitzke* u. *Regel* (1973) | *White* (1974) |
|---|---|---|
| 47% Auffälligkeit: Charakterneurose, Soziopathie, organische Syndrome | 64% Entwicklungskrise | 32% neurotisch depressive Reaktion<br>16% adoleszenzspezifische emotionale Krise<br>24% Persönlichkeitsstörung<br>24% keine Auffälligkeiten |
| *Bron* (1976) | *Remschmidt* u. *Schwab* (1978) | *Gild* (1980) |
| 33% Entwicklungskrise<br>31% abnorme Persönlichkeit<br>24% neurotische Entwicklung<br>10% Psychose | 37% schon vorher depressiv<br>4% Psychose | 7% Verdacht auf psychische Erkrankung<br>33% Alkohol-/Drogenabusus<br>7% chron. Kopfschmerzen<br>(ein Fall von Anorexia nervosa) |

In SHAFFERS Untersuchung (1974) finden sich bei den 30 an Suizid verstorbenen 12–14jährigen bei 4 Kindern mit einer emotionalen affektiven Symptomatik 5 mit Störungen im Sozialverhalten, während 17 Kinder eine Kombination beider Symptombereiche aufwiesen. Bei 4 Kindern ließen sich keine Hinweise für eine psychiatrische Symptomatik finden. Die hohe Prävalenz von antisozialem Verhalten fällt hierbei besonders auf – insgesamt waren Symptome einer Störung im Sozialverhalten bei 22 der 30 Kinder vorhanden. Der Zusammenhang zwischen Störungen, die hauptsächlich aggressives und destruktives Verhalten oder Delinquenz umfassen, steht häufig im Zusammenhang mit mindestens milden Symptomen wie Unglücklichsein, vermindertes Selbstwertgefühl und Niedergeschlagenheit. Die Zusammenhänge mit einer depressiven Symptomatik und einer suizidalen Handlung sind also so komplex, daß sie im folgenden kurz gesondert dargestellt werden sollen.

## Depressive Symptomatik und Suizidhandlung

Daß Suizid immer etwas mit Depression zu tun habe, hält POHLMEIER in seinem Buch von 1978 im Gegensatz zu seiner früheren Meinung nicht aufrecht. In der Untersuchung von NISSEN (1971), der 105 depressive Kinder und Jugendliche aus dem gesamten Krankengut der Jahre 1942 bis 1968 an der Städtischen Klinik für Kinder- und Jugendpsychiatrie in Berlin erfaßte (1,8% aller Patienten), fanden sich Suizidversuche in der Reihenfolge einer Rangliste der Symptome nur an 27. Stelle (bei 13 Fällen). 3 der 105 Probanden (alle weiblich) hatten sich in einem Katamnesenzeitraum von durchschnittlich 9 Jahren bis zum Alter von 19 Jahren suizidiert. Dies könnte trotz der geringen Zahl eine erhöhte Gefährdung für depressive Kinder bedeuten.

Andererseits findet sich eine depressive Symptomatik als Begleitsymptomatik bei einer Reihe von Diagnosen, so daß Symptome von Depressivität kein pathognomonisches Symptom für eine bestimmte Form einer Diagnose darstellt. So fanden CARLSON u. CANTWELL (1980) z. B. schwerwiegendere depressive Symptomatik bei Hyperaktivität, Drogenmißbrauch, Anorexia nervosa und Anfällen u. a.

Im Vorwort zur Einführung des Multiaxialen Klassifikationsschemas für psychiatrische Erkrankungen im Kindes- und Jugendalter (REMSCHMIDT u. SCHMIDT 1977) beschreiben RUTTER u. Mitarb., daß depressive Syndrome an verschiedenen Stellen (neun werden aufgezählt) codiert werden können. Nach verschiedenen Untersuchungsaspekten meint

Tabelle 7.4 Suizidale Handlungen und psychiatrische Klassifikation (ambulante und stationäre Behandlungsepisoden); Quelle: Zweijahresbericht der Kinder- und Jugendpsychiatrischen Klinik am Zentralinstitut für Seelische Gesundheit, Mannheim 1978/1979

| Klinisch-psychiatrisches Syndrom | (ICD-Nr.) | Suizidale Handlung | (%) |
|---|---|---|---|
| Unauffällig | (000) | 4 | 2,1 |
| Psychosen | (295–299) | 6 | 3,1 |
| Neurosen | (300) | 31 | 16,1 |
| Spezielle Symptome | (307) | 0 | 0,0 |
| Belastungs- und Anpassungsreaktion | (308 u. 309) | 47 | 24,5 |
| Störung des sozialen Verhaltens | (312) | 38 | 19,8 |
| Spezifische emotionale Störung | (313) | 51 | 26,6 |
| Hyperkinetisches Syndrom | (314) | 3 | 1,6 |
| Andere | | 12 | 6,3 |
| Anzahl der Episoden | | 192 | 100,0 |

die Zuschreibung von depressiven Symptomen eine quantitative Summierung depressiver Merkmale (s. BIRLESON 1981) unter Einschluß von Merkmalen suizidalen Verhaltens – in der letzten Arbeit waren suizidale Gedanken in 29% gegenüber 0% einer Kontrollgruppe bei depressiv Gestörten zu erheben. Auch BIRLESON findet in seiner Arbeit signifikante Differenzen zwischen der depressiven Gruppe einerseits und der Kontrollgruppe andererseits durch Zusammenfassung von Variablen, die für Trennungserfahrungen der Kinder sprechen (s. Fußnote bei BIRLESON 1981, S. 79). Der Zusammenhang zwischen Trennungserfahrung, Isolation, mangelnder Unterstützung durch ein soziales Netz und damit Vulnerabilität für depressive Symptomatik bei zusätzlichen Streßsymptomen wird besonders in der Arbeit von BROWN u. Mitarb. (1977) betont. Eine weitere zusammenfassende Diskussion über den Zusammenhang zwischen sozialen und biologischen Einflüssen und der Depression im Kindesalter als Störung – oder Krankheitskonzept – findet sich bei GRAHAM (1980).

GOLDBERG (1981) fand Zusammenhänge zwischen depressiver Symptomatik, geringfügig anderen psychischen Symptomen, schlechtem Gesundheitszustand, offenen Aggressionen und Trennungserfahrungen von der eigenen Mutter vor dem 16. Lebensjahr und dem Vorkommen von Suizidgedanken bei 18–24jährigen jungen Erwachsenen – das Zusammentreffen all dieser Faktoren mit hoher Ausprägung bildet einen Risikofaktor, besonders dann, wenn Übergänge von Suizidgedanken zu Suizidversuchen bis hin zu suizidalen Handlungen als ein Kontinuum angesehen werden (PAYKEL u. Mitarb. 1974), ohne über spezifische Übergangswahrscheinlichkeiten viel aussagen zu können.

Insgesamt findet KREITMAN (1977) unter den weiblichen Probanden mit Parasuizid 40% bzw. bei den männlichen 28% mit einer depressiven Störung. BIRTCHNELL (1981) sieht in seiner Untersuchung von Patientinnen keinen Unterschied zwischen neurotischen und endogenen Depressionen in bezug auf Suizidversuch, wohl aber eine signifikante Beziehung zum Schweregrad der Depression (über die Beziehung zwischen Depression und Hoffnungslosigkeit s. WETZEL [1976], Abschnitt Verhaltenstheoretische Erklärungsmodelle).

Wenn man von der kurzfristigen depressiven Stimmung im Stadium der präsuizidalen Einengung absieht, sind die Beziehungen zwischen früher Trennungserfahrung und depressiver Symptomatik aber auch Persönlichkeitsvariablen (wie Abhängigkeit, Unreife, aggressive Züge), Faktoren, die sich gegenseitig beeinflussen und auch bei verschiedenen anderen psychiatrischen Syndromen im Zusammenhang mit suizidalem Verhalten eine Rolle spielen können (BIRTCHNELL 1981). Ungeachtet der verschiedenen Gefährdungswahrscheinlichkeit bei verschiedenen Syndromen ist es derzeit schwierig zu ersehen, inwieweit eine depressive Symptomatik bei Deprivationserfahrungen in Verbindung mit Störung des Sozialverhaltens die zumindest zahlenmäßig häufigste Verbindung zu suizidalen Handlungen, zumindest bei Jugendlichen, darstellt, wie dies implizit bei den meisten Untersuchungen vermutet werden kann.

## Das präsuizidale Syndrom RINGELS

Wegen verschiedener Widersprüche (etwa bei den mehrdimensionalen Bedingungen des Zustandekommens eines Suizidversuchs, bei der Definition des „Krankheitsbegriffs“ [KATSCHNIG 1976], aber auch wegen der psychopathologischen Beschreibung der Akutphase vor der suizidalen Handlung) und zum Verständnis notwendiger, daraus sich ableitender Behandlungsschritte soll näher auf die Darstellungen RINGELs (1953, 1969, 1978) eingegangen werden.

Grundsätzlich meint auch RINGEL, daß es eine neurotische Entwicklung zum Selbstmord hin gäbe, wenn diese Entwicklung nicht rechtzeitig unterbrochen werde. Die Entwicklung hänge von der Länge und Intensität der Dramatisierung durch ungünstige familiäre Einflüsse ab, allerdings lassen sich auch hier keine, nur für den Selbstmord spezifischen Konstellationen finden. Die Unsicherheit des Ich mit Gehemmtheit, Kontaktstörung, Ängstlichkeit und einer reaktiv verstärkten Egozentrizität führt zu Kontakten, die als Mittel zur Selbstbestätigung benötigt werden, bei Fehlschlägen solcher labiler Beziehungen droht Enttäuschung, Isolierung. Dies bedeutet, daß sich ähnliche Konstellationen auch nach der Kindheit um so mehr fortsetzen, je eher eine typische neurotische Symptomatik fehlt – bei Vorliegen etwa von anankastischen, phobischen oder anderen Symptomen erscheinen Selbstmordtendenzen abgeschwächt. Dominieren aber Selbstmordtendenzen, spricht RINGEL von neurotischer Lebensgestaltung mit Entmutigung, Fixierung auf starre Verhaltensmuster, Resignation und Passivität, was zur zunehmenden Isolierung und Verzweiflung führt.

Im präsuizidalen Syndrom findet sich im wesentlichen die Darstellung des unmittelbaren Ablaufs einer fortschreitenden Selbstmordtendenz in Unterscheidung zu einer Krisensituation bzw. Übergangsbedingungen von dieser zum *präsuizidalen Syndrom.*

Drei Elemente kennzeichnen das präsuizidale Syndrom, nämlich das der *Einengung,* der *gehemmten und gegen die eigene Person gerichteten Aggression* und *Selbstmordphantasien.*

Am ausführlichsten sind die verschiedenen Qualitäten der *Einengung* beschrieben: In der situativen Einengung wird eine bestimmte Situation so bedrohlich erlebt, daß es zum Verlust der Balance zwischen äußeren Umständen und den eigenen Möglichkeiten kommt. Die eigene Person wird der Realität gegenüber als ohnmächtig und wie ausgeliefert empfunden. Im Stadium der dynamischen Einengung werden die Geschehnisse verzerrt und tendenziös apperzipiert, es kommt zu gleichförmigen Wiederholungen und Gedankenabläufen und zu starren Verhaltensmustern, bis zur affektiven Einengung und dem Versagen beruhigender Gegenregulationsmöglichkeiten, so daß auch typische Ich-Abwehrmechanismen nicht mehr eingesetzt werden können.

Wenn hierzu die Einengung zwischenmenschlicher Beziehungen tritt, kommt es zum Verlust einer echten Verbundenheit und fehlender Gestaltungsfähigkeit. Die noch bestehenden Kontakte werden auch zahlenmäßig reduziert, aber auch vorhandene, äußerlich scheinbar funktionierende Beziehungen werden so entwertet, daß durch den Verlust einer echten Verbundenheit das Gefühl der Unverstandenheit und Einsamkeit dominiert, bis es zum Anklammern, oft nur an eine einzige Person, mit einem starken Abhängigkeitsgefühl kommt.

Die Einengung der Wertwelt schließlich führt zu einer weiteren Verringerung des Selbstwertgefühls (hier finden sich Zusammenhänge auch mit den narzißtischen Krisen im Sinne der Darstellung HENSELERs 1974), es kommt zur Entwertung auf vielen Lebensgebieten und zum Überhandnehmen subjektiver Wertvorstellungen, damit verstärkt sich die Isolierungstendenz, weil dadurch eine zu Angriffen von außen aufreizende Außenseiterposition eingenommen wird.

Die *gehemmte und gegen die eigene Person gerichtete Aggression* stellt ein weiteres Element des präsuizidalen Syndroms dar. Äußere Umstände oder die Struktur der eigenen Persönlichkeit wirken hemmend auf die Entlastung intensiver Aggressionspotentiale und kulminieren im Zustand der ohnmächtigen Wut. Hemmungsbegünstigend wirken auch psychische Erkrankungen und fehlende zwischenmenschliche Beziehungen, so daß die angestaute Aggression als Ziel auch nur die eigene Person findet.

*Selbstmordphantasien* sind, wenn sie rasch vorübergehen, noch keineswegs alarmierend, im Gegensatz zu jenen, die über Vorstellungen des Totseins und einer Selbstmordhandlung sich bis hin zu konkreten Details der Durchführung bewegen; hier kommt ein dauerhafter Zug bis zur Fixierung auf eine bestimmte Selbstmordmethode hinzu. Jetzt werden diese Absichten häufig deklariert, auch um Hilfsmaßnahmen von außen anzuregen. Die Selbstmordhandlung selbst wird oft erst zu einem Zeitpunkt ausgeführt, in der die Umgebung in einen Zustand gleichgültiger Gelassenheit zurückgekehrt ist.

Solche Verläufe können allerdings auch scheinbar harmlos beginnen, mit Selbstmordphantasien als Entlastungsmechanismen. Sie erscheinen dann als ein aktiver Ausweg, den man sich dafür offenlassen kann, wenn einem weiterhin alles mißlänge. Dieser Rückzug in die Phantasie blockiert aber eher allmählich alle Bemühungen, die Realität selbst zu beeinflussen, so daß der Unterschied zur Wirklichkeit stärker und damit unerträglicher wird. Der Übergang von aktiv herbeigeführten Selbstmordgedanken zu passiv sich aufdrängenden stellen dann einen besonders gefährlichen Entwicklungsgrad hin zum Selbstmord dar.

Eine Krise wird sich erst dann zum präsuizidalen Syndrom weiterentwickeln, wenn die kritische Lage einen persönlich wunden Punkt trifft, so daß ein Trauma nach subjektiven Gesichtspunkten verzerrt bewertet wird. Eine weitere Möglichkeit der Weiterentwicklung aus einer Krisensituation besteht dann, wenn eine große Impulsivität kein Zuwarten über den Zeitpunkt des kulminierenden Gefühls der Ausweglosigkeit zuläßt, damit wird auch kein Aufschub zur Prüfung von anderen Alternativen zugelassen.

Das folgende Schema soll die Entwicklung zur Selbstmordhandlung und die Elemente des *präsuizidalen Syndroms* zusammenfassen:

Intensive langdauernde Traumatisierung → neurotische Lebensgestaltung (Gehemmtheit, Kontaktstörung, Egozentrizität) → Krise (durch äußere Ereignisse, psychische Erkrankung) → Einengung: situative, dynamische, der zwischenmenschlichen Beziehung, der Wertwelt mit Verringerung des Selbstwertgefühls, mangelnde Beziehung zu Werten, subjektive Wertvorstellungen → Aggressionsumkehr → Selbstmordphantasien → und schließlich Selbstmordhandlung.

Versuche, die Elemente des präsuizidalen Syndroms, die ja aufgrund subjektiver Angaben während Behandlungsepisoden gewonnen wurden, zu operationalisieren, sind bislang seltene Versuche geblieben. BERTRAM (1975) versucht dies auf testtheoretischer Basis, LÖCHEL (1981) mit Hilfe eines halbstandardisierten Befragungsschemas bei Kindern und Jugendlichen. Beide Autoren weisen auf die Bedeutung psychovegetativer und psychosomatischer Beschwerden in den Angaben ihrer Probanden hin und fanden im übrigen weitgehende Bestätigung für RINGELs Annahmen.

LÖCHELs Untersuchung, die 9–17jährige kinderpsychiatrische Patienten in drei getrennten Altersstichproben nach einer Suizidhandlung erfaßte, allerdings ohne Kontrollgruppenvergleich, weist auf das zutreffende Element des präsuizidalen Syndroms auch für diese Altersbereiche hin, vor allem hebt er aber die Bedeutung von drei Punkten in folgender Rangordnung mit hoher Korrelation zu den Suizidversuchen hervor: konkrete Vorstellungen über die Durchführung eines Suizidversuchs, weiter frühere Suizidgedanken in der Anamnese und somatische Beschwerden im Sinne von Schlafstörungen, Veränderungen des Eßverhaltens, Müdigkeit und orthostatische Symptome.

## Andere Faktoren

Andere, für Suizidhandlungen bedeutsame psychiatrische Faktoren, wie das Vorliegen einer Persönlichkeitsstörung sind derzeit kaum darstellbar.

Am Beispiel der schizoiden Persönlichkeitsstörung in der Kindheit mit einer Symptomatik von Isolierung, Einzelgängertum, gestörter Empathie, gesteigerter Sensibilität bis hin zu argwöhnisch-paranoiden Tendenzen, der Rigidität im Verhalten, bedeutenden Umstellungsschwierigkeiten, einem unüblichen bis bizarren Kommunikationsstil bis zu kurzzeitigen psychotischen Einbrüchen als persistierende Charakteristika (WOLFF u. CHICK 1980) stellt bei weitgehendem Fehlen entsprechender Erhebungsinstrumente eine große Schwierigkeit in der Diagnostizierbarkeit dar. Im allgemeinen müssen aber Persönlichkeitsstörungen wegen der damit verbundenen Ich-Schwäche etwa nach den Erläuterungen von RINGEL und HENSELER eine besondere Suizidgefährdung darstellen.

Auf das Zusammentreffen von suizidalen Handlungen und Symptomen wurde in bezug auf das Vorhandensein von Störungen des Sozialverhaltens bereits hingewiesen – dies steht im Gegensatz zur postulierten Rolle der sogenannten Aggressionsumkehr bei Suizid, worauf neben BIRTCHNELL (1981) auch SONNECK u. Mitarb. (1976) hinweisen.

Zum Zusammenhang zwischen Drogenmißbrauch bzw. -abhängigkeit und Selbstmord stellt BIENER (1976) als Ergebnis seiner Befragung von Jugendlichen fest, daß Drogengebraucher eine sehr verstehende Wertung gegenüber Selbstmord zeigen. Sichere Aufschlüsse für die Stärke dieses Zusammenhangs zwischen Drogenmißbrauch und Suizid ist deswegen aber schwierig zu verdeutlichen, da es kompliziert ist, eindeutige Grenzen zwischen Überdosierung, Beeinträchtigung durch Drogenmißbrauch und eindeutigem Suizidversuch zu ziehen (s. Abschnitt Definitionen).

Eine begleitende Alkoholisierung während einer suizidalen Handlung hat meist die Bedeutung einer Enthemmung. In den Untersuchungen von KREITMANN u. SCHREIBER (1979) haben 30% der 1972–1975 untersuchten 15–19jährigen mit einem erstmaligen Suizidversuch gegenüber 17% der in den Jahren 1968–1971 Untersuchten Alkohol vor der suizidalen Handlung eingenommen, davon waren nur 3,3% (früher 2,3%) chronische Alkoholiker.

Überraschend wenig Hinweise gibt es für Zusammenhänge zwischen minimaler zerebraler Dysfunktion und Suizid, vor allem wenn man die Bedeutung des ersteren in der gegenwärtigen kinderpsychiatrischen Diskussion bedenkt – die entsprechenden Hinweise sind nur schlecht abgesichert (wie etwa bei ROHN u. Mitarb. 1977).

### Klassifikation psychiatrischer Syndrome und suizidaler Handlungen

Suizidale Handlungen, suizidale Gestik oder andere Symptome der Suizidalität werden üblicherweise verschiedenen psychiatrischen Syndromklassifikationen zugeordnet und nicht im Sinne einer eigenen psychiatrischen Diagnose verwendet. Die Zuordnung hat den Stellenwert eines Symptoms, das für eine bestimmte Diagnose auch nicht pathognomonisch ist. Dies läßt sich auch in der Zuordnung zu den bestimmten psychiatrischen Klassifikationen, gemäß der Internationalen Klassifikation der Krankheiten (ICD), aus Tab. 7.4 entnehmen. Nicht pathognomonisch, sondern fakultativ ist die Symptomatik einer Suizidalität in einer Zuordnung zu einer bestimmten klinisch-psychiatrischen Syndromdiagnose auch deswegen, weil diese auch dann nicht damit in einem regelhaften Zusammenhang steht, wenn eine Diagnose mit vorherrschender Depressivität als Leitsymptom gestellt wird (s. auch Abschnitt Depressive Symptomatik und Suizidhandlung).

Die derzeit verbreitetsten Klassifikationssysteme in der Kinder- und Jugendpsychiatrie, wie das Multiaxiale Klassifikationssystem nach RUTTER u. Mitarb. (REMSCHMIDT u. SCHMIDT 1977) und das DSM-III (Diagnostic and Statistical Manual of Mental Discorders, American Psychiatric Association 1980), kennen denn auch suizidale Handlungen oder irgendein Symptom der Suizidalität als Diagnosezuordnung nicht und führen dies auch nicht im entsprechenden Stichwortverzeichnis an. Eine Erfassung der Suizidalität in einer Routinedokumentation muß also im Sinne eines diagnoseergänzenden Symptomkatalogs eigens erfolgen, ähnlich wie dies bei anderen besonderen Symptomen der Fall ist, wenn sie als Ziele einer therapeutischen Intervention erfaßt werden sollen (wie z. B. Schulphobie oder elektiver Mutismus, die auch verschiedenen Diagnosen zugeordnet werden können). Lediglich als Zusatzklassifikation hat die vierstellige ausführliche „Systematik der Internationalen Klassifikation der Krankheiten (ICD) 1979" (für Deutschland herausgegeben vom Bundesminister für Jugend, Familie und Gesundheit) unter den sogenannten E-Teilen (E 950–E 959) selbst zugefügte und als vorsätzlich angegebene Verletzungen bei Selbstmord und versuchtem Selbstmord detailliert aufgegliedert.

## Zugrundeliegende Konflikte und begleitende Faktoren

Risikofaktoren, die in so gut wie allen Untersuchungen angegeben werden, beziehen neben individuellen Variablen und Persönlichkeitsfaktoren neben den unmittelbaren Motiven und Auslösern, sogenannten präzipitierenden Faktoren, auch den soziodemographischen Hintergrund, familiäre Einflüsse, ferner auch Ort, Zeitpunkt der suizidalen Handlung, Vorbilder und ähnliches mehr mit ein. Bei den angegebenen Motiven (s. Übersicht Tab. 7.5) sind dies an erster Stelle Konfliktmotive mit der Familie und/oder Gleichaltrigen, am zweithäufigsten Schulprobleme bzw. bei älteren Adoleszenten Probleme am Arbeitsplatz, sehr häufig überschneiden sich Probleme in all diesen Bereichen. Eine prozeßhafte Zuspitzung von spannungsreichen und konflikthaften Ereignissen, die bedeutungsvolle soziale Beziehungen aufzugreifen schließlich vereitelt, beschreibt JACOBS (1974). (S. Abschnitt Soziologische Verursachungsmodelle.)

## Risikofaktoren beim vollendeten Suizid

Berichte, die mittels Fremdanamnesen vollendete Suizide von Kindern und Jugendlichen genau analysieren, sind selten. SHAFFER (1974) erfaßte alle Suizide in einem 8-Jahres-Zeitraum in England und Wales anhand des Studiums aus Akten und Berichten über Todesfeststellungen, Schulakten und mittels Interviews in den Schulen unter Verwendung allgemeinmedizinischer, psychiatrischer Aufzeichnungen und solcher von Jugendämtern, soweit sie vorhanden waren.

Bei den auf diese Weise erfaßten 30 Todesfällen bis zum Alter von 14 Jahren fand sich kein Fall eines Suizids vor dem 12. Lebensjahr, die Geschlechterrelation war bei einem Anteil von 21 Knaben 2 : 1.

Dem Suizid vorausgegangen waren meist diziplinäre Schwierigkeiten, wie Schuleschwänzen, antisoziale Handlungen in der Schule mit offizieller Strafandrohung. 12 Knaben waren vor dem Selbstmord nicht in der Schule gewesen, drei Knaben waren chronische Schuleschwänzer. 40% der Kinder hatten den Suizid vorher angekündigt – nach der Form der Untersuchung bedeutet dies wahrscheinlich eher eine Unterschätzung –, wenn dem Suizid eine „diziplinäre Krise" vorangegangen war, fehlte in der Regel eine Vorankündigung in Form einer Suiziddrohung.

8 der Kinder hatten eine gute und 9 eine überdurchschnittlich gute Intelligenz, auch die Körperlänge war über dem Durchschnitt, beides zusammen wurde als Anzeichen von Frühreife bei diesen Kindern interpretiert.

7 Kinder stammten aus unvollständigen Elternhäusern, in 6 Fällen wegen Scheidung, weitere 6 Elternpaare hatten sich im Untersuchungszeitraum von 1 bis 4 Jahren nach dem Suizid des Kindes getrennt. Die harten Suizidmethoden überwogen, aber es ist nicht ohne Bedeutung, daß, wenn die Letalitätsabsicht als hoch eingeschätzt wird (nach den Kriterien: geringe Entdeckungswahrscheinlichkeit, keine Information über Suizidabsicht anderen gegenüber und hohes Tötungspotential des verwendeten Mittels), dann konnte man nur bei 14 Knaben und einem Mädchen eine hohe eindeutige Absicht, sich tatsächlich zu suizidieren, nachweisen. Es fragt sich daher, ob nicht diese viel beachtete Untersuchung einiges an Wertigkeit deshalb einbüßt, weil es sich möglicherweise bei 50% der Kinder eben um mißglückte Suizidversuche gehandelt hat.

SHAFFER erfaßte zwei *Persönlichkeitsstereotypien*: Zum einen handelt es sich um Kinder, die ein isoliertes Leben führten, obwohl sie Schulfreunde hatten, es waren überragend intelligente Kinder mit guten Schulerfolgen. Die Gründe für den Selbstmord in dieser Gruppe blieben im wesentlichen unbekannt. Die Mütter dieser Kinder waren in der Regel meist psychisch deutlich gestört, die Kinder boten vor ihrem Tod Hinweise für depressive Zustände, wirkten stark mitgenommen und waren auch durch Stehlen oder Schuleschwänzen auffällig.

Das zweite Persönlichkeitsstereotyp umfaßte Kinder, die sich eher als ungestüm, impulsiv mit Neigung zu aggressiven oder gewaltsamen Durchbrüchen beschreiben ließen, mit einer ungewöhnlichen mißtrauischen und kritikempfindlichen Persönlichkeit und entsprechend auch häufigeren Schwierigkeiten in der Schule. In dieser Gruppe befanden sich auch vorwiegend Mädchen.

Etwas spezifisch Suizidales, das die Tat erklären könnte, findet sich dabei, meint SHAFFER selbst, nicht. Hinweise in dieser Richtung ergeben sich nur dadurch, daß 4 der 30 untersuchten Kinder mindestens einen Verwandten ersten Grades mit einem Suizidversuch hatten, während bei 2 Kindern eine bemerkenswerte Vorliebe bekannt war, alles über Suizid nachzulesen und sich damit intensiv zu beschäftigen.

In einer weiteren Untersuchung über vollendeten Suizid (SANBORN u. Mitarb. 1973) wurden über einen Altersbereich von 10 bis 19 Jahre alle vollendeten Suizide innerhalb von 2 Jahren in New Hampshire mit ähnlichen Methoden wie die von SHAFFER erfaßt. Unter den 10 Kindern und Jugendlichen waren 9 männlich, 5 der Suizidenten hatten Schulschwierigkeiten, aber nur in einem einzigen Fall waren diese mit einem deutlichen Leistungsrückgang verbunden. Nur in einem Fall war ein definitives Alkohol- und Drogenproblem bekannt. In vier Fällen war der Suizid angekündigt worden und in einem Fall ein Suizidversuch bereits vorgekommen. Die Eltern von 2 Suizidenten waren in psychiatrischer Behandlung, und in weiteren 2 Fällen waren Suizide in der Familie vorgekommen.

Da in dieser Untersuchung die Familienangehörigen selbst auch interviewt wurden, konnten die Familienverhältnisse erfaßt werden: Zerrüttete Verhältnisse im Sinne von Streit, Kommunikationsschwierigkeiten und bedrückende Atmosphäre bestanden in 8 Familien. Kein Suizident lebte in einer unvollständigen Familie.

LEBLHUBER u. Mitarb. (1981) interviewten Familien zwei bis vier Jahre nach dem Selbstmord eines Kindes in Oberösterreich. Von 47 bekannten Fällen konnten allerdings nur 29 Familien erreicht werden. 25 dieser Suizidenten im Alter zwischen 9 und 20 Jahren waren männlich. 8 hatten hier ihren Selbstmord vorher angekündigt, und als Motive wurden in der Reihenfolge der Häufigkeit Partnerkonflikte, Schulschwierigkeiten, Unfälle und Angst vor deren Folgen und in zwei Fällen Konflikte in der Familie erhoben. 15 der Suizidenten brachten sich durch Erhängen um, 6 durch Erschießen und 3 durch Einatmen von Gas, 2 durch Springen vor einen Zug und zwei durch Einnahme von Tabletten, einer durch Selbstverbrennung. In der retrospektiven Einschätzung zeigten zwei Drittel aller Fälle erhebliche Verhaltensstörungen, zwei mit Anzeichen einer Psychose. In der Verwandtschaft waren in 6 Fällen Suizidversuche bekannt, andere psychiatrische Auffälligkeiten bestanden in vier Fällen im Vorliegen einer Psychose, mindestens einmal lag Alkoholismus in der Familie vor.

## Einflußfaktoren bei Selbstmordversuchen

Die folgende Übersicht in den Tab. 7.5 und 7.6 faßt einige greifbare Untersuchungen ab 1973 zusammen, die einen Überblick über die häufig erfaßten Begleitumstände und Einflußfaktoren geben sollen.

Es ist derzeit aber schwer möglich, empirische Untersuchungen zu vergleichen, um die Wertigkeit bzw. Gewichtung verschiedener Einflußvariablen darzustellen. Die Gründe dafür sind *erstens* in der Regel fehlende Kontrollgruppenvergleiche (idealerweise zwischen Patienten mit und ohne Suizidversuch und nichtpsychiatrische Patienten), *zweitens* die meist fehlende Bezugnahme auf demographische Daten aus dem entsprechenden Versorgungsgebiet, aus dem die Patienten stammen, *drittens* unterschiedliche Untersuchungsmethodik, die z. B. auf unterschiedliche, aber sehr globale Dokumentation zurückzuführen ist, *viertens* führen unterschiedliche hypothetische Annahmen über pro-

Tabelle 7.**5** Geschlechterrelation, Methode und angegebene Motive bei Suizidversuchen

| Untersucher | Art der Untersuchung | Anzahl d. unters. Fälle Altersber. | Geschlechter-relation weibl./männl. | Methode | Tötungsabsicht | Angegebene Motive |
|---|---|---|---|---|---|---|
| 1 *Amir* (1973) | administrative Epidemiologie Unterl. von Polizei/Sozialagent. Israel 1963–1966, unter Einschluß der Suizide | 279/10–17 J. | 3:1 (1:1 bei vollendetem Suizid) | Intoxikation: 56%<br>Schnitt: 13%<br>Harte Methoden: 16% | hoch: 33%<br>Beeinflussungsvers. anderer: 3%<br>unklar: 37% | Streit mit den Eltern: 13%<br>Streit mit anderen Bezugspersonen: 21%<br>Schulversagen: 16% |
| 2 *Parnitzke* u. *Regel* (1973) | stationäre Patienten, Magdeburg | 354/13–17 J. | 2,7:1 | Schlaftabletten: 52% b. jüngeren 47% b. älteren<br>Leuchtgas: 15%<br>10% der männl. Jugendlichen standen unter Alkohol | ernsthaft: 14%<br>demonstrativ: 80%<br>unklar: 6% | Auseinandersetzungen: mit Familie, Schule, Partner, Selbstwertkrise 64% |
| 3 *White* (1974) | stationäre Patienten in konsekutiver Reihenfolge, Birmingham | 50/13–19 J. | 4:1 | (nur Vergiftungen unters.)<br>Analgetika: 36%<br>Barbiturate: 16%<br>Schlafmittel/Beruhigungsmittel: 28% | hoch: 22%<br>andere beeinfl. wollen: 12%<br>Flucht: 6%<br>Schlaf: 4%<br>n. eig. Ang. | Streit m. Familie: 32%<br>mit anderen: 38%<br>Angst wegen Schulschwierigkeiten: 8%<br>(unmittelbar vorangegangene Ereignisse) |
| 4 *Biener* u. *Burger* (1976) | administrative Epidemiologie nach Polizeiangaben 1960–1970, Zürich | 438/12–15 J. | 1,1:1 | Tabletten: 63% w. 51% m.<br>Gas. 6% w. 4,5% m.<br>Schnitte u. Stiche: 12% w. 19% m.<br>Harte Methoden: 9% w. 15% m.<br>10,5% unter Alkohol | ernst: 60%<br>demonstrativ: 40% | Streit mit Eltern/Broken home: 5% w. 6% m.<br>Liebeskummer, Eheprobleme: 43% w. 25% m.<br>Berufs- u. Schulprobleme: 2,2% w. 3,5% m.<br>Partnerbeziehung: 65% w. 50% m.<br>Sexualität: 0% w. 33% m. |
| 5 *Bron* (1976) | alle stationären Patienten 1969–1973, Bonn | 91/14–25 J. | 1:1 | Tabletten: 80% w. 65% m.<br>Schnitte Handgelenk: 11% w. 16% m.<br>Harte Methoden: 5,5% | ernst: 27%<br>Appell: 61%<br>Distanz u. Ruhe: 12% | Differenz m. Eltern: 22%<br>Liebesprobleme: 51%<br>Schule u. Beruf: 21% |
| 6 *Remschmidt* u. *Schwab* (1978) | stationär oder ambulant behandelte Patienten 1963–1973, Magdeburg | 157/13–18 J. | 1,8:1 (1:1 bei 10- bis 13jährigen) | Schlafmittel, Analgetika: 69%<br>Gift: 17% w. 11% m.<br>Harte Methoden: 10% w. 52% m. | (Knaben häufiger lebensbedrohlich) | Familienkonflikte: 33%<br>Liebeskonflikte: 16%<br>Schul- o. berufl. Schwierigkeiten: 6%<br>Psychiatrische Erkrankungen: 4%<br>(als Suizidanlaß bewertet) |
| 7 *Gild* (1980) | Befragung von 30 erfaßten Patienten 3/1977–6/1978, Reutlingen | 30/15–20 J. | 2:1 | Schlafmittel: 30%<br>Kombinationen: 66%<br>(27% standen unter Alkohol)<br>10% zusätzl. Schnitte am Handgelenk | Entdeckung – sicher o. n. Rettung gesucht: 33%<br>Entdeckung: unwahrsch.: 13%<br>wahrsch.: 53% | (keine Angaben), spontaner Entschluß: 57%<br>in Wochen bis Monaten geplant: 27%<br>unklar: 10% |

Tabelle 7.**6** Familienfaktoren und zeitlicher Gipfel bei Selbstmordversuchen

| Sozialer Hintergrund der Eltern | Unvollständige Familie | Familienpathologie |
|---|---|---|
| 1. 67% Einwanderereltern (vor allem aus dem Orient) aus deprivierter Situation | 13% (bei 25% fehlt der biologische Elternteil) | keine Angaben |
| 2. keine Angaben | 40% (davon 18% der Kinder in Ersatzfamilien) | keine Angaben |
| 3. soziale Klassen: I. 0%/II. 2%/III. 16%/IV. 52%/V. 6% | 50% Separationserfahrungen, bei 44% fehlt ein biologischer Elternteil | bei 18% erstgradig Verwandte in psychiatrischer Behandlung |
| 4. keine Angaben | keine Angaben | keine Angaben |
| 5. 40% Handwerker, 27% akademische Berufe, 23% mittlere Beamte, Angestellte, Kaufleute, Unternehmer | keine Angaben | 62% (weibl.) inkonsequentes Verhalten der Eltern, 67% (männl.) verwöhn. gewährende Eltern, 15% Suizid u. Suizidversuche in der Familie |
| 6. soziale Schicht: I. 4%/II. 14%/III. 31%/IV. 30%/ V. 20% (gegenüber Landesdurchschnitt Unterrepräsentation d. Schicht III. u. Überrepräsentation d. Schicht V.) | 40% unvollständiges Elternhaus (davon 6% durch Trennung, 13% durch Tod und 23% durch Scheidung) | Suizidhandlungen bei Eltern 20% Alkoholismus des Vaters in 10% |
| 7. 43% Arbeiter (ungelernt/gelernt), 33% mittlere Angestellte/Beamte, 7% höhere Angestellte/Beamte | | |

| Zeitlicher Gipfel/Ort des Suizidversuches | Frühere Selbstmordversuche |
|---|---|
| 1. warme Monate, Montag u. Donnerstag, nachmittags u. nachts | 13% (Geschlechterrelation 1:1) |
| 2. Freitag u. Samstag/nachmittags u. abends (79% in der eigenen Wohnung) | 7% (bei älteren 17%) Zeitspanne innerhalb von 2 Jahren |
| 3. keine Angaben | 14% (nur weibl. mit reduzierter intellektueller Fähigkeit) |
| 4. keine Wochentagspräferenz (weibl.), dienstags (am seltensten samstags) (männl.), nachmittags u. nachts, September (weibl.), keine Präferenz für bestimmte Monate (männl.), am seltensten im Juni | 18% (in 27,5% Abschiedsbriefe) |
| 5. keine Angaben | 45% |
| 6. keine jahreszeitliche Abhängigkeit in der Tendenz, montags häufiger, 73% in der elterlichen Wohnung | 17% (unklar in 13%) |
| 7. abends und nachts 67% | keine Angaben |

gnostisch ungünstige oder günstige Faktoren bezüglich des Schweregrades und der angenommenen Verursachung der Suizidalität zu unterschiedlichen Befunddarstellungen. *Fünftens* führen unterschiedliche Entscheidungskriterien, wer nun stationär und wer etwa nur konsiliarisch aufgenommen bzw. erfaßt wird, zu Verzerrungen in der Vergleichbarkeit, *sechstens* werden sehr heterogene Gruppierungen zusammengefaßt, z. B. große Altersbereiche von der Präpubertät bis in das junge Erwachsenenalter, wie auch die gemeinsame Darstellung von Patienten mit Suizidgesten, Parasuiziden oder mit mißglückten Suiziden.

Wie sehr sich *Inanspruchnahmebarrieren* verändern können, belegt auch die Untersuchung von SCHNEER und Mitarb. (1975). Im selben Krankenhaus hatte sich generell das Symptomprofil der Patienten innerhalb eines 10-Jahres-Zeitraumes so verändert, daß nunmehr wesentlich mehr aggressive, mehr suizidale und mehr psychotische Patienten aufgenommen wurden als früher, d. h., daß eine Auswahl in Richtung schwerer Fälle zur stationären Aufnahme kamen, dementsprechend hatten sich auch Motive und Hintergrundbedingungen im Vergleich zwischen Suizidenten und Nichtsuizidenten im zweiten Vergleichszeitraum ebenfalls verändert.

Ein weiterer Grund bei der Schwierigkeit in der Erfassung relevanter Risikofaktoren stellt die immer wieder hohe *Abbruchrate* in Behandlungssituationen dar, so daß die häufige Impulsivität und Flüchtigkeit der Symptomatik im doppelten Sinn

des Wortes eine Untersuchung erschwert. Schließlich ist ja auch eine umfassendere Untersuchung bei der relativen Seltenheit (aber auch aus ethischen Gründen) in Form einer Felduntersuchung ohne Berücksichtigung von institutioneller Erfassung schwer denkbar.
Über weitere Faktoren finden sich nur spärliche Angaben, so z. B. über die Herkunft aus städtischen oder ländlichen Bereichen. Bei AMIR (1973) kommen 42% der Suizidenten aus städtischen Zentren, 47% aus kleinstädtischen und 4% aus ländlichen Gegenden, in der Untersuchung von REMSCHMIDT u. SCHWAB (1978) 52% aus kleinstädtischen und 39% aus dörflichen und 7% aus großstädtischen Bereichen.
Interessant ist auch, daß *Schulfaktoren* in Form von Schulschwierigkeiten und Ängsten um die Schule relativ schlecht dokumentiert werden. So ist in der ersten Studie (AMIR 1973) erwähnt, daß 45% der Suizidenten keine formale oder kaum eine Beschulung erfuhren (!). Mädchen hatten in der Regel höhere Schulbildung als die suizidalen Knaben. In der Unterschung von WHITE finden sich bei 22% Schulschwierigkeiten, davon ⅔ jener Schüler, die eine höhere Schule besuchten (18% aller Patienten), dabei zeigten sich starke Hinweise dafür, daß gerade bei diesen Kindern die mangelnde Unterstützung und das völlige Unverständnis der Eltern, die selbst keine höhere Schulbildung hatten, den Konflikt wesentlich mitverursachten.
In den Angaben von BRON (1976) wird deutlich, daß 15% der weiblichen und 20% der männlichen Suizidenten ihre Ausbildung abgebrochen haben, und REMSCHMIDT u. SCHWAB geben an, daß 31% eine schlechte Schulleistung und 17% gravierende Schulängste aufwiesen.
Genauere *Intelligenztestangaben* finden sich in der Studie von WHITE (1974), der eine bimodale Verteilung mit Häufungen im einerseits höheren, im andererseits niedrigeren Intelligenzbereich angibt, ähnlich wie bei SHAFFER (1974).
Ferner wird in der Studie von WHITE deutlich, was in den Untersuchungen über Jugendliche selten dokumentiert wird, nämlich, daß 26% der Patienten vorher schon wegen psychischer Schwierigkeiten (davon 12% wegen Verhaltensauffälligkeiten) in einer Untersuchung oder Therapie standen, 12% wurden antidepressiv behandelt und 20% wegen somatischer oder psychosomatischer Beschwerden allgemeinmedizinisch (nicht psychiatrisch-psychotherapeutisch) behandelt.
Im übrigen gibt WHITE auch das Ausmaß des stationären Aufenthaltes mit 1–14 Tagen (Mittelwert 2,6 Tage) an, von den 56% der Patienten, die zur Nachbehandlung einbestellt wurden, blieben ⅓ meist schon beim ersten Termin aus. In einer Nachbeobachtungszeit von einem Jahr war in 8% ein wiederholter Selbstmordversuch und in 12% eine Aufnahme in einem psychiatrischen Krankenhaus registriert worden, u. a. wegen Depressionen und schizoiden Persönlichkeitsstörungen.
Nur in der Studie von BIENER u. BURGER (1976) hatten unerwünschte Gravidität bzw. Furcht davor in 13% der Fälle eine Bedeutung für den Suizid.

In einer weiteren Untersuchung von MATTHIES (1981) in Berlin finden sich zwar kaum Frequenzangaben, aber unter Zuhilfenahme statistischer Verfahren Berechnungen sowohl über den Zusammenhang einzelner Variablen als auch Vergleiche mit einer parallelisierten Kontrollgruppe von nichtsuizidalen kinderpsychiatrischen Patienten im Alter von 9–17 Jahren. Insgesamt unterschieden sich die zwei Gruppen von suizidalen und nichtsuizidalen Kindern und Jugendlichen nicht signifikant aufgrund von familiären Einflüssen wie des früheren Todes eines Elternteiles, Stiefelternerfahrung, Berufstätigkeit beider Eltern oder eines alleinstehenden Elternteils, der Wohnmobilität der Eltern und auch nicht durch frühere Heimaufenthalte des Kindes. Scheidungsereignisse korrelierten mit einem Nichtwiederholen von Suizidversuchen. Die beiden Gruppen zeigten keine Unterschiede bezüglich Alkoholismus der Eltern bzw. von grob ungeordneten Familienverhältnissen, wie antisoziales bzw. kriminelles Verhalten der Eltern.

Herausragende Bedeutung hat hingegen elterliches Suizidverhalten, kindliche depressive Verstimmungen und kindliche Selbstverletzungen (letzteres kommt aber in den Untersuchungen wie z. B. bei SHAFFER und REMSCHMIDT u. SCHWAB in der Kombination mit Suizidhandlungen kaum je vor).

## Familiäre Besonderheiten und suizidales Verhalten

Broken home, d. h. das Fehlen eines (mindestens soziologischen) Elternteils, scheint eine zu grobe Definition zu sein, um Einflüsse auf suizidales Verhalten erklären zu können. SCHMIDTKE (in unpublizierten Daten von 1982) stellt in einer Literaturübersicht fest, daß die Prozentangaben über Broken-home-Situationen beim Suizid und Suizidversuch zwischen 11% und 92% schwanken, ebensolche Schwankungen gibt es bei der Darstellung psychisch auffälliger Gruppen, während die Schätzungshäufigkeit von Broken-home-Situationen für Kinder in der Bundesrepublik Deutschland nach demselben Autor bei 11% liegen dürfte.
Die umfassende bereits zitierte Untersuchung von KREITMAN u. SCHREIBER (1979) kann permanente Separationserfahrungen *nicht* als signifikantes Merkmal zu Suizidversuchen assoziieren. Daraus ergibt sich die Notwendigkeit, die Art der Verlusterfahrungen zu differenzieren (etwa ob sie nach dem Tod eines Elternteils entstanden sind oder nach chronischem Zerwürfnis mit nachfolgender Trennung). Entsprechende Hinweise finden sich sehr eindrucksvoll auch bei JACOBS (1974).
Generell finden sich starke Zusammenhänge zwischen einer Entfremdung von elterlichen Wertvorstellungen und chronischen Streitfaktoren mit psychiatrischer Auffälligkeit gerade in der Zeit der Norm- und Wertfindung der Adoleszenz (RUTTER u. Mitarb. 1976).
Entfremdung, Isolation von sozialen Kontakten zu

Gleichaltrigen („peers"), Konflikte mit den Eltern entzweigegangene Liebesbeziehungen, ökonomischer Status der Eltern, Kommunikationsprobleme mit den Eltern, Schulschwierigkeiten, Vorhandensein von Stiefeltern und als letzter Faktor „broken home" im Sinne einer Unvollständigkeit der Familie, dies waren in der Untersuchung von WENZ (1974) die 8 statistisch signifikanten Faktoren in dieser Reihenfolge bei Suizidversuch von 12–18-jährigen. In Einzeldarstellungen wird auch etwa in der Arbeit von SCHLEIFFER (1979) auf das Zusammenwirken von Suiziderfahrung von Familienmitgliedern, fehlender Trauerarbeit und gleichzeitig bestehender Broken-home-Symptomatik hingewiesen. Nach einer Untersuchung von SHEPHERD u. BARRACLOUGH (1976), in der 36 Kinder mit einer Nachbeobachtungszeit von 5 bis 7 Jahren nach dem Suizid eines Elternteils erfaßt wurden, kommt vor allem der früheren und jetzigen psychischen Mangelsituation, in der die Kinder aufwuchsen, ein besonderes Gewicht zu. Dies hat einen wesentlich größeren Einfluß auf die psychische Stabilität als der Suizid eines Elternteils an sich. Bei einem Teil der Kinder kam es zu einer Stabilisierung nach dem Suizid offenbar dadurch, daß nun der kranke Elternteil tot war. Kein Kind hat aber einen Suizid selbst versucht, es wird lediglich von einer Suiziddrohung berichtet. Dies kann auch im Einklang mit den oben berichteten Untersuchungsergebnissen von MATTHIES (1981) stehen (Scheidung der Eltern korreliert mit der Nichtwiederholung von Suizid) und weist auf die Bedeutung differenzierter Untersuchungen über familiäre Interaktionen hin.

In einer entsprechenden Untersuchung von WILLIAMS u. LYONS (1976) werden, nach verschiedenen Gesichtspunkten parallelisiert, zwei Gruppen von Familien miteinander verglichen. In jene Familien mit einem Adoleszenten, der einen Suizidversuch verübt hat, war gegenüber den Familien ohne derartige Vorkommnisse wesentlich häufiger ein konflikthaftes Interagieren mit den Eltern, eine Rigidität im Verhalten der einzelnen Familienmitglieder mit wenig sinnvoller verbaler Kommunikation und damit der höhere Störungsgrad in der Interaktion der Familien mit einem adoleszenten Suizidenten zu belegen, doch sind gestörte Interaktionsstile wie auch überhaupt psychiatrische Störungen der Eltern von kinderpsychiatrischen Patienten auch ohne Familienmitglied mit Suizid häufig (STEWART u. Mitarb. 1980).

FARBER (1977) schließt seine Aufzählung über Faktoren, die das Vorkommen von Suiziden innerhalb einer Familie determinieren soll, mit der Konklusion, daß diese Einflüsse manchmal offensichtlich, manchmal subtil, manchmal direkt oder indirekt psychologisch oder mehr physiologisch oder sozial seien, in verschiedenen Kombinationen interagieren können, deren praktische und theoretische Bedeutung zwar wichtig, aber derzeit nicht sicher abschätzbar seien.

### Unklare Unfälle

Während vorgetäuschte Unfälle als Suizide durch einen vorgetäuschten Autounfall im Kindes- und Jugendalter kaum eine Bedeutung haben, spielt dies bei den Intoxikationen insbesondere bei jungen Kindern sehr wohl eine bedeutende Rolle. Hier wird vor allem weit eher an ein Versehen oder einen Unfall und nicht an einen Selbstmordversuch gedacht, je jünger ein Kind ist. In einer Erhebung in Vergiftungszentralen war in einer Altergruppe von 6–10jährigen zunächst in 69% der Fälle von den medizinischen Beurteilern angenommen worden, daß es sich um keinen Suizidversuch handelte, erst eine genaue Nachuntersuchung ergab, daß es sich nur in 50% um eine unabsichtliche Einnahme handelte, während in 13% eine Suizidabsicht aufgedeckt werden konnte (MCINTIRE u. ANGLE 1981). Bei den 11–13jährigen waren die Verhältnisse analog, hier wurde nach genauer Befragung herausgefunden, daß in 53% eine Suizidabsicht angenommen werden mußte. Die Prozentsätze veränderten sich dramatisch weiter, wenn später Interviews in den Wohnungen durchgeführt wurden: Von zufällig ausgewählten nachuntersuchten Kindern im Alter von 6–17 Jahren, bei denen nur in 42% der Fälle zunächst ein Suizidversuch angenommen wurde, wurde nach einer derartigen Untersuchung die Intoxikation in 70% der Fälle als suizidale Geste eingeschätzt, in 2% handelte es sich um einen Suizidversuch und nur in 4% um einen Unfall. Dies zeigt weiter an, daß jede selbstschädigende Handlung auch bei sehr jungen Kindern eine genauere Untersuchung in einem kürzeren Abstand vor dem Ereignis notwenig macht.

## Ätiologie und Pathogenese

Im folgenden soll auf einige theoretische Verursachungsmodelle eingegangen werden, die in der gegenwärtigen Diskussion von Bedeutung sind; sie gehen von sehr verschiedenen Positionen aus, die derzeit auch schwer vereinbar erscheinen.

### Soziologische Verursachungsmodelle

Laut RENÉ KÖNIGs Nachwort zur deutschen Ausgabe, sei DURKHEIMs Typologie des Suizids (1897, deutsch 1973) dank seiner theoretischen Kraft allen Nachfolgern überlegen. Im Vergleich der unterschiedlichen Suizidrate in verschiedenen Ländern und der sozialen Verhältnisse werden verschiedene Suizidtypen nach sozialen Ursachen beschrieben. So der *egoistische Selbstmord*: Individuen mit geringer sozialer Integration begehen Selbstmord. „Exzessiver Individualismus bietet nicht nur ein günstiges Klima für das Entstehen von Ursachen, die den Selbstmord fördern, sondern ist in sich selbst eine solche Ursache". Hier fügt DURKHEIM ein, daß der Selbstmord im Kindesalter deswegen so selten sei, weil die Gesellschaft dem Kind noch fern steht und weil eine zerfallende Gesellschaft noch keine Zeit hatte, das Kind nach ihrer Vorstellung zu formen. Der *altruistische Selbstmord* steht im Gegensatz zum egoistischen Selbstmord, insofern die Rate des einen abnimmt, wenn die andere zunimmt. Hier übe die Gesellschaft einen Druck aus, sich selbst zu zerstören, in Form einer Verpflichtung mit Rücksicht auf soziale Ziele. Zum Beispiel bringen sich alte Leute in bestimmten primitiven Gesellschaften um, um niemandem zur Last zu fallen und erfüllen damit einen Auftrag. Ein anderes Beispiel ist der Selbstmord von Frauen beim Tod ihrer Gatten oder von Gefolgsleuten. Die soziale Integration übt einen Druck aus und ist zum Unterschied vom egoistischen Selbstmord stark ausgeprägt. Beim *anomischen Selbstmord* ist die normative Integration beeinträchtigt, z. B. durch wirtschaftliche Krisen oder auch bei plötzlicher wirtschaftlicher Prosperität. Beides erschwert eine stabile Wertorientierung im Rahmen sozialer Beziehungen, es kommt leicht zu maßlosen Erwartungen, die nicht erfüllt werden können. Auf einen vierten Selbstmordtyp hat DURKHEIM nur in seiner berühmten Fußnote hingewiesen, nämlich den *fatalistischen Selbstmord*. Dieser ist dem anomischen Selbstmord entgegengesetzt, ein Übermaß von Reglementierungen ist hier der Auslöser der Problemkonstellation.

DURKHEIM hat auch versucht, psychische Sekundärerscheinungen bei bestimmten Selbstmordtypen zu beschreiben, etwa apathische Schwermut mit Selbstbemitleidung, zusammen mit der kühlen zynischen Überlegung des Skeptikers beim egoistischen Selbstmord oder das ruhige Gefühl erfüllter Pflicht mit mystischer Begeisterung beim altruistischen Selbstmord und schließlich heftige Vorwürfe gegen das Leben im allgemeinen und gegen einzelne Personen beim anomischen Selbstmord.

Einerseits auf die nicht immer so eindeutigen Interpretationsmöglichkeiten, aber auf der anderen Seite auch auf die bemerkenswerte statistische Beziehung zwischen den internationalen Selbstmordraten und wirtschaftlichen Veränderungen hat in einer eigenen Nachrechnung mit Daten aus den 60er Jahren dieses Jahrhunderts jüngst MURPHY (1982) hingewiesen.

Abgesehen von den Schwierigkeiten, Schlüsse aus Selbstmordraten auf die individuelle Ebene übertragen zu können, geht JACOBS (1974) davon aus, daß der Prozeß, den speziell die von ihm untersuchten Jugendlichen durchmachten und in dessen Verlauf sie immer stärker isoliert wurden, ein mehr individuell-soziologischer Ansatz fruchtbringend sei. Er analysierte Interviews und Abschiedsbriefe unter dem formalen Aspekt einer sich entwickelnden Problemgeschichte mit innerer Folgerichtigkeit und immer stärker drängenden Problemkonstellationen. In einem derartigen Verlauf mit immer größeren Schwierigkeiten kommt es dazu, daß immer weniger akzeptable Anpassungstechniken zur Bewältigung alter und neuer Probleme zur Verfügung stünden, bis es zur kettenreaktionsartigen Auflösung restlicher sozialer Beziehungen kommt und nach vergeblichen anderen Problemlösungsversuchen (Weglaufen, Aggressionsdurchbrüche, Rückzug) am Ende dieser Entwicklung ein Selbstmordversuch steht. Zwischen DURKHEIMs Ansätzen und denen seiner Nachfolger und dem biographisch soziologischen Ansatz JACOBS stehen im soziologischen Bereich Arbeiten, die Ansteckung, Vorbilder, Imitation, kurz Nachbarschaftskontexte, als Struktur sozialer Beeinflussung untersuchen (DURKHEIM selber meinte, daß Nachahmung keinen ausschlaggebenden Faktor bildet, sondern nur durch den Einfluß anderer Faktoren verstärkt werde).

WELZ (1979) hat, bezogen auf das Gesamtgebiet der Stadt Mannheim, 199 Straßen festgestellt, in welchen mehr als 10 Selbstmordversuche pro 100 Einwohner innerhalb einer 10-Jahres-Periode verübt wurden. In der Straße mit der höchsten Selbstmordversuchsrate beging jeder vierzehnte einen Selbstmordversuch. Derartige Untersuchungen, die allerdings die Fluktuation der Wohnbevölkerung aus diesem Gebiet nicht mit erfaßt, so daß die Einwohnerzahl und damit auch die Rate von Selbstmordversuchen pro Wohnbevölkerung auf ihre Richtigkeit schwer einzuschätzen ist, weisen im Anschluß an die Arbeiten von PHILLIPS (1981) auf die Wirksamkeit von *Ansteckungsmodellen* hin. Letzterer hat in den 70er Jahren den suggestiven Einfluß und das imitative Verhalten in unmittelbarer Folge nach Berichten auf Titelseiten einflußreicher Zeitungen in den USA und England über bekannte Persönlichkeiten, die sich suizidierten, in ihren Auswirkungen untersucht. PHILLIPS stellte fest, daß nach derartigen Zeitungsberichten im folgenden Monat ein Anstieg in regionalen Suizidraten festgestellt werden konnte. Die stärkste Zunahme (um 12%) habe sich z. B. nach dem Tod Marylin Monroes gezeigt. Auch KREITMAN u. Mitarb. (1970) finden viermal häufiger Suizide bei Bezugspersonen von Suizidenten als bei einer Kontrollgruppe, entsprechende Hinweise finden sich auch bei SHAFFER (1974) in der Untersuchung über vollendete Suizide von Kindern, da hier in 13% der erstgradigen Verwandten ebenfalls suizidale Handlungen erfolgt waren. Auch JACOBS findet in seinen Untersuchungen gegenüber einer Kontrollgruppe von Jugendlichen bei den Suizidenten eine starke Anhäufung von Selbstmordversuchen bei Freunden, Verwandten und Eltern.

Es fragt sich aber, ob in diesen Untersuchungen die vorbildhafte Modellsituation nicht doch eher vom Patienten erinnert oder angegeben wird als von Kontrollgruppen. So fand BIENER (1982) in 30% der Angaben von nichtsuizidalen Schwesternschülerinnen, Lehrlingen und Medizinstudenten, daß diese bereits als Zeuge oder Wissende mit dem

Problem von Selbstmorden bei Verwandten bzw. Bekannten in Berührung gekommen waren.
Die Auffassung im Sinne DURKHEIMs, daß nämlich Nachahmung nur durch den Einfluß anderer Faktoren verstärkt wird, läßt sich in vielen der genannten Untersuchungen belegen, nämlich, daß Zustände sozialer Desintegration bedeutsam waren. So fällt in den Untersuchungsergebnissen von WELZ besonders auf, daß es starke Zusammenhänge besonders zwischen jungen Suizidenten und dem Wohngebietstypus gibt, aus dem sie stammen und der durch die starke Ausprägung sozialer Anomie und Desintegration gekennzeichnet ist. Für aktuelle Disharmonie der familiären Beziehungen finden sich eindrucksvolle Schilderungen aus den Interviewprotokollen von JACOBS und auch Hinweise bei SHAFFER.

## Tiefenpsychologisch-psychoanalytische Verursachungsmodelle

Soziologische Studien, auf welcher Ebene auch immer, fügen psychologisierende Überlegungen nur in theoretischen Modellen mit ein (über den Stand entsprechender Theoriebildung und deren kritische Wertung s. GORES [1981]). Die ersten wesentlichen Überlegungen finden sich im Beitrag von ALFRED ADLER in den „Diskussionen des Wiener Psychoanalytischen Vereins" von 1910; dieses Heft war der Erörterung von Schülerselbstmorden gewidmet. ADLER wies hier bereits auf die sozialen Voraussetzungen, aber auch auf die Folgen des Selbstmordes hin und setzte damit sozial kommunikative Akzente, die über die rein intrapsychischen Darstellungsweisen hinausreichten und erst in den 60er Jahren wieder in STENGELs „Schrei um Hilfe" formuliert wurden und nahmen damit auch einen sozialpsychiatrischen Ansatz vorweg. Nach ADLER müsse der Selbstmord individuell begriffen werden, aber man müsse auf die sozialen Voraussetzungen und die sozialen Folgen eines Selbstmordes hinweisen, genauso wie auf die „unglaublich empfindliche Natur des Selbstmörders". Dies habe entwicklungsgeschichtliche Wurzeln in der Doppelrolle des Kindes zwischen Anlehung, Unterstützung, Unterwerfung einerseits und Eigenwille, Streben zur Selbstständigkeit andererseits. Eine gestörte Entwicklung könnte richtungsweisend wirken, später auch als Erwachsener tendenziell früh auf Hilfe anderer sich angewiesen zu fühlen. Die eigene Überempfindlichkeit wache darüber, daß einem die Schwäche selber nicht bewußt wird, da dem Schicksal, dem Pech, der schlechten Erziehung, den Eltern, der Welt schuld an eigenen Mißgeschicken gegeben wird. Körperliche Fehler und Schwächen werden außerdem eingesetzt, um sich das dauernde Interesse und auch eine gewisse Herrschaft über die Umgebung zu sichern. Dies könne so weit gehen, bis – unbewußt – eine Situation geschaffen wird, in der Krankheit und selbst der eigene Tod gewünscht wird, teils um Angehörigen Schmerzen zu bereiten, teils um ihnen die Erkenntnis abzuringen, was sie an dem stets (subjektiv gedacht) Zurückgesetzten verloren haben. Weiter sei wesentlich, daß Krankheit als Mittel eingesetzt wird, um das Interesse der Umwelt auf sich zu lenken, dies diene wiederum als Vorwand, jeder Entscheidung auszuweichen. Durch das Gefühl, nichts zu Ende bringen zu können, kommt es im verstärkten Ausmaß zu Ungeduld und Haß und zum Zweifel an den eigenen Fähigkeiten. Dies verstärke sich um so mehr, je hypertropher der Ehrgeiz und die Größenideen seien, weil sich damit auch das Gefühl der Unerfüllbarkeit verstärke, beides würde sowohl den Nervösen als auch den Selbstmörder kennzeichnen, beide hätten das Gefühl der Minderwertigkeit. Diese Konstellationen stellten eine regelmäßige psychische Grundlage dar, die auch zu Selbstmord und Selbstmordversuchen Anlaß gibt.
ADLER trennt die neurotische Entwicklung und die Selbstmordproblematik nicht voneinander, er meint, Neurose und Selbstmord treten deshalb „zuweilen" vergesellschaftet auf. Selbstmord und Neurosen stellten Reaktionen auf kindliche Überschätzungen von Motiven, Herabsetzungen und Enttäuschungen dar; der Selbstmord stellt eine Sicherung dar, um Auseinandersetzungen im Kampf um das Leben mit den daraus resultierenden Beeinträchtigungen zu entgehen.
Im Grunde finden sich Weiterentwicklungen dieser Gedankengänge wieder in den Beschreibungen RINGELs (1953) (der der Individualpsychologie ADLERs verpflichtet ist), aber auch in den psychoanalytischen Darstellungen HENSELERs (1974) über die Bedeutung narzißtischer Vorgänge für die Selbstmordhandlung. Hier finden sich verwandte Konstrukte.
Die Vorstellungen FREUDs (1917) stellen Zusammenhänge dar zwischen einer Selbstmordhandlung und dem Verlust einer Bezugsperson (Objektverlust) oder der Enttäuschung durch diese, ferner der Abwehr dieser Enttäuschung und dem Auftreten von Haßimpulsen. In der Sprache der Psychoanalyse gesagt, bedeutet dies, daß durch Regression auf orale Erlebnisweisen das verlorene Objekt, auf das nicht verzichtet werden kann, einverleibt wird. Zu letzterem kommt es, da die Aggression nun gegen sich selbst gerichtet ist und damit sowohl das einverleibte Objekt als auch gleichzeitig als Sühne das Selbst getötet wird. – Diese Vorstellungen werden heute als nicht ausreichend und wohl als erste Erklärungen FREUDs bezeichnet. Weiterführende Annahmen zum Ablauf einer Entwicklung bis hin zum Selbstmord finden sich in Arbeiten verschiedener tiefenpsychologisch orientierter Autoren, mit Hinweisen auf die spätere Entwicklung der theoretischen Erwägungen bei FREUD selbst (s. DÜHRSSEN 1967) sowie auch unter Einbeziehung anderer Ansätze, wie z. B. kognitive Erklärungen (im Sinne von BECK s. u.), entsprechende

Erläuterungen finden sich mit verschiedenen Wertungen bei WEINER (1970), TOOLAN (1975), GLASER (1978) u. a.
Insbesondere aber führt HENSELER (1974) aus, daß, im Gegensatz zu der eher einfachen Theorie, die Psychotherapie von Suizidpatienten schwierig sei, die Angabe darüber oft vage, polypragmatisch bis offen resignierend. Da der Umkehr des Aggressionskonfliktes offenbar zu wenig handlungsanweisende Bedeutung für die Therapie zukommt und auch die Beobachtungen STENGELs und FEUERLEINs, daß den Suizidenten nämlich nicht die reale Konsequenz des Todes vorschwebt, sondern eher Phantasien von Abschalten, Unterbrechen, Geborgenheit, Ruhe, Flucht, Appell, Wunsch nach Zäsur, den Erwartungen der Suizidenten entsprechen, stellt HENSELER Überlegungen zur Bedeutung der Narzißmustheorie für die suizidale Psychodynamik an: Wesentlich sei danach eine im Selbstgefühl stark verunsicherte Persönlichkeit, so daß im subjektiven Erleben ein Zustand von vermuteter Bedrohung, Verlassenheit und Hilflosigkeit und ein hohes Maß von Realitätsverleugnung mit Idealisierung der eigenen Person als Schutz des Selbstgefühls bedeutsam wird. Wenn diese Mechanismen nicht ausreichen, wird zu entwicklungsgeschichtlich primitiveren, unreiferen Mitteln gegriffen, wie Phantasien von Rückzug in einen harmonischen Primärzustand. Die Suizidhandlung folgt, wenn das Selbstwertgefühl nicht mehr anders zu schützen ist, der drohenden narzißtischen Katastrophe wird aktiv durch die Selbstmordhandlung zuvorgekommen.
Suizidenten seien unfähig, mit aggressiven Impulsen angemessen umzugehen, sie zeigten eine beträchtliche Lockerung der Realitätskontrolle mit erstaunlichen Fehleinschätzungen und seien resignierend gegenüber zwischenmenschlichen Kontakten, eben durch die überhöhte Einschätzung und damit auch die erhöhte Verletzbarkeit der eigenen Person. Zielphantasien mit diffusen, vagen und unrealen Inhalten von harmonischen Zuständen bedingen mit der häufigen Inkonsequenz der Durchführung mit Fehleinschätzung der Suizidmethoden die teilweise starke Flüchtigkeit der Suizidimpulse, weil durch Zuwendung und das Eingehen auf den Suizidenten nach dem Suizidversuch der narzißtische Konflikt vorläufig aufgeschoben wird.
HENSELER beschreibt drei Typen von Suizidenten (Patienten mit starker Überidealisierung eigener Fähigkeiten, ferner solche mit infantiler Abhängigkeit sadomasochistischer Art, die jüngste Gruppe (die meisten Patienten waren hier zwischen 14 und 19 Jahre alt) ließ sich durch das Gefühl von Einsamkeit und Zügen von geradezu süchtigen Kontaktwünschen mit dem Drang nach außergewöhnlichen, traumhaften, rauschhaften Forderungen, gepaart mit unrealistischen Ansprüchen und hoher Selbsteinschätzung, charakterisieren. In allen Gruppen waren durchweg Störungen in der Kindheit gefunden worden. Die schwierigsten Kindheitserfahrungen mit Streitbeziehungen und emotional nicht verfügbaren Elternbeziehungen waren in dieser dritten Gruppe gefunden worden.

## Verhaltenstheoretische Erklärungsmodelle

Das Fehlen eines umfassenden verhaltenstherapeutischen Ansatzes zur Erklärung des suizidalen Verhaltens findet SCHMIDTKE (1981) überraschend.
In der Kanferschen Verhaltensgleichung (S-O-R-K-C-Modell/S = Auslösebedingungen; O = Organismusvariable; R = Reaktionen; K = Verstärkungsplan, Kontingenzen; C = Konsequenzen, Belohnung, Bestrafung) sind einige Begriffsbestimmungen unklar, so beinhaltet die sogenannte Organismusvariable biologische Variablen wie auch frühe Erfahrung aus der „Lerngeschichte", „Disposition" – Konstrukte wie Fähigkeit, Persönlichkeitszüge, Einstellungen, Affekte, Emotionen, Motivationen, kognitive Strukturen, Prozesse. Der Persönlichkeitsfaktor sei als ein Ergebnis aus Interaktion anlagebedingter Faktoren und Verstärkungsprozesse zu verstehen. Wenn nun suizidales Verhalten als folgerichtiges Verhalten, im Sinne von Manipulationsversuchen gegen die Umwelt, als Problemlösungsstrategien und der Suizident nicht als passives Objekt spezifischer Bedingungen, sondern als Akteur mit bestimmten Zielen verstanden wird, können zwar Thesen der Verhaltenstheorie zur Erklärung angewandt werden, aber auch hier nicht unbedingt im spezifischen Sinn: Unterschiede zu anderen destruktiven Verhaltensweisen (wie etwa der Sucht) können voneinander nicht differenziert begründet werden.
Eine suizidale Handlung kann als erlerntes Verhalten zur Spannungsreduktion (operantes Lernen) verstanden werden. Der Prozeß zum Suizid als fortschreitende Einengung verstanden, kommt dadurch zustande, daß zunächst angepaßtes Verhalten nicht verstärkt wird. Aber auch unangepaßtes Verhalten, wie Weglaufen, Auflehnung, Rückzug, führt zu keiner Spannungsreduzierung, so daß es schließlich als letzter Versuch zu einer verzweifelten Signalgebung durch Suizidankündigung und Suizidhandlung kommt. Wenn der gewünschte „Erfolg" als Reaktion der Umgebung ausbleibt oder nur vorübergehend ist, kann dies zur Wiederholungstendenz mit bedrohlicheren Folgen führen.
Einen weiteren Beitrag zur Erklärung suizidalen Verhaltens stellt das Lernen am Modell, auch für sogenannte Selbstmordepidemien, dar (s. PHILLIPS, KREITMAN, WELZ, s. o.).
Die Art des konsequenzgesteuerten Verhaltens, aus bestimmten Krisensituationen heraus, hängt von bestimmten Erwartungen, die sich mit der Bewältigung der Krisensituation verbinden, ab: Entweder sollen soziale Konflikte auf diese riskante Art eines Selbstmordversuches beeinflußt wer-

den (s. KATSCHNIG, 1976, „Konflikmotiv"), oder der Tod wird als einzige Lösung erwartet, weil ein Ansprechpartner fehlt, da die Isolation schon vollständig ist und/oder eine schwere Krankheit oder Behinderung besteht („Unglücksmotiv"). Überwiegt die Tendenz zur Beseitigung des unangenehmen Zustandes im Sinne einer negativen Verstärkung und spielen als positive Verstärkung irreale Wunschvorstellungen in bezug auf den Tod als angenehmen Ruhezustand, Ort der Wiedervereinigung die dominierende Rolle, wird es eher zu einer Suizidhandlung mit hoher Tötungsabsicht kommen. Wenn die angestrebte soziale Veränderung als positive Verstärkung wirkt und die Betroffenheit der Bezugsperson und ihre positive Reaktion erwartet werden kann, wird die Suizidhandlung mit einer bedeutend geringeren Letalitätsabsicht unternommen werden.

Ebenfalls als konsequenzgesteuertes Verhalten können Ankündigungen einer Suizidhandlung verstanden werden: Sie bleiben im Vorfeld zu einer suizidalen Handlung dann eher aus, wenn kein Adressat mehr vorhanden ist, von dem positive Reaktionen oder Veränderungen erwartet werden können.

Eine Umformulierung in die Sprache der Verhaltenstheorie können natürlich auch die Beschreibungen ADLERs in bezug auf Lebensstil oder Lebensplan erfahren oder die neurotische Lebensgestaltung bis zum Selbstmord und das präsuizidale Syndrom im Sinne RINGELs, wenn entsprechende Definitionen im Sinn kognitiver Stil, Realitätsprüfung, Lerngeschichte eingeführt werden.

Wegen ihrer direkten therapeutischen Nutzbarkeit noch näher zu beschreibende Konstrukte finden sich in den zahlreichen Arbeiten von BECK u. Mitarb. (1974, 1975, 1979).

Ausgehend von kognitiven, negativen Denkweisen bei Depressionen mit willkürlichen Schlußfolgerungen, selektiven Abstraktionen, Übergeneralisierungen und Verzerrungen der relativen Wichtigkeit bestimmter Ereignisse unter der Zuschreibung externer Ereignisse auf sich selbst, durch diese Reihe von kognitiven Irrtümern, die durch die verzerrte Interpretation, der negativen Zukunftssicht und der ebenso verzerrten Selbsteinschätzung mitbedingt ist, kommt es in verstärktem Ausmaß zu Selbstunsicherheit, Selbstvorwürfen bis hin zur Beschäftigung mit Suizidgedanken. Dabei kommt dem Empfinden von Hoffnungslosigkeit und Hilflosigkeit für die persönliche Zukunft eine größere Rolle zu als einem depressiven Affekt. Hoffnungslosigkeit korreliert wesentlich höher mit Suizidabsichten als Depressionen in entsprechenden Untersuchungen (WETZEL 1976). Ähnlich wie die Bedeutung der Einengung im präsuizidalen Syndrom sieht BECK im fortschreitenden Eliminieren alternativer Lösungen (weil sie zu starke, nicht bewältigbare Angst hervorrufen) in schweren Fällen den Suizid als höchste Konsequenz des negativen kognitiven Grundmusters und als extremen Ausdruck der Flucht vor unlösbar erscheinenden Problemen. Die zugrundliegenden theoretischen Annahmen lassen sich z. B. in bezug auf die Art und Bedeutung „automatisierter Gedanken" und schneller subjektiver Interpretationen in ähnlicher Art im Aufzeigen von Alternativen dem Patienten gegenüber bewußt machen und aufarbeiten.

## Akute Lebensereignisse

Zu weiteren Erklärungsmodellen sollte auch die Einwirkung von *akuten Lebensereignissen* (life events) auf das suizidale Verhalten erwähnt werden. Die Bedeutung einzelner, nicht unbedingt schwerwiegender Streßeffekte ist aber derzeit noch weitgehend theorielos und widersprüchlich geblieben, was besonders bei Verwendung verschiedener Streßmeßinstrumente deutlich wird (KATSCHNIG 1980). Es erscheint daher schwieriger und zu spekulativ, die bisher beschriebenen Modelle auf Kinder und Jugendliche übertragen zu können. Dazu kommt, daß nach Untersuchungen von O'BRIEN u. FARMER (1980) die persönliche Bedeutung einzelner Streßmerkmale verschiedene Interpretationen ermöglichen. Sogenannte weiche Ereignisse differenzieren eher als harte Ereignisse zwischen Patienten mit und einer Kontrollgruppe ohne Selbstmordversuch. Außerdem können die erfaßten Ereignisse ebensogut die Folge krisenhafter Schwierigkeiten wie deren Ursache bedeuten.

## Biologische Faktoren

Biologische Faktoren, die auch im Sinne einer Vulnerabilität für Suizidalität verstanden werden können, erfuhren zumindest in der Form wirksamer genetischer Faktoren zunächst keine Bestätigung (KALLMAN 1953, BERGSTRAND u. OTTO 1962). Doch gewisse genetische Einflüsse könnten eine Rolle spielen, behaupten LESTER (1968) in einer Reanalyse der Daten KALLMANs, und ebenso TSUANG (1977).

Da das Vorliegen einer deutlich psychiatrischen Erkrankung ein erhöhtes Risiko für suizidales Verhalten darstellt, sind die Untersuchungen von BUCHSBAUM u. Mitarb. (1977) möglicherweise von Bedeutung. Sie fanden eine signifikante Beziehung sowohl zwischen Suiziden als auch Suizidversuchen und zwei biologischen Maßen, die auch positiv korrelierten, und zwar sowohl mit männlichen Patienten als auch mit den männlichen Angehörigen der Stichprobe bzw. der Kontrollgruppe. Suizidalität korrelierte mit niedrigeren Monoaminooxydase-Thrombozytenaktivitäten und optisch evozierter Potentiale mit schneller ansteigender Amplitude bei steigender Stimulusintensität. Die Autoren interpretieren diese Ergebnisse so, daß hier Verbindungen zwischen mangelnder Impulskontrolle und Aggressionsdurchbrüchen bestehe.

Krk.

Vorfrageaufrage

I

Gleichzeitig bestehe auch eine genetische Vulnerabilität für psychische Störungen. Letzteres konnten in bezug auf die Monoaminooxydasereaktivität und signifikante Beziehungen zu psychiatrischen Störungen PROPPING u. Mitarb. (1981) nicht replizieren.

Insgesamt kann derzeit kein theoretisches Modell überzeugend die Spezifität des Zustandekommens einer Selbstmordhandlung erklären, wohl aber in bestimmten Grenzen Einsichten vermitteln. Die mangelnde Zusammenführung trotz ähnlich klingender Formulierungen der verschiedenen Erklärungsansätze und auch die Heterogenität suizidaler Handlungen scheinen für die unbefriedigende Situation verantwortlich zu sein.

Für die Heterogenität, die hinter dem Suizidproblem steht, sprechen auch die unterschiedlichen Überlebensraten nach einer Katamnese in einem 5-Jahres-Zeitraum, auf die KATSCHNIG u. Mitarb. (1976) hinweisen; die Aufteilung in homogene Subgruppen entspricht eben nicht den meist sehr vereinheitlichten Modellvorstellungen ätiologischer Erwägungen. Grundsätzlich gehen alle Modelle von Verlust oder negativen Einwirkungen in den sozialen Beziehungen aus, dazu kommt eine bestimmte Vulnerabilität der Suizidenten, in der Form, daß die Fähigkeit, anders als mit einer Suizidhandlung zu reagieren, eingeschränkt ist. Diese verschiedenen ätiologischen Vorstellungen in einem empirischen Forschungsvorhaben zusammenzuführen, bedeutet aber einen enormen Aufwand. So ist es zu erklären, daß altershomogene Untersuchungen unter diesen Aspekten fehlen, besonders auch in bezug auf Kinder und Jugendliche.

# Prognose, Verlauf und Prävention

## Prädiktoren suizidalen Verhaltens

Übersichten über Befragungs- und Testinstrumente, die helfen können suizidales Verhalten einzuschätzen, finden sich bei einer Reihe von Autoren, u. a. bei LESTER (1972), NEURINGER (1974), ferner in BECK, RESNIK u. LETTIERI (1974), LEWINSKY-AUERBACH (1980), KUDA u. KUDA-EBERT (1981) und SCHMIDTKE (1981). Insgesamt können sie die weitergehende klinische Befragung und Einschätzung nicht ersetzen und sind, ob auf Basis von psychologischen Testverfahren, projektiven Verfahren, Fragebogenform auch als Siebverfahren, nicht geeignet, mit einiger Sicherheit suizidales Verhalten zu erfassen (ANDERSON 1981).

Ähnliches gilt auch von den *Risikolisten*, etwa der von PÖLDINGER (1968), die wohl auch für Kinder und Jugendliche an sich nicht geeignet ist, und dem sowohl von KUDA u. KUDA-EBERT (1981), als auch von SCHMIDTKE (1979) faktorisierten Fragebogentest zur Beurteilung der Suizidgefahr von STORK (1972). Auch hier erweisen sich Sensitivität und Spezifität für zu gering, um eine Trennung und Zuordnung im Einzelfall mit ausreichender Sicherheit zu gewährleisten. Immerhin ergaben die Untersuchungen der letztgenannten Autoren interpretierbare Faktoren aus diesem Fragebogentest, die sich auf Depressivität und Selbstunsicherheit, Einstellung und Tendenz zur Selbstdestruktion, positive versus negative Erziehungserfahrung und Affektlabilität beziehen und so weitergehende Einsichten vermitteln können.

## Vorhersage von Suizidwiederholungen

Ebenso umstritten ist die *Vorhersage von Suizidwiederholungen*. Ein Licht auf die Schwierigkeiten wirft etwa die Untersuchung mittels Cluster-Analyse von PAYKEL (1980):

In einer Übersicht über Patienten ab dem 16. Lebensjahr mit einem Suizidversuch bestand der kleinste Cluster aus 13 Personen mit einer Tablettenüberdosierung. Diese Gruppe zeichnete sich gleichzeitig durch das geringste Überlebensrisiko, die höchste Anzahl von Suizidversuchen und -gesten und durch die außerordentlich feindselige Reaktion beim Interview gegenüber den anderen Gruppen aus. Die Unterschiede zwischen den 3 Gruppen in bezug auf Alter, Geschlecht, soziale Umstände, Depressivität beim Interview und dergleichen waren nicht zu sehen. Aber auch die Gruppe der Patienten mit den härtesten Suizidversuchen und dem höchsten Überlebensrisiko wiesen in ihrer Vorgeschichte mindestens 2 Suizidversuche oder suizidale Gesten auf. Eine Mittelstellung bezüglich des Überlebensrisikos nahm die größte Gruppe der Patienten ein, das sind jene, die ausschließlich Tabletten in Überdosierung eingenommen hatten. Diese wiesen aber auch die geringste Zahl von durchschnittlich vorangegangenen Suizidversuchen und Suizidgesten auf. Gleichzeitig gilt in den meisten Untersuchungen ein einmal begangener Suizidversuch als das gewichtigste Voraussagemerkmal für einen Suizidversuch in Zukunft.

KREITMAN (1977) meint aber, daß Suizidversuchswiederholer ziemlich konstante Charakteristika aufweisen. Dies sind neben den vorangegangenen parasuizidalen Handlungen auch eine frühere psychiatrische Behandlung, Soziopathie, Probleme mit Alkohol und Drogen, Arbeitslosigkeit, kriminelle Delikte und niedriger sozioökonomischer Status. Dies bedeutet, daß die nützlichste Verwendung prädiktiver Instrumente nicht die der Einschätzung des weiteren Verlaufs und der Voraussage einer möglichen Suizidalität ist, sondern daß sie zur Überprüfung einer gezielten Therapieinnovation eingesetzt werden sollten.

### Übergangswahrscheinlichkeit von früherem Suizidversuch zum vollendeten Suizid

Zur Übergangswahrscheinlichkeit von früherem Suizidversuch zum vollendeten Suizid konnte KREITMAN (1977) in einer retrospektiven Analyse zeigen, daß sich Patienten mit einem Suizid von denen ohne Vorgeschichte mit Suizid insofern unterschieden, als die ersteren einen wesentlich stärkeren Hinweis auf chronische psychiatrische Instabilität, Persönlichkeitsstörung, Alkoholprobleme und für eine Existenz in sozialen Randpositionen aufwiesen. Hier fehlen allerdings Untersuchungen, die nur auf Kinder und Jugendliche beschränkt sind und die zum Beispiel „Konfliktmotive" gegenüber „Unglücksmotiven" in altershomogenen Stichprobeversuchen näher aufschlüsseln.
In der Untersuchung von MCINTIRE u. ANGLE, (1981), die ja nur Kinder und Jugendliche umfaßten, korrelierte die Voraussage für ein hohes Wiederholungsrisiko am besten mit der Letalitätsabsicht bzw. mit der Rettungswahrscheinlichkeit nach der ersten suizidalen Handlung. In diesem Sinn waren auch die Hochrisikogruppen jene, die in 60% bereits durch suizidale Gesten aufgefallen waren und in 20% durch „gestörte Gedanken". Untersuchungen zur Voraussage der Übergangswahrscheinlichkeit zum vollendeten Suizid bei Kindern und Jugendlichen fehlen.

### Indikationen für Präventiventscheidungen

Dementsprechend sind Erhebungen (s. Abschnitt Ambulante oder stationäre Therapie?) für die *sekundäre Prävention* über Art und Umfang der notwendigen Maßnahmen am ehesten davon abhängig, in welchem Ausmaß folgende Gegebenheiten, die getrennt erfaßt werden müssen, vorliegen:
- die Letalitätsabsicht,
- Störung der Persönlichkeit bzw. eine psychiatrische Erkrankung,
- unabhängig davon die Depressivität und Hoffnungslosigkeit (im Sinne von BECK u. Mitarb.) und
- die Art und Weise der Unterstützung und des Rückhaltes aus dem sozialen Netz von familiären Bezugspersonen, Freunden bzw. der peergroup.

Diese Punkte müssen verläßlich nach Schweregraden eingeschätzt werden können. Grundsätzlich ist diese Einschätzung sicher notwendig bei jeder suizidalen Geste und bei jeder suizidalen Handlung, die auch nur angekündigt wird. Eine Untersuchung ist gegebenenfalls auch nach entsprechender imperativer Aufforderung durchzuführen. (S. weiterhin Abschnitt Ambulante oder stationäre Therapie ?)

Präventionen im weiteren Sinne zu betreiben hängt aber weitgehend von einer entsprechenden gezielten Aufklärung in bestimmten Bevölkerungsgruppen ab, z. B., daß eben Suizidankündigungen und suizidale Gesten ernstgenommen werden müssen und die entsprechenden Signale mindestens als ein Hilfesuchverhalten erkannt werden, auch und besonders dann, wenn ein deutlich manipulativer Charakter sichtbar ist. Das Manipulative an einer Suizidhandlung zu erfassen und zu behandeln, auch unter Einbeziehung des sozialkommunikativen Zusammenhanges, ist Sache des geschulten Therapeuten und nicht als Herabsetzung und als Alibi für fehlende Reaktionen darauf mißzuverstehen.
Eine andere Art der gezielten Aufklärung betrifft die Verminderung der leichten Erreichbarkeit besonders der häufig verwendeten Suizidmittel. Gerade weil ein gewisses Ausmaß an Impulsivität bei einer suizidalen Handlung eine große Rolle spielt und der Zeitfaktor des Nicht-warten-Könnens im Moment der Krisensituation ebenfalls eine so große Rolle spielt (s. Darstellung RINGELs im „Präsuizidalen Syndrom") läßt es so bedeutsam erscheinen, daß zum Beispiel Medikamente nicht zu Hause gehortet sind und daß auch z. B. Schlafmittel nicht an Jugendliche, auch nicht in Apotheken, ausgehändigt werden. Zumindest in England war in der Zeit zwischen 1950 und 1960 der Effekt der Entgiftung des Kohlengases durch die Verminderung der Suizidrate nachweisbar – die leichte Verfügbarkeit von sogenannten weichen Mitteln, wie Schlaf- und Beruhigungsmittel, haben den Effekt wieder ausgeglichen (LOW u. Mitarb. 1981).

## Therapie suizidaler Handlungen

### Akutexploration

Es ist zunächst wichtig, daß ein möglichst schneller Kontakt mit dem suizidalen Patienten zustande kommt. Dazu bedarf es auch der Mithilfe aller Beteiligten, insbesondere natürlich auch der Ärzte in den Aufnahmestationen von Kliniken, Intensivstationen bzw. den entsprechenden Krankenhausabteilungen. Diese Form des Kontaktes wird meist als Konsiliardienst wirksam werden. Falls suizidale Patienten, die keine akute organische Behandlung benötigen, etwa von Arztpraxen, Beratungsstellen, Kriseninterventionszentren oder direkt von den Angehörigen zu einem kinderpsychiatrischen Kontakt gebracht werden, sind die sofortigen und festen Terminabsprachen, wie schon betont auch versehen mit einer imperativen Aufforderung, notwendig.
Die Hinzuziehung eines Kinder- und Jugendpsychiaters in entsprechenden klinischen Einrichtungen

und Intensivstationen unmittelbar nach Bewältigung der somatischen Akutphase dient der sofortigen Kontaktaufnahme, der Einschätzung der Gesamtsituation wie des akuten Anlasses, des Schweregrades der Selbsttötungsabsicht und der Einschätzung der evtl. vorliegenden psychiatrischen Störung.

Zu den ersten interventionsbedeutenden Erhebungen gehört die genaue Erfassung über die Art und Weise, in der ein einmal begangener Suizidversuch durchgeführt wurde. In konzentrierter Form findet sich eine Anleitung als Zusammenfassung der wesentlichen Punkte dafür in den Skalen von BECK u. Mitarb. (1974). Diese *„suicidal intent scales"* (SIS) bestehen zum einen aus 9 Punkten, die sich auf die näheren Umstände, die mit dem Suizidversuch direkt in Verbindung stehen, beziehen. Der erste Punkt betrifft den *Grad der Isolation*, nämlich ob jemand zum Zeitpunkt des Suizidversuchs beim Patienten war oder mit ihm in Kontakt stand, z. B. auch telefonisch, der zweite Punkt bezieht sich auf die *Interventionsmöglichkeiten* von außen, also ob der Zeitpunkt des Suizidversuches so gewählt war, daß eine solche Intervention sehr wahrscheinlich war oder nicht. Die weiteren Punkte sollen aktive oder passive Maßnahmen abschätzen, die eine Entdeckung oder Intervention verhindern können (z. B. Tür verschließen, Vorhänge zuziehen, nachdem man vorher so getan hat, als ob man wie immer zur Schule oder zum Arbeitsplatz gehen würde); wie auch Handlungen, die geeignet waren, um Hilfe zu erlangen nach einem Suizidversuch, oder Handlungen, die in Erwartungen eines sicheren Todes gemacht wurden, z. B. daß Aufzeichnungen mit definitiven Plänen gefunden werden, was mit den nachgelassenen Dingen geschehen soll. Der 6. Punkt betrifft Fragen nach dem *Grad der Planung* der suizidalen Handlung (keine oder sehr intensive Vorbereitungen), ob *Abschiedsbriefe* hinterlassen worden sind oder andere derartige Kommunikationshinweise vor dem Selbstmordversuch vorliegen. Schließlich sollen auch Angaben über den Zweck des Suizidversuches erhoben werden (z. B. ob hauptsächlich die Umgebung verändert oder manipuliert werden sollte oder ob man sich einfach der derzeitigen Situation entziehen wollte).

Im zweiten Teil werden weitere 6 Punkte nach Angaben des Patienten über seine Gedanken und Gefühle beim Selbstmordversuch erhoben. Ferner beziehen sich weitere 5 Punkte auf andere Aspekte, z. B. Risikofaktoren, Todeskonzepte, Verwendung von Alkohol beim Suizidversuch.

Die Informationen sollen dabei entweder vom Patienten oder von anderen relevanten Beobachtern erhoben werden.

Es ist in jedem Fall notwendig, sich über diese Punkte Klarheit zu verschaffen, um die Letalitätsabsicht aus der Art des Gesamtarrangements zu erkennen. Darüber hinaus ist es aber auch wichtig, weitere Umstände zu erfahren, z. B. woher die Tabletten stammen, die eingenommen wurden. Solche Auskünfte sind häufig imstande, Aufschlüsse darüber zu vermitteln, weshalb jemand in welcher bekannten Dosierung und auch gegen welche Beschwerden in der Umgebung Medikamente nimmt. Hier werden auf diese Weise oft auch Problemsituationen im unmittelbaren Umfeld des Kindes oder Adoleszenten aufgedeckt, die es wert sind, in die entsprechenden Überlegungen einbezogen zu werden, etwa wie groß das Unterstützungspotential bzw. die Eigenproblembelastung der Bezugspersonen ist.

Es ist allerdings oft nicht zu erwarten, daß die entsprechenden Angaben sofort nach dem Suizidversuch eindeutig und präzise angegeben werden, sondern daß die Akutexploration auch eine verzerrte Einsicht vermittelt.

Ein kurzes Fallbeispiel mag dies erläutern:

Ein 14jähriges Mädchen kommt zur Aufnahme, nachdem sie 15 Tabletten eines Schlafmittels genommen hat und auch 2 Tage danach angibt, sterben zu wollen, und es bedauert, daß sie überlebt hätte. Zum Zeitpunkt der Tat war sie allein in der Wohnung, die Tür war versperrt. Eine Woche später, auch nachdem Fremdanamnesen möglich waren, ändert sie ihre Angaben. Sie sagt nun, sie hätte die Schlafmittel ihrer Mutter eingenommen, diese selbst würde vier Stück auf einmal fast jede Nacht einnehmen. Ferner hat das Mädchen auch den Beipackzettel genau studiert, es hat einen Abschiedsbrief geschrieben und ihn gegenüber der Eingangstür in der Diele recht auffällig postiert. Die Tabletteneinnahme fand am letzten Tag eines Urlaubs der Eltern statt, und auch eine Nachbarin, die einen Schlüssel zur Wohnung besaß, hatte eine Verabredung mit der Patientin, so daß eine Stunde nach der Einnahme der Tabletten sowohl die Nachbarin als auch die Eltern in die Wohnung kamen.

Trotzdem genügt die genaue Exploration des Arrangements allein nicht. Es ist auch davon abhängig, welchen Stellenwert solche riskanten Manöver und gewagten Versuche für den „Empfänger" haben, d. h. wie die Umwelt darauf reagiert. Diese Reaktionen sind manchmal sehr beschränkt, vor allem dann, was ja auch RINGEL betont, wenn mehrere entsprechende Signale bereits mit wechselndem Erfolg auf die Umgebung nicht die gewünschte länger anhaltende Wirkung hatten.

Auch hierzu ein Fallbeispiel:

Ein ebenfalls 14jähriges Mädchen hatte 4 Tabletten eines Schlafmittels der Mutter in suizidaler Absicht eingenommen. Unmittelbar vorangegangen war ein Streit mit der älteren Schwester, die der Suizidentin Vorhaltungen machte, daß sie den Brei für den kranken Bruder nicht richtig gekocht habe. Die Einnahme der Tabletten geschah vor den Augen der Familie.

Aber bereits vor vier Monaten hatte sich das Mädchen das erstemal Schnitte mit einer Glasscherbe am Handgelenk zugefügt, was zwar von der Mutter bemerkt worden war, worauf sie aber nicht weiter reagiert hatte. Bald danach hatte sie sich mit einer Rasierklinge im Bad recht demonstrativ Schnitte am Handgelenk beigebracht und bei weiterhin ausbleibenden Reaktionen angefangen, nach und nach 60 Stück Schlafmittel vom Vorrat der Mutter zu sammeln, die sie dann in einer Kaffeedose im Nachttisch aufbewahrte. Die Mutter hatte indessen den Vater beschuldigt, zum eigenen

Gebrauch ihr die Schlafmittel wegzunehmen. Erst danach hatte sie die Tablettensammlung bei der Tochter entdeckt. Dies hatte aber ebenfalls keine weiteren Reaktionen in der Familie, außer einigen Vorwürfen. Gar nicht aufgefallen war in der Familie, daß sich das Mädchen in den letzten Monaten ständig mehr von ihrem Sportverein, in dem sie ein sehr aktives Mitglied war, zurückgezogen hatte, leistungsmäßig in der Schule abgefallen war und sich auch nichts mehr zutraute und typisch eingeengt nur noch auf die Lösung einer familiären Situation konzentriert war. Diese war durch die tätlichen Auseinandersetzungen der Eltern gekennzeichnet. Mit dem Erwachsenwerden und dem Auszug der älteren Geschwister verblieb der Suizidentin als Jüngste praktisch die Sorge für die Durchführung des Haushaltes. Gleichzeitig fühlte sie sich sehr eingegrenzt in ihren Ansprüchen, was Fortgehen, abendliches Wegbleiben und Kleidung betraf. Sie hatte das Gefühl, daß sie es niemandem mehr recht machen könne, fühlte sich klein und ohnmächtig, von allen völlig verlassen und ausgenützt. Die Situation war auch deswegen von den Eltern verharmlost worden, da in einer ähnlichen Situation 10 Jahre zuvor die älteste Schwester mittels eines Suizidversuches die Ablösung aus der familiären Situation erkämpft hatte, ohne daß weitreichende Schwierigkeiten im Sinne einer Lebensbedrohung, nach Aussage der Mutter, vorgelegen hätten.

Man muß sich natürlich fragen, was bei dieser Art von „Erfolg" solcher Problemlösungsstrategien die Patientin für die Bewältigung späterer Problemsituationen gelernt hat, wenn nach dieser Eskalation jetzt Zusicherungen und Versprechungen, alles ganz anders zu machen, von seiten der Familie kommen.

Die Anamnese über die näheren Bedingungen des Suizidarrangements genügt nicht, wenn man nicht auch eben die Reaktionen der Umgebung einschätzen kann. Es ist unbedingt notwendig, die Art der Kontakt- und Kommunikationsstörung des Suizidenten mit seiner Umwelt einzuschätzen. Eine bedeutende Persönlichkeitsstörung oder auch eine psychiatrische Erkrankung des Suizidenten kann eine derartige Kommunikationsstörung zur Folge haben, ähnlich auch dann, wenn die Bezugspersonen selbst so große Schwierigkeiten haben, so daß eine entsprechende Reaktion und ein Kontaktaufbau auch in einem weiteren therapeutischen Vorgehen dadurch drastisch behindert wird. Das Vorhandensein langfristiger psychischer Störungen, die vor der und nach einer suizidalen Handlung hinaus wirksam sind, bedeuten ein zusätzliches Risiko sowohl für die aktuelle Therapie als auch für die Prävention in Hinsicht späterer suizidaler Handlungen.

Auch hierzu eine Falldarstellung:

Ein 12jähriger Junge wird nach mehrfachen Suiziddrohungen und eindeutigen Suizidgesten (sich mit dem Messer zu erstechen oder sich zu erhängen) aufgenommen. Den Suiziddrohungen vorangegangen waren regelmäßig starke Wutausbrüche nach banalen Auslösern. In einer bereits deswegen begonnenen ambulanten Therapie über ein halbes Jahr zeigten sich dennoch starke Kontaktstörungen mit einem gehemmten, zwänglichen, perfektionistischen und rigiden Verhalten; bei geringsten Niederlagen in Spielen kam es zu heftigen Aggressionsdurchbrüchen. Ein tragfähiger Kontakt schien nicht zustande zu kommen. Nach einem nicht aufklärbaren Vorfall in der Schule kam der Junge völlig verstört und erregt nach Hause, beruhigte sich aber dann bei einem Fernsehspiel (das eher für kleinere Kinder ausgerichtet war). Dabei wird er immer wieder von seinen Eltern, auch von der schwer depressiven Mutter genau beobachtet. So sieht sie auch nach Ende der Fernsehsendung im Zimmer nach und bemerkt, daß er eine Schlinge an einem Haken an der Decke seines Zimmers befestigt hat. Trotzdem zog sie sich zurück, um nach einer Viertelstunde wieder nachzuschauen. In dieser Zeit hatte sich der Junge erhängt.

Hier waren drei Faktoren gleichzeitig zusammengetroffen: Zum einen ein deutliches Arrangement, das von den schwer psychisch gestörten Eltern bemerkt, aber nicht adäquat beantwortet wurde, und eine schizoide Persönlichkeitsstörung des Jungen.

## Ambulante oder stationäre Therapie ?

Die Entscheidung, in welcher Form eine *Weiterbehandlung* notwendig ist, hängt im Anschluß an das Vorhergesagte nicht nur von der Einschätzung der Selbsttötungsabsicht wie auch von der Art des verwendeten Mittels allein ab, sondern eben auch von der Einschätzung des Bezugssystems, inwieweit von diesem eine Hilfe erwartet werden kann, besonders von den Kontakten zu jenen Personen, zu denen im Rahmen einer präsuizidalen Einengung auch Kontakte noch wahrgenommen wurden. Es ist deshalb insbesondere einzuschätzen, ob jene Person, die im Zentrum der eingeengten Aufmerksamkeit des Suizidenten steht, sich der Tragweite der Schwierigkeit auch tatsächlich bewußt ist und ferner, ob über den Grad des Sich-abhängig-Fühlens und einer depressiven Symptomatik hinaus weitreichende psychische Störungen bestehen.

Wenn in diesen Punkten (Bezugssystem, psychische Störung des Suizidenten, Art des Arrangements und der Wahl harter bzw. weicher Mittel oder Dosierung) begründete Zweifel bestehen, ist eine ambulante Therapie kontraindiziert und eine, wenn auch nur kurze stationäre Krisenintervention angezeigt.

## Psychiatrische Behandlung

Sie umfaßt grundsätzlich drei Schritte, nämlich
- die Suizidalität an sich zu behandeln,
- die Hintergrundfaktoren in die Behandlung mit einzubeziehen, die für wesentlich beim Zustandekommen eines Suizidversuches angenommen werden (auch durch Milieumanipulation, familientherapeutische und soziotherapeutische Aktivitäten),
- die Behandlung einer gleichzeitigen Erkrankung, z. B. einer psychiatrischen Störung.

Meist werden in den Darstellungen von sowohl stationären wie auch ambulaten therapeutischen

Vorgangsweisen ( s. WEKSTEIN 1979) recht ähnliche globale Schritte dargestellt, wie sie von MOSS u. HAMILTON (1957) oder bei PFEFFER (1977) formuliert wurden, nämlich mit der Beschreibung einer initialen Phase, einer Durcharbeitungsphase und einer Rückbildungs- oder Abschlußphase. ROSE (1982) spricht ähnlich vom Erkennen und Ansprechen der Suizidalität, von der Bearbeitung von Struktur und Inhalt dieser Suizidalität (der Selbstminderung, der Schuldgefühle, der Verluste und des Bestrafungsbedürfnisses). Dann sollte eine unterstützende und aktivierende Therapie anschließen, die auch auf die Eigenaggressivität des Patienten eingeht. Sozialtherapeutische Strategien, die die Integration in die Arbeits- bzw. Schulwelt zum Ziel haben, bilden den Abschluß dieser Behandlung. Inhaltlich unterscheiden sich die Beschreibungen nicht von den üblichen psychotherapeutischen Vorgangsweisen und bleiben deshalb vage.

Die unmittelbare Bewältigung der Suizidalität schließt die Bewältigung einer krisenhaften Situation ein. Nach CAPLAN (1964) wäre das Hilfesuchverhalten in Kriseninterventionen in Richtung spezifischer Bezugspersonen stark ausgeprägt. Zu diesem Zeitpunkt sei der Hilfesuchende besonders empfänglich und beeinflußbar.

Nach RINGEL ist aber im Übergang von Krise zur Suizidalität diese Möglichkeit der Beeinflussung eingeengt, zum einen durch Impulsivität, zum anderen durch die Entwertung persönlicher Beziehungen und auch Wertvorstellungen, besonders dann, wenn ein wunder Punkt der Persönlichkeit so getroffen wird, daß eben Alternativpläne nicht gemacht werden oder nicht zum Tragen kommen.

Es ist daher (auch gegenüber RINGEL, der die Lebensmüdenfürsorge bald nach dem letzten Weltkrieg in Wien einrichtete) fraglich, ob Kriseninterventionszentren tatsächlich imstande sind, Suizidenten in gewünschtem Ausmaß zu erreichen, ganz sicher ist es bei Kindern und Jugendlichen nicht adäquat möglich. (Über kritische Einschätzungen von Kriseninterventionszentren im allgemeinen s. JENNINGS u. Mitarb. [1978] – diese können keinen Effekt bei den englischen Samaritans, einer Organisation zur Suizidprävention, finden. Die Einflüsse zur Reduzierung der Suizidrate veranschaulicht KREITMAN [1977], wenn er bemerkt, daß eine atypische Zusammensetzung der Personen, die den Telefondienst des Samaritans benutzen, zu finden war, im Vergleich zur Gesamtgruppe der Suizidenten, die mit Feldforschungsmethoden erfaßt wurden.)

## Behandlung der Suizidalität

Bei der Behandlung der Suizidalität ergänzen sich zwei Vorgangsweisen sinnvoll, nämlich einerseits die Verwendung kognitiver Strategien, wie sie in RUSH u. BECK (1978) formuliert sind, und auf der anderen Seite Krisenintervention und anklammerndes Verhalten (attachment concepts im Sinne von BOWLBY) in Beziehung zu setzen.

Die kognitiven Strategien beziehen sich u. a. auf die Erfassung und Bewußtmachung sogenannter automatischer Gedanken, d. h., daß die im Stadium der Einengung stark subjektiv und egozentrisch und sehr verzerrt wahrgenommenen Ereignisse und Äußerungen anderer, die Möglichkeit alternativer Pläne zur Problembewältigung zu entwickeln, stark beeinträchtigt ist. Hier ist es notwendig, daß die genaue Analyse der Problemdarstellung durch den Patienten vom Therapeuten registriert wird, ferner die dringendsten Probleme erfaßt werden, um dann zu analysieren, wie die bisherigen Lösungsmöglichkeiten nach und nach ausgeschaltet wurden, bis eben hin zur suizidalen Handlung.

Hier kommt es auch darauf an, daß die Realität subjektiv so verzerrt erfaßt wurde, bis diese zum eindeutig negativen Affekt des Patienten in Einklang stand und selbst wieder als negative Bestätigung erfaßt wurde.

Es ist dabei wesentlich, daß gerade die Vorstellungen, die wesentlich zur Hoffnungslosigkeit und Deprimiertheit geführt haben, nachträglich genau formuliert werden und evtl. in Aufzeichnungen und gesprächsweisen Darstellungen so durchgespielt werden können, daß gerade jene beunruhigenden Ereignisse wieder vorgestellt werden können und die damit verbundenen Gedanken bewußt und identifiziert werden (BECK u. GREENBERG 1979).

Diese Beobachungs- und Auswertungsfähigkeit soll in den täglichen Lebensbedingungen erprobt werden, z. B. in Form schriftlicher Protokolle oder – insbesondere in ambulanten Fällen – in Form von Hausaufgaben, auch die Protokollierung zurückliegender Ereignisse dient der Identifizierung jener Eindrücke und kognitiver Verarbeitungen, die beim Patienten Affekte wie verstärkte Hoffnungslosigkeit und Depressivität auslösen. Schließlich soll der Patient auch veranlaßt werden, diese Art von kognitiven Bearbeitungen und seine dysfunktionellen Gedanken in Worte zu fassen und aufzuschreiben und zu versuchen, sie gleichzeitig zu widerlegen. Damit wird eigentlich nur geübt, Alternativen zu öffnen und die eigenen Gefühle zu kontrollieren. Die dysfunktionalen Gedanken sollen auch auf ihre Logik überprüft werden, um zu sehen, wo logische Fehler gemacht wurden und in welcher Form, in anderen Bereichen eine Generalisierung, eine selektive Wahrnehmung und Abstraktion in einem derartigen Ausmaß stattfand, daß keine vernünftigen Schlüsse mehr gezogen werden konnten. Im ständigen Überprüfen, ob die eigenen Gedanken mit der Realität tatsächlich übereinstimmen, ob sich nicht doch ganz andere Möglichkeiten öffnen würden, welche Konsequenz eine andere Interpretation bestimmter Wahrnehmung ermöglicht, dient ebenfalls dieser Vorgangsweise, unangepaßte Überzeugungen und vorschnelle Annahmen zu korrigieren. Jetzt können bestimmte Ziele der Problembewältigung ins Auge gefaßt und auch die Symptome, die dies verhindern (auch unter Einschluß der Symptome Hoffnungslosigkeit und Suizidwünsche), definiert werden. Man kann dann auch davon ausgehen, daß, wenn ein bestimmtes Problem gelöst werden kann, auch andere Probleme mit der selben Strategie bewältigt werden können.

Die Ziele der Krisenintervention formuliert HEARD (1974) so, daß die Intensität des anklammernden Verhaltens reduziert werden soll, um gleichzeitig auch eine wachsende Autonomie zu gewährleisten. Letzteres dient so der Möglichkeit, sich nicht nur abhängig von allen äußeren Einwirkungen zu verstehen, ohne selbst etwas zu deren Bewältigung beitragen zu können. Im Mittelpunkt der therapeutischen Bemühungen steht die Vermittlung von Problemlösungsfähigkeiten, die zunächst auch dadurch angebahnt wird, daß die Intervention prompt erfolgt und gekennzeichnet ist durch die Aufmerksamkeit, die der Therapeut zeigt, so daß eine Situation geschaffen wird, in welcher der Suizident möglichst frei über die Ereignisse der unmittelbaren Vergangenheit und der möglichen Zukunft sprechen kann, unter der Annahme, daß die eigenen früheren subjektiven Konzepte von Problemlösungsfähigkeiten die Integration neuer Elemente ermöglicht. Implizit bedeutet dies auch, daß dem Suizidenten eröffnet wird, daß er es wert ist, beachtet und verstanden zu werden, was im Gegensatz zur Einengung im Sinne der Bedrohung durch Bezugspersonen und durch die „Welt", der er bisher ausgesetzt war, steht. Konsequenterweise gehört zu dieser Vorgehensweise auch, daß soweit wie möglich bestimmte Schlüsselpersonen im familiären und sonstigen sozialen Netzwerk miteinbezogen werden können. Die Konfrontation mit ihnen muß vom Therapeuten assistiert werden, besonders gegenüber jenen Bezugspersonen, die in der Phantasie des Suizidenten am meisten durch seinen Tod hätten getroffen werden können. Aber auch jene Bezugspersonen sind hier von Bedeutung, die in einer besonderen Beziehung zum Patienten standen, und sei es nur deshalb, weil sich der suizidale Patient gerade in einer bestimmten Beziehung nicht beachtet, enttäuscht, überfordert und verkannt vorkam. Die möglichen Auseinandersetzungen, die dabei eine Rolle spielen, müssen vom Therapeuten kontrolliert werden, und zwar in zwei Richtungen: Zum einen, daß die Ausweglosigkeit der ursprünglichen Konfrontation bearbeitet werden kann, zum anderen, daß unvernünftige und überschießende Versprechungen der Bezugspersonen, etwa, daß sich nun alles ändern werde, nur aufgrund des Suizidversuchs, sich als ebenso unrealistisch und wenig zweckdienlich zur Problemlösung vermittelt werden können. Gerade dies würde ja auch die eigene Autonomie und Verselbständigung nicht fördern und es auch verhindern, daß alternative Bewältigungsstrategien aus den eigenen Ressourcen geschöpft werden können.

### Behandlung der Hintergrund- und anderer Faktoren

Die anderen nicht unbedingt auf die Suizidalität an sich bezogenen therapeutischen Schritte beziehen sich insbesondere auf die Erfassung der Ich-Stärke des Patienten, d. h., ob die oben geschilderten Vorgangsweisen wegen einer schweren psychiatrischen Störung gar nicht adäquat angewendet werden können oder weil die Umgebung des Patienten so extrem gestört ist, daß eine vernünftige Mitarbeit nicht gewährleistet ist.

Hier sind die Grenzen dieser Art der Krisenintervention insoweit erreicht, als die Herausnahme aus der bisherigen Umgebung über längere Zeit unumgänglich notwendig erscheint und auch eine weiterführende Therapie über einen stationären Aufenthalt hinaus zur Bewältigung einer suizidalen Bedrohung ebenso notwenig erscheint.

Die eben beschriebenen Richtlinien können auch unter Einbeziehung von Techniken der Familientherapie (wie etwa von RICHMAN 1979 beschrieben) verwendet werden. Bei Jugendlichen bieten sich aber als Maßnahmen im Sinne der Postvention insbesondere auch die Anwendung von Gruppentherapien in halboffenen oder geschlossenen Gruppen an (über diese und weitere Techniken der Krisenintervention s. SONNECK u. RINGEL 1977).

Die Gruppentherapie hat ihre Grenzen, wenn es sich um chronisch krisenanfällige Patienten handelt, und auch die Familientherapie ist dann kontraindiziert, wenn zu viele deprimierte Familienmitglieder das Selbsthilfepotential der Familie so gering erscheinen lassen, daß es für den einzelnen schon schwierig ist, überhaupt an Familiensitzungen teilzunehmen, oder auch wenn das Gleichgewicht in der Familie so labil ist, daß das Eingehen auf das Bezugssystem zur Zeit die Gefahr einer schweren Dekompensation bedeutet (WALROND-SKINNER 1978).

### Behandlungsrichtlinien bei chronischer Suizidalität

Wenn Suizidalität weiter gekennzeichnet ist durch schwere Schlafstörungen, Erschöpfungszustände und suizidale Gesten und Handlungen, die sich innerhalb kurzer Zeit oftmals auch unter stationären Bedingungen wiederholen, ist es angezeigt, auch wenn z. B. keine psychotische Erkrankung vorliegt, mit Hilfe von Neuroleptika mit sedierender Komponente einzugreifen, um den Kreislauf dieser überschießenden affektiven Reaktion zu unterbrechen.

Derartige Schwierigkeiten stellen auch eine große Belastung für alle Mitarbeiter während dieser stationären Behandlung dar. Es ist hier auch notwendig, einheitliche Vereinbarungen aufzustellen, die darauf abzielen, dieses unerwünschte Verhalten möglichst schnell zu reduzieren und andere Verhaltensweisen aufzubauen.

Ein 13jähriges Mädchen, das nach einem Strangulationsversuch zur Aufnahme kommt, versucht mit Hilfe von Handtüchern, Strümpfen und anderen Kleidungsstücken, sich mehrmals am Tage auf der Station zu strangulieren bzw. sich den Hals derart zuzuschnüren, bis sie asphyktisch wurde und zusammenbrach. Diese Handlungen konnten erst nach mehreren Tagen allmählich reduziert werden. Dies geschah dadurch, daß sie kurze Zeit gehalten und die Schlinge entfernt wurde, das Mädchen aber sonst keine Zuwendung erfuhr. In den Zeiten aber, während denen sie auch nur in Ansätzen Interesse an den Stationsaktivitäten zeigte, wurde massiv mit entsprechenden Angeboten mitzuarbeiten, mitzuspielen auf sie eingegangen. Erst danach war der Beginn weiterführender therapeutischer Gespräche und der Bearbeitung der Erlebnisse einer langjährigen chronischen familiären Deprivation und Mißhandlungssituation möglich.

Natürlich sind bei derart schwierigen Fällen geschlossene Unterbringungsmöglichkeiten unumgänglich. Gerade geschlossene Bedingungen machen es aber notwendig, schrittweise offene Bedingungen wieder einzuführen und damit auch den Patienten allmählich wieder realistischen Belastungen auszusetzen, auch um entsprechendes Konfliktmaterial zur Bearbeitung zu erhalten. Dies geschieht schließlich auch durch die Einbeziehung einer öffentlichen Beschulung oder auch die Einschaltung eines Arbeitspraktikums an einem Arbeitsplatz außerhalb der Klinik, in der Umstellung auf teilstationäre Unterbringung (Poustka 1982).

Orbach u. Glaubman (1979) beschrieben die Behandlung der Suizidalität von jungen (u. a. 7jährigen) Kindern. Hier wurde versucht, die Kinder mit ihrer Auffassung über den Tod direkt zu konfrontieren. Die unrealistischen Todesvorstellungen, die den Tod als endgültige Wirklichkeit ausklammerten, wurden aufgegriffen und so versucht, darauf hinzuarbeiten, daß die Kinder eigentlich gar nicht sterben wollten und nach dieser direkten Konfrontation mit dem Todesthema das Aufgreifen anderer Konfliktthemen erst möglich war. Das Thema „Tod" selbst war auch nur durch eine relativ kurze Zeit ein zentrales Thema der beginnenden therapeutischen Auseinandersetzung.

### Schlußbemerkung

Zur Behandlung der Suizidalität gehört das direkte Ansprechen dieser wie auch die Hellhörigkeit der gesamten Umwelt für Suiziddrohung und allen suizidalen Ankündigungen und Gesten gegenüber und ein Nachgehen in jedem Einzelfall, wie dies Ringel ausdrücklich betont. Wenn man die hohe, in manchen Untersuchungen genannte Zahl derer in Betracht zieht, die vor einem Suizidversuch entweder in allgemein-medizinischem oder psychotherapeutischem Kontakt standen, so erscheint ein wesentlicher Ansatz für eine Intervention und Behandlung auch das Erfassen und Eingehen auf eine mögliche Suizidalität vor einer suizidalen Einengung. Das schwerwiegendste Problem neben diesen Richtlinien ist sicher aber auch die Verminderung der hohen Raten von Therapieabbrechern.

Moeller u. Geiger (1982) stellten in ihrer Untersuchung fest, daß die „Compliance", definiert als das Ausmaß, in dem ärztliche Therapieanweisungen befolgt werden, durch eine einfache Maßnahme wesentlich verbessert werden kann, und zwar durch eine feste Terminvereinbarung schon beim ersten Gespräch.

Diese Vorgehensweise war wichtiger für eine Verbesserung der Inanspruchnahme als die Diagnose, die Ausprägung der Selbsttötungsabsicht oder ob es sich um einen weiblichen oder männlichen Suizidenten handelte, und sie war auch unabhängig von der Motivation, der Angehörigeninformation oder dem Überweisungsmodus.

Der Behandlungsauftrag, der sich aus der potentiellen Gefährdung bei jedem suizidalen Signal insbesondere bei Kindern und Jugendlichen ergibt, setzt zumindest am Beginn der Intervention häufig ein direktes Vorgehen bei aller Behutsamkeit der Intervention voraus.

## Literatur


Adler, A.: Über den Selbstmord, insbesondere den Schülerselbstmord. Diskussionen des Wiener psychoanalytischen Vereins. Bergmann, Wiesbaden 1910

American Psychiatric Association: Diagnostic and Statistical Manual of Mental Disorders (DSM-III), 3. Aufl. APA, Washington/D.C. 1980

Amir, M.: Suicide among minors in Israel. Israel Ann. Psychiat. relat. Discipl. 11 (1973) 219

Anderson, D. R.: Diagnosis and prediction of suicidal risk among adolescents. In: Self-destructive Behavior in Children and Adolescents, hrsg. von C. F. Wells, J. R. Stuart. Van Nostrand Reinhold Comp., New York 1981

Barraclough, B. M.: Differences between national suicide rates. Brit. J. Psychiat. 122 (1970) 95

Beck, A., I. M. Davies, C. Frederick: Classification and nomenclature in suicide prevention in the Seventies. In: Suicide prevention in the Seventies, hrsg von H. Resnik, B. Hathorne. US Government Printing Office, Washington/D.C. 1973

Beck, A. T., H. L. P. Resnik, D. J. Lettieri: The Prediction of Suicide. The Charles Press Publ. Inc., Bowie/Maryland 1974

Beck, A. T., R. Beck, M. Kovacs: Classification of suicidal behaviors: I. Quantifying intent and medical letality. Amer. J. Psychiat. 132 (1975) 285

Beck, A. T., R. L. Greenberg: Kognitive Therapie bei der Behandlung von Depressionen. In: Grundlagen kognitiver Therapie, hrsg. von N. Hoffman. Huber, Bern 1979

Beck, R. W., J. B. Morris, A. T. Beck: Cross-validation of the suicidal intent scale. Psychol. Rep. 34 (1974) 445

Bertram, W.: Das präsuizidale Syndrom in der Testpsychologie. Suicidprophylaxe 2 (1975) 184

Bergstrand, G. G., U. Otto: Suicidal attempts in adolescence and childhood. Acta paediat. scand. 51 (1962) 17

Biener, K.: Drogen- und Selbstmordwertung. Nervenarzt 47 (1976) 398

Biener, K., C. Burger: Selbstmordversuche und Abschiedsbriefe Jugendlicher. Nervenarzt 47 (1976) 179

Biener, K.: Welche Erfahrungen haben Jugendliche mit Selbstmord? Psycho 1 (1982) 12

Birleson, P.: The validity of depressive disorder in childhood and the development of a self-rating scale: a research report. J. Child Psychol. 22 (1981) 73
Birtchnell, J.: Some familial and clinical characteristics of female suicidal psychiatric patients. Brit. J. Psychiat. 138 (1981) 381
Bron, B.: Suizidversuch bei jungen Menschen. Fortschr. Neurol. Psychiat. 44 (1976) 435
Brooke, E., M. Atkinson: Ascertainment of deaths from suicide. In: Suicide and Attempted Suicide, hrsg. von E. Brooke. World Health Organization, Geneva 1974
Brown, G. W., T. Harris, J. R. Copeland: Depression and loss. Brit. J. Psychiat. 130 (1977) 1
Buchsbaum, M. S., R. J. Haier, D. L. Murphy: Suicide attempts, platelet monoamine oxidase and the average evoked response. Acta psychiat. scand. 56 (1977) 69
Caplan, G.: Principles of Preventive Psychiatry. Tavistock, London 1964
Carlson, G. A., D. P. Cantwell: A survey of depressive symptoms, syndrome and disorder in a child psychiatric population. J. Child Psychol. 21 (1980) 19
Dührssen, A.: Zum Problem des Selbstmordes bei jungen Mädchen. Vandenhoeck & Ruprecht, Göttingen 1967
Durkheim, E.: Der Selbstmord. Luchterhand, Neuwied 1973
Eggers, C.: Todesgedanken, Suizide und Suizidversuche im Verlauf kindlicher Schizophrenien. Nervenarzt 45 (1974) 36
Emminghaus, M.: Die psychischen Störungen des Kindesalters. Laupp'sche Buchhandlung, Tübingen 1887
Faberow, N. L.: Bibliography on Suicide and Suicide Prevention. US Government Printing Office, Washington/D.C. 1972
Faberow, N. L. (Ed.): The many faces of suicide. Indirect selfdestructive behavior. McGraw-Hill, New York 1980
Facy, F., A. Philippe, M. Choquet, M. F. Laurent, F. Davidson: Advantage of the cluster analysis for the understanding of adolescents attempted suicide. Vortrag z. Symp. on Epidemiology in Child Psychiatry, Mannheim, 5.–7. 10. 1981
Farber, M. L.: Theory of Suicide. Funk & Wagnalls, New York 1968
Farber, M. L.: Factors determining the incidence of suicide within families. Suicide life-threat. Behav. 7 (1977) 3
Feuerlein, W.: Selbstmordversuch oder parasuicidale Handlung? Tendenzen suizidalen Verhaltens. Nervenarzt 43 (1971) 127
Freud, S.: Trauer und Melancholie. 1917, Fischer, Frankfurt 1975
Gild, E.: Eine Untersuchung zum Selbstmordversuch Jugendlicher. Med. Dis., Tübingen 1980
Glaser, K.: The treatment of depressed and suicidal adolescents. Amer. J. Psychother. 23 (1978) 252
Goldberg, E. L.: Depression and suicide ideation in the young adult. Amer. J. Psychiat. 136 (1981) 35
Gores, R.: Suizid als Problemlösung. Eine Fokaltheorie suizidalen Handelns. Marhold, Düsseldorf 1981
Graham, P. J.: Depressive disorders in children – a reconsideration. Acta paedopsychiat. 46 (1980/81) 285
Heard, D. M.: Crisis intervention guided by attachment concepts – a case study. J. Child Psychol. 15 (1974) 111
Henseler, H.: Narzißtische Krisen zur Psychodynamik des Selbstmords. Rowohlt TB, Reinbeck 1974
Jacobs, J.: Selbstmord bei Jugendlichen. Kösel, München 1974
Jacobziner, M.: Attempted suicide in adolescents. J. Amer. med. Ass. 191 (1965) 101
Jakob, O.: Der Suizid in der Schweiz 1876–1977. Sozial- u. Präventivmed. 24 (1979) 21
Jennings, C., B. M. Barraclough, J. R. Moss: Have the Samaritans lowered the suicide rate? A controlled study. Psychol. Med. 8 (1978) 413
Kallman, F. J.: Heredity in Health and Mental Disorder: Principles of Psychiatric Genetics in the light of Comparative Twin Studies. Norton, New York 1953
Kanfer, F. H.: Verhaltenstherapie: Ein neues Theoriegerüst zur Lösung klinisch-psychologischer Probleme. Psychol. u. Prax. 13 (1969) 1
Katschnig, H.: Prevention, intervention and subsequent action (postvention) in suicidal behaviour. In: Suicide and attempted suicide in young people, hrsg. von World Health Organization WHO, Copenhagen 1976
Katschnig, H.: Lebensverändernde Ereignisse als Ursache psychischer Krankheiten. – Eine Kritik des globalen Ansatzes in der Life-Event-Forschung. In: Sozialer Streß und psychische Erkrankung, hrsg. von H. Katschnig. Urban & Schwarzenberg, München 1980
Katschnig, H., P. Sint, G. Fuchs-Robetin: Suicide and parasuicide: Identification of high- and low-risk groups by cluster analysis. In: The Suicide Syndrome, hrsg. von R. Farmer, S. Hirsch. Croom Helm, London 1980
Kessel, N.: Self-poisoning. Brit. med. J. 2 (1965) 1336
Kreitman, N., A. E. Philip: Parasuicide. Brit. J. Psychiat. 115 (1969) 746
Kreitman, N., P. Smith, E. S. Tan: Attempted suicide as language: An empirical study. Brit. J. Psychiat. 116 (1970) 465
Kreitman, N., M. Schreiber: Parasuicide in young Edinburgh women: 1968–1975. Psychol. Med. 9 (1979) 469
Kreitman, N.: The coal gas story. Brit. J. prevent. soc. Med. 30 (1976) 86
Kreitman, N. (Ed.): Parasuicide. Wiley, London 1977
Kuda, M., M. Kuda-Ebert: Zur Vorhersage der Selbstmordgefährdung bei Studierenden und Drogenabhängigen. Huber, Bern 1981
Leblhuber, F., W. Schöny, P. Fischer, M. Sommereder, G. Kienbacher: Study on suicides committed by adolescents in Upper Austria covering a period of three years. Unpubl. Manuskript, Kriseninterventionszentrum Linz, Österreich 1981
Lester, D.: Note on the inheritance of suicide. Psychol. Rep. 22 (1968) 320
Lester, D.: Why People Kill Themselves. Thomas, Springfield 1972
Lewinsky-Auerbach, B.: Suizidale Jugendliche. Grenzen und Möglichkeiten psychologischen Verstehens. Enke, Stuttgart 1980
Löchel, M.: Die präsuizidale Symptomatik bei Kindern und Jugendlichen. Med. Diss., Heidelberg 1981
Low, A. A., R. D. T. Farmer, D. R. Jones, J. R. Rohde: Suicide in England and Wales: An analysis of 100 years, 1876–1975. Psychol. Med. 11 (1981) 359
Matthies, V.: Untersuchung zur Suizidalität in Kindheit und Adoleszenz. Med. Diss., Berlin 1981
McIntire, M., C. R. Angle: The taxonomy of suicide and self-poisoning: A pediatric perspective. In: Self-destructive Behavior in Children and Adolescents, hrsg. von C. F. Wells, J. R. Stuart. Reinhold, New York 1981
Moeller, H. J., V. Geiger: Inanspruchnahme von Nachbetreuungsmaßnahmen durch Parasuizidenten: Probleme und Verbesserungsmöglichkeiten. In: Psychotherapie in der Psychiatrie, hrsg. von H. Helmchen, M. Linden, U. Rüger. Springer, Berlin 1982
Moss, L. M., D. M. Hamilton: Psychotherapy of the suicidal patient. In: Clues to Suicide, hrsg. von E. S. Shneidman, N. L. Faberow. McGraw-Hill, New York 1957
Murphy, H. B. M.: Comparative Psychiatry (Suicide and Parasuicide, 147–177). Springer, Berlin 1982
Neuringer, C. (Ed.): Psychological Assessment of Suicidal Risk. C. C. Thomas, Springfield/Ill. 1974
Nissen, G.: Depressive Syndrome im Kindes- und Jugendalter. Springer, Berlin 1971
O'Brien, S. E. M., R. D. T. Farmer: The role of life events in the aetiology of episodes of self-poisoning. In: The Suicide Syndrome, hrsg. von R. Farmer, S. Hirsch. Croom Helm, London 1980
Okasha, A., F. Lotaif: Attempted suicide. An Egyptian investigation. Acta psychiat. scand. 60 (1979) 69
Orbach, J., H. Glaubman: The concept of death and suicidal behavior in young children. J. Amer. Acad. Child Psychiat. 18 (1979) 668

Ovenstone, J. M. K.: A psychiatric approach to the diagnosis of suicide and its effect upon the Edinburgh statistics. Brit. J. Psychiat. 123 (1973) 15
Parnitzke, Ch., M. Regel: Analyse von Suicidversuchen bei Kindern und Jugendlichen. Kinderärztl. Prax. 41 (1973) 152
Paulson, M. J., D. Stone, R. Sposto: Suicide potential and behavior in children ages 4 to 12. Suicide life-threat. Behav. 8 (1978) 225
Paykel, E. S.: A classification of suicide attempters by cluster analysis. In: The Suicide Syndrome, hrsg. von R. Farmer, S. Hirsch. Croom Helm, London 1980
Paykel, E. S., J. K. Myers, J. J. Lindenthal: Suicidal feelings in the general population: A prevalence study. Brit J. Psychiat. 124 (1974) 460
Pfeffer, C. R.: Psychiatric hospital treatment of suicidal children. Suicide life-threat. Behav. 8 (1977) 150
Pfeffer, C. R., M. R. Conte, R. Plutchik, J. Jerret: Suicidal behavior in latency – age children. J. Amer. Acad. Child Psychiat. 18 (1979) 679
Phillips, D. P.: Der Werther-Effekt. Selbstmord und der Einfluß von Suggestion und Imitation. In: Selbstmordhandlungen, hrsg. von R. Welz, H. Pohlmeier. Beltz, Weinheim 1981
Pohlmeier, H.: Selbstmord und Selbstmordverhütung. Urban & Schwarzenberg, München 1978
Pöldinger, W.: Die Abschätzung der Suizidalität. Huber, Bern 1968
Poustka, F.: Graduelle Entlassung als teilstationäre Behandlung. Psychiat. Prax. 9 (1982) 155
Propping, P., E.-R. Rey, W. Friedl, H. Beckmann: Platelet monoamine oxidase in healthy subjects: The "biochemical high-risk paradigm" revisited. Arch. Psychiat. Nervenkr. 230 (1981) 209
Remschmidt, H., Th. Schwab: Suizidversuche im Kindes- und Jugendalter. Acta paedopsychiat. 43 (1978) 197
Remschmidt, H., M. Schmidt: Multiaxiales Klassifikationsschema für psychiatrische Erkrankungen im Kindes- und Jugendalter nach Rutter, Shaffer und Sturge. Huber, Bern 1977
Richman, J.: The family therapy of attempted suicide. Fam. Process 18 (1979) 131
Ringel, E.: Der Selbstmord, Abschluß einer krankhaften psychischen Entwicklung. Maudrich, Wien 1953
Ringel, E. (Hrsg.): Selbstmordverhütung. Huber, Bern 1969
Ringel, E.: Das Leben wegwerfen? Reflexionen über Selbstmord. Herder, Wien 1978
Rohn, R. D., R. M. Sarles, Th. J. Kenny, B. J. Reynolds, F. P. Heald: Adolescents who attempt suicide. J. Pediat. 90 (1977) 636
Rose, H. K.: Zum psychotherapeutischen Umgang mit suizidal Depressiven. In: Psychotherapie in der Psychiatrie, hrsg. von H. Helmchen, M. Linden, U. Rüger. Springer, Berlin 1982
Rutter, M.: Protective factors in children's responses to stress and disadvantage. In: Primary Prevention of Psychopathology, Vol. III, hrsg. von M. W. Kent, J. E. Rolf. University Press of New England, Hanover 1979
Rutter, M., P. Graham, O. F. D. Chadwick, W. Yule: Adolescent turmoil: fact or fiction? J. Child Psychol. 17 (1976) 35
Rush, A. J., A. T. Beck: Cognitive therapy of depression and suicide. Amer. J. Psychother. 23 (1978) 201
Sanborn, D. E., C. J. Sanborn, P. Cimbolic: Two years of suicide: A study of adolescent suicide in New Hampshire. Child Psychiat. hum. Develop. 3 (1973) 234
Schleiffer, R.: Suizidhandlung als Familientradition. Z. Kinder- u. Jugendpsychiat. 7 (1979) 208
Schmidtke, A.: Dimensionierung von Fragebogen zur Erfassung der Suizidalität bei Jugendlichen. Forschungsbericht No. 8 aus dem Otto-Selz-Institut für Psychologie und Erziehungswissenschaft der Universität Mannheim, 1979
Schmidtke, A.: Verhaltenstheoretische Erklärungsmodelle suizidalen Verhaltens. In: Selbstmordhandlungen, hrsg. von R. Welz, H. Pohlmeier. Beltz, Weinheim 1981
Schmidtke, A.: Entwicklung der Häufigkeit suizidaler Handlungen im Kindes- und Jugendalter in der Bundesrepublik Deutschland. Kinderarzt 5 (1981) 697
Schneer, M. J., A. Perlstein, M. Brozovsky: Hospitalized suicidal adolescents. J. Amer. Acad. Child Psychiat. 14 (1975) 710
Shaffer, D.: Suicide in childhood and early adolescence. J. Child Psychol. 15 (1974) 275
Shaffer, D., P. Fisher: The epidemiology of suicide in children and young adolescents. J. Amer. Acad. Child Psychiat. 20 (1981) 545
Shepherd, D. M., B. M. Barraclough: The aftermath of parental suicide for children. Brit. J. Psychiat. 129 (1976) 267
Shneidman, E. S.: Orientation toward death. In: The Study of Lives, hrsg. von R. W. White. Atherton Press, New York 1966
Sonneck, G., E. Ringel: Technik der Krisenintervention. Psychiat. clin. 10 (1977) 85
Sonneck, G., J. Grünberger, E. Ringel: Experimental contribution to the evaluation of the suicidal risk of depressive patients. Psychiatr. clin. 9 (1976) 84
Stengel, E.: Selbstmord und Selbstmordversuch. Fischer, Frankfurt 1969
Stengel, E., N. Cook: Attempted Suicide. Oxford University Press, London 1958
Stewart, M. A., C. S. DeBlois, C. Cummings: Psychiatric disorder in the parents of hyperactive boys and those with conduct disorder. J. Child Psychol. 21 (1980) 283
Stork, J.: Fragebogentest zur Beurteilung der Suizidgefahr. Müller, Salzburg 1972
Stork, J.: Das suizidale Feld. Schweiz. Arch. Neurol. Neurochir. Psychiat. 120 (1977) 283
Toolan, J. M.: Suicide in children and adolescents. Amer. J. Psychother. 29 (1975) 399
Tsuang, M. T.: Genetic factors in suicide. Dis. nerv. Syst. 38 (1977) 498
Walrond-Skinner, S.: Indications and contra-indications for the use of family therapy. J. Child Psychol. 19 (1978) 57
Warshauer, M. E., M. Monk: Problems in suicide statistics for whites and blacks. Amer. J. publ. Hlth 68 (1978) 383
Weiner, I. B.: Psychological Disturbance in Adolescence (Chapter 5, Depression and Suicide). Wiley, New York 1970
Weissman, M. M.: The epidemiology of suicide attempts, 1960–1971. Arch. gen. Psychiat. 30 (1974) 737
Wekstein, L.: Handbook of Suicidology. Brunner/Mazel Publ., New York 1979
Welz, R.: Selbstmordversuche in städtischen Lebensumwelten. Beltz, Weinheim 1979
Wenz, F. V.: Sociological correlates of alienation among adolescent suicide attempts. Adolescence 14 (1974) 19
Wetzel, R. D.: Hopelessness, depression and suicide intent. Arch. of gen. Psychiat. 33 (1976) 1069
Wexler, L., M. M. Weissman, S. V. Kasl: Suicide attempts 1970–1975: Updating a United States study and comparison with international trends. Brit. J. Psychiat. 132 (1978) 180
White, H. C.: Self-poisoning in adolescents. Brit. J. Psychiat. 124 (1974) 24
Williams, Ch., Ch. M. Lyons: Family interaction and adolescent suicidal behaviour: a preliminary investigation. Aust. N. Z. J. Psychiat. 10 (1976) 243
Wolff, S., J. Chick: Schizoid personality in childhood: a controlled follow-up study. Psychol. Med. 10 (1980) 85
World Health Statistics Annual. WHO, Genf 1980
Zentralinstitut für Seelische Gesundheit: Zweijahresbericht 1978/1979. Mannheim Sept. 1980
Ziehen, T.: Die Geisteskrankheiten des Kindesalters. Reuther & Reichard, Berlin 1917

# 8 Drogenmißbrauch und Sucht

# Drogenabhängigkeit bei Jugendlichen

*Dieter Ladewig*

## Einleitung

Das Bedürfnis nach Veränderung von Antrieb und Stimmung, von Steigerung seiner Erlebnisfähigkeit bis hin zum Rausch ist dem Menschen ureigen. Auf der Suche, den Sinn seines Lebens zu erfahren, begegnen wir in uns selber oder in der Beziehung zu den anderen Empfindungen, die eine besondere Erwartung, Spannung, Angst oder eine Art „thrill", einen Angst-Lust-Affekt signalisieren. In derartigen Situationen kann als Hilfsmittel die Reflexion oder das Gespräch oder eben auch eine Substanz, die Bewußtsein, Stimmung und Antrieb verändert, wertvoll sein. Diese Substanz kann eine Spannung lösen, ein Angstgefühl beseitigen und das Gefühl der Identität wieder stabilisieren. Dabei entsteht sofort ein Bedenklichkeitsgefühl dieser Substanz gegenüber, wenn sie mehr verspricht, als sie zu halten imstande ist. Sie löst dann ein Unbehagen aus, wenn wir ahnen, daß hier Manipulationsmöglichkeiten unserer Existenz entstehen.

Das eingangs erwähnte *Rauschbedürfnis* wurde in der zweiten Hälfte der 60er Jahre neu erlebt: im Motiv der „Bewußtseinserweiterung" übersteigert und in der Suche nach neuen Existenzformen demonstriert. Es ist bekannt, welche heftigen Reaktionen seinerzeit der Rauschmittelkonsum unter Jugendlichen in der Erwachsenengeneration auslöste. Es läßt sich nicht ganz von der Hand weisen, daß letztere hier wie in einem Spiegel ihre eigene Konsumproblematik erkannt hat.

Die Heftigkeit der Reaktion hat nicht nur etwas Anklagendes gehabt, in ihr ist auch etwas von der eigenen Hilflosigkeit und inneren Leere, die mit einem Konjunkturboom kontrastierte, deutlich geworden. Die erhebliche Zunahme psychosomatischer Störungen in unserer Zeit läßt Zusammenhänge möglich erscheinen. Wenn eine Patientin mit Kopfschmerzen mit einem Schmerzmittel nicht nur das Symptom beseitigt, sondern auch ihre Befindlichkeit im Sinne der Entspannung oder Euphorisierung und Stimulation verändert, wird hierin ebenfalls die Möglichkeit der Manipulation sichtbar. Zweifellos ist die Ätiologie des Heranwachsenden, der eine Identitätskrise durchmacht, wie die der erwachsenen Kopfschmerzpatientin verschiedenartig: beide benützen allerdings die Droge, indem sie sich selbst manipulieren. Der Heranwachsende wie die Erwachsene wählen damit einen Ausweg, der oft genug nur in die Sackgasse führt, an der Droge hängenzubleiben.

Damit ist angedeutet, daß das „Drogenproblem" beim Heranwachsenden nicht ohne dasjenige des Erwachsenen betrachtet werden darf. Eigene und nordamerikanische Untersuchungen haben den Alkohol- und Medikamentenkonsum bei den Eltern als Risikofaktor für den Drogenkonsum des Jugendlichen und Heranwachsenden deutlich gemacht. Mit dieser Betrachtungsweise wird das Phänomen einer „Drogenwelle" relativiert, obwohl wir selbst diesen Begriff gelegentlich benützen.

Es ist allgemein festzuhalten, daß es ein *epochales* Auftreten drogeninduzierter Räusche und Ritualhandlungen schon immer gegeben hat; wir denken an das Schamanentum, den Veitstanz, die mittelamerikanischen Subkulturen der Pilzesser, in neuerer Zeit an die Kokainwelle der 20er Jahre, die vorwiegend bei Künstlern und Literaten zu beobachten war, oder die Marihuanawelle der 40er Jahre in den USA.

## Zur Epidemiologie

Der *Beginn* der jetzigen Drogenwelle mit dem ersten Auftreten von Drogenkonsum in den Schulen und ersten Drogenkontakten späterer Patienten psychiatrischer Kliniken läßt sich mit regionalen Variationen in Mitteleuropa auf die Jahre 1965/66 festsetzen. Vorher war in den USA und Kanada, England und in den skandinavischen Ländern ein Drogenproblem deutlich geworden. Hierüber berichten eingehende Untersuchungen (Boolsen 1973; Buikhuisen u. Timmermann 1972; Davidson u. Mitarb. 1973; Defer u. Mitarb. 1970; Greene 1974; Hemminiki u. Mitarb. 1973; Idanpaan u. Idanpaan 1972; Smart u. Mitarb. 1971).

Ein *Höhepunkt* läßt sich etwa 1972 feststellen. Seither ist der Neugierkonsum oder der Gebrauch von Drogen als Risikoverhalten in den Hintergrund getreten, während sich der harte Kern der Heroinfixer ständig vergrößert hat und, was noch bedenklicher scheint, immer mehr zu einer Randgruppe abgeglitten ist, indem Krankheit und Kriminalität schicksalhaft miteinander verquickt sind. Nachdem zu Beginn der Drogenwelle in der Tagespresse enorm viel über das „Drogenproblem" geschrieben wurde – u. a. ein Grund für viele Jugendliche auch „einzusteigen" –, verstummten entsprechende Mitteilungen, bis die ersten Herointodesfälle auftraten und bis zum anderen ein „Jugendalkoholismus“ von sich reden machte. Wir haben selbst eine eindeutige Vorverlagerung des Altersgipfels unserer behandlungsbedürftigen toxikomanen jugendlichen Patienten beobachtet. Wir stellen außerdem in den Beratungsstellen eine Zunahme Jugendlicher mit Verhaltensstörungen fest, die z. T. mit einem massiven Alkoholkonsum korrelieren. Es handelt sich hierbei aber seltener um einen eigentlichen Alkoholismus.

Für den Therapeuten dieser jugendlichen Toxikomanen ist vorwegnehmend allerdings als Ergebnis festzuhalten, daß die Achse der Rehabilitationsstrategie bei jungen Drogenabhängigen und Drogengefährdeten im sozialpädagogischen Raum liegt und die medizinischen Maßnahmen flankierend oder komplementär sein dürften (BSCHOR 1976).

Die Anzahl dieser *Rehabilitationsbedürftigen* wird derzeit in der Bundesrepublik Deutschland auf 70 000 (das entspricht fast einem Promille der Gesamtbevölkerung) beziffert. Dabei sind allerdings bei den Gesundheitsämtern nur 12 000 Rauschmittelabhängige bekannt. Der Stellenwert einer solchen Zahl wird relativiert, wenn wir berücksichtigen, daß in der Bundesrepublik Deutschland derzeit bei einem jährlichen Pro-Kopf-Verbrauch von 12,4 l reinem Alkohol die Zahl der alkoholkranken Frauen und Männer auf über eine Million geschätzt wird. Neben der Zunahme des Alkoholismus ist ganz allgemein auf die steigende Tendenz eines Mehrfachgebrauchs verschiedener Suchtmittel hinzuweisen, ein Phänomen, das sich im übrigen weltweit beobachten läßt.

## Methodische Probleme der Epidemiologie

Wir dürfen als bekannt voraussetzen, daß und warum Statistiken über die in psychiatrischen Kliniken und Polikliniken behandelten und die polizeilich erfaßten Drogenkonsumenten kein wahres Bild über die Verbreitung von Toxikomanien in der Bevölkerung geben können (WEIDMANN 1977, S. 16 ff.).

Doch selbst bei Anwendung optimaler Stichprobenverfahren hat der Epidemiologe noch viele Hindernisse zu überwinden.

Das Verhalten gegenüber Drogen (Drogenverhalten) beinhaltet ein Spektrum von der Abstinenz bis zur Dauerintoxikation. Und es bezieht sich schließlich auf alle Substanzen, die gemäß Definition international als Drogen zusammengefaßt werden. Wo von Drogenabhängigkeit gesprochen, d. h. also ein „Fall“ gezählt werden soll, ist eine theoretisch ebenso schwer zu entscheidende wie im Einzelfall nur durch geschultes Personal im Kontakt mit dem Betroffenen zu beurteilende Frage.

Damit wird gleich ein weiteres Problem sichtbar: Wie kommen wir an die konkreten „Fälle“ heran, und wie stellen wir das genaue Drogenverhalten des einzelnen gültig fest? Da wirkt zunächst die Tatsache erschwerend, daß praktisch in jeder noch so guten Zufallsstichprobe damit gerechnet werden muß, daß sie die eher gefährdeten Personen in zu geringer Zahl, d. h. unterrepräsentiert, enthält: „Drop-outs“ ohne Arbeitsplatz oder Ausbildungsstelle, manchmal auch ohne festen Wohnsitz, oder einfach solche, die „gesucht“ werden. Noch schlechter repräsentiert sind diese Risikogruppen dann unter den tatsächlich untersuchten Personen.

Besondere Probleme stellen sich der Abklärung des Drogenverhaltens entgegen. Am meisten fällt ins Gewicht, daß es sich dabei um sozial negativ bewertetes, abweichendes Verhalten handelt, das je nach Art und Ausmaß mit z. T. empfindlichen sozialen und strafrechtlichen Sanktionen geahndet wird. Dementsprechend versuchen nicht nur die Drogenkonsumenten selbst, sondern oft auch deren Angehörige die Wahrnehmung dieses Verhaltens durch Dritte zu verhindern. Entsprechend ist mit einer erheblichen Tendenz zur verfälschten Beantwortung diesbezüglicher Fragen zu rechnen (PHILLIPS 1974, S. 245).

Diese wenigen Hinweise zeigen bereits mit genügender Deutlichkeit die methodisch-organisatorische Aufwendigkeit epidemiologischer Projekte.

Das Konzept der Drogenabhängigkeitsforschung geht vom Modell der Wechselbeziehungen *Droge/Persönlichkeit/Milieu* (KIELHOLZ u. LADEWIG 1972) aus. Dies steht in Analogie zu den Begriffen der klassischen Epidemienlehre, die sich mit der Trias *Erreger/Wirt/Umgebung* befaßt. Der Erreger „Droge“ läßt sich in seiner Virulenz für die Störung zwischenmenschlicher Beziehung nicht ohne weiteres isolieren. Die Vielfalt der Theorien über die Entstehung der „Drogenwelle“ macht dies deutlich. Immerhin bedeuten die Griffnähe und die Verführungssituation ein eindeutiges Gefährdungsmoment, das bei einer Bewertung einiger soziologischer oder psychodynamischer Theorien oft übersehen wurde. Die endemische Ausbreitung des Heroinismus auf die Vorstädte von London ließ sich mit Hilfe des „Schneeballverfahrens“ eindrücklich nachweisen.

## Ergebnisse einiger epidemiologischer Untersuchungen

Angesichts der oben besprochenen Probleme wagt man nur zögernd eine Übersicht über die Vielzahl von Publikationen, die in den letzten rund 10 Jahren zum Thema „Epidemiologie des Drogenkonsums von Jugendlichen“ erschienen sind, zu geben. Es ist oft gar nicht möglich nachzuprüfen, ob z. B. Prozentanteile von Drogenkonsumenten aus verschiedenen Studien überhaupt verglichen werden dürfen. Hier seien auch die mit dem

Schneeballverfahren gemachten ersten Felduntersuchungen von BSCHOR (1970), HELL (1970) und WANKE u. Mitarb. (1970) erwähnt. Sie untersuchten *nur* Drogenkonsumenten, sind somit also noch keine eigentlichen epidemiologischen Arbeiten.
Definiert man „Konsumenten" als Jugendliche, welche über wenigstens einmalige Drogenerfahrung berichten, so hat man damit auch die einzige Zahl, welche in allen Studien auf der gleichen Grundlage beruht und ausgewiesen wird. Ein Vergleich scheint also hier noch am sinnvollsten. Auffallend ist dabei sicher die Streuung der Prozentsätze zwischen 5% (Linz) und 34% (Baden-Württemberg), doch kann auch festgestellt werden, daß die Mehrzahl der Anteile sich zwischen einem Fünftel und einem Drittel bewegt.
Wichtiger als der einfache Vergleich von relativen Häufigkeiten in ganzen Stichproben ist die Frage nach gemeinsamen oder unterschiedlichen Grundtendenzen im Einfluß von Drittvariablen auf die Konsumentenanteile. Eine derartige Zusammenstellung wurde bereits an anderer Stelle ausführlicher unterbreitet (WEIDMANN 1977, S. 102). Als allen Studien im wesentlichen gemeinsame Ergebnisse lassen sich die folgenden Punkte zusammenfassen: (1) Zwischen 13 und 20 Jahren steigt mit dem Alter der Anteil an Drogenkonsumenten. (2) Jungen haben häufiger Drogenerfahrungen als Mädchen. (3) Es ist jedoch zu beobachten, daß Mädchen im Durchschnitt früher mit den Drogen Kontakt bekommen. (4) Berufsschüler haben mehr Drogenerfahrungen als Gymnasiasten oder Oberschüler.
Zum Bild der Drogenszene gehören leider auch die drogenbedingten Todesfälle (GERBER 1975; BSCHOR 1977). Ihre Zahl hat mit der Entwicklung des Heroinmißbrauchs in den letzten 5 Jahren rapid zugenommen. Für West-Berlin berichtet BSCHOR 1970 von 9, 1975 von 37 und 1976 von 58 Todesfällen junger Drogenabhängiger. Von 88 Todesfällen, die BSCHOR näher untersuchte, waren (bei einem Durchschnittsalter von etwas mehr als 21 Jahren) zwei Drittel Unglücksfälle, meist Morphin- oder Heroinvergiftungen. Bei einem Viertel handelte es sich um Suizide. Todesfälle durch Folgekrankheiten waren selten.

## Zur Ätiologie der Drogenabhängigkeit

### Allgemeine Aspekte

Drogenkonsum und Drogenabhängigkeit beruhen auf einem mehrdimensionalen Geschehen (KIELHOLZ u. LADEWIG 1972; KEUP u. TAEGENER-TORGE 1975), ähnlich wie dies von FEUERLEIN (1974) für den Alkoholismus nachgewiesen wurde.
Innerhalb der drei Hauptfaktoren Droge, Individuum und soziales Umfeld kommt dem Faktor Zeit eine besondere Bedeutung zu. Wir denken einerseits an bestimmte Entwicklungsabschnitte des Menschen, wie die Pubertät respektive den Ablösungsprozeß oder das Involutionsalter, in denen sich gehäuft Drogenabhängigkeiten bzw. Toxikomanien entwickeln.
Zur *Begriffsbestimmung* der Drogenabhängigkeit ist festzuhalten, daß diese als ein Zustand psychischer oder psychischer und physischer Abhängigkeit von einer Substanz mit zentral-nervöser Wirkung, die zeitweise oder fortgesetzt eingenommen wird, definiert wurde. Da je nach Art des verwendeten Mittels ganz verschiedene pharmakodynamische Effekte auftreten, wurden deskriptiv-pharmakologisch sieben verschiedene Abhängigkeitstypen unterschieden: der Morphin-, Cannabis-, Halluzinogen-, Amphetamin-, Kokain-, Barbiturat- und Khattyp. Dem Barbiturattyp wurde der Alkohol beigeordnet.
*Psychische Abhängigkeit* (SEEVERS 1968) wurde als ein unbezwingbares, gieriges seelisches Verlangen, mit der Einnahme der Droge fortzufahren und sich die Droge um jeden Preis zu beschaffen, beschrieben (KIELHOLZ u. LADEWIG 1972). Die psychische Abhängigkeit ist das charakterische Merkmal jeder Drogenabhängigkeit; sie äußert sich im „Nicht-mehr-aufhören-Können". Die *körperliche Abhängigkeit* zeigt sich beim Auftreten von Abstinenzsymptomen beim Absetzen der Droge; sie wird insbesondere beim Morphin- und Barbiturattyp beobachtet.
Die Drogenabhängigkeit basiert auf zwei allgemeinmenschlichen Grundlagen:
a) der Tendenz, die Realität durch Drogen zu verschönern, zu korrigieren oder zu vergessen,
b) dem Verlangen nach Wiederholung und Steigerung einmal erlebter Lust, nach Vermeidung von Unlust oder nach Leistungssteigerung.

Die Abhängigkeit entwickelt sich über ein *Probier-* respektive *Experimentierstadium* und eine *Gewöhnungsphase*. Die Entwicklung zur Abhängigkeit wird einerseits durch persönlichkeitsnahe und umweltbezogene Motivbündel, zum anderen durch das Phänomen der *Toleranz* bestimmt. Letzteres besagt, daß durch den raschen Abbau des zugeführten Giftes größere Giftmengen toleriert bzw. notwendig werden, um den gewünschten Effekt zu wiederholen.
Die Entstehung einer Drogenabhängigkeit läßt sich aus biologischen, psychologischen oder soziologischen Entwicklungsaspekten ableiten (LADEWIG 1974).

### Biologische Aspekte

Diese sind von PLOOG (1973, S. 35) bezüglich des Instinktverhaltens gedeutet worden. Trotz umfangreicher Forschungsarbeiten (s. a. SCHRAPPE 1968, 1972) können bis heute nur einzelne Aspekte süchtigen Verhaltens durch neurophysiologische, neuropharmakologische und biochemische Aspekte erklärt werden. Folgende Forschungsansätze sind zu nennen:

a) die Bedeutung der synaptischen Übertragungsmechanismen, die durch kontinuierliche Drogenzufuhr verändert werden (DAVIS 1973; SEIXAS 1973);
b) das durch fortgesetzte Drogeneinnahme gestörte Gleichgewicht von agonistischem und antagonistischem Wirkungspotential einer Droge (MARTIN u. Mitarb. 1965);
c) das Adaptationsphänomen der induzierten Fermentaktivierung (REMMER 1962);
d) die Selbstreizungsversuche (OLDS u. MILNER 1954; KING 1961);
e) genetische Faktoren, wie sie bei der Entstehung des Alkoholismus untersucht wurden (KAIJ 1960; WINOKUR u. Mitarb. 1970);
f) die Bedeutung des Konstitutionstypus (KIELHOLZ u. Mitarb. 1972).

## Psychologische und soziologische Aspekte

Diese lassen sich am ehesten unter dem Gesichtspunkt der Entwicklung zusammenfassen (BOCHNIK 1973; BSCHOR 1972; HOBI 1973; HÜNNEKENS 1972; KEUP 1972; WALDMANN u. Mitarb. 1973; WANKE u. Mitarb. 1972; SCHRAPPE 1968,1972). Wir können hier verschiedene Modellvorstellungen unterscheiden:

a) das psychoanalytische Entwicklungsmodell (RADO 1926; KOHUT 1973; RAUCHFLEISCH 1971; WURMSER 1970) ;
b) lerntheoretische Vorstellungen (HULL 1943; LAZARUS 1965; MOWRER 1960) ;
c) das moralisch-kriminologische Modell (MATUSSEK 1958, 1959) ;
d) das anthropologische Modell;
e) soziogenetische Ansätze (MERTON 1949; BEKKER 1963; JOHNSON 1973) .

Wenn wir versuchen, phänomenologisch an das Bild der typischen Persönlichkeit des Suchtkranken heranzukommen, müssen wir feststellen, daß es diesen Typus *nicht* gibt. Ebenso wenig gibt es ein sozio- oder psychodynamisches Erklärungsmodell für die Entwicklung der Abhängigkeit. Allerdings finden sich immer wieder bestimmte *Persönlichkeitszüge* und *Umweltkonstellationen*, die sich wie folgt zusammenfassen lassen.

Wir finden bei Drogenkranken häufig die Unfähigkeit, Spannungen zu ertragen, sowie ein Bedürfnis, Unlustgefühle augenblicklich zum Verschwinden zu bringen oder sich in ein „High" zu versetzen. Diese Höhen und Tiefen können alle Graduierungen aufweisen. Der leicht Intoxizierte kann verführerisch lebhaft, witzig und charmant sein; in einem Tief spüren wir ein Gefühl der Leere, des Mißtrauens und der Ohnmacht, des Nicht-mehr-wert-Seins, das etwas Quälendes oder Bedrückendes hat. Die Umgebung wird sich mit diesem Gefühl identifizieren oder sich zurückziehen. Entsprechend ihrer Alles-oder-nichts-Grundhaltung bringen Süchtige eine enorme Erwartungshaltung sich selbst und der Umwelt gegenüber mit. Diese wird verständlicherweise unterhalten durch die sich wiederholende Erfahrung, daß die Droge rasch, zauberhaft und mächtig Stimmung, Antrieb, Kontakt u. a. verändert. Entsprechend dieser Erwartungshaltung der Droge gegenüber sind Süchtige zu ihren Mitmenschen versteckt oder offen, gierig fordernd, ausnützend und manipulierend. Charakteristisch in ihren Beziehungen ist das wechselhaft Unstete, das einerseits auf eine Triebstörung – vor allem im aggressiven Bereich – zum anderen auf ihre Sensitivität und Stimmungslabilität, hinter der sich oft eine narzißtische Störung verbirgt, zurückzuführen ist. Einerseits brauchen sie einen Partner als Ersatz für etwas, was ihnen selber fehlt – und hier muß die Funktion der Droge in ihrer „ergänzenden", quasi therapeutischen Funktion ganz klar gesehen werden –, zum anderen lehnen sie den Partner häufig als bedrohlich ab. Das gleiche äußert sich im übrigen auch in der Beziehung zum Therapeuten: Nach eine Phase intensiver Anhänglichkeit oder sogar Idealisierung des Therapeuten wenden sie sich u. U. brüsk ab oder versuchen, den Therapeuten durch Agieren so zu enttäuschen, daß er sich von ihnen abwendet und beim Betreffenden das Gefühl hinterläßt: „Da hat mich wieder einmal jemand verlassen."

„Schuld" sind also meistens die anderen. Das Mißtrauen der Umwelt gegenüber ist beim jugendlichen Drogenkonsumenten besonders ausgeprägt; seine „Institutionsangst" ist je nach Standpunkt des Beurteilers über- oder unterschätzt worden. Soweit der Drogenpatient seine Umwelt als Quelle von Enttäuschungen und Kränkungen erlebt hat, kann dies uns einen wichtigen Zugang zum Patienten eröffnen, vor allem dann, wenn wir einen eigenen Leidensdruck dahinter verspüren. Geht es aber mehr um ein Bedürfnis seinerseits, innere Schwierigkeiten über Mitmenschen austragen zu wollen, indem er vor allem seine Umwelt zu ändern versucht, ist die Chance für einen üblichen therapeutischen Einstieg klein.

Mit dem Hinweis auf die Mitbeeinflussung der Ätiologie der Drogenabhängigkeit durch das soziale Umfeld (s. o.) ist u. a. eine Vielfalt von soziogenetischen Ansätzen angesprochen. Die Art und das Ausmaß dieser Mitbeeinflussung bleiben dabei jedoch ungeklärt. Wie KEUPP (1972, S. 5) mit Recht kritisiert, sollten biologische, psychologische und soziologische Erklärungsansätze nicht pluralistisch und beziehungslos nebeneinandergereiht, sondern zu einer ätiologischen Theorie integriert werden. Dieses vornehmliche Forschungsziel steht bezüglich der Erklärung von Verhaltensstörungen wie auch für eine Theorie menschlichen

Handelns ganz allgemein noch in recht weiter Ferne.
Gerade auch soziologischen Theorien abweichenden Verhaltens ist oft der Anspruch eigen, die einzig richtige und erschöpfende Erklärung im Alleingang liefern zu können (MOSER 1970, S. 15). Doch haben sich weder MERTONs struktureller Ansatz von BECKERs „labeling approach" auf die empirischen Tatsachen so umfassend anwenden lassen. Auch aus soziologischer Sicht ist heute die Einseitigkeit dieser Theorien zu kritisieren. Man muß aber ebenso anerkennen, daß sie zum Verständnis einzelner, zuvor nicht beachteter Aspekte von Drogenkarrieren und der Beziehung des Einzelschicksals zur Sozialstruktur ganz wesentlich beigetragen haben.
Weiterführen auf dem Weg zur umfassenden Theorie können u. E. jene Ansätze, welche sich dem Sozialisationsprozeß zuwenden als Vermittlung zwischen dem heranwachsenden Individuum und den diese Entwicklung prägenden mikro- und makrosozialen Einflüssen und Bedingungen (BERNDT 1968; MOSER 1970; STEINERT 1972; BIERBRAUER 1974). Der Sinn aller Erklärungsversuche sollte immer auf die praktische Anwendbarkeit in Therapie und Prophylaxe ausgerichtet sein. Die Praxis lehrt uns aber, daß diesem Anspruch nur eine Theorie gerecht werden kann, die auch den Handelnden, nach Autonomie strebenden Einzelmenschen als besonderen Faktor der Verhaltenssteuerung in seiner Auseinandersetzung mit genetischer und sozialer Determination ernst nimmt (WEIDMANN 1977, S. 41).

## Homöostase und Krise – ein Modell

Im allgemeinen sind der *Entwicklung zur Abhängigkeit* hin vielfältige Interaktionen des Drogenkonsumenten mit seiner Umwelt vorausgegangen. Hierbei hat er in häufig unguter Weise erfahren, wie er zunehmend bestimmte Funktionen, die von ihm gemäß seiner altersentsprechenden Rolle erwartet wurden, nicht mehr in der Lage war zu übernehmen. Wenn ein Familienmitglied ein Ungleichgewicht bewirkt, wird dieses im allgemeinen durch ein anderes Familienmitglied kompensiert; so wird der Zustand der Balance oder Homöostase in einer Familie respektive in einer Gruppe wieder hergestellt. So erklärt sich auch die Tatsache, daß Mütter von Drogensüchtigen, wie auch Frauen von Alkoholikern (bzw. umgekehrt) so lange bei diesen bleiben, ja schließlich gegenseitig aufeinander angewiesen sind. Die Mutter des Drogensüchtigen, seine Freunde und andere nehmen an, daß die Droge für den Süchtigen ein Problem darstellt; sie versuchen entsprechend gemeinsam, ihm bei seinen Anstrengungen zur Abstinenz zu helfen. Der Drogensüchtige fühlt sich dabei provoziert, sogar diskriminiert, reagiert mit Trotz, was bei der Mutter komplementär zur Verstärkung ihrer beschützenden oder Nachsicht übenden Einstellung führt; das provoziert wiederum Scham oder Wut und führt über kurz oder lang zur Flucht: Der Betreffende läuft fort, vergiftet sich, um seine Wut, bisweilen auch seine Angst – „vielleicht werde ich einmal wirklich im Stich gelassen" – zum Verschwinden zu bringen. Dies führt dann wiederum komplementär zur Verstärkung der beschützenden oder ablehnenden Einstellung der Umgebung.
Eine Frage, die im allgemeinen dieses Interaktionsspiel besonders belastet, ist die nach dem Krankheitscharakter der sich entwickelnden Abhängigkeit. Ist aus pragmatischen Gründen ein solcher ohne weiteres anzunehmen, herrschen zwischen dem Abhängigen und der ihn umgebenden Gruppe häufig sehr verschiedenartige Theorien über die Gründe seines Fortlaufens oder seiner Intoxikationen. Es ist daher für das Gespräch mit der Familie eines Süchtigen im allgemeinen günstiger, hier von einer *Krise* zu sprechen; der Vorteil dieses Begriffes liegt darin, daß sich dann alle mehr oder weniger Beteiligten angesprochen fühlen. In einer Krise stehend erlebt sich zumeist auch die Mutter oder der Vater eines Drogenpatienten. Der bei jeder Behandlung vorhergesagte „Rückfall" hat in jedem Fall den Charakter einer Krise.
Die Wahl, in einer *entwicklungsbedingten Krisensituation* zur Erhaltung der Balance Medikamente respektive aktive Drogen einzunehmen, ist denkbar. Bekanntlich stammt ein Großteil der später Drogenabhängigen aus im weitesten Sinne zerrütteten familiären Verhältnissen (KIELHOLZ u. LADEWIG 1972; WEIDMANN u. Mitarb. 1973). Das Potential vorhandener Ressourcen ist offenbar durchgehend so mangelhaft gewesen, daß eine Autonomie scheinbar nur mit Hilfe der Krücke „Droge" möglich wurde.
Dabei dient die Droge selber zumeist einem Entlastungs- oder Stimulationsbedürfnis. Die betäubenden Drogen – im Angloamerikanischen die „Depressants" – dienen über eine anxiolytische Wirkung einer vorübergehenden Stabilisierung des Selbstwertgefühls. Die stimulierenden Drogen sollen über ein Ausfüllen der inneren Leere zum gleichen Effekt führen. Es sei hier nur am Rande erwähnt, daß es sich bei der Wirkung der Drogen, beim angestrebten „High-Effekt", nur selten um eine echte Euphorisierung handelt. Zumeist liegt eine Art Angst-Lust-Phänomen vor, vergleichbar dem, was im Angloamerikanischen als „Thrill" bezeichnet wird.
Es muß nicht weiter betont werden, daß neben der Drogeneinnahme eine Reihe weiterer Verhaltensmodifikationen, etwa die Wahl einer neuen Bezugsgruppe, das Zulegen einer neuen Rolle u. a. die mit dem Drogenkonsum angestrebte Veränderung verstärken. Der Einstieg in die Droge ermöglicht dem Drogensüchtigen subjektiv das Bewußtsein, Sicherheit, Bedeutung und Unabhängigkeit zu erleben und die Nichtbewältigung der Anforderungen der dominanten Kultur zu kompensieren.

Die Tragik der weiteren Entwicklung ist zumeist die, daß sich in Wirklichkeit ein Rangverlust und eine zunehmende reale Abhängigkeit einerseits von der Droge, andererseits von den Unterstützungsmöglichkeiten der an sich abgelehnten „Gesellschaft" entwickelt.

## Medizinische Auswirkungen der kontinuierlichen Drogeneinnahme

Jede Droge führt zu einem charakteristischen *Intoxikationssyndrom*; einige weisen typische Abstinenzphänomene auf (EDDY u. Mitarb. 1965).

### Drogenabhängigkeit vom Morphintyp

Der chronisch Morphin- oder Heroinintoxizierte weist Symptome wie Blässe, Abmagerung, Obstipation auf. Infolge der unsterilen Injektionsverhältnisse kann es zu Hepatitis, Endokarditis und Sepsis kommen. Die akute Intoxikation äußert sich neben der Miosis in einer Dämpfung des Atemzentrums und u. U. komatöser Bewußtseinsveränderung. – Die Abstinenzsymptome bestehen in gradueller Zunahme des Verlangens nach der Droge, ängstlich-depressiven Verstimmungen, Gähnen, Schwitzen, Tränenfluß, Piloerektion, Schlafstörungen, Muskel- und Gliederschmerzen, Durchfällen, Gewichtsabnahme, Temperatur-, Puls- und Atemfrequenzanstieg. Wegen des gelegentlich gestreckten „Stoffes" sind die Abstinenzsymptome heute im allgemeinen unspezifisch. Heroinzwischenfälle können durch eine Überdosierung auftreten – wissentlich oder nach Rückbildung der Toleranz – durch Vermischung von Heroin mit anderen toxischen Substanzen oder durch Tranquilizer- und Hypnotikaintoxikationen im Heroinentzug.

### Drogenabhängigkeit vom Barbiturattyp

Barbiturate, barbituratfreie Schlafmittel, Sedativa und Benzodiazepin-Tranquilizer geben Anlaß zu mißbräuchlicher Verwendung, wenn innere Unruhe, Spannungs- und Konfliktverhältnisse beruflicher oder familiärer Art zur Suche nach Beruhigung, Distanzierung und Betäubung führen. Der Betäubung geht oftmals ein berauschend-euphorisierender Effekt, der sich nach längerem Gebrauch des Hypnotikums einstellt, voraus. Die Intoxikationssymptome bestehen dosisabhängig in Beruhigung, Schlaf und Narkose. Die akute Überdosis führt durch Ausschaltung lebenswichtiger zentralnervöser Funktionen zum Tode. Hypnotika sind die am häufigsten verwendeten Suizidmittel.

Die chronische Intoxikation mit Schlafmitteln führt zu rauschähnlichen Zuständen mit Koordinationsschwäche, Ataxie, Tremor, lallender Sprache und psychoorganischen Veränderungen. Die Abstinenzsymptome äußern sich 24 Stunden nach Absetzen des Hypnotikums und bestehen in Schlaflosigkeit, feinschlägigem Tremor, Unruhe, Schmerzen, Schwitzen, Präkollaps, epileptiformen Anfällen, Halluzinationen und Entzugsdelirien. Zum Drogenabhängigkeitstyp der Barbiturate gehört auch die Abhängigkeit von Tranquilizern (Meprobamat, Benzodiazepine) (PETERS 1971) und von nichtnarkotischen Analgetika (BATTEGAY 1958; KIELHOLZ u. LADEWIG 1972), soweit sie ein hypnotikumhaltiges Kombinationspräparat darstellen.

### Drogenabhängigkeit vom Amphetamin-, Kokain-, Khattyp

Die Stimulanzien vom Typ des Amphetamins, Kokains und Khat bewirken eine Antriebssteigerung, teilweise Euphorisierung sowie Schlaf- und Ermüdungshemmung. Entsprechend werden diese Mittel zur Leistungssteigerung, Ermüdungsbekämpfung und Appetitzügelung eingenommen. Bei hohen Dosen treten Intoxikationspsychosen auf. Diese äußern sich als ekstatisch gesteigerte Wahrnehmung, ängstlich-paranoides Syndrom, zwanghafte Bewegungsstereotypien, paranoid-halluzinatorische oder mikrohalluzinatorische Syndrome, die differentialdiagnostisch eine Abgrenzung gegenüber schizophrenen Psychosen notwendig machen. Nach Absetzen der Stimulanzien treten oftmals über Wochen gehende apathisch-depressive Verstimmungen auf.

### Drogenabhängigkeit vom Cannabis- und Halluzinogentyp

Halluzinogene Drogen wurden in verschiedenen Kulturkreisen zu religiösen Ritualen benutzt, dienten in neuerer Zeit der Erforschung von Modellpsychosen, wurden zu psychotherapeutischen Verfahren benutzt und gaben schließlich Anlaß zu mißbräuchlicher Verwendung in breiten Kreisen Jugendlicher oder Heranwachsender. Bei der akuten Intoxikation mit Cannabis sind Brennen im Hals, Reizhusten, Nystagmus, Pulsanstieg, Schwindel, Störung des Zeit- und Distanzschätzens, Lachdrang, Verlust der Selbstkontrolle, das Gefühl einer erhöhten Phantasiefähigkeit u. a. bekannt. Charakteristisch sind bei höheren Dosen Evidenzerlebnisse, wie das Gefühl der „participation mystique" und der „Bewußtseinserweiterung". Die chronische Intoxikation bewirkt besonders beim Jugendlichen eine Labilisierung des psycho-vegetativen Entwicklungsprozesses. Leichtere

Abstinenzsymptome wie Tremor, Schwitzen, Schlafstörungen und Verstimmbarkeit sind beschrieben worden.

# Die Therapie der Drogenabhängigkeit

Fragen der *Behandlung Drogenkranker* sind heute generell in einen interdisziplinären Rahmen zu stellen. Hier kommt der Medizin oder der Psychiatrie in bestimmten Phasen eines Behandlungsprogrammes eher eine beratende als therapeutische Funktion zu. Besonders das Schwergewicht der Rehabilitation des jugendlichen Drogenabhängigen muß heute klar im sozialpädagogischen Bereich gesehen werden. Trotzdem hat sich auch der Mediziner – als eine Art Moderator – immer wieder im Sinne einer Standortbestimmung Gedanken zur Ätiologie, Therapie und Prävention der Drogenabhängigen zu machen.

Die Ergebnisse *katamnestischer Studien* haben gezeigt, daß bisherig Langstreckenerfahrungen bei jugendlichen Abhängigen nicht generell ungünstiger waren als bei den bisher bekannten Gruppen alkohol- und medikamentenabhängiger Patienten (DITTRICH u. Mitarb. 1976; KIELHOLZ u. Mitarb. 1976; KRAEMER u. Mitarb. 1977). Es hat sich gezeigt, daß ca. ein Drittel aller Suchtkranken einen benignen Verlauf mit Drogenfreiheit und sozialer Stabilität zeigt; diese Gruppe benötigt im Anschluß an die Entziehungs- und Entgiftungsbehandlung zwar gelegentliche ambulante Hilfen, ohne daß es zu eigentlichen Rückfällen kommt. Bei einem weiteren Drittel sind im Anschluß an die Entziehungs- und Entgiftungsbehandlung längerfristige rehabilitative Maßnahmen notwendig, um die Rückfallgefahr aufzufangen; bei jugendlichen Drogenabhängigen dieser Gruppe ist ein 1- bis 2jähriger Aufenthalt in einer therapeutischen Gemeinschaft geeignet, eine Resozialisierung vorzubereiten. Bei einem dritten Drittel bedarf es über Jahre schützender Einrichtungen, um drohende maligne Verläufe in Richtung Invalidität und Tod aufzufangen. Es ist schon an dieser Stelle zu betonen, daß für diese Gruppe, die zunehmend in Kriminalität, Verwahrlosung, Krankheit und Invalidität absinkt, kaum Einrichtungen vorhanden sind. Eine psychiatrische Hospitalisation wird sich bei Auftreten einer Psychose oder starker Suizidalität immer wieder notfallmäßig aufdrängen. Das Problem, das sich hier deutlich stellt, besteht im Fehlen eines geschützten und teilweise auch geschlossenen Rahmens für jene Gruppe Abhängiger, die zu keiner Behandlung bereit sind.

## Behandlungskonzepte

Grundsätzlich zu diskutierende Aspekte betreffen die Grundhaltung des Therapeuten, die Erwartung des Patienten und die Behandlungsmotivation.

### Die Grundhaltung des Therapeuten

Entsprechend den multifaktoriellen Enstehungsursachen der Abhängigkeit müssen therapeutische Konzepte der Behandlung genügend breit angelegt sein. Es stehen sich heute im Prinzip zwei Auffassungen gegenüber. Die eine geht aus einem *epidemiologischen Modell*, nachdem bei einer bestimmten Bereitschaft des Empfängers eine Ansteckung mit dem Agens „Droge" erfolgt. Die Griffnähe, Verführungssituationen, die Expansion eines Schwarzmarktes, aber auch bestimmte Bedingungskonstellationen in Randgruppen erklären die endemische Häufigkeit von Drogenkonsum und -abhängigkeit. Demgegenüber stehen individualpsychologische Persönlichkeitsmodelle, die von einem Entwicklungs- bzw. Sozialisationsdefizit des Drogenabhängigen ausgehen. Die Droge hat hier eine quasi therapeutische oder zumindest stabilisierende Funktion. Die primär richtige Erfahrung des Drogenkonsumenten, daß eine Droge bzw. der Alkohol Angst- und Spannungslösung, Lustgewinn, Selbstsicherheit und Vertrauen ermöglicht, wird enttäuscht.

Durch die biologischen Vorgänge der Toleranz ist das Individuum nun auf höhere Dosen angewiesen und kommt schließlich in Vergiftungsbereiche, in denen die Substanz nicht mehr angenehme, unlustverhütende Wirkungen aufweist, sondern im Gegenteil primär bestehende Angst- und Spannungszustände toxisch verstärkt.

Während im ersten Modell die strikte Abschirmung von weiterer Drogenzufuhr als entscheidend angesehen wird, geht das zweite Modell von der Tatsache, ja sogar Notwendigkeit der Rückfälligkeit aus, d. h., der einzelne muß an den Rückfällen selber Bedeutung und Funktion der Droge wieder relativieren lernen. Das erste Modell führt im Extrem zu dem, was man als „Versorgung", das andere, was man als „Laissez-faire" bezeichnen kann. Aus dieser gegensätzlichen Auffassung resultiert ein Teil der Schwierigkeit in der Behandlung Drogenabhängiger.

Auf der einen Seite benötigen Drogenabhängige einen Freiraum, um Entwicklungsdefizite im Sinne einer Nachreifung aufzuholen. Auf der anderen Seite sind sie, zumindest solange ihre Selbstkontrolle nicht genügend funktioniert, auf eine „Außenkontrolle" angewiesen. Je mehr ein Therapeut die verstehende Seite zu berücksichtigen versucht, um so mehr läuft er Gefahr, daß sein Patient sich selber, den Therapeuten und andere manipuliert und durch seine Verhaltensstörung (Drogenkonsum, Delinquenz) „ansteckt". Es wird ihm dann vorgehalten, daß sein Patient evtl. täglich in die

Therapie kommt, im übrigen aber weiterhin Bestandteil der Drogenszene bleibt. Übernimmt der Therapeut zu sehr die Außenkontrolle, läuft er Gefahr, daß sich ein Patient zwar äußerlich anpassen lernt, seinen Drogenkonsum im günstigsten Fall sogar aufgibt, aber im Grunde genommen passiv bleibt, seine innere Lebenshaltung nicht ändert und Gefahr läuft, in ein anderes Verhalten auszuweichen (Symptomverschiebung).
Das heißt, der Einbau der Urinkontrolle in ein Therapieprogramm muß so gestaltet werden, daß sie nicht wieder neue Außenkontrollen provoziert, sondern die Selbstkontrolle des Patienten verstärkt.
Diese Doppelfunktion des Therapeuten – einerseits das Verstehen eines Entwicklungsdefizites, andererseits das Hinarbeiten auf ein bestimmtes Verhaltensziel, also der Versuch, eine Balance zu erreichen zwischen dem Bedürfnis nach eigener Autonomie und den Anforderungen der Realität bei Respektierung der vorhandenen Ressourcen und der Einhaltung einer Drogenfreiheit – ist vor allem eine pädagogische Zielsetzung. Wir können diese zusammengefaßt formulieren als Drogenfreiheit, Nacherziehung bzw. Nachreifung zu sozialer Selbständigkeit.

## Die Erwartung des Patienten

Ist damit die *pädagogische Grundeinstellung eines Therapeuten* beschrieben, muß jetzt einiges über diejenige des Drogenkranken gesagt werden. Im allgemeinen ist der Alkohol- wie der Drogenabhängige nicht bereit, seinen Drogenkonsum aufzugeben. Ihn bindet die körperliche, aber vor allem die psychische Abhängigkeit, die sich über Monate, wenn nicht über Jahre, in einem plötzlich auftretenden „Craving" äußert. Dieses kann plötzlich auftreten, äußert sich in einem allgemeinen Unbehagen und kann sich zu einem eigentlichen „Reißen" steigern. Diesem Unbehagen geht entweder ein Gefühl der Leere, des Nicht-mehr-wert-Seins oder ein verführerisches Angst-Lust-Empfinden voraus, das sich vom Betroffenen nur schwer schildern läßt. Der Betreffende handelt wider seine Einsicht und Absicht. Ein kurzes Beispiel mag dies illustrieren: Eine Patientin, die anläßlich eines Ausganges in die Stadt an einer Apotheke vorbeiging, blieb dort gebannt stehen, realisierte dann, daß sie ihr Portemonnaie vergessen hatte. Sie beschrieb dann retrospektiv, daß sie wie eine „Marionette" in die Klinik zurücklief, beim Überqueren der Kreuzung zuvor noch empfundene Suizidabsichten vergaß, dann mit dem Portemonnaie in die Apotheke zurücklief, um sich dort ein Schmerzmittel (Tonopan) zu kaufen, mit dem sie sich anschließend betäubte. In diesem Zustand verlor sie das ihr vorher fremde Gefühl, Marionette zu sein, empfand sogar ihre Suizidalität und vermochte sich einer Mitpatientin mitzuteilen.
Neben den Manifestationen der Abhängigkeit bestimmt eine enorme *Erwartungshaltung* sich selbst und der Umwelt gegenüber die *Grundeinstellung des Drogenabhängigen*. Diese Erwartungshaltung hat sich im allgemeinen durch die wiederholten Erfahrungen gefestigt, daß die Droge wirkt und „Therapien" primär einmal nichts bringen. Es ist für den Drogenabhängigen außerordentlich schwierig, auf eine rasche Beeinflussung seiner Befindlichkeit verzichten und durch eigene Anstrengung sein Verhalten steuern zu lernen. Die Enttäuschung, daß dies im allgemeinen nicht gelingt, führt zu erneuten Rückfällen oder zu unsteten und wechselhaften Beziehungen Mitmenschen wie auch Therapeuten gegenüber, denen der Süchtige die erwähnte riesige Erwartung entgegenbringt, um sich alsbald wieder enttäuscht zurückzuziehen.

## Die Behandlungsmotivation

Ein weiterer grundsätzlicher Aspekt betrifft die *Freiwilligkeit* einer Behandlung. Es ist heute zu betonen, daß Therapieangebote, die sich lediglich an Freiwillige wenden, zur Sanierung der Drogenszene nicht ausreichen. Erforderlich ist ein System von Angebot und Forderung (gewissermaßen von „Druck und Zug"), durch die für viele Drogenkranke erst allmählich eine Motivation zu einer Verhaltensänderung eintritt.
Die meisten Therapieprogramme sind daher von der sogenannten Motivationsabklärung abgekommen, da man festgestellt hat, daß die meisten Drogenabhängigen sowohl „aussteigen" als auch „weiterfixen" wollen, den „Batzen und das Weggli" wollen. Es liegt ganz klar in der Verantwortung eines sozialen Rechtsstaates, auch dieser „ungeliebten Randgruppe" (KLEINER 1979) der zum Aussteigen nicht genügend Motivierten Hilfsmöglichkeiten anzubieten. Selbstverständlich kann nie *ein* ideales Rehabilitationsprogramm alles leisten. Denkbar aber ist ein Modell von Alternativen, in dem etwa ein in ein gerichtliches Verfahren verwickelter jugendlicher Drogenabhängiger in den verschiedenen Stadien dieses Verfahrens immer wieder vor die – insoweit freie – Entscheidung gestellt wird, entweder in ein „offenes" Therapieprogramm (z. B. eine Gemeinschaft vom Typ der Drogenhilfe Tübingen) zu gehen oder aber in eine „geschlossene" Behandlungsstation eingewiesen zu werden. Das Prinzip dabei ist, daß der Fixer in einem solchen System von Angebot und Forderung immer wieder vor die Alternative gestellt wird, sich einem therapeutischen Programm anzuschließen bzw. „clean" zu werden oder aber (erneut) in Haft genommen zu werden. In einem solchen systematischen Alternativprogramm wäre es möglich, einen Teil Drogenabhängiger vermehrt aus Strafanstalten in therapeutische Gemeinschaften und Rehabilitationszentren überzuführen. Die anfängliche Unfreiheit einer Maßnahme wird durch die Zunahme an Freiheit erweitert werden, sich immer wieder für verschiedene Wege zu entschei-

den, nicht jedoch für jene Freiheit, zum eigenen Schaden und zum Schaden der Gesellschaft weiterzufixen.
Es ist unbestritten, daß sich bei einer Gruppe schließlich die Frage der Nichttherapierbarkeit oder auch die Frage des Verzichtes auf Maßnahmen stellt. Sowohl der eine wie der andere Entscheid stellt ein Risiko dar. Wieweit hier sogenannte Methadon-Erhaltungsprogramme eine Ausweichlösung darstellen, bleibt zur Zeit noch offen (s. u.).

### Stufen und Einrichtungen

Es ist heute allgemein üblich, die Behandlung Drogenabhängiger innerhalb eines Stufenplanes s. u. (PETZOLD 1974) durchzuführen. Dieser umfaßt ganz allgemein die Stufen der
1. Beratung,
2. Entziehung, Entgiftung, Entwöhnung,
3. Rehabilitation.

Die Aufgabe der Beratung dient der Schaffung eines Kontaktes und einer Vertrauensbasis. Es müssen rechtliche und soziale Probleme abgeklärt werden (Wohnung, Arbeit, laufendes Verfahren, Schule, Ausbildung, Krankenkasse, Bewährungshilfe usw.). Über eine Beratung sollte eine Abklärung etwaiger medizinischer oder psychischer Untersuchungen sowie die Frage einer eigentlichen Behandlung ermöglicht werden.
Die zweite Stufe einer Behandlung umfaßt zunächst die der *Entziehung und Entgiftung*. Diese ist in einer klinischen Abteilung durchzuführen. Sie erfolgt bei Substanzen, die eine Abhängigkeit vom Barbiturattyp nach sich ziehen, im allgemeinen in einem über 10 Tage gehenden Ausschleichen des verwendeten Suchtmittels bzw. über die prophylaktische Gabe therapeutischer Phenobarbitaldosen; hiermit werden Abstinenzsymptome wie Entzugsdelirien oder epileptische Anfälle vermieden. Alle anderen Drogen lassen sich im allgemeinen sofort absetzen. Ein größerer Teil drogenabhängiger Patienten leidet unter teilweise spezifischen, teilweise unspezifischen vegetativen Entzugssymptomen. Diese machen, wenn sie für den Patienten quälend sind, eine medizinische Intervention notwendig. Die entspannende und schlafanstoßende Wirkung einzelner Neuroleptika hat sich hierbei bewährt (KIELHOLZ u. LADEWIG 1972). Neuere Erfahrungen mit Betablockern ergaben bei einzelnen Patienten günstige Erfahrungen (LADEWIG 1974).
Wenn die jeder Entzugs- und Entgiftungsbehandlung notwendigerweise vorangehende neuropsychiatrische Diagnostik das Vorliegen internmedizinischer oder psychiatrischer Krankheiten ergibt, ist selbstverständlich neben der Entzugsbehandlung die Behandlung dieser Grundsymptomatik durchzuführen.
Psychiatrischerseits ist festzuhalten, daß ca. 10% von allen Drogen-, Medikamenten- und Alkoholabhängigen an depressiven Zustandsbildern leiden. Diese machen den Einsatz von Antidepressiva, z. B. vom Typ des Amitryptilin, notwendig. Es darf betont werden, daß Drogenabhängigkeiten, denen eine Depression zugrunde liegt, eine gute Prognose haben, da die entsprechende Grundkrankheit gezielt angegangen werden kann.
In letzter Zeit ist immer wieder die Diskussion um sogenannte *Methadon-Erhaltungsprogramme* auch in die Öffentlichkeit getragen worden. Während Morphin und Morphinersatzpräparate auch heute noch bei Drogenabhängigen vom Morphintyp beim Vorliegen schwerer Entzugssymptome kurzfristig in ausschleichender Dosierung abgegeben werden dürfen, wurde in der Bundesrepublik Deutschland, in Österreich und der Schweiz die *Dauerabgabe* von Methadon aus medizinischen und ethischen Gründen immer wieder zu Recht abgelehnt. Die ursprüngliche, aus den USA und England stammende Idee, eine Art Substitutionsbehandlung durchzuführen, um damit Drogenabhängige vor einer Beschaffungskriminalität zu schützen und sie über eine berufliche und familiäre Integration sozial zu stabilisieren, ist einerseits wegen der sich entwickelnden körperlichen Abhängigkeit und zum anderen wegen ihrer relativ geringen Effizienz problematisch. In den USA wird sie zum Teil nicht ohne Mischung eines eher zynischen Pragmatismus weiterhin durchgeführt. Um einen Heroinabhängigen wirklich mit Methadon abzusättigen, sind hohe Dosen notwendig, die mit der Zeit über Toleranzmechanismen zu weiterer Dosissteigerung und zu einem Überwiegen toxischer Nebenwirkungen führen. Da 30 bis 80% der Patienten in Methadonprogrammen z. T. unkontrolliert diverse andere Medikamente und Drogen benutzen, treten nicht selten unklare Intoxikationszustandsbilder auf. U. E. gibt es eine kleine Gruppe von Fixern, die im Arbeits- und Kontaktbereich eine gewisse Ich-Stärke aufweisen und durch einen periodischen „Gifthunger" das sozial Erreichte wieder zerstören. Dieser Gruppe könnte möglicherweise – wenn Methadon unter strenger Kontrolle abgegeben wird – in einem Langzeitprogramm geholfen werden, insbesondere wenn wiederholte andere Rehabilitationsversuche scheiterten.
Größere Hoffnungen wurden außerdem in eine Therapie mit *Morphinantagonisten* gesetzt (WILLETTE 1977; RENAULT 1977; JULIUS 1977).
Besonders das über 24 Stunden anhaltende wirksame Naltrexon scheint große Chancen zu haben, bei einem Teil von Heroinabhängigen zu einer Kompensation ihrer Abhängigkeit zu führen. Da sich das Naltrexon derzeit immer noch im klinischen Erprobungsstadium innerhalb der USA befindet, ist eine Anwendung bei uns nicht möglich.

### Ziele und Mittel

Der Süchtige muß während der Entwöhnung und Rehabilitation lernen, neue Lebensinhalte und Lebensgewohnheiten ausfindig zu machen und zu üben, die es ihm beim Verzicht auf die Droge ermöglichen, eine Balance zwischen seinem Bedürfnis nach Autonomie und den Anforderungen der Realität zu finden. In dieser Zeit muß eine Art Training stattfinden, in dem er einerseits lernt, Ängste, Spannungen bei sich selber und im Kontakt mit anderen wahrzunehmen, ohne diese mit Drogen oder Alkohol zu kupieren. Er muß im weiteren üben, eine soziale Selbständigkeit zu erreichen; hierzu ist ein Arbeitstraining sowie eine Freizeitbeschäftigung Voraussetzung. Ein gewisses Realitätstraining ergibt sich aus der Berücksichtigung folgender 7 Punkte, die für die Phase der *Entwöhnung* und noch mehr für die eigentliche *Rehabilitation* wesentlich sind:

1. Meiden des Drogenmilieus durch räumliche und innere Distanz.
2. Aufbau neuer zwischenmenschlicher Beziehungen.
3. Das Übernehmen von Verantwortung innerhalb einer Gruppe.
4. Einhalten des Tag-Nacht-Rhythmus und einer Tagesordnung.
5. Stufenweise Belastung mit Arbeit und allmählicher Kompetenzzuwachs: Arbeitstraining.
6. Selbständige und sinnvolle Gestaltung der Freizeit.
7. Körperliche Ertüchtigung in Verbundenheit mit der Natur (Bedeutung des Erlebens körperlicher und seelischer Gesundheit).

Es gibt verschiedene *Techniken*, die zur Erreichung dieser Ziele benutzt werden können.

Wesentlich ist immer, daß der Drogenabhängige in einen *strukturierten* Rahmen gelangt, in dem er einerseits Geborgenheit findet, andererseits auch konfrontiert wird mit den auslösenden Faktoren seines süchtigen Verhaltens. Geborgenheit, aber auch Konfrontation erfährt der Süchtige im Gespräch mit seinem Therapeuten oder in der Gruppe mit gleichermaßen Betroffenen. Diese Gruppenarbeit ist wesentlicher Bestandteil aller Therapie- und Rehabilitationsprogramme geworden. Sie findet sich sowohl in der Arbeit klinischer Institutionen wie in jener von Selbsthilfeorganisationen, sei es vom Typ der Anonymen Alkoholiker oder der Synanon-, Day-Top- und Phoenix-Häuser (DEISSLER u. Mitarb. 1977).

Wichtig für das Gespräch sind das Bemühen um Selbstexploration des Abhängigen und Darstellung von emotionaler Wärme und positiver Wertschätzung, von Echtheit und Selbstkongruenz durch den Therapeuten. Dabei ist ein Verzicht auf direktive Ratschläge und analytische Deutungen wesentlich. Diese beinhalten die Gefahr einer unguten Regression und verstärken die Abhängigkeit vom Therapeuten. Welche Zielbereiche des Gesprächs, sei es in der Zweiersituation oder der Gruppe, sind wichtig? Sicherlich der Bereich der Rückfälle, der Enttäuschungen/Kränkungen, dann jener der Selbstsicherheit und Kommunikation.

Um den Verhaltensbereich *Kommunikation* zu erleichtern, sind folgende drei Schritte notwendig: Zunächst ist die Vermittlung von Wissen notwendig, um Ausdrücke kennenzulernen, die angenehme und unangenehme Gefühle bezeichnen. Da solche Gefühle im allgemeinen verdeckt ausgesprochen werden, sollen in einem zweiten Schritt Redewendungen erarbeitet werden, mit denen angenehme oder unangenehme Gefühle offen oder verdeckt ausgedrückt werden können. Schließlich ist es wichtig, Verhaltensweisen zu kennen, die über Gestik, Mimik und Körperhaltung angenehme oder unangenehme Gefühle ausdrücken.

In einem weiteren Schritt werden solche Verhaltenstechniken eingeübt. Hierbei ist Voraussetzung, daß die Übung, die im allgemeinen im Rollenspiel in der Gruppe durchgeführt wird, konkret formuliert wird, d. h., daß bezüglich Ort/ Zeit/ Partner, Partnerverhalten Handlung und eigenes Verhalten festgelegt wird, was mit dieser Übung erreicht werden soll. Im Sinne des Erlebens von Selbstsicherheit soll die Übung so angelegt sein, daß mit einfachen Situationen begonnen wird und über ein Erfolgserlebnis zu schwierigeren Übungen übergegangen wird. Einfache Übungen sind etwa die der Kontaktaufnahme, schwierigere die, ein längeres Gespräch zu führen, sich in einer Belastungssituation zu behaupten usw. Derartige Belastungssituationen sind nun beim Drogenabhängigen konkret bekannt: etwa das Angebot von Stoff auf der Gasse, der Besuch des Stammlokals usw., aber auch schwierige Situationen im Umgang mit Kollegen (Rivalität) und Vorgesetzen (Autorität), die sich beim Drogenabhängigen immer wieder im Vorfeld eines Rückfalles nachweisen lassen, sind Bestandteil solcher Übungssituationen (s. auch KRAEMER u. Mitarb. 1977).

## Gruppentherapie

Da geht es grundsätzlich darum, daß der Süchtige sich selbst gegenüber, d. h. in der Steuerung seiner Bedürfnisse, Selbstsicherheit erfährt. Dies ist in der *Gruppe* möglich durch die Spiegelfunktion der Gruppe, indem er dort erlebt, daß andere ähnliches erfahren. Durch die Binnen-Kohäsion und Verstärkerfunktion der Gruppe auf emotionalem und kognitivem Gebiet kann er hier zunächst einmal aussprechen, was ihn enttäuschte, und in einem nächsten Schritt planen und üben, in welchen Bereichen er eine Verhaltensänderung anstrebt. Damit stellt die Gruppe einen Ort der Ich-Entlastung und Ich-Stärkung dar (BATTEGAY 1966; BATTEGAY u. LADEWIG 1970).

Grundsätzliche Überlegungen zur *Behandlung von Suchtkranken in Gruppen* lassen sich wie folgt zusammenfassen:

1. Der Hauptgrund, Suchtkranke in Gruppen zu behandeln, liegt in der *gemeinsamen Vorgeschichte* ihrer Abhängigkeit respektive in ihrem grundsätzlich vom Üblichen abweichenden Selbstverständnis.
   „Schließlich sind nur Outsider in der Lage, Outsider zu verstehen, ihnen zu helfen und sie zu retten. Sie verfügen über die Gabe des Außergewöhnlichen" (CHARLES E. DEDERICH; zit. n. PETZOLD 1974).
   Die gemeinsame Lebenserfahrung bis hin zur Überzeugung, ein Outsider zu sein, schützt vor einer moralisierenden Abwertung durch „die anderen". Der Nachteil dieses Zusammengehörigkeitsgefühls ist der einer chronischen Ressentimentbildung, die eine echte Resozialisierung erschwert oder vereitelt. Hieraus resultiert die Bedeutung und sicher auch die notwendige Einseitigkeit von Selbsthilfeorganisationen, sei es vom Charakter der Anonymen Alkoholiker oder der Synanon-Bewegung.
2. Ein wesentlicher Grund, Suchtkranke im Milieu der Gruppe zu behandeln, resultiert aus Erfahrungen, die in den letzten Jahren von Paar- und Familientherapeuten erarbeitet wurden. Jede therapeutische Einflußnahme des Suchtkranken selbst bewirkt eine Veränderung in der *Partnerbeziehung* oder im familiären Gleichgewicht, die später wieder pathogen für den Suchtkranken selbst werden kann. Mit der Rückbildung des Symptoms Alkoholismus oder Drogenabhängigkeit stellt sich vorübergehend so etwas wie ein Vakuum in der Rangordnung innerhalb einer Familie ein.
3. Nicht nur der Aspekt der Rückfallneigung, sondern jener der gestörten Partnerbeziehung macht eine über Jahre gehende, möglichst gruppenweise „Behandlung" von Suchtkranken notwendig. Die Gruppe stellt hierzu einen Ort der *Ich-Entlastung* und *Ich-Stärkung* dar. Durch die Binnen-Kohäsion, die Spiegel- und Verstärkerfunktion der Gruppe werden wesentliche emotionale Inhalte, d. h. vor allem Erwartungen, Ängste, Kränkungen und Enttäuschungen, Gefühle von Wut, Scham u. a., gegenüber dem anderen deutlich und für den einzelnen so integrierbar, daß ihm in der Hier-und-jetzt-Situation eine Auseinandersetzung möglich wird.
4. Eine der Schwierigkeiten in der Behandlung Suchtkranker stellt die *Doppelfunktion des Therapeuten* dar: einerseits seine empathische Seite im „Verstehen" eines Entwicklungsdefizites, andererseits seine pädagogische Seite im Hinarbeiten auf ein bestimmtes Verhaltensziel: Abstinenz und soziale Selbständigkeit. Diese beiden Anteile werden durch die verschiedenen „Hilfs-Ichs" einzelner Gruppenmitglieder leichter wahrgenommen, als wenn sie in der gleichen Person des individuellen Therapeuten vorhanden sind.
   Es wird in der Gruppe wieder einzelne Mitglieder geben, die ein Ressourcenpotential an Geborgenheit, Halt und Wärme anbieten, und andere, die die Anforderungen der Realität vertreten und eine für den Abhängigen zumindest zu Beginn der Behandlung wichtige Außenkontrolle übernehmen. Diese verschiedenen Gruppenanteile, die, wie gesagt, für das Ich eine stellvertretende, entlastende oder stärkende Funktion haben, bedingen, daß entweder mehr das Bemühen um Selbstexploration des Abhängigen, um die Darstellung emotionaler Wärme und positiver Wertschätzung, von Echtheit und Selbstkongruenz oder ein das reale Verhalten konfrontierender Gesprächsstil vorherrschen werden.
5. Die Erfahrung hat gezeigt, daß die Arbeit mit Suchtkranken in der Gruppe, zumindest intervenierend, immer wieder *strukturierende Techniken* voraussetzt. Ausgehend von der Beobachtung, daß dem Suchtmittelabhängigen eine defiziente Persönlichkeitsstruktur zugrunde liegt, die mit sehr effizienten psychoaktiven Mitteln vorübergehend stabilisiert wurde, sind wir in der Gruppenarbeit immer wieder auf der Suche nach Verhaltenstechniken, die ein Strukturdefizit in einer für den Süchtigen überschaubaren Form korrigieren. Wir denken an kreative oder Entspannungsübungen, gestalttherapeutische oder bioenergetische Verfahren und insbesondere an Verhaltenstechniken im Sinne des Selbstsicherheitstrainings. Diese Verfahren stellen nicht die Therapie der Suchtkrankheit dar; sie sind strukturierende Hilfen, mit denen Riesenerwartungen an die Therapie, Ängste, Defizienzen in der Selbstsicherheit, im Umgang mit der eigenen Emotionalität oder im Zugang zum eigenen Körper aufgefangen werden können.
   Trotz dieser Techniken ist ein größerer Teil der Suchtkranken so stark gestört, daß auch der äußere, institutionelle Rahmen strukturiert vorhanden sein muß. Aus dem üblichen Rahmen der klinischen und poliklinischen Behandlungsmodelle haben sich daher zunächst auf dem Gebiet des Alkoholismus sowie heute auf dem Gebiet der Behandlung Drogenabhängiger spezielle Heilstätten bzw. Rehabilitationszentren entwickelt. Ihre konsequenteste Ausformung findet man derzeit in den sogenannten Therapeutischen Gemeinschaften, wie sie sich etwa in der Therapiekette der „Drogenhilfe Tübingen" etabliert hat.
   Die Thematik der Gruppenarbeit mit Suchtkranken ist zu Beginn kurzfristig an die gemeinsame Drogen- und Alkoholanamnese gebunden. Es besteht dann häufig eine Neigung, die Hier-und-jetzt-Situation auszublenden, in dem Somatisierungstendenzen belebt, Exkulpationen in

Tabelle 8.1 Themen der Gruppentherapie für Suchtkranke

**Gruppennormen**
- Die Neuen in der Gruppe
- Vertrauen – Mißtrauen – Vermeiden direkter Auseinandersetzungen
- Über Abwesende reden – sich um Schwierigkeiten anderer kümmern
- Riesenerwartungen – Exhibitionsangst („Sieb", „Schneckenhaus")
- Geben und nehmen – Nähe und Distanz
- Gruppe und Gruppenleiter
- Äußerungen von Gefühlen in der Gruppe sind gefährlich
- Wie erreiche ich Geborgenheit, ohne passiv zu sein

**Funktion des Suchtmittels**
- Ausweichen und Flüchten, so tun, als wenn nichts wäre
- Im schlimmsten Fall kann ich mich betäuben
- Was tun ohne Suchtmittel
- Wie Kontakt finden ohne Suchtmittel
- Spiel mit der Gefahr
- Den inneren Zwiespalt wegzaubern
- Man kann Vorwürfe nur im intoxizierten Zustand ertragen
- Magische Erwartungen an Medikamente und Drogen
- Ohne Drogen: Zukunftsangst

**Depressivität**
- Einsamkeit – Minderwertigkeitsgefühle – Angst vor der inneren Leere
- Auswandern – Verreisen – Flucht
- Ich kann keine Wut zeigen, wenn ich mich schlecht fühle
- Angst vor Wochenenden – Mißstimmung auf der Abteilung
- Wie werde ich mit meinen enttäuschten Erwartungen fertig
- Man wird immer dann verlassen, wenn man jemanden am nötigsten braucht

**Schlaflosigkeit**
- Ich halte Schlaflosigkeit nicht aus
- Ich muß sofort einschlafen können
- Ich möchte immer schlafen

**Zukunft**
- Soll man bei der Arbeitssuche über den Klinikaufenthalt reden
- Reaktion der „Kollegen"
- Wie kann ich in Zukunft neue Kontakte ausfindig machen
- Was tun, wenn Rückfälle passieren
- Sich allein fühlen – abgelehnt werden – einsam sein
- Arbeit – Arbeitssuche – Vorurteile der Umwelt

frühkindlichen Traumatisierungen gesucht oder Projektionsfelder aufgesucht werden. Wir haben aus der eigenen Arbeit die Gruppentherapieprotokolle auf einer Suchtstation über ein Jahr hin thematisch zusammengestellt und die in Tab. 8.1 dargestellten Schwerpunkte resümiert.

Die hierin aufgezeigte Thematik bezieht sich einmal auf die Gruppennormen und hierbei im wesentlichen auf das Problem von Autonomie und Kontrolle. „Wie grenze ich mich ab, ohne im Schneckenhaus zu landen?" „Wie lerne ich, mich für meine gefühlsmäßigen Bedürfnisse zu wehren?" „Wie gewinne ich Vertrauen?" Ein anderer thematischer Bereich betrifft die Depressivität, die nach Wegfall der Drogen- oder Alkoholzufuhr für viele beängstigend in den Vordergrund tritt. Als Entzugssymptom sowie als Ausdruck der allgemeinen psychovegetativen Labilität tritt das Thema Schlaflosigkeit in vielfacher Facettierung auf. Bedeutung und Funktion des Suchtmittels werden relativiert, aber es bleibt die Erwartungsangst: „Man wird immer dann verlassen, wenn man jemanden am nötigsten braucht." Hieraus resultiert thematisch die Auseinandersetzung mit der Zukunft: die „Etikettierung" des Suchtkranken oder der psychiatrisch ehemals Hospitalisierten, die Reaktion der „Kollegen", das Problem des Alleinseins und die Suche nach neuen Kontakten.

Die *weitere Entwicklung* der Drogenabhängigkeit Jugendlicher und Heranwachsender zeigt heute zwei Trends. Der eine liegt im *therapeutischen Bereich,* in dem sich eine Professionalisierung abzeichnet. Hierbei hat sich gezeigt, daß der Begriff „Therapie" – mit Ausnahme der Behandlung klar umschriebener Störungen – als pädagogische Hilfe zu verstehen ist, eine solche am besten interdisziplinär erfolgt und eine „integrale Therapie" den Vorrang hat, wobei Unmittelbarkeit und Nähe des Therapeuten, das Beherrschen einer oder mehrerer therapeutischer Techniken sowie Berufserfahrung zählen. Dabei scheint die Chance, die Zahl der Abbrüche zu verringern und jene der Haltequote zu erhöhen, realistisch. Die Erwartung einer Verbesserung bezüglich der oben erwähnten Drittelergebnisse (Heilung, Stabilisierung, Verschlechterung) scheint u. W. unrealistisch.

Der andere Trend betrifft das Bemühen, Aspekte der *Primärprophylaxe* zur Anwendung zu bringen. Eine solche muß gefächert und frühzeitig erfolgen und u. E. am ehesten in einer allgemeinen Gesundheitserziehung integriert sein. Entsprechend ihrer allgemeinen Zielsetzung wird sie an anderer Stelle dieses Bandes abgehandelt.

## Literatur


Balmer, R., Hobi, V., Weidmann, M.: Therapie, Katamnese und Prognose der Drogenabhängigkeit. Dtsch. med. Wschr. 101 (1976) 521

Battegay, R.: Aktuelle Aspekte der Analgetica-Sucht. Nervenarzt 29 (1958) 467

Battegay, R.: Die Gruppe als Ort des Haltes in der Behandlung Süchtiger. Prax. Psychother. 11 (1966) 31

Battegay, R., D. Ladewig: Gruppentherapie und Gruppenarbeit mit süchtigen Frauen. Brit. J. Addict. 65 (1970) 89

Becker, H. S.: Marihuana – a social overview. In: The Marihuana Papers, hrsg. von D. Solomon. Bobbs-Merrill, Indianapolis 1966

Becker, H. S.: Outsiders. Glencoe, New York 1963 Deutsch: Außenseiter. Zur Soziologie abweichenden Verhaltens. Fischer, Frankfurt/M. 1973

Berndt, H.: Zur Soziogenese psychiatrischer Erkrankungen. Ein Bericht über ökologische und epidemiologische Forschungsergebnisse. Soz. Welt 19 (1968) 22

Bierbrauer, G.: Soziale Schicht und Verhaltensstörungen: Ein Beitrag zu einer Theorie der kognitiven Sozialisation. In: Verhaltensstörungen und Sozialstruktur, hrsg. von H. Keupp. Urban & Schwarzenberg, München 1974

Biniek, E.: Zur dynamischen Struktur von drogenabhängigen Gruppen und ihrer Bedeutung für die Therapie. Suchtgefahren 4 (1976) 141

Bochnik, H. J.: Alterstypische Konflikte und Suchtentwicklung. Vortrag, wiss-prakt. Fachkonf. DHS, Hamburg 8.–11. 10. 1973

Boolsen, M. W.: Drugs in Denmark. Gov. Comm. on Narcotic Addict. in Yotuth. Copenhagen 1973

Bschor, F.: Jugend und Drogenkonsum – Erfahrungen, Eindrücke und vorläufige Schlußfolgerungen aus einer Feldstudie in Berlin. Soz. Arb. 19 (1970) 525

Bschor, F.: Das Drogenproblem im Blick auf individuelle und gesellschaftliche Bindungen. In: Drogen- und Rauschmittelmißbrauch: Bedingungen, Vorbeugung, Behandlung. Schriftenr. z. Problem d. Suchtgefahren 17 (1972) 63

Bschor, F.: Zur Frage der Wirksamkeit strafrechtlicher Maßnahmen bei Drogenabhängigen vom Opiattyp. Z. Rechtsmed. 78 (1976) 25

Buikhuisen, W., H. Timmermann: The development of drugtaking among secondary school children in the Netherlands. Bull. Narcot. 14 (1972) 7

Casriel, D.: So fair a house. The story of Synanon. Prentice-Hall, Englewood Cliffs/N. J. 1963

Davidson, F., M. Choquet, M. Depagne: La connaissance et l'usage par les jeunes de produits avant und affinité psychotrope. Résultats d'une enquête auprès des lycéens. Rev. Epidém. Méd. soc. Santé publ. 21/1 (1973) 23

Davis, V. E.: Neuroamine-derived alkaloids: A possible common denominator in alcoholism and related drug dependencies. Ann. N. Y. Acad. Sci. 215 (1973) 111

Defer, B. K. et al.: A propos de l'épidémiologie due cannabisme en France. Ann. Med. psychol. 128/2 (1970) 113

Deissler, K. J., W. Feller, M. Riesen: Identitätskrise und jugendliche Drogensucht. Ther. Umsch. 34 (1977) 694

Dittrich, J., F. Gnerlich, H. Huenneken, W. Rometsch, B. Thomas: Erfolg und Mißerfolg bei der stationären Behandlung von Drogenabhängigen. Suchtgefahren 4 (1976) 121

Eddy, N. B., H. Halbach, H. Isbell, H. Seevers: Drug dependence its significance and characteristics. Bull. Org. mond. Santé. Bull. Wld. Hlth Org. 32 (1965) 721

Feuerlein, W.: Sucht und Abhängigkeit. Ihre physiologischen, psychologischen und sozialen Grundbedingungen, 2. Aufl. Neuland, Hamburg 1974

Gerber, A.: Rauschmitteltodesfälle in Nordbaden 1968–1973. Diss. 1975

Greene, M. H.: An epidemiologic assessment of heroin use. Amer. J. publ. Hlth, Suppl. 64 (1974)

Hell, D.: Der Gebrauch von Cannabis unter Jugendlichen in Zürich. Z. Präv.-Med. 15 (1970) 331

Hemminiki, E. et al.: Drug use among school-children in Helsinki 1970. Brit. J. Addict. 68 (1973) 159

Hobi, V.: Das Drogenproblem bei Jugendlichen. Huber, Bern 1973

Hünnekens, H.: Die Existenzproblematik der Jugendlichen – Motiv für Drogenkonsum? In: Drogen- und Rauschmittelmißbrauch: Bedingungen, Vorbeugung, Behandlung. Schriftenreihe z. Problem d. Suchtgefahren 17 (1972) 48

Hull, C. L.: Principle of Behavior. Appleton-Century-Crofts, New York 1943

Idanpaan, H. P., H. J. Idanpaan: The drug abuse problem among young people in Finland. Duodecim 88/2 (1972) 178

Jones, M.: The Therapeutic Community. Basic Books, New York 1953

Johnson, B. D.: Marihuana Users and Drug Subcultures. Wiley, New York 1973

Julius, D. A.: Narcotic antagonist therapy: Naltrexone. Ref. Weltkongreß der Psychiatrie, Honolulu/Hawaii 28. 8. bis 3. 9. 1977

Kielholz, P., D. Ladewig: Die Drogenabhängigkeit des modernen Menschen. Lehmann, München 1972

Kielholz, P., R. Battegay, D. Ladewig: Drogenabhängigkeiten. In: Psychiatrie der Gegenwart. Forschung und Praxis, Bd. II/T.2., hrsg von K. P. Kisker, J. E. Meyer, M. Müller, E. Strömgren. Springer, Berlin 1972

Kielholz, P., O. Hauser, D. Ladewig, R. Balmer, V. Hobi, M. Weidmann: Katamnese und Prognose der Drogenabhängigkeit. Dtsch. med. Wschr. 101 (1976) 521

Kaij, L.: Alcoholism in Twins. Almquist & Wiksell, Stockholm 1960

Keup, W.: Aktuelle Probleme des Rauschmittelmißbrauchs in New York unter besonderer Berücksichtigung der „Domino-Theorie". In: Perspektiven der heutigen Psychiatrie, hrsg. von H. E. Ehrhardt. Gerhards, Frankfurt/M. 1972

Keup, W.: Die Psychopathologie jugendlicher Drogenabhängiger – Ansätze zur Therapie. In: Drogen- und Rauschmittelmißbrauch: Bedingungen, Vorbeugung, Behandlung. Schriftenr. z. Problem d. Suchtgefahren 17 (1972) 71

Keup, W., Ch. Taegener-Torge: Ursachen, Motive und Bedingungsgefüge des Mißbrauchs und der Abhängigkeit von chemischen Stoffen. Projekt-Bericht S-4 der Enquête über die Lage der Psychiatrie in der Bundesrepublik Deutschland. Informationskreis Drogenproblem e. V., Berlin 1975

Keupp, H.: Psychische Störungen als abweichendes Verhalten. Zur Soziogenese psychischer Störungen. Urban & Schwarzenberg, München 1972

Kleiner, D.: Therapie gestern und heute – Erfahrungen für die Zukunft. Tagungsbericht „2. Arbeitstag Jugend und Suchtmittel" vom 5. 2.–9. 2. 1979 in Siegen-Weidenau, Kreisjugendamt/Stadtjugendamt Siegen

King, E.: Psychological effects of excitation in the limbic system. In: Electrical Stimulation of the Brain, hrsg. von D. E. Sheer. University of Texas Press, Austin/Tx. 1961

Kohut, H.: Narzißmus. Suhrkamp, Frankfurt/M. 1973

Kraemer, S., R. De Jong, F.-J. Feldhege: Ein verhaltenstherapeutisches Breitbandprogramm zur stationären Behandlung jugendlicher Drogenabhängiger. Wien. Z. Suchtforsch. 1 (1977) 19

Ladewig, D.: Biologische und lerntheoretische Aspekte süchtigen Verhaltens. Schweiz. med. Wschr. 104 (1974) 545

Lazarus, A. A.: Towards the understanding and effective treatment of alcoholism. S. Afr. med. J. 39 (1965) 736

Martin, W. R., C. W. Gorodetzky, T. K. McClare: A proposed method for ambulatory treatment of narcotic antagonist, Cyclazocin – an experimental study. Paper pres. to the Committee on Drug Addiction and Narcotics, Minutes of the 27th Meeting, Febr. 1965, Houston/Texas. Nat. Acad. Sci., Nat. Res. Conc. 1965

Matussek, P.: Zwang und Sucht. Nervenarzt 29 (1958) 425

Matussek, P.: Süchtige Fehlhaltungen. In: Handbuch der Neurosenlehre und Psychotherapie, hrsg. von V. E. Frankl et al. Urban & Schwarzenberg, München 1959
Merton, R. K.: Social structure and anomie. In: Social Theory and Social Structure, hrsg. von R. K. Merton. Glencoe, New York 1949
Moser, T.: Jugendkriminalität und Gesellschaftsstruktur. Zum Verhältnis von soziologischen, psychologischen und psychoanalytischen Theorien des Verbrechens. Suhrkamp, Frankfurt 1970
Mowrer, O. H.: Learning, Theory and Behaviour. Wiley, New York 1960
Olds, J., P. Milner: Positive reinforcement produced by electric stimulation of septal area and other regions of the brain. J. comp. physiol. Psychol. 47 (1954) 419
Peters, U. H.: Mißbrauch von Psychopharmaka. Therapiewoche 21 (1971) 428
Petzold, H.: Drogentherapie, Modelle, Methoden, Erfahrungen. Junfermann-Hoheneck, Paderborn 1974
Phillips, D. L.: Datengewinnung als ein sozialer Prozeß: Implikationen für Untersuchungen der „wahren Prävalenz" psychischer Störungen. In: Verhaltensstörungen und Sozialstruktur, hrsg. von H. Keupp. Urban & Schwarzenberg, München 1974
Ploog, D.: Comments on Instincive Behaviour. Neurol. Systems and Reinforcement Mechanism. Bayer-Symposium IV, Psychic Dependence. Springer, Berlin 1973
Rado, S.: Die psychischen Wirkungen der Rauschgifte. Int. Z. Psychoanalyse 12 (1926) 540
Rauchfleisch, U.: Zur Psychodynamik der Sucht. Ergebnisse einer empirischen Untersuchung. Prax. Psychother. 16 (1971) 1
Remmer, H.: Hemmung und Steigerung mikrosomaler Oxidation durch körpereigene Stoffe und körperfremde Stoffe. Symp. über Funktionen cytoplasmatischer Strukturen. Leitung: Th. Bücher, Wien. Broschierter Fotodruck 1962
Renault, P. F.: The future of Naltrexone. Ref. Weltkongreß der Psychiatrie, Honolulu/Hawaii, 28. 8.–3. 9. 1977
Seevers, M. H.: Psychopharmacological elements of drug dependence. J. Amer. med. Ass. 206 (1968) 1263
Seixas, F. A.: Alcoholism and the central nervous system. Ann. Acad. Sci. 215 (1973) 176
Smart, R., L. Laforest, P. Whitehead: The epidemiology of drug use in three Canadian cities. Brit. J. Addict. 66 (1971) 293
Schrappe, O.: Gewöhnung und Süchte. Nervenarzt 39 (1968) 337
Schrappe, O.: Die Suchtgefährdung Jugendlicher. In: Grundlagen der Kriminalistik, Bd. IX, Rauschmittelmißbrauch, Rauschgiftkriminalität, Hamburg 1972
Steinert, H.: Die Strategien sozialen Handelns. Zur Soziologie der Persönlichkeit und der Sozialisation. Juventa, München 1972
Waldmann, H., P. S. Schoenhoffer, H. E. Hasse: Vier Stadien in der Entwicklung der Drogenabhängigkeit bei Jugendlichen. Dtsch. med. Wschr. 98 (1973) 327
Wanke, K., B. Ziegler, L. Suellwold: Empirische Untersuchungen zum Rauschmittelmißbrauch in Frankfurt. Manuskript eines Ref. am Kongreß der Deutschen Ges. für Psychiatrie und Nervenheilkunde, Bad Nauheim, 23. bis 25. 10. 1970
Wanke, K., E. Leiser et al.: Soziale Mobilität von Drogenkonsumenten. Z. Rechtsmed. 70 (1972) 25
Weidmann, M.: Jugendalkoholismus – Das wahre Gesicht der Drogenwelle? Basl. Schulb. 36 (1975) 112
Weidmann, M.: Das Drogenverhalten von Basler Schülern – Eine Studie zur Epidemiologie und Soziogenese des jugendlichen Drogenkonsums. Reihe Social Strategies 5, Basel 1977
Weidmann, M., D. Ladewig et al.: Der Drogenkonsum von Basler Schülern – Ein Beitrag zur Epidemiologie. Schweiz. med. Wschr. 103 (1973) 121
Willette, R. E.: The development of stained action preparations of narcotic antagonists. Ref. Weltkongreß der Psychiatrie, Honolulu/Hawaii, 28. 8.–3. 9. 77
Winokur, G., T. Reich, J. Rimmer, F. N. Pitts: Alcoholism. 3. Diagnosis and familial psychiatric illness in 259 alcoholic probands. Arch. gen. Psychiat. (Chic.) 23 (1970) 104
Wurmser, L.: Why people take drugs: escape and search. Maryland med. J. 19 (1970) 62

# Alkoholmißbrauch und Alkoholabhängigkeit bei Jugendlichen

*Helmut Remschmidt*

## Definition und Nomenklatur

Die Unterscheidung zwischen Alkoholmißbrauch und Alkoholabhängigkeit ist z. T. aufgegeben worden. Die ICD-Klassifikation verwendet nur noch den Begriff der Alkoholabhängigkeit. Das DSM-III hat jedoch die Unterscheidung zwischen Alkoholmißbrauch und Alkoholabhängigkeit wieder eingeführt. Für das Jugendalter erscheint diese Differenzierung darüber hinaus zweckmäßig, weil eine regelrechte Alkoholabhängigkeit im Jugendalter seltener ist, der Alkoholmißbrauch jedoch ausgesprochen häufig.

### Alkoholmißbrauch

Im DSM-III ist Alkoholmißbrauch durch drei Merkmale gekennzeichnet:

- Ein Muster pathologischen Alkoholkonsums. Es ist dadurch definiert, daß *täglicher Alkoholgenuß zur Aufrechterhaltung von Anpassungsleistungen* benötigt wird. Die Jugendlichen sind nicht in der Lage, mit dem Trinken aufzuhören, meist sind mehrfache Versuche, dies zu tun, fehlgeschlagen. Vielfach wird, trotz körperlicher Beschwerden, weiter getrunken.
- *Beeinträchtigung im sozialen und beruflichen Feld* durch den Alkoholkonsum. Hierzu zählen Alkoholintoxikationen, Fehlen an der Arbeitsstelle infolge des Alkoholkonsums, Verlust der Arbeitsstelle, Schwierigkeiten und Auseinandersetzungen mit der Familie oder mit Freunden wegen des Trinkens.
- Die Störungen müssen *mindestens einen Monat* angedauert haben.

### Alkoholabhängigkeit

Bei der Alkoholabhängigkeit liegen die klassischen Merkmale süchtigen Verhaltens vor:

- Ein übermäßiges Verlangen nach dem Suchtmittel.
- Die Tendenz zur Erhöhung der Trinkmengen.
- Psychische und physische Abhängigkeit vom Alkohol und
- Entziehungserscheinungen, wenn der Alkoholkonsum plötzlich unterbrochen wird.

Im Multiaxialen Klassifikationsschema (MAS) ist Alkoholabhängigkeit wie folgt definiert: „Ein psychischer, manchmal auch körperlicher Zustand, der durch Alkoholgenuß entsteht und durch Verhaltensweisen und andere Reaktionen charakterisiert ist, die immer den Drang einschließen, ständig oder periodisch Alkohol zu sich zu nehmen, um dessen psychischen Effekt zu erleben, manchmal auch, um das Unbehagen bei dessen Ausbleiben zu vermeiden; Toleranz kann bestehen oder nicht."

Diese Definition umfaßt nicht unbedingt die Toleranzbildung, die zur Abhängigkeit in anderen Definitionen jedoch hinzugehört.

Im DSM-III sind zwei Hauptkriterien für die Alkoholabhängigkeit angegeben:

(1) Entweder ein Muster pathologischen Alkoholgenusses oder die Beeinträchtigung im sozialen oder beruflichen Feld durch den Alkoholkonsum. Diese Kriterien entsprechen denen des Alkoholmißbrauchs.

(2) Toleranzentwicklung oder Entziehungserscheinungen. Die Toleranzentwicklung ist durch eine Zunahme der Alkoholtrinkmenge definiert, die erforderlich ist, um den erwünschten Effekt zu erreichen. Entziehungserscheinungen (Zittern, Schwitzen, Übelkeit, Erbrechen etc.) setzen, wie die Toleranzentwicklung auch, einen längeren Alkoholkonsum voraus.

Eine bekannte, freilich etwas vage Definition stammt von JELLINEK (1960): „Unter Alkoholismus versteht man jeglichen Gebrauch von alkoholischen Getränken, der dem Individuum oder der Gesellschaft oder beiden einen Schaden zufügt."

Diese Definition wurde von JELLINEK später modifiziert und erweitert, wobei zwei Hauptmerkmale in den Vordergrund gestellt wurden: Der Kontrollverlust und die Unfähigkeit, sich des Alkohols zu enthalten. Mit FEUERLEIN (1979) kann man die Alkoholabhängigkeit wie folgt definieren: „Unter Alkoholismus wird ein Zustand verstanden, in dem ein Individuum die Kontrolle über seinen Alkoholkonsum verloren hat, und zwar in dem Sinne, daß es entweder durchgehend unfähig geworden ist, mit dem Trinken vor Eintritt des Vollrausches aufzuhören oder sich des Trinkens völlig zu enthalten."

## Epidemiologie

Die *Prävalenz des Alkoholismus* ist schwer festzustellen. Sie hängt u. a. ab von der Definition des Alkoholismus, einer entsprechenden Diagnosestellung und dementsprechend von der Möglichkeit, eine Population sorgfältig zu untersuchen. Diese Schwierigkeit wurde umgangen, indem man verschiedene „Indikatoren" für den Alkoholmißbrauch und die Alkoholabhängigkeit definiert hat. Solche Indikatoren sind z. B. : jährlicher Verbrauch von alkoholischen Getränken pro Kopf der Bevölkerung, Abschätzung des Konsums hoher Alkoholmengen pro 100 000 Einwohner, wöchentlich konsumierte Menge verschiedener alkoholischer Getränke oder reinen Alkohols, Anzahl der erlebten Alkoholräusche pro Zeiteinheit usw. Es existieren auch Formen, mit deren Hilfe man aus dem Alkoholkonsum der Bevölkerung die Prozentsätze der Alkoholkonsumenten annähernd errechnen kann (z. B. Ledermannsche Formel, oder Jellinekscbe Formel, die sich auf die Mortalitätsrate der Leberzirrhose bezieht). In Europa steht nach verschiedenen Berechnungen die Bundesrepublik hinsichtlich des Alkoholkonsums an 6. Stelle, nach Frankreich, Italien, Portugal, Spanien und Österreich (FEUERLEIN 1979). Im Jahre 1977 betrug der Pro-Kopf-Alkoholverbrauch (ausgedrückt in 100%ig reinem Weingeist) 12,25 Liter, in Frankreich betrug er 16,4 Liter, in Luxemburg 14,4, in Portugal 14,0 und in Spanien 13,1 Liter.

Eine Untersuchung von WIESER (1972) zeigte, daß 5% der erwachsenen Bevölkerung abstinent leben, 20% sind „Gesinnungsabstinente", die nur unter sozialem Druck Alkohol trinken, 30–25% trinken häufig geringere Mengen Alkohol, 5% sind starke Trinker (mind. 100 ml reinen Alkohol täglich), und 0,75% der Bevölkerung können als exzessive Trinker bezeichnet werden (tägliche Trinkmenge: mehr als 200 ml reinen Alkohol).

Der erste Alkoholkonsum erfolgt meist mit 14–15 Jahren. Meist wird zu Hause mit dem Trinken begonnen, Bier ist das am häufigsten konsumierte alkolische Getränk. Am häufigsten wird bei festlichen Anlässen getrunken (73%), 29% der Bevölkerung trinken beim Fernsehen und 25% beim Abendessen, 8% bei der Arbeit (FEUERLEIN 1979).

Im Hinblick auf Drogen- und Alkoholkonsum wurden in den letzten Jahren einige *epidemiologische Untersuchungen* durchgeführt, in der Bundesrepublik Deutschland von JASINSKI (1973), der Bundeszentrale für gesundheitliche Aufklärung (1975), in der Schweiz von ANGST u. Mitarb. (1973) an 19jährigen Männern des Kantons Zürich und von BAUMANN u. Mitarb. (1973) an 19jährigen Frauen. Diese Untersuchungen wurden später weitergeführt (SIEBER u. Mitarb. 1976). Dabei zeigte sich, daß der Drogenkontakt insgesamt nicht zugenommen hatte, daß aber die Intensität des Drogen- und Alkoholkonsums zugenommen hatte. Die Schweizer Untersuchungen wiesen auf einen immer früheren Beginn des Drogenkonsums hin, wobei der Alkoholkonsum bei Jugendlichen besonders stark zunahm.

Kürzlich wurde eine repräsentative Erhebung an 15 500 15- bis 25jährigen Jugendlichen und jungen Erwachsenen im Stadtbereich Zürich von HORNUNG u. Mitarb. (1983) durchgeführt. In dieser Studie wurde der Konsum alkoholischer Getränke anhand von zwei Kriterien erfaßt:

- Durch die Zahl der erlebten Alkoholräusche und
- die wöchentlich konsumierte Menge alkoholischer Getränke (z. B. Wein, Bier, Spirituosen).

Die Anzahl der erlebten Alkoholräusche hat sich als Indikator für die Schwere des Alkoholkonsums bzw. Alkoholabhängigkeit als guter Indikator erwiesen (SIEBER u. Mitarb. 1976; SIEBER u. ANGST 1981), da sich zwischen der Anzahl der Räusche und der durchschnittlichen wöchentlichen Alkoholkonsummenge keine deutliche Korrelation ergab.

In Tab. 8.2 ist die Anzahl der Alkoholräusche innerhalb des letzten Jahres vor der Befragung wiedergegeben, wobei auch eine Aufteilung hinsichtlich der Geschlechter erfolgte.

Tabelle 8.**2** Alkoholräusche und Geschlecht im letzten Jahr (aus *R. Hornung, G. Schmidtchen, M. Scholl-Schaaf:* Drogen in Zürich. Huber, Bern 1983)

| Alkoholräusche | | Geschlecht männlich | Geschlecht weiblich |
|---|---|---|---|
| N = 1424 | | 752 | 672 |
| über 20 | 2,1% | 3,2 | 0,9 |
| 11–20 | 1,6% | 2,7 | 0,4 |
| 6–10 | 4,0% | 6,0 | 1,8 |
| 3– 5 | 10,6% | 15,6 | 5,1 |
| 1– 2 | 26,5% | 31,3 | 21,1 |
| Keinen | 55,2% | 41,4 | 70,7 |

($\chi^2 = 141{,}2$; df = 5; $p < 0{,}001$)

Die Tabelle zeigt, daß rund 2% der Jugendlichen über 20 Räusche im letzten Jahr erlebt hatte, aber immerhin auch knapp 2% zwischen 11 und 20 und 4% zwischen 6 und 10. Es ergeben sich die bekannten Differenzen zwischen dem männlichen und dem weiblichen Geschlecht.

In Abb. 8.1 ist die Entwicklung der Rauscherfahrung zwischen männlichen und weiblichen Jugendlichen und jungen Erwachsenen im Längsschnitt wiedergegeben. Auch hier ergibt sich der charakteristische Unterschied zwischen dem männlichen und weiblichen Geschlecht und der bekannte Anstieg vom 15. Lebensjahr an bei beiden Geschlechtern.

In Tab. 8.3 ist die wöchentlich angegebene Trinkmenge für Bier, Wein und Spirituosen angegeben.

Tabelle 8.**3** Angegebene wöchentliche Trinkmenge für Bier, Wein und Spirituosen (aus *R. Hornung, G. Schmidtchen, M. Scholl-Schaaf:* Drogen in Zürich. Huber, Bern 1983)

| Bierkonsum | | Weinkonsum | | Spirituosenkonsum | |
|---|---|---|---|---|---|
| N = 1453 | | N = 1464 | | N = 1477 | |
| 35 – 210 dl pro Woche | 5,2% | 14 – 70 dl pro Woche | 7,1% | 1,5 – 15 dl pro Woche | 3,2% |
| 15 – 25 dl pro Woche | 7,7% | 7,5 – 12 dl pro Woche | 15,3% | 1 – 1,2 dl pro Woche | 4,3% |
| 5 – 14 dl pro Woche | 15,5% | 2,5 – 7 dl pro Woche | 24,3% | 0,5 – 0,63 dl pro Woche | 10,0% |
| 0,5 – 3,5 dl pro Woche | 13,6% | 0,25 – 2 dl pro Woche | 21,2% | 0,13 – 0,25 dl pro Woche | 23,1% |
| mind. 1 × pro Jahr | 22,0% | mind. 1 × pro Woche | 22,5% | mind. 1 × pro Jahr | 33,4% |
| seit 1 Jahr nie mehr | 12,5% | seit 1 Jahr nie mehr | 3,9% | seit 1 Jahr nie mehr | 8,5% |
| noch nie | 23,6% | noch nie | 5,7% | noch nie | 17,5% |

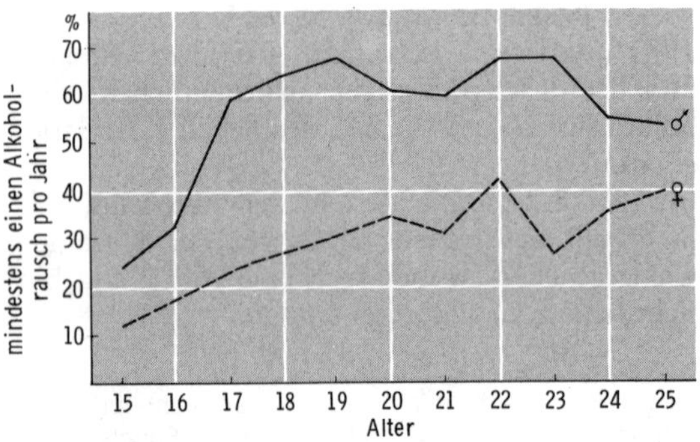


Abb. 8.**1** Rauscherfahrung der männlichen und weiblichen Altersgruppen (aus *R. Hornung, G. Schmidtchen, M. Scholl-Schaaf:* Drogen in Zürich. Huber, Bern 1983).

Aus dieser Tabelle geht hervor, daß zwischen 3 und 5% der befragten Jugendlichen in erheblichem Maße Alkohol konsumieren.

Die Autoren haben auch einen Zusammenhang hergestellt zwischen Alkoholkonsum und der Einnahme anderer Drogen, indem sie ein „Distanzmaß zu anderen Drogen“ eingeführt haben. Danach ergibt sich ein deutlicher Zusammenhang zwischen Anzahl der Alkoholräusche bzw. konsumierter Alkoholmenge pro Woche einerseits und Konsum anderer Drogen andererseits. Das heißt, wer häufig und große Mengen Alkohol konsumiert, nimmt eher andere Drogen ein und umgekehrt.

Diese Zahlen verdeutlichen, daß Alkoholmißbrauch und Alkoholabhängigkeit ein ernstes Problem gerade im Jugendalter darstellt. Man kann davon ausgehen, daß 4–5% der 15–25jährigen entweder schweren Alkoholmißbrauch betreiben oder alkoholabhängig sind.

# Klinisches Bild

Das klinische Bild des Alkoholmißbrauchs und der Alkoholabhängigkeit ist vielfältig. Es sollen im folgenden die wichtigsten psychopathologischen Auffälligkeiten und Komplikationen beschrieben werden.

## Einfacher (gewöhnlicher) Rausch, Alkoholintoxikation

Es handelt sich um eine *akute Alkoholvergiftung*, deren Grad von verschiedenen Faktoren, wie Art des Getränkes, getrunkene Menge, persönliche Alkoholverträglichkeit usw., abhängig ist. Die Verhaltensweisen des einzelnen Jugendlichen im Rausch sind sehr verschieden. Der Alkoholrausch ist keineswegs immer ein Zeichen von Alkoholabhängigkeit oder Alkoholmißbrauch. Jedoch besteht eine deutliche Korrelation zwischen Häufigkeit von Alkoholräuschen und Alkoholmißbrauch bzw. -abhängigkeit. Nach FEUERLEIN (1979) kann davon ausgegangen werden, daß rund 20% aller Aufnahmen in Entgiftungsstationen allgemeiner Krankenhäuser infolge von Alkoholräuschen erfolgt.

Als *neurologische* Symptome finden wir Koordinationsstörungen (Steh- und Gehunsicherheit), artikulatorische Sprachstörungen (Lallen, schwere Zunge) und Nachlassen der Reaktionsfähigkeit (Unfähigkeit, ein Kraftfahrzeug zu steuern).

Auf *psychischem* Sektor kommt es zu Enthemmung und Antriebssteigerung, die häufig mit einer euphorischen Grundstimmung gekoppelt sind. Die Enthemmung kann sich bei sonst schüchternen Personen als unvermutete Lebendigkeit oder Originalität äußern, bei anderen in Rededrang, taktlosem Benehmen oder sittlichen Entgleisungen. Auch Denkstörungen kommen vor: verlangsamter Denkablauf, erschwerte Auffassung, Kritiklosigkeit.

Alkohol am Steuer: Zur Ermittlung des Grades der Trunkenheit wird bekanntlich die Höhe des Blutalkoholspiegels herangezogen. Sie ist zwar kein absoluter Maßstab, ist aber oft das einzige objektive Kriterium. Als ungefähre Anhaltspunkte hinsichtlich der Alkoholvergiftungen können die Angaben in Tab. 8.4 dienen.

Die Höhe des Alkoholspiegels wird auch immer wieder in Relation zum psychopathologischen Bild gesetzt. Hier bestehen keine scharfen Relationen, jedoch bestehen Beziehungen, die auch hinsichtlich der forensischen Beurteilung von Bedeutung sind. Im allgemeinen unterscheidet man drei Stadien (WITTER 1972), die in der Modifikation nach FEUERLEIN (1979) im folgenden wiedergegeben sind:

*Leichte Räusche* (Blutalkoholspiegel – 1,5‰). Herabsetzung der motorischen Leistungsfähigkeit, allgemeine Enthemmung, Stimulation, vermehrter Rede- und Tätigkeitsdrang, Beeinträchtigung der Fähigkeit kritischer Selbstkontrolle, erhöhte Bereitschaft zu sozialem Kontakt, subjektives Gefühl der erhöhten Leistungsfähigkeit.

*Mittelgradige Räusche* (Blutalkoholspiegel 1,5 bis 2,5‰). Diese Zustände sind gekennzeichnet durch euphorische Glücksstimmung oder aggressive Gereiztheit. Die Orientierung ist im allgemeinen noch nicht gestört. Umweltkonstellationen und ihre soziale Bedeutung werden meist noch richtig erkannt, es kommt aber zu einer Einschränkung der Selbstkritik, insbesondere was die eigene Rolle in der gegenwärtigen Situation betrifft, zu Enthemmung, Benommenheit, psychomotorischer Unsicherheit. Die eigene Erlebnisfähigkeit ist stark eingeschränkt und erstreckt sich auf die momentane Tendenz zur Bedürfnisbefriedigung. Es kommt häufig zu primitiven, vorwiegend explosiven Reaktionen und Handlungsweisen.

*Schwere Rauschzustände* (Blutalkoholspiegel über 2,5‰). In diesem Stadium dominieren Bewußtseinsstörungen. Es kommt zum Verlust der Realitätseinschätzung und des Situationsbezugs, zur Desorientierung, zu illusionären Verkennungen (Angst und Erregungszuständen). In diesem Stadium finden wir auch deutliche neurologische Auffälligkeiten, die sich auf das zerebellovestibuläre System beziehen: Gleichgewichtsstörungen, Ataxie, Dysarthrie, Schwindelzustände.

## Abnorme Rauschzustände

Nach BINDER (1935) können wir zwei Arten abnormer Rauschzustände unterscheiden:
- den komplizierten Rausch und
- den pathologischen Rausch.

Beide Zustandsbilder sind vom einfachen Rausch dadurch abzugrenzen, daß bei ihnen sehr rasch und oft nur nach sehr geringem Alkoholkonsum ein ausgeprägter Erregungszustand auftritt. Für diese Rauschzustände gilt im allgemeinen nicht die o. e. ungefähre Zuordnung zwischen Blutalkoholspiegel und psychopathologischem Befund.

Beim *komplizierten Rausch* finden wir häufig aggressives Verhalten, Gereiztheit, z. T. paranoide Gedanken, hysterische Bilder, häufig auch Selbstmordimpulse. Der komplizierte Rausch wird als eine *quantitative* Steigerung des einfachen Rausches aufgefaßt (FEUERLEIN 1979).

Tabelle 8.4 Die Wirkungen des Alkohols in Abhängigkeit vom Blutalkoholspiegel

| | |
|---|---|
| 0,6–0,8‰ | deutliche Verkehrsgefährdung |
| 1,0‰ | leichter Rausch (Schwips) |
| 1,5‰ | absolute Fahruntüchtigkeit |
| 2,0‰ | mittelgradiger Rausch |
| über 2,5‰ | schwerer Rauschzustand |

Der *pathologische Rausch* ist durch einen absoluten Verlust der Realitätsbeziehung und durch eine *qualitative* Veränderung des Bewußtseins gekennzeichnet. Was letztere betrifft, so kann man eine delirante Form von einer dämmrigen unterscheiden. Bei letzterer ist die Unterscheidung vom Alkoholdelir nicht einfach.

Im Kindes- und Jugendalter kommen diese Formen abnormer Rauschzustände durchaus vor. Ein relativ häufiger Anlaß ist entweder der erste Alkoholgenuß oder der Konsum größerer Alkoholmengen auf Klassenfahrten oder in anderen für die Jugendlichen jeweils neuartigen und veränderten Situationen. Diese Art der Alkoholintoleranz kann auch durch eine entsprechende Veranlagung (akuter exogener Reaktionstyp), durch erworbene Erkrankung des Gehirns (z. B. Schädel-Hirn-Traumen) oder auch (selten) durch psychische Faktoren (seelische Erregung) mitbedingt sein.

## Chronischer Alkoholismus

Der chronische Alkoholismus ist eine sehr verbreitete Abhängigkeitserkrankung. In Mitteleuropa und in den USA sollen auf etwa 100 000 erwachsene Einwohner etwa 2000 bis 2500 Alkoholkranke kommen. „Alkoholiker sind exzessive Trinker, deren Abhängigkeit vom Alkohol einen solchen Grad erreicht hat, daß sie deutliche geistige Störungen, Gesundheitsschäden und eine Beeinträchtigung der mitmenschlichen Beziehungen sowie der sozialen und wirtschaftlichen Funktionen aufweisen" (Definition der WHO).

Auch Jugendliche finden wir bereits unter den Patienten mit chronischem Alkoholismus. Ihre genaue Zahl läßt sich nicht abschätzen. Die epidemiologischen Untersuchungen zeigen jedoch, daß es immerhin 2 – 4% unter den männlichen Jugendlichen gibt, die mehr als 20 Alkoholräusche pro Jahr haben, was doch ein Indikator für einen erheblichen Alkoholmißbrauch bzw. für Alkoholabhängigkeit ist. Unter ihnen sind auch Jugendliche, bei denen man schon von einem chronischen Alkoholismus sprechen kann. Im Zusammenhang damit sinkt auch die Altersgrenze für das erste Delir, das ja einen jahrelangen kontinuierlichen Alkoholmißbrauch voraussetzt.

Die Symptomatik des chronischen Alkoholismus läßt sich am besten in körperliche und psychische Symptome aufdifferenzieren:
*Körperliche Symptome* sind Gastritis, Herz- und Kreislaufstörungen, Sensibilitätsstörungen und Reflexausfälle, alkoholische Polyneuropathie, Tremor der Hände, Gangunsicherheit (Ataxie), häufig morgendliches Erbrechen, Potenzstörungen und als Langzeitfolge Leberzirrhose.
Als Symptome im *psychischen Bereich* finden wir: Reizbarkeit, verminderte Leistungsfähigkeit, insbesondere Nachlassen von Gedächtnis und Merkfähigkeit, euphorische und auch weinerliche Grundstimmung und Stimmungslabilität, charakterliches und soziales Abgleiten, und schließlich kommt es zu einem regelrechten Zerfall der Persönlichkeit. Beruf und Familie werden vernachlässigt, die moralischen Schranken fallen, so daß es mitunter zu kriminellen Handlungen, häufig auch Sittlichkeitsverbrechen, kommt. Der Übergang in ein irreversibles Defektsyndrom (organische Wesensveränderung, Demenz) ist im Jugendalter nicht zu beobachten, entwickelt sich jedoch vielfach bei den Patienten, deren Alkoholmißbrauch im Jugendalter bereits begann.

## Alkoholdelir (Delirium tremens)

Das Alkoholdelir tritt im allgemeinen im Jugendalter nicht auf, weil zu seiner Entstehung ein langjähriger Alkoholmißbrauch Voraussetzung ist. Es wurde aber beobachtet, daß sich die Altersgrenze für das Delir immer mehr nach unten verschiebt. Es ist in letzter Zeit bezweifelt worden, ob es sich beim Alkoholdelir um ein eigenständiges Syndrom handelt, von manchen Autoren wird es unter das Alkoholabstinenzsyndrom eingeordnet. Da es aber vom klinischen Bild her relativ einheitlich ist, spricht manches für die Beibehaltung der Terminologie.

### Klinisches Bild

Vorboten eines nahenden Delirs sind oft vermehrte Reizbarkeit, Angst, Schlafstörungen, mitunter auch Krampfanfälle. Das Vollbild des Delirs ist durch folgende psychische Symptome gekennzeichnet:

- Bewußtseinstrübung (die Patienten sind aber noch ansprechbar).
- Zeitliche und örtliche Desorientierung.
- Produktive Symptome (illusionäre Verkennungen, Wahnideen und optische Halluzinationen, bei denen vorwiegend kleine, sich bewegende Objekte – wie Mäuse, Käfer usw. – gesehen werden.
- Hochgradige motorische Unruhe.
  Die motorische Unruhe kann so stark sein, daß die Patienten stundenlang toben und um sich schlagen, ohne zu ermüden. Dies bedeutet für das Herz-Kreislauf-System eine erhebliche Belastung.

An körperlichen Symptomen findet man Gleichgewichtsstörungen, Tremor der Hände und starkes Schwitzen.

### Ätiologie und Genese

Vermutlich führen durch den chronischen Alkoholismus entstandene Stoffwechselstörungen (besonders Leberschäden) zum Delir. Als Auslöser sind auch körperliche Erkrankungen (z. B. Pneumonien, Unfälle, Schädelverletzungen, Knochenbrüche usw.) und plötzlicher Alkoholentzug bekannt. So bricht nicht selten ein „Entziehungsdelir“ aus, wenn ein Trinker während einer stationären Krankenhausbehandlung nicht die gewohnte Alkoholmenge erhält.

### Komplikationen

Gefürchtet sind Herz- und Kreislaufversagen, Pneumonien und hämorrhagische Enzephalopathie (WERNICKE). Bei dieser handelt es sich um eine toxische Hirnschädigung, die neben der Bewußtseinstrübung noch durch neurologische Ausfälle (Augenmuskellähmungen) gekennzeichnet ist und die auch bei frühzeitiger Behandlung in 10% der Fälle tödlich verläuft.
Auch sonst ist die Prognose des Delirs nicht sehr günstig. Die Letalität des unbehandelten Delirs beträgt etwa 15–30% (FEUERLEIN 1979). Allerdings ist zu sagen, daß es sich bei den Todesfällen meist um ältere Menschen handelt. Auf das Jugendalter trifft dies also nicht zu. Man geht davon aus, daß etwa 15% der chronischen Alkoholiker in ein Alkoholdelir kommen.

### Therapie

Da es sich beim Alkoholdelir um einen lebensgefährlichen Zustand handelt, muß die Behandlung rasch und gezielt einsetzen. Sie richtet sich nach folgenden Prinzipien:

- Dämpfung der starken motorischen Unruhe durch Neuroleptika. Am häufigsten wird *Distraneurin* angewendet.
- Herz- und Kreislaufstützung mit *Digitalispräparaten* und *Strophantin* sowie Flüssigkeitszufuhr durch Dauerinfusionen.
- Entgiftungsmaßnahmen.
- Pneumonieprophylaxe durch Antibiotika und physikalische Maßnahmen.
- Nach Bekämpfung der akuten Erscheinungen Einleitung einer Entziehungskur.

## Alkoholhalluzinose

Bei ihr handelt es sich um eine mit akustischen oder optischen Halluzinationen und Verfolgungswahn einhergehende *körperlich begründbare Psychose*. Im Gegensatz zum Delir sind die Patienten bewußtseinsklar, voll orientiert und zeigen keine motorische Unruhe. Charakteristisch an den vom Patienten gehörten Stimmen ist, daß sie meist abfällig über ihn reden und ihn beschimpfen. Dieses Symptom zeigt eine starke Verwandtschaft mit der Schizophrenie, weshalb von manchen Klinikern auch vertreten wird, daß es sich bei dem Zustandsbild um eine durch Alkohol ausgelöste schizophrene Episode handelt. Die Symptome der Alkoholhalluzinose können längere Zeit anhalten (einige Monate). Die Störung kommt im Jugendalter selten vor und wird daher nicht ausführlicher erörtert.

## Embryofetales Alkoholsyndrom

In den letzten Jahren haben Pädiater und Kinderpsychiater zunehmend Kinder beschäftigt, deren Schädigung durch exzessiven Alkoholmißbrauch der Mutter während der Schwangerschaft entstanden ist.

JONES u. SMITH (1973) beschrieben erstmals das bis damals nicht bekannte Dysmorphiesyndrom unter der Bezeichnung des „fetalen Alkoholsyndroms".

In der Folgezeit wurden eine Reihe von Untersuchungen über dieses Syndrom durchgeführt, das in einer Häufigkeit von etwa 1–2 Promille, bezogen auf Neugeborene, vorkommt. Dies würde bedeuten, daß man in der Bundesrepublik Deutschland mit jährlich etwa 1800 Alkoholembryopathien verschiedener Schädigungsgrade zu rechnen hat (NESTLER u. Mitarb. 1981).

### Klinisches Bild

Nach CLARREN u. Mitarb. (1978) lassen sich die Befunde bei diesen Kindern in vier Gruppen einteilen:

- zentralnervöse Dysfunktion,
- Wachstumsdefizit,
- charakteristische Dysmorphien, vor allem im Gesichtsbereich, und
- zusätzliche größere und kleinere Mißbildungen.

Das Vollbild des Syndroms läßt sich infolge der charakteristischen Fazies auf Anhieb stellen. Besondere Kennzeichen sind Augenveränderungen mit Epikanthus, antimongoloide Lidachsen, Blepharophimose, gelegentlich auch Ptosis, eine auffällige Nase mit nach vorn gerichteten Nares, einem verkürzten Nasenrücken, verstärkte Nasolabialfalten, „Karpfenmund" mit schmalem Lippenrot, hohem Gaumen, der manchmal auch eine Gaumenspalte aufweist. Die Ohren sind tiefsitzend und dysplastisch angelegt.

Bei dem Syndrom kommen auch Mißbildungen vor, insbesondere Herzfehler, genitale Fehlbildungen, Nierenfehlbildungen sowie verschiedene Fehl- und Mißbildungen der Extremitäten.

Charakteristisch ist ferner die Mikrozephalie und Intelligenzminderung, die unterschiedlich ausgeprägt sein kann.

Nach CLARREN u. SMITH (1978) liegt die Intelligenz bei fast 85% der Kinder mehr als zwei Standardabweichungen unter dem Mittelwert.

Bezüglich des psychopathologischen Befundes erwähnenswert sind neben der Intelligenzminderung eine verzögerte motorische Entwicklung, Hyperaktivität, Enuresis und Enkopresis, motorische Automatismen und Stereotypien, ausgeprägte Sprachstörungen, Konzentrations- und Einschlafstörungen (NESTLER u. Mitarb. 1981). Eine Übersicht über die Symptome der Alkoholembryopathie gibt Tab. 8.5.

### Diagnose und Differentialdiagnose

Die Diagnose erfolgt aufgrund der charakteristischen Symptomatik und der Anamnese. Dies ist für das Vollbild der Störung relativ leicht möglich; schwer wird die Diagnose, wenn eine geringer ausgeprägte Form vorliegt.

Abzugrenzen ist die Störung von folgenden Syndromen (NESTLER u. Mitarb. 1981):

- vom Cornelia-de-Lange-Syndrom, das durch die bei ihm vorkommende Hypertrichosis mit den über der Nasenwurzel zusammengewachsenen dichten Augenbrauen, langen Wimpern und einem tiefen Stirnhaaransatz unterschieden werden kann;
- das Dubowitz-Syndrom weist neben Minderwuchs, Mikrozephalus und psychomotorischer Retardierung ebenfalls Gesichtsdysmorphien auf und ist insofern schwer abzugrenzen.
  Bei ihm handelt es sich wahrscheinlich um ein autosomal rezessives Leiden;
- das embryopathische Antikonvulsivasyndrom, das bei Kindern von Müttern vorkommt, die mit Hydantoinen oder Phenobarbitalpräparaten behandelt wurden.
  Es läßt sich abgrenzen durch andere Formen der Mißbildungen: kleiner Mund mit vorspringenden Lippen und Hypoplasien der Finger und/oder der Fußnägel;
- verschiedene Chromosomenanomalien müssen abgegrenzt werden, vor allem das Edwards-Syndrom (Trisomie XVIII), das Silver-Russel-Syndrom und das Seckel-Syndrom (MAJEWSKI 1979).

### Ätiologie und Genese

Es handelt sich um toxische Alkoholwirkungen auf den menschlichen Embryo. Offensichtlich liegt eine direkte zytotoxische Wirkung vor, die gesteigert wird durch die Unfähigkeit der Leber des menschlichen Embryos für die Metabolisierung des Äthylalkohols.

Tabelle 8.**5** Symptome der Alkoholembryopathie (aus *V. M. Nestler, H.-L. Spohr, H.-Ch. Steinhausen:* Die Alkoholembryopathie. Enke, Stuttgart 1981)

| | | |
|---|---|---|
| A. Kardinalsymptome | | |
| | Prä-/postnatale Dystrophie | |
| | Mikrozephalus | |
| | Statomot./mentale Retardierung | |
| | Muskelhypotonie | |
| | Hyperaktivität | |
| B. Kraniofaziale Dysmorphie | | |
| | 1. *Auge* | Epikanthus |
| | | Blepharophimose/Ptosis |
| | | Antimongoloide Lidachse |
| | | Strabismus |
| | | Myopie (selten) |
| | 2. *Ohr* | Ohrdysplasie |
| | 3. *Nase* | Kurzer Nasenrücken |
| | | Nasolabialfalten |
| | 4. *Mund* | Schmales Lippenrot |
| | | Hoher Gaumen/Gaumenspalte |
| | 5. *Unterkiefer* | Retrogenie |
| C. Fakultive Symptome | | |
| | 1. Kardiovaskuläre Störungen | |
| | | Herzfehler |
| | | Hämangiome |
| | 2. Urogenitale Fehlbildungen | |
| | | Genitalanomalien: – Hypospadie – Klitorishypertrophie |
| | | Steißbeingrübchen |
| | | Nierenfehlbildungen |
| | | Hernien |
| | 3. Skelettanomalien | |
| | | Handfehlbildungen: – Klinodaktylie – Kamptodaktylie – Nagelhypoplasie – anomale Handfurchen |
| | | Suppinationshemmung: Finger, Ellbogen |
| | | Hüftluxation |
| | | Trichterbrust |

### Therapie und Prognose

Eine ursächliche Behandlung ist nach Eintreten des Syndroms nicht möglich. Es können lediglich die Folgen symptomatisch beeinflußt werden. Insofern muß der Hauptakzent auf die *Prävention,* d. h. auf die strikte Alkoholvermeidung während der Schwangerschaft, gelegt werden.

Ist die Störung eingetreten, so müssen die Entwicklungsdefizite und Behinderungen der Kinder nach Maßgabe der Defizite im Einzelfall behandelt werden mit Sprachtherapie, psychomotorischen Übungsprogrammen, Sonderbeschulung sowie Anleitung und Unterstützung der Familie.

## Alkoholfolgekrankheiten

Bereits das embryofetale Alkoholsyndrom kann als Alkoholfolgekrankheit aufgefaßt werden.
Die Folgen des Alkoholmißbrauchs und der Alkoholabhängigkeit sind vielfältig und können hier nicht in allen Einzelheiten abgehandelt werden. Es sei hier auf Lehrbücher der Erwachsenenpsychiatrie und -neurologie hingewiesen.

### Alkoholfolgekrankheiten auf dem Gebiet der Inneren Medizin

Hier ist hinzuweisen auf Leberkrankheiten, die Alkoholfettleber, die alkoholbedingte Leberzirrhose, auf die Alkoholgastritis, die alkoholische Kardiomyopathie, auf alkoholbedingte hämatologische Störungen und die Alkoholmyopathie.

### Alkoholfolgekrankheiten auf dem Gebiete der Neurologie

Hinzuweisen ist hier auf die Hirnatrophie bei chronischem Alkoholmißbrauch, das Wernicke-Syndrom (Polioencephalitis haemorrhagica superior), die alkoholbedingte Kleinhirnatrophie, die alkoholische Polyneuropathie und auf Anfallszustände nach chronischem Alkoholmißbrauch.

# Diagnose und Differentialdiagnose des Alkoholismus

Die Diagnose des Alkoholismus geschieht in der Regel aufgrund der Anamnese und der klinischen Befunde. Diese erstrecken sich (FEUERLEIN 1979) auf folgende Bereiche:
- den somatischen Bereich,
- den psychischen Bereich,
- den sozialen Bereich und
- das pathologische Trinkverhalten.

Verschiedentlich wurden Versuche unternommen, die Diagnose von Alkoholismus und Alkoholabhängigkeit mit Hilfe von Fragebögen zu erfassen. Beispiele hierfür sind der Kurzfragebogen für Alkoholiker (FEUERLEIN u. Mitarb. 1976) und der Münchner Alkoholismustest (MAT) (FEUERLEIN u. Mitarb. 1977).
Differentialdiagnostische Erwägungen ergeben sich je nach Symptomatik des Einzelsyndroms.

## Ätiologie und Genese

Es herrscht Einigkeit darüber, daß Alkoholmißbrauch und Alkoholsucht durch eine Reihe sehr unterschiedlicher Faktoren bedingt sind. Insofern kann ihre Erklärung auch nicht von einer einheitlichen Theorie erwartet werden. Vielmehr haben die unterschiedlichen Erklärungsansätze alle eine Reihe neuer Erkenntnisse erarbeitet, die sich allerdings nicht zu einer geschlossenen Theorie zusammenfügen lassen.
Wie bei anderen Suchtzuständen herrscht Einigkeit darüber, daß im Mittelpunkt aller ätiologischen Betrachtungen das Dreieck: *Droge, Persönlichkeit* und *Umwelt* steht. In dieses Wechselfeld fügen sich auch die verschiedenen theoretischen Erörterungen ein.

(1) *Genetische Faktoren*
Beim Alkoholismus handelt es sich nicht um eine genetisch weitergegebene Erkrankung, jedoch sind in den letzten Jahren zahlreiche Hinweise gefunden worden, die eine *genetische Disposition* vermuten lassen. Derartige Erkenntnisse wurden mittels der Zwillings- und Adoptionsmethode erarbeitet. Es ist offenbar so, daß für den Alkoholkonsum eine genetische Disposition besteht, die durch entsprechende Umweltfaktoren ausgelöst oder gesteigert werden kann. (Näheres bei FEUERLEIN 1979).

(2) *Persönlichkeitsfaktoren*
Die Suche nach einer einheitlichen „Alkoholikerpersönlichkeit" oder nach Persönlichkeitsstrukturen, die gesetzmäßig zum Alkoholismus führen, ist ergebnislos geblieben.
Dennoch gibt es eine Fülle von *Persönlichkeitseigenschaften,* die zum Alkoholmißbrauch und zur späteren Alkoholabhängigkeit disponieren können.
Zu diesen Persönlichkeitszügen gehören: Affektlabilität, Aversionen gegen emotional ansprechende Situationen, dysphorische Erlebnisinhalte, zentrale orale Fixierungen, Ich- und Über-Ich-Schwäche, gehäuft auftretende Stimmungsschwankungen.
Diese Persönlichkeitseigenschaften disponieren bei hinzutretenden Umweltbelastungen zum Alkoholkonsum.

(3) *Biologische Faktoren*
Nach Ansicht mancher Autoren ist die Suchtentstehung sehr stark unter dem Aspekt der Instinkte und Triebe zu sehen, die im Rahmen eines *Lust-Unlust-Mechanismus* eine Eigendynamik gewinnen und zum Kontrollverlust führen.
Für diese These spräche, daß die Intensität des Abhängigkeitsverhaltens nur mit einem triebhaften Verhalten vergleichbar ist und daß man ein derartiges Verhalten durch Selbststimulation bestimmter Hirnregionen im Tierversuch erzeugen kann (FEUERLEIN 1979).

(4) *Lernprozesse*
Die *Lerntheorien* haben verschiedene Gesichtspunkte zusammengetragen, die für das Verständnis von Alkoholmißbrauch und Abhängigkeit nützlich sind. Im wesentlichen wurden die klassischen Lerntheorien auf die Entstehung des Alkoholismus angewandt, wobei insgesamt gesagt werden muß, daß das Konditionierungskonzept zur Erklärung süchtigen Verhaltens nicht ausreicht (FEUERLEIN 1979). Gleiches gilt für die psychoanalytischen Theorien, die sich ebenfalls empirisch bislang nicht bestätigen ließen (FEUERLEIN 1979).

(5) *Soziokulturelle Einflüsse*
In diesen Bereich gehört die *kulturelle Anbindung des Alkohols* in den westlichen Zivilisationen. Er ist die „legale Droge". Schon dadurch ist seine Erreichbarkeit groß, und er bietet sich als „Konfliktlösungsmittel" in vielfältiger Weise an.
Im einzelnen lassen sich im sozialen Umfeld eine Reihe von disponierenden Faktoren herausstellen: so die Zugehörigkeit zu alkoholgefährdenden Berufen, familiäre Konflikte, elterliches Vorbild bezüglich des Trinkens, Konflikte im Beruf und am Arbeitsplatz.

(6) *Eigenwirkung des Alkohols*
Nicht zu unterschätzen ist natürlich auch die Eigenwirkung des Alkohols, die sich in vielfältiger Weise im körperlichen und im psychischen Bereich feststellen läßt. Diese Wirkungen sind letztlich die Voraussetzungen dafür, daß der Alkohol in so mannigfaltiger Weise konsumiert und in unser Gesellschaftsleben eingefügt ist.
Die Eigenwirkung des Alkohols, auf die hier nicht näher eingegangen werden kann, erklärt natürlich nicht die Genese des Alkoholismus. Denn es gibt zahlreiche Menschen, die in sehr kontrollierter und kulturell gebundener Form Alkohol in geringen Dosen zu sich nehmen und nie alkoholabhängig werden.
Die verschiedenen Faktoren, die bislang zur Erklärung von Alkoholmißbrauch und Alkoholabhängigkeit herangezogen wurden, lassen sich mit FEUERLEIN (1979) zu einem Modell zusammenfügen, das in Abb. 8.2 wiedergegeben ist.
Die freie Verfügbarkeit des Alkohols und die soziale Einbindung dieses Getränkes in unseren Kulturkreis, berufliche und familiäre Faktoren führen zum Alkoholkonsum, der vom Individuum als angenehm empfunden wird. Bei manchen Personen trifft dieser Konsum auf eine genetisch bedingte Disposition, die durch biographische Ereignisse oder Konflikte noch gesteigert werden kann.
In dieser Situation wird der Alkohol in der Erwartung konsumiert, als „Problemlösungsmittel" zu wirken. Dies ist ja auch im Ansatz teilweise der Fall: er löst z. B. Ängste, fördert die Kontaktaufnahme, beseitigt Hemmungen, führt zu Euphorie usw.
Gleichzeitig führt er aber auch zu Regressionsneigungen und aggressiven Tendenzen. Schließlich disponiert er auch zur Entstehung neuer psychischer und physischer Alkoholfolgekrankheiten.
Dadurch verschlechtert er die Situation des einzelnen Individuums, was wiederum mit größeren Al-

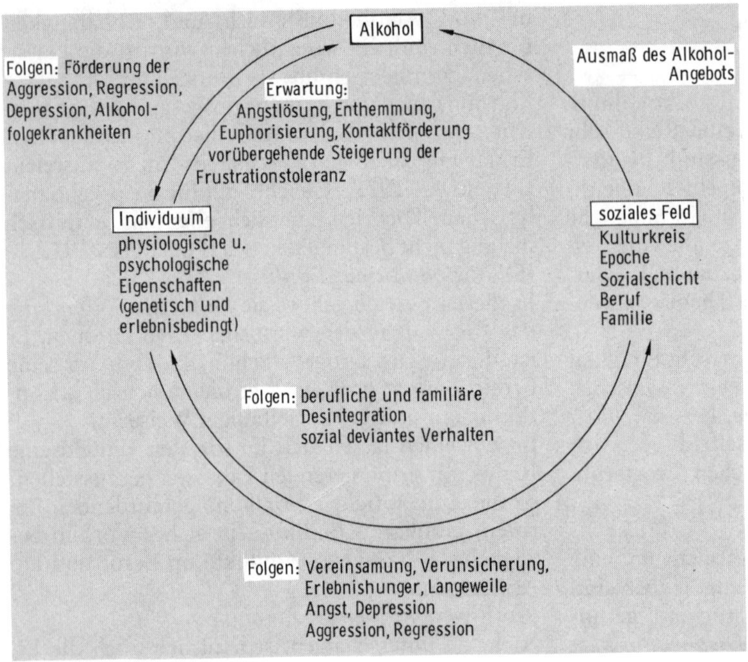


Abb. 8.**2** Modifiziertes Modell für die Entstehung des Alkoholismus (aus *W. Feuerlein:* Alkoholismus – Mißbrauch und Abhängigkeit, 2. Aufl. Thieme, Stuttgart 1979).

koholmengen zu „kompensieren" versucht wird. Auf diese Weise entsteht ein Circulus vitiosus (vgl. Abb. 8.2), der vom Individuum selbst schließlich nicht mehr zu unterbrechen ist.

Die meisten der in diesem Modell genannten Faktoren finden sich auch in der bekanntgewordenen Typologie des Alkoholismus nach JELLINEK (1960) wieder, die in Tab. 8.6 als Übersicht wiedergegeben ist.

Danach kann man vier Typen des Alkoholismus unterscheiden:

Der *Alpha-Alkoholismus* ist durch eine hohe psychologische Anfälligkeit gekennzeichnet, soziologische und sozioökonomische Faktoren treten eher in den Hintergrund. Ein Kontrollverlust liegt noch nicht vor, auch keine körperliche, wohl aber eine psychische Abhängigkeit.

Nach FEUERLEIN (1979) kann man hier von einem Konflikttrinken reden.

Beim *Beta-Alkoholismus* ist die psychologische Anfälligkeit gering, hingegen spielen soziokulturelle Elemente eine wichtige Rolle. Auch hier besteht kein Kontrollverlust und keine psychische oder physische Abhängigkeit. FEUERLEIN bezeichnet diese Art von Alkoholgenuß als „Gelegenheitstrinken".

Beim *Gamma-Alkoholismus* besteht eine deutliche Abhängigkeit sowohl in psychischer als auch in physischer Hinsicht, es ist bereits ein Kontrollverlust festzustellen, jedoch kann der Betreffende zeitweise auch abstinent sein. Es besteht zunächst eine psychische, später eine physische Abhängigkeit. Diese Form kann man als süchtiges Trinken bezeichnen.

Der *Delta-Alkoholismus* läßt sich kennzeichnen durch eine geringe psychologische Anfälligkeit, deutliche soziokulturelle Gefährdung, die Unfähigkeit zur Abstinenz ohne Kontrollverlust sowie das Vorliegen einer starken physischen Abhängigkeit. Diese Form des Alkoholgenusses kann man als Gewohnheitstrinken bezeichnen.

Jugendliche mit Alkoholmißbrauch und Alkoholabhängigkeit finden wir häufig beim Alpha-Alkoholismus und beim Gamma-Alkoholismus, seltener unter den anderen beiden Typen.

Für jugendliche Alkoholiker hat GRUNER (1976) in Anlehnung an JELLINEK folgende Typologie vorgeschlagen:

1. beginnende Gewohnheitstrinker (Delta-Trinker);
2. „primäre Rauschtrinker", die ganz bewußt das besondere Gefühl des Rausches suchen (häufig auch in Gruppen). Bei diesen Jugendlichen handelt es sich oft um solche, die psychische Störungen oder Sozialisationsdefizite aufweisen;
3. sekundäre, d. h. von Drogen auf Alkohol umgestiegene Rauschtrinker;
4. fakultative Rauschtrinker bei Mehrfachabhängigkeit (Polytoxikomanie).

## Therapie, Verlauf und Prognose

Entsprechend der multifaktoriellen Bedingtheit des Alkoholmißbrauchs und der Alkoholabhängigkeit muß auch die Behandlung verschiedenen Faktoren Rechnung tragen.

Zunächst ist festzustellen, in welcher Phase sich der Jugendliche befindet. Nach JELLINEK kann

Tabelle 8.6 Alkoholikertypen nach *Jellinek* (aus *W. Feuerlein:* Alkoholismus – Mißbrauch und Abhängigkeit, 2. Aufl. Thieme, Stuttgart 1979)

| Art des Alkoholismus | Psycholog. Anfälligkeit | Soziokultur. Elemente | Suchtkennzeichen | Anhängigkeit | Versuch einer Typisierung (nach *Feuerlein*) |
|---|---|---|---|---|---|
| α | +++− ++++ | +− (++++) | O kein Kontrollverlust, aber undiszipliniertes Trinken | *nur* psychisch | Konflikttrinker |
| β | + | +++ (Wochenendtrinker) | O kein Kontrollverlust | keine, außer soziokulturelle | Gelegenheitstrinker |
| γ | +++− ++++ | +− (+++) | ++++ Kontrollverlust, jedoch Fähigkeit zur Abstinenz | zuerst psychische Abhängigkeit, später physische Abhängigkeit | Süchtiger Trinker |
| δ | + | +++− ++++ | ++++ Unfähigkeit zur Abstinenz aber kein Kontrollverlust | physische Abhängigkeit | Gewohnheitstrinker |

man drei Phasen unterscheiden: eine Prodromalphase, eine kritische und eine chronische Phase.

Die *Prodromalphase* ist gekennzeichnet durch heimliches Trinken, dauerndes Denken an Alkohol, gieriges Trinken, Schuldgefühle und alkoholische Räusche.

In der *kritischen Phase* kommt es zum Kontrollverlust, zu aggressivem Verhalten und Schwierigkeiten im Sozialbereich (Verlust des Arbeitsplatzes), zu unkontrolliertem Trinken (morgendliches Trinken), Vernachlässigung der Ernährung, Abnahme sexueller Bedürfnisse etc.

Die *chronische Phase* schließlich ist gekennzeichnet durch verlängerte, oft tagelange Räusche, einen erheblichen ethischen Abbau, Beeinträchtigung des Denkens, Verlust der Alkoholtoleranz, Angstzustände, verschiedene psychopathologische Bilder.

In der Behandlung müssen Angehörige verschiedener Berufsgruppen (Ärzte, Psychologen, Sozialpädagogen und Sozialarbeiter) zusammenwirken. Es hat sich bewährt, die Behandlung in verschiedene Phasen einzuteilen und die Behandlungsziele möglichts klar zu difinieren.

Behandlungsziele dieser Art, die sich auf alle Alkoholiker beziehen, sind (FEUERLEIN 1979):

- Erkennung der Notwendigkeit einer Änderung der gegenwärtigen Situation („So geht es nicht mehr weiter"),
- Anerkennung der Hilfsbedürftigkeit („Ich schaffe es nicht mehr allein"),
- Akzeptierung der angebotenen Hilfe („Ich lasse mir helfen"),
- Anerkennung des Alkoholikerstatus („Ich bin alkoholabhängig"),
- Anerkennung des Abstinenzzieles („Ich darf überhaupt keinen Alkohol mehr trinken"),
- Anerkennung des Zieles eines allgemeinen Verhaltenswandels („Ich muß mein Leben anders gestalten").

Die Behandlung selbst läßt sich in vier Phasen einteilen:

Kontaktphase, Entgiftungsphase, Entwöhnungsphase und die Phase der Nachsorge und Rehabilitation.

## Kontaktphase

Sie dauert einige Tage bis einige Wochen und dient der genauen Abklärung der Diagnose, der Klärung der psychologischen und sozialen Situation des Patienten, der Weckung von Motivation und Mitarbeit und der unmittelbaren Behandlung akuter Erscheinungen.

Die Kontaktphase spielt sich häufig beim Hausarzt, in Suchtberatungsstellen oder in ambulanten ärztlichen Institutionen ab, im kinder- und jugendpsychiatrischen Bereich häufig in Polikliniken oder beim niedergelassenen Kinder- und Jugendpsychiater.

## Entgiftungsphase

Das Behandlungsziel in dieser Phase ist, eine Abstinenz von alkoholischen Getränken zu erreichen und die Abstinenzerscheinungen zu beheben.

Die Entgiftungsphase dauert einige Tage bis Wochen. Sie wird in der Regel stationär durchgeführt, es wurden aber auch ambulante Versuche unternommen. Eine Zusammenarbeit mit Internisten und Neurologen ist erforderlich.

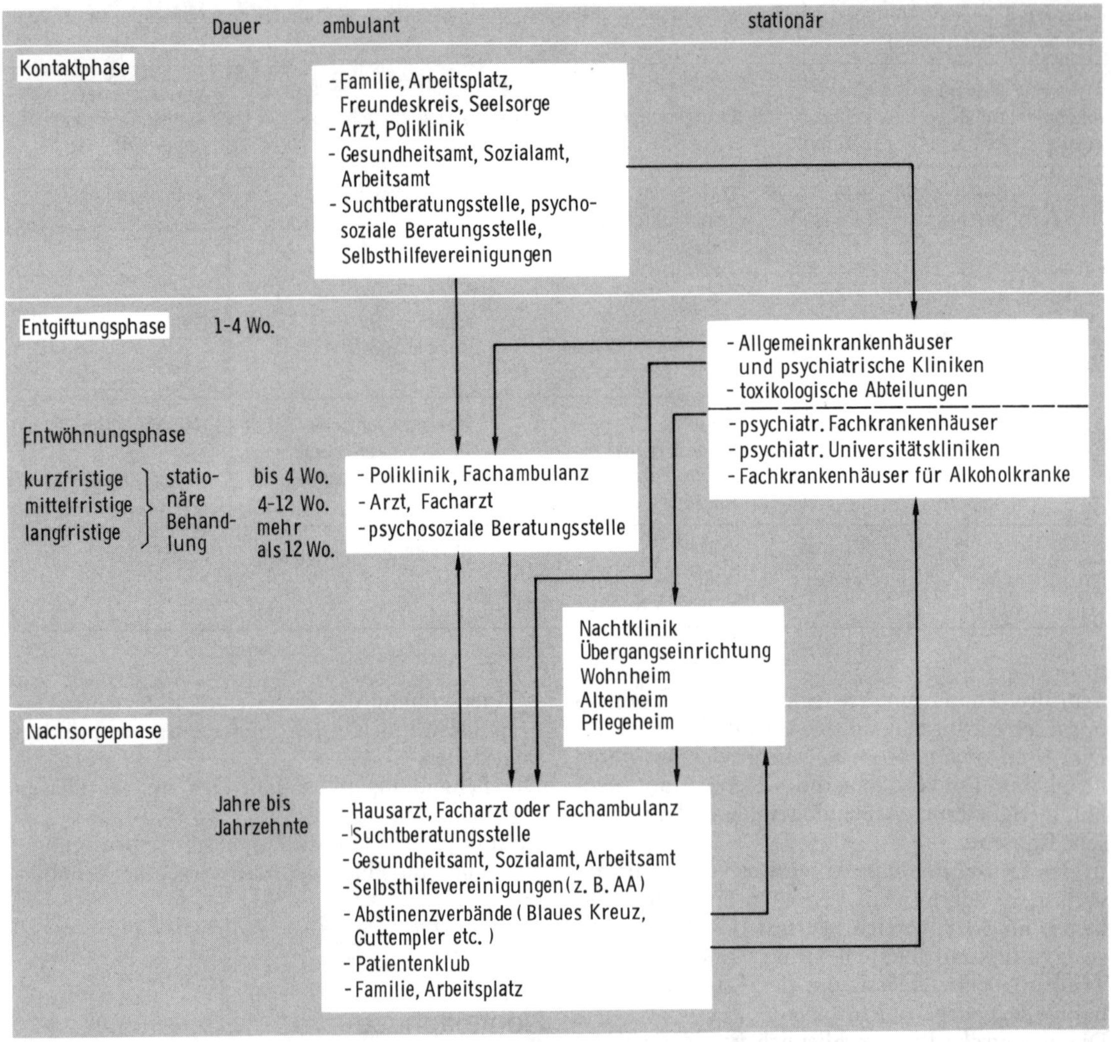


Abb. 8.**3** Mehrstufige Behandlungskette für Alkoholkranke (aus *W. Feuerlein:* Alkoholkonsum – Mißbrauch und Abhängigkeit, 2. Aufl. Thieme, Stuttgart 1979).

Heute wird der Alkoholentzug plötzlich vorgenommen; mögliche Abstinenzerscheinungen (Zittern, Schwitzen, Übelkeit, Erbrechen) können durch entsprechende Medikamente abgemildert werden. Am meisten angewandt wird das Clomethiazol (Distraneurin). Auch Haldol wird eingesetzt.

## Entwöhnungsphase

In dieser Phase ist das Behandlungsziel, den Abhängigkeitsprozeß dauerhaft zu unterbrechen.

Die Dauer der Entwöhnungsphase ist je nach Grad der Abhängigkeit verschieden, dauert aber in der Regel mehrere Monate. Sie kann nur mit Erfolg durchgeführt werden, wenn die Jugendlichen für eine solche Behandlung motiviert sind.

In manchen Fällen kommt es auch zu einer Zwangseinweisung, die als solche keineswegs generell den Therapieerfolg verhindert. Vielmehr gibt es Jugendliche, die erst mit der Zeit, auch unter geschlossenen Bedingungen, den Grad ihrer Abhängigkeit erkennen und Einsicht in die Notwendigkeit einer Behandlung gewinnen. Die Entwöhnungsbehandlung selbst erfolgt in der Regel außerhalb einer Akutklinik und kann kurzfristig (Dauer: 4–8 Wochen), mittelfristig (Dauer: 2–6 Monate) und langfristig (Dauer: mehr als 6 Monate) durchgeführt werden.

## Nachsorge- und Rehabilitationsphase

Hier ist das Therapieziel, eine stabile Entwöhnung aufrechtzuerhalten und die Jugendlichen in Familie und Beruf wiedereinzugliedern.

Diese Phase dauert in der Regel mehrere Jahre. Sie erfolgt ambulant, wobei die Zahl der Kontakte

abhängig ist vom Grad der Störung und der Hilfsbedürftigkeit der Jugendlichen.
Nicht zu unterschätzen ist die stabilisierende Wirkung einer Berufsausbildung und einer beruflichen Tätigkeit. Insofern kann auch die Arbeitslosigkeit ein gefährdender Faktor für das Wiederauftreten des Alkoholmißbrauchs sein.
In Abb. 8.3 ist eine mehrstufige Behandlungskette für Alkoholkranke wiedergegeben.
Sie zeigt den zeitlichen Ablauf, das Zusammenspiel ambulanter und stationärer Institutionen und Berufsgruppen.

## Prävention

Angesichts der vielfältigen und desolaten Folgen des Alkoholismus kommt der Prävention hier eine besondere Bedeutung zu. Das Idealziel einer alkoholfreien Gesellschaft ist nicht erreichbar. Es gibt aber eine Reihe von Präventionsmaßnahmen, die bislang nicht ausgeschöpft sind.
Nach FEUERLEIN (1979) können folgende Maßnahmen unterschieden werden:

1. *Reduktion der „Griffnähe" des Alkohols*
   In dieser Hinsicht sind die gesetzlichen Bestimmungen gerade im Hinblick auf junge Menschen keineswegs ausgeschöpft. Von großer Bedeutung wäre hier auch ein Verbot der Werbung für alkoholische Getränke. Nachgewiesenermaßen ist diese auf Jugendliche von großer Wirksamkeit.
   Auch wäre eine Restriktion des Alkoholvertriebs in Betrieben, Autobahnraststätten und Tankstellen zweckmäßig.
2. *Verbesserung der Aufklärung der Allgemeinbevölkerung*
   Es hat sich als zweckmäßig erwiesen, mit Aufklärungsmaßnahmen nicht ungezielt die ganze Bevölkerung zu erfassen, sondern sich jeweils an bestimmte Bevölkerungsgruppen zu wenden. Auch dieser Bereich ist, vor allem was das Jugendalter betrifft, keineswegs ausgeschöpft.
3. *Verbesserung der Aufklärung der Fachleute*
   Dies kann geschehen durch stärkere Einbeziehung der Alkoholproblematik in die Ausbildung von Studenten verschiedenster Fachrichtungen (Mediziner, Psychologen, Sozialpädagogen, Juristen etc.). Aber auch für bereits im Berufsfeld Tätige sind weitere Aufklärungsmaßnahmen dringend erforderlich. Besondere Schwerpunkte in diesem Feld sind Schulen und Berufsschulen.
4. *Allgemeine psychohygienische Maßnahmen*
   In diesem Bereich käme es vor allem darauf an, das positive Image des Alkoholkonsums in der Öffentlichkeit abzubauen. Letztlich müßte auch die kulturelle Eingebundenheit des Alkohols in unseren Bereichen schrittweise revidiert werden. Dies ist aber ein Ziel, das vermutlich nicht zu erreichen ist.

Neben diesen Maßnahmen, die sich auf die primäre Prävention richten, muß es ein wesentliches Ziel sein, Jugendliche im *Beginn* ihres Alkoholmißbrauches zu erfassen und einer rechtzeitigen Behandlung zuzuführen.

## Literatur


American Psychiatric Association: Diagnostic and statistical manual of mental disorders, 3rd ed. (DSM-III). APA, Washington D.C. 1980

Angst, J., U. Baumann, U. Müller, R. Ruppen: Epidemiologie des Drogenkonsums im Kanton Zürich. Arch. Psychiat. Nervenkr. 217 (1973) 11

Baumann, U., Chr. Althaus, K. Schenker: Sozialer Hintergrund und Persönlichkeit von Drogenkonsumentinnen. Z. Präv. Med. 18 (1973)

Binder, H.: Über alkoholische Rauschzustände. Schweiz. Arch. Neurol. Psychiat. 35 (1935) 209 und 36 (1936) 17

Bundeszentrale für gesundheitliche Aufklärung (Hrsg.): Drogenerziehung durch Lehrer und Eltern. Unesco-Seminar, Köln 1975

Clarren, S.K., D.W. Smith: The fetal alcohol syndrome. Experience with 65 patients and a review of the world literature. New Engl. I. Med. 298 (1978) 1063

Clarren, S.K., E.C. Alvord, S.M. Sumi, A.P. Streissguth, D.W. Smith: Brain malformations related to prenatal exposure to ethanol. J. Pediat. 92 (1978) 64

Feuerlein, W.: Alkoholismus – Mißbrauch und Abhängigkeit, 2. Aufl. Thieme, Stuttgart 1979

Feuerlein, W., H. Küfner, Ch. Resiger, K. Antons: Kurzfragebogen für Alkoholgefährdete (KFA). Eine empirische Analyse. Arch. Psychiat. Nervenkr. 222 (1976) 139

Feuerlein, W., H. Küfner, Ch. Resiger, K. Antons: Die Diagnose des Alkoholismus: Der Münchner Alkoholismustest (MALT). Münch. med. Wschr. 119 (1977) 1275

Gruner, W.: Medizinisch-psychiatrische Aspekte des Jugendalkoholismus – Versuch einer Darstellung jugendlicher Alkoholikertypen. Suchtgefahren 22 (1976) 53

Hornung, R., G. Schmidtchen, M. Scholl-Schaaf: Drogen in Zürich. Verbreitung und Hintergründe des Drogenkonsums Jugendlicher. Huber, Bern 1983

Jasinski, M.: Drogenkonsum Hamburger Schüler. In: Berichte und Dokumente aus der Freien Hansestadt Hamburg 1973

Jellinek, E.M.: The Disease Concept of Alcoholism. Yale University Press, New Haven 1960

Jones, K.L., D.W. Smith: Recognition of the fetal alcohol syndrome in early infancy. Lancet 1973/II, 999

Majewski, F.: Die Alkoholembryopathie: Fakten und Hypothesen. Ergebnisse der Inneren Medizin und Kinderheilkunde, Bd. 43. Springer, Berlin 1979

Nestler, M., H.-L. Spohr, H.-C. Steinhausen: Die Alkoholembryopathie. Mehrdimensionale Studien zu den Folgen des Alkoholismus in der Schwangerschaft. Enke, Stuttgart 1981

Remschmidt, H., M. Schmidt, (Hrsg.): Multiaxiales Klassifikationsschema für psychiatrische Erkrankungen im Kindes- und Jugendalter nach Rutter, Shaffer und Sturge. Huber, Bern 1977

Sieber, M., A. Angst, U. Baumann: Entwicklung des Drogen-, Alkohol- und Tabakkonsums. Vergleich zweier Untersuchungen von 1971 und 1974 im Kanton Zürich. Schweiz. med. Wschr. 106 (1976) 1

Sieber, M., J. Angst: Drogen, Alkohol und Tabak. Ein Beitrag zur Epidemiologie und Ätiologie bei jungen Erwachsenen. Huber, Bern 1981

Wieser, S.: Das Trinkverhalten der Deutschen. Eine medizin-soziologische Untersuchung. Nicolaische Verlagsbuchhandlung, Herford 1972

Witter, H.: Die Beurteilung Erwachsener im Strafrecht. In: Handbuch der forensischen Psychiatrie, hrsg. von H. Göppinger, H. Witter. Springer, Berlin 1972

# 9 Dissozialität, Delinquenz, Verwahrlosung

*Friedrich Specht*

## Definition

Den Begriffen Dissozialität, Delinquenz und Verwahrlosung werden Verhaltensweisen zugeordnet, die innerhalb eines bestimmten sozialen Systems zu einem bestimmten Zeitpunkt als derart unerwünscht gelten, daß – zumindest bei wiederholtem Auftreten – Maßnahmen für erforderlich gehalten werden. Wegen der sozialschädlichen Auswirkungen, die derartigen Erscheinungen zugeschrieben werden, erscheint das Eingreifen offiziell organisierter sozialer Kontrolle (Erziehungsinstitutionen, Jugendbehörden, Strafverfolgungsbehörden) begründet.

Ob Verhaltensweisen als dissozial oder delinquent definiert werden, ob sie als Anzeichen von Verwahrlosung gelten, leitet sich dabei nicht von greifbaren Merkmalen der Handlungen her, sondern ist das Ergebnis einer *Bewertung*, der soziale Prozesse zugrunde liegen (u. a. BECKER 1973; ERIKSON 1966; KITSUSE 1962). – Solche Bewertungen können bei gleichartigen Handlungen erheblich voneinander abweichen. So lassen sich für Gewaltanwendung gegenüber anderen Menschen, für Eigentumsübergriffe wie für eine Reihe sexueller Aktivitäten jeweils soziale Systeme, soziale Standorte oder Situationen beschreiben, in denen Handlungen als zulässig, normenkonform oder sogar notwendig (z. B. Gewaltanwendung in Ausübung staatlicher Macht) gelten, die unter anderen Umständen unerlaubt sind und verfolgt werden. Innerhalb eines staatlich geordneten Systems bestehen außerdem vielfältige Unterschiede zwischen *offiziellen Bewertungsvorgängen* (d. h. durch Institutionen oder Personen mit einem öffentlichen Kontrollauftrag) und *inoffiziellen Bewertungsvorgängen* (d. h. durch Personen oder Gruppen, die als Betroffene oder vor dem Hintergrund unterschiedlicher Meinungssysteme reagieren).

Mit unterschiedlichem Gewicht und auf unterschiedliche Weise gehen in die jeweiligen Bewertungen ein:

- Feststellungen und Annahmen über Ausmaß und Bedeutung des Schadens, der anderen zugefügt worden ist,
- Annahmen über die Notwendigkeit, bestimmte Ordnungssysteme verteidigen zu müssen,
- Annahmen über schädliche Absichten, die den Handlungen zugrunde gelegen haben.

Neben diesen Einflüssen, die mit der tatsächlichen, vermeintlichen oder unterstellten Sozialschädlichkeit von Verhaltensweisen zu tun haben, wirken sich aus:

- Bedürfnisse nach Stabilisierung sozialer Orientierungen des einzelnen und der Gemeinschaft durch Abgrenzung gegenüber latenten, als schädlich geltenden Absichten,
- Vorurteile, bei denen von anderen Eigenschaften des Handelnden, seinem sozialen Standort oder seiner Gruppenzugehörigkeit auf sozialschädliche Tendenzen geschlossen wird.

Die offizielle Bewertung unterliegt außerdem auch Prozessen, die das Gleichgewicht zwischen Dissozialität und Sanktionsmöglichkeiten aufrechterhalten (DOLESCHAL 1979).

Die Maßstäbe, nach denen Verhaltensweisen offiziell bewertet werden, sind mit den jeweiligen gesellschaftlichen Herrschaftsverhältnissen verbunden. Von ihnen hängt es ab, wer die Möglichkeit hat, Handlungen als abweichend, delinquent oder kriminell zu definieren, und wem gegenüber diese Definitionen zur Anwendung kommen. Machtverhältnisse lassen sich dadurch stabilisieren, daß bestimmte Verhaltensweisen bei bestimmten Personen als besonders sozialschädlich gekennzeichnet und verfolgt werden, während nicht minder schädliche Handlungen anderer Personen geduldet werden.

Wird ein Kind oder ein Jugendlicher durch Verhaltensweisen auffällig, die geeignet sind, als dissozial, delinquent oder als Verwahrlosungssymptom gekennzeichnet zu werden, besteht die Gefahr, daß ihm – ohne eine weitere Klärung der Zusammenhänge – grundsätzlich unerwünschte Eigenschaften zugeschrieben werden.

Die Klärung der Bedingungen des problematischen Verhaltens soll deswegen

- aufhellen, ob in Kenntnis oder in Unkenntnis der allgemeinen Bewertung des Verhaltens gehandelt wurde,
- verständlich machen, warum gegebenenfalls die Kenntnis der Bewertungen keinen Einfluß auf das Verhalten hatte,
- Einflußnahme ermöglichen, die das Risiko von Wiederholungen verringert,
- unangemessene Reaktionen verhindern,
- von verfestigenden Zuschreibungsvorgängen entlasten.

## Probleme der Nomenklatur und Klassifikation

Wie sich aus der Definition ergibt, kennzeichnen die Begriffe Dissozialität, Delinquenz und Verwahrlosung und ebenso weitere Benennungen aus ihrem Umfeld einen bestimmten Interaktionszustand zwischen einzelnen Menschen und einem für sie bedeutsamen sozialen System. Sie beziehen sich nicht auf objektive Qualitäten von Handlungen. Deswegen sollten sie – entgegen dem allgemeinen Sprachgebrauch – zumindest in der Fachsprache auch nicht zur verkürzenden Beschreibung von Eigenschaften eines Menschen benutzt werden. Ein Jugendlicher ist nicht schlechthin „kriminell“; er ist vielmehr ein Jugendlicher, der *in bestimmten Zusammenhängen Handlungen unternommen hat, die gegen die Strafgesetze verstoßen.*

Wo es sich als unvermeidlich erweist, Feststellungen und Beurteilungen auf zusammenfassende Kurzformeln zu bringen, muß dabei die Gefahr verfestigender Zuschreibungen berücksichtigt und vermieden werden. „Wenn die Menschen Situationen als real definieren, so sind auch ihre Folgen real" (THOMAS 1928).

*Verwahrlosung* als Kennzeichnung für den Zustand eines Kindes oder Jugendlichen sollte aus solchen Gründen vermieden werden. Die Bezeichnung hat einen Bedeutungswandel hinter sich, bei dem das allgemeine Verständnis heute im wesentlichen einer verallgemeinernden, negativen Bewertung der Entwicklung und der Eigenschaften entspricht. – Das vom althochdeutschen „wara" (= Acht, Obhut, Schutz) hergeleitete Verb „verwahrlosen" hat dabei seinen ursprünglichen transitiven Sinn (= jemanden nicht ausreichend behüten) verloren. – Im noch geltenden Jugendwohlfahrtsrecht der Bundesrepublik Deutschland wird eingetretene oder drohende Verwahrlosung als die Voraussetzung für die richterliche Anordnung von Fürsorgeerziehung genannt (§ 64 JWG). Die Problematik der Beurteilungsmöglichkeiten und der Auslegungsmöglichkeiten ist aus den Kommentaren zu diesem Gesetz ersichtlich (z. B. DALLINGER u. LACKNER 1955: Zustand von einiger Dauer, in dem der davon Betroffene in erheblichem Grade derjenigen körperlichen, geistigen oder sittlichen Eigenschaften ermangelt, die bei einem Minderjährigen unter sonst gleichen Verhältnissen als Ergebnis einer ordnungsgemäßen Erziehung vorausgesetzt werden müssen). Weitgehend Einigkeit besteht darüber, daß der Begriff nur dann angebracht ist, wenn *persistierende und generalisierte Abweichungen von der sozialen Norm* festzustellen sind (HARTMANN 1977). Dabei wird davon ausgegangen, daß auf diese Weise eine wesentliche und auch spezifische Störung der Persönlichkeitsentwicklung zum Ausdruck kommt, die es erlaubt, „Verwahrlosung" als psychopathologisches Syndrom oder auch als nosologische Einheit zu betrachten. Eine derartige Eingrenzung anhaltenden und generalisierten dissozialen Verhaltens unter einer einheitlichen Bezeichnung ist allerdings nur im deutschen Sprachraum vorgenommen worden. Möglicherweise erklärt sich dies damit, daß Forschungen seit Beginn dieses Jahrhunderts sich vor allem mit den als „verwahrlost" in Einrichtungen der Zwangserziehung, später Fürsorgeerziehung untergebrachten Jugendlichen befaßt haben. Jedenfalls werden die Begriffe „Delinquency" und „Délinquance" nicht in einem derart eingrenzenden nosologischen Sinn verwandt, und die Internationale Klassifikation der Krankheiten (s. u.) versucht, verschiedenartige Verläufe und Zustände mit Störungen des Sozialverhaltens zu unterscheiden.

Abb. 9.1 stellt einen Versuch dar, die Verhaltenskennzeichnungen *auffällig, abweichend, dissozial, delinquent und kriminell* zueinander in Beziehung zu setzen. Ähnliche schematische Darstellungen haben OPP (1969), HAFERKAMP (1972), LÖSEL (1975), HARTMANN (1977) gegeben.

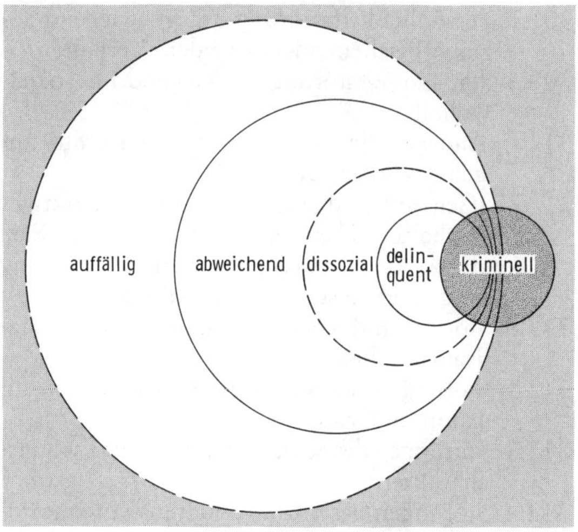


Abb. 9.1 Beziehungen der Begriffe auffällig, abweichend, dissozial, delinquent und kriminell.

*Auffällig* können Verhaltensweisen genannt werden, wenn sie den Erwartungen maßgeblicher Beziehungspartner oder Bezugsgruppen derart zuwiderlaufen, daß diese sich aufgrund ihrer subjektiven Einschätzung beunruhigt fühlen und entsprechend reagieren.

*Abweichend (nonkonform, deviant)* sind diejenigen auffälligen Verhaltensweisen, die nach Meinung der Mehrheit innerhalb einer Gesellschaft oder innerhalb eines ihrer Subsysteme als unerwünscht mißbilligt werden.

*Dissozial* sind diejenigen abweichenden Verhaltensweisen zu nennen, die als sozialschädlich beurteilt werden und deswegen ein Eingreifen notwendig erscheinen lassen.

*Delinquent* werden Handlungen genannt, die von den offiziellen Kontrollinstanzen verfolgt werden. Dabei spielt es keine Rolle, ob Gesetze dafür eine Bestrafung vorsehen oder nicht.

*Kriminell* sind solche Handlungen, die nach den Gesetzen mit Strafe bedroht sind.

Soweit Kinder noch nicht strafmündig sind und soweit für Minderjährige die Strafvorschriften nicht angewandt werden (Jugendgerichtsgesetz), sind von ihnen begangene dissoziale Handlungen nach diesen Definitionen allenfalls als delinquent, nicht aber als kriminell zu bezeichnen. In den USA und in England fallen unter „juvenile delinquency" alle Verhaltensweisen, mit denen sich die „juvenile courts" befassen. Dazu gehören einerseits Rechtsbrüche, die bei Erwachsenen nach den Strafgesetzen geahndet würden, andererseits aber auch zahlreiche dissoziale Verhaltensweisen, die nicht gegen Strafgesetze verstoßen.

Die *Internationale Klassifikation der Krankheiten* (ICD, 1979) geht von einer differenzierenden Zuordnung aus und enthält dementsprechend eine ganze Reihe von Diagnosen, bei denen abweichendes Sozialverhalten als kennzeichnendes Symptom erscheint:

301.7 Persönlichkeitsstörung mit vorwiegend soziopathischem oder asozialem Verhalten.
309.3 Anpassungsstörung vorwiegend im Sozialverhalten.
312 Anderweitig nicht klassifizierbare Störungen des Sozialverhaltens.
(Gemeint sind aggressives und destruktives Verhalten oder Delinquenz, die nicht Ausdruck einer psychiatrischen Erkrankung sind, aber zu sozialer Mißbilligung führen).
312.0 Störungen des Sozialverhaltens ohne Sozialisation (ohne Gruppe).
312.1 Störungen des Sozialverhaltens mit Sozialisation (in Gruppe).
312.3 Störungen des Sozialverhaltens mit Zwangscharakter.
312.4 Störungen des Sozialverhaltens mit emotionaler Symptomatik (z. B. Angst, Unglücklichsein, Zwänge).
312.8 Andere Störungen des Sozialverhaltens.
312.9 Nicht näher bezeichnete Störungen des Sozialverhaltens.

## Häufigkeit

Aussagen über die Häufigkeit delinquenter Handlungen von Kindern und Jugendlichen gründen sich auf *Dunkelfelderhebungen* und auf die Zahl derjenigen Personen, die von der Polizei als tatverdächtig ermittelt oder von Gerichten wegen einer Straftat verurteilt worden sind. Die Verurteiltenzahlen geben bei Minderjährigen und Jungerwachsenen allenfalls Aufschluß über die Häufigkeit von Gewaltdelikten, wie sie auf jeden Fall zu einer Verurteilung führen. Im übrigen aber können aus den erheblichen Differenzen gegenüber der Zahl der Tatverdächtigen nur Rückschlüsse auf die vielfältigen und wechselnden Einflüsse gezogen werden, denen die Sanktionspraxis unterliegt. Der Anteil der als tatverdächtig ermittelten Personen an der entsprechenden Gruppe (Alter, Geschlecht) innerhalb der Gesamtbevölkerung wird als *Kriminalitätsbelastungszahl* bezeichnet.

*Dunkelfelderhebungen* zur nichtregistrierten Delinquenz von Minderjährigen machen zumeist von der Täterbefragung Gebrauch (andere Möglichkeiten: Opfer- und Informantenbefragung). Ihr Ergebnis hängt von der Bereitschaft zur Beteiligung und zur wahrheitsgemäßen Beantwortung ab. Die näheren Umstände delinquenter Handlungen (Ort, Beteiligte, Reaktionen, Bewertung) lassen sich kaum einbeziehen. Teilweise werden Verhaltensweisen erfaßt, deren dissoziale Bedeutung fraglich ist. Dennoch kann aus den vorliegenden Ergebnissen geschlossen werden, daß fast alle Jungen und auch fast alle Mädchen aus allen sozialen Schichten bis zum Alter von 14 Jahren bereits mehrfach Handlungen begangen haben, die gegen Strafrechtsnormen verstoßen. Zwar handelt es sich überwiegend um leichtere Delikte (Mundraub, Ladendiebstahl, Sachbeschädigung), doch werden gleichmäßig in allen sozialen Schichten auch schwerwiegende Delikte als unregistriert angegeben. Häufigkeit und Schweregrad der unentdeckten Delikte erscheinen bei Mädchen geringer als bei Jungen. Insgesamt geben Jungen aus den unteren sozialen Schichten eine höhere Zahl an unentdeckten Delikten an als alle übrigen nach Sozialschicht und Geschlecht gebildeten Vergleichsgruppen (Quensel 1971; Brusten u. Hurrelmann 1976; Remschmidt u. Mitarb. 1975).

Die *Kriminalitätsbelastungszahlen* geben Aufschluß darüber, in welchem Umfang einzelne Kinder und Jugendliche aus dem Dunkelfeld ubiquitären Verhaltens heraustreten und mit den staatlichen Kontrollinstanzen in Berührung kommen. Zumindest bei leichteren Delikten (z. B. Laden- und Zweiraddiebstähle, Sachbeschädigungen, Leistungserschleichungen, leichtere Körperverletzungen) hängt dies zunächst vom Anzeigeverhalten der Tatbetroffenen und Tatbeobachter ab, d. h. von deren Bedürfnis, staatliche Kontrollmacht zur Verfolgung zu mobilisieren. Auch bei schwerwiegenderen Delikten gegen die körperliche Unversehrtheit oder gegen die sexuelle Selbstbestimmung wird u. U. auf Verfolgung verzichtet (z. B. wenn Täter und Opfer demselben sozialen Subsystem angehören). Veränderungen des Anzeigeverhaltens haben vermutlich erheblichen Einfluß auf Zu- oder Abnahme der Kriminalitätsbelastungszahlen von Minderjährigen (s. a. Albrecht u. Lamnek 1979), nicht zuletzt aber auch auf die gegenüber dem Dunkelfeld größeren Unterschiede zwischen Jungen und Mädchen. Als weitere wesentliche Einflußgröße muß das Aufklärungsvorgehen der Strafverfolgungsinstanzen selbst berücksichtigt werden, die gegenüber der ubiquitären Delinquenz zu einer Auswahl gezwungen sind, der mehr oder weniger durchsichtige Tendenzen zugrunde liegen. Die Absicht, potentielle Wiederholungstäter unter Kontrolle zu bringen, kann je nach tatsächlichen Feststellungen oder Vorurteilen zu selektiver Aufmerksamkeit gegenüber unterschiedlichen Gruppen der Bevölkerung führen (z. B. gegenüber unteren Sozialschichten oder gegenüber Jugendlichen). Daneben hat Nachlassen oder Anwachsen der inoffiziellen Sozialkontrolle zumeist umgekehrte Rückwirkungen auf die offizielle Kontrolle. Gesetzliche, organisatorische und informelle Verfolgungs- bzw. Bagatellisierungstendenzen werden außerdem beeinflußt von der Notwendigkeit, Möglichkeiten und Ausübung von Kontrolle im Gleichgewicht zu halten (s. o.). Vermutlich haben diese Einflußgrößen neben besonderen Umständen der Tatbegehung gerade für den Anteil der Jugendlichen und Heranwachsenden an den als tatverdächtig ermittelten Personen Bedeutung.

In der Bundesrepublik Deutschland wurden – ohne Verkehrsdelikte – im Jahre 1981 insgesamt

1,53 Millionen Tatverdächtige ermittelt. Davon waren 5,6% Kinder (4,5% m., 1,1% w.), 15,2% Jugendliche (12,7% m., 2,5% w.) und 13,9% Heranwachsende (12,0% m., 1,9% w.). Für das Bundesland Nordrhein-Westfalen zeigt Abb. 9.2 die Beziehungen zum jeweiligen Anteil der gesamten Altersgruppe an der Bevölkerung. *Ohne* Bereinigung von Mehrfachnennungen, die im allgemeinen 20–25% der Quote ausmachen, ergaben sich 1981 für die Bundesrepublik Deutschland folgende *Kriminalitätsbelastungszahlen* (Anteil der Tatverdächtigen an der gesamten Altersgruppe):

| | | | |
|---|---|---|---|
| Erwachsene: | 2,2% | Männer: | 3,8% |
| | | Frauen: | 0,9% |
| Heranwachsende: | 6,9% | Männer: | 11,6% |
| | | Frauen: | 1,9% |
| Jugendliche: | 5,4% | männliche: | 8,7% |
| | | weibliche: | 1,9% |
| Kinder über | | Jungen: | 2,6% |
| 10 Jahren: | 1,7% | Mädchen: | 0,7% |

Gegenüber den Vorjahren hat sich die Tatverdächtigenquote bei Kindern nicht, bei Jugendlichen etwas (0,6%) erhöht, ohne daß daraus jedoch unmittelbar auf eine größere Zahl tatsächlich begangener Delikte geschlossen werden kann.
Innerhalb der 20 Jahre zwischen 1956 und 1976 haben die *Verurteiltenziffern* (s. o.) von Jugendlichen und Heranwachsenden um etwa 70% zugenommen. Der wesentliche Anstieg hat sich dabei zwischen 1966 und 1972 vollzogen. Er betrifft vor allem die Delikte Raub und schweren Diebstahl (TRAUTNER u. Mitarb. 1980).
Vergleiche zwischen Dunkelfelderhebungen und polizeilichen Ermittlungen zeigen, daß die Wahrscheinlichkeit polizeilicher Registrierung mit der Zahl, der Vielfalt und dem Schweregrad der Delikte des einzelnen wächst. – Für die Delinquenz von Kindern ließ sich nachweisen (WALTER u. Mitarb. 1979), daß bei gleichbelasteten Tätern die Registrierungswahrscheinlichkeit für Jungen mehr als dreimal so hoch als bei Mädchen und bei Unterschichtangehörigen größer als bei den übrigen Gruppen ist. Bei den registrierten Tätern waren Diebstähle sechsmal häufiger als im Dunkelfeld. Bei Diebstählen und bei Körperverletzungen war das Verhältnis Jungen : Mädchen gegenüber dem Dunkelfeld jeweils um das Dreifache zu Lasten der Jungen verschoben.
Die Altersgrenze des vollendeten 14. Lebensjahres trennt bei allen gesetzlichen Regelungen der Bundesrepublik Deutschland Kinder von Jugendlichen und markiert den Beginn der Strafmündigkeit (Jugendgerichtsgesetz). Sie wird deswegen auch bei den meisten Untersuchungen zur Delinquenz von Kindern und Jugendlichen berücksichtigt, obwohl sie willkürlich den Entwicklungsabschnitt zwischen dem dreizehnten und sechzehnten Lebensjahr durchschneidet, innerhalb dessen ein großer

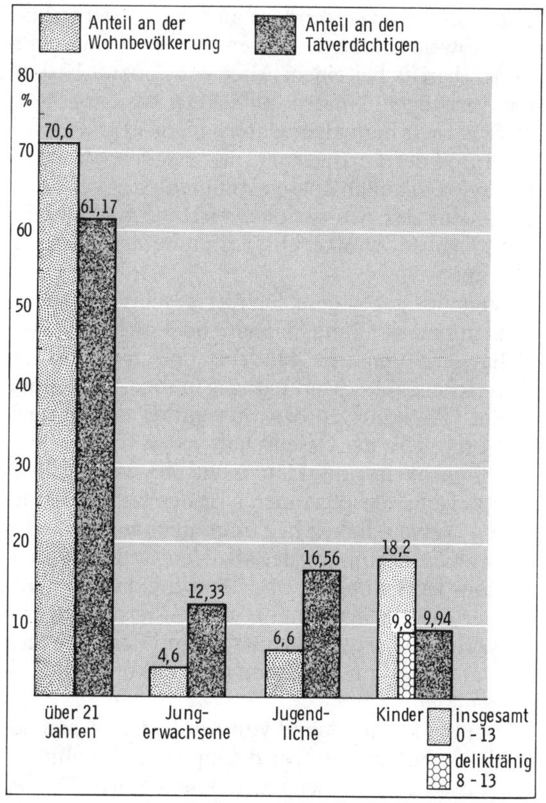


Abb. 9.**2** Vergleich der Anteile der verschiedenen Altersgruppen an der Wohnbevölkerung und an der Zahl der Tatverdächtigen in Nordrhein-Westfalen 1978 (Landeskriminalamt Nordrhein-Westfalen 1979).

Anteil der unentdeckten Delikte begangen wird. Unter den polizeiauffällig gewordenen Kindern tritt etwa die Hälfte nur ein einziges Mal während der Kinderzeit auf solche Weise in Erscheinung. Knapp ein Viertel wird noch einmal im frühen Jugendalter auffällig (s. o.). Etwas mehr als ein Viertel wird im Kindesalter mehrfach und später zu einem großen Teil ebenso im Jugendalter polizeiauffällig (PONGRATZ u. Mitarb. 1974, 1977; TRAULSEN 1974, 1976).
Verurteiltenstatistiken ergeben je nach Organisation und Praxis der Kontrollinstanzen im internationalen Vergleich ein sehr unterschiedliches Bild. In der Bundesrepublik Deutschland sind unter den Männern bis zur Vollendung des 18. Lebensjahres 8–10%, bis zum Ende des 21. Lebensjahres 15—20% und am Ende des dritten Lebensjahrzehnts etwa 30–35% schon einmal wegen Vergehen oder Verbrechen bestraft worden. Die Bestraftenquote unter den Frauen beträgt nur ⅕ davon (KESKE 1979). Demgegenüber liegt der Bestraftenanteil in den skandinavischen Ländern, in denen Reaktionen auf delinquentes Verhalten Jugendlicher weitgehend den Jugendhilfebehörden überlassen bleibt, deutlich niedriger, während die Quoten in den USA und in Großbritanien höher liegen, da die Juvenile Courts sich nicht nur mit Verstößen

gegen Strafgesetze, sondern auch mit anderen Formen abweichenden Verhaltens befassen und Sanktionen bereits bei einem Alter von 7 bzw. 10 Jahren verhängen können. (HASKELL u. YABLONSKI 1978). Trotz derartiger Unterschiede liegt der *kleine Anteil* der Bevölkerung, der *wiederholt* verurteilt wird, ziemlich übereinstimmend bei 5–7%.

Insgesamt läßt sich aus den verschiedenen Häufigkeitsangaben (Dunkelfeld, Kriminalitätsbelastung) erkennen:

- Verstöße gegen gesetzlich festgeschriebene Normen sind so häufig, daß ein- oder auch mehrmaliges delinquentes Handeln allein nicht als unterscheidendes Merkmal gegenüber der Gruppe der Gleichaltrigen bzw. gegenüber den übrigen Mitgliedern der Gesellschaft gelten kann;
- Möglichkeit und Häufigkeit des Abweichens von verhaltensregelnden Normen stehen mit deren Notwendigkeit in Zusammenhang; Normen nehmen zugunsten des sozialen Systems Situationsbeurteilungen und Entscheidungen vorweg, deren Aneignung und Übertragung im Verhältnis zu Bedürfnissen und tatsächlichen Handlungskonstellationen unvollkommen bleiben muß;
- nur ein kleiner Anteil von Kindern und Jugendlichen begeht häufiger delinquente Handlungen und wird aus einer Reihe von Gründen mehrfach von den Kontrollinstanzen als Täter ermittelt.

## Erscheinungsformen dissozialen Verhaltens

Aussagen über die Häufigkeit einzelner dissozialer Verhaltensweisen bereiten nicht nur wegen der Unterschiede zwischen Dunkelfeld und registrierter Delinquenz Schwierigkeiten, sondern auch wegen verschiedenartiger Bewertung der Motivation und der Sozialschädlichkeit während der einzelnen Abschnitte der Entwicklung. Bei allen Vergleichen muß berücksichtigt werden, daß gleichartige Verhaltensweisen an verschiedenen Orten und zu verschiedenen Zeiten anders definiert und anders kontrolliert bzw. toleriert worden sind.

Unter den registrierten rechtswidrigen Handlungen von Kindern und Jugendlichen machen Eigentumsdelikte, gefolgt von Sachbeschädigungen (bei Jugendlichen ohne Brücksichtigung der Verkehrsdelikte), den weitaus größten Anteil aus. 1978 ergaben sich folgende Prozentsätze:

| | Kinder | | Jugendliche | |
|---|---|---|---|---|
| | männl. | weibl. | männl. | weibl. |
| Diebstahl ohne erschwerende Umstände | 58,6% | 78,3% | 38,7% | 62,5% |
| Diebstahl unter erschwerenden Umständen | 22,7% | 6,5% | 33,6% | 6,3% |
| Sachbeschädigungen | 14,1% | 5,4% | 10,7% | 3,2% |

Es folgen bei Kindern Brandstiftungen (zumeist ohne Vorsatz), bei männlichen Jugendlichen Körperverletzungen und bei weiblichen Jugendlichen Betrug und Rauschgiftdelikte. Der Anteil an Diebstählen und Sachbeschädigungen und bei Kindern der Anteil der Brandstiftungen liegt höher, als er der Deliktverteilung bei den Straftaten aller Altersgruppen entspricht, d. h., Kinder und Jugendliche begehen weniger andere Delikte.

Als Anlässe für das Tätigwerden von Jugendämtern haben HAFERKAMP u. Mitarb. (1966 zit. bei FLUK 1972) die Reihenfolge: Diebstahl, Aufenthalt an jugendgefährdenden Orten, Weglaufen von zu Hause, Schuleschwänzen, Widersetzlichkeit, sexuelle Auffälligkeiten bei einer Stichprobe von 660 Fällen ermittelt.

Das Bemühen, anhaltendes und generalisiertes dissoziales Verhalten bestimmten Syndromen zuzuordnen, hat bei Jugendlichen, die sich in Einrichtungen der öffentlichen Erziehung befanden, den Nachweis statistischer Merkmalsverbindungen ergeben (EBERHARD 1969; HARTMANN 1977). Sie sind als *„Instabilitätssyndrom“* ( (Depressivität, mangelhafte Ermutigungstoleranz und Kontaktbindung, Rastlosigkeit), *„Asozialitätssyndrom“* (mangelhafte Arbeitsbindung, Schule- und Arbeitsschwänzen, Bummeln, Alkoholmißbrauch) und *„Kriminalitätssyndrom“* (Bedrohung, Mißhandlung, Beschädigungen, Verkehrsdelikte, Delinquenz vor dem vollendeten 14. Lebensjahr, Delinquenz in über 3 Fällen) beschrieben worden. Den Syndromen wird in der genannten Reihenfolge ein zunehmender Grad an Sozialgefährlichkeit zugeschrieben. Das erscheint außerordentlich problematisch, wenn man die Auswirkungen einer solchen prognostischen Festlegung für den einzelnen Jugendlichen bedenkt. Außerdem besteht die Gefahr, daß derartige Syndrome, die das Ergebnis vielfältig zusammentreffender Bedingungen sind, als gesetzmäßig zustande kommende nosologische Einheiten aufgefaßt werden.

## Entstehungs- und Verfestigungsbedingungen

Die Bemühungen, das Zustandekommen dissozialen Verhaltens zu erklären, sind durch verschiedenartige Sachverhalte ausgelöst worden und von unterschiedlichen wissenschaftlichen Standorten ausgegangen. Einerseits haben Vielfalt, Wiederholung und Dauer delinquenten Verhaltens von Jugendlichen und Erwachsenen, bei denen freiheitsentziehende Maßnahmen (Strafvollzug, Fürsorgeerziehung) für notwendig gehalten wurden, dazu veranlaßt, sich mit *Persönlichkeitsmerkmalen* und *Entwicklungsverläufen* dieses besonderen Personenkreises zu befassen. Andererseits haben Unterschiede und Veränderungen delinquenten Verhaltens, wie sie sich in verschiedenen sozialen Systemen, in verschiedenen geographischen Räumen und in verschiedenen Zeitabschnitten feststellen lassen, zu Fragen nach den Bedingungen geführt, unter denen *delinquente Handlungen* in Erscheinung treten. Von medizinischen, psychoanalytischen, psychologischen und soziologischen Grundannahmen ausgehend, reichen die Theorien von der Unterstellung überwiegend anlagebedingter Persönlichkeitsanomalien (u. a. GREGOR u. VOIGTLÄNDER 1918) als Ursache anhaltend dissozialen Verhaltens bis zu der Erklärung delinquenten Verhaltens als Ergebnis von Definitionsvorgängen, d. h. einer gesellschaftlich hergestellten Wirklichkeit (BECKER 1973; SACK 1968).

Von den persönlichkeitsbezogenen Theorien hat vor allem der psychoanalytische Ansatz Bedeutung behalten (AICHHORN 1925; ALEXANDER u. STAUB 1929; BOWLBY 1944; REDL u. WINEMANN 1951). MOSER (1970) und DECHÊNE (1975) haben psychodynamische, sozialpsychologische und sozialstrukturelle Konzepte miteinander verbunden. MOSER hat dabei die kumulative Belastung von Jugendlichen der sozialen Grundschichten verständlich gemacht.

Tiefenpsychologische Gesichtspunkte, aktuelle soziale Bedingungen und konstitutionelle Eigenschaften finden sich in der mehrdimensional-dynamischen Vorstellung eines Bedingungsgefüges bei STUTTE (1952).

Das Ehepaar GLUECK (1950) ermittelte bei dem langfristigen Vergleich von 500 delinquenten Jungen und 500 Altersgenossen eine Fülle von biologischen, psychologischen und sozialen Merkmalen, durch die sich beide Gruppen voneinander unterschieden, die allerdings z. T. untereinander abhängig sind und nicht alle als spezifisch nur für Jugendliche mit delinquentem Verhalten gelten können. Merkmalssyndrome wurden auch von EBERHARD (1969) ermittelt.

Unter den soziologischen, sozialisations- und lerntheoretischen Erklärungsansätzen nehmen in den gegenwärtigen Erörterungen diejenigen Theorien, die abweichendes Verhalten von den Reaktionen der Gesellschaft her darstellen, breiten Raum ein, insbesondere der hier vor allem von SACK (1968) vertretene *Definitionsansatz* (BECKER 1973) oder „labeling-approach". Von Bedeutung sind ferner geblieben:

- Die *Anomietheorie* (DURKHEIM 1961; MERTON 1957), die sich mit den Voraussetzungen mangelhafter Wirksamkeit konformer Normen befaßt.
- Die *Theorie der differentiellen Assoziation* (SUTHERLAND 1947), die sich auf die Umstände, unter denen kriminelles Verhalten bevorzugt erlernt wird, bezieht.
- Die *Theorie differentieller Gelegenheiten* (CLOWARD u. OHLIN 1959), die versucht, die beiden vorgenannten Ansätze miteinander zu verbinden.
- Die *Theorie der Gruppenkultur* (COHEN 1951), die in der Bandenbildung männlicher Jugendlicher der Unterschicht eine feindselige Reaktion auf das Normensystem sieht, das ihnen einen niedrigen Status zuweist.
- Die *Theorie der Neutralisationstechniken* (MATZA u. SYKES 1957), die das Erlernen von Rechtfertigungen für delinquentes Verhalten als ausschlaggebend ansieht.

Von einem marxistischen Ansatz her haben AHLHEIM u. Mitarb. (1971) die sozioökonomische Situation von Schichten der Arbeiterklasse sowohl hinsichtlich der unmittelbaren ökonomischen Verelendung als auch hinsichtlich der Sozialisationsbedingungen als wesentliche Vorbedingungen für Verwahrlosung und Kriminalität dargestellt.

EBERHARD u. KOHLMETZ (1973) haben demgegenüber herausgestellt, daß es an stichhaltigen empirischen Belegen für die ausschlaggebende Bedeutung der Unterschichtzugehörigkeit als Ursache von Verwahrlosung (i. S. *anhaltenden und generalisierten dissozialen Verhaltens*) fehlt. Zwar sind Jugendliche aus der Unterschicht in Einrichtungen der Fürsorgeerziehung und im Jugendstrafvollzug überrepräsentiert. Dieser Sachverhalt spiegelt aber vor allem die Entscheidungspraxis der Kontrollinstanzen wider (s. a. STEINVORTH 1973; HELTZEL 1979). Jugendliche aus mittleren sozialen Schichten, die etwa 20% der Insassen derartiger Einrichtungen ausmachen, werden ihnen nach EBERHARD u. KOHLMETZ im Durchschnitt früher zugewiesen und unterscheiden sich hinsichtlich der Ausprägung ihres abweichenden Verhaltens nicht von den übrigen Insassen. Schwer zu erfassen ist der Anteil von Kindern und Jugendlichen der Mittelschicht, deren anhaltend abweichendes Verhalten mit therapeutischen Interventionen (ambulant oder stationär) statt mit freiheitsbeschränkenden Sanktionen beantwortet worden ist. Nach den Berechnungen von EBERHARD u. KOHLMETZ konnte für die Gesamtheit der Jugendlichen die positive Aussage lauten, daß bei 97,6% der Jugendlichen aus den unteren sozialen Schichten und bei 99,4% der Jugendlichen aus den mittleren sozialen Schichten derartige Sanktionen *nicht* eingesetzt wurden.

Für den Geltungsbereich der *Familientheorie* lassen sich demgegenüber zahlreiche Belege anführen, die – sowohl für die Unterschicht wie für die Mittelschicht – funktionale Familiendesorganisation bzw. strukturelle Familiendesorganisation mit funktionalen Auswirkungen als eine wesentliche Bedingung bei Entwicklungsverläufen mit anhaltendem und verfestigtem dissozialen Verhalten beschreiben (u. a. GLUECK u. GLUECK 1950; SPECHT 1967; ROTTENECKER 1969; FEGER 1969; HART-

Tabelle 9.1 Bestimmung der Handlungsvoraussetzungen

| Handlungsvoraussetzungen | Problemlösung wahrscheinlich normenkonform | abweichend |
|---|---|---|
| 1. Problemintensität (Bedürfnis, Konflikt) | + | ++ |
| 2. Verfügbarkeit normenkonformer Lösungsmöglichkeiten | + | (+) |
| 3. Zuverlässigkeit der Orientierung an Verhaltensnormen | ++ | (+) |
| 4. Modelle oder Verstärkungen für abweichendes Lösungsverhalten | + | ++ |

MANN 1977; HASLER 1970; KAISER 1970; LAZARUS 1976).

Die Zusammenhänge zwischen der Sozialisationsfähigkeit der Familie, schichtspezifischen Entwicklungsbedingungen und dem Angebot delinquenter Gruppen sind von HASKELL (1961) zur *Bezugsgruppen-Theorie* (Reference group theory) zusammengefaßt worden (s. a. HASKELL u. YABLONSKI 1978).

Für die verschiedenen Theorien sind nicht nur sehr unterschiedliche – z. T. nur spärliche – empirische Belege vorhanden (s. u. a. OPP 1968; SPRINGER 1973), sie bewähren sich auch nur bedingt als Grundlage für praktisches Handeln, für Intervention und Prävention bei dissozialem Verhalten. Nicht nur die Annahme anlagebedingter Abnormität hat dabei Resignation zur Folge, auch diejenigen Theorien, die ausschließlich gesellschaftliche Verhältnisse verantwortlich machen, lassen eine Einflußnahme auf die Entwicklung und das Verhalten des einzelnen Jugendlichen aussichtslos erscheinen.

Deswegen werden eklektisch Theorien herangezogen, die entweder eher zeitweilig delinquentes Handeln oder eher Entwicklungen mit anhaltend dissozialem Verhalten erklären. Es werden außerdem Bemühungen unternommen, theoretische Ansätze so miteinander zu verbinden, daß die Zusammenhänge zwischen gesellschaftlichen Bedingungen, Familienstrukturen und aktuellen Entwicklungs- und Handlungsbedingungen – mit unterschiedlicher Betonung – zur Geltung kommen (u. a. CLOWARD u. OHLIN 1959; HASKELL 1961; MOSER 1970; DECHÊNE 1975).

Die Verbindung verschiedener Ansätze macht es möglich, ein Bedingungsgefüge darzustellen, das nicht nur das Auftreten und die Verfestigung für den einzelnen jungen Menschen erklären kann, sondern auch dazu beiträgt, Zugangswege für eine Einflußnahme zu finden. Ausgangspunkt ist dabei das aktuelle dissoziale Handeln und die Voraussetzungen, unter denen die Wahrscheinlichkeit zunimmt, daß Probleme auf diese Weise gelöst werden. Die Bestimmung der Handlungsvoraussetzungen lehnt sich an die Anomietheorie (s. o.) an und wird hier schematisch dargestellt (Tab. 9.1).

Kennzeichnend für Konstellationen, die dissoziale Handlungen begünstigen, sind demnach: a) das Mißverhältnis zwischen Problemintensität und normenkonformen Lösungsmöglichkeiten und b) das Mißverhältnis zwischen konformer sozialer Orientierung und dem Einfluß von Modellen oder Verstärkungen für abweichendes Verhalten.

Derartige Konstellationen ergeben sich vorübergehend bei jedem Kind oder Jugendlichen. Dieser Sachverhalt findet unterschiedliche Berücksichtigung.

Wenn es im Zusammenhang beginnender Verselbständigung und zunehmender Außenkontakte (z. B. Kindergarten) während der Vorschuljahre zu Verstößen gegen offizielle Gebote kommt, wird dies im allgemeinen als Ausdruck noch nicht abgeschlossener sozialer Lernvorgänge angesehen, entsprechend definiert (z. B. „mopsen“ statt stehlen) und allenfalls inoffiziell kontrolliert. Etwa mit Beginn der Schulzeit ändert sich die Beurteilung. Die gesetzlichen Bestimmungen gehen von einer bedingten Schadenshaftung bei unerlaubten Handlungen aus (Bundesrepublik Deutschland: Beginn der zivilrechtlichen Deliktfähigkeit mit Vollendung des 7. Lebensjahres, BGB § 828), delinquente Handlungen werden – abhängig vom Anzeigeverhalten – Gegenstand offizieller Kontrolle (polizeiliche Registrierung, Intervention der Jugendbehörden), in den angelsächsischen Ländern beginnt die Zuständigkeit der Juvenile Courts. Problematische Begriffe wie „Kinderkriminalität“ kennzeichnen die Tendenz zu verallgemeinernder negativer prognostischer Bewertung und eine nach offizieller Kontrolle verlangende Beunruhigung.

Konstellationen, die dissoziale Problemlösungen begünstigen, sind vor allem durch die soziokulturellen Bedingungen der Adoleszenz gegeben (BLOCH u. NIEDERHOFFER 1958; BOHNSACK 1973). Dem Bedürfnis nach Erweiterung der Handlungsspielräume und nach Aneignung der Statuseigenschaften von Erwachsenen stehen – besonders beim männlichen Jugendlichen – nur begrenzt konforme Möglichkeiten (zugelassene Handlungen, materielle Mittel) zur Verfügung. Gleichzeitig werden gegenüber den Möglichkeiten und Notwendigkeiten einer selbstverantwortlichen sozialen Orientierung die bisher übernommenen Verhaltensnormen nicht mehr als selbstverständlich angesehen, in Frage gestellt und überprüft. Unzulängliche Integrationsbereitschaft oder -bemühung der Gesellschaft gegenüber der Minorität der Adoleszenten insgesamt oder gegenüber einzelner Gruppen junger Menschen (Jugendliche aus Randgruppen der Bevölkerung; arbeitslose Jugendliche) läßt das Konfliktpotential anwachsen. Formal wird dieser Sachverhalt durch unterschiedliche Institutionalisierung einer Jugendgerichtsbarkeit berücksichtigt (Bundesrepublik Deutschland: Jugendgerichtsgesetz vom 4. 8. 1953), mit der den besonderen Handlungsvoraussetzungen Rechnung getragen werden soll, angemessene – vom Erwachsenenstrafrecht abweichende – Maßnahmen angewandt werden und eine Tilgung der Registrierung möglich wird.

Das Zusammentreffen von Voraussetzungen für dissoziales Verhalten kann aber auch unabhängig von den Besonderheiten der einzelnen Entwicklungsabschnitte fortbestehen. Mit unterschiedlicher Gewichtung sind derartige Bedingungen bei denjenigen Kindern und Jugendlichen anzunehmen, die sich durch die Häufigkeit, teilweise auch durch die Vielfalt und den Schweregrad ihres delinquenten Verhaltens vom Dunkelfeld und von den nur ein- oder zweimal polizeiauffälligen Altersgenossen unterscheiden.

Sowohl für zeitweilige dissoziale Handlungen wie für anhaltend delinquentes Verhalten läßt sich der Entstehung von Handlungsvoraussetzungen in den Bereichen Problemintensität, Verfügbarkeit konformer Mittel, Zuverlässigkeit der Normorientierung, Modelle und Verstärkungen im einzelnen nachgehen.

## Problemintensität (Bedürfnisse, Konflikte)

Bei emotionalen wie bei materiellen Bedürfnissen nimmt die Intensität mit Versagungen zunächst zu. *Materielle Versagungen* können unmittelbare Auswirkungen einer objektiven individuellen oder sozioökonomisch bedingten Notlage sein. Sie können aber auch bei ausreichender Versorgung erlebt werden gegenüber einem verlockenden Überfluß von Angeboten (Warenhaus, Selbstbedienungsläden) oder gegenüber der allgemeinen Hochschätzung materiellen Besitzes als Maßstab der eigenen Bedeutung. Eine Gewöhnung an uneingeschränkte Bedürfnisbefriedigung kann bereits geringfügige Versagungen unerträglich werden lassen.

*Emotionale Versagungen,* d. h. Verluste oder Enttäuschungen, können sich auf aktuelle Bedürfnisse nach Zuwendung, Anerkennung und Beachtung beziehen. Die Bedürfnisintensität kann sich dabei mit den Bedingungen des gegenwärtigen Beziehungsfeldes erklären. Oft wird sie aber erst verständlich als Auswirkung einer neurotischen Entwicklung mit Beziehungs- und Durchsetzungsstörungen. Dabei kann sich das Bedürfnis zunehmend auf materielle Ersatzbefriedigungen richten, die dann deswegen immer aufs neue beschafft werden müssen, weil auf diese Weise dauerhafte Zufriedenheit nicht zu erreichen ist. – Besondere aktuelle Problem- und Konfliktlagen können dazu führen, daß durch Entwendungen Mittel beschafft werden, um sich mit Geschenken Zuneigung oder Ansehen unter Gleichaltrigen zu erkaufen. Delinquente Handlungen können auch – sei es durch Beobachtung entsprechender Modelle oder aufgrund vorangegangener Erfahrungen – als ein wirksames Mittel erscheinen, Erwachsene (Eltern, Lehrer oder sonst unerreichbar erscheinende Personen) nachhaltig auf sich aufmerksam zu machen. Als „Pars-pro-toto"-Besitzergreifung werden Entwendungen bei Personen bezeichnet, deren Zuneigung gewünscht wird.

Bei schwerwiegenden, manchmal extremen delinquenten Handlungen (einmalige Gewaltdelikte, Brandstiftungen, aufsehenerregende Überfälle, aber auch wiederholtes aggressives oder destruktives Verhalten) können unabweisbar erlebte Notwendigkeiten zur Selbstvergewisserung oder zur Kompensation vermeintlicher Nichtigkeit zugrunde liegen. Entwicklungskrisen, bei denen derartige Vorstellungen überwältigend werden, stehen oft mit frühen Beziehungsstörungen in Zusammenhang (SPECHT 1976).

## Verfügbarkeit normenkonformer Lösungsmöglichkeiten

Die Mehrzahl der Kinder und Jugendlichen verhält sich vermutlich nur deswegen *gelegentlich* oder *vorübergehend* dissozial, weil sie über sozial zulässige Möglichkeiten zur Befriedigung ihrer emotionalen und materiellen Bedürfnisse verfügen und weil ihnen diese erfolgversprechender und ungefährlicher erscheinen. Die sozial zulässigen Möglichkeiten können aber aus einer Reihe von Gründen eingeschränkt sein:

- Bei *ungünstiger Lage der Familie* (Randgruppe, ausgeprägte Unterschichtbedingungen) können die vorschulischen Lern- und Erfahrungsmöglichkeiten derart beeinträchtigt sein, daß keine Voraussetzungen für schulische Erfolge und flexible Anpassung und damit für Ansehen und Achtung unter Gleichaltrigen gegeben sind.

  Wenn unter Jugendlichen, für die Fürsorgeerziehung angeordnet wurde oder die zu Jugendstrafen verurteilt wurden, ungefähr ⅔ keinen Hauptschulabschluß haben, dann läßt dies nicht einfach auf entsprechende Begabungsmängel schließen. Vielmehr handelt es sich im wesentlichen um kumulierende Auswirkungen sozialer Benachteiligung. Die auf Besonderheiten vorschulischen Spracherwerbs und Mängeln vorschulischer Anregung und Entfaltungsmöglichkeit beruhende Insuffizienz gegenüber schulischen Anforderungen steht in deutlichem Zusammenhang mit den allgemeinen Wohn- und Lebensbedingungen. Sie bestätigt vermeintlich bereits vorhandene Vorurteile, die wiederum nachteilig auf die Lernmotivation zurückwirken. Mißerfolge beeinträchtigen die Anstrengungsbereitschaft weiterhin. Schulschwänzen (Fernbleiben von der Schule, um ständiger Unzufriedenheit, Enttäuschung und Entwertung zu entgehen) ist die häufige Folge und zugleich ein erster Anlaß für die Zuschreibung von „Verwahrlosung". Hinsichtlich des tätigkeitsgebundenen intelligenten Verhaltens weichen Jugendliche aus Fürsorgeerziehungsheimen dabei insgesamt nicht vom Durchschnitt der Gleichaltrigen ab. Dagegen sind Mängel der sprachgebundenen und abstrakten Leistungen bei ihnen häufiger (GOYDKE u. SPECHT 1976).

- Allgemeine oder partielle *Beeinträchtigungen der individuellen Lernvoraussetzungen,* etwa durch leichte zerebrale Funktionsschwächen, können allein oder häufiger verstärkt durch ungünstige psychosoziale Bedingungen die Möglichkeiten, Anerkennung zu finden, einschränken und das Risiko ständiger Mißbilligung und negativer Zuschreibungen erhöhen. Sowohl unter Strafgefangenen wie in Fürsorgeerziehungsheimen wurde ein Anteil an deutlichen Lese-Rechtschreib-Störungen (Legasthenie) angetroffen, der mit 33% bzw. 22% etwa 3–5mal größer als sonst unter Schulkindern ist. Im Gesamtzusammenhang der Sozialisationsbedingungen dürfte es diesen jungen Menschen an Ermutigung und Hilfe bei der Kompensation ihrer besonderen Lernschwierigkeiten gefehlt haben (WEINSCHENK 1965; GOYDKE u. SPECHT 1976).
- Die üblichen und sozial zugelassenen Wege der Kontaktaufnahme und der Selbstbehauptung können durch *neurotische Festlegungen* und Vermeidungen versperrt werden oder aufgrund eingeschränkter Möglichkeiten zum Erlernen und situationsentsprechender Anwendung sozialer Interaktionsformen ungewohnt sein. Unter solchen Voraussetzungen kann es zu delinquenten Handlungen als Durchbruch oder Ausweg kommen (z. B. ungezügelte Aggression in vermeintlich notwendiger Verteidigung; Aggression nach Abweisung von mißverständlichen Annäherungsversuchen).

Die für die ersten beiden Bereiche der Handlungsvoraussetzungen (Problemintensität und Verfügbarkeit konformer Möglichkeiten) aufgeführten Bedingungen sind selbstverständlich keine zwingenden Gründe für delinquentes Verhalten, sondern können ebensogut zu Konstellationen beitragen, in denen es zu anderen Lösungen oder Reaktionen kommt. Demgegenüber finden sich für die beiden folgenden Bereiche Bedingungen, deren Bedeutung spezifischer, wenn auch nicht allein ausschlaggebend ist.

## Zuverlässigkeit der Orientierung an Verhaltensnormen

Das Ergebnis jener Entwicklungsvorgänge, die von verschiedenen theoretischen Ansätzen her entweder als Internalisierung von Verhaltenserwartungen, als Über-Ich-Bildung, Gewissensentwicklung oder Erlernen von Vermeidungsreaktionen betrachtet werden, wird bestimmt durch die Orientierungsfähigkeit (Ich-Funktionen) und durch die Differenzierung der verinnerlichten Orientierungssysteme (Über-Ich, Rollenvorschriften, Wertsysteme, Reaktionsmuster).

Wesentliche Voraussetzungen der *sozialen Orientierungs-* und *Lernvorgänge* können beeinträchtigt sein

- durch ungünstige Bedingungen der frühkindlichen Entwicklung (emotionale und sensorische Entbehrungen oder Unbeständigkeiten während der Sozialisierung bzw. Basissozialisation);
- durch zerebrale Funktionsschwächen mit Auswirkungen auf Wahrnehmungs- und Steuerungsfunktionen.

Beide Möglichkeiten schließen einander nicht aus, sondern treffen bei ungünstigen sozialen Bedingungen für Schwangerschaft, Geburtsvorbereitung und Versorgung des Neugeborenen nicht selten zusammen. Die Abweichungen der ersten *Beziehungs- und Umwelterfahrungen* können zu nachhaltigen Auswirkungen für die folgende Sozialisation führen (AICHHORN 1925; BOWLBY 1944; REDL u. WINEMAN 1951; DÜHRSSEN 1954; KÜNZEL 1968):

- Es mangelt an Vertrauen in die Verläßlichkeit von Beziehungen und damit an einer wesentlichen Voraussetzung dafür, daß Verhaltensorientierungen auch bei Fortfall der Außensteuerung als verbindlich erlebt werden und eine intrinsische Verstärkung erfahren.
- Der Aufschub von Bedürfnisbefriedigungen wird als endgültige Bedürfnisversagung erlebt und hat entsprechende Reaktionen zur Folge. Erwartungen und Handlungen sind deswegen auf Sofortbefriedigung gerichtet.
- Die eigene Bedeutung, der eigene Wert werden nicht von einer positiven Grunderfahrung getragen, sondern bedürfen fortwährender Vergewisserungen.
- Die Fähigkeit, durch Konsequenzen von Handlungen zu lernen, ist eingeschränkt.

Die nachfolgende Verinnerlichung wesentlicher Orientierungssysteme im Verlauf der vorschulischen innerfamiliären Sozialisation kann auf verschiedene Weise zu abweichenden Ergebnissen führen:

1. *Funktionale familiäre Desorganisation* (widersprüchliche Verhaltenserwartungen, undurchsichtige Rollenverhältnisse), teilweise, aber nicht zwangsläufig als Folge struktureller Defizite (nichteheliche Geburt, Scheidung, Verwaisung) oder häufiger Wechsel der Beziehungsfel-

der und Beziehungspersonen (Pflegestellen oder Heimwechsel) schränken die Möglichkeiten ein, Orientierungssysteme in einem sinnvollen und vollständigen Bedeutungszusammenhang statt als willkürlich wechselnde Forderungen zu erfahren. Ihre Wirksamkeit und Verbindlichkeit bleiben fraglich. In der Rolle eines umstrittenen Bundesgenossen bei elterlichen Konflikten kann dissoziales Verhalten Belohnung finden. In der von der übrigen Familie zudiktierten Rolle des „Sündenbocks“ oder in der Rolle des „schwarzen Schafes“ wird abweichendes Verhalten zur Voraussetzung für die Existenz des Beziehungssystems. Unter derartigen Bedingungen kann nur ein unbeständig schwaches oder lückenhaftes Über-Ich entstehen.

2. Es werden starre, die Befriedigung eigener Bedürfnisse stark einschränkende *Verhaltenserwartungen* vermittelt und übernommen (neurotische Entwicklungen in überorganisierten Familien, bei einseitigen Rollenzuweisungen, u. U. begünstigt durch schwache Orientierungsfunktionen). Dabei sind folgende Auswirkungen möglich:
   a) Identifikation vor allem mit dem aggressiven Anteil im Verhalten der Beziehungspersonen (bzw. entsprechendes Lernen am Modell).
   b) Strafbedürfnisse aufgrund ständiger Schuldgefühle als Anlaß für dissoziales Verhalten.
   c) Entlastung von den unerfüllbaren Ansprüchen des Über-Ich durch Errichtung eines Gegensystems, das dissoziales Verhalten gutheißt (antisoziales Ich-Ideal).
3. In einer desintegrierten, jedoch funktional nicht beeinträchtigten Familie werden Verhaltensorientierungen internalisiert, die zumindest teilweise von den Normen der übrigen Gesellschaft abweichen.

Darüber hinaus bewirken vermutlich Unterschiede der Familienorientierung hinsichtlich der Rangfolge von Erziehungszielen und des Einsatzes von Sanktionen auch Unterschiede der Stabilität der internalisierten Verhaltensorientierungen gegenüber abweichenden Verhaltensangeboten und Modellen. In den unteren Sozialschichten wirken sich eigene Sozialisationserfahrungen und abhängige, unsichere Lebens- und Arbeitssituationen auf das Erziehungsverhalten von Eltern häufiger als in der Mittelschicht dahin aus, daß mehr Wert auf Gehorsam vor äußerer Autorität als auf selbständige Einsicht gelegt wird, daß eher körperliche Strafen als Entzug von Zuwendung eingesetzt werden und daß Sanktionen dem Ergebnis von Handlungen gelten und weniger nach deren Motivation bemessen werden. Normenkonformes Verhalten bleibt dadurch stärker von bestimmten Situationen und Personen sowie von Außenkontrolle abhängig. BERNSTEIN (1970) hat mit ähnlichen Merkmalen zwischen positionsorientierten und personorientierten Familien unterschieden. Für Kinder, die in positionsorientierten Familien aufgewachsen sind, werden Normen durch Macht gerechtfertigt und Konformität durch Scham, d. h. Furcht vor öffentlicher Erniedrigung, unterstützt. Dementsprechend können andere Machtverhältnisse und Gruppeneinflüsse (peer-group) die übernommenen Normen leichter in Frage stellen als bei Kindern aus personorientierten Familien, für die Normen durch Argumente begründet erscheinen und Konformität eher durch Schuldgefühle unterstützt wird, die sich unabhängig von der Öffentlichkeit einer Übertretung einstellen.

## Modelle oder Verstärkungen für abweichendes Lösungsverhalten

Einigen Theorien (SUTHERLAND 1968; CLOWARD u. OHLIN 1966; COHEN 1968, ferner YABLONSKI 1963) gilt die Gelegenheit, dissoziales Verhalten von einer Gruppe anderer erlernen zu können und gerechtfertigt zu wissen, als wesentliche Bedingung für anhaltend delinquentes Verhalten. Wenn dissoziales Verhalten nicht nur unmittelbaren Erfolg verspricht, sondern außerdem mit Anerkennung und Ansehen belohnt wird, kann dies für jene Kinder und Jugendlichen ausschlaggebend werden, die sich sonst von solchen Belohnungen ausgeschlossen sehen.

Gruppen mit delinquentem Verhalten und zumeist diffuser Struktur haben im deutschsprachigen Raum offensichtlich nicht eine solche Bedeutung wie in den USA, aus denen die meisten Untersuchungen zur Delinquenz jugendlicher Banden stammen. Modelle und Verstärkungen für dissoziales Verhalten können jedoch ebenso in Einzelbeziehungen Gleichaltriger, in kleinen, unstrukturierten Gruppen oder über das greifbare Vorbild Älterer erfahren werden.

## Selektive Verfestigung dissozialen Verhaltens

Während die Dunkelfelddelinquenz bei den meisten Erhebungen gleichmäßig über die Sozialschichten verteilt erscheint, entstammen Kinder, die mehrfach polizeiauffällig werden, und Jugendliche, deren dissoziales Verhalten von den Instanzen offizieller Kontrolle registriert und sanktioniert wird, häufiger den unteren Sozialschichten. Dies läßt sich z. T. damit erklären, daß es unter ungünstigen sozioökonomischen Bedingungen zu einer anhaltenden Kumulierung solcher Handlungsvoraussetzungen kommt, die dissoziales Verhalten begünstigen (s. a. MOSER 1970).

Daß ihre Delinquenz entdeckt wird, kann indessen nicht allein mit der Häufigkeit oder Schwere ihrer Delikte erklärt werden. Vielmehr bewirkt die Zugehörigkeit zu einer Randgruppe, zu einer desintegrierten und zu einer desorganisierten Familie oder zu den erfolglosen Schülern (BRUSTEN u. HURREL-

MANN 1976) selektive Aufmerksamkeit inoffizieller und offizieller Kontrolle, vermehrte Verdächtigung, erhöhte Anzeigebereitschaft und größere Interventionsbereitschaft der Kontrollinstanzen.
Dies brauchte kein Nachteil zu sein, wenn damit klärende und kompensierende Hilfen einsetzen würden. Tatsächlich hat die Feststellung aber bei Kindern und Jugendlichen aus der Unterschicht viel eher eine negative Beurteilung der Beweggründe sowie der bisherigen und der weiteren Entwicklung und damit vor allem nachforschend-überführende und disziplinierende Maßnahmen zur Folge (HELTZEL 1979). Dissoziales Verhalten kann je nach der Herkunft unterschiedlich definiert und beantwortet werden. Ein von den greifbaren Merkmalen her gleichartiger Eigentumsübertritt kann einmal als Diebstahl und als Beweis kontroll- und sanktionsbedürftiger Delinquenz, ein andermal als Signal für eine behandlungsbedürftige Entwicklungsstörung bewertet werden.
Während das Delikt einmal Hilfen auslöst, die dazu beitragen, daß es künftig zu normenkonformen Problemlösungen kommt, setzt es im anderen Fall einen Verfestigungs- und Zuschreibungsprozeß in Gang. Dieser ist zwar nicht beabsichtigt, ergibt sich aber aus den *Etikettierungen, Restriktionen* und *Ausgliederungen,* die mit den offiziellen und inoffiziellen Reaktionen verbunden sind (BONSTEDT 1972). Durch diskriminierende Vorurteile, durch Übernahme negativer Selbsteinschätzung, durch weitere Einschränkung der Bildungs- und Ausbildungsmöglichkeiten und durch die Bestätigung des eigenen Mißtrauens gegenüber den Institutionen wird die Möglichkeit zu sozial gebilligten Problemlösungen immer geringer und die Bedeutung konformer Normen für das eigene Verhalten immer fraglicher. Der Definitionsansatz (*labeling-approach,* s. o.) hält diese Prozesse beim Zustandekommen anhaltend dissozialen Verhaltens für ausschlaggebend.

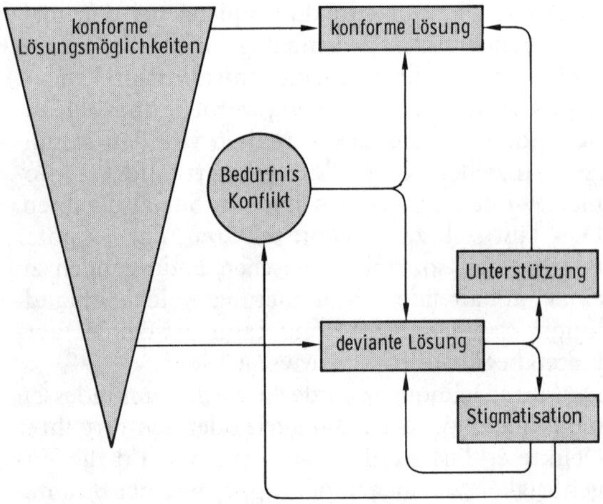


Abb. 9.**3** Rückwirkung der Reaktionen auf konforme und deviante Problemlösungen.

Abb. 9.3 stellt in schematischer Weise die möglichen Rückwirkungen delinquenter Handlungen auf künftige Problemlösungen dar. Die Chance sozial gebilligter Problemlösungen nimmt zu, (a) wenn das Delikt als untauglicher Versuch erkannt wird und sozial zulässige Alternativen verfügbar sind, (b) wenn sich das Problem zugleich mit dem Delikt erledigt hat und in ähnlicher Weise nicht wieder auftaucht, (c) wenn das Delikt als Signal einer Beziehungsstörung oder Handlungsbeeinträchtigung aufgenommen wird und Hilfe mobilisiert. Das Risiko künftiger normabweichender Problemlösungen wächst, (a) wenn weiterhin keine sozial gebilligten Alternativen zugänglich erscheinen, (b) wenn das Delikt als scheinbar erfolgreiche Problemlösung angesehen wird, (c) wenn die Reaktionen auf das Delikt die vorhandenen Probleme vermehren (z. B. Verlust statt Gewinn von Ansehen, Zuwendung, Anerkennung).
QUENSEL (1971) hat ein „Verlaufsmodell einer fehlschlagenden Interaktion zwischen Delinquenten und Sanktionsinstanz" dargestellt, das Erkenntnisse über unzulängliche familiäre Sozialisationsbedingungen mit dem Definitions- und Zuschreibungsansatz verbindet (Tab. 9.2). Sein Modell erleichtert die Klärung der aktuellen Wechselwirkungen zwischen dem Kind oder Jugendlichen und den übrigen Beteiligten und macht Ansatzpunkte für Interventionen wie für allgemeine präventive Maßnahmen sichtbar.

## Diagnostisches Vorgehen bei dissozialem Verhalten

Diagnostisches Vorgehen bei dissozialem Verhalten von Kindern und Jugendlichen soll die Bedingungen dieses Verhaltens im gegenwärtigen sozialen Interaktionsfeld, die disponierenden Bedingungen aus der vorangegangenen Geschichte sozialen Lernens, die Beteiligung individueller Besonderheiten der Lern- und Verhaltensvoraussetzungen sowie die aktuellen Verfestigungsrisiken ermitteln und den Zusammenhang ihrer Wechselwirkungen aufklären. Ein solches Vorgehen soll es ermöglichen zu entscheiden, ob überhaupt Interventionen erforderlich sind, und gegebenenfalls Zugangswege für eine erfolgversprechende Einflußnahme erschließen.
Das tatsächliche diagnostische Vorgehen und die Formulierung des Ergebnisses als *Diagnose* verfehlen dieses Ziel häufig. Die Gründe dafür liegen bei Vorentscheidungen zugunsten einseitiger theoretischer Annahmen über die Bedeutung bestimmter Ursachen, bei Einflüssen der inoffiziellen und offiziellen Sozialkontrolle und bei Tendenzen, bestimmten Formen der Problembearbeitung den Vorzug zu geben.

Tabelle 9.**2** Verlaufsmodell der Interaktionen nach *Quensel* (1971)

| Phasen u. Fakten im Prozeß der Kriminalisierung | Pos. Lösung, wonach Delinquenz aufhört | Weitere Entwicklung im negativen Fall |
|---|---|---|
| 1. Ein Jgdl. begeht kl. Delikt zur Lösung eines kl. Problems | Hilfe durch Eltern, Freunde o. a., Erfolgserlebnis z. B. in der Schule | Keine Problemlösung, weitere Delinquenz als Ersatz, Gefahr aufzufallen steigt |
| 2. Erneute „Verfehlung" | Hat Jgdl. Glück, wird er weiterhin nicht erwischt und es hilft ihm jetzt jemand, ohne daß Umwelt aufmerksam wird | Jgdl. wird ertappt und „bestraft" (Schulische Verwarnung, Erscheinen beim JA, Jugendgericht: Weisungen, Arrest) |
| 3. Ursprüngliches Problem vertieft sich, erfahrene Ablehnung wächst | U. U. wird der Jgdl. von seiner peer-group, soweit sie einigermaßen intakt ist, aufgefangen | „Glück" zu haben wird schwerer, Selbstbestätigung wird u. U. bei jgdl. „Bande" gesucht, Delikt wird zum „Ritterschlag" uminterpretiert, Strafe als Ungerechtigkeit abgelehnt |
| 4. Bei neuem Delikt erwischt zu werden, wird immer wahrscheinlicher | Ab jetzt werden pos. Lösungen immer unwahrscheinlicher, die Interaktion wird geprägt von Aufschaukelungsprozessen | Selbst wenn Delikt nicht größer als das von nicht gefaßtem Altersgenossen, Doppelbelastung: Probleme sind vertieft, Sanktionen wegen Abstempelung härter |
| 5. Offizielle Definition des Jgdl. als „delinquent" | Zur Aufhaltung des Prozesses werden immer mehr Einfühlung, Verständnis und zugleich gezielte aktive Hilfen nötig (von Laien kaum noch erwartbar) | Beschränkungen des Handlungsspielraums: muß evtl. Schule wechseln, Lehrstellenverlust, darf Führerschein nicht machen; Übernahme d. off. Def. ins Selbstbild, Verbotsschwelle wird immer niedriger |
| 6. Beginn der delinqenten Rollenkarriere | | „Normale" Sozialisation wird nahezu unmöglich, die off. Bescheinigung „schädlicher Neigungen" (JGG) stürzen den Jgdl. in Zweifel an eig. Normalität, zusätzlich Rollenfestlegung von außen: „Dieb", „Schläger", „Rocker" usw. |
| 7. Einweisung in Strafanstalt | | Endgültige Rollenverfestigung, selektive Verstärkung eben jener Probleme, die ins Gefängnis geführt haben, u. U. Prestige u. Vorteile gerade durch die neg. Rollenfixierung |
| 8. Nach Entlassung Festlegung als „Vorbestrafter" | | Isolation des Entlassenen, zu den alten Problemen kommen neue hinzu mit Vermietern, Arbeitgebern u. a. und durch fehlende Freunde und Partnerinnen, Anschluß an andere Vorbestrafte als Notlösung, evtl. Rückfall wird zum Anlaß neuer, härterer und weiter problemvertiefender Bestrafung |

## Vorentscheidungen

Vorentscheidungen zugunsten einseitiger theoretischer Annahmen rücken zumeist als Ursachen unbeeinflußbarer Umstände (biologische Determinierung, Defizite der Persönlichkeitsentwicklung oder Gesellschaftsstruktur) derart in den Mittelpunkt, daß delinquentes Verhalten zwar als notwendige Folge solcher Umstände erklärt wird, Einflußnahme aber aussichtslos erscheint. Eine dementsprechend ungünstige Prognose wird durch die Resignation, die sie hervorruft, zur selbsterfüllenden Prophezeiung.

## Einflüsse der inoffiziellen und offiziellen Sozialkontrolle

Sie wirken sich dort aus, wo der Schwerpunkt diagnostischer Überlegungen bei der Registrierung von Merkmalen liegt, denen prognostische Bedeutung zuzukommen scheint (z. B. Anwendung von Prognosetabellen) oder wenn die Zuordnung zu

Syndromen von mehr oder weniger ausgeprägter Sozialgefährlichkeit im Vordergrund steht. Zwar können derartige diagnostische Orientierungshilfen eine zutreffende Einschätzung der Dringlichkeit und Intensität von therapeutischen Interventionen unterstützen. Ungünstige Aussagen solcher Art werden jedoch eher als Aufforderung zu vermehrter Kontrolle und Sanktionierung aufgefaßt.

### Bevorzugung bestimmter Formen

Bevorzugung bestimmter Formen institutioneller Problembearbeitung kann zu dementsprechend selektivem diagnostischen Vorgehen führen. Dafür sind bereits Etiketts wie „Kriminalisierung", „Pathologisierung" und „Psychologisierung" gebräuchlich geworden (u. a. HORNSTEIN 1980). Sie machen auf einseitige Zuordnungen und deren Rückwirkungen aufmerksam, sind zugleich aber auch Schlagworte, mit denen ebenso einseitige Gegenreaktionen begründet werden. Mit *„Kriminalisierung"* ist das aufdeckend-verfolgende und disziplinierende Vorgehen ohne Klärung und ohne Einflußnahme auf Entstehungsbedingungen gemeint. Kriminalisierung wird nicht nur von Strafverfolgungsinstanzen, sondern selektiv auch von Jugendbehörden und Bildungseinrichtungen praktiziert. Unter *„Pathologisierung"* wird eine Erklärung verstanden, bei der das abweichende Verhalten als Symptom eines krankhaften Zustands erklärt und damit das Individuum als behandlungsbedürftig eingeordnet wird. Das Etikett „medizinisches Modell" wird benutzt, um solche Konzepte zu kennzeichnen, die das Verhalten nur als Symptom individueller Voraussetzungen ansehen. Als *„Psychologisierung"* wird die Interpretation abweichenden Verhaltens als Ausdruck seelischer Probleme bezeichnet, wie sie je nach theoretischem Ansatz sehr unterschiedlich ausfallen kann.

Die Verallgemeinerung dieser Etiketts werden z. T. benutzt, um Fachrichtungen oder Institutionen die Zuständigkeit für die Problembearbeitung zu bestreiten oder ihnen nachteilige Auswirkungen zuzuschreiben. Es kann allerdings kein Zweifel daran bestehen, daß die Zuordnung des Problems „dissoziales Verhalten" zu einer Institution oder Fachrichtung mit dem Risiko einer spezifischen „Karriere" („delinquente Karriere", „klinische Karriere", „Beratungskarriere") verbunden ist. Derartige Risiken werden nicht zuletzt durch organisatorische Zuordnungszwänge bedingt. Bei nur bescheidener Zusammenarbeit zwischen Institutionen des Gesundheitswesens, der Jugendhilfe und des Bildungsbereiches und bei scharf gegeneinander abgesetzten Systemen der Kostenregelung stellt die Notwendigkeit, Kennzeichnungen für das Verhalten oder den Zustand eines Kindes bzw. Jugendlichen auf entsprechende Vorschriften zu beziehen, ständig neue Probleme her. Eine angemessene Darstellung der festgestellten Bedingungen und ihrer Wechselwirkungen hat nicht selten zur Folge, daß sich kein Ressort, keine Institution und auch keine Fachrichtung für zuständig erklärt. Die kooperative Versorgung vor allem von Kindern und Jugendlichen mit schwerwiegendem oder anhaltendem dissozialen Verhalten muß wesentlich über den gegenwärtigen Zustand hinaus entwickelt werden. Einem diagnostischen Vorgehen, das die genannten Schwierigkeiten berücksichtigt, kann der folgende *Leitfaden* von Fragen dienen:

1. Auf welche Weise ist das dissoziale Verhalten aufgefallen (selektive Aufmerksamkeit, Verdächtigung, ungeschicktes Vorgehen usw.)?
2. Wer hat das Verhalten mit welchen Gründen als sozialschädlich erklärt? Wen macht es aus welchen Gründen besonders besorgt?
3. Welches Problem sollte durch das dissoziale Verhalten gelöst werden? Worin liegt sein tatsächlicher oder vermeintlicher Erfolg für das Kind oder den Jugendlichen? Handelt es sich um ein nur vorübergehendes oder um ein anhaltendes Problem?
4. Stehen sozial gebilligte Lösungsmöglichkeiten für das Problem zur Verfügung, oder sind sie eingeschränkt? Worauf beruhen gegebenenfalls die vorhandenen Einschränkungen (Ungünstige Sozialisationsbedingungen? Neurotische Entwicklung? Dysfunktionen des Zentralnervensystems?)?
5. Ist die Orientierung an konformen Normen erschwert, und welche Gründe sind dafür zu vermuten?
6. Sind besonders wirksame Modelle für dissoziales Verhalten vorhanden? Wodurch ist der Kontakt mit ihnen zustande gekommen? Welche sonst nicht erreichbaren emotionalen Belohnungen bewirkt das dissoziale Verhalten?
7. Haben bereits Verfestigungen stattgefunden? Welche Bedeutung haben dabei die inoffiziellen und offiziellen Reaktionen (Stigmatisierung, Ausgliederung)? Welche Auswirkungen auf das Selbstbild des Kindes oder Jugendlichen sind bereits eingetreten?

Die Formulierung der Diagnose soll das problematische Verhalten benennen und die ihm zugrundeliegenden Bedingungen beschreiben, verallgemeinernde, belastende und festlegende Klassifizierungen der Persönlichkeit des Kindes oder Jugendlichen dagegen vermeiden.

## Einflußnahme bei dissozialem Verhalten

Kinder und Jugendliche, die durch dissoziales Verhalten aufgefallen sind, sollen darin unterstützt werden, vorhandene Probleme so zu lösen, daß ihr Verhalten nicht als sozialschädlich zu gelten braucht und sie nicht durch Konflikte mit den

gesellschaftlichen Ordnungszusammenhängen in zunehmende Schwierigkeiten geraten. Verfestigende Einflüsse sollen vermieden oder vermindert werden.
Verfestigende Einflüsse werden allerdings nicht selten schon bei dem Bemühen wirksam, einem Kind oder Jugendlichen ein Delikt – zumeist geht es dabei ja um Entwendungen – um jeden Preis nachzuweisen. Die Form inoffizieller und offizieller *Verhöre* kann dabei als Beweis des bereits vorhandenen, herabsetzenden Mißtrauens erlebt werden. Sie können aber auch eine Verstärkerwirkung für das verfolgte Verhalten haben. Wenn sie nämlich mit sonst entbehrter langanhaltender Aufmerksamkeit der Erwachsenen verbunden sind oder wenn – u. U. zugleich – das vergebliche Aufklärungsbemühen zu Überlegenheitsgefühlen verhilft, dann kann dies dazu beitragen, daß die Wiederholung solcher Situationen eher gesucht als vermieden wird.

## Bestrafungen

Bestrafungen sind der allgemeinen Ansicht nach ein wirksames Mittel, um die Vermeidung unerwünschten Verhaltens zu bewirken. Das gilt indessen nur, soweit ein unmittelbarer zeitlicher Zusammenhang zwischen Verhalten und unangenehmer Konsequenz vorhanden ist und wenn mit einer derartigen Konsequenz ständig gerechnet werden muß. Das trifft jedoch für die inoffizielle und offizielle Bestrafungspraxis bei dissozialem Verhalten nur äußerst selten zu. Kommt es zu unmittelbarer Entdeckung, wird der angestrebte Erfolg der Handlung verhindert und gegebenenfalls eine Wiedergutmachung auf der Stelle veranlaßt, dann bedarf es ohnehin keiner Bestrafung mehr, um eine nachdrückliche Wirkung auf die soziale Orientierung zu erreichen. Bei den üblichen Sanktionen sind solche Voraussetzungen nicht vorhanden. Zwischen Handlung und Bestrafung (körperliche Bestrafung innerhalb der Familie, Strafarbeiten, Auflagen, Einschränkungen, Freiheitsentzug) liegt ein unterschiedlich langer Zeitraum. Oft ist die Zahl unentdeckter und unbestraft gebliebener Handlungen wesentlich größer als die der entdeckten und bestraften. Sanktionen sind außerdem zumeist unspezifisch, was Handlungsweise und Handlungsmotivation angeht, und hinterlassen deswegen eher die – oft schon zuvor erlebte – Erfahrung willkürlicher Außenkontrolle, wie sie nicht zur eigenständigen, konformen Orientierung beiträgt. Bestrafungen können im übrigen das Bedürfnis nach Aufsehen oder ein neurotisches Strafbedürfnis befriedigen. Zumeist sind Bestrafungen mit Abwertungen und Verletzungen des Selbstwertgefühls verbunden und vermehren so die vorhandenen Probleme.

## Inoffizielle Sozialkontrolle

Ob sich die inoffizielle Sozialkontrolle wieder mehr in eine Richtung bewegen wird, bei der unmittelbarem verhinderndem Einschreiten, sofortiger Wiedergutmachung und einer informellen Problemklärung mehr Wirkung zugetraut wird als einem unreflektierten Einschalten von Polizei und Jugendbehörden, ist fraglich. Die derzeitige Tendenz, persönliche Interventionen zu vermeiden und „legale“ Sanktionen auszulösen, wie sie sich im Anzeigeverhalten der Bevölkerung ausdrückt (ALBRECHT u. LAMNEK 1979), scheint sich fortzusetzen. Möglicherweise spielt dabei in den Rückkoppelungsvorgängen zwischen inoffizieller und offizieller Kontrolle auch die öffentliche Interpretation der Kriminalstatistik im Sinne ständig ansteigender Kinder- und Jugendlichendelinquenz eine ungünstige Rolle. – HASKELL u. YABLONSKI (1978, S. 52 u. 549) zitieren Vorschläge zur Institutionalisierung von Nachbarschaftsgruppen zur Unterstützung von Familien bei der inoffiziellen Reaktion auf abweichendes Verhalten.

## Inanspruchnahme einer Facheinrichtung

Wird dissoziales Verhalten Anlaß zur Inanspruchnahme einer Facheinrichtung, dann sollte unabhängig von der Bewertung, die das Verhalten bereits erfahren hat, grundsätzlich so vorgegangen werden wie bei jedem anderen Problemverhalten auch. Allerdings sind insofern besondere Voraussetzungen vorhanden, als delinquent handelnde Kinder und Jugendliche sich zunächst selber noch weniger als bei anderen Auffälligkeiten als behandlungsbedürftig verstehen. Ohne ihre Verantwortung für ihr Handeln in Frage zu stellen, muß deswegen als gemeinsamer Ausgangspunkt deutlich gemacht werden, daß ein ungelöstes Problem vermutet wird, das zwischen ihnen und anderen Personen steht.
Läßt sich feststellen, daß lediglich vorübergehend Voraussetzungen für dissoziales Verhalten zusammengetroffen sind – z. B. bei delinquenten Problemlösungsversuchen im Schulalter oder im Verlauf von Entwicklungskrisen der Adoleszenz –, dann kann eine entlastende Beratung mit den Beteiligten über die vorhandenen Probleme (Bedürfnisse, Konflikte), über die Einschätzung des abweichenden Lösungsversuches und über mögliche Unterstützung und Bekräftigung sozial akzeptierter Lösungen ausreichen.
Dissoziales Verhalten kann indessen auch eine Familienbelastung oder einen Familienkonflikt signalisieren, der längerdauernde familienunterstützende und familienergänzende therapeutische Zusammenarbeit notwendig macht.
Stellt sich heraus, daß anhaltendes und generalisiertes dissoziales Verhalten vorliegt, daß zurück-

liegende Beeinträchtigungen der Entwicklung die Möglichkeiten normenkonformer Problemlösungen und die Stabilität sozialer Orientierungen einschränken und haben sich bereits längerdauernde Verfestigungsvorgänge ausgewirkt, dann werden Interventionen notwendig, die sich auf eine Veränderung der bei dem Jugendlichen entstandenen Handlungsvoraussetzungen richten.

Für Zielsetzung, Methoden und Rahmenbedingungen verändernder Einflußnahme sollte dabei nicht das dissoziale Verhalten bestimmend sein, sondern der jeweilige Schwerpunkt der Beeinträchtigungen und Verfestigungen (s. o.). Es geht nicht darum, Symptome wegzubehandeln, sondern darum, Einschränkungen der Beziehungs- und Handlungsmöglichkeiten zu beseitigen und fehlende Kompetenzen zu vermitteln.

## Zielsetzungen verändernder Einflußnahme bei Jugendlichen mit wiederholtem dissozialen Verhalten

Mit unterschiedlichen Schwerpunkten können sich als notwendig erweisen:

1. Erweiterung der Möglichkeiten, Beziehungen aufzunehmen, Verhaltensweisen und Erwartungen anderer zutreffend einzuschätzen, eigene Bedürfnisse deutlich auszudrücken.
2. Erweiterung der Möglichkeiten zur Übernahme situationsangemessener Rollen in Partnerbeziehungen und Gruppen sowie zur Auseinandersetzung mit belastenden Rollenzuweisungen.
3. Aneignung von Möglichkeiten zum Austragen von Konflikten ohne destruktives Agieren.
4. Zuverlässige Erfahrungen mit Beachtung und Berücksichtigung der eigenen Person.
5. Erfahrungen, die das Vertrauen in die eigenen Fähigkeiten und den eigenen Wert stärken.
6. Aneignung von Fähigkeiten zur besseren Bewältigung alltäglicher Probleme im Umgang mit Personen und Instanzen.
7. Ausgleich von Bildungs- und Ausbildungsdefiziten und Veränderung der zugrundeliegenden Lern- und Arbeitsstörungen.
8. Einsicht in die Unzulänglichkeit übernommener Rechtfertigungen dissozialen Verhaltens.
9. Anschluß an Gruppen, in denen konformes Verhalten Anerkennung findet.

Bei anhaltendem, generalisiertem und schwerwiegendem dissozialen Verhalten treffen diese Notwendigkeiten häufig so zusammen, daß ihnen nur mit einer umfassenden Strategie der Einflußnahme entsprochen werden kann.

## Methoden der Einflußnahme bei dissozialem Verhalten Jugendlicher

Auseinandersetzungen um fachliche oder institutionelle Zuständigkeit für die Problembearbeitung laufen gelegentlich auf die Frage hinaus, ob dissoziales Verhalten eine Angelegenheit der Sozial- oder Heilpädagogik oder therapeutischer Interventionen sei. Beiden Vorgehensweisen ist gemeinsam, daß Veränderungen durch beabsichtigte Lernvorgänge bewirkt werden. *Sozialpädagogisches Vorgehen* orientiert sich an einer wünschenswerten Entwicklung der Persönlichkeit zu Mündigkeit und Selbstverwirklichung. Es strukturiert Lebens-, Erfahrungs- und Übungsfelder, die dem Kind oder Jugendlichen zu einer solchen Entwicklung fehlen oder gefehlt haben, in Einzelbeziehungen, Gruppen oder Institutionen. Die Zielsetzung sozialpädagogischen Vorgehens kann bei erheblich beeinträchtigten Kindern und Jugendlichen eine Überforderung ihrer Möglichkeiten bedeuten. *Therapeutische Interventionen* können definiert werden als Formen der Einflußnahme, die sich an individuellen Einschränkungen orientieren, auf der Grundlage bestimmter Bedingungskonzepte geplant werden, in methodisch entsprechend strukturierten Beziehungen stattfinden und hinsichtlich ihrer beabsichtigten und nichtbeabsichtigten Wirkungen überprüfbar sein sollten. Therapeutisches Vorgehen ist vom Ansatz her immer in der Gefahr, neben den Defiziten die Selbsthilfe- und Selbstbestimmungsmöglichkeiten nicht genügend zu berücksichtigen. Sozialpädagogisches und therapeutisches Vorgehen sind in der tatsächlichen Anwendung nicht so deutlich voneinander abgegrenzt, wie es nach diesen Definitionen scheinen mag. Beide Vorgehensweisen können und müssen einander in unterschiedlicher Weise ergänzen.

*Sozialtherapie* ist eine Bezeichnung, die für vielfältige Verknüpfungen von therapeutischen, pädagogischen und sozialpädagogischen Aktivitäten in einem institutionellen Rahmen gebraucht wird. Sie setzt multidisziplinäre Zusammenarbeit voraus.

### Methodische Ansätze

Behandlungsansätze bei Kindern und Jugendlichen mit anhaltendem dissozialen Verhalten sind zum Teil Anwendung systematischer *Psychotherapie*. Zum Teil sind es aber auch Vorgehensweisen, die aus den Erfahrungen in Institutionen mit erheblich gestörten jungen Menschen besonders entwickelt worden sind. Die Beschreibungen über psychotherapeutisches Vorgehen stammen vor allem aus *stationären* Einrichtungen für Jugendliche mit delinquentem Verhalten. Sie lassen erkennen, daß die zugrundeliegenden Konzepte um wichtige Dimensionen erweitert werden mußten und daß die Methoden modifiziert werden mußten. Trotz unterschiedlicher Begriffssysteme und Schwerpunkte finden dadurch in der Praxis Annäherungen der Methoden statt.

Bei Jugendlichen, deren Unterbringung aufgrund einer Verurteilung oder eines behördlichen Eingriffs mit Freiheitsentzug verbunden ist, sind zudem ungewöhnliche Bedingungen hinsichtlich ihrer Einschätzung des therapeutischen Angebotes und der Bereitwilligkeit zum Eingehen einer therapeutischen Beziehung vorhanden. Individuelle Psychotherapie kann zwiespältig sowohl wie ein besonders ausgeklügeltes Unterwerfungsinstrument als auch wie eine Möglichkeit zur Erleichterung der unangenehmen aktuellen Situation erscheinen. Das Angebot kann Befürchtungen vor Abhängigkeit und Ohnmacht verstärken oder unerfüllbare Erwartungen in die Befriedigung von Beziehungswünschen wecken.

## Psychoanalytisch orientierte Therapie

Die Möglichkeiten eines *psychoanalytischen oder psychoanalytisch begründeten Vorgehens* werden in diesem Band eingehend von CHRIST u. KLÜWER dargestellt (s. Kap. 4: Neurotische Dissozialität und Delinquenz, S. 158ff.). Einen Überblick hat auch BÖLLINGER (1979) gegeben. Die Wiederbelebung und Bearbeitung von unerledigten Konflikten, die dem bewußten Erleben ferngehalten werden, ist dort angezeigt, wo diese Konflikte in den aktuellen Voraussetzungen delinquenten Handelns zutage treten (z. B. Ersatzbefriedigungen, Strafbedürfnisse, Erfüllung zugewiesener Rollenerwartungen, verborgene oder verschobene Feindseligkeit gegen Konfliktbeteiligte). Bei anhaltendem und generalisiertem dissozialen Verhalten geht es dagegen weniger um die Bearbeitung derartiger Konflikte als um die Berücksichtigung und Kompensation grundlegender Beziehungsstörungen. Die Auswirkungen von Einschränkungen oder Verzerrungen der frühen Beziehungserfahrungen sind dann statt regressiv-psychosomatisch oder depressiv in einer aggressiv-agierenden Weise verarbeitet worden. Die Defizite in der Erfahrung und Bemächtigung der Umwelt (Ich-Struktur-Defekte) und die Unsicherheit in der Beziehung zu sich selber (narzißtische Störung) haben Verwirrung und Mißtrauen beim Angebot einer therapeutischen Beziehung zur Folge, lassen die Behandlung als eine Kränkung eigener Allmachtsphantasien erleben und führen in Vorwegnahme erwarteter Enttäuschungen beim geringsten Anlaß zum Rückzug aus der Beziehung. Übereinstimmend wird deswegen ein Vorgehen für notwendig gehalten, bei dem zunächst positive Erfahrungen mit Nähe und Vertrauen, Anerkennung des eigenen Wertes ohne Vorleistungen und Überlegenheit des Therapeuten ohne Machtmißbrauch erlebt werden müssen (u. a. HART DE RUYTER 1967; GOUDSMIT 1974; REICHER 1976; KLÜWER 1974). Ehe eine Klärung der Wahrnehmungen und Gefühle und deren Auswirkungen in den Beziehungen möglich wird, sind – auf der Grundlage der Vorbereitungsphase – außerdem Erfahrungen notwendig, die eine deutlichere Unterscheidung zwischen eigenen Vorstellungen und äußerer Wirklichkeit erlauben, d. h. eine Entwicklung entsprechender Ich-Funktionen.

Für diese ersten Behandlungsabschnitte sind unterschiedliche Bezeichnungen gewählt worden (Kontaktbehandlung bzw. Kontaktphase, Basisbehandlung, Beziehungsaufbau). Unterschiedliche Auffassungen darüber, ob Einzel- oder Gruppenbehandlung oder deren Verbindung angebracht sind, beruhen vermutlich nicht zuletzt darauf, daß entsprechende Erfahrungen mit kleinen nach verschiedenartigen Indikationsgesichtspunkten ausgewählten Kollektiven (Einschätzung des Schweregrades der Persönlichkeitsstörung, Art des delinquenten Verhaltens, Altersstufe) und unter ebenso verschiedenartigen institutionellen Bedingungen (Freiheitsentzug ohne anderweitige therapeutische Einflußnahme, therapeutische Einrichtungen, therapeutische Gemeinschaften) gemacht worden sind. Möglichkeiten einer psychoanalytisch begründeten Gruppentherapie unter Bedingungen einer Jugendvollzugsanstalt sind von MOSER (1969), ST. u. E. QUENSEL (1975) und CHRIST (1978) beschrieben worden. Bedenken, die sich auf die unterschiedliche Verbalisierungsfähigkeit der beteiligten Jugendlichen beziehen (Frustrierung und Benachteiligung verbalisierungsschwacher Jugendlicher) (SHAPLAND 1967), haben sich offenbar als weniger wichtig erwiesen. Psychoanalytische Einzeltherapie erscheint auf jeden Fall bei Jugendlichen angezeigt, die auf die Wiederholung auffallender oder schwerwiegender delinquenter Handlungen fixiert sind (Überfälle, Brandstiftungen, abweichendes sexuelles Verhalten). Allerdings sind die Erfolgsaussichten fraglich, sofern die Behandlung nicht mit soziotherapeutischer Einflußnahme verbunden wird.

## Gesprächspsychotherapie

Gesprächspsychotherapie (nichtdirektives, klientenzentriertes Vorgehen) eignet sich als Unterstützung bei Orientierung und Selbstfindung in Entwicklungskrisen mit delinquentem Verhalten. Bei Jugendlichen, die sich wegen der Ausprägung ihres dissozialen Verhaltens in stationären Einrichtungen befinden, werden ähnlich wie bei psychoanalytischem Vorgehen Modifikationen notwendig. Beziehungsängste, negative Selbstbewertung und begrenzte Möglichkeiten, Gefühle überhaupt auszudrücken, erweisen sich als besondere Hindernisse bei der Einleitung der Behandlung. Die Zuverlässigkeit des Therapeuten muß sich deswegen möglichst auch außerhalb der Therapiesituation erweisen, seine Erwartungen an die Selbstexploration des Jugendlichen dürfen nicht zu hoch sein, und die Verunsicherung, die sein Verzicht auf unmittelbare Orientierungshilfen hervorruft, muß von ihm verstanden und berücksichtigt werden (u. a. JACOBS u. LOHSE 1978; BAULITZ u. Mitarb. 1978). Es muß ein längerer Zeitraum für das Erreichen einer Basisbeziehung vorgesehen werden, und es sind über das Basisverhalten des Therapeuten hinaus (Empathie, Akzeptierung, Echtheit) Ansätze notwendig, die sich mit Klärung der Beziehung zum Therapeuten und deutlicherem Einbringen des Therapeuten auch bei anderen Methoden als notwendige Modifikationen erwiesen haben. Im übrigen gilt auch hier, daß erfolgreiche Einflußnahme nicht von der Methode allein, sondern nur von ihrer Verbindung mit soziotherapeutischer Strukturierung der Gesamtsituation erwartet werden kann.

### Verhaltenstherapie

Verhaltenstherapie bei Kindern und Jugendlichen mit dissozialem Verhalten hat vor allem die Behebung der bei ihnen vorhandenen Verhaltensdefizite zum Ziel. PIELMAIER (1979) hat einen Überblick über verhaltenstherapeutische Möglichkeiten bei delinquenten Jugendlichen gegeben und unter anderem am Beispiel eines 17jährigen, der durch Diebstähle von Damenunterwäsche und Exhibitionismus auffällig geworden war, den Einsatz von Diskriminationslernen (soziale Situationen, die für Annäherungs- und Durchsetzungsverhalten geeignet sind), Modellernen (Annäherungs- und Durchsetzungsverhalten), operantes Konditionieren (verbale und nichtverbale soziale Verstärkung für Annäherungs- und Durchsetzungsverhaltensweisen) sowie Verhaltensausformung (shaping) beschrieben. Eine unmittelbare verhaltenstherapeutische Einflußnahme auf delinquentes Verhalten ist praktisch nicht möglich. Allerdings kommen bei Wiederholung gleichartiger Handlungen (Entwendungen, sexuelle Auffälligkeiten) indirektes Vermeidungslernen im Rollenspiel und Vermeidungslernen hinsichtlich tatbegünstigender Umstände (z. B. Vermeiden von Örtlichkeiten) in Betracht. Im wesentlichen aber werden mit verhaltenstherapeutischem Vorgehen Verbesserung des Sozialverhaltens, des Lern- und Arbeitsverhaltens und des Selbstversorgungsverhaltens angestrebt. Es kann dabei sinnvoll sein, zunächst nur isolierte erwünschte Verhaltensweisen zu belohnen (z. B. Pünktlichkeit, Erledigung bestimmter Aufgaben, Abgeben von Erklärungen) bzw. unerwünschte Verhaltensweisen nicht zu verstärken (z. B. Zornesausbrüche, Ausweichen). Zumeist geht es jedoch um lerntheoretisch begründete Vermittlung *komplexer* Verhaltensweisen, die mehr Erfolg bei sozialakzeptierten Lösungsversuchen für Probleme gewährleisten und damit auch zu einem Anwachsen von Selbstachtung und Selbstsicherheit beitragen. Methoden wie das „Modellunterstützte Rollentraining (MURT)" (STELLER u. Mitarb. 1978) ermöglichen es, durch Verbindung von Modellernen (Videofilm) und Rollenspiel neue Verhaltensweisen für Arbeitsplatz, Umgang mit Gleichaltrigen, Freizeit und Umgang mit Autoritäten und Behörden zu üben.

### Weitere Therapieformen

Unter den Methoden, die auf besonderen Erfahrungen in Einrichtungen für Kinder und Jugendliche mit dissozialem Verhalten beruhen, erscheinen vor allem das *Life-Space-Interview*, die *Realitätstherapie* und verschiedene Formen *geleiteter Gruppeninteraktionen* von Bedeutung.

Das *Life-Space-Interview* wird von REDL (1959) als emotionale Ersthilfe verstanden, die Einzelbehandlung und Soziotherapie dort ergänzen soll, wo im Alltagsverhalten noch wesentliche Störungen zum Ausdruck kommen. Mit solchen Situationen sind einerseits Zorn und Hilflosigkeit, andererseits aber auch besondere Lernchancen verbunden. Unter der Voraussetzung, daß Frustration und Verstimmung des Kindes akzeptiert werden, können unmittelbar Fehleinschätzungen der Wirklichkeit korrigiert, positive Ansätze anerkannt und konkrete Alternativen für die Bewältigung von Problemen und Konflikten vermittelt werden.

Als *Realitätstherapie* hat GLASSER (1965) ein Vorgehen beschrieben, bei dem Entstehungskonzepte, mit denen die Verantwortlichkeit für das delinquente Verhalten geschmälert wird, keine Beachtung finden und deswegen auch nicht die Vergangenheit, sondern Gegenwart und Zukunft des Jugendlichen im Mittelpunkt stehen. Der Therapeut soll eine Beziehung zu ihm entwickeln, bei der er sich angenommen fühlen kann und bereit ist, mit dem Therapeuten die Realität zu prüfen und systematisch zweckmäßigere Wege zur sozialakzeptierten Befriedigung seiner Bedürfnisse zu übernehmen und einzuüben. Der Therapeut sieht sich nicht als Übertragungsfigur, sondern als Person, die vermittelt, daß Moralität des Verhaltens eine wesentliche Grundlage für Zuverlässigkeit der Beziehung ist.

Die vielfältigen Formen der *Gruppenaktivitäten* bei Jugendlichen mit delinquentem Verhalten sind kaum zu überblicken. Teilweise handelt es sich um die systematische Übertragung psychoanalytischer, nichtdirektiver, verhaltenstherapeutischer sowie interaktioneller und gestalttherapeutischer Konzepte auf die Situation und die besondere Dynamik von Jugendlichengruppen. Vielen als „Gruppentherapie" bezeichneten Vorgehensweisen fehlt jedoch ein spezifisches Konzept. Sie setzen auf die Vorteile vielseitiger Wahrnehmungs-, Mitteilungs- und Erfahrungsmöglichkeiten innerhalb einer Gruppe, deren Kommunikationsformen dem Jugendlichen auch besser entsprechen mögen als die Verbalisierungen in einer Einzeltherapie. Je unsystematischer das Vorgehen ist, um so weniger lassen sich die Voraussetzungen bei Leiter und Teilnehmern definieren und um so leichter kann das Vorgehen außer Kontrolle geraten. In den Vereinigten Staaten hat – besonders bei den vielfältigen Versuchen einer Behandlung in Freiheit – die *geleitete Gruppeninteraktion* (guided group interaction) Verbreitung gefunden. Sie geht von der freien Diskussion der gegenwärtigen Alltagsereignisse und der Beziehungen innerhalb der Gruppe aus, will es dem einzelnen ermöglichen, in einer aufnehmend-unterstützenden Atmosphäre Gefühle auszudrücken und Probleme anzusprechen, und erhofft sich wechselseitige Vermittlung von Einsicht in unrealistische Vorstellungen. Bedenken beziehen sich auf die Übertragung von Gruppenerfahrungen auf die außerinstitutionelle Wirklichkeit und auf die Ausnutzung von Mitteilungen bei Konflikten außerhalb der Gruppe. Soweit die Ergebnisse systematischer Gruppentherapie bei Jugendlichen mit delinquenten Verhalten überprüft worden sind, sprechen sie für deren Wirksamkeit (u. a. PÜTZ 1976).

Als weitere Therapieformen scheinen sich *Psychodrama* und *Rollenspiel* besonders für problembelastete Jugendliche zu eignen.

## Rahmenbedingungen verändernder Einflußnahme

Es besteht nach wie vor eine Tendenz, auf dissoziale Symptome mit ausgliedernden und isolierenden Maßnahmen zu reagieren, d. h. Gründen, die für eine Fremdunterbringung in einer stationären Einrichtung zu sprechen scheinen, entsprechende Bedeutung beizumessen. Auch wenn formell therapeutische Indikationen oder der Ersatz einer unzulänglich funktionierenden Familie als ausschlaggebend gelten, sind dabei informell Bedürfnisse nach Abschreckung, Abgrenzung und Kontrolle wirksam.

Grundsätzlich sollen für die äußeren Bedingungen sozialpädagogischer und therapeutischer Einflußnahme die Zielsetzungen (s. o.) und nicht die dissozialen Symptome maßgeblich sein. Es muß deswegen stets geprüft werden, ob die beabsichtigte Form der Intervention nicht den Zielsetzungen zuwiderläuft. Entsprechende Gefahren müssen vor allem bei Fremdunterbringungen in stationären Einrichtungen berücksichtigt werden. Eine solche Fremdunterbringung kann durchaus unvermeidlich sein, wenn kein anderes soziales System die notwendigen Lebens- und Erfahrungsbedingungen gewährleisten kann oder wenn die Spezifität oder Intensität der erforderlichen therapeutischen Interventionen nur auf diese Weise erreichbar ist. Es kann auch der Wunsch eines Kindes oder Jugendlichen sein, von Belastungen, Konflikten oder Schutzlosigkeit in einer veränderten Gemeinschaftssituation befreit zu werden. Ebenso aber kann Fremdunterbringung die Zerstörung wichtiger Beziehungen, den Verlust von Sicherheit, neue Belastung durch eine schwierige Gemeinschaftskonstellation, Unterwerfung und Bestrafung bedeuten.

Es ist deswegen stets zu prüfen, ob anstelle einer beabsichtigten Unterbringung nicht doch ambulante oder teilstationäre Alternativen erfolgversprechend sind. Im Rahmen der öffentlichen Erziehung geschieht dies zunehmend. Die Zahl der Minderjährigen, die im Rahmen Freiwilliger Erziehungshilfe untergebracht sind oder für die Fürsorgeerziehung angeordnet worden ist, hat im letzten Jahrzehnt ständig abgenommen (bei der Fürsorgeerziehung allerdings auch durch Änderung der Anordnungsvoraussetzungen nach Herabsetzung des Volljährigkeitsalters). 1970 wurde für 25 186 Minderjährige, 1982 für 14441 Minderjährige Freiwillige Erziehungshilfe gewährt. 1970 waren 18901 Minderjährige, 1982 nur noch 2153 Minderjährige in Fürsorgeerziehung.

Für Jugendliche kommen als Alternativen stationärer Heimmaßnahmen in Betracht:

- Zusammenarbeit mit einer Jugendberatungsstelle bei der Bearbeitung von Konfliktbedingungen und bei der Lösung von Lern- und Ausbildungsproblemen (u. a. KNIGGE u. Mitarb. 1976).
- Tageseinrichtungen mit dem Angebot von therapeutischen Gruppen, speziellen Lernsituationen zum Ausgleich von Defiziten im Bildungs- und Ausbildungsbereich, Unterstützung im Freizeitbereich.
- Sozialtherapeutische Wohnheime für Jugendliche, deren Probleme oder Krisen ein Verbleiben in ihrer bisherigen Wohnumgebung ebenso wie selbständiges Wohnen ausschließen, die aber nicht aus ihren Bildungs- oder Ausbildungsbereichen herausgelöst werden brauchen.

Zahlreiche Versuche haben gezeigt, daß bei Jugendlichen, die sich wegen strafbarer Handlungen verantworten mußten, nach therapeutischen und sozialpädagogischen Interventionen in Freiheit oder bei offener Unterbringung die Zahl der Rückfälligen geringer ist als bei freiheitsentziehenden Maßnahmen. Vergleiche müssen dabei die Deliktbelastung als mögliches Auslesekriterium, die Intensität und Spezifität der Interventionen sowie die Art der Nachbetreuung berücksichtigen. HINSCH u. Mitarb. (1973) haben bei Jugendlichen, die innerhalb eines Jahres vom JHG Wien verurteilt worden waren, nach einem 5jährigen Überprüfungszeitraum gezeigt, daß auch bei hoher Belastung (Delikt, Familie, Ausbildung) unter den „einfach bedingt" verurteilten und den unter Bewährungshilfe stehenden Jugendlichen 54 bzw. 51% bei den einem Erziehungsheim überstellten Jugendlichen dagegen nur 26% als erfolgreich verändert gelten konnten. SCHNEIDER (1970) und EIDT (1973) haben die verschiedenen Modellversuche für jugendliche Straftäter in den Vereinigten Staaten beschrieben, mit denen eine Institutionalisierung vermieden werden soll. Zumindest für einen Teil der Jugendlichen erwiesen sich derartige Programme gegenüber freizeitsentziehenden Maßnahmen als erfolgreicher. Von Bedeutung waren dabei u. a. die geeignete Zuordnung von Probanden und Mitarbeitern, Unterstützung der Probanden bei Planungen und Regelungen im täglichen Leben sowie die Stabilität der Beziehung zu den

Mitarbeitern. Im übrigen dürften die Erfolgsaussichten von der Differenzierung der Angebote nach Defiziten und Problemen der Jugendlichen abhängen.
Es darf natürlich nicht übersehen werden, daß delinquente Handlungen bei einzelnen Jugendlichen bereits als so verfestigte Handlungsmuster (u. a. Brandstiftungen und andere destruktive Unternehmungen, Taten gegen die sexuelle Selbstbestimmung) wiederholt werden, daß ein unkontrollierter Aufenthalt in Freiheit wegen der erheblichen Gefahr für andere Menschen und auch wegen der nicht endenden Schwierigkeiten für den Jugendlichen selbst nicht möglich ist.
Sofern für einen stationären Aufenthalt in einem Heim keine Alternativen in Betracht kommen (s. o.), müssen sozialtherapeutische Voraussetzungen gewährleistet sein. Das erscheint nur bei kleinen, überschaubaren Einrichtungen bzw. Einheiten eines Verbundes möglich, die nicht mehr als 24 Plätze haben sollten. Die personelle und sächliche Ausstattung muß die notwendigen therapeutischen Interventionen, sozialpädagogische Strukturierung des Erfahrungsfeldes, Bildungs- und Ausbildungsangebote sowie die Unterstützung beim Umgang mit Freizeit und mit Außenkontakten sicherstellen.

## Prävention dissozialen Verhaltens

Prävention soll diejenigen Entstehungs- und Verfestigungsbedingungen vermindern, die sich auf die Entwicklung von Kindern und Jugendlichen derart auswirken, daß sie mit wiederholtem, anhaltendem oder generalisiertem dissozialen Verhalten in Erscheinung treten.
Dagegen kann es nicht das Ziel präventiver Bemühungen sein, normabweichendes Verhalten bei Kindern und Jugendlichen schlechthin zu verhindern. Da Verhaltensregelungen nicht alle möglichen Konflikte und alle berechtigten Bedürfnisse berücksichtigen können und weil sich ihre Gültigkeit für unterschiedliche Situationen erst erweisen muß, ist es nicht ungewöhnlich, daß sie im Verlauf der Entwicklung gelegentlich verletzt werden. Verläufen, die zu anhaltend dissozialem Verhalten führen, läßt sich vor allem dadurch vorbeugen, daß *Benachteiligungen beim Erlernen konformer sozialer Fähigkeiten* vermieden oder ausgeglichen werden und daß *verfestigende Reaktionen* unterbleiben.
*Vermeiden von Benachteiligungen* erscheint vor allem möglich durch:

1. Verhinderung von Deprivation während der *ersten Lebenszeit* (Unterstützung und Befähigung alleinstehender Mütter zu beständiger Betreuung ihrer Kinder; Frühadoption).
2. Verhinderung von Beziehungsabbrüchen während der *Kleinkinderzeit*; familienunterstützende und familienergänzende Hilfen für strukturell unvollständige Familien.
3. Berücksichtigung unterschiedlicher Lernvoraussetzungen im *Schuleingangsbereich*.
4. Unterlassen aller herabsetzenden und verletzenden Leistungsvergleiche, Bewertungen und Sortierungsvorgänge in der *Schule*; individuelle Unterstützung beim Ausgleich von Lernschwierigkeiten; Anerkennung praktischer Fähigkeiten.
5. Akzeptieren *individueller Besonderheiten* der Leistungsmöglichkeiten und des Verhaltens ohne ausgliedernde Reaktionen.

*Verfestigungen* kann entgegengewirkt werden, wenn:

1. abweichendes Verhalten als Hinweis auf das Fehlen anderer Möglichkeiten zur Lösung vorhandener Probleme verstanden wird;
2. bei zweifelsfrei erwiesenen delinquenten Handlungen, die inoffiziellen Regelungen (Einschreiten, Wiedergutmachen, Klären, Alternativen) in Nachbarschaft und Schule Vorrang haben;
3. bei Einschalten offizieller Kontrollinstanzen (Polizei, Jugendbehörden) entweder auf inoffizielle Regelungen zurückverwiesen wird oder die gleichen Facheinrichtungen (z. B. Erziehungsberatungsstellen) in Anspruch genommen werden wie bei anderen Entwicklungs- und Verhaltensproblemen;
4. stigmatisierende, verallgemeinernde Kennzeichnungen des Kindes oder seiner Handlungsweise unterbleiben;
5. Selbsthilfemöglichkeiten der betroffenen Familien, Kinder und Jugendlichen angesprochen werden;
6. Reaktionen, die Isolierung, Ausgliederung, Einschränkung der Bildungs- und Ausbildungsmöglichkeiten zur Folge haben, unterbleiben.

Grundlegende Voraussetzung der aufgeführten präventiven Aktivitäten und Verhaltensweisen ist das fortwährende politische Bemühen um die Verhinderung oder die Aufhebung *sozialer Desintegration* von Familien, Bevölkerungsgruppen, Wohngebieten.

## Literatur

Ahlheim, R., W. Hülsemann, H. Kapczynski, M. Kappeler, M. Liebel, Ch. Marzahn, F. Werkentin: Gefesselte Jugend. Fürsorgeerziehung im Kapitalismus. Suhrkamp, Frankfurt 1971
Aichhorn, A.: Verwahrloste Jugend, 8. Aufl. Huber, Bern 1974
Albrecht, P. A., S. Lamnek: Jugendkriminalität im Zerrbild der Statistik. Juventa, München 1979
Alexander, F., H. Staub: Der Verbrecher und sein Richter. Wien 1929
Arlet, D.: Kinder töten Kinder. Kriminalstatistik Verl., Hamburg 1971
Bauer, H. G., R. Berg, V. Kuhlen: Forschung zu Problemen der Jugendhilfe. Bestandsaufnahme und Analyse. Juventa, München 1976
Baulitz, U., U. Flöttmann, H. Lohse: Gesprächspsychotherapie bei Delinquenten in der sozialtherapeutischen Anstalt. Indikation, Organisationsbedingungen und Erfolg. GwGInfo Dez. 1978, 4

Becker, H. S.: Außenseiter. Fischer, Frankfurt/M. 1973
Bernstein, B.: Family role systems, socialization and communication. Zit. b. Fend, H.: Sozialisierung und Erziehung, 2./3. Aufl. Beltz, Weinheim 1970
Bloch, H. A., A. Niederhoffer: The Gang. Philosophical Library, New York 1958
Böllinger, L.: Psychoanalyse und die Behandlung von Delinquenten. Müller, Heidelberg 1979
Bohnsack, R.: Handlungskompetenz und Jugendkriminalität. Luchterhand, Neuwied 1973
Bonstedt, Ch.: Organisierte Verfestigung abweichenden Verhaltens. Juventa, München 1972
Bowlby, J.: Fourty-four juvenile thieves: Their characters and home life. Int. J. Psychoanal. 25 (1944) 19, 107
Breland, M.: Lernen und Verlernen von Kriminalität. Westdeutscher Verlag, Opladen 1975
Brusten, M.: Soziale Schichtung, selbstberichtete Delinquenz und Prozesse der Stigmatisierung in der Schule. Krim. J. 6 (1974) 29
Brusten, M., K. Hurrelman: Abweichendes Verhalten in der Schule. Juventa, München 1976
Bundeskriminalamt: Polizeiliche Kriminalstatistik 1981. Wiesbaden 1982
Christ, H.: Psychoanalytische Gruppenbehandlung im Jugendgefängnis. Enke, Stuttgart 1978
Cicourel, A. V., J. I. Kitsuse: Die soziale Organisation der Schule und abweichende jugendliche Karrieren. In: Soziologie der Erziehung, hrsg. von K. Hurrelmann. Beltz, Weinheim 1974
Cloward,R. A.: Illegitimate means, anomie and deviant behavior. Amer. Sociol. Rev. 24 (1959) 164, übersetzt: Illegitime Mittel, Anomie und abweichendes Verhalten. In: Kriminalsoziologie, hrsg. von F. Sack, R. König. Akademische Verlagsgesellschaft, Frankfurt/M. 1968
Cloward, R. A., L. E. Ohlin: Delinquency and Opportunity. A Theory of Delinquent Gangs, 2nd ed. Free Press, New York 1966
Cohen, A. K.: Abweichung und Kontrolle. Juventa, München 1968
Cohen, A. K.: Kriminelle Jugend. Zur Soziologie des Bandenwesens. Rowohlt, Reinbek 1961 (Original New York 1951)
Dallinger, W., K. Lackner: Kommentar zum Jugendgerichtsgesetz. Beck, München 1955
Danzinger, R., P. Jeschek, J. Egger: Der Weg ins Gefängnis. Beltz, Weinheim 1979
Dechêne, H. C.: Verwahrlosung und Delinquenz. Fink, München 1975
Doleschal, E.: Social forces and crime. Criminal Justice Abstr. 1978, deutsche Übers.: Soziales Kräftegleichgewicht und Kriminalität. Krim. J. 11 (1979) 81
Dührssen, A.: Psychogene Erkrankungen bei Kindern und Jugendlichen. Verlag für medizinische Psychologie, Göttingen 1954
Durkheim, E.: Regeln der soziologischen Methode. In: Soziologische Texte 3, 2. Aufl., hrsg. von R. König. Luchterhand, Neuwied 1961
Eberhard, K.: Merkmalssyndrome der Verwahrlosung. Prax. Kinderpsychol. 18 (1969) 60
Eberhard, K.: Dimensionierung der Verwahrlosung. Prax. Kinderpsychol. 18 (1969) 109
Eberhard, K., G. Kohlmetz: Verwahrlosung und Gesellschaft. Vandenhoeck & Ruprecht, Göttingen 1973
Eidt, H. H.: Behandlung jugendlicher Straftäter in Freiheit. Schwartz, Göttingen 1973
Engelhardt, D. v.: Der „labeling approach" in kriminologischer Sicht. Krim. J. 4 (1972) 56
Erikson, K. T.: Waywards puritans: A Study in the Sociology of Deviance. Wiley, New York 1966
Feger, G.: Die unvollständige Familie und ihr Einfluß auf die Jugendkriminalität. – Familie und Jugendkriminalität, Bd. I. Enke, Stuttgart 1969
Fluk, E.: Jugendamt und Jugendhilfe im Spiegel der Fachliteratur. Dtsch. Jugendinst., München 1972
Funke, E. H., N. Hilker, V. Link: Lernbehinderung und Kriminalität. Schindele, Rheinstetten 1979
Gipser, D.: Mädchenkriminalität. Juventa, München 1975
Glasser, W.: Reality Therapy. Harper, New York 1965
Glueck, S., E. Glueck: Unrevealing Juvenile Delinquency. Harvard, Cambridge/Mass. 1950
Gottschalch, W., M. Neumann-Schönwetter, G. Soukup: Sozialisationsforschung. Fischer, Frankfurt/M. 1971
Goudsmit, W.: Bemerkungen zur Indikation der Psychoanalyse bei Tätern von sehr schweren Delikten. Psyche 28 (1974) 684
Goydke, R., F. Specht: Intelligenzstruktur bei Jugendlichen mit dissozialem Verhalten. Z. Kinder- u. Jugendpsychiat. 4 (1976) 3
Gregor, A., E. Voigtländer: Die Verwahrlosung, ihre klinisch-psychologische Bewertung und ihre Bekämpfung. Karger, Berlin 1918
Gummel, U.: Jungtäterverwahrung. Kriminalstatistik Verl., Hamburg 1972
Haferkamp, H.: Kriminalität ist normal. Enke, Stuttgart 1972
Hart de Ruyter, T.: Zur Psychotherapie der Dissozialität im Jugendalter. Jb. Jugendpsychiat. 6 (1967)
Hartmann, K.: Theoretische und empirische Beiträge zur Verwahrlosungsforschung, 2. Aufl. Springer, Berlin 1977
Hasenclever, Ch.: Jugendhilfe und Jugendgesetzgebung ab 1900. Vandenhoeck & Ruprecht, Göttingen 1978
Haskell, M. R.: Toward a reference group theory of juvenile delinquency. Soc. Probl. 8 (1961) 220
Haskell, M. R., L. Yablonski: Juvenile Delinquency, 2nd. ed. Rand McNally, Chicago 1978
Hasler, H.: Die statusabhängige soziale Kontrolle in der Familie und die Jugenddelinquenz.– Familie und Jugendkriminalität, Bd. IV. Enke, Stuttgart 1970
Heltzel, R.: Zur Arbeit des Jugendamtes mit sogenannten auffälligen, störenden oder abweichenden Kindern und Jugendlichen. Med. Diss., Göttingen 1979
Herriger, N.: Verwahrlosung. Eine Einführung in Theorien sozialer Auffälligkeit. Juventa, München 1979
Hinsch, J., H. Leirer, H. Steinert: Wie man sie „schafft": Über Spezialprävention durch Jugendstrafvollzug. In: Der Prozeß der Kriminalisierung, hrsg. von H. Steinert. Juventa, München 1973
Hornstein, W. (Hrsg.): Bericht über Bestrebungen und Leistungen der Jugendhilfe – Fünfter Jugendbericht. Deutscher Bundestag, Drucksache 8/3685. Heger, Bonn 1980
Jacobs, S., H. Lohse: Gesprächspsychotherapie mit erwachsenen Delinquenten im Rahmen der sozialtherapeutischen Anstalt. GwGInfo Dez. 1978, 11
Kaiser, G.: Jugendkriminalität. Beltz, Weinheim 1977
Kaiser, G.: Gesellschaft, Jugend und Recht. Beltz, Weinheim 1977
Kaiser, J.: Jugenddelinquenz in rollentheoretischer Sicht. – Familie und Jugendkriminalität, Bd. III. Enke, Stuttgart 1970
Kargl, W.: Kriminalität und Psychoanalyse. Mschr. Krim. 59 (1976) 267
Keckeisen, W.: Die gesellschaftliche Definition abweichenden Verhaltens. Juventa, München 1974
Keske, M.: Der Anteil der Bestraften in der Bevölkerung. Mschr. Krim. 62 (1979) 257
Kerscher, I.: Sozialwissenschaftliche Kriminalitätstheorien. Beltz, Weinheim 1977
Kitsuse, J. I.: Social reaction to deviant behavior: Problems of theory and method. Soc. Problems 9 (1962) 247
Kluge, K. J., I. Marcinkowski: Psycho-soziales Verhalten heranwachsender „Verwahrloster" sowie heimerzieherische Möglichkeiten und Grenzen ihrer Refunktionalisierung. Prax. Kinderpsychol. 23 (1974) 308
Kluge, K. J., N. v. Randow: Kinder- und Schülerdelinquenz. Wissenschaftliche Buchgesellschaft, Darmstadt 1979
Klüwer, C.: Neurosentheorie und Verwahrlosung. Psyche 28 (1974) 285
Knigge, V., Ch. Körner, H. Krüger: Unterrichtsaktivitäten in einer Kontakt- und Beratungsstelle für Jugendliche. In: Psychische Gesundheit und Schule, hrsg. von G. Nissen, F. Specht. Luchterhand, Neuwied 1976

Kok, J. F. W.: Grundlagen moderner Heimerziehung. (Übers. a. d. Niederländischen). Lambertus, Freiburg 1976
Künzel, E.: Jugendkriminalität und Verwahrlosung, 2. Aufl. Vandenhoeck & Ruprecht, Göttingen 1968
Landeskriminalamt Nordrhein-Westfalen: Jugendkriminalität und Jugendgefährdung in Nordrhein-Westfalen 1978. Düsseldorf 1979
Lazarus, H.: Subjektive Familienstruktur und Jugendkriminalität. Schindele, Rheinstetten 1976
Lempp, R.: Jugendliche Mörder. Huber, Bern 1977
Lösel, F.: Handlungskontrolle und Jugenddelinquenz. Enke, Stuttgart 1975
Lösel, F.: Prozesse der Stigmatisierung in der Schule. In: Stigmatisierung 2, hrsg. von M. Brusten, J. Hohemeier. Luchterhand, Neuwied 1975
Lüddersen, K., F. Sack (Hrsg.): Abweichendes Verhalten I. Die selektiven Normen der Gesellschaft. Suhrkamp, Frankfurt/M. 1975
Matza, D., G. M. Sykes: Techniken der Neutralisierung. In: Kriminalsoziologie, hrsg. von F. Sack, R. König. Akademische Verlagsgesellschaft, Frankfurt/M. 1963 (Original: Techniques of neutralization: A theory of delinquency. Amer. Sociol. Rev. 22 (1957) 664)
Merton, R. K.: Social Theory and Social Structure. Glencoe, New York 1957, auszugsweise übersetzt: Sozialstruktur und Anomie. In: Kriminalsoziologie, hrsg. von F. Sack, R. König. Akademische Verlagsgesellschaft, Frankfurt/M. 1968
Mollenhauer, K.: Einführung in die Sozialpädagogik, 4. Aufl. Beltz, Weinheim 1968
Moser, T.: Gespräche mit Eingeschlossenen. Suhrkamp, Frankfurt/M. 1969
Moser, T.: Jugendkriminalität und Gesellschaftsstruktur. Suhrkamp, Frankfurt/M. 1970
Nissen, G.: Dissozialität und Verwahrlosung. In: Lehrbuch der speziellen Kinder- und Jugendpsychiatrie, hrsg. von H. Harbauer u. Mitarb., 2. Aufl. Springer, Berlin 1974
Opp, K. D.: Kriminalität und Gesellschaftsstruktur. Luchterhand, Neuwied 1968
Opp, K. D.: Zur Erklärung delinquenten Verhaltens von Kindern und Jugendlichen. Dtsch. Jugendinst., München 1969
Pielmaier, H.: Verhaltenstherapie bei delinquenten Jugendlichen. Enke, Stuttgart 1979
Pongratz, L., M. Schäfer, D. T. Weisse: Zusammenhänge zwischen Kinderdelinquenz und Jugendkriminalität. Krim. J. 6 (1974) 7
Pongratz, L., M. Schäfer, P. Jürgensen, D. Weisse: Kinderdelinquenz. Daten, Hintergründe, Entwicklungen. Juventa, München 1977
Pütz, A.: Einstellungs- und Verhaltensänderung bei Jugendlichen mit sozial abweichendem Verhalten. Kohlhammer, Stuttgart 1976
Quensel, St.: Delinquenzbelastung und soziale Schicht bei nichtbestraften männlichen Jugendlichen. Mschr. Krim. 54 (1971) 236
Quensel, St., E. Quensel: Läßt sich Delinquenzbelastung messen? Krim. J. 1 (1969) 4
Quensel, St., E. Quensel: Gruppendynamische Behandlungsmethoden im Jugendstrafvollzug. Prax. Kinderpsychol. 24 (1975) 64
Quensel, St., E. Schelenz: Steigt die Kinderkriminalität? Mschr. Krim. 61 (1978) 396
Redl, F.: Strategy and techniques of the Life-space interview. Amer. J. Orthopsychiat. 29 (1959) 1
Redl, F., D. Wineman: Children who Hate: The Disorganization and Breakdown of Behavior Controls. Glencoe, New York 1951
Reicher, J. W.: Die Entwicklungspsychopathie und die analytische Psychotherapie von Delinquenten. Psyche 30 (1976) 604
Remschmidt, H., M. Schmidt (Hrsg.): Multiaxiales Klassifikationsschema für psychiatrische Erkrankungen im Kindes- und Jugendalter nach Rutter, Shaffer und Sturge. Huber, Bern 1977
Remschmidt, H., W. Merschmann, R. Walter: Zum Dunkelfeld kindlicher Delinquenz. Eine Erhebung an 493 Probanden. Mschr. Krim. 58 (1975) 133
Rottenecker, H.: Strukturwandel der Familie im industriellen Zeitalter und Jugenddelinquenz. – Familie und Jugendkriminalität, Bd. I. Enke, Stuttgart 1969
Sack, F.: Neue Perspektiven der Kriminalsoziologie. In: Kriminalsoziologie, hrsg. von F. Sack, R. König. Akademische Verlagsgesellschaft, Frankfurt/M. 1968
Sack, F.: Probleme der Kriminalsoziologie. In: Wahlverhalten, Vorurteile, Kriminalität, Handbuch der empirischen Sozialforschung, 2. Aufl., Bd. XII, hrsg. von R. König. Enke, Stuttgart 1978
Schaffstein, F.: Jugendkriminologische und rechtspolitische Bemerkungen zur Verurteiltenstatistik 1977. Mschr. Krim. 62 (1979) 272
Schneider, H. J.: Jugendkriminalität im Sozialprozeß. Vandenhoeck & Ruprecht, Göttingen 1974
Schneider, H. J.: Behandlungsexperimente für delinquente Jugendliche in den USA. Mschr. Krim. 53 (1970) 219
Schneider, H. J.: Behandlung in Freiheit. Psychol. heute 6 (1978) 67
Seitz, W., W. Götz: Familiäre Erziehung und jugendliche Delinquenz. Enke, Stuttgart 1979
Shapland, P. H.: Groups and the ability to communicate. Brit. J. Crim. 7 (1967) 404
Specht, F.: Sozialpsychiatrische Probleme der Jugendverwahrlosung. Enke, Stuttgart 1967
Specht, F.: Möglichkeiten und Grenzen der Therapie bei deviantem Verhalten im Rahmen der Kinderpsychiatrie. In: Therapien in der Kinder- und Jugendpsychiatrie, hrsg. von F. Poustka, W. Spiel. Egermann, Wien 1975
Specht, F.: Auswirkungen früher Beziehungsstörungen in der Adoleszenz. Prax. Psychother. 21 (1976) 197
Springer, W.: Kriminalitätstheorien und ihr Realitätsgehalt. Enke, Stuttgart 1973
Statistisches Bundesamt: Öffentliche Jugendhilfe 1978. Kohlhammer, Stuttgart 1980
Steinvorth, G.: Diagnose Verwahrlosung. Dtsch. Jugendinst., München 1973
Steller, M., W. Hommers, H. J. Zienert (Hrsg.): Modellunterstütztes Rollentraining. Verhaltensmodifikation bei Jugenddelinquenz. Springer, Berlin 1978
Stutte, H.: Über mehrdimensionale Diagnostik und Therapie in der sozialen Jugendhilfe. Unsere Jugend 10 (1952) 369
Stutte, H.: Die soziale Individualprognose bei verwahrlosten und kriminellen Jugendlichen. In: Handbuch der Heimerziehung. Diesterweg, Frankfurt/M. 1956
Stutte, H.: Psychopathologische Bedingungen der Jugendkriminalität. Recht d. Jugend 12 (1964) 33
Sutherland, E. H.: Principles of Criminology. Philadelphia 1947. Auszugsw. Übersetzung: Die Theorie der differentiellen Kontakte. In: Kriminalsoziologie, hrsg. von F. Sack, R. König. Akademische Verlagsgesellschaft, Frankfurt 1968
Thimm, W.: Lernbehinderung als Stigma. In: Stigmatisierung 1, hrsg. von M. Brusten, J. Hohmeier. Luchterhand, Neuwied 1975
Thomas, W. I., D. S. Thomas: Die Definition der Situation (Auszug der Übersetzung: The Child in America, New York 1928). In: Symbolische Interaktion, hrsg. von H. Steinert. Klett, Stuttgart 1973
Trabandt, H., H. Trabandt: Aufklärung über Abweichung. Enke, Stuttgart 1975
Trasler, G.: Criminal behaviour. In: Handbook of Abnormal Psychology, hrsg. von H. J. Eysenck. London 1973
Traulsen, M.: Wie sind Gesetzesverstöße bei strafunmündigen Kindern zu beurteilen? Krim. J. 6 (1974) 23
Traulsen, M.: Delinquente Kinder und ihre Legalbewährung. Lang, Frankfurt 1976
Trautner, H. M., W. B. Sahm, I. Deuchert-Laaser: Zur Entwicklung der Jugendkriminalität zwischen 1956 und 1976. Mschr. Krim. 63 (1980) 65

Walter, R., W. Merschmann, G. Höhner: Unregistrierte Delinquenz Strafunmündiger und Persönlichkeitsmerkmale im FPI. Mschr. Krim. 58 (1975) 339

Walter, R., H. Remschmidt, G. Höhner: Untersuchungen zur Delinquenz Strafunmündiger. In: Jugendpsychiatrie und Recht, hrsg. von H. Remschmidt, H. Schüler-Springorum. Heymann, Köln 1979

Warmerdam, A. A.: Soziotherapeutische Basistherapie mit Delinquenten. Psyche 30 (1976) 589

Weinschenck, C.: Die erbliche Lese-Rechtschreibschwäche und ihre sozial-psychiatrischen Auswirkungen, 2. Aufl. Huber, Bern 1965

Yablonski, L.: The delinquent gang as a near-group. In: The Sociology of Crime and Delinquency, 2nd ed., hrsg. von M. E. Wolfgang. New York 1963

# 10 Störungen der Sexualentwicklung und des Sexualverhaltens

*Matthias Martin, Iris Dauner*

## Entwicklungsaspekte sexuell abweichenden Verhaltens

Bei der Beurteilung sexueller Auffälligkeiten bis hin zum devianten Sexualverhalten bei Kindern und Jugendlichen sind vier Aspekte besonders zu berücksichtigen:
- phasenspezifisch-reifungsbiologische Aspekte,
- Verlauf und Inhalt der Sexualerziehung,
- aktuelle Situation unter Berücksichtigung eventueller „Auslöser" und
- die psychosexuelle Situation unter Berücksichtigung psychischer oder körperlicher Krankheiten.

Erst wenn diese Themenkreise ausreichend geklärt sind, kann das Ausmaß des Pathologischen im Einzelfall eingeschätzt und eine gezielte Therapie begonnen werden.

### Phasenspezifisch-reifungsbiologische Aspekte

Die Kenntnisse der Entwicklungspsychologie des Kinder- und Jugendalters, die sich bekanntlich mit der körperlichen und psychomotorischen Entwicklung ebenso befaßt, wie reifungsbiologische Forschungen die psychische Situation berücksichtigen, ist Voraussetzung für die Beurteilung sexueller Normabweichungen.
Bereits bei der Geburt wird, entsprechend den eindeutigen anatomischen Voraussetzungen, die schicksalhafte Feststellung der Geschlechtszugehörigkeit getroffen, danach setzt die Erziehung zum Jungen oder Mädchen ein (GÖLLNITZ 1975).
In der Folgezeit werden die komplizierten genetisch gesteuerten hormonellen Entwicklungsphasen durch Erziehungs- und Prägungsfaktoren variiert.
Im frühen Kindesalter, d. h. bei Säuglingen und Kleinkindern, kennen wir eine Lustempfindung, die zwar als Sexualität verstanden werden kann, die sich aber deutlich von der Sexualität in und nach der Pubertät unterscheidet.
Beim *Säugling* dominieren diffuse Lust- und Unlustempfindungen von ganz archaischem Charakter, etwa beim Saugakt und den meist rhythmisch vollzogenen Bewegungsmechanismen, neben genitalen Sensationen, die auch für den Säugling und das Kleinkind von Bedeutung sind. Dabei unterstellen auch die Organisationsstufen der Libido im Sinne der Psychoanalyse dem jüngeren Kind nicht generell eine Sexuallust (HARBAUER 1975).
Im *Kleinkindalter* entwickeln sich festere „Liebesbeziehungen" vorwiegend zur Mutter oder anderen festen Bezugspersonen, aber auch zu Sachen (Teddy, Puppe), die beispielsweise auch zum Fetisch werden können.
Stuhl und Urin werden vom Kind zunächst wertfrei und mit Interesse betrachtet, ebenso die Ausscheidungsorgane, die am eigenen Körper, aber auch am Körper der Spielkameraden genauso neugierig „untersucht" werden wie andere Dinge auch, welche das Kleinkind erstmals beobachtet. Diese „Doktorspiele" lösen oftmals bei den Müttern große Beunruhigung aus, ebenso beobachtete Spielereien am Genitale, die sowohl beim Kleinkind als auch beim Schulkind nur in seltenen Fällen der Masturbation im engeren Sinne zuzuordnen sind, allerdings dann entsprechende therapeutische Bemühungen notwendig machen, wenn diese Praktik vom Kind exzessiv geübt wird, da sonst eine Fixierung entstehen und eine neurotische sexuelle Fehlentwicklung beginnen kann.
Den sexuellen Regelwidrigkeiten beim *Jugendlichen* liegen oftmals aus pubertären Ängsten und Unsicherheiten erwachsende Störungen der Kontaktnahme zugrunde, verbunden mit dem Wunsch, sich von renommierenden Alterskameraden auf sexuellem Gebiet ebenfalls zu beweisen und damit als „erwachsen" und gleichwertig akzeptiert zu werden. Vor diesem Hintergrund sind die meisten (Fehl-)Verhaltensweisen bei Jugendlichen keine Deviationen, die im Erwachsenenalter unter Umständen als „Perversionen" diagnostiziert würden, sondern pubertäre Durchgangsphasen, die allerdings jugendpsychiatrische therapeutische Beachtung finden müssen.

### Verlauf und Inhalt der Sexualerziehung

Die *Sexualerziehung* spielt bei Kindern und Jugendlichen, die zeitbedingt mit Sexualthemen überschwemmt werden, eine immer entscheidendere Rolle. Im Gegensatz zur Sexualisierung der Umwelt ist die tatsächliche Unkenntnis der Jugendlichen über sexuelle Vorgänge oft erschreckend, wenngleich sie sich alle, zumindest anfänglich, als „aufgeklärt" bezeichnen.
Die Vielschichtigkeit der Sexualität und ihre „Durchdringung der Persönlichkeit" erfordert das Einbeziehen mehrerer Gebiete und Betrachtungsweisen über die biologisch-anatomische Ebene hinaus (THOMAS 1970). Aus jugendpsychiatrischer Sicht spielen neben Kontaktstörungen und untergründigen vielseitigen Ängsten, mangelnde Kenntnisse – sowohl bei Eltern als auch bei Kindern und Jugendlichen, verbunden mit erheblichen Ausweichtendenzen – eine entscheidende Rolle bei der Entstehung sexuell abweichenden Verhaltens.
Die sexuelle Aufklärung selbst ist kein ein- oder mehrmaliges Ereignis, sie kann nicht im 3., im 6. oder im 12. Lebensjahr vollständig geleistet werden. Sie geschieht von Geburt an als permanenter Prozeß, sie entspringt der Einstellung und Haltung der Eltern zur Sexualität und ist somit vergleichbar mit der prozeßhaften intellektuellen, emotionalen und körperlichen Entwicklung. „Es ist eine Illusion zu glauben, daß psychosexuelle Deviationen verhindert werden können, wenn fehlerfreie sexu-

elle Erziehung – wenn es eine solche gibt – durchgeführt wurde" (NISSEN 1977).
Die aktuelle Situation muß stets genau untersucht werden. Neben den allgemeinen Konflikten, welche das sexuelle Fehlverhalten begünstigen und unterhalten können, sollte besonders auf Auslöserreize, Vorbilder und Tatkonstellation geachtet werden. Meist gelingt es, das Zusammenspiel dieser Faktoren vor dem Hintergrund dieser phasenspezifischen (pubertären) Problematik rasch in den Griff zu bekommen.
Die Klärung der psychosexuellen Situation umfaßt neben den bereits genannten Faktoren die Auswirkungen im psychopathologischen (krankhaften) Bereich und berücksichtigt neben dem körperlichen Entwicklungsstand (unter Berücksichtigung von Normabweichungen) auch die körperlichen Krankheitsbilder, die zu sexuellen Störungen führen können. Dies bedeutet, daß stets neben der Erhebung der Sexualanamnese eine genaue körperliche Untersuchung durchzuführen ist.
Zusammenfassend ist zu betonen, daß dem Entwicklungsaspekt bei allen Regelwidrigkeiten im Sexualverhalten von Kindern und Jugendlichen in seiner Gesamtheit eine zentrale Rolle zukommt und wesentlich die Prognose bestimmt.

## Transkulturelle Aspekte

In Zusammenhang mit der steigenden Anzahl der *Gastarbeiterkinder* muß sich auch der Kinder- und Jugendpsychiater vermehrt mit transkulturellen Problemen der Sexualität befassen, und zwar sowohl bezüglich der körperlichen (oftmals „vorzeitigen") Reife als auch unter sexualpädagogischen Aspekten, einschließlich der üblichen Normen, der Geschlechtsrollenverteilung und der religiösen Vorschriften im Heimatland der Gastarbeiterkinder.
Kulturgeschichtliche, ethnologische und transkulturell-psychiatrische Forschung belegen, daß gerade das sexuelle Verhalten des Menschen und dessen normative Bewertung sehr starken kulturellen, der jeweiligen historischen Situation entsprechenden Einflüssen ausgesetzt ist. Dies zeigt sowohl die Beobachtung an Naturvölkern (MEAD 1936) als auch der Vergleich verschiedener religiöser Umwelten. Verschiedenheiten im Umgang mit der Sexualität können sich ausbilden und sind gesellschaftlich überformt im Verständnis der Geschlechtsrollen, bei der Ausformung des sexuellen Zusammenlebens und bei der Bewertung gegenüber sexuellen Varianten und Abweichungen (BRÄUTIGAM 1979).
Einige *Fallbeispiele* sollen die Thematik umreißen:

Die 14½jährige D. lebte seit ihrem 4. Lebensjahr mit ihren türkischen Eltern in einer hessischen Großstadt und besuchte die Realschule. Erstmals nach über 10 Jahren besuchte sie mit ihrer Familie ihren Heimatort. Dort fand eine große Hochzeit statt, und D. wurde, ohne vorher gefragt geworden zu sein, mit einem 28jährigen weitläufigen Verwandten gegen ihren Willen verheiratet. Die Hochzeitsnacht erlebte sie als Vergewaltigung, es gelang ihr zu fliehen und nach Deutschland zurückzukehren. Dort konnte sie im Elternhaus nicht wieder aufgenommen werden, da sie ihren Ehemann verlassen hatte. Mit Hilfe des Jugendamtes kam D. in ein Jugendwohnheim, besuchte dort weiter die Schule und konnte sich lediglich noch heimlich mit ihrer Mutter treffen. Als sie gemeinsam mit anderen Jugendlichen eine Kirmes besuchte, wurde sie von 4 erwachsenen Türken weggeschleppt und brutal vergewaltigt, wobei letztere keinerlei Schuldgefühle zeigten, da eine Frau, die ihren Ehemann verlassen hatte, praktisch „Freiwild" sei. D. weigert sich, in die Türkei zurückzukehren, kann andererseits in Deutschland vorerst keine feste Beziehung eingehen, da sie erst nach 10jähriger kinderloser Ehe ihrerseits die Möglichkeit hat, eine Scheidung einzureichen, und ihr Ehemann sie bislang noch nicht offiziell „verstoßen" hat.
Die 13jährige S. wurde nach einer Serie von Suizidversuchen in der Klinik aufgenommen, ebenso wie die 16jährige L. Für S. stand ganz zentral die Angst im Vordergrund, von ihrem Vater in die Türkei abgeschoben zu werden, während für L., welche das Gymnasium besuchte, der Konflikt darin bestand, daß sie nicht die gleichen Freiheiten von ihrem Vater eingeräumt bekam wie deutsche Mädchen, d. h. weder ein öffentliches Schwimmbad besuchen durfte noch eine Diskothek etc.

Die Probleme, die sich insbesondere bei weiblichen jugendlichen Ausländern stellen, werden ergänzt durch die Schwierigkeiten, die sich auch bei Jungen finden, wobei sie allerdings in anderen Bereichen angesiedelt zu sein scheinen. Wir finden hier eher Schwierigkeiten bei Kindern, weniger bei Jugendlichen, die ihre Rolle anscheinend problemfreier finden.

Der 5jährige I. kam wegen Sprachentwicklungsverzögerung zur stationären Behandlung, wobei sich die Schwierigkeit ergab, daß seine Eltern nur türkisch mit ihm sprachen, während die logopädische Behandlung in deutscher Sprache durchgeführt werden mußte. Dieser Junge hat langes, blondes, gelocktes Haar, zu einem Pferdeschwanz gebunden. Er schrie jedes Mal, wenn sich eine Betreuerin mit einem Kamm näherte. Hänseleien konnten nicht vermieden werden, zumal es die religiösen Vorschriften erforderten, daß dem Jungen die Haare bis zur Vollendung des 7. Lebensjahres nicht geschnitten werden durften. Dann sollten sie gewogen werden, und ihrem Zweck entsprechend für Geld wohltätigen Zwecken zur Verfügung gestellt werden.
Bei einem anderen 6jährigen handelte es sich um einen Jungen mit Pubertas praecox, dessen sekundäre Behaarung zunächst nicht auffiel, weil er regelmäßig von seinen Eltern sorgfältig rasiert wurde.

Die Fallbeispiele machen deutlich, daß jede Kulturgemeinschaft Regulative besitzt in bezug auf sexuelles Verhalten, teils in Form schriftlich niedergelegter Gebote oder in Form traditioneller Gewohnheitsbildungen bzw. Tabus.

# Verfrühte und verspätete sexuelle Entwicklungen (Pubertas praecox, Pubertas tarda)

## Reifungsverfrühungen

In der als Pubertät bezeichneten Lebensphase kommt es auf der Grundlage genetisch programmierter hormoneller Umstellungen zur Ausreifung der sexuellen Funktion, verbunden mit der endgültigen Ausbildung der primären und sekundären Geschlechtsmerkmale und des pubertären Längenwachstums. Bei den *Jungen* beginnt das Hodenwachstum zwischen dem 10. und 12. Lebensjahr. Ab dem 13. Lebensjahr ist ein Längenwachstum des Penis zu beobachten, zwischen dem 14. und 15. Lebensjahr tritt die Axillarbehaarung in Erscheinung, zwischen dem 15. und 16. Lebensjahr sind Hoden und Penis matur, es lassen sich reife Spermien nachweisen. Zwischen dem 17. und 19. Lebensjahr stellt sich die Erwachsenenform der Gesichts- und Körperbehaarung ein, eine männliche Stirn-Haar-Grenze, Epiphysenschluß und Wachstumsstillstand.

Bei *Mädchen* zeigt sich zwischen dem 10. und 11. Lebensjahr eine Zunahme der Brustknospen, ein beschleunigtes Längenwachstum, eine Reifung der Vaginalschleimhaut. Zwischen dem 11. und 12. Lebensjahr kommt es zur stärksten Wachstumsphase der äußeren und inneren Genitalien, zwischen dem 12. und 13. Lebensjahr zum stärksten Längenwachstum. Durchschnittlich mit 13 Jahren erlebt das junge Mädchen dann die Menarche, mit unregelmäßigen anovulatorischen Zyklen und dem Beginn der Axillarbehaarung. Zwischen dem 14. und 15. Lebensjahr kommt es bei der Mehrzahl zu regelmäßigen ovulatorischen Menses, einschließlich der Möglichkeit einer Gravidität beim Reifezustand der äußeren und inneren Geschlechtsorgane. Zwischen dem 16. und 17. Lebensjahr tritt bei Mädchen der Epiphysenschluß und der Wachstumsstillstand ein.

Der Wachstumsschub in der Pubertät ist bei Mädchen eine Folge der Androgenausschüttung aus der Nebennierenrinde, bei Jungen wird dieses Hormon in den Hoden gebildet. Hormonell gesehen beginnt die Pubertät beim Knaben mit der Sekretion des Leydig-Zell-stimulierenden Hormons (LH), das im Hypothalamus gebildet wird. Bei Mädchen beginnt entsprechend die Pubertät mit der erhöhten Produktion des follikelzellstimulierenden Hormons (FSH).

Der Anstieg der Hormonproduktion wird durch ein in der hypophyseotropen Area am Boden des III. Ventrikels gebildetes Hypothalamushormon in Gang gesetzt (LH Releasing-Hormon). Der Rückkopplungskreis Hypothalamus – Hypophyse – Keimdrüse ist zwar präpuberal aktiv, die Ausschüttung des Releasing-Hormons wird aber durch ein negatives Feedback durch die Sexualhormone gebremst. Diese Bremsung läßt in der Pubertät nach. Zentralnervös betrachtet ist die Reduktion der Empfindlichkeit des hypothalamischen Rezeptors gegenüber den Sexualhormonen die entscheidende Veränderung in der Pubertät, welche alle anderen Veränderungen im Organismus nach sich zieht (BIERIG 1975).

Für die Entwicklung einer reifen Sexualität sind aber neben diesen biologischen Faktoren ebenso epochale und soziokulturelle Einflüsse bedeutsam. Sinngemäß unterscheiden wir psychosexuelle Reifungsverfrühungen, die umweltabhängig sind, von solchen, die biologisch begründbar oder krankheitsbedingt sind.

### Umweltabhängige Reifungsverfrühungen

Seit Beginn des 19. Jahrhunderts wird eine allgemeine Entwicklungsbeschleunigung und Reifungsvorverlegung beobachtet. Diese *Akzeleration* ist ein epochalbiologisches Phänomen und keine krankhafte Reifungsverfrühung. Es ist aber davon auszugehen, daß früh in die Pubertät eingetretene Jugendliche früher zu heterosexuellen Kontakten kommen. Von einer psychosexuellen Reifungsverfrühung im eigentlichen Sinne ist zu sprechen, wenn im Gegensatz zu der normal verlaufenden körperlichen Reifung durch stimulierende Umwelteinflüsse früh ein sexuelles Interesse und eine sexuelle Betätigung geweckt wird. Milieuabhängig kann dies vorkommen in der sozialen Unterschicht, wenn Kinder zu früh mit der sexuellen Realität der Erwachsenen konfrontiert werden, zum Beispiel bedingt durch enge räumliche Wohnverhältnisse. Hierher gehört auch der Mißbrauch eines Kindes als Partnersubstitut, wobei es fließende Übergänge des rein psychischen Mißbrauchs bis hin zur echten Verführungsszene gibt. Auch der Mißbrauch von Kindern im Rahmen inzestuöser oder pädophiler Handlungen kann eine psychosexuelle Frühentwicklung bedingen. Eine psychosexuelle Vorausentwicklung bei nachhinkender allgemeiner emotionaler Reife kann auch beobachtet werden im Zusammenhang mit Reifungsasynchronien. Diese Kinder sind besonders gefährdet im Sinne der abnormen Erlebnisreaktion, des neurotischen Fehlverhaltens, sie sind zur Verwahrlosung disponiert (LEUNER 1962).

### Echte Pubertas praecox

*Definition:* Aus verschiedenen ätiologischen Gründen kommt es bereits in der Kindheit, in extremen Fällen schon nach dem 2. Lebensjahr, zur Ausbildung einer reifen Geschlechtsfunktion beim Kind.

*Epidemiologie:* Das Vorkommen ist selten. STUTTE (1951, 1960) hat aus der Literatur 650 Fälle zusammengestellt.

*Klinisches Bild:* Gesetzmäßigkeiten einer allgemein psychischen Vorausentwicklung lassen sich nicht erkennen. Nach STUTTE waren 36% in der seelischen Entwicklung ihrer Altersstufe in irgendeiner Form voraus, 29% waren ihrem Alter entsprechend psychisch entwickelt, 31% zeigten Retardierungs- bzw. Schwachsinnssymptome. Insgesamt ist die Zahl der Kinder mit geistigem Entwicklungsrückstand bei der Pubertas praecox aber größer als in der Durchschnittsbevölkerung. Die psychosexuelle Entwicklung ist durch vorzeitige sexuelle Triebhaftigkeit, überdurchschnittliche Kontaktsuche und erotische Zuwendung gekennzeichnet. Dies betrifft aber fast ausschließlich die erkrankten Jungen. Bei den Mädchen wird ein auffälliges sexuelles Interesse weniger beobachtet.

*Diagnose und Ätiologie:* Herkömmlicherweise unterscheidet man eine idiopathisch-konstitutionelle Form, deren Genese unbekannt ist und die nur per exclusionem diagnostiziert werden darf. In der Literatur sind etwa 1000 Fälle publiziert worden. Hiervon zu unterscheiden ist die zerebrale oder hypothalamische Form als Folgezustand von Enzephalitis, Hydrozephalus, Tumor oder Mißbildung, die gonadal oder endokrin aktive Form, bedingt durch Tumoren der Keimdrüsen (Zwischenzelltumoren, Chorionepitheliome). Hiervon zu unterscheiden ist die Pseudopubertas praecox (angeborenes adrenogenitales Syndrom). Nach BIERIG (1975) sind – selten – Hamartome des Tuber cinereum Auslöser des Syndroms einer vermehrten Produktion von LH-RH durch das Hamartom des Sexualzentrums. Häufiger kommt es im Rahmen anderweitiger zerebraler Erkrankungen, z. B. bei Hydrozephalus des III. Ventrikels und bei Knaben durch ein Pinealom, zu Zerstörung des Hemmzentrums des Hypothalamus, so daß LH-RH ungehemmt produziert werden kann.

*Therapie:* Die vorzeitige Gonadotropinsekretion und damit die sexuelle Frühreife läßt sich bei Mädchen durch progesteronartige Steroide unterdrücken. Dadurch kommt es zu einem Sistieren der Menstruation und zu einem Rückgang in der Mammaentwicklung. Bei der Behandlung von Knaben setzt man Steroide mit gestagener und gleichzeitig antiandrogener Potenz ein, so daß der Einfluß der Sexualhormone auf die Knochenreifung und den Epiphysenfugenschluß – jedenfalls partiell – ausgeschaltet werden kann. Frühzeitiger Therapiebeginn erhöht die Chancen, als Erwachsener eine annähernd normale Größe zu erreichen. Diese kausale medikamentöse Therapie muß begleitet werden durch psychotherapeutische und heilpädagogische Führungen des Kindes, um eine möglichst störungsfreie seelische Entwicklung zu ermöglichen. Die Wahl der therapeutischen Interventionsmethoden ist dabei abhängig von Lebensalter, Begabung und Entwicklungsstand des Kindes.

## Pubertas tarda

*Definition:* Der durchschnittliche Menarchetermin liegt heute bei 13 Jahren, reife Spermien werden bei Knaben durchschnittlich im Alter von 15 Jahren festgestellt. Da die Streubreite des Normalen eher großzügig festzulegen ist, sollte man von einer echten Pubertas tarda erst bei einem Menarchetermin nach dem 17. Lebensjahr, entsprechend bei Jungen nach einem Erstpollutionstermin nach dem 18. Lebensjahr sprechen.

*Klinisches Bild:* Korrespondierend mit der körperlichen Spätreife verläuft auch die seelisch-geistige Entwicklung verlangsamt und insofern synchron mit den körperlichen Reifungsvorgängen. Trotzdem kann es im Vergleich mit altersgerecht entwickelten Jugendlichen zu überkompensierendem Verhalten, auch zu Aggressivität sowie zu Verstimmungszuständen mit moros depressiver Färbung kommen.

*Diagnose:* Von einer echten, konstitutionell idiopathischen Pubertas tarda sollte erst nach sorgfältiger Ausschlußdiagnostik gesprochen werden. Differentialdiagnostisch muß ein hypophysärer Minderwuchs, ein Hypogonadismus, aber auch eine zerebrale Erkrankung, wie z. B. ein Kraniopharyngeom oder andere Hirntumoren, ausgeschlossen werden. Empfehlenswert ist ebenso eine chromosomale Diagnostik zum Ausschluß eines Ullrich-Turner-Syndroms (XO) bzw. Klinefelter-Syndroms (XXY).

*Therapie und Prognose:* Die reifungsretardierten Kinder bedürfen besonderer Unterstützung von Elternhaus und Schule. Insbesondere die oft nachhinkende intellektuell-kognitive Entwicklung kann zu Schulproblemen führen. Der Kontakt zu Gleichaltrigen gestaltet sich oft schwierig und bedarf besonderer Aufmerksamkeit. Insgesamt ist die Prognose aber günstig, eine entsprechende Nachreifung hat meist im jungen Erwachsenenalter stattgefunden.

# Sexuelle Verhaltensabweichungen

## Onanie

Die Onanie stellt im Rahmen der menschlichen Sexualität ein außerordentlich häufiges Phänomen dar. Synonym gebrauchte Begriffe sind Masturbation und Selbstbefriedigung. Man bezeichnet mit Onanie die gezielte und bewußt herbeigeführte sexuelle Erregung mit nachfolgender sexueller Befriedigung, die bei Jungen in der Regel durch manuelle Stimulation des Genitales, bei Mädchen gelegentlich auch durch bloßes Zusammenpressen der Schenkel, noch seltener durch vaginale Insertionen herbeigeführt wird.

### Epidemiologie

In der Pubertät stellt die Onanie die häufigste Form der sexuellen Befriedigung dar; dies kann nicht verwundern, bedenkt man, daß Pubertät und Adoleszenz eine Zeit erheblicher sexueller Bedürftigkeit darstellen und andere Formen sexueller Befriedigung den Jugendlichen nicht ausreichend zur Verfügung stehen. Bis zum 20. Lebensjahr haben 92% der Jungen und 33% der Mädchen Erfahrungen mit dieser Form der sexuellen Befriedigung (KINSEY u. Mitarb. 1954, 1955). Die größte Verbreitung findet sich danach bei Jungen zwischen dem 16. und 20. Lebensjahr, um danach wieder abzufallen. Bei Frauen verläuft die Entwicklung umgekehrt: Hier steigt der Prozentsatz der Individuen mit Onanieerfahrung bis ins 4. Lebensjahrzehnt (62% nach KINSEY). Die epidemiologische Forschung hat auch Zusammenhänge zwischen sozialer Schicht, Bildungsgrad, Religionszugehörigkeit und der kumulativen Verbreitung der Onanie untersucht. Danach kommt Onanie in höheren Bildungsschichten häufiger vor, sie nimmt ab mit dem Grad der religiösen Bindung, sie ist bei der städtischen Bevölkerung häufiger als bei der ländlichen. Die niedrigeren sozialen Schichten scheinen früher in der Lage zu sein, heterosexuelle Kontakte zu knüpfen.

### Klinisches Bild

An der Entdeckung der sogenannten *infantilen Sexualität* durch FREUD entzündete sich die Gegnerschaft vieler Zeitgenossen; sie wurde lange Zeit nicht zur Kenntnis genommen. Tatsächlich zeigt die Direktbeobachtung von *Kleinkindern* ein spontanes Interesse an der Betrachtung der eigenen und fremden Genitalien und an der sicher lustvoll erlebten Spielerei mit ihnen. FREUD hat dies als kindliche Onanie bezeichnet, eine sicher nicht glückliche, weil nicht zutreffende Benennung. In der Regel sind diese kindlichen Betätigungen einzustufen im Rahmen der Erforschung des eigenen Körpers, später Ausdruck der kindlichen Schau- und Zeigelust. Immerhin gibt es Einzelbeobachtungen, daß unter besonderen Bedingungen auch kleine Kinder durch besonders intensive genitale Manipulationen zu einer Art sexuellem Erregungshöhepunkt kommen können, freilich ohne Ejakulation. Emotional deprivierte Kinder neigen zur exzessiven masturbatorischen Betätigung. Dies ist zu verstehen als Rückzug auf den eigenen Körper, als Reaktion auf eine feindlich erlebte Umwelt. Entsprechend findet man bei solchen Kindern häufig auch Jaktationen, Onychophagie, Enuresis, mitunter auch Enkopresis. Bei schwerem familiärem oder institutionellem Hospitalismus kann die kindliche Onanie zwang- und suchtartigen Charakter annehmen.

In der *Pubertät* muß die Onanie als Ausdruck der sich rasch entfaltenden Sexualität gewertet und als physiologisch bezeichnet werden. Historisch bemerkenswert erscheint die sich wandelnde Stellungnahme der Gesellschaft zum Phänomen der Onanie. SPITZ (1952) hat auf die seit Mitte des letzten Jahrhunderts sich fortlaufend verschärfende Reaktion hingewiesen und Beispiele chirurgischer „Therapie“ sowie allerlei andere Zwangsmaßnahmen zur Behebung der Onanie beschrieben. Die psychiatrische, besonders aber die psychoanalytische Literatur beschreibt eine Fülle von Kasuistiken, in denen pubertäre Onanieskrupel Anlaß hypochondrischer Neurosen sind. Gelegentlich kann der Onanieskrupel auch Grundlage paranoider Entwicklungen im Sinne eines sensitiven Beziehungswahns sein (KRETSCHMER 1927), oder er wird thematisiert im Rahmen neurotischer oder endogener Depressionen.

Insofern die Selbstbefriedigung doch als ubiquitäres pubertäres sexuelles Durchgangsstadium zu gelten hat, ist es eine grobe Unterlassung, sich als Kinder- und Jugendpsychiater nicht über den Umgang mit diesem Phänomen in der Familie zu informieren. Bleibt die Onanie über längere Zeit alleinige Möglichkeit der sexuellen Befriedigung, so stellt sich in der Regel Frustration und Enttäuschung ein. Dies wird von älteren Jugendlichen gelegentlich auch direkt so ausgesprochen und das Masturbieren dann aktiv abgelehnt. Ein sicher nicht ganz geringer Teil der Jugendlichen verarbeitet dann Onanieren als unbefriedigend, entwürdigend, ein geringer Teil auch als schuldhaft (Onanieskrupel).

Gegen Ende der Adoleszenz kann das noch völlige Verhaftetsein in der Onanie eine Entwicklungshemmung anzeigen und die Unfähigkeit zu heterosexueller Kontaktnahme signalisieren. Es kann aber auch erstes Anzeichen dafür sein, daß die Fixierung auf ein sexuelles Teilziel sich abzeichnet, sozusagen eine beginnende sexuelle Verhaltensabweichung signalisieren. Hier führt in diagnostischer Hinsicht die Exploration des sexuellen Phantasmas weiter. Ist die Phantasie nicht eindeutig heterosexuell, etwa homosexuell oder sadomasochistisch ausgerichtet, erhärtet sich der Verdacht. Die Perversion ist angewiesen auf den masturbatorischen Akt (GIESE 1962).

# Exhibitionismus

## Definition

Unter Exhibitionismus versteht man eine ganz überwiegend Männer betreffende sexuelle Verhaltensabweichung, bei der die sexuelle Befriedigung durch das Zurschaustellen des Genitales vor unbekannten Mädchen und Frauen, manchmal auch vor Kindern, erreicht wird. In der Regel wird die sexuelle Befriedigung dabei durch Masturbation erreicht, die entweder beim Exhibitionieren oder auch danach ausgeführt wird. In fortgeschrittenen Fällen einer exhibitionistischen Entwicklung erfolgt die Entblößung ausgesprochen dranghaft. Weitergehende Handlungen – wie etwa nachfolgend versuchte gewaltsame Annäherung an eine Frau bis hin zur Vergewaltigung – kommt beim echten Exhibitionismus praktisch nicht vor.

## Epidemiologie

Die Häufigkeit läßt sich schwer ermitteln, da bei der relativen Harmlosigkeit des Deliktes eine Anzeige oft unterbleibt und insofern auch eine Kriminalstatistik über die wahre Häufigkeit keine Anhaltspunkte gibt. Exhibitionismus gehört aber zu den kriminalistisch häufigsten Sexualdelikten, der nach § 183 StGB als Erregung öffentlichen Ärgernisses bestraft wird. Der weibliche Exhibitionismus tritt forensisch und kriminalstatistisch praktisch nicht in Erscheinung.

## Klinisches Bild

Von Exhibitionismus wird man erst bei fortgeschrittener Pubertät sprechen können. Bei jüngeren Kindern handelt es sich nicht um eine sexuelle Verhaltensabweichung, das Zeigen und Zurschaustellen des Genitales ist bei ihnen Ausdruck des normalen kindlichen Schau- und Zeigetriebes. Es kommt bei Kindern auch vor als Zeichen aggressiver Auflehnung gegen ein einengendes Erziehungsmilieu.

Der exhibitionierende Jugendliche bleibt meist in einiger Entfernung von seinem Objekt. Meist richtet sich die sexuelle Demonstration gegen ihm unbekannte Frauen; das Erschrecken, Sichempörtzeigen, auch die Äußerung von Angst seitens der belästigten Frauen soll die sexuelle Lustempfindung des Exhibitionierenden steigern. Frauen, die scheinbar oder wirklich auf das sexuelle Angebot eingehen, erschrecken den Exhibitionisten und jagen ihn in die Flucht. Der exhibitionistische Akt wird in der Regel durch eine Masturbation beendet.

Die *Persönlichkeit* von exhibitionierenden Jugendlichen ist in der Regel gekennzeichnet durch starke Hemmung in heterosexuellen Kontakten, durch ungewöhnliche Schüchternheit und auch – erstaunlicherweise – durch ausgeprägte Schamhaftigkeit. In der Regel bestehen starke Minderwertigkeitsgefühle. Bezüglich der psychosexuellen Entwicklung sind jugendliche Exhibitionisten vielfach ausgesprochen reifungsverzögert. In den Herkunftsfamilien finden sich häufig eine die Sexualität ablehnende Einstellung und ein sexualrepressives Erziehungsklima. Sexuelle Aufklärung ist nicht oder nur unzureichend erfolgt. Viele jugendliche Exhibitionisten haben Schwierigkeiten im Prozeß der Selbstwahrnehmung, der sexual-spezifischen Rollenerwartung und der Übernahme einer sexuellen Rolle (STREITBERG 1973).

## Therapie und Prognose

Psychiatrisch-psychotherapeutische und sexualpädagogische Hilfen sind indiziert. Ein Teil der Jugendlichen kommt in Behandlung nach forensischer Aburteilung, wobei die Behandlungsauflage Bestandteil des Urteils ist. Klinisch-jugendpsychiatrische Erfahrung widerspricht dem allgemeinen Vorurteil, daß eine Behandlung unter Auflage weniger erfolgreich sein muß als eine freiwillig begonnene Behandlung. Im Rahmen der Behandlung kann es auch angezeigt sein, einen Milieuwechsel zu veranlassen, etwa in eine therapeutische Wohngruppe, um den Jugendlichen aus einem sexualrepressiven Klima herauszulösen. Die Prognose bei Jugendlichen ist nicht ungünstig, wenn es gelingt, sexualspezifische Ängste und Hemmungen in der Therapie ausreichend zu bearbeiten.

# Fetischismus

## Definition

Unter Fetischismus (Fetisch: Gegenstand, mit dem sich ein „göttlicher" Zauber verbindet) versteht man eine bisher nur beim männlichen Geschlecht beobachtete sexuelle Deviation, wobei die sexuelle

Erregbarkeit und Potenz an die Berührung oder Anwesenheit bestimmter Gegenstände (z. B. Damenunterwäsche, Pelze, Gummi, Leder) oder Körperteile (z. B. Fuß) gebunden ist. Dies bedeutet, daß der Partner durch einen Gegenstand, den Fetisch, teilweise oder ganz ersetzt wird.

## Epidemiologie

Über Häufigkeit und Verteilung fetischistischen Verhaltens liegen keine objektiven Zahlen vor. Das Problem der Abgrenzung hängt damit zusammen, daß wir bereits bei Kleinkindern fetischähnliche Rituale beobachten können, wenn z. B. Puppen und Schlaftiere eine ersatzweise Repräsentanz für die Mutter verkörpern. Ist diese für das Kind nicht in ausreichender Weise „greifbar", treten Ersatzobjekte an ihre Stelle. NISSEN beschreibt in Anlehnung an OPITZ die Mütter der Fetischisten als „nörgelnd, prüde, besserwissend und unfähig, Warmherzigkeit und Zuneigung zu zeigen" (NISSEN 1974).
So waren unter den ersten 400 Patienten mit sexuellen Auffälligkeiten der ärztlichen Lebensmüdenbetreuung Berlin nur 6 Fetischisten, während zum Beispiel 210 (= 52%) Homosexuelle waren (THOMAS 1970).

## Klinisches Bild

Fetischismus ist Ausdruck abnormer sexueller Triebbefriedigung und wird frühestens während der Vorpubertät und in der Pubertät manifest, wobei aber bereits in der Kindheit beginnende fetischistische Entwicklungen beobachtet werden. Bei den Jugendlichen handelt es sich in der Regel um „Ersatz- und Symbolsetzungen in Zusammenhang mit einer neurotischen Fehlentwicklung" (NISSEN 1974). Daneben steht aber auch das Problem der frühkindlichen Prägung zur Debatte, welche durch zufällig mit Sexualempfindungen gekoppelte Ereignisse entstanden und fixiert worden sind. Demgegenüber sind die von ZULLIGER beschriebenen symbolischen Diebstähle bei Kindern abzugrenzen, die nur dem Zweck dienen, sich in Abwesenheit einer geliebten Person mit einem ihr gehörenden Gegenstand zu trösten.
Sowohl autistische als auch schwachsinnige Kindern neigen zum Sammeln von bestimmten Gegenständen (z. B. Schuhe) bzw. versuchen die Konstanz der dinglichen Umwelt zu erhalten. Hierbei handelt es sich aber weit eher um Sonderinteressen als um definierten Fetischismus.

## Therapie

Fetischismus gilt als eine sexuelle Fehlentfaltung, die psychotherapeutischen Maßnahmen leichter zugänglich zu sein scheint als andere sexuelle Deviationen. Ansätze zu fetischistischen Fehlentwicklungen in der Kindheit sollten sorgfältig beobachtet und gegebenenfalls spieltherapeutisch angegangen werden unter Einbeziehung der Bezugspersonen (Elternberatung). Sowohl psychoanalytische als auch verhaltenstherapeutische Techniken sind bei Jugendlichen erfolgreich angewendet worden.

## Prognose

Die Prognose ist bei Jugendlichen dann günstig, wenn es neben den Therapiezielen der Konfliktbewältigung und der Verhaltensänderung darüber hinaus gelingt, dem Jugendlichen das Erlebnis zu vermitteln, auch ohne den Fetisch ( z. B. Damenwäsche) zur sexuellen Erregung bis zur Ejakulation kommen zu können. Komplizierend sind kriminelle Handlungen, wenn etwa zur Befriedigung der abnormen Sexualität Fetische (meist Unterwäsche, Kleidung oder Schuhe) gestohlen werden. Dabei kann schon der Akt des Stehlens des begehrten Fetischs zur sexuellen Befriedigung führen.
Es kommt auch eine Ausweitung der fetischistischen Fehlhaltung zum Transvestitismus vor.

Fallbeispiel: Ein 16jähriger Jugendlicher, bei dem über 20 Wäschediebstähle bekannt geworden sind, zog sich zu Hause die entwendete Damenunterwäsche an, um dann so bekleidet vor dem Spiegel bis zur Ejakulation zu masturbieren. In derartigen Fällen sollte jugendpsychiatrischerseits versucht werden, wenn Jugendstrafe verhängt wird, eine Bewährungszeit zu erreichen, mit dem Ziel der Durchführung einer Psychotherapie.

# Voyeurismus

## Definition

Es handelt sich um eine sexuelle Verhaltensabweichung, bei der die Beobachtung nackter Frauen oder die heimliche Beobachtung des Geschlechtsverkehrs zur sexuellen Befriedigung führt. Diese Verhaltensabweichung wird nur beim männlichen Geschlecht beobachtet – entsprechend der stärkeren sexuellen Erregbarkeit von Männern durch optische Reize.

## Epidemiologie

Genaue neuere Zahlenangaben über die Häufigkeit liegen nicht vor. Auch die Kriminalstatistik ist nicht sehr hilfreich wegen der relativen Harmlosigkeit des Deliktes. Es wird oft nur mit Ordnungsstrafe belegt.

### Klinisches Bild

Jugendpsychiatrisch wird man selten die Gelegenheit haben, diese Diagnose zu stellen. Wird ein Jugendlicher bei voyeuristischem Tun ertappt und unter entsprechender Fragestellung vorgestellt, ist zunächst zu klären, ob nicht harmlose jugendliche Neugier oder auch pubertäre Neigung zum „Blödsinnmachen" die Tat hinreichend erklären; ferner ist differentialdiagnostisch an scham- und distanzreduzierte hirnorganische Störungen zu denken.
Bei den echten Voyeuren findet sich eine ähnliche Persönlichkeitsstruktur wie bei den Exhibitionisten: Schüchterne und gehemmte Jugendliche, die sich nur auf dieser distanzierten Stufe dem weiblichen Geschlecht nähern können.

### Ätiologie und Genese

In psychoanalytischer Interpretation werden die mit dem weiblichen Genitale verbundenen Kastrationsängste durch regressive Aktivierung der exhibitionistischen und voyeuristischen Partialtriebe mit den entsprechenden Phantasien und Praktiken abgewehrt (BRÄUTIGAM 1979). Klinisch können neben der Angst vor Frauen in einzelnen Fallanalysen auch sadistische Phantasien (BOSS 1947) beobachtet werden. Ein wichtiges Element scheint auch das Motiv der Gefahr des Entdecktwerdens zu sein – nämlich die Phantasie, wie die Frau wohl reagieren würde, wenn sie wüßte, daß sie beobachtet wird. Aus einigen Ländern wird im übrigen die polizeistatistisch erfaßbare Verminderung voyeuristischer Handlungen nach Freigabe der Pornographie berichtet.

### Therapie

In der Regel ist eine psychotherapeutische Einzelbehandlung indiziert, die fokussiert ist auf die Überwindung der sexualspezifischen Ängste.

## Homosexualität

### Definition

Homosexualität bezeichnet ein auf das gleiche Geschlecht gerichtetes sexuelles Erleben und Handeln. Synonym gebrauchte Begriffe sind Homophilie oder inverse Liebe. Die Homosexualität des weiblichen Geschlechts wird als lesbische Liebe bezeichnet.

### Epidemiologie

Eine endgültig fixierte homosexuelle Dauerhaltung wird für Männer mit einer Häufigkeit von 4% angenommen, die Zahl der endgültig festgelegten lesbischen Frauen soll 1–2% nicht übersteigen (SIMON 1972, zit. n. BRÄUTIGAM 1979). Diese Häufigkeitsangaben haben für die Adoleszenz nur eine eingeschränkte Aussagekraft, denn nur ein Teil der bei Adoleszenten beobachteten homosexuellen Handlungen ist als Ausdruck einer beginnenden und sich dann fixierenden homosexuellen Entwicklung zu betrachten. Der prozentual größere Anteil kann als Ausdruck der noch triebunsicheren Sexualität Jugendlicher gelten oder ist aus besonderen psychosozialen Konstellationen erklärlich.
Im einzelnen bedarf diese als „homosexuelle Episode, Duldungshomosexualität, Entwicklungshomosexualität" oder „homosexuelle Durchgangsphase" bezeichnete sexuelle Verhaltensabweichung einer genauen Fallanalyse. Die epidemiologische Forschung hat sich aber bereits dieser Fragestellung intensiv angenommen. In den Untersuchungen von KINSEY u. Mitarb. wird für die männliche Gesamtpopulation ein Prozentsatz von 37% für ein- bis mehrfache gleichgeschlechtliche Handlungen angegeben im Zeitraum von der Adoleszenz bis ins Greisenalter. Für männliche Studenten bis zum 20. Lebensjahr beträgt der von KINSEY u. Mitarb. (1954, 1955) gefundene Prozentsatz 27% für mindestens ein einmaliges homosexuelles Erlebnis. GIESE u. SCHMIDT (1968) fanden bei einer analogen Untersuchung bei deutschen Studenten einen Prozentsatz von 18% für Männer und 3% für Frauen.

### Klinisches Bild

Grundsätzlich zu unterscheiden sind bei den homosexuellen Verhaltensabweichungen, die in der Adoleszenz zu beobachten sind, einmal eine situations- und entwicklungsphasenabhängige, episodische Durchgangshomosexualität mit dem Ausgang in Heterosexualität, wobei man entwicklungshomosexuelles und pseudohomosexuelles Verhalten unterscheiden kann (BRÄUTIGAM 1979); davon abzuheben ist andererseits die beginnende homosexuelle Entwicklung mit dem Ausgang in eine sogenannte Neigungshomosexualität. Die Abgrenzung nach diesen beiden diagnostischen Polen ist bei subtiler Fallanalyse möglich, sie ist notwendig wegen der unterschiedlichen therapeutischen Vorgehensweise.
*Homosexuelle Episoden* von kürzerer oder längerer Dauer sind in der Pubertät kein seltenes Ereignis, sie sind phasenspezifisch erklärbar. Der pubertierende Jugendliche mit noch schwankender psychosexueller Identität entwickelt sich in eine Lebensphase größten sexuellen Triebdruckes hinein, bekanntlich ist um das 16. Lebensjahr das sexuelle Vermögen des Mannes am höchsten, um bereits nach dem 20. Lebensjahr kontinuierlich abzufallen. So ist es verständlich, daß auf diesem Höhe-

punkt sexueller Potenz, die noch nicht ausreichend heterosexuell kanalisiert werden kann, es nicht so selten zu einer „Notstandshomosexualität" kommen kann. Aus entwicklungspsychologischer Sicht spielen hier Reifungsdissoziationen eine Rolle, etwa wenn ein körperlich akzelerierter 13jähriger mit eher kindlicher Gemütsstruktur in homosexuelle Handlungen einbezogen wird, aus psychosozialem Blickwinkel ist die gesamte derzeitige Lebenssituation zu berücksichtigen. Insbesondere unter Jugendlichen, die in einem gleichgeschlechtlichen Setting wie Heim, Internat oder Ferienlager erzogen werden, sind homosexuelle Handlungen gehäuft zu beobachten. Gerade unter emotional deprivierten Heimkindern ist die homosexuelle Dauerbeziehung zu verstehen als Ersatzhandlung auch für bisher entgangene emotionale Zuwendung seitens erwachsener Bezugspersonen. Sie ist oft in frühere Kindheitsstufen zurückzuverfolgen, ohne daß dadurch zwangsläufig eine homosexuelle Entwicklung angebahnt würde. In Heimen spielt im übrigen das Phänomen der Duldung homosexueller Handlungen durch den Anführer einer Peer-Group durchaus eine ernstzunehmende Rolle, wie auch homosexueller Mißbrauch von Jugendlichen in Strafanstalten bekannt ist.

Entwicklungspsychologisch bedeutsam sind längere homosexuelle Episoden mit fester Partnerbeziehung bei schwärmerischen Knabenfreundschaften. Die Häufigkeit solcher Beziehungen unterliegt epochaltypischen Schwankungen und mag in der Zeit der Jungen- und Männerbünde größer gewesen sein als heute. Dauert eine solche homosexuelle Beziehung über längere Zeit an, kann man von einer homosexuellen Durchgangsphase sprechen. In einer solchen Beziehung kann es zu einer vollständigenVerdrängung der heterosexuellen Triebrichtung kommen, erst nach Lösung von dem homosexuellen Partner gelingt eine Neuorientierung.

Als *pseudohomosexuelles Verhalten* bezeichnet BRÄUTIGAM (1979) die homosexuelle Betätigung der sogenannten „Strichjungen". Es handelt sich hier um eine passive Duldung gleichgeschlechtlicher Handlungen zum Zwecke des Gelderwerbs. Die meisten dieser Jugendlichen sind heterosexuell ausgerichtet. Gewöhnlich handelt es sich um einen Persönlichkeitstyp, der gekennzeichnet ist durch Züge der Gefühlskälte, Bindungsschwäche, Haltlosigkeit, auch ergeben sich oft Zeichen der erhöhten Verführbarkeit. Insgesamt handelt es sich oft um eine Sonderform der Verwahrlosung männlicher Heranwachsender. Die Vorgeschichte verweist entsprechend auf erheblich gestörte familiäre Beziehungen, Früh- und Dauerhospitalisierung und ähnliche in der Verwahrlosungsgenese wirksame Umgebungsfaktoren.

Homosexuelle Verführungen finden sich ebenso häufig in der Vorgeschichte von späteren Strichjungen. Ihre Bedeutung wird jedoch überschätzt, die Prostitution ist vielmehr als Endausgang einer hochgradig gestörten Persönlichkeitsentwicklung zu verstehen. Nach GIESE (1967) sollen nur 20–30% der Strichjungen „echte Homosexuelle" sein.

*Neigungshomosexualität*: Zweifellos läßt sich bereits in der Adoleszenz echtes neigungshomosexuelles Verhalten beobachten. Von der homosexuellen Kerngruppe, die nach der Kinseyschen Stufenleiter ausschließlich homosexuelles Verhalten zeigt, läßt sich eine Gruppe aussondern, die gemischt heterosexuell-homosexuelles Verhalten zeigt. Verhaltenstypologisch lassen sich also nur Homosexuelle, vorwiegend Homosexuelle mit vereinzelt heterosexuellen Kontakten, vorwiegend Homosexuelle mit stärkeren heterosexuellen Kontakten sowie Heterosexuelle mit homosexuellen Kontakten unterscheiden.

Die Ansichten, ob homosexuelles Verhalten immer mit zusätzlichen *Persönlichkeitsstörungen* verbunden sein muß, sind nicht einheitlich. Einerseits besteht die Meinung, daß bei Homosexuellen „weibliche" Persönlichkeitszüge nicht anzutreffen seien, obwohl im Selbstkonzept vieler Homosexueller eine solche Selbstbeurteilung eine Rolle spielt. BRÄUTIGAM (1979) meint, daß durchaus nicht alle Homosexuellen neurotisch, gehemmt, selbstunsicher seien, daß vielmehr die soziale Situation der Homosexuellen in einer heterosexuellen Gesellschaft sozusagen sekundär zu einer seelischen Störung führe.

Die Klinik des homosexuellen Syndroms zeigt aber doch überdurchschnittlich häufig, daß neben der sexuellen Verhaltensabweichung bei vielen Homosexuellen weitere Persönlichkeitsstörungen zu beobachten sind. Neben solchen Homosexuellen, die zu einer echten Partner- und Liebesbeziehung fähig sind, gibt es andere, die – auf dem Hintergrund einer pathologischen Kindheitsentwicklung – nie zu einer dauerhaften Partnerbeziehung fähig werden. Destruktiv-aggressiver Zugang zum Sexualpartner kann dann häufig beobachtet werden. Von GIESE wurde die homosexuelle Stilbildung beschrieben. Sie ist sicheres Anzeichen für eine endgültig etablierte Neigung zur Homosexualität. Sie kann bereits in der Adolszenz beobachtet werden. Kennzeichnend sind Besonderheiten in der Wahl der Bekleidung, der Haartracht, Verwendung von Kosmetika und Parfüm, Schmuck, ästhetisierendes und intellektualisierendes, effeminiert wirkendes Verhalten.

## Ätiologie und Genese

Ursächlich für homosexuelle Episoden, Entwicklungs- und Durchgangshomosexualität ist ein krisenhafter Verlauf der psychosexuellen Entwicklung in der Pubertät, wobei in unterschiedlicher Weise individuelle persönlichkeitsspezifische und psychosoziale Faktoren auf dem Hintergrund der Lebensphase zu sehen sind. Es handelt sich gene-

rell um eine vorübergehende Deviation mit dem prognostischen Ausgang in Heterosexualität.
Über die Genese der fixierten Neigungshomosexualität besteht keine einheitliche Meinung. Die humangenetische Forschung hat einen *Anlagefaktor* für Homosexualität gefunden. Die klassischen Arbeiten von KALLMAN (1952) an ein- und zweieiigen Zwillingspaaren erbrachten Konkordanzraten EZ : ZZ von 89% : 8%. In späteren auslesefreien Untersuchungen liegen die Konkordanzraten niedriger (HESTON u. SHIELDS 1968). Trotzdem zeigen auch diese Untersuchungen, daß mit einem genetisch konstitutionellen Faktor sicher zu rechnen ist. Konstitutionsbiologische Forschungen (SHELDON 1942) blieben ebenso ohne Ergebnis wie die endokrinologischen (BLEULER 1954). Insofern ist es nicht gelungen, ein körperliches Korrelat für den zu hypostasierenden genetischen Faktor zu finden. Neuere Untersuchungen beschäftigen sich mit der intrauterinen und postnatalen Beeinflussung zerebraler Sexualzentren durch Hormone und ihre Bedeutung für die spätere psychosexuelle Entwicklung (DÖRNER 1972).
Auch hinsichtlich der Psychogenese besteht noch keine einheitliche Meinung. Ausgehend von seinen Forschungen zur infantilen Sexualität beschrieb FREUD die Perversion als Negativ einer Neurose und als Hypertrophie eines aus der kindlichen Sexualität stammenden Partialtriebs. In späteren Arbeiten wird eine starke Mutterbindung und eine Neigung zur Identifizierung mit der Mutter, eine narzißtische Objektwahl, vor allem eine negative ödipale Entwicklung sowie eine Wiederbelebung der ursprünglichen Bisexualität herausgestellt (zit. n. BRÄUTIGAM 1979). Andererseits gibt es auch die gesicherte grundsätzliche Erfahrung, daß ein stark negativ gesetztes Mutterbild in der Vorgeschichte Homosexueller gefunden werden kann. Ebenso von Bedeutung ist das Verhältnis des späteren Homosexuellen zur Vaterfigur. Typischer Befund ist die stark negativ ausgeprägte Vaterbeziehung. BIEBER (1962) fand in 80 von 100 untersuchten Fällen die Väter der Homosexuellen als „feindlich, am Kind uninteressiert", 70 von 100 Müttern werden als „stark und bindend, dabei erotisch stimulierend und zugleich sexuelles Ausleben gegenüber anderen Frauen verbietend" geschildert. Die Befunde unterscheiden sich deutlich von der Kontrollgruppe (Neurotiker), wobei die entsprechenden Zahlen signifikant niedriger liegen.

## Therapie

Die Therapie homosexueller Episoden ist eingebettet in die Gesamtstrategie zur Behebung der pubertären Schwierigkeiten. Oft sind es Hilfen zur Überwindung von Identitätskrisen. Besonderes Augenmerk ist zu richten auf die Beratung der Eltern, damit nicht sekundär durch Schuldvorwürfe erzieherische Fehlreaktionen den Schaden noch vergrößern. Empfehlenswert ist der einzeltherapeutische Zugang, wenn gezielte Hilfen zur Integration der Psychosexualität in die Persönlichkeit notwendig werden.
Von besonderer Wichtigkeit erscheint die *Differentialdiagnose*, ob es sich um eine homosexuelle Episode oder um eine beginnende Neigungshomosexualität handelt. Die beginnende homosexuelle Entwicklung ist prinzipiell anzusehen als Indikation für eine längerfristig geplante psychotherapeutische Behandlung. Es ist aber zu berücksichtigen, daß der Behandlungserfolg gerade bei den Homosexuellen sehr weitgehend abhängig ist von dem Wunsch nach Veränderung der Psychosexualität.
GIESE (1967) fand nur bei 35% der von ihm befragten Homosexuellen einen Wunsch nach Veränderung. Die relativ niedrige Zahl stimmt überein mit den Ergebnissen anderer Autoren (nach DANNECKER u. REICHE [1974] besteht der Veränderungswunsch nur bei 20–35%). Die langfristigen Ergebnisse einer psychoanalytischen Behandlung sind weniger ermutigend. In dem Krankengut von BIEBER (1962) werden maximal 19% positive Ergebnisse berichtet. Die Psychotherapie der Homosexuellen sollte deswegen nicht einseitig auf das Behandlungsziel der Veränderung der Psychosexualität in heterosexueller Richtung zentriert sein. Vielmehr kommt es darauf an, die schwierige Lebenssituation des jugendlichen Homosexuellen in der heterosexuellen Gesellschaft zu bearbeiten. Depressive Verstimmungen, erhöhtes Suizidrisiko, Scheitern im Berufsleben werden häufig beobachtet und bedürfen des ärztlich-psychotherapeutischen Beistandes.

## Prognose

Über die langfristige Entwicklung Homosexueller hat GIESE (1962) ausführlich berichtet. Neben der von ihm beobachteten Entwicklung in ein „sexuell süchtiges Verhalten", bei dem die Interessen der Persönlichkeit zunehmend zentriert sind auf das Ausleben der perversen Neigung, sind von ihm Beobachtungen mitgeteilt worden über homosexuelle Dauerbeziehungen in eheähnlicher Gemeinschaft.
Gegenüber der Homosexualität des Mannes spielt diejenige der Frau eine zahlenmäßig untergeordnete Rolle. Dies trifft auch für die Adoleszenz zu. Nach den Zahlen von GIESE u. SCHMIDT (1968) hatten nur 3% der von ihnen befragten Studentinnen homosexuelle Kontakte vor dem 20. Lebensjahr. Größere Verbreitung findet sich offenbar erst in der Altersgruppe zwischen dem 30. und 40. Lebensjahr. In der jugendpsychiatrischen Praxis tritt diese Problematik fast nicht in Erscheinung.

## Störungen der sexuellen Identität

### Definition

Störungen der sexuellen Identität (synonym gebrauchte Begriffe sind atypisches Geschlechtsrollenverhalten, atypische psychosexuelle Entwicklung) können bereits in der frühen Kindheit in Erscheinung treten. Das Kind zeigt dann ein Verhalten, das sich auszeichnet durch eine gegengeschlechtliche Rollenübernahme in Spielgewohnheiten, Kleidung, Beziehungen zum anderen Geschlecht, wie in der psychischen Struktur.

### Epidemiologie

Epidemiologische Zahlen liegen nicht vor. Es handelt sich um eine insgesamt seltene Störung.

### Klinisches Bild

Das abweichende Verhalten wird bereits im Vorschulalter deutlich. Bei *Jungen* fällt auf, daß sie bei Verkleidungs- und Rollenspielen immer eine weibliche Rolle wählen und daß sie überhaupt dazu neigen, weibliche Kleidungsstücke anzuziehen. Bevorzugtes Spielzeug sind Puppen oder andere für Mädchen typische Spielzeuge. Jungentypische Spiele und Spielzeuge werden als zu rauh und als nicht interessant zurückgewiesen. Der Kontakt mit gleichaltrigen Jungen wird abgelehnt, weil der Umgang mit ihnen ebenfalls als zu rauh und zu aggressiv erlebt wird. Bevorzugte Spielkameraden sind für diese Jungen gleichaltrige Mädchen. In der Vorschulzeit wird dieses Verhalten von den Eltern oft als ein normales Durchgangsstadium interpretiert, die Eltern versuchen deswegen nicht, erzieherisch zu intervenieren. Das hartnäckige Festhalten an der gegengeschlechtlichen Rolle führt zum Zeitpunkt der Einschulung und später zu ernsthaften Schwierigkeiten, dann auch zu Bemühungen der Eltern und zur Vorstellung beim Kinderpsychiater.
Gegengeschlechtliches Rollenverhalten bei *Mädchen* ist weniger gut bekannt. Bekanntlich neigt ein Teil der Mädchen in der Präadoleszenz durchaus zu jungentypischem Verhalten. Es kommt dann zu Äußerungen wie „ich möchte lieber ein Junge sein" und zu jungentypischem Rollenverhalten mit Bevorzugung rauher, jungenhafter Spiele und einer entsprechenden Kleidung. Mit fortschreitendem Alter kommt es in der Mehrzahl der Fälle zu einer weiblichen Rollenübernahme. Ein kleiner Teil der Mädchen verharrt aber auch nach der Passage durch Pubertät und Adoleszenz in der Identifikation mit der männlichen Rolle.

### Ätiologie

Von GREEN (1975, 1977) wurden 50 Familien untersucht, die einen Jungen zur Vorstellung brachten, der Kleidung, Aktivität, Spielzeug und Spielkameradschaft von Mädchen bevorzugte. Dabei wurden folgende Umgebungsfaktoren, die ätiologisch wirksam sein könnten, gefunden: Hierzu gehören die elterliche Ermutigung oder Gleichgültigkeit gegenüber femininem Verhalten von Jungen während der ersten 5 Lebensjahre, die Tendenz der Mutter, einen Jungen sehr eng an sich zu binden, getragen von dem mütterlichen Wunsch, das Kind in der Kleinkindrolle zu fixieren, allgemein mütterliche Überbesorgtheit, die die Mutter veranlaßt, das Kind nicht an rauhen Jungenspielen teilhaben zu lassen. Eine Rolle scheint auch die Nichtverfügbarkeit von gleichgeschlechtlichen (männlichen) Spielkameraden zu haben, bei gleichzeitig bestehender Möglichkeit, mit Mädchen zu spielen. Auch das Fehlen einer älteren männlichen Identifikationsfigur in den ersten 5 Lebensjahren scheint ätiologisch wirksam zu sein, ebenso wie eine schwerwiegende Ablehnung des Jungen durch den Vater. Schließlich scheint mädchenhaftes Aussehen von Jungen eine Rolle zu spielen, die Erwachsene dazu veranlaßt, ihn wie ein Mädchen zu behandeln.
GREEN konnte feststellen, daß die meisten Familien das zwischen dem 2. und 4. Lebensjahr in Erscheinung tretende gegengeschlechtliche Verhalten als normales Durchgangsstadium betrachten und keinerlei Versuche unternahmen, es zu beeinflussen.
Es ist zu vermuten, daß neben diesen familiären Konstellationen konstitutionelle Faktoren eine Rolle spielen. Schon im 1. Lebensjahr werden im Vergleich zu den Geschwistern von den Müttern Temperamentsunterschiede, Unterschiede im Aktivitätspegel oder im aggressiven Verhalten im Vergleich mit den Geschwistern beobachtet. Inwieweit neuroendokrine Faktoren eine Rolle spielen, bedarf weiterer Untersuchung.

### Therapie

Diese tiefgehende psychosexuelle Identitätsstörung des Kindes bedarf der frühzeitigen Behandlung. Eine abwartende Haltung etwa bis zur Pubertät erscheint nicht gerechtfertigt. Vielmehr sollte frühzeitig durch Beratung der Eltern, aber auch durch einzeltherapeutische Betreuung des Kindes das Verhalten und die psychosexuelle Identität so geändert werden, daß sie dem anatomischen Geschlecht entsprechen. Es empfiehlt sich die Kombination von Elternberatung, spieltherapeutischen Methoden und sozialpädagogischen Ansätzen, die es dem Kind ermöglichen, Zugang zu gleichgeschlechtlichen Spielkameraden zu finden.

## Prognose

Aus der Rückerinnerung erwachsener transsexueller und transvestitischer Patienten ist bekannt, daß sie den Beginn ihrer psychosexuellen Deviation bis in die frühe Kindheit erinnern können. Es ist deswegen zu vermuten, daß die kindliche Störung der psychosexuellen Identität Vorstufe von Transvestitismus und Transsexualität darstellen können. Genaue Zahlenangaben liegen nicht vor.

# Transvestitismus

## Definition

Unter Transvestitismus wird ein erotischer Verkleidungstrieb im Sinne einer sexualästhetischen Inversion verstanden, verbunden mit dem Wunsch, die Kleidung des anderen Geschlechts zu tragen und in dieser anderen Geschlechtsrolle öffentlich anerkannt zu werden; dabei ist eine konträre Sexualempfindung miteingeschlossen.

## Epidemiologie

In Übereinstimmung mit der klinischen Erfahrung kommt Transvestitismus bei Männern häufiger vor (1 : 100 000) als bei Frauen (1 : 400 000), wobei mehr als die Hälfte der männlichen Transvestiten homosexuell sein dürfte, während weibliche Transvestiten eine durchweg entschieden homosexuelle Ausrichtung haben (BRÄUTIGAM 1979).

In allen Ländern und Kulturen ist Transvestitismus bekannt. Bei Naturvölkern wird es als „göttliche Eingebung" begründet und dem Betroffenen, z. B. als Priester und Zauberer, eine Sonderrolle zugeteilt.

Die Ursachen des Transvestitismus sind bislang unbekannt. Die Annahme HIRSCHFELDs (1910), der den Begriff geprägt hat, daß es sich um sexuelle Zwischenstufen handelt, trifft nicht zu. Nur in ca. 2–8% können Chromosomenanomalien meist aus der Klinefelter-Gruppe mit XXY-Sätzen festgestellt werden. Auch konstitutionelle Faktoren spielen häufiger eine disponierende Rolle. Der letzte Anstoß zum Überstieg in eine gegengeschlechtliche Rolle bleibt dennoch oft ein Rätsel (NISSEN 1974).

## Klinisches Bild

In einigen Fällen wird bereits in der Kindheit – fast ausschließlich bei Knaben – eine Vorliebe zum Tragen von Kleidern des anderen Geschlechts beobachtet, meist verbunden mit der Neigung zu mädchenhaften Spielen mit Puppen, Kochen und anderen Haushaltstätigkeiten. Die Rückerinnerung erwachsener Transvestiten geht meist ebenfalls bis in eine Phase kindlichen, gegengeschlechtlichen Rollenspiels zurück.

*Differentialdiagnostisch* davon abzugrenzen sind unter entwicklungspsychologischen Aspekten Auffälligkeiten im Kindes- und Jugendalter, die keinerlei krankhafte Bedeutung haben, hier tritt der Wunsch des kleinen Jungen zutage, so auszusehen wie seine Mutter und sich entsprechend zu „verkleiden" und zu „schminken". Überhaupt gehören Umkleide- und Verkleidungsszenen, die sich im Theaterspiel und an Fasching sozusagen „legalisieren" zur normalen Entwicklung und zur Vielfalt menschlicher Seinsweisen.

## Ätiologie

Auch der mehr oder weniger unausgesprochene Wunsch der Eltern, nach einem Kind des anderen Geschlechts braucht diesbezüglich keineswegs zu einer transvestitischen Fehlentwicklung zu führen, viel gefährlicher sind in diesem Zusammenhang andere schwere und bleibende seelische Störungen.

Zur offenen Manifestation einer transvestitischen Einstellung, verbunden mit der unwiderstehlichen Neigung zum Tragen der Kleidung des anderen Geschlechts, anfangs heimlich und vor dem Spiegel, später in der Öffentlichkeit, und der weitgehenden Übernahme von gegengeschlechtlichen Verhaltensweisen (meist in übertriebener Weise), kommt es in der Regel aber erst in der Pubertät, „in einer Zeit, in der einerseits ein verstärktes Bekenntnis zur Geschlechtsrolle erwartet, andererseits aber den Wünschen der Umwelt erstmalig nachhaltiger Widerstand entgegengesetzt wird" (NISSEN 1974).

Die transvestitische Veränderung betrifft vor allem die *Geschlechtsrollenidentität;* damit aber nicht automatisch die sexuelle Partnerwahl. Etwa die Hälfte der Transvestiten ist heterosexuell, insbesondere dann, wenn fetischistische Neigungen (die häufig bei Transvestiten vorhanden sind) ebenfalls eine Rolle spielen. Gerade vor diesem Hintergrund hat es der Jugendpsychiater immer wieder mit kriminellen Handlungen Jugendlicher zu tun, die z. B. wegen Stehlens von Damenbekleidung, insbesondere Damenunterwäsche, angeklagt worden sind.

Transvestitische Verhaltensauffälligkeiten kommen nicht ganz selten zu Beginn oder im Verlauf einer endogenen Psychose vor, weswegen auch diesbezüglich eine genaue Differentialdiagnose durchgeführt werden muß. Die Abgrenzung genitaldysplastischer Transvestiten (Pseudohermaphroditismus) erfolgt durch körperliche Untersuchung.

### Therapie

Wenngleich bei Transvestiten am ehesten an genetisch determinierende Störungen zu denken ist, so sind doch für die Therapie psychoanalytische Ansätze wertvoll. Vorstellbar ist in diesem Zusammenhang die Fixierung früher Ich-Ideale in Richtung des Weiblichen, die zur Zeit der fertigen Ausbildung der Geschlechtsrollenidentität in der Pubertät neu besetzt werden. Aber auch die Verleugnung der Penislosigkeit der Frau soll eine Rolle spielen.
Bei der Behandlung männlicher Transvestiten sollte daher ein männlicher Therapeut gewählt werden, welcher ein enges Vertrauensverhältnis zu dem jugendlichen Patienten aufbauen und gleichzeitig die Bindung zum Vater positiv unterstützen sollte, während eine Lockerung der Mutter-Sohn-Beziehung und Reduzierung deren meist dominanter Rolle innerhalb der Familie zugunsten der Stärkung der Position des Vaters angestrebt werden sollte.
Inzwischen hat aber auch die Verhaltenstherapie Möglichkeiten aufgezeigt, die im Einzelfall zu positiven Ergebnissen geführt haben. REKERS (1975) beschreibt die Verhaltenstherapie eines 8jährigen transvestitischen Knaben, der nach 2jähriger Behandlung eine normale altersentsprechende Einstellung zu seinem Geschlecht gefunden hatte. Insgesamt ist die Prognose in Abhängigkeit von der Grundkrankheit und damit der Therapiefähigkeit des Patienten zu sehen, insbesondere bezüglich seiner inneren Ausgeglichenheit, aber auch seiner Rolle in der Gesellschaft.

## Transsexualität

### Definition

Transsexualität ist eine Störung der *Geschlechtsrollenidentität,* die besagt, daß ein biologisch-somatisch (chromosomal) eindeutig männlich differenzierter Mensch sich psychisch komplett und dauerhaft mit dem weiblichen Geschlecht identifiziert, während chromosomale weibliche Transsexuelle sich mit dem männlichen Geschlecht gleichartig fühlen. Die Störung ist abgegrenzt gegenüber dem Transvestitismus einerseits als auch gegenüber der effeminierten Homosexualität andererseits.

### Epidemiologie

Sowohl bei Männern als bei Frauen kommt Transsexualismus vor, und zwar im Verhältnis 2 : 3. Im Jugendalter wird die Störung selten diagnostiziert. In der Klinik für Kinder- und Jugendpsychiatrie der Universität Marburg wurden innerhalb von 10 Jahren (1969 bis 1979) lediglich zwei männliche transsexuelle Jugendliche diagnostiziert. Die Literatur über Transsexualität bei Kindern und Jugendlichen beschränkt sich vorwiegend auf Einzelfalldarstellungen (METCALF u. WILLIAMS 1977; REKERS u. Mitarb. 1977).
Es handelt sich um eine seltene Störung, die nach SCHORSCH u. SCHMIDT (1975) im eigentlichen Sinne nicht den sexuellen Deviationen zuzuordnen ist, wie sie überhaupt primär kein Problem der Sexualität zeigt, sondern vielmehr ein „tiefgreifendes Problem der Geschlechtsrolle und der Geschlechtsidentität".

### Klinisches Bild

Bemerkenswert ist, daß bei dem im Jugendlichen- bzw. Erwachsenenalter diagnostizierten männlichen Transsexuellen die Erinnerung an die weibliche Identifizierung bis in die früheste Kindheit zurückreicht, d. h., die Problematik bestand mehr oder minder reflektiert, solange sie sich erinnern können (SCHORSCH u. SCHMIDT 1975). Rein äußerlich entsprechen die Transsexuellen in ihrer körperlichen Entwicklung dem chromosomalen Geschlecht. Das Wesentliche ist die vollständige psychische Identifikation mit dem anderen Geschlecht. Dadurch leben Transsexuelle in einer permanenten psychischen Konfliktsituation.
Es entsteht für den Mann, dessen körperliche Situation hinsichtlich Körperbau, Behaarung, Anlage und Beschaffenheit des äußeren Genitales, des Hormonhaushaltes, der Chromosomen eindeutig männlich ist, das Problem, die innerpsychische Wunschzugehörigkeit zum weiblichen Geschlecht in der Realität zu verwirklichen. Hierzu reichen das Tragen weiblicher Kleidung, der Versuch, in Sprache, Gestik und sozialem Erlebnisfeld als „Frau" zu imponieren, nicht aus, vielmehr verfolgen die Transsexuellen mit Beharrlichkeit das Ziel, die unerträglich gewordenen körperlichen, männlichen Attribute ihres Körpers loszuwerden. Es besteht ein dringender Wunsch nach hormoneller und operativer *Geschlechtsumwandlung*. Das gleiche gilt entsprechend für weibliche Transsexuelle.

### Ätiologie

Forschungen über hormonabhängige geschlechtsdifferente Differenzierung bestimmter Hirnareale von DÖRNER (1972) legen die Vermutung nahe, daß Androgene bei weiblichen Feten bzw. das Fehlen von Androgenen bei männlichen Feten eine gegengeschlechtliche Entwicklung entsprechend der Zentren des Hypothalamus induzieren. In diesem Sinne wäre Transsexualität eine „konnatale Neuroendokrinopathie". Für einen Defekt in der zentralnervösen Sexualsteuerung sprechen auch

Befunde von KOCKOTT u. NUSSELT (1976), die in einer Untersuchung an 28 Transsexuellen bei einem Drittel pathologische EEG-Befunde nachweisen konnten, meist mit temporalen Veränderungen. Unter genetischen Aspekten fällt auf, daß Transsexualismus gelegentlich familiär gehäuft auftritt (SIGUSCH u. Mitarb. 1979).

Zum familiären Hintergrund gibt es verschiedene, zum Teil nicht in Übereinstimmung zu bringende Ergebnisse: symbiotische Beziehung von Knaben zur Mutter, Abwesenheit des Vaters in der Familie, Störungen der Geschlechtsrollenidentität bei Vater oder Mutter, gravierende Störungen der Mutter-Kind-Beziehung (STOLLER 1969, 1972; KÖNIG u. Mitarb. 1978).

## Therapie

Da es sich beim Transsexualismus um eine Diskrepanz zwischen dem angelegten körperlichen und dem erlebten und geliebten Geschlecht, d. h. ein Auseinanderklaffen der psychischen und der physischen Geschlechtsidentität handelt, liegt der Gedanke an eine Psychotherapie oder Verhaltenstherapie nahe. Alle derartigen Maßnahmen haben sich jedoch als sinnlos erwiesen, ebenso wie medikamentöse Behandlungsversuche mit Hormonen oder Psychopharmaka.

Nach dem heutigen Stand der Wissenschaft scheint die einzige Möglichkeit einer Hilfestellung zu sein, daß man nach gründlicher diagnostischer Abklärung (einschließlich des Ausschlusses einer endogenen Psychose) und entsprechenden sozialtherapeutischen vorbereitenden Maßnahmen ihnen den Wunsch erfüllt, durch hormonelle Substitution und Operation auch körperlich dem innerpsychisch erlebten Geschlecht zuzugehören, einschließlich der gesetzlichen Personenstandsänderung, die natürlich juristische Probleme aufwirft.

Ein wesentliches differentialdiagnostisches Kriterium ist die Tatsache, daß Transsexuelle keine „homosexuellen" Kontakte wünschen, erheblich darunter leiden, als Homosexuelle und damit „Perverse" eingeordnet zu werden und sich fast ausschließlich heterosexuelle Partner suchen. Die Indikation zu derart eingreifenden Maßnahmen muß mit äußerster Sorgfalt gestellt werden. Obgleich zumindest, was die Umwandlung vom männlichen zum weiblichen Genitale angeht, die Operation heute mit befriedigenden Ergebnissen durchgeführt werden kann, sollte sie bei Jugendlichen noch nicht durchgeführt werden. Es ist aber notwendig, daß die betroffenen Jugendlichen umfassend informiert werden sowohl über sozialtherapeutische Maßnahmen als auch über hormonelle Vorbereitungen und operative Möglichkeiten.

Auf Initiative der Deutschen Gesellschaft für Sexualforschung wurde hierzu folgendes erarbeitet:

1. Die psychosexuelle Entwicklung muß abgeschlossen sein, eine Operation soll auf keinen Fall vor dem 20. Lebensjahr vorgenommen werden.
2. Der Patient soll mindestens 1 oder 2 Jahre vor dem chirurgischen Geschlechtswandel in der erwünschten neuen Geschlechtsrolle gelebt haben. Während dieser Zeit muß er sich einer hormonellen Substitutionstherapie unterziehen. Diese Forderung wird gestellt, damit der Patient vor dem endgültigen Schritt zur Operation die Anforderungen und Veränderungen der neuen Rolle kennenlernt und verarbeitet hat. Dazu gehört auch das Aufgeben der geschlechtsspezifischen Rolle als Ehepartner.
3. Der Patient soll in der Regel die deutsche Staatsbürgerschaft haben oder zumindest seinen Lebensmittelpunkt in der BRD haben.
4. Der Patient muß nach allen erforderlichen Richtungen durchuntersucht sein. Eine Nachbetreuung muß gewährleistet sein. Zur Voruntersuchung und Nachbetreuung gehört das Einbeziehen der nahen sozialen Bezugspersonen.
5. Die Indikation zur Operation muß mindestens von zwei mit dieser speziellen Problematik besonders vertrauten Ärzten gestellt werden.
6. Ist die Transsexualität Symptom einer Psychose oder eines hirnorganischen Anfallsleidens, ist eine Umwandlung kontraindiziert, da es zusätzlich zu Komplikationen kommen kann.
7. Wenn die Indikation aus medizinisch-psychiatrischer Sicht gegeben ist, eine Operation aber aus anderen Gründen (z. B. Alter, körperliche Erkrankung) ärztlicherseits nicht durchgeführt werden kann, soll eine Personenstandsänderung möglich sein.

## Prognose

Die Prognose nicht behandelter, d. h. nicht operierter Patienten ist schlecht, da sie sich chronifiziert in einer extremen psychischen Belastungssituation befinden. Weit über die Hälfte der operierten Patienten zeigt sehr gute bis gute Behandlungsresultate.

# Sexuelle Verwahrlosung

## Definition

Vorzeitige, häufig wechselnde, ohne tiefere emotionale Beteiligung ausgeübte sexuelle Kontakte zu älteren Partnern, aber auch zu Gleichaltrigen von Mädchen in der (Prä-)Pubertät und Adoleszenz kennzeichnen den Zustand der sexuellen Verwahrlosung. Bei den betroffenen Mädchen findet sich gewöhnlich eine sogenannte Verwahrlosungsstruktur, gekennzeichnet durch Ich- und Über-Ich-Schwäche auf dem Hintergrund einer entsprechenden Familienstruktur. Gehäuft finden sich Reifungsasynchronien, oft kombiniert mit Kontakt- und Bindungsschwäche, gelegentlich, wenn auch nicht gehäuft, Minderbegabung. Ein spezielles Problem sind triebenthemmte Zustände nach Enzephalitis.

## Epidemiologie

Bei Unterbringung in Heimen der öffentlichen Erziehung besteht ein Geschlechterverhältnis von 60 : 40% zugunsten der Jungen. Erfahrungsgemäß ist der größere Anteil der Mädchen, die älter als 12 Jahre sind, auch wegen drohender oder eingetretener sexueller Verwahrlosung in Heime eingewiesen.
Die untere soziale Schicht ist überrepräsentiert; es sollte jedoch das Phänomen der „Luxusverwahrlosung" nicht übersehen werden. Möglicherweise werden die Töchter höherer sozialer Schichten seltener der öffentlichen Erziehung überantwortet.

## Soziale Faktoren

Die familiäre Vorgeschichte sexuell verwahrlosungsgefährdeter oder manifest verwahrloster Mädchen ist gekennzeichnet durch das Aufwachsen in einer *Broken-home-Situation.* Fehlende oder unzureichende emotionale Versorgung des Kindes in der Herkunftsfamilie, zerrüttete, durch Spannung und Auseinandersetzung gekennzeichnete elterliche Ehe, Ehescheidung, Alkoholismus eines oder beider Elternteile, psychische Erkrankung von Vater oder Mutter spielen eine Rolle. Gefährdend wirkt auch ein hypersexuelles Familienmilieu, das vorzeitig stimulierend richtungweisend pathogene Entwicklungstendenzen in Gang setzt. Die Bedeutung inzestuöser Beziehung wird aber in diesem Zusammenhang oft eher überschätzt. Nicht zu übersehen ist der Einfluß epochaler Veränderungen in der Einstellung zur Sexualität. Ganz zweifellos hat die Einstellungsänderung gegenüber der vorehelich praktizierten Sexualität bahnenden Einfluß, gemeinsam mit einem – allgemein zu beobachtenden – „Rückzug der Autorität aus der Erziehung". Auch der Einfluß der die gesamte westliche Welt prägenden Jugendkultur darf als epochales Phänomen nicht unterschätzt werden.

## Klinisches Bild

Die sexuell freizügige Betätigung ist häufig kombiniert mit anderen Zeichen der durch Ich- und Über-Ich-Schwäche gekennzeichneten Charakterstruktur. Die mangelnde Bindungs- und Kontaktfähigkeit, die sich im Verhalten gegenüber dem anderen Geschlecht zeigt, findet sich auch gegenüber anderen etwa gleichaltrigen Mädchen oder auch gegenüber Eltern und Erziehungspersonen. Der Schulerfolg ist meist mangelhaft, der Weg in den Beruf durch fehlende Arbeitsbindung und mangelnde Anstrengungsbereitschaft gekennzeichnet. Erfolgserlebnisse erringt das Mädchen nicht auf diesem Felde, sondern – weit bequemer – auf dem sexuellen. Hier gelingt der Übergang in die Erwachsenenwelt bequem, scheinbare Anerkennung, auch materielle Verwöhnung und Zuwendung sind hier leicht zu finden. Gehäuft finden wir die Neigung zu Alkoholexzessen, auch zu Tablettenmißbrauch. Hinzuweisen ist auf die spezielle Problematik echt drogenabhängiger Jugendlicher, die unter dem Zwang stehen, sich Geld für den Suchtstoff beschaffen zu müssen und auf diesem Weg zur Prostitution finden. Nicht selten kommt es zu Suizidversuchen bei auftretenden Problemen.

## Diagnose

Bei der Diagnostik ist neben der Erfassung der Persönlichkeitsstruktur zu achten auf Reifungsasynchronie, intellektuelle Fähigkeit sowie die Beteiligung zerebraler Faktoren. Auch endogene Erkrankungen können in Ausnahmefällen eine Rolle spielen, einerseits als längerfristige hyperthyme Verstimmung, häufiger finden sich im Verlauf schizophrener Erkrankungen vom hebephrenen Typ mit verändertem Kontaktverhalten, die Gefahr sexuell wahlloser Kontakte.

## Ätiologie und Genese

An hervorragender Stelle zu nennen ist das verwahrlosungsfördernde Milieu in all seinen Varianten einschließlich familiärem und institutionellem Hospitalismus; ein hypersexuelles, gelegentlich in der sozialen Unterschicht vorkommendes familiäres Binnenklima kann ebenfalls auslösend wirken. Die Rolle eines bevorzugt Gewährenlassen, keinerlei Triebeinschränkung fordernden, verwöhnenden Erziehungsstiles, wie er gelegentlich als „progressiv" propagiert wird, sollte ebenfalls nach klinischer Erfahrung nicht unterschätzt werden. Das zugehörige klinische Bild wird als „Luxusverwahrlosung" gekennzeichnet. Es finden sich aber auch Fälle, in denen hypersexuelles Verhalten verständlich wird als pubertäre Protestreaktion gegen autoritäre, triebfeindliche Erziehungspraktiken, wie man sie gelegentlich in der Konstellation „Kind alter Eltern" findet.

## Therapie

Sehr häufig ist die Herausnahme aus dem verwahrlosungsinduzierenden Milieu und die Erziehung in einem entsprechenden Heim oder einer Wohngruppe indiziert. Die Erziehung muß ausgerichtet sein auf eine Entwicklung der Beziehungsfähigkeit und des Bindungsverhaltens, gesprächstherapeutisch ist eine Klärung der „Rolle als Frau" angezeigt. Spielen intellektuelle Minderbegabung und/oder hirnorganische Komponenten eine Rolle, ist dadurch die Erziehbarkeit primär limitiert, ist die Aufnahme unter den geschützten Bedingungen einer geschlossenen Institution vertretbar. Handelt es sich um einen eindeutig neurotischen Familienkonflikt, kann eine familientherapeutische Intervention sinnvoll sein („sexuelle Verwahrlosung als Protest").

### Prognose

Die Prognose ist abhängig vom Grad der Persönlichkeitsstörung einerseits und vom Zeitpunkt der Herausnahme aus dem Milieu andererseits. Insgesamt sind die Erfolge der Erziehungsinstitutionen durchaus als ermutigend zu bezeichnen (SCHWARZMANN 1975). Eine schlechte Prognose haben insbesondere diejenigen, bei denen die Zeichen der Verwahrlosung bis in die frühe Kindheit nachzuweisen sind, deren Vorgeschichte gekennzeichnet ist durch schweren familiären Hospitalismus mit einem kaum noch zu entwickelnden Bindungsverhalten. Auch stärkere Grade der Minderbegabung oder Mädchen mit postenzephalitischen Zustandsbildern mit gesteigerter sexueller Triebhaftigkeit haben eine ungünstige Prognose.

## Sexuell-aggressive Handlungen Jugendlicher

### Definition

Unter sexuell-aggressiven Handlungen werden tätliche Übergriffe in die persönliche und Intimsphäre anderer verstanden, die so geartet sind, daß sie unter Umständen strafrechtliche Konsequenzen nach sich ziehen.

### Epidemiologie

Im Vergleich zu anderen kriminellen Delikten Jugendlicher sind solche, die aus einer sexuellen Motivation heraus entstehen, vergleichsweise selten. Es kommen aber alle Kategorien bis hin zum Sexualmord vor. Nach SCHAFFSTEIN (1959) waren ca. 12% männliche Jugendliche an den gerichtlich bekannt gewordenen Vergewaltigungen beteiligt, in 17,6% an sexuellen Handlungen mit Kindern. Sexuelle Schwierigkeiten und die wenig sachgerechte Aufklärung führen bei den strafrechtlich in Erscheinung getretenen Jugendlichen vor allem zu einem hohen Anteil an dem sexuellen Mißbrauch von Kindern, die sich durch ihre Vertrauensseligkeit dem (ihnen in der Regel bekannten) jugendlichen Täter als „Opfer" geradezu anbieten, wobei sich letzterer in der Sicherheit wiegt, daß ein Kind nichts sagen würde, ja unter Umständen die Absichten nicht einmal richtig durchschauen könnte, und er – selbst wenn der von ihm gefaßte Plan, das Kind mehr oder weniger intensiv sexuell zu mißbrauchen, mißlingen sollte – das Gesicht nicht verloren hätte.
Vergewaltigungen im eigentlichen Sinne werden dementsprechend von Heranwachsenden häufiger verübt (15 bis 16% der Straftaten).

### Klinisches Bild

In sexueller Hinsicht auffällig gewordene Jugendliche unterscheiden sich in der Regel äußerlich nicht von ihren Altersgenossen. Dennoch ist es zweckmäßig, eine allgemeine klinisch-neurologische Untersuchung, einschließlich EEG und gegebenenfalls Chromosomogramm, durchzuführen. In einigen Fällen spielen sogenannte „Körperfehler", z. B. der Zustand nach Operationen im Genitalbereich (z. B. Leistenhoden, Zirkumzision) ebenso eine Rolle wie das Gefühl, „häßlich", „kleinwüchsig" oder „unattraktiv" zu sein im Sinne des Thersiteskomplexes (STUTTE 1957, 1971, 1974). Ferner ist die Angst, ein zu kleines Glied zu haben, recht häufig zu finden.
Dagegen treten echte hormonelle und medizinisch nachweisbare Fehlbildungen oder funktionelle Störungen im Genitalbereich weit zurück.
Im psychopathologischen Bereich ist auf Selbstwertprobleme und deren Ursachen genauestens zu achten. Ferner ist zu eruieren, inwieweit die Jugendlichen tatsächlich sexuell aufgeklärt wurden, auf welche Weise die Aufklärung stattgefunden hat, durch wen und in welchem Umfang sie durchgeführt wurde und schließlich, wie sie der Jugendliche verstanden und verarbeitet hat. Darüber hinaus sollte der Untersucher stets genauer auf die Onanietechniken und die damit verbundenen Phantasien eingehen, da sich hier oftmals ein Schlüssel zum Verständnis der Sexualtaten findet.
Stets müssen beginnende oder bereits schleichend verlaufende endogene Psychosen abgegrenzt werden, ebenso wie hirnorganische Störungen (z. B. epileptische Dämmerzustände) ausgeschlossen werden müssen.

### Therapie

Die Therapie richtet sich nach der Ursache der sexuell-aggressiven Verhaltensstörung. Da bei der Mehrzahl der jugendlichen Sexualtäter neurotische Fehlhaltungen vor dem phasenspezifischen Hintergrund eine Rolle spielen, ist bei geeigneten psychotherapeutischen und sozialpsychiatrischen Maßnahmen die Prognose günstig. Neben einer Psychotherapie, einzeln oder in Gruppen, ist die soziale Integration in Interessengruppen wichtig, in denen der Kontakt zum anderen Geschlecht zwangloser aufgebaut werden kann.

# Sadomasochismus

## Definition

Sadismus bezeichnet eine sexuelle Verhaltensdeviation, bei der sexuelle Befriedigung nur dann erreicht werden kann, wenn dem Sexualpartner Schmerzen zugefügt werden.
Masochismus bezeichnet das gegenteilige Verhalten: Sexuelle Lust wird nur dann erlebt, wenn beim sexuellen Kontakt Schmerzen erlitten werden. Die Termini stammen aus der Welt der Literatur (MARQUIS DE SADE, A. SACHER-MASOCH); KRAFFT-EBING hat die Termini in die Sexualpsychopathologie eingeführt.

## Epidemiologie

Epidemiologische Zahlen für sadomasochistische Taten Jugendlicher liegen nicht vor. Im Rahmen der Beurteilung von jugendlichen Sexualstraftätern können gelegentlich Ansätze sadistischer Triebzielverirrungen beobachtet werden.

## Ätiologie

In psychoanalytischer Betrachtungsweise liegt bei den sadistischen und masochistischen Störungen eine Partialtriebfixierung aus dem Bereich der analen Entwicklungsstufe vor. Sadistisches Handeln entspricht einer Verselbständigung und Triebhypertrophie der aggressiven Komponente der Libidoentwicklung.

## Klinisches Bild

Die Vorstellung wegen sadomasochistischer Störungen als alleiniger Vorstellungsgrund beim Kinder- und Jugendpsychiater ist extrem selten. Das Vollbild einer wechselseitigen sadomasochistischen Beziehung betrifft eher das Erwachsenenalter und hat auch hier wenig öffentliches Interesse. Sadistische Tendenzen werden eher im Zusammenhang mit aggressiven, sexuell getönten Gewalttaten Jugendlicher relevant.

## Therapie

Ein individueller Therapieplan muß fallzentriert erstellt werden, oft sind breitgefächerte Maßnahmen, tiefenpsychologische, lernpsychologische, aber auch pädagogische und das Milieu betreffende Maßnahmen, indiziert.

# Sodomie

## Definition

Synonym gebrauchte Begriffe sind Zoophilie, Zooerastie.
Gemeint ist der sexuelle Verkehr zwischen einem Menschen und einem Tier.

## Epidemiologie

Es handelt sich bei diesen Tierkontakten in der Regel um eine vorübergehende Abweichung bei von außen auferlegten oder aus inneren Hemmungen erwachsender sexueller Triebnot (BRÄUTIGAM 1979).
Sodomie findet man nach KINSEY weitaus häufiger bei Männern als bei Frauen (KINSEY u. Mitarb. 1954, 1955). Derartige Sexualpraktiken finden sich schwerpunktmäßig in abgelegenen ländlichen Gegenden, bei Landarbeitern, meist bei Unterbegabten oder stark gehemmten jungen Männern, welche Schwierigkeiten haben, Kontakte mit weiblichen Partnerinnen herzustellen. Bevorzugte Tierobjekte dieser in der Regel vorübergehenden sexuellen Betätigung sind Kühe, Pferde, Ziegen, Hühner, Hunde und Katzen.

## Klinisches Bild

Im Zentrum steht die psychosoziale Situation des Betroffenen, wobei die Isolation, in welcher der jugendliche Patient lebt, stets ebenso bedeutsam ist wie das Problem einer intelligenzangemessenen Lebensgestaltung. Sodomie ist bei Jugendlichen und in unserem Kulturkreis selten.

*Fallbeispiel:* Ein 17jähriger Jugendlicher, der von seiner Mutter abgelehnt in ländlicher Umgebung in Schweden bei seiner deutschen Großmutter aufgewachsen ist, war mehrfach Zeuge tierärztlicher Untersuchungen bei Kühen. Als 8jähriger selbst von Mitschülern als „Nazi-Schwein" verschrien und sexuell mißhandelt, entwickelte er eine massive Sexualneurose, die es dem normalintelligenten Jugendlichen verwehrte, angemessene Beziehungen zu gleichaltrigen Partnerinnen aufzunehmen. Zusammen mit seiner Großmutter kehrte er als Jugendlicher nach Deutschland zurück. Hier kam es unter Alkoholeinwirkung zu sodomitischen Handlungen. Er führte ausschließlich trächtigen Kühen zunächst seine Hand, später Gegenstände in die Vagina ein und quälte die Tiere, während er mit der anderen Hand onanierte. Die Tiere mußten wegen der massiven inneren Verletzungen notgeschlachtet werden. Später führte er Weidezaunlatten in die Vagina von Ponys ein.

### Therapie

Sozialtherapeutische Maßnahmen mit dem Ziel, den Patienten in angemessener Weise in Jugendgruppen zu integrieren, evtl. auch über eine Gruppentherapie, sind hier indiziert.

### Prognose

Die Prognose ist relativ günstig, zumal die Patienten stets, sofern sie eine Partnerin/Partner finden, den normalen Geschlechtsverkehr der Sodomie vorziehen. Im übrigen wird Sodomie nur noch in wenigen europäischen Ländern strafrechtlich verfolgt, in der BRD seit 1969 nicht mehr. Die Tiere sind durch Verordnungen über Tierquälerei ausreichend geschützt (BRÄUTIGAM 1979).

# Störungen der Sexualentwicklung als Folge anderer Krankheiten

## Sexualität der geistig Behinderten

### Definition

Als geistig Behinderte versteht man Oligophrene – vom Grad der leichten Minderbegabung, über Debilität, Imbezillität bis hin zur Idiotie, deren intellektuelle Ausstattung unter der Norm (IQ = 90–110 nach HAWIK/HAWIE) liegt und die damit Schwierigkeiten haben, den geistig intellektuellen Anforderungen des menschlichen Miteinanders und den sittlichen, ethischen und moralischen Aspekten (Normen) zu genügen.

### Epidemiologie

Zufriedenstellende empirische Untersuchungsergebnisse über die Sexualität geistig Behinderter liegen bisher nicht vor. Es kann jedoch davon ausgegangen werden, daß bei Störungen der Intelligenz nicht zwangsläufig Störungen des Sexualverhaltens auftreten müssen. So ist die immer wieder geäußerte Verdächtigung, daß geistig Behinderte potentiell zu Verbrechen im Sexual- und Gewaltbereich neigten, wissenschaftlich nicht haltbar. Davon ausgehend, daß Kritik- und Zensurfähigkeit als Funktion der Intelligenz verstanden werden, ist zwar ableitbar, daß die geistig Behinderten aufgrund ihrer mehr oder weniger stark herabgesetzten Intelligenz auch nur über eine relativ geringe Einsichts- und Steuerungsfähigkeit verfügen, so daß schon in Verbindung mit einer normal entwickelten Sexualität es zu distanzlos wirkenden sexuellen Verhaltensweisen kommen kann. In diesem Zusammenhang ist aber immer auch die Frage nach der Ausgangssituation, vor allem nach der Antriebslage zu stellen, unter besonderer Berücksichtigung der Patienten mit einem hirnorganischen Psychosyndrom, welche sich gerade auf sexuellem Gebiet bei einer Vergröberung der Affekte in einem Mißverhältnis zwischen Reiz und Reaktion auswirkt.
Andererseits kann man über den sexuellen Mißbrauch geistig Behinderter nur Vermutungen anstellen. Die Dunkelziffer ist sicherlich groß.

### Klinisches Bild

Das klinische Bild ist im wesentlichen abhängig vom Grad der geistigen Behinderung. Während bei leicht Minderbegabten und Debilen die sexuelle Verwahrlosung und ihre Folgen, wie Prostitution, Schwangerschaft sowie Abtreibung, die entscheidende Rolle spielen, ist bei geistig Behinderten die Unmittelbarkeit der Demonstration ihrer sexuellen Wünsche und Bedürfnisse das Hauptproblem. So masturbieren sie unter Umständen ungehemmt auch in der Öffentlichkeit, benutzen kritiklos obszöne Ausdrücke, die sie irgendwo aufgeschnappt haben, belästigen ihre Mitmenschen, indem sie vor ihnen beischlafähnliche Bewegungen machen, sie berühren oder „peinlich“ befragen, und schließlich bieten sie sich als „Opfer“ sexueller Handlungen, insbesondere inzestuöser Übergriffe oder sexuellen Mißbrauchs durch neurotisch fehlentwickelte Jugendliche oder Erwachsene förmlich an. Aber auch der Wunsch geistig Behinderter zu heiraten, also mit einem geistig behinderten Partner eine feste Bindung einzugehen und Kinder zu haben, wird immer wieder geäußert. Hier sind sogenannte „geschützte Ehen“ ebenso zu diskutieren wie andere Formen der Geschlechtsgemeinschaften geistig be-

hinderter Jugendlicher und junger Erwachsener (MIEHE 1979).
Gelegentlich heiraten geistig behinderte Mädchen normalintelligente Männer. Probleme tauchen dann auf, wenn sich herausstellt, daß die Frau in der Haushaltsführung und Kindererziehung völlig überfordert ist. Gelegentlich kommt es aber bei Oligophrenen zu ungewöhnlichen sexuellen Exzessen, die jedoch im Bereich der geistig Behinderten ebenso eine Ausnahme darstellen wie im übrigen psychiatrischen Bereich.

### Therapie

Grundsätzlich sollte eine dem Grad der geistigen Behinderung angemessene Sexualerziehung stattfinden mit dem Ziel, den Betroffenen die Möglichkeit zur Bewältigung ihrer sexuellen Triebregungen anzubieten, die von der Umwelt akzeptiert werden können. Erfahrungsgemäß ist eine sexuell reizarme Umgebung sowie eine allgemeine (psychopharmakologische) Dämpfung sinnvoller als gezielte (hormonelle) medikamentöse Behandlung.
Werden geistig Behinderte durch sexuelles Fehlverhalten auffällig, so ist dies meist Anzeichen fehlender Kontakt- und Betätigungsmöglichkeiten, dem durch mehr Zuwendung und anderer „lustbetonter" Beschäftigungen in der Regel begegnet werden kann. Allerdings ist in Einzelfällen, insbesondere im Zusammenhang mit stark aggressiven Phasen, die Herausnahme aus dem aktuellen Milieu oftmals das Mittel der Wahl, ohne daß hierdurch eine „Dauerlösung" geschaffen werden kann. Die Zurückführung in die Familie bzw. in eine mehr oder weniger offene Gemeinschaft bleibt immer das Therapieziel. Abgesehen von solchen extremen Fällen ist in der Regel durch pädagogisch geschickte Führung durchaus ein Miteinander von Oligophrenen beiderlei Geschlechts zu erreichen, bei welchem die sexuellen Bedürfnisse einen angemessenen Stellenwert haben, wobei die geistig Behinderten lernen können, mit ihren sexuellen Gefühlen so umzugehen, daß die Gemeinschaft dadurch nicht gestört wird. Ebenfalls in Einzelfällen sollte die sogenannte „geschützte Ehe" oder andere partnerschaftliche Beziehungen sorgfältig erwogen werden.

## Sexualität der körperlich Behinderten

### Definition

Unter körperlicher Behinderung wird sowohl die angeborene körperliche Behinderung als auch die erworbene körperliche Behinderung erfaßt, insbesondere im Hinblick auf die Sexualität der Betroffenen.

### Epidemiologie

Nicht zuletzt durch die Zunahme der unfallgeschädigten Kinder und Jugendlichen, haben sich auch die Kinder- und Jugendpsychiater vermehrt mit den Problemen der Sexualität körperlich Behinderter differenzierter zu befassen.
Obgleich die angeborenen Behinderungen sich mit Ausnahme der Mißbildungen der Genitalorgane, auf die hier nicht näher eingegangen werden soll, in einem Großteil der Fälle nicht primär auf den sexuellen Bereich auswirken, vor allem wenn die Kontaktfähigkeit und äußere Attraktivität nicht beeinträchtigt sind, so werden sie dann für den Jugendlichen zum Problem, wenn er infolge seiner angeborenen Behinderung Schwierigkeiten hat, seine „normalen" sexuellen Fähigkeiten „zu beweisen", ohne sich selbst dabei in Frage zu stellen.
Die angeborenen körperlichen Behinderungen im Bereich der Extremitäten machen besonders bei Contergankindern erhebliche Probleme, ebenso aber auch Deformierungen der Wirbelsäule oder Niereninsuffizienz wegen der Notwendigkeit einer regelmäßigen (zeitraubenden) Dialysebehandlung.
Alle diese Handikaps sind geeignet, schwere Individuationskrisen bei Jugendlichen zu verursachen, wobei ein Schwerpunkt bei der Bewältigung der realen oder vermeintlichen sexuellen Minderwertigkeit liegt. Auch eine Behinderung im Bereich der Sinnesorgane (z. B. Blindheit) bedeutet zunächst eine erhebliche Einengung der Möglichkeiten einer Kontaktaufnahme mit potentiellen Sexualpartnern.
Erworbene körperliche Behinderungen sind unter dem Aspekt ihrer Lokalisation und ihres Ausmaßes zu betrachten. Zahlreiche erworbene körperliche Behinderungen wirken sich nicht direkt auf die Sexualität der Betroffenen aus, können aber sekundär zu einer neurotischen Fehlentwicklung führen, wodurch die Partnerbeziehung empfindlich gestört werden kann. Jugendpsychiatrisch ist besonders an einen Thersiteskomplex (STUTTE 1957) zu denken, denn gerade Jugendliche empfinden sich oftmals auch durch geringgradige Körperfehler erheblich entstellt und erleben sich als häßlich und minderwertig.
Direkte Einwirkung auf die Sexualität haben sowohl Verletzungen im Bereich des Genitales als auch Querschnittsläsionen, deren Zahl insgesamt zunimmt. Die „sexuellen Restfunktionen" (in Abhängigkeit von der Höhe und Art der Läsion) sind sorgfältig zu untersuchen, insbesondere was Erektion, Ejakulation, möglichen Koitus und Zeugungsfähigkeit bei männlichen Patienten sowie das Problem der Schwangerschaft bei weiblichen Jugendlichen betrifft.

### Therapie

Die Psychotherapie ist jugendpsychiatrischerseits als das Mittel der Wahl bei körperlich Behinderten mit Sexualproblemen anzusehen. Sie sollte zum Ziel haben, den erlittenen Identitätsverlust auszugleichen, das Selbstwertgefühl zu stärken und dem Jugendlichen zu helfen, „von den gesellschaftlich fixierten, auf den Genitalbereich eingeengten Sexualvorstellungen abzukommen und den Behinderten ein erweitertes Verständnis der Sexualität zu verschaffen" (STÖHRER 1980). Das gilt sowohl für angeborene als auch für erworbene körperliche Behinderungen. Bei letzteren sind darüber hinaus sowohl die Möglichkeiten der wiederherstellenden, plastischen und kosmetischen Chirurgie auszuschöpfen, d. h. es sind z. B. bei Verletzungen des Genitalbereichs plastische Operationen in Erwägung zu ziehen und im Rahmen der Behandlung Querschnittsgelähmter medizinisch-technische Hilfsmittel anzuwenden mit dem Ziel, ein befriedigendes Sexualerleben zu ermöglichen. Hierzu gehört auch die Aufklärung über den Umgang mit Dauerkatheter, Hygieneprobleme und praktische Ratschläge zum Auffinden einer geeigneten Position. Schließlich ist die eingehende Information zur Aufklärung des Sexualpartners ebenso wichtig wie die eingehende Information des Patienten selbst, damit nicht durch falsche Erwartungshaltung des Partners zusätzlich sexuelle Minderwertigkeitsgefühle bei dem Patienten hervorgerufen werden. Die Therapie kann im Einzelfall außerordentlich schwierig sein, so daß eine enge Zusammenarbeit zwischen Jugendpsychiatern und Sexualmedizinern empfohlen wird.

# Kinder als Opfer sexueller Handlungen

## Inzest

### Definition

Inzest (von lat. incestus = unrein, unkeusch) bezeichnet den Tatbestand sexueller Beziehungen nicht nur zwischen Blutsverwandten („Blutschande"), sondern auch zwischen Verschwägerten und auch zwischen Stiefelternteil und Stiefkind oder bei adoptierten Kindern.

### Epidemiologie

Das Delikt hat eine hohe Dunkelziffer. Nach der Kriminalstatistik sind die unteren sozialen Schichten häufiger betroffen als die höheren. Dies mag einerseits damit zusammenhängen, daß der Inzest nicht Ausdruck einer besonderen Täterpersönlichkeit ist, sondern im Zusammenhang mit zerrütteten familiären Verhältnissen, Alkoholismus, auch mit Kinderreichtum und chronischer Erkrankung auftritt, zum andern auch damit, daß die Anzeigehäufigkeit des Delikts in den unteren sozialen Schichten höher sein kann als in den höheren sozialen Schichten. Nach der Kriminalstatistik ist in den letzten 30 Jahren die Häufigkeit der Verurteilung wegen Inzesthandlung drastisch zurückgegangen. In der Bundesrepublik Deutschland wurden nach § 173 StGB 1950 436 Personen, 1965 111 Personen (BRÄUTIGAM 1979), 1970 98 Personen und 1977 nur noch 34 Personen verurteilt (NISSEN 1977).

Es ist aber davon auszugehen, daß nur ein kleinerer Teil der Inzestfälle forensisch in Erscheinung tritt und daß die Dunkelziffer ein Mehrfaches der verurteilten Fälle umfaßt. Die häufigste Inzestform ist zweifellos die zwischen Vater und Tochter (85% der bekannt gewordenen Fälle), 5% betreffen die geschlechtliche Beziehung zwischen Großvater und Enkelin, 5% die zwischen Vater und Sohn sowie 4% zwischen Mutter und Sohn und 1% zwischen Mutter und Tochter (MAISCH 1968).

### Klinisches Bild

Die familiäre Situation ist oft gekennzeichnet durch Zerrüttung, Alkoholismus, chronische Krankheiten der Mutter, Kinderreichtum. Hervorzuheben ist, daß es bei den Tätern, meist den Vätern, sich nicht um sexuell abnorme Persönlichkeiten handelt – es gibt keine spezielle psychosexuelle Deviation, die zum Inzest disponiert – eher handelt es sich um Persönlichkeitszüge bei den Vätern (Tätern), die emotional eher eingeschränkt sind; es kommt dann durch zusätzliche Faktoren wie Alkoholismus, chronische Erkrankungen der Mutter, gelegentlich auch hirnorganische Störungen beim Vater zu sexuellen Handlungen am Kind. Es gibt aber auch Väter, die bisher sexuell völlig angepaßt und auch sonst nie auffällig in Erscheinung getreten sind. Die meist inzestuösen Handlungen werden an heranwachsenden Mädchen in der Altersstufe zwischen 12 und 14 Jahren begangen. In der Regel handelt es sich nicht nur um einmaligen Geschlechtsverkehr, sondern um ein prolongiertes Verhältnis, das sich oft über einen Zeitraum zwischen 1 und 3 Jahren erstreckt. Mehr als die Hälfte der Mädchen befindet sich in der Rolle des passiv duldenden Partners bei den sexuellen Aktivitäten, immerhin aber einem Viertel der beteiligten Mädchen läßt sich auch eine aktiv führende, den Vater zu sexuellen Handlungen provozierende Haltung nachweisen.

## Diagnose

Zur Vorstellung in die Klinik kommen die Patientinnen meist unter anderen Diagnosen. Hierbei ist die Symptomatologie äußerst vielfältig und reicht vom Suizidversuch, depressiver Verstimmung, vielfältigen psychosomatischen Beschwerden, Angstzuständen bis hin zu Einnässen und Einkoten oder auch zu manifesten sexuellen Verwahrlosungssymptomen mit Promiskuität, Schuleschwänzen und Herumtreibereien. Die Aufdeckung der zugrundeliegenden Konfliktsituation gelingt dann oft erst nach Trennung von Täter und Opfer. Differentialdiagnostisch muß aber auch immer an eine falsche Bezichtigung gedacht werden, insbesondere wenn die Patientin durch starke pseudologische Tendenzen oder durch gravierende hysterische Persönlichkeitsmerkmale auffällt.

## Therapie

Klinisch-psychotherapeutisch kommt es zunächst darauf an, das Ausmaß der seelischen Schädigung zu ermitteln, das durch die inzestuöse Beziehung ausgelöst wurde. Einerseits kann eine psychische Entwicklung eingetreten sein, die der Sexualität ablehnend gegenübersteht, in der Sexualität mit Angst besetzt ist, hier stehen psychotherapeutische Hilfen an erster Stelle. Andererseits kann auch eine sexuelle Verwahrlosung induziert werden, meist im Zusammenhang mit anderen verwahrlosungsfördernden Faktoren innerhalb der Familie. Hier steht die außerfamiliäre Unterbringung in einer entsprechenden Institution in Zusammenarbeit mit der Jugendbehörde an erster Stelle der einzuleitenden Maßnahmen.

## Prognose

Die Mehrzahl der durch einen Inzest geschädigten Mädchen finden später den Weg zu einer festen Partnerschaft. Finden sich auch andere Zeichen fortgeschrittener Verwahrlosung, so ist die Prognose entsprechend schlechter.

# Pädophilie

## Definition

Die Bezeichnung Pädophilie (Päderastie) wurde von KRAFFT-EBING in die Literatur eingeführt.
Der Begriff kennzeichnet den Tatbestand der sexuellen Neigung und sexuellen Handlung an Kindern, auch an jüngeren Jugendlichen. Gesetzlich ist – in verschiedenen Ländern unterschiedlich – ein Alter festgelegt, unterhalb dessen jeglicher sexueller Kontakt strafbar ist.

## Epidemiologie

Wie bei allen sexuellen Straftaten ist auch bei der Pädophilie die Dunkelziffer hoch; man kann davon ausgehen, daß auch hier die Mehrzahl der Fälle nicht zur Aburteilung kommt.

## Klinisches Bild

Unter kinder- und jugendpsychiatrischen Gesichtspunkten ist bei allen pädophilen Handlungen, die zur Beobachtung und zur Behandlung kommen, die Täter-Opfer-Beziehung von ausschlaggebender Wichtigkeit. Seitens der Täter läßt sich kein einheitliches Bild der Pädophilen zeichnen. Nach BRÄUTIGAM (1979) kann man 5 verschiedene Tätertypen unterscheiden:

1. Den sogenannten Unterschichtspädophilen: Hierbei handelt es sich um undifferenzierte, triebhafte, sexuell wenig differenzierte Menschen, die in ihrer eigenen sexuellen Triebhaftigkeit keine Altersgrenze bei ihren Sexualpartnern respektieren. Diese Täter sind im übrigen auch typische Inzesttäter. Die sexuellen Kontakte sind gekennzeichnet durch das Fehlen emotionaler und personaler Beziehung.
2. Eine zweite Tätergruppe sind jugendliche Pädophile, die oft minderbegabt, leicht hirngeschädigt, kontaktgestört sind und denen der Zugang zu altersentsprechenden Sexualkontakten nicht möglich ist. Oft findet man dabei ein entsprechendes zerrüttetes familiäres Milieu mit den entsprechenden Zeichen der emotionalen Deprivation. Sozusagen aus Ersatzgründen greifen diese Jugendlichen auf den sexuellen Kontakt mit Kindern zurück.
3. Erwachsene Pädophile: Hier finden wir einerseits Pädophile, die weitgehend normal im psychopathologischen Sinne sind, allenfalls durch etwas kindlich unreife und naive Charakterzüge auffallen. Solche Persönlichkeiten leben gelegentlich isoliert, die pädophile Handlung ist hier als Ersatzhandlung zu betrachten. ⅔ sind aber verheiratet. Die Ehen zeichnen sich dann durch Beziehungsschwierigkeiten auch in sexu-

eller Hinsicht aus. Gehäuft finden sich pädophile Erwachsene in pädagogischen Berufen wie Erzieher, Lehrer, Kunstpädagoge, Jugendführer, oft finden sich hier schwärmerische Beziehungen, die zum Teil auch von den als Opfer beteiligten Kindern und Jugendlichen aktiv mitgestaltet werden.

4. Besonders bemerkenswert ist die Altersform der Pädophilie. Es treten hier Männer in Erscheinung, die erstmals im Alter in Zusammenhang mit der beginnenden senilen Involution auffällig werden. Der Altersgipfel liegt zwischen 60 und 65 Jahren.
5. Die homosexuelle Pädophilie: Hierbei handelt es sich um Männer, die ausschließlich Kontakt zu heranwachsenden männlichen Jugendlichen suchen. Diese spezielle Deliktform wird gefördert durch Jugendliche, die ihrerseits bei beginnender homosexueller Triebentwicklung den Kontakt zu solchen Männern aktiv aufsuchen.

Bei der Betrachtung der kindlichen Opfer ist zu differenzieren zwischen kindlichen und jugendlichen Opfern einerseits, andererseits zwischen solchen Opfern, die selbst aktiv den sexuellen Kontakt gesucht haben, und solchen Opfern, denen echte Gewalt angetan wurde. Nach Untersuchungen von SCHÖNFELDER (1968) waren 31% der Mädchen sicher aktiv, 26% indifferent, 46% waren sicher inaktiv. Die Verhältnisse bei den mißbrauchten Jungen liegen ähnlich.

Bei den kindlichen Opfern findet man unter denen, die aktiv beteiligt oder zumindest sich indifferent verhielten, gehäuft solche Kinder, die in einem emotional wenig warmen, zerrütteten oder durch andere Noxen gekennzeichneten Familienmilieu aufgewachsen sind. Hier liegt der Verdacht nahe, daß es sich um Ersatzhandlungen auf der Suche nach Kontakt und Zuwendung handelt.

## Therapie

Es gilt individuell sich darüber klar zu werden, inwieweit Gefahren für die psychosexuelle Entwicklung des Kindes bestehen aufgrund des pädophilen Vorfalles. Oft wird eine Indikation für eine gezielte psychotherapeutische Intervention bestehen. Zu beachten ist, daß für die psychische Entwicklung des Kindes ein eher als harmlos einzuschätzender Vorfall gelegentlich durch die sich anschließende jugendamtliche und forensische Intervention im Erleben des Kindes viel schwergewichtiger und bedeutsamer wird als ein vom Kind bis dahin harmlos erlebter sexueller Zwischenfall.

## Kinder als Opfer anderer sexueller Delikte

Hierher gehören vor allen Dingen sexuell aggressive Delikte an Kindern und Jugendlichen, insbesondere Vergewaltigungsdelikte. Als Täter treten gelegentlich hirngeschädigte minderbegabte Jugendliche oder junge Erwachsene oder auch schwer sexuell gehemmte Täter auf, bei denen es raptusartig zu sexuell aggressiven Handlungen kommt. Opfer sind oft Mädchen in der beginnenden Pubertät, die körperlich den Tätern weit unterlegen sind. Nach der Tat kann es bei den Opfern psychoreaktiv zu schweren Angstzuständen und anderen Störungen kommen. Auch hier ist der Grundsatz der Verhältnismäßigkeit der therapeutischen, jugendrichterlichen und jugendamtlichen Intervention zu beachten.

## Literatur


Benjamin, H.: Transsexualismus, Wesen und Behandlung. Nervenarzt 35 (1964) 499

Bieber, I., H. J. Dain, P. R. Dince, M. G. Drellick, H. G. Grand, R. W. Gundlach, M. W. Kremer, A. H. Rifkin, C. B. Wilbur, T. B. Bieler: Homosexuality. A Psychoanalytic Study. Basic Books, New York 1962

Bierig, I. R.: Physiologische und pathologische Aspekte der Adoleszenz. Z. Kinder- u. Jugendpsychiat. 3 (1975) 300

Bleuler, M.: Endokrinologische Psychiatrie. Thieme, Stuttgart 1954

Boss, M.: Sinn und Gehalt der sexuellen Perversionen. Huber, Bern 1947

Bräutigam, W.: Sexualmedizin im Grundriß – Eine Einführung in Klinik, Theorie und Therapie der sexuellen Konflikte und Störungen. Thieme, Stuttgart 1979

Dannecker, M., M. Reiche: Der gewöhnliche Homosexuelle. Fischer, Frankfurt/M. 1974

Davenport, Ch. W., S. I. Harrison: Gender identity change in a female adolescent transsexual. Arch. sex. Behav. 6 (1977) 327

Dörner, G.: Sexualhormonabhängige Gehirndifferenzierung und Sexualität. Springer, Wien 1972

Eberle, A.: Ungelöste Probleme der Transsexualität. Sexualmedizin 3 (1974) 139

Eicher, W., I. Schmid-Tannwald: Intersexualität und Transsexualismus. In: Sexualmedizin in der Praxis, hrsg. von W. Eicher. Fischer, Stuttgart 1980

Freud, S.: Gesammelte Werke I–XVIII. Fischer, Frankfurt/M. 1965

Giese, H.: Psychopathologie der Sexualität. Enke, Stuttgart 1962

Giese, H.: Die sexuelle Perversion. Akad. Verlagsgesellschaft, Frankfurt 1967

Giese, H., G. Schmidt: Studenten-Sexualität. Rowohlt, Hamburg 1968

Göllnitz, G.: Neuropsychiatrie des Kindes- und Jugendalters. Fischer, Stuttgart 1975

Green, R.: Atypical sex role behavior during childhood. In: Comprehensive Textbook of Psychiatry 2, hrsg. von A. Freedman et al. Williams & Wilkins, Baltimore 1975

Green, R.: Atypical psychosexual development. In: Child Psychiatry – Modern Approaches – hrsg. von M. Rutter, L. Hersov. Blackwell, Oxford 1977

Harbauer, H.: Reifungsproblematik und Reifungsphasen. In: Handbuch der Kinderheilkunde, 8, 1. Teil, hrsg. von H. Opitz, F. Schmid. Springer, Berlin 1969

Harbauer, H.: Einführung in die Kinder- und Jugendpsychiatrie. Deutscher Ärzte-Verlag, Köln-Lövenich 1975
Heston, L., S. Shields: Homosexuality in twins. Arch. gen. Psychiat. 18 (1968) 149
Hirschfeld, M.: Die Transvestiten. Pulvermacher, Berlin 1910
Kallmann, F. J.: Comparative twin study on the genetic aspects of male homosexuality. J. nerv. ment. Dis. 115 (1952) 283
Kinsey, A. C., W. B. Pomeroy, C. E. Martin: Das sexuelle Verhalten des Mannes. Fischer, Frankfurt/M. 1955
Kinsey, A. C., W. B. Pomeroy, C. E. Martin, P. H. Gebhard: Das sexuelle Verhalten der Frau. Fischer, Frankfurt/M. 1954
Kockott, G., L. Nusselt: Zur Frage der zerebralen Dysfunktion bei der Transsexualität. Nervenarzt 47 (1976) 310
König, M. P., F. Cornu, A. Blaser, E. Zingg, H. Stirnemann, B. Trost: Transsexualismus. Schweiz. med. Wschr. 108 (1978) 437
v. Krafft-Ebing: Psychopathia sexualis, 15. Aufl., hrsg. von A. Fuchs. Enke, Stuttgart 1918
Kretschmer, E.: Der sensitive Beziehungswahn. Springer, Berlin 1927
Kutchinsky, B.: Studies on pornography and sex crimes in Denmark. New Social Science Monographs, Kopenhagen 1970
Leuner, H.: Die Bedeutung des epochalen Entwicklungswandels für die Disposition zu Neurosen und psychosomatischen Erkrankungen im Kindes- und Jugendalter. Z. Psychother. med. Psychol. 12 (1962) 11
Leuenberger, H.: Im Rausch der Drogen. Humboldt-Taschenbuchverlag, München 1970
Maisch, H.: Incest. Rowohlt, Hamburg 1968
Mead, M.: Sex und Temperament. Morrow, New York 1936
Metcalf, S., W. Williams: A case of male childhood transsexualism and its management. J. Psychiat. 11 (1977) 53 Australian and New Zealand
Miehe, O.: Der rechtliche Rahmen für Ehen oder Geschlechtsgemeinschaften Geistigbehinderter. Sonderpädagogik 9 (1979) 49
Müller-Küppers, M.: Störungen in der sexuellen Entwicklung des Kindes- und Jugendalters. In: Sexualmedizin in der Praxis, hrsg. von W. Eicher. Fischer, Stuttgart 1980
Newman, L. E.: Transsexualism in adolescence: Problems in evaluation and treatment. Arch. gener. Psychiat. 23 (1970) 112
Nickel, H.: Entwicklungspsychologie des Kindes- und Jugendalters. Huber, Bern 1979
Nissen, G.: Psychopathologie des Kindesalters. Wissenschaftliche Buchgesellschaft, Darmstadt 1977
Nissen, G.: Pubertätskrisen und Störungen der psychosexuellen Entwicklung. In: Lehrbuch der speziellen Kinder- und Jugendpsychiatrie, hrsg. von H. Harbauer, R. Lempp, G. Nissen, P. Strunk. Springer, Berlin 1974
Rekers, G. A.: Stimulus control over sextyped play in crossgender identified boys. J. exp. Child Psychol. 20 (1975) 136
Rekers, G. A., T. J. Willis, C. E. Yates, A. C. Rosen, B. P Low: Assessment of childhood gender behavior change. J. Child Psychol. Psychiat. 18 (1977) 53
Rekers, G. A., O. I. Lovaas: Behavior treatment of deviant sex-role behaviors in a male child. J. appl. Behav. Anal. 7 (1974) 173
Schaffstein, F.: Jugendstrafrecht. Eine systematische Darstellung. Kohlhammer, Stuttgart 1959
Schönfelder, Th.: Die Rolle des Mädchens bei Sexualdelikten. Enke, Stuttgart 1968
Schorsch, E., N. Becker: Angst, Lust, Zerstörung. Sadismus als soziales und kriminelles Handeln. Zur Psychodynamik sexueller Tötungen. Rowohlt, Reinbek 1977
Schorsch, E., G. Schmidt: Ergebnisse zur Sexualforschung. Kiepenheuer & Witsch, Köln 1975
Schulte, W., R. Tölle: Psychiatrie. Springer, Berlin 1977
Schwarzmann, I.: Die Verwahrlosung der weiblichen Jugendlichen. Reinhardt, München 1975
Sheldon, W. H.: The Varieties of Temperament, a Psychology of Constitutional Differences. Harper, New York 1942
Sigusch, V., B. Meyenburg, R. Reiche: Transsexualität. In: Sexualität und Medizin, hrsg. von V. Sigusch. Kiepenheuer & Witsch, Köln 1979
Spitz, R.: Autorität und Onanie. Psyche 6 (1952) 1
Stöhrer, M.: Sexualität der Behinderten. In: Sexualmedizin in der Praxis, hrsg. von W. Eichler. Fischer, Stuttgart 1980
Stoller, R. J.: Parental influence in male Transsexualism. In: R. Green, J. Money: Transsexualism and Sex Reassignment. Johns Hopkins Press, Baltimore 1969
Stoller, R. J.: Etiological factors in female transsexualism. Arch. Sex. Behavior 2 (1972) 47
Streitberg, G.: Jugendliche Exhibitionisten. Z. klin. Psychol. Psychother. 21 (1973) 4
Stutte, H.: Pubertas praecox und psychische Reifeverhältnisse. Z. Kinderpsychiat. 17 (1951) 136
Stutte, H.: Körperliche Selbstwertkonflikte als Verbrechensursache bei Jugendlichen. Mschr. Krim. 40 (1957) 71
Stutte, H.: Kinder- und Jugendpsychiatrie. In: Psychiatrie der Gegenwart 2, hrsg. von H. W. Gruhle et al. Springer, Berlin 1960
Stutte, H.: Thersites-Komplex bei Jugendlichen. Dtsch. Ärztebl. 68 (1971) 71
Stutte, H.: Neurotische Dissozialität auf dem Boden eines Thersites-Komplexes. Praxis 5 (1974) 161
Thomas, K.: Sexualerziehung – Grundlagen, Erfahrungen und Anleitungen für Ärzte, Pädagogen und Eltern. Diesterweg, Frankfurt, Thieme, Stuttgart 1970

# 11 Psychische Störungen bei Behinderungen und chronischen Krankheiten

*Hans-Christoph Steinhausen*

# Allgemeine Gesichtspunkte

Trotz einer Vielzahl von Behinderungsformen und in körperlicher Hinsicht sehr heterogener chronischer Krankheiten lassen sich für die zugleich zu beobachtenden psychischen Störungen bzw. Formen der Adaptation sowohl hinsichtlich ihrer Phänomenologie wie auch ihrer Bedingungsfaktoren eine Reihe von Gemeinsamkeiten aufzeigen, die eine übergeordnete Erörterung allgemeiner Gesichtspunkte rechtfertigen. In einem zweiten, größeren Abschnitt sollen die Ergebnisse empirischer Untersuchungen ebenso wie die klinischen Erfahrungswerte zu einer Reihe spezifischer Behinderungen und Krankheiten dargestellt werden.

Gesundheitspolitische wie auch medizinische Fortschritte in der Behandelbarkeit von Behinderungen und chronischer Krankheiten haben zu einer zunehmenden Aufmerksamkeit für die Probleme der betroffenen Patientengruppen geführt. Unter den gesundheitspolitischen Veränderungen haben sich der differenzierte Ausbau medizinischer Einrichtungen parallel zu einer sorgfältigeren Erfassung Behinderter und chronisch Kranker ebenso wie die erweiterten medizinischen Behandlungsperspektiven und allgemeinen rehabilitativen Möglichkeiten positiv auf die Lebenserwartung der Patientengruppen auswirkt.

## Die Epidemiologie von Behinderungen und chronischen Krankheiten bei Kindern und Jugendlichen

Erst aus der Zeit nach dem 2. Weltkrieg datieren mit der landesweiten Datenerhebung in Großbritannien (National Survey) und den Studien auf der *Isle of Wight* in Großbritannien sowie in Rochester/USA verläßliche neuere epidemiologische Studien, die einen Eindruck von der tatsächlichen Zahl behinderter Kinder und Jugendlicher vermitteln. Die in Tab. 11.1 nach PLESS u. ROGHMANN (1971) wiedergegebenen Zahlen spiegeln die auf unterschiedliche Populationen verschiedenen Alters rückführbaren Schwankungen internationaler Prävalenzraten wider. Sowohl aus dieser groben Klassifizierung wie auch aus den in Tab. 11.2 zusammengefaßten internationalen Prävalenzraten spezifischer Behinderungen und Krankheiten (PLESS u. DOUGLAS 1971) wird deutlich, daß insgesamt mit durchschnittlich etwa 10% – bei einer Schwankungsbreite von 5–18% – behinderter und/oder chronisch kranker Kinder in den westlichen Industrieländern gerechnet werden muß.

Tabelle 11.**1** Prävalenz chronischer Krankheiten im Kindesalter (in %) (aus *I. B. Pless, K. J. Roghmann:* J. Pediat. 79 [1971] 351)

| Krankheiten | Nationale Erhebung (GB) (0–15 J.) | Isle-of-Wight-Studie (GB) (10–12 J.) | Rochester-Studie (USA) (6–16 J.) |
|---|---|---|---|
| Respiratorisch | 2,26 | 1,64 | 4,56 |
| Neurologisch | 1,57 | 1,78 | 0,85 |
| Sensorisch | 2,01 | 0,30 | 2,39 |
| Muskuloskelettär | 1,27 | 0,24 | 0,40 |
| Kongenital | 0,83 | 0,15 | 0,28 |
| Dermatologisch | 0,76 | 0,64 | 1,59 |
| Ableitende Harnwege | 0,28 | 0,12 | 0,57 |
| Hämatologisch | 0,08 | – | 0,17 |
| Verschiedene | 1,80 | 0,66 | 0,51 |
| Total | 10,86 | 5,53 | 11,32 |
| N | 5300 | 3271 | 1756 |

# Die Epidemiologie psychischer Störungen bei Behinderungen und chronischen Krankheiten

Seit dem Vorliegen erster Berichte zu psychologischen Aspekten von Behinderungen und chronischen Krankheiten hat sich immer wieder die Frage gestellt, ob diese Patientengruppen im besonderen Maße psychisch auffällig sind. Die Vermutung einer erhöhten Vulnerabilität nährt sich aus klinischen Erfahrungsberichten, die aus der Beschäftigung mit einer Vielzahl von behindernden Krankheiten resultieren. Derartige Erfahrungsberichte sind mehrheitlich jedoch von nicht analysierten Selektionsfaktoren beeinflußt, zumal nicht eine repräsentative Auswahl von Patienten erfaßt wird, sondern Problempatienten mit hoher Wahrscheinlichkeit überwiegen.

Angesichts dieser fehlenden Verläßlichkeit klinischer Erfahrungsberichte kann die Frage nach dem erhöhten psychiatrischen Morbiditätsrisiko nur durch systematische, von Selektionsfaktoren freie Untersuchungen beantwortet werden. Epidemiologische Studien lassen dann Aufklärung erwarten, wenn sie gleichermaßen standardisierte, zuverlässige und gültige Methoden einsetzen, die auch eine selektionsfreie Erfassung von Stichproben bzw. von Populationen gewährleisten. In der kinderpsychiatrischen Literatur liegt mit der *Isle-of-Wight-Studie* (RUTTER u. Mitarb. 1970) eine breit angelegte epidemiologische Studie vor, die diesen Kriterien gerecht wird und damit wissenschaftlich abgesicherte Daten zur Frage nach der Häufigkeit psychischer Störungen bei behinderten und chronisch kranken Kindern erbracht hat.

Aus diesen an Zehn- bis Elfjährigen durchgeführten Studien wird ersichtlich (vgl. Tab. 11.3), daß die Rate für psychische Störungen bei behinderten Kindern im Vergleich zur gleichaltrigen, gesunden Allgemeinbevölkerung um das Zwei- bis Dreifache erhöht ist, wobei die verschiedenen Erfassungsmethoden – Elternfragebogen und kinderpsychiatrische Beurteilung – zu weitgehend identischen Zahlen geführt haben. Nur aufgrund der kleinen Fall-

Tabelle 11.**2** Vergleichende internationale Prävalenzraten für spezifische chronische Krankheiten im Kindesalter (in %) (aus *I. B. Pless, J. W. B. Douglas:* Pediat. 47,2 [1971] 405)

| | |
|---|---|
| Asthma bronchiale | 1,8 – 4,9 |
| Blindheit | 0,03 – 0,1 |
| Diabetes mellitus | 0,03 – 0,13 |
| Epilepsie | 0,4 – 0,9 |
| Körperbehinderungen | 1,7 – 3,2 |
| Kongenitale Herzfehler | 0,07 – 0,4 |
| Taubheit | 0,07 – 0,9 |
| Zerebralparese | 0,16 – 0,6 |
| Totale Prävalenz | 5,7 – 18 |

Tabelle 11.**3** Epidemiologie psychiatrischer Störungen bei Kindern mit chronischen körperlichen Störungen (in %) (aus *M. Rutter, J. Tizard, K. Whitmore:* Education, Health and Behavior. Longman, London 1970)

| | Kranke | Allgemeinbevölkerung |
|---|---|---|
| Gemäß Elternfragebogen auffällig: | | |
| – neurotische Störung | 5,7 | 3,0 |
| – dissoziale Störung | 5,1 | 2,7 |
| – unbezeichnete Störung | 2,5 | 1,1 |
| – Total | 13,3 | 6,8* |
| Gemäß Lehrerfragebogen auffällig: | | |
| – neurotische Störung | 7,5 | 2,5 |
| – dissoziale Störung | 5,2 | 3,9 |
| – unbezeichnete Störung | 2,9 | 0,7 |
| – Total | 15,5 | 7,1** |
| Verteilung psychiatrischer Störungen: | | |
| – neurotische Störungen | 6,6 | 2,5 |
| – dissoziale Störungen | 4,6 | 2,5 |
| – gemischte Störungen | 4,0 | 1,6 |
| – Psychosen | 0,7 | 0,1 |
| – hyperkinetisches Syndrom | 0,7 | 0,1 |
| – nicht klassifiziert | 0,7 | 0,1 |
| – Total | 17,2 | 6,6* |

* p = 0,01 ** p = 0,001

Tabelle 11.**4** Epidemiologie psychiatrischer Störungen bei chronischen Krankheiten ohne Hirnbeteiligung (in %) (aus *M. Rutter, J. Tizard, K. Whitmore:* Education, Health and Behavior. Longman, London 1970)

| | Kranke | Allgemeinbevölkerung |
|---|---|---|
| Psychiatrische Störung gemäß Gesamtbeurteilung | 10,4 | 6,6* |
| Abweichendes Verhalten gemäß Elternfragebogen | 10,5 | 6,8* |
| Abweichendes Verhalten gemäß Lehrerfragebogen | 11,6 | 7,1** |

* p = 0,10 ** p = 0,05

zahlen ließen sich nicht sämtliche Unterschiede auf der Ebene psychiatrischer Diagnosen bzw. Klassifizierungen statistisch sichern.

Da in der *Isle-of-Wight-Studie* unter den Behinderten zugleich Kinder mit neuroepileptischen Schäden erfaßt wurden und diese die höchste Rate an psychischen Störungen aufwiesen, interessiert im Zusammenhang dieses Kapitels, welches sich nicht mit der durch organische Hirnschäden bedingten Behinderung befaßt, das Zahlenmaterial zu der Gruppe kranker und behinderter Kinder *ohne Hirnbeteiligung*. Die in Tab. 11.4 aufgeführten Zahlen belegen auch für diese spezifizierte Gruppe im Vergleich zur Allgemeinbevölkerung eine je nach Erhebungsmethode entweder tendenziell oder sogar statistisch gesicherte erhöhte Rate an psychischen Störungen.

## Probleme und Bedingungsfaktoren der psychosozialen Adaptation

Behinderung und chronische Krankheit stellen sowohl für das betroffene Kind wie auch für seine Eltern besondere Anforderungen an die Fähigkeiten zur psychischen Adaptation und Verarbeitung. Die Aufgabe des heranwachsenden Kindes und Jugendlichen läßt sich dabei als eine Entwicklung zu flexibler kognitiver Verarbeitung der eigenen Situation in den Bereichen von Denken, Wahrnehmung, Urteil und Realitätskontrolle, zu angemessenem Umgang mit Ausdruck und Kontrolle von Emotionen und zu aktiver sozialer Integration formulieren.

Ziel der psychosozialen Entwicklung ist also die Abwendung einer in der Krankenrolle potentiell enthaltenen negativen Identität als eines nicht nur körperlich, sondern psychisch beeinträchtigten und sozial stigmatisierten Kranken. Die in Behinderung und Krankheit impliziert enthaltenen Gefahren einer Entwicklung zu sozialer Defizienz, negativer Selbstwahrnehmung und beeinträchtigter Identität stellen zugleich ein Fehlschlagen der habilitativen und rehabilitativen Maßnahmen zur Entwicklung einer konfliktfreien, reifen und autonomen Persönlichkeit dar. Derartige negative Adaptationen treten in der Regel in Form von drei typischen Reaktionen auf: Ein *erstes* durch Furchtsamkeit, soziale Isolation, Inaktivität und Abhängigkeit gekennzeichnetes Verhaltensmuster, das mit dem Begriff einer emotionalen oder neurotischen Fehlentwicklung charakterisiert werden kann, ein *zweites* durch mangelnde Kontrolle mit aggressiven, z. T. auch dissozialen Komponenten und durch mangelnde Krankheitsbeachtung charakterisiertes Verhalten, das am treffendsten mit dem englischen Verständnis von Verhaltensstörungen im Sinne von „conduct disorders" umrissen werden kann. Ein *drittes* Adaptationssyndrom mit ausgeprägtem sozialem Rückzug und gleichzeitigen feindseligen Ressentiments gegen die soziale Umwelt wird relativ seltener beobachtet (MATTSON 1972; STEINHAUSEN u. BÖRNER 1975).

Eine Reihe von Einflußgrößen entscheidet darüber, ob sich eines der genannten Verhaltensmuster entwickelt oder eine positive psychosoziale Adaptation an die jeweiligen Krankheitsbedingungen resultiert. Diese Determinanten der psychischen Adaptation einschließlich ihrer Wechselwirkungen sind im Schema der Abb. 11.1 zusammengefaßt und können als Elemente zur Beschreibung der Krankenrolle betrachtet werden (vgl. STEINHAUSEN 1977 a).

Zu ihnen zählen *allgemeine Krankheitserfahrungen*, die für eine Vielzahl von Behinderungen und Krankheiten gelten. Die Behandlungsbedürftigkeit bringt nicht nur die Erfahrung der Andersartigkeit, sondern auch konkreter Behandlungsmaßnahmen mit sich. Regelmäßige Einnahme von Medikamenten oder Diäten, operative Korrekturen, iatrogen zugefügter Schmerz im Rahmen von Diagnostik und Therapie oder morbogen bedingter Schmerz lassen die Behinderung bzw. Krankheit zumindest zwischenzeitlich erlebnis- und bewußtseinsnah werden und müssen als konkrete Maßnahmen verarbeitet werden. Phänomenologisch kann dieser Verarbeitungsprozeß als Angstsymptomatik, als depressiver Rückzug oder als aggressives Agieren imponieren. Mit der Notwendigkeit von Kranken-

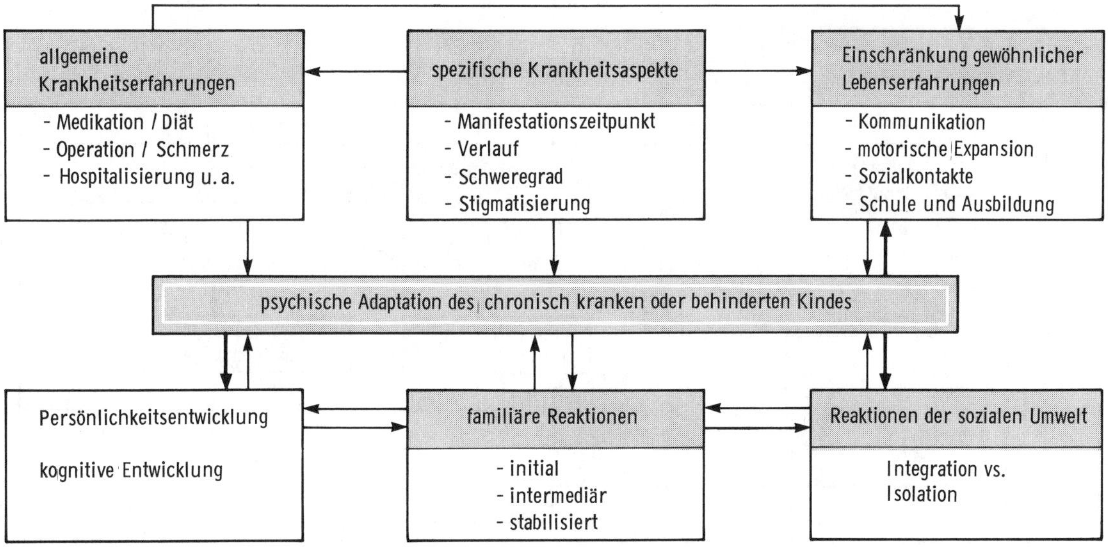


Abb. 11.1 Determinanten der psychischen Adaptation bei Behinderungen und chronischen Krankheiten.

hausaufnahmen und der damit verbundenen Immobilisierung entstehen aufgrund von Trennungserlebnissen und Beeinträchtigungen der sozialen Kontakte zu Familie und sozialer Umwelt zusätzliche Belastungselemente, die bei entsprechend disponierten, d. h. vornehmlich jüngeren Kindern emotionale Deprivationsbedingungen mit der Folge entsprechender psychischer Störungen darstellen können.
Diese allgemeinen Krankheitserscheinungen werden durch eine Anzahl *spezifischer Krankheitsaspekte* ergänzt und verstärkt. Der Zeitpunkt der Manifestation hat insofern eine unterschiedliche Valenz, als kongenital manifeste Behinderungen im Vergleich zu Späterkrankungen andere Auswirkungen auf die psychosoziale Adaptation haben. Im ersten Fall ist die Behinderung ein integraler Teil der psychischen Entwicklung und biologischen Reifung, im zweiten Fall tritt das Krankheitsereignis bzw. die Behinderung schlagartig in eine zuvor in dieser Hinsicht unkomplizierte Lebensgeschichte. Während die konnatale Behinderung zunächst eine Herausforderung an die Adaptationsfähigkeiten der Eltern bedeutet und erst später auch vom Kind emotional und kognitiv erlebt und verarbeitet wird, stellt die Spätmanifestation potentiell eine tiefgreifende Krise für das betroffene Kind und seine Eltern dar.
Auch der *Verlauf der Krankheit* ist insofern ein wichtiger weiterer Parameter, als die Kompensierbarkeit von Symptomen sehr viel weniger belastend erlebt wird als der progrediente, therapeutisch ungenügend beeinflußbare Krankheitsprozeß. Die tägliche Insulinspritze beim Diabetes mellitus bekommt demgemäß eine andere Bedeutung für die psychosoziale Adaptation als die wöchentliche intrathekale Injektion von Zytostatika bei der Leukämiebehandlung.

Analog formt auch der *Schweregrad der Krankheit* und damit eng verbunden das Ausmaß an Abhängigkeit von Behandlungs- und Pflegemaßnahmen die psychische Verarbeitung von Krankheit und Behinderung. Die Literatur enthält eine Vielzahl von Hinweisen darauf, daß insbesondere schwere Formen der Beeinträchtigung das Risiko einer psychischen Störung erhöhen, wobei die implizite technische Abhängigkeit von Maßnahmen die Entwicklung zur autonomen Persönlichkeit beeinträchtigt. Andererseits kann auch die leichte Krankheitsausprägung, sofern sie offen sichtbar ist, im Sinne eines Marginalitätsproblems Schwierigkeiten der Identität hervorrufen, zumal die Frage der Zugehörigkeit zur Welt der Gesunden oder der Kranken konfliktbesetzt ist. Dieser damit angerissene Parameter der Stigmatisierung stellt eine weitere Einflußgröße auf die psychosoziale Adaptation dar. Die Sichtbarkeit einer Behinderung – z. B. einer Gliedmaßenfehlbildung – hat zugleich die nahezu zwangsläufige Konfrontation mit sozialen Einstellungen und Bewertungen zur Folge und schafft über die notwendige Verarbeitung sozialer Reaktionen weitere psychologische Probleme.
Eng verknüpft mit allgemeinen Krankheitserfahrungen und spezifischen Krankheitsaspekten sind *Einschränkungen gewöhnlicher Lebenserfahrungen*. Sinnesbehinderungen haben ernsthafte Beeinträchtigungen der kommunikativen Möglichkeiten und Körperbehinderungen Begrenzungen der motorischen Expansion zur Folge. Das Ergebnis sind eingeschränkte Möglichkeiten zum sozialen Kontakt und evtl. sogar Beeinträchtigungen der kommunikativen Kompetenz, d. h. der Fähigkeit, soziale Kontakte aufzunehmen und zu erhalten. Damit können zugleich weitreichende Probleme der Partnerfindung und des heterosexuellen Kontaktes

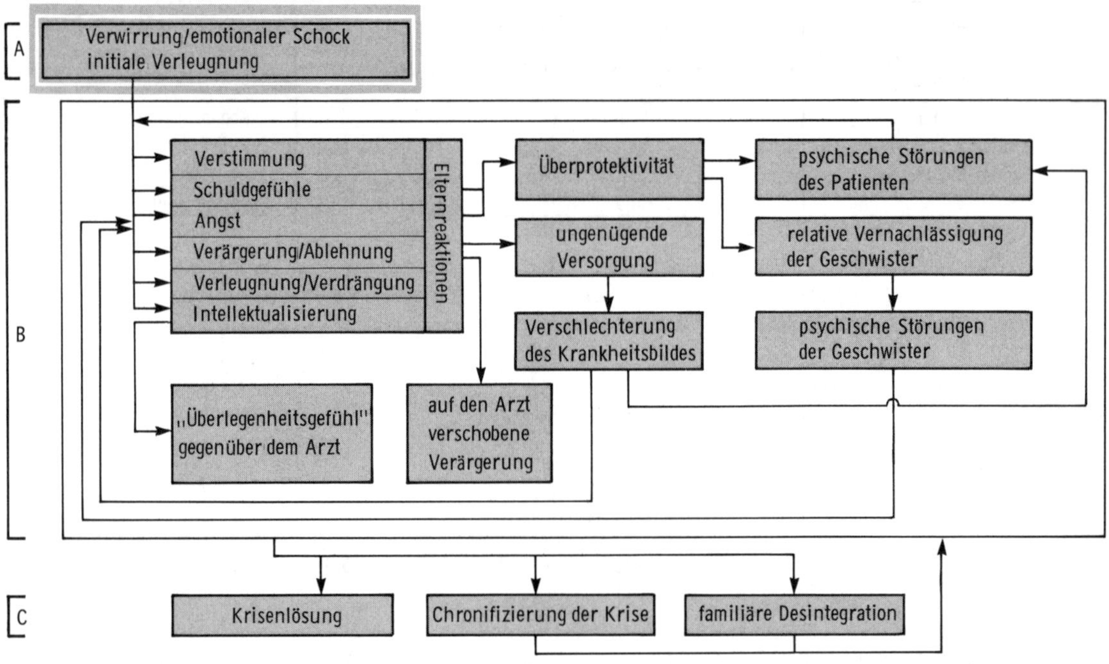


Abb. 11.**2** Psychische Reaktionen in Familien mit einem chronisch kranken Kind.

frühzeitig gebahnt sein. Zugleich können schulische und berufliche Ausbildung und damit Voraussetzungen für eine aktive Lebensgestaltung beeinträchtigt werden. Derartige Unterbrechungen der schulischen Ausbildung verstärken zugleich soziale wie auch ausbildungsbezogene Lernerfahrungen und können sich damit gleichermaßen auf die *kognitive Entwicklung* wie auf die Ausformung der *Persönlichkeit* auswirken.

Mit diesen zuletzt genannten Auswirkungen sind zugleich die *entwicklungspsychologischen Determinanten* der psychosozialen Adaptation angesprochen. Der Entwicklungsstand von Persönlichkeit und kognitiven Operationen läßt beispielsweise beim jungen Kind bis zum Vorschulalter und frühen Grundschulalter noch wenig Verständnis für die eigene Krankheit oder Behinderung zu, die daher z. B. als Strafe für Ungehorsam oder Fehlverhalten erlebt oder anderweitig mit den Eltern in Verbindung gebracht werden kann, so daß belastende Erziehungsprobleme entstehen können. Erst dem älteren Kind stehen aufgrund seiner Entwicklung kognitive Verarbeitungsmöglichkeiten und damit eine notwendige, wenn auch nicht hinreichende Bedingung für Kooperation im Rahmen der Behandlung und Rehabilitation zur Verfügung. Ebenso ist der motivationale Anteil der selbstgesteuerten Krankheitskontrolle als eines Teils der psychosozialen Adaptation ein entwicklungsabhängiger und damit erst im fortgeschrittenen Alter zu erwartender Faktor. Zugleich erhalten die normalen entwicklungsabhängigen Probleme der Unabhängigkeit von den Eltern, der persönlichen Identität, der sozialen Beziehungen, der Bildungsziele und Berufsfindung und der Sexualität, die mit Pubertät und Adoleszenz aufbrechen, für den behinderten Jugendlichen eine besondere Ausprägung, zumal sie durch die bereits erörterten Zuflüsse aus der Krankenrolle zusätzlich erschwert werden.

Diese entwicklungspsychologischen Einflüsse stehen zugleich mit den *familiären Reaktionen* als einer weiteren Determinante der psychischen Verarbeitung von Behinderung und Krankheit in Wechselwirkung, zumal die Entwicklung von Persönlichkeit und kognitiven Operationen nicht nur vom Ausmaß der Anregung im familiären Umfeld abhängig ist, sondern zugleich auch im Sinne einer Strukturierung von Einstellungen und Erwartungen auf die familiären Bezugspersonen zurückwirken. Die wesentliche Bedeutung der psychischen Reaktionen in der Familie für das chronisch kranke oder behinderte Kind wird aus den in Abb. 11.2 dargestellten Zusammenhänge deutlich.

Dieser familiäre Adaptationsprozeß läßt in drei Abschnitten, nämlich einer Initialphase, einer Intermediärphase und einer Endphase, besondere Verarbeitungsmuster und Zusammenhänge erkennen, wobei keine starren, sondern fließende Übergänge zwischen den Phasen beobachtet werden können. Bei Feststellung einer Behinderung oder chronischen Krankheit ist nahezu regelhaft eine ausgeprägte Irritation einzelner Familienmitglieder zu beobachten. Insbesondere die Eltern, möglicherweise aber auch das ältere Kind in Pubertät und Jugendalter, in dessen Leben eine bedeutsame Krankheit hereinbricht, durchlaufen eine Phase der Verwirrung und des emotionalen Schocks, die mit Handlungsunfähigkeit, bisweilen irrationaler Hoffnung auf Abwendung der Krankheit oder gar Verleugnung einhergeht. Die in dieser Phase stärker abgespaltenen Affekte kehren in der Intermediärphase zurück und färben typische Elternreaktionen, die aus Trauer und Depression, quälenden Schuldgefühlen – insbesondere bei Wissen um die genetische Übertragung einer Krankheit –, aus Angst vor der Krankheitsentwicklung und den krankheitsbezogenen Aufgaben, aus Zweifel an der Fähigkeit zur Adaptation des Kindes und der eigenen Person, aber auch aus aggressiv-zurückweisenden Affekten, aus Abwehr im Sinne von Verdrängung und Verleugnung und affektabspaltender Intellektualisierung bestehen können.

Diese verschiedenen Formen der Elternreaktionen, die sowohl in Mischbildern, wie in zeitlich wechselnder Folge auftreten können, lassen sich nicht in typischer Weise entweder Müttern oder Vätern zuordnen, wenngleich Mütter sich im Gespräch eher emotional entäußern. Zugleich haben diese Reaktionen der Eltern Auswirkungen auf das kranke Kind und seine Adaptation. Verstimmung, Schuldgefühle und Angst – zuweilen auch in ambivalenter Mischung mit aggressiv-zurückweisenden Impulsen – können als Quellen der *Überprotektivität* angesehen werden, die bei Eltern behinderter und chronisch kranker Kinder häufig zu beobachten ist. Diese Überprotektivität ist wiederum eine wichtige Ursache psychischer Störungen des Kindes und kann mit einer relativen Vernachlässigung der Geschwister einhergehen, die auf diese Behinderung ebenfalls mit psychischen Auffälligkeiten reagieren können.

Aus negativ-abweisenden Affekten der Eltern resultiert vielfach eine ungenügende Versorgung mit Verschlechterung des Krankheitsbildes und der Gefahr einer daraus resultierenden Krise der psychischen Adaptation des Kindes. Diese Affekte der *Ablehnung und Verärgerung* sind auch Ursache des für konnatal behinderte Kinder erhöhten Risikos, Opfer einer körperlichen Mißhandlung zu werden. Die Verärgerung von Eltern kann aber auch auf den Arzt verschoben werden, dessen Kompetenz aufgrund mangelnder therapeutischer Beeinflußbarkeit bestimmter Krankheiten generell in Zweifel gezogen wird, was Motiv für eine Kette frustraner Besuche bei wechselnden Autoritäten sein kann. Auch die aus dem Abwehrmechanismus der Intellektualisierung resultierende Haltung der Überlegenheit kann Anlaß zu problematischen Beziehungen zwischen behandelndem Arzt und Familie geben, zumal unter der affektabspaltenden Beschäftigung mit Fakten, Details und wissenschaftlichen Daten der Krankheit die persönliche Auseinandersetzung mit der Krankheit des Kindes unterbleibt. Sind aufgrund von Fehlanpassungen der Eltern bzw. des Kindes Verschlechterungen des Krankheitsbildes oder ausgeprägte psychische Störungen des Kindes eingetreten, so verstärken sich die Kreislaufprozesse im Sinne einer erneuten Aktivierung oder Potenzierung der intermediären Elternreaktionen in sich selbst.

Von der Stärke positiver Adaptationsfähigkeiten von Eltern und krankem Kind – wie auch der Effizienz stützender Maßnahmen – hängt der Ausgang dieser Phase der Auseinandersetzung mit Krankheit und Behinderung ab: Neben Krisenlösung können chronifizierte pathologische Interaktionsmuster in der Familie und im Umgang mit der Krankheit wie auch familiäre Desintegration beobachtet werden, wobei die Familie vornehmlich durch das bei Behinderungen und chronischen Krankheiten erhöhte Risiko von Scheidung oder Trennung der Eltern zerfällt.

Diese sozialen Prozesse im engeren Rahmen der Familien werden durch die Reaktionen der sozialen Umwelt als letzter der in Abb. 11.1 aufgeführten Determinanten ergänzt. Als ein sozialpsychologisch zu deutendes Phänomen unterliegen sie kulturellen und historischen Wandlungen und schwanken zwischen Ausgrenzung und Stigmatisierung sowie Zuweisung eines sozialunterlegenen Status und – relativ seltener – aufgeklärt-toleranter und zugewendter Einstellung. Die Reaktionen und Einstellungen der sozialen Umwelt entscheiden daher wesentlich darüber, ob das behinderte bzw. chronisch kranke Kind einen Weg der sozialen Integration oder Isolation nimmt.

Die in diesem Abschnitt zum Ausdruck gebrachte mehrfache Determinierung der psychischen Adaptation verweist zugleich auf die Notwendigkeit einer entsprechenden differenzierten Analyse und Diagnostik, wenn die Bedingungen individueller psychischer Störungen bei dieser Gruppe von Kindern und Jugendlichen aufgeklärt werden sollen, um Möglichkeiten der Therapie und psychosozialen Rehabilitation zu planen und zu realisieren.

## Psychologische Ziele und Maßnahmen

Maßnahmen zur Förderung der Adaptation bzw. Rehabilitation des behinderten oder chronisch kranken Kindes sind grundsätzlich mehrdimensional zu planen und zu realisieren. Neben die *Ziele der medizinischen Krisenprävention und Symptomkontrolle* sowie *Entwicklung und Durchführung von Behandlungsplänen* treten die Aufgaben der *Prävention und Rehabilitation psychischer Störungen und sozialer Isolation* ebenso wie die fortwährende *psychosoziale Adaptation an wechselnde Krankheitsverläufe und Belastungen* sowie die langfristige *sozioökonomische und materielle Sicherung*. Zu den zentralen psychologischen Zielen gehören die Entwicklung einer positiven Identität im Sinne von *Selbstakzeptanz* sowie *krankheitsbezogener Kompetenz*, um eine angemessene eigenmotivierte Kooperation bei der Durchfüh-

rung von krankheitsbezogenen Maßnahmen zu sichern und die Bewältigung von Krisen zu stärken.
Die Realisierung dieser einander ergänzenden Ziele kann nicht Aufgabe einer Einzelperson sein. Neben dem Eigenanteil des betroffenen Kindes bzw. Jugendlichen müssen die Eltern ganz maßgeblich tätig werden, wobei eine *polyprofessionelle Beratergruppe* aufgrund ihrer Kompetenz für verschiedene Sachgebiete helfend zur Seite stehen sollte. Der für die medizinisch-somatischen Aspekte kompetente Arzt – z. B. der Pädiater, der HNO-Arzt, der Orthopäde u. a. – sollte durch den für psychosoziale Aspekte kompetenten Kinder- und Jugendpsychiater bzw. klinischen Psychologen ebenso wie den Sozialarbeiter und die Krankenschwester unterstützt werden, wobei das Prinzip einer personengebundenen und kontinuierlichen zentralen Verantwortlichkeit für die Durchführung eines Gesamtbehandlungsplanes nicht ausgehöhlt werden darf. Patienten und Eltern sollte ebensowenig ein häufiger Wechsel der betreuenden Bezugspersonen wie ein widersprüchlich handelndes oder gar rivalisierendes Behandlungsteam zugemutet werden, um nicht das erforderliche Vertrauen in die Betreuung und Behandlung zu erschüttern.
Demgemäß setzt die Tätigkeit in einer entsprechenden Beratergruppe die Fähigkeit zur Kooperation und Lernbereitschaft voraus. Bei den Aufgaben der Prävention und Adaptation sollte der Experte für psychosoziale Fragen dabei stärker assistierend und beratend wirken, um den zentral verantwortlichen Arzt bei der Verfolgung seiner Behandlungsziele zu unterstützen. Hingegen kehrt sich dieses Verhältnis in der Phase der Rehabilitation bzw. Therapie psychischer Störungen um, wenn der nunmehr zentral verantwortliche und kompetente Kinder- und Jugendpsychiater bzw. klinische Psychologe die begleitende Unterstützung des Pädiaters oder anderer ärztlicher Experten erwarten darf.
Für die Durchführung von *psychologisch-therapeutischen* Maßnahmen gelten die üblichen Kriterien der Indikation und Realisation der verschiedenen Therapieformen, die bei Kindern und Jugendlichen eingesetzt werden. Grundsätzlich lassen sich sowohl eklektizistische wie auch stärker schul- bzw. theoriegebundene Therapieformen rechtfertigen, wobei jedoch immer die Notwendigkeit ihrer stützenden Funktion beachtet werden muß. Aus neuerer Zeit liegen detaillierte Anleitungen zum Einsatz verhaltenstherapeutischer Methoden bei der Betreuung chronisch kranker Kinder (CREER u. CHRISTIAN 1976), Erfahrungsberichte über Gruppenarbeit und -therapie bei Adoleszenten mit Behinderungen bzw. chronischen Krankheiten (z. B. EMPY 1977) und Überlegungen zu einer Struktur entsprechender Hilfsprogramme zur Bearbeitung psychosexueller Probleme in der Adoleszenz (DORNER 1977) vor.
Neben diesen psychotherapeutischen und auf psychosoziale Adaptation gerichtete Maßnahmen nimmt die *Beratungstätigkeit* einen besonderen Stellenwert in der Betreuung behinderter und chronisch kranker Kinder bzw. Jugendlicher ein. Der Arzt soll vielfach nicht nur zu medizinischen Fragen, sondern auch zu pädagogischen und psychologischen Problemen Stellung nehmen. Bei der medizinischen *Informationsvermittlung* sind die an anderer Stelle (STEINHAUSEN u. BÖRNER 1975) dargelegten Prinzipien zu beachten, daß die Information nicht nur kompetent und verständlich erfolgen muß, sondern zugleich die jeweiligen Adaptationsphasen von betroffenem Kind und Eltern sowie die Belastbarkeit und die Anpassungsfähigkeit berücksichtigt werden müssen. Für die Vermittlung von Informationen durch den Arzt gilt ferner als weitere Voraussetzung, daß die Beziehung zwischen dem betreuenden Arzt und der Patientenfamilie auf wechselseitigem Vertrauen basiert. Der Arzt kann seinerseits dieses Vertrauen durch die Form seiner Gesprächsführung aufbauen und verstärken, wobei einige Elemente der nondirektiven Gesprächsführung – nämlich positive Wertschätzung und emotionale Wärme – hilfreiche Bedingungen sind.
Der Arzt wirkt also gleichermaßen durch Einstellungen wie durch die Art seines konkreten Verhaltens im Umgang mit dem behinderten bzw. kranken Kind und seiner Familie auf deren Adaptation ein. Neben diesen Aufgaben in Psychotherapie und Beratung ist ein Teil ärztlichen Handelns direkt auf Maßnahmen der Diagnostik und Therapie bezogen. Diese vordergründig auf die körperliche Ebene bezogenen Tätigkeiten enthalten zugleich insofern eine psychologische Dimension, als das Kind von ihnen in seinem Erleben betroffen wird. Mangelnde Information des Kindes hat daher nicht nur unvollständige Kooperation, sondern auch die Gefahr der Entwicklung von Angst zur Folge. Es gehört daher zu den unabdingbaren Forderungen an die Betreuung dieser Kinder, eine *Prävention der Angst* durch Vorbereitung und verständnisvolle Aufklärung über diagnostisch-therapeutische Maßnahmen zu gewährleisten.
Schließlich sollte ein Ziel der psychosozialen Tätigkeit im Rahmen der Betreuung der Familien mit chronisch kranken oder behinderten Kindern in der Unterstützung der *erzieherischen Aufgaben und Kompetenz der Eltern* bestehen. Dabei sollte verhindert werden, daß das Kind sowohl durch ein Übermaß wie einen Mangel an akzeptierender emotionaler Zuwendung und Aufmerksamkeit sowie an schützender Lenkung und Kontrolle in seiner psychischen Entwicklung geschädigt wird. Ebenso muß den Gefahren einer feindseligen Zurückweisung oder Mißhandlung begegnet werden. Die Eltern brauchen vielmehr Unterstützung in ihrem Bemühen um eine soziale Integration des Kindes, zumal sie selbst einschließlich ihres Kindes das Risiko sozialer Isolation erfahren. Sie müssen ferner angeregt werden, die möglichen körperli-

chen Aktivitäten des Kindes zu fördern, und sie müssen schließlich gegebenenfalls auch auf die Berücksichtigung von Bedürfnissen der gesunden Geschwister, ihres Partners, wie auch ihrer selbst hingewiesen werden. In der Durchführung derartiger Beratungen haben sich sowohl das individuelle Gespräch wie auch Elterngruppen bewährt, sofern sie durch professionelle Gruppenleiter strukturiert werden. Dabei ist gegebenenfalls auch fachkundig zu beurteilen, inwiefern Eltern aufgrund der Dauerbelastung durch Behinderung und Krankheit ihres Kindes einer eigenen Psychotherapie bedürfen.

# Spezielle Gesichtspunkte

Nach dieser Erörterung übergreifender Merkmale behinderter und chronisch kranker Kinder sollen im folgenden die Ergebnisse kontrollierter Untersuchungen und Erfahrungen der Klinik im Umgang mit bestimmten Gruppen dieser Klientel erörtert werden. Dabei wird auf die im ersten Abschnitt dieses Kapitels dargelegten Aspekte nur noch knapp verwiesen, um Wiederholungen zu vermeiden.

Die folgende Darstellung erstreckt sich schwerpunktmäßig auf jene Krankheitsbilder, die in der neueren Literatur auch hinsichtlich psychosozialer Aspekte zunehmende Beachtung gefunden haben. Zu diesen Krankheiten sind auch die Epilepsie, Hirnschäden sowie das Asthma bronchiale zu rechnen, die einschließlich der psychischen Störungen in den entsprechenden Kapiteln bereits abgehandelt sind. Eine Erörterung der psychischen Störungen bei diesen Krankheitsbildern kann daher im vorliegenden Kapitel unterbleiben.

## Körperbehinderung

Kinder und Jugendliche mit äußerlich sichtbaren körperlichen Mißbildungen oder Behinderungen sind – wie aus den im ersten Abschnitt dieses Kapitels dargelegten internationalen epidemiologischen Daten ersichtlich wird – eine der größten Gruppen unter den Behinderten. Schätzungen für die Bundesrepublik Deutschland gehen von 100 000 körperbehinderten Kindern im schulpflichtigen Alter aus. Angesichts dieser nicht geringen Zahl sollte dem Problem dieser Kinder besondere Aufmerksamkeit gewidmet werden.

Mit dem Begriff der Körperbehinderung wird eine Vielzahl verschiedener Krankheitsbilder erfaßt, die hinsichtlich Ätiologie, Symptomatik und Verlauf sehr heterogen sind. Zu den psychiatrisch und psychologisch wichtigsten Unterscheidungen gehört die gleichzeitig vorhandene oder fehlende Hirnschädigung.

Im folgenden sollen schwerpunktmäßig folgende Bereiche abgehandelt werden: Intelligenz, Persönlichkeit und psychische Störungen, Probleme der Eltern einschließlich ihrer Beziehungen zum Kind sowie sozialpsychologische Aspekte. Diese Übersicht stützt sich z. T. auf die bei STEINHAUSEN u. WEFERS (1977) sowie WASSERMAN (1984) einleitend abgehandelte Literatur, die hier nicht vollständig wiedergegeben werden kann.

### Intelligenz bei Körperbehinderten

Untersuchungen zur Intelligenz bei Körperbehinderten haben nicht immer die Problematik der Eignung gebräuchlicher Intelligenztests für diese Gruppe von Kindern und Jugendlichen ausreichend berücksichtigt. Viele vorliegende Untersuchungsergebnisse müssen als begrenzt aussagefähig angesehen werden, weil das überhöhte Anspruchsniveau von Standardverfahren hinsichtlich feinmotorischer Fertigkeiten oder Zeitbegrenzung bei der Aufgabenlösung und die ungenügende Berücksichtigung von Behinderungsgrad und Diagnose nicht berücksichtigt wurden. Insofern sollen in diesem Abschnitt lediglich Untersuchungen referiert werden, die zumindest einen der soeben aufgeführten Aspekte berücksichtigen.

Unter einem entsprechenden differenziellen Ansatz ist insbesondere die Gruppe der *Zerebralparetiker* immer wieder intelligenzdiagnostisch erfaßt worden. Untersuchungen der älteren Literatur bis zum Jahre 1964 (Übersicht bei STEINHAUSEN u. WEFERS 1977) haben ergeben, daß nur etwa 20–30% der Zerebralparetiker im Bereich normaler Intelligenz (IQ $\geq$ 85) und gleiche Anteile im Bereich der Lernbehinderung liegen, während 30–60% geistig behindert sind. Nach NIELSEN (1966) sind die Befunde zur Intelligenzdifferenzierung zwischen Zerebralparese mit jeweils vornehmlicher Spastik oder Athetose oder Ataxie uneinheitlich und nimmt die Intelligenz mit dem Schweregrad der Zerebralparese ab. SCHMIDT (1972) und NEUMANN (1977) haben nachweisen können, daß sich die Faktorenstruktur der Intelligenz mit Zerebralparese deutlich von der Nichtbehinderter durch konkretes Verhalten, Störung von Perzeption und

sensomotorischer Koordination sowie Schwierigkeiten beim simultanen Ablauf intellektueller Prozesse und mangelndes Erfahrungswissen unterscheiden. Ebenso haben STEINHAUSEN u. WEFERS (1977) unter Verwendung faktorenanalytisch aufgebauter Intelligenztests nachweisen können, daß sich Zerebralparetiker aufgrund von Störungen verschiedener Wahrnehmungsleistungen deutlich von anderen Behinderungsgruppen unterscheiden.
Ebenso ist für Kinder mit operiertem *Hydrozephalus* die vielfach bleibende Beeinträchtigung von Intelligenz, Motorik, Merkfähigkeit und Wortschatz nachgewiesen worden, wobei mit steigendem Alter bei Operation und zunehmendem Intervall zwischen Diagnosestellung und Operation zunehmende Leistungseinbußen beobachtet wurden (STEINHAUSEN u. GEISZ 1974).
Auch zur Gruppe der Kinder mit *Dysmelie* liegen einige in ihren Ergebnissen nicht einheitliche Untersuchungen vor. KRÜGER (1967) fand lediglich im Handlungsteil aufgrund von Störungen perzeptiv-motorischer Fähigkeiten einen Entwicklungsrückstand, während in der ausgedehnten Studie von SCHÖNBERGER (1971) durchgängig niedrigere Leistungen als bei der Kontrollgruppe in verschiedenen Verfahren gefunden wurden. Der nach KRÜGER mit zunehmendem Alter bemerkbare Entwicklungsrückstand kontrastiert mit der Feststellung von STRASSER u. Mitarb. (1968), daß lediglich im Bereich motorischer Fähigkeiten Rückstände konstant blieben, die sich im Bereich sprachlicher, persönlich-sozialer und praktischer Fertigkeiten verringerten. Mehrfach ist jedoch ein Zusammenhang von Schweregrad der Behinderung und erniedrigter Intelligenzleistung festgestellt worden (KRÜGER 1967; STRASSER u. Mitarb. 1968; MCFIE u. ROBERTSON 1973), der sich wesentlich im Handlungsteil von Tests aufgrund beeinträchtigter motorischer Funktionen niederschlug.
Dieser Zusammenhang wirft zugleich wieder das eingangs angerissene Problem der Niveauangemessenheit von Standardtests für motorisch behinderte Kinder auf. Insbesondere beim Zerebralparetiker nimmt die Intelligenz aufgrund primärer Hirnschädigung und sekundär motorischer Erfahrungseinschränkung von Anfang an eine qualitativ derart veränderte Entwicklung, daß daraus Konsequenzen für die Diagnostik gezogen werden müssen. Erst die Elimination von anspruchsvollen motorischen Leistungen sowie der Lösungsgeschwindigkeit als Bewertungskriterium beim Problemlösen können neben einer von Schulwissen freien Stellung der Aufgaben eine zuverlässige Erfassung der Intelligenz leisten. Diese Forderung hat zur Entwicklung spezifischer Tests für körperbehinderte Kinder geführt, über die LEYENDECKER u. NEUMANN (1978) berichten.
Zusammenfassend ergibt die Forschungsliteratur bei körperbehinderten Kindern übereinstimmende Defizite der kognitiven und damit zusammenhängend auch der schulischen Entwicklung, die bei zusätzlicher Hirnbeteiligung noch ausgeprägter sind. Sprach-, Hör- und Artikulationsprobleme reichen bisweilen über das Ausmaß der kognitiven Beeinträchtigung hinaus (WASSERMAN 1984).

## Persönlichkeit und psychische Störungen

Erst seit neuerer Zeit liegen eine Reihe wissenschaftlich begründeter, über klinisches Erfahrungswissen hinausgehende Untersuchungen zur *Persönlichkeit des körperbehinderten Kindes* vor. Die älteren, vornehmlich auf projektiven Verfahren mit ungeklärter Gültigkeit und unbefriedigender Zuverlässigkeit basierenden Untersuchungen wurden dabei durch Erhebungen abgelöst, die auf Persönlichkeitsinventaren und Fragebogen mit verläßlichen Gütekriterien basieren. Dabei zeichnete sich in mehreren Studien ein Persönlichkeitsmuster ab, das durch sozial-isolative, gehemmte und passive Verhaltensweisen (RICHMAN U. HARPER 1978; HARPER u. RICHMAN 1978; WASSERMAN 1984), erniedrigtes Selbstwertgefühl (CAMPBELL u. Mitarb. 1977), Probleme hinsichtlich heterosexueller Beziehungen (DORNER 1977) sowie Schwierigkeiten einer konfliktfreien emotionalen Integration in die soziale Umwelt (STEINHAUSEN u. WEFERS 1977) gekennzeichnet ist. Dieses Persönlichkeitsmuster scheint angesichts der Tatsache, daß es sich bei diagnostisch heterogenen Stichproben nachweisen ließ, für körperbehinderte Kinder allgemein gültig zu sein und korrespondiert auch mit den in anderen Studien beobachteten regressiven Verhaltensweisen körperbehinderter Kinder (KUNERT 1974; NIELSEN 1966).

Die referierten mehrheitlich testpsychologisch angelegten Studien lassen aufgrund ihrer Orientierung an Persönlichkeitsdimensionen nur selten den Rückschluß auf das aktuelle Ausmaß psychiatrisch relevanter Störungen zu, sofern nicht ausdrücklich angemerkt bzw. unter Berücksichtigung von Persönlichkeitskonstellationen als Indikatoren für psychologische Störungen nachgewiesen wird, daß keine emotionalen Fehlanpassung vorliegt (z. B. RICHMAN u. HARPER 1978; STEINHAUSEN u. WEFERS 1977). Die im ersten Abschnitt dieses Kapitels dargelegten Determinationen psychischer Störungen implizieren allerdings auch eine andere Forschungsstrategie, um diese Frage zu untersuchen. Statt des psychologischen Persönlichkeitsinventars sind vielmehr in Ergänzung klinisch-diagnostisch orientierte Interviews bzw. auf kinderpsychiatrische Diagnosen bezogene Erhebungsmethoden erforderlich, die zugleich dem mehrdimensionalen Bedingungsgefüge psychiatrischer Störungen bei Körperbehinderung nachgehen.
Derartige Studien sind erst in Absätzen realisiert worden. So sind z. B. SEIDEL u. Mitarb. (1975) mit einem entsprechenden Forschungsansatz der Frage nachgegangen, welchen Anteil eine gleichzeitig vorliegende Hirnschädigung bei der Bedingung psychischer Störungen im Rahmen einer Körperbehinderung hat. Die Autoren stellten eine um das Doppelte erhöhte Rate an psychiatrischen Störungen bei Körperbehinderung mit gleichzeitiger Hirnschädigung fest, wobei ein Viertel der entsprechenden Klientel auffällig war. Die Hirn-

schädigung ließ sich bei diesen Patienten als ein Faktor der erhöhten Vulnerabilität für emotionale und Verhaltensstörungen ansehen, welche sich erst in Abhängigkeit von psychosozialen Faktoren im Sinne gestörter familiärer Verhältnisse entwickeln konnten.

## Elternpersönlichkeit und Eltern-Kind-Beziehung

Für die im ersten Abschnitt dieses Kapitels beschriebenen typischen Elternreaktionen auf die Geburt eines behinderten Kindes liegt auch bei Eltern mit mißgebildeten oder anderweitig körperlich behinderten Kindern eine Vielzahl entsprechender Beschreibungen vor, die von initialem Schock und Schwierigkeiten der emotionalen Adaptation zeugen (Strasser u. Mitarb. 1968; Kunert 1974; Irvin u. Mitarb. 1976; Wasserman 1984).

*Studien zur Elternpersönlichkeit* basieren vielfach auf klinischen Eindruckbildungen und lassen in ihrer Schilderung von feindseligen, verstimmten, enttäuschten, vorwurfsvollen und zurückweisenden Verhaltensweisen und Einstellungen selten die Repräsentativität derartiger Feststellungen erkennen. Systematische Studien sind selten und belegen die erhöhten Raten an Partnerkonflikten (Nielsen 1966; Seidel u. Mitarb. 1975) mit disproportional hohen Scheidungsraten (Tew u. Mitarb. 1977). Die beständige Spannung zwischen dem Wunsch nach einem normalen Kind und dem Wissen um ein behindertes Kind ist ebenfalls hervorgehoben worden (Minde u. Mitarb. 1972). In einer persönlichkeitspsychologischen, über eine Kontrollgruppe abgesicherten Studie ließ sich lediglich für die Gruppe der Mütter, nicht jedoch die der Väter, ein abweichendes Persönlichkeitsmuster nachweisen, das parallel zu den Befunden zur Persönlichkeit des behinderten Kindes ebenfalls durch einen Mangel an aktiver sozialer Integrationsfähigkeit gekennzeichnet war (Steinhausen u. Wefers 1977). Dieser Befund konnte als Hinweis für die besondere psychologische Belastung von Müttern mit körperbehinderten Kindern gewertet werden. Zugleich impliziert er die Gefahr einer Verstärkung der sozial isolativen Tendenzen des Kindes durch ein gleichsinniges Verhalten der Mutter.

Experimentelle Bestätigungen für eine derartig enge, wechselseitig verstärkende Mutter-Kind-Beziehung liegen bei Patienten mit Dysmelie bzw. allgemein bei Körperbehinderung vor (Heckhausen u. Oswald 1969; Kogan u. Tyler 1973). Das in der Experimentalsituation gegenüber Müttern gesunder Kinder auch festgestellte höhere Ausmaß an assertiver Kontrolle und emotionaler Wärme bei kleineren Kindern scheint im Verlauf im Sinne eines Rückgangs positiver Affekte und Einstellungen der Mütter nachzulassen (Kogan u. Mitarb. 1974).

## Sozialpsychologische Aspekte

Bereits bei der Persönlichkeitsentwicklung des körperbehinderten Kindes sind die Neigung zu sozialer Isolation und Passivität beschrieben worden. Sozialpsychologische Untersuchungen von Richardson (1963, 1964) haben darüber hinaus den Mangel an sozialen Erfahrungen und sozialer Teilnahme bei körperbehinderten Kindern nachgewiesen. Den Zerebralparetikern kommt dabei sogar innerhalb der Körperbehindertengruppe in Schule und Heimverband eine Außenseiterrolle zu (Schönberger 1966).

Das Ausmaß an *sozialen Vorurteilen* gegenüber körperbehinderten Kindern wird aus der Tatsache ersichtlich, daß die Mehrheit der Bevölkerung noch 1963 für eine Isolierung des körperbehinderten Kindes in Sonderschulen plädierten und nur ungenügendes Verständnis für deren Eltern zeigte (Strasser u. Mitarb. 1968). Diese Einstellung im Sinne einer negativen Stereotypbildung konnte noch Mitte der 70er Jahre in einer Studie nachgewiesen werden, die Einstellungen gesunder Kinder gegenüber körperbehinderten Kindern erfaßte (Steinhausen u. Wefers 1977).

## Schlußfolgerungen

Körperbehinderte Kinder sind insbesondere von der Gefahr einer sozialen Isolation mit Ausbildung entsprechend regressiver Verhaltensmuster bedroht. Eine gleichzeitig bestehende Hirnschädigung wie z. B. bei Zerebralparese oder Hydrozephalus erhöht das Risiko sowohl für eine Intelligenzbeeinträchtigung wie auch für psychische Störungen im Bereich von Emotionalität und Verhalten. Prävention und Therapie müssen sich insbesondere auf das Kind und seine Mutter, im übrigen aber auch auf die gesamte Familie erstrecken. Dafür gelten die im ersten Abschnitt dieses Kapitels dargelegten allgemeinen Erörterungen.

# Hämophilie

Die rezessiv vererbte, an das männliche Geschlecht in der Manifestation gebundene Bluterkrankheit kann insofern auch unter dem Aspekt einer Körperbehinderung betrachtet werden, als die Symptomatik vornehmlich durch typische Gelenkblutungen gekennzeichnet ist. Diese führen bei der schweren Form der Krankheit mit Gerinnungsfaktoraktivitäten von 0–1% des mittleren Normalwertes blutgesunder Menschen nahezu zwangsläufig zu bleibenden körperlichen Behinderungen, wenn nicht umgehend und kompetent symptomatische Maßnahmen in Form einer Substitution von Gerinnungsfaktoren vorgenommen werden. Die klinische Praxis zeigt, daß die überwiegende Mehrheit der Patienten mit schwerer bzw. mittelschwerer Hämophilie derartig bleibende Körperbehinderungen davonträgt. Dabei liegt ein Charakteristikum der Krankheit in der Tatsache, daß diese körperlichen Beeinträchtigungen nicht von Geburt an bestehen, sondern sich erst im Verlauf des Lebens als Folgen von Verletzungs- und Spontanblutungen entwickeln.

Mit dieser Behinderung ist zugleich auch das Risiko einer erhöhten psychologischen Vulnerabilität verbunden, so daß trotz der relativ kleinen klinischen Population von ca. 6000 Hämophilen in der Bundesrepublik Deutschland eine Erörterung psychischer Probleme und Störungen bei dieser Krankheit erforderlich ist. Dabei kommt den Schwierigkeiten der psychischen Adaptation im Kindes- und Jugendalter insofern besondere Bedeutung zu, als dieser Altersbereich bei Hämophilen wegen der erst seit 15–20 Jahren zur Verfügung stehenden klinischen Behandlungsmaßnahmen im Vergleich zur Normalbevölkerung überrepräsentiert ist. Der Autor ist diesen Problemen in einer größeren Studie (STEINHAUSEN 1976a) nachgegangen, auf die sich die folgende Darstellung über persönlichkeitspsychologische und soziale Aspekte sowie das Eltern-Kind-Verhältnis bezieht.

## Persönlichkeit, psychische Störungen und soziale Aspekte

Mit zunehmendem Alter des heranwachsenden Hämophilen entwickelt sich aus dem Wunsch nach unbegrenzter körperlicher Aktivität und Bewegung und der damit gleichzeitig erhöhten Gefahr von Blutungsereignissen ein zentraler, für die Krankheit charakteristischer Konflikt. Die Lösung dieses Konfliktes ist nicht nur gleichermaßen mit der psychischen und körperlichen Gesundheit verbunden, sondern hängt andererseits auch wesentlich von den kognitiven und emotionalen Verarbeitungsmöglichkeiten des Jungen sowie den familiären Interaktionsmustern ab, auf die in einem weiteren Abschnitt eingegangen wird.

Klinische Erfahrungsberichte (BROWNE u. Mitarb. 1960; AGLE 1964) zeigen, daß die Lösung dieses Konfliktes unter Berücksichtigung des Verhaltens der Eltern vornehmlich zu zwei Formen der psychischen Fehlanpassung führen kann, die je nach Schweregrad das Bild einer behandlungsbedürftigen psychiatrischen Störung annehmen können: Der Junge mit Hämophilie kann entweder eine *gehemmt-ängstliche Persönlichkeitsentwicklung* mit Ausbildung stark abhängigen Verhaltens nehmen, oder er kann zu *aggressiv-provokativem Verhalten* mit mangelnder Krankheitskontrolle neigen, wobei kontraphobische Reaktionen zu beobachten sind. Klinische Beobachtungen haben ferner zu der Hypothese Anlaß gegeben, daß Blutungen auch im Sinne eines psychophysiologischen Mechanismus unter emotionaler Belastung ausgelöst werden können. Eine entsprechend auffällige Untergruppe von Patienten würde eine dritte relevante psychiatrische Störung repräsentieren. Gleichwohl fehlen für diese Hypothese noch genügend klare Beweise, die sich angesichts der begrenzten experimentellen Überprüfbarkeit auch nur schwer erbingen lassen (vgl. STEINHAUSEN 1976a). Eine relative Stützung erhält diese Hypothese aus der Studie von GARLINGHOUSE u. SHARP (1968), die bei hohem Selbstwertgefühl niedrige Blutungsfrequenzen und entsprechend umgekehrte Relationen fanden. Ein hohes Ausmaß an intrafamiliären Spannungszuständen konnte jedoch diesen Effekt eines hohen Selbstwertgefühles neutralisieren und die Blutungsfrequenz erhöhen.

Die derzeit vorliegenden Studien lassen vorerst noch keine Aussage darüber zu, ob mit der Hämophilie im Kindes- und Jugendalter eine erhöhte Inzidenz psychischer Störungen verbunden ist. Die in der Literatur zu dieser Frage sehr kontroversen Feststellungen weisen am jeweiligen Krankengut entweder eine mehrheitlich positive Adaptation (MATTSON u. GROSS 1966) oder eine vorherrschend abnorme Persönlichkeitsentwicklung (BAHNSON u. Mitarb. 1966) auf. Beide Studien gehen dem Problem der Repräsentativität jedoch nicht nach, obwohl die Anlage der Studien an wenigen Patienten einer Hospitalpopulation für wirksame Selektionsfaktoren spricht. Die testpsychologisch und im Kontrollgruppenplan angelegte Studie von STEINHAUSEN (1976a) kommt bei einer Operationalisierung nach dem Neurosenmodell von EYSENCK u. RACHMAN (1968) zu keiner gegenüber gesunden Jungen erhöhten Rate neurotischer Persönlichkeitskonfigurationen und kann auch hinsichtlich der Merkmale Extraversion, Aggressivität, erlebtem elterlichen Erziehungsstil sowie Intelligenz keine Unterschiede nachweisen. In der gleichen Studie konnte ferner nachgewiesen werden, daß mit zunehmendem Grad der Körperbehinderung die Persönlichkeitskonfiguration einer dysthymischen Angstneurose assoziiert ist, wobei eine kritische Analyse der Zusammenhänge die Interpretation nahelegte, daß diese Konfiguration wahrscheinlich das Ergebnis der Behinderung ist. Eine präventive Verhinderung bleibender Körperbehinderungen würde demgemäß auch einen Beitrag zur einer Prävention psychischer Störungen leisten.

Die vielfach unvermeidlichen Hospitalisierungen von hoher Frequenz schaffen gemeinsam mit der oft generell eingeschränkten Mobilität und Aktivität erhebliche Probleme sozialer Funktionstüchtigkeit (STEINHAUSEN 1976a; LINEBERGER 1981; MARKOVA u. Mitarb. 1980). Bei schwerer Hämophilie ist nahezu jeder Krankheitsverlauf mit hohen Schulfehlzeiten verbunden, die mit Einschränkungen hinsichtlich schulischer Bildungsziele und damit schlechten beruflichen Möglichkeiten ebenso wie mit Begrenzungen sozialer Lernerfahrungen einhergehen. Diese abnorme soziale Situation muß als potentielle Verstärkung von Isolationstendenzen und sozial regressiver emotionaler Störungen angesehen werden.

### Eltern-Kind-Beziehung

Die Hämophilie schafft wegen ihres spezifischen Erbganges – indem die Krankheit von Frauen übertragen und nur beim männlichen Geschlecht manifest wird – besondere Probleme der psychischen Adaptation für die Mütter. Die klinische Erfahrung zeigt, daß entsprechend Schuldgefühle mit Selbstzweifel, Ängstlichkeit, Depressivität oder auch ambivalent mit aggressiv-zurückweisenden Affekten durchsetzt bei Müttern von Hämophilen vorherrschen können. Derartige emotionale Zustände sind die Quelle eines *überprotektiven Erziehungsstiles*, in dem über den notwendigen Körperschutz hinaus sämtliche Aktivitäten des Jungen übermäßig eingeengt werden und zu einer übermäßig engen Mutter-Kind-Beziehung mit ausgeprägter Abhängigkeit des Jungen führen. Angesichts einer deratig engen Mutter-Kind-Symbiose nimmt der Vater vielfach eine zurückgezogene, randständige Rolle ein (BROWNE u. Mitarb. 1960; GOLDY u. KATZ 1963; AGLE 1964; BAHNSON u. Mitarb. 1966).
Gleichwohl gilt auch für diese klinischen Beobachtungen, daß weder ihre Häufigkeit adäquat bestimmt noch ihre Repräsentativität erwiesen sind. So weist die Studie von MATTSON u. GROSS (1966) eine mehrheitlich befriedigende bis gute Anpassung der Mütter auf. Auch die Ergebnisse der Studie von STEINHAUSEN (1976a), die bei einem Kontrollgruppenvergleich keine Persönlichkeitsunterschiede zwischen Müttern mit hämophilen bzw. mit gesunden Kindern nachweisen konnte, verweisen auf die Gefahr der Bildung eines psychiatrischen Stereotyps von der überprotektiven Mutter des Hämophilen. Ähnliche Schlußfolgerungen gestatten die Untersuchungen von MADDEN u. Mitarb. (1982), die von einer beträchtlichen Variation mütterlicher Reaktionen und Einstellungen berichten, und die Studien von KLEIN u. NIMORWICZ (1982), in denen nur leichte bis mittelgradige depressive Verstimmungen beobachtet wurden. Hier erwies sich ein hoher Kenntnisstand hinsichtlich der Krankheit zugleich als Schutz vor psychischer Belastung. Schließlich wird aus den Berichten über Elterngruppenarbeit (MATTSON u. AGLE 1972; SAUNDERS u. LAMB 1977) ersichtlich, daß der psychische Adaptationsprozeß von Eltern nachhaltig beeinflußt und gefördert werden kann, so daß psychische Fehlanpassungen von Eltern nicht als unveränderbare Prozesse angesehen werden müssen.

### Schlußfolgerungen

Die spezifischen Merkmale der Hämophilie mit schmerzhaft erfahrenen Blutungen, Gefahr einer bleibenden Körperbehinderung, notwendiger Selbstkontrolle, wiederholten Krankenhausaufenthalten und Unterbrechung sozialer Kontakte und Lernprozesse stellt eine Belastungsprobe besonderer Art für die psychische Entwicklung des betroffenen Jungen dar. In den Gesamtbehandlungsplan dieser Krankheit müssen daher psychologische Maßnahmen in Form von Beratung und Unterstützung integriert werden, um psychischen Fehlanpassungen vorzubeugen.

## Diabetes mellitus

Trotz des zahlenmäßig nicht sehr großen Umfanges hat die Gruppe der juvenilen Diabetiker, die in der Bundesrepublik Deutschland auf etwa 6000 geschätzt wird, in den letzten Jahren als Paradigma einer chronischen Krankheit psychiatrisches und psychologisches Forschungsinteresse gefunden. Dabei hat sich eine Reihe von Schwerpunkten herausgebildet, die sich mit der Intelligenzentwicklung, der Persönlichkeit und psychischen Störungen, der Beziehung von psychologischen und somatischen Faktoren und dem Verhalten der Eltern befassen.

### Intelligenz und Leistungsverhalten

Mit der Frage nach der intellektuellen Leistungsfähigkeit des diabetischen Kindes verknüpft sich zumindest implizit immer die Annahme eines Zusammenhanges von Stoffwechselschwankungen und möglichen Beeinträchtigungen kognitiver Funktionen. Eine Vielzahl von Untersuchungen hat jedoch nachweisen können, daß Intelligenzmerkmale in der Regel normal verteilt, in einigen Studien sogar überdurchschnittlich hoch ausgeprägt waren (HILTMANN u. LÜKING 1965; SWIFT u. Mitarb. 1967; JOCHMUS 1971; FÄLLSTRÖM 1974; GUTEZEIT 1976; STEINHAUSEN u. BÖRNER 1978). Sieht man von weniger bedeutsamen Schwankungen in Untertestleistungen verschiedener Intelligenzverfahren ab, so liegen keine Hinweise in der Literatur vor, die eine generelle Leistungseinbuße als Zeichen einer hirnorganischen Beeinträchtigung beim juvenilen Diabetes stützen. Die unter bestimmten psychogenetischen Annahmen formulierte Hypothese einer im Gegenteil überdurchschnittlichen Leistungsfähigkeit im Sinne einer Überkompensation einer vorliegenden Organminderwertigkeit läßt sich über die übliche Intelligenztestung allerdings nicht überprüfen. Die vereinzelt festgestellten überdurchschnittlichen Leistungen in Teilbereichen der eingesetzten Verfahren (HILTMANN u. LÜKING 1965; STEINHAUSEN u. BÖRNER 1978) lassen eine derartige Interpretation nicht zu.
Einige Studien haben über diese allgemeine Fragestellung hinaus mögliche Zusammenhänge von Krankheitsparametern und Intelligenz erfaßt, die bei Globalvergleichen von juvenilen Diabetikern

und gesunden Kindern und Jugendlichen unerkannt bleiben. Dabei hat sich herausgestellt, daß die Güte der klinischen Kontrolle des Diabetes für die Ausprägung von Intelligenzmerkmalen unbedeutend ist (KOSKI 1969; STEINHAUSEN u. BÖRNER 1978). Die Untersuchung des Zusammenhanges von Manifestationsalter bzw. Krankheitsdauer und Intelligenz oder Schulleistung hat in der Literatur zu widersprüchlichen Ergebnissen geführt, wobei nicht durchgängig die Effekte weiterer interferierender Variablen kontrolliert worden sind. Eine Darstellung dieser Befunde ist daher an dieser Stelle wenig zweckmäßig (vgl. die Erörterung dieser Aspekte bei STEINHAUSEN u. BÖRNER 1978).

## Persönlichkeit und psychische Störungen

Sowohl ältere wie auch die neuere auf zunehmend besser kontrollierten Studien basierende Literatur stützen die Annahme einer krankheitsspezifischen Persönlichkeit mit typischen Störungsmustern nicht (JOCHMUS 1971; FÄLLSTRÖM 1974; STEINHAUSEN u. BÖRNER 1978; GATH u. Mitarb. 1980; JOHNSON 1980; AHNSJÖ u. Mitarb. 1981). Der Diabetes nimmt jedoch auch unter den chronischen Krankheiten des Kindes- und Jugendalters eine Sonderstellung ein, zumal Selbstdisziplin hinsichtlich der Krankheitsversorgung zur Abwendung von Komplikationen und Krisen unabdingbar sind. Insofern besteht auch eine erhöhte psychologische Vulnerabilität, wie aus der Literatur ersichtlich wird. Die beschriebenen Probleme der psychischen Adaptation sind jedoch jeweils sehr kritisch auf die determinierenden Faktoren bzw. den Schweregrad und damit die Behandlungsbedürftigkeit zu prüfen. So können z. B. die beobachtete Reizbarkeit und emotionale Labilität (STERKY 1963; SWIFT u. Mitarb. 1967; TIETZ u. VIDMAR 1972; FÄLLSTRÖM 1974) direkte Auswirkungen geringfügiger intermediärer Stoffwechselschwankungen wie auch bei längerer Dauer Zeichen einer neurotischen Sekundärsymptomatik sein. Mangelnde Belastbarkeit, Neigung zu Ängstlichkeit und depressiver Resignation, fehlende Initiative und Selbstständigkeit als weitere häufig beschriebene Merkmale (JOCHMUS 1971; GUTEZEIT 1976) sind jeweils sehr sorgfältig auf die Wechselwirkungen von prämorbiden Merkmalen, Krankheitsverarbeitung und Reaktionen von Familie und Umwelt zu untersuchen.

Die vorliegenden Studien größerer Stichproben lassen immerhin erkennen, daß *Mädchen* mit Diabetes offensichtlich in stärkerem Maße als Jungen eine emotionale Fehlanpassung entwickeln (STERKY 1963; FÄLLSTRÖM 1974; SIMMONDS 1977), wobei ganz allgemein offensichtlich ein langer Krankheitsverlauf begünstigend wirkt (AHNSJÖ u. Mitarb. 1981). Ebenso besteht bei Jugendlichen die Gefahr der Entwicklung eines beeinträchtigten Selbstkonzeptes (STEINHAUSEN u. BÖRNER 1978). Andererseits liegen vorerst keine Hinweise auf eine erhöhte Inzidenz relevanter psychiatrischer Erkrankungen mit Behandlungsbedürftigkeit vor (SIMMONDS 1977, GATH u. Mitarb. 1980).

## Psychologische und somatische Wechselwirkungen

Im Abschnitt über Persönlichkeit und psychische Störungen ist bereits auf die Möglichkeit *direkter Auswirkungen von Stoffwechselschwankungen auf die emotionale Befindlichkeit* hingewiesen worden. Diese somatopsychischen Zusammenhänge werden durch eine Reihe stärker psychosomatisch wirksamer Bedingungen ergänzt, zu denen die initiale Krankheitsverarbeitung, die Bedeutung psychologischer Faktoren für Kooperation und Krankheitsversorgung und direkte Auswirkungen emotionaler Zustände auf Stoffwechselprozesse gehören. Die Bedeutsamkeit der initialen Verarbeitung der Erkrankung durch die betroffenen Kinder wird aus der Tatsache ersichtlich, daß sich ein Zusammenhang von initial gefaßter Reaktion des Kindes und langfristig guter Anpassung an die Regeln der Diät und Medikation hat nachweisen lassen (STEINHAUSEN u. BÖRNER 1978). Die gleiche Studie ergab Hinweise darauf, daß diese gefaßte Initialreaktion des Kindes die Adaptation der Mutter fördert, sofern die bedeutsame Korrelation dieser beiden Merkmale eine entsprechende Interpretation rechtfertigt.

Mit der Untersuchung des Zusammenhanges von psychologischen und klinischen Parametern des juvenilen Diabetes ist trotz des mehrheitlich korrelationsstatistischen und damit Bedingungsaussagen nicht zulassenden Ansatzes die implizite Annahme verknüpft, daß Persönlichkeitsmerkmale im Sinne zeitstabiler Verhaltensdispositionen krankheitsbezogenes Verhalten bedingen. Gleichwohl lassen sich die von KOSKI (1969) beobachteten emotionalen Störungen, die von SIMMONDS (1977) korrelationsstatistisch gesicherten Interaktionsprobleme und Konflikte bei gesicherter schlechter klinischer Kontrolle ebenso wie die Beziehung von psychosozialer Adaptation und Uringlukoseausscheidungen (GREY u. Mitarb. 1980) grundsätzlich auch als Auswirkung des klinischen Funktionszustandes interpretieren.

Gleiches gilt für die Feststellung von SWIFT u. Mitarb. (1967), daß gestörte Selbstwahrnehmung, abnorme psychiatrische Beurteilung und schlechte Anpassung im häuslichen Bereich mit schlechter klinischer Kontrolle verbunden sind, die Beobachtung von KOSKI u. KUMENTO (1975), daß familiäre Konflikte ebenfalls mit schlechter klinischer Kontrolle einhergehen sowie für die Beziehung von Selbstwertgefühl und Depression einerseits und Krankheitsadaptation andererseits (SULLIVAN 1979). Aussagen über das Ursache-Wirkungs-Verhältnis lassen erst theoretisch abgeleitete Bedingungszusammenhänge zu. So kann die von STEINHAUSEN u. BÖRNER (1978) festgestellte Extraversion bei schlechter klinischer Kontrolle als Ursachenfaktor angesehen werden, zumal aus der experimentellen Forschung der Persönlichkeitspsychologie bekannt ist, daß Extravertierte weniger anpassungsfähig sind. Daß darüber hinaus recht komplexe mit Geschlecht, elterlichem Erziehungsverhalten und Dauer der Krankheit verknüpfte Zusammenhänge des klinischen Status eines juvenilen Diabetikers bestehen, kann der gleichen Studie entnommen werden. Auch das Modell der internalen Bekräftigungskontrolle als Prädiktor von Fertigkeiten in der Selbstbehandlung läßt eine klare theoretische Interpretation zu (vgl. MOFFAT u. PLESS 1983). Ebenso können Persönlichkeitsmerkmale als Prädiktoren von Veränderungen im Rahmen quasiexperimenteller Interventionsansätze die Richtungen der jeweiligen Interaktionen theoretisch klären, wenn beispielsweise eine reifere Impulskontrolle und soziale Beziehungsfähigkeit die Verbesserung der Krankheitskontrolle im klinischen Sinn nach Durchführung einer Intervention vorhersagt (BARGLOW u. Mitarb. 1983).

Ferner können *emotionale Prozesse in einem direkten psychophysiologischen Sinn Stoffwechselvorgänge beeinflussen.* Emotionale Belastungsfaktoren sind in der Lage, über neuroendokrine Mechanismen, d. h. durch Stimulation der Sekretion von Steroiden, Katecholaminen u. a. gegen das Insulin wirkender Faktoren hyperglykämische Stoffwechsellagen mit Ketoazidose herbeizuführen. Dies erscheint besonders für jene Gruppen von juvenilen Diabetikern zu gelten, die wegen Ketoazidose wiederholt hospitalisiert werden müssen. BAKER u. Mitarb. (1975) haben bei diesen Patienten experimentell nachgewiesen, daß emotionale Reize bei Konfliktinduktion im Rahmen von Familieninterviews und -aufgaben einen schnellen Anstieg der freien Fettsäuren hervorrufen, welche für die Entwicklung einer azidotischen Stoffwechsellage bedeutsam sind. Im Rahmen des von dieser Arbeitsgruppe herausgearbeiteten psychosomatischen Modells (MINUCHIN u. Mitarb. 1975) werden Zusammenhänge von gestörten familiären Interaktionsmustern – im Sinne von Einmischung, Rigidität und Mangel an Konfliktlösung – und Behinderung des Abklingens physiologischer Reaktionen postuliert. Dementsprechend wird diese Subgruppe von juvenilen Diabetikern von den Autoren auch unter familienstrukturellen Gesichtspunkten, d. h. familientherapeutisch behandelt.

Schließlich ergibt auch die Untersuchung der Beziehung von Kenntnissen über die Krankheit und ihrer Behandlung einerseits sowie die klinische Kontrolle andererseits widersprüchliche Befunde. Neben einem positiven Zusammenhang dieser Merkmale (LUDVIGSSON 1977) sind auch negative Korrelationen festgestellt worden (HAMBURG u. INOFF 1982), wobei letztere als Versuch gewertet wurden, ein hohes Kenntnisniveau als Reaktion auf schlechte klinische Kontrolle im Sinne einer Bewältigung einzusetzen. Auch hier wird also die potentielle zweiseitige Interaktion von psychologischen und somatischen Faktoren deutlich. – Grundsätzlich bedarf es weiterer Forschung hinsichtlich der Frage, welche Faktoren bzw. Stressoren bei welchen Patienten und zu welchem Zeitpunkt die klinische Kontrolle und damit der Verlauf der Krankheit beeinflussen.

## Verhalten der Eltern

Auch für die Gruppe der Eltern diabetischer Kinder ist der im ersten Abschnitt dieses Kapitels charakterisierte Prozeß der psychischen Adaptation wiederholt beschrieben worden (vgl. Literaturübersicht und Befunde bei STEINHAUSEN u. BÖRNER 1978).

Während dieser emotionalen Verarbeitung relativ viel Interesse gewidmet worden ist, sind Hinweise auf die Persönlichkeit und mögliche emotionale Störungen der Eltern spärlich. Einige Beobachtungen zielen dabei zugleich auf mögliche Beziehungen zu Auffälligkeiten des Kindes: Demgemäß haben psychopathologisch auffällige diabetische Kinder häufiger *emotional gestörte Mütter*, denen offensichtlich zugleich eine befriedigende klinische Kontrolle der Krankheit nicht gelingt (STERKY 1963; KOSKI 1969). Untersuchungen von STEINHAUSEN u. BÖRNER (1978) haben für Mütter, nicht jedoch für Väter diabetischer Kinder ein abweichendes Persönlichkeitsprofil ergeben. Dieses Muster aus Aggressionshemmung, Irritierbarkeit, Nachgiebigkeit, verschlossener Introversion und fehlender Durchsetzungsfähigkeit läßt nach Meinung der Autoren zwei einander nicht ausschließende Folgerungen zu: Die Persönlichkeitsstruktur dieser Mütter ist möglicherweise Ausdruck einer manifesten Fehladaptation an die Krankheit des Kindes und wirkt möglicherweise auch als ungünstige Voraussetzung für aktives Handeln und psychosoziale Funktionstüchtigkeit negativ auf den Krankheitsverlauf zurück.

Über die Auswirkung elterlichen Erziehungsverhaltens auf Entwicklung und Krankheitsverlauf des diabetischen Kindes liegen vorerst nur wenige Befunde vor. Hinsichtlich der allgemeinen Erziehungspraxis (FÄLLSTRÖM 1974) wie auch der Kennzeichnung der sozialen und familiären Situation durch die Mutter (STEINHAUSEN u. BÖRNER 1978) finden sich keine bedeutsamen Abweichungen von Eltern gesunder Kinder. Auf die negativen Effekte einer überprotektiven Erziehung für die Entwicklung sowie allgemeines und krankheitsbezogenes Verhalten des diabetischen Kindes ist jedoch wiederholt hingewiesen worden (LA HOOD 1970; ZEIDEL 1973; JOCHMUS 1971; FÄLLSTRÖM 1974).

### Schlußfolgerungen

Der juvenile Diabetes mellitus geht neben seinen klinischen Charakteristika zugleich auch regelhaft mit hohen Anforderungen an die psychische Adaptationsfähigkeit des betroffenen Kindes bzw. Jugendlichen und seiner familiären Umwelt einher. Das Risiko für die Entwicklung intellektueller Leistungsminderungen ist gering. Psychische Störungen und Fehlanpassungen müssen in Wechselwirkung zum Krankheitsprozeß, d. h. als Ursache- und Wirkungsfaktor betrachtet werden. Wenngleich das Risiko für schwere psychiatrische Krankheitsbilder nicht erhöht zu sein scheint, machen die Probleme der psychischen Adaptation – insbesondere des juvenilen Diabetikers und seiner Mutter – vielfach die Einleitung psychologisch-helfender Maßnahmen erforderlich.
Unter rehabilitativen Gesichtspunkten ist die Integration verhaltensmodifikatorischer Ansätze zur Verbesserung der Kooperation und Selbstverantwortung im Rahmen der klinisch-praktischen Behandlung von großem Wert, wie eine Reihe von Studien belegen (CARNEY u. Mitarb. 1983; FISCHER u. Mitarb. 1982; SCHAFER u. Mitarb. 1982; GILBERT u. Mitarb. 1982; EPSTEIN u. Mitarb. 1981a, b; LOWE u. LUTZKER 1979).

## Kongenitale Herzfehler

Jährlich werden in der Bundesrepublik Deutschland etwa 6000 Kinder mit einem kongenitalen Herzfehler geboren. Entwicklung und Verhalten werden nicht unwesentlich von dieser Bedingung geformt, solange eine operative Korrektur mit Herstellung normaler körperlicher Leistungsfähigkeit unterbleibt bzw. nicht durchführbar ist. Wegen mangelnder Sauerstoffutilisation und hämodynamisch ungünstiger Verhältnisse sind dabei die zyanotischen Herzvitien von besonderem Interesse, zumal sie gleichermaßen die körperliche wie auch die geistige Leistungsfähigkeit einschränken können. Die Forschung hat sich daher überwiegend auch mit diesem Aspekt der intellektuellen Entwicklung bei schweren kongenitalen Herzfehlern beschäftigt. Klinische Erfahrungen liegen ferner zur Persönlichkeitsentwicklung und psychischer Adaptation sowie zur Eltern-Kind-Beziehung vor.

### Intelligenzentwicklung

Im Gegensatz zu den älteren Studien, die Hinweise für eine überproportional hohe Rate an geistig Behinderten unter Kindern mit kongenitalen Herzkrankheiten feststellt, haben sich die Entwicklungsprognosen für diese Kinder – sehr wahrscheinlich aufgrund der erweiterten und früher eingesetzten operativen Möglichkeiten – seit den späten 60er Jahren deutlich gebessert. Durch die über 5 Jahre durchgeführte Longitudinalstudie von LINDE u. Mitarb. (1970) konnte festgestellt werden, daß zyanotische Herzleiden insbesondere in den ersten 3 Lebensjahren mit einer Verzögerung der geistigen Entwicklung einhergehen, die nach der Operation aufgeholt werden kann, während Kinder mit nichtzyanotischen Herzfehlern keine entsprechenden Einschränkungen der Entwicklung erfahren. Diese Studien haben jedoch zugleich auch auf die möglichen kontaminierenden Faktoren einer restriktiven Umgebung mit herabgesetzten sozialen Kontakten und Erfahrungen als weiteren Determinanten der geistigen Entwicklung hingewiesen. Auch die Untersuchung von STEINHAUSEN u. BRUHN (1980) hat zeigen können, daß Herzfehler mit der Folge einer eingeschränkten körperlichen Leistungsfähigkeit mit der Minderung einiger Intelligenzfaktoren einhergehen.
Die bereits von der Arbeitsgruppe um LINDE festgestellten positiven Auswirkung der Operation auf die geistige Entwicklung der Kinder mit zyanotischen Herzfehlern findet ihre Bestätigung in dem Nachweis, daß frühe, d. h. im Säuglings- und Kleinkindalter durchgeführte Operationen bei der Fallot-Tetralogie zu normalen bzw. signifikant höheren Intelligenztestwerten als bei Kontrollgruppenkindern ohne Palliativoperation führten, wobei diese Effekte zumindest in einer Studie unabhängig von sozialen Schichtfaktoren waren (SUNDERLAND u. Mitarb. 1973; FINLEY u. Mitarb. 1974). Postoperative Verbesserungen des IQ wurden unlängst auch in einer deutschen Studie nachgewiesen (MEYENDORF u. Mitarb. 1980).

Neuere Studien versuchen, bei der Bestimmung der Effekte operativer Maßnahmen auf die Intelligenzentwicklung zugleich spezifische operative Techniken zu bewerten. Dabei haben sich in z. T. sowohl methodisch wie auch inhaltlich begrenzten Ansätzen keine Hinweiszeichen auf schädigende Auswirkungen des extrakorporalen Kreislaufs durch die sogenannte Herz-Lungen-Maschine ergeben (WHITMAN u. Mitarb. 1973), während die Auswirkungen der Hypothermie unter der Operation unterschiedlich dargestellt werden. HAKA-IKSE u. Mitarb. (1978) beobachteten keine neurologischen Störungen und stellten im Gegensatz zu der bereits zitierten Literatur ein im unteren Normalbereich liegendes geistiges Entwicklungsniveau fest, das dem in der Literatur berichteten Leistungsstand der Kinder mit zyanotischen Herzfehlern entsprach. Neben diesen Autoren fanden auch DICKINSON u. SAMBROOKS (1979) sowie STEVENSON u. Mitarb. (1974) – in einem aufgrund eines heterogenen Testinstrumentariums allerdings methodisch fragwürdigen Vorgehen – keine Hinweise auf negative Auswirkungen der Operation unter Hypothermie. BRUNBERG u. Mitarb. (1974) hingegen kamen bei einer präoperativ bereits neurologisch auffälligen Klientel angesichts der auch postoperativ – allerdings weniger stark – ausgeprägten neurologischen Symptomatik zu der Schlußfolgerung, daß neurologische Defekte möglicherweise auf die Operation unter Hypothermie zurückgeführt werden könnten. Die sorgfältigste Analyse zu dieser Frage wurde unlängst von O'DOUGHERTY u. Mitarb. (1983) vorgelegt. Bei Patienten, die wegen einer Transposition der großen Arterien operiert werden mußten, wurde ein Modell des Risikopotentials für den Entwicklungsverlauf gebildet und getestet. Es zeigte sich, daß ein ungünstiger Entwicklungsverlauf mit folgenden Risikovariablen verbunden war: Versagen der Palliativoperation hinsichtlich Verbesserung der Hypoxie, verlängerte Hypoxie, Wachstumsverzögerung, kongestives Herzversagen, Fehlen erleichternder Shunt-Effekte des Herzens, Schlaganfall, ZNS-Infektion und zwei psychosoziale Moderatorvariablen: sozioökonomischer Status und aktueller Life-Streß. Ein kumulativer Risikowert war bei Kindern mit abnormen Befunden im EEG, in der neurologischen Untersuchung und in der Erfassung visuell evozierter Potentiale höher ausgeprägt und korrelierte mit dem neurologischen Befund, dem IQ, der Leistung und visomotorischen Funktionen. Lag mehr als ein Risikofaktor vor, so war der Verlaufsbefund beeinträchtigt.

## Persönlichkeit und psychische Störungen

In Entsprechung zu den bereits einleitend zu diesem Kapitel dargelegten Bedingungen der psychischen Adaptation ist die *Krankheitsverarbeitung* des schwer herzkranken Kindes u. a. auch stark von entwicklungspsychologischen Gesichtspunkten abhängig. RAUSCH DE TRAUBENBERG (1973) verweist auf das starke Bedürfnis nach Selbstwert und Macht angesichts der erlebten Gefühle von Unsicherheit und Unterlegenheit und auf die Störung des Körperschemas beim jungen Kind im Alter von 5–8 Jahren, auf Hemmung oder ängstliche Überaktivität angesichts der erlebten Andersartigkeit beim Kind in der mittleren Kindheit und die relativ zurückgehende Beeinträchtigung mit zunehmender Annäherung an das Jugendalter. Ein weiterer wichtiger Bedingungsfaktor der psychischen Adaptation ist dabei das Verhalten der Eltern, wie in einem folgenden Abschnitt gezeigt werden wird. Zuvor sei jedoch noch auf die häufig zu beobachtende, jedoch nicht krankheitsspezifische Ausprägung von allgemeiner Ängstlichkeit oder aggressiver Verhaltensauffälligkeiten verwiesen, die neben dem Elternverhalten reaktiv durch das Selbsterleben der eigenen Behinderung geformt werden.

Angst resultiert jedoch nicht nur aus dieser Bedingung, sondern auch aus diagnostischen und therapeutischen Maßnahmen. So wird die Untersuchung mit dem Herzkatheter insbesondere von jüngeren Kindern nahezu durchgängig mit regressiven oder auch aggressiven Verhaltensänderungen beantwortet, so daß prophylaktische psychologische Maßnahmen im Sinne von vorbereitender Spieltherapie oder Verschiebung der Maßnahmen in die spätere Kindheit empfohlen worden sind (AISENBERG u. Mitarb. 1973). Ebenso liegen Erkenntnisse über das präoperativ gesteigerte Ausmaß der Angst und mögliche Verhaltensauffälligkeiten als Reaktion auf die Operation vor, die entsprechende präventive Maßnahmen als notwendig erscheinen lassen (DANILOWICZ u. GABRIEL 1971; BARNES u. Mitarb. 1972).

Die möglichen Langzeitauswirkungen auf die Persönlichkeit werden aus der Tatsache ersichtlich, daß auch nach längerem symptomfreiem postoperativem Intervall bei Jugendlichen und jungen Erwachsenen neurotische Persönlichkeitsmerkmale festgestellt wurden, wobei keine Beziehungen zum Schweregrad der körperlichen Symptomatik bestanden (GARSON u. Mitarb. 1974). Die persönlichkeitspsychologische Untersuchung von STEINHAUSEN u. BRUHN (1980) ergab jedoch andererseits, daß bei normalen Befunden für eine in kardiologischer Hinsicht heterogene Gruppe lediglich für die Kinder mit körperlicher Leistungseinschränkung eine Tendenz zu höheren Neurotizismuswerten besteht.

Die bei Erwachsenen beobachteten psychotischen Syndrome nach Operationen können bei Kindern nicht beobachtet werden. Vielmehr sind bei ihnen vorwiegend apathische, depressive, hypochondrische, mutistische und aggressiv-querulatorische Zustandsbilder zu beobachten. Häufig bestehen die postoperativ auffallenden Störungen des Verhaltens bereits zuvor (MEYENDORF u. Mitarb. 1980).

## Eltern-Kind-Beziehung

Der für chronische Krankheiten und Behinderungen *charakteristische Interaktionszirkel* von Beeinflussung des Verhaltens und der Einstellungen durch die Krankheitsgefährdung mit der Folge von einschränkendem Verhalten der Eltern und möglicher Entwicklung von psychischen Störungen beim Kind ist auch bei schweren Herzkrankheiten im Kindesalter festzustellen. Angst- und Schuldgefühle, depressive Reaktionen, aber auch latent zurückweisende Einstellungen begünstigen eine sehr enge Mutter-Kind-Beziehung, die das Kind zu übertriebener Anpassung und Impulshemmung zwingen, wobei das familiäre Tabu, über die Krankheit und Maßnahmen zu sprechen, die Abgrenzung eher fördert als hemmt. LINDE u. Mitarb. (1966) konnten den Nachweis führen, daß die mütterliche Angst und Überprotektivität stärker als die Behinderung auf die Entwicklung einer emotionalen Fehlanpassung bezogen war. Andererseits war die Angst der Mütter bei Kindern mit zyanotischen Herzkrankheiten am stärksten und konnte nach der Operation zurückgenommen werden (LINDE u. Mitarb. 1970). Dieser Rückbildungsprozeß kann jedoch nicht als selbstverständlich angesehen werden, wenn man die mehrfache Determination von Verhaltensauffälligkeiten berücksichtigt.

Die beschriebenen klinischen Beobachtungen lassen sich sowohl in der Erfahrung mit dem Einzelfall wie auch in Elterngruppen sammeln, die über Einsicht in die eigenen Verarbeitungsmechanismen und Informationsaustausch die Adaptation der Eltern fördern können (ROZANSKY u. LINDE 1971; GARSON u. Mitarb. 1978).

### Schlußfolgerungen

Die Gefährdung der intellektuellen und emotionalen Entwicklung des schwer herzkranken Kindes und dabei besonders des Kindes mit einem zyanotischen Herzleiden machen die frühzeitige Integration psychologischer Beratung und präventiver Maßnahmen im Rahmen von diagnostischen und therapeutischen Prozessen erforderlich.

## Nierenkrankheiten

Die terminale Niereninsuffizienz ist dank der Entwicklung der Hämodialyse und der Möglichkeiten der Transplantation heute keine infauste Diagnose mehr. Mit diesen therapeutischen Möglichkeiten sind jedoch zugleich extreme Abhängigkeiten von medizinischen Maßnahmen, d. h. sowohl von technischen Apparaturen wie auch vom betreuenden medizinischen Personal gesetzt. Die bei Hämodialyse erforderlichen, mehrmals wöchentlich stattfindenden Behandlungen interferieren zugleich mit der sozialen Integration und stellen die Persönlichkeit und die Funktionstüchtigkeit des betroffenen Kindes und seiner Familie auf eine besondere Belastungsprobe.

Die an verschiedenen klinischen Zentren gesammelten Beobachtungen und Erfahrungen (Übersicht bei STEINHAUSEN 1977b; WOLTERS u. Mitarb. 1979, 1980) zeigen, daß Kinder und Jugendliche auf diese Extremsituation der regelmäßig erforderlichen *Hämodialyse* nahezu durchgängig mit psychischen Störungen reagieren. Dabei dominieren neben sozialen Isolationstendenzen emotionale Störungen in Form von regressivem Verhalten, depressiven Verstimmungen, Verdrängungs- und Verleugnungsmechanismen, gelegentlich auch phobische Reaktionen gegenüber der Dialysemaschine, sowie Störungen des Körperschemas, Selbstwertkrisen und Suizidgedanken. Trotz der durch mangelnde Nierenfunktion beeinflußten Stoffwechselverhältnisse ist bisher über hirnorganische Psychosyndrome nicht berichtet worden. Vielmehr erscheinen im Gegensatz zu Erwachsenen einige Leistungsparameter wie Aufmerksamkeit, Problemlösungsstrategien und Lernen bei Kindern im Vergleich des Zustandes vor und nach Hämodialyse unverändert (RASBURG u. Mitarb. 1979). Andererseits können im Gegensatz zu einfachen Lern- und Aufmerksamkeitsparametern höhere kognitive Funktionen wie komplexes Problemlösungsverhalten insofern durch die terminale Niereninsuffizienz beeinträchtigt sein, als sich in einer neueren Studie eine Verbesserung dieser differenzierteren Funktionen nach erfolgreicher Nierentransplantation nachweisen ließ (RASBURG u. Mitarb. 1983). Es besteht nach dem gegenwärtigen Erkenntnisstand bei Kindern und Jugendlichen mit terminaler Niereninsuffizienz allerdings kein erhöhtes Risiko für die Entwicklung einer Psychose.

Während das junge Kind angesichts mangelnder kognitiver und vorherrschend emotionaler Verarbeitung Schwierigkeiten der Kooperation bieten kann und besonders stark unter diagnostischen und therapeutischen Maßnahmen einschließlich der Hospitalisierung leidet, entstehen im späteren Kindesalter besondere Probleme aus dem Erleben einer beeinträchtigten körperlichen Identität sowie der Corticoidmedikation. Diese sich als Minderwuchs, Adipositas und kosmetische Entstellung manifestierenden Nebenwirkungen sind insbesondere für Mädchen in der Adoleszenz schwer zu verarbeiten und können neben der Abhängigkeitsproblematik weiteren Anlaß für Suizidgedanken geben. Die erhöhte Suizidrate, die bei erwachsenen Dialysepatienten festgestellt worden ist, findet jedoch im Kindes- und Jugendalter keine Entsprechung. Belastungen der Eltern können sich in einer Störung der affektiven Beziehung untereinander widerspiegeln (ENGEL u. Mitarb. 1979).

Nahezu sämtliche Patienten, die zu einem späteren Zeitpunkt ein Nierentransplantat erhalten, sind zuvor durch diese Phase der Abhängigkeit von der Hämodialyse gegangen und haben somit die permanente Konfrontation mit der Krankheit und ihrer Behandlung erfahren. Die *Nierentransplantation* erfordert daher eine weitreichende Umorientierung im Sinne einer Verarbeitung von wiedergewonnener Leistungsfähigkeit und Mobilität, Aufgabe von Abhängigkeitsverhalten und Passivität sowie Restrukturierung des Erziehungsverhaltens. Dabei dominiert zunächst noch beim Kind und seiner Familie die Angst vor Abstoßung des Transplantates, die bei tatsächlichem Eintritt schwere Depressionen mit erhöhter Suizidgefahr hervorrufen kann. Die Sorge um dieses Ereignis allein kann jedoch auch schon zu einem Verhaften in der Krankenrolle mit unangemessener elterlicher Restriktion und sozialer Isolation führen. Klinische Berichte belegen Fälle von Fixierung in derartigen Zuständen der Abhängigkeit und Isolation aufgrund von elterlichen Fehlhaltungen und kindlicher Angst, wobei die weiterhin erforderlichen medizinischen Maßnahmen diesen Zustand implizit verstärken. (STEINHAUSEN 1977b; FINE u. Mitarb. 1978). Eine mangelnde Einhaltung der erforderlichen immunsuppressiven Therapie läßt sich nach den Erkenntnissen einer amerikanischen Studie (KORSCH u. Mitarb. 1978) durch niedriges Einkommen, häufig auch durch vaterlose Familien sowie Kommunikationsstörungen innerhalb der Familie und mit der Klinik vorhersagen.

Besondere Beziehungsprobleme können sich auch aus dem Umstand ergeben, daß im Falle der Nierenspende durch ein Familienmitglied später Erwartungen, Ambivalenzgefühle und Konflikte des Spenders vom Kind wahrgenommen werden. Berichte über eine positive psychische Adaptation von adoleszenten Nierenspendern sind jedoch ebenfalls vorgelegt worden. In gleicher Weise zeugen längerfristig angelegte Verlaufsstudien auch von positiver psychosozialer Anpassung der Kinder und Jugendlichen nach der Transplantation (FINE u. Mitarb. 1978). Die bisher noch an relativ wenigen internationalen Zentren gewonnenen Erfahrungen lassen erkennen, daß diesem Prozeß besondere Aufmerksamkeit gewidmet werden muß. Eine Integration von Kinderpsychiatern und klinischen Psychologen (vgl. STEINHAUSEN 1977b; WOLTERS u. Mitarb. 1980) in das Behandlungsteam hat sich daher bei den terminalen Nierenkrankheiten als unabdingbar erwiesen.

# Endokrine Krankheiten

Eine Reihe kindlicher Endokrinopathien geht mit Symptomen einher, die eine Eingliederung unter die Behinderungen bzw. chronischen Krankheiten rechtfertigen. Dazu gehören vor allem der Minderwuchs verschiedener Genese, aber auch die Stigmatisierung durch äußerliche Zeichen einer Fehlbildung – wie z. B. beim Turner-Syndrom – oder auch die Probleme der Geschlechtsrollenidentität beim weiblichen adrenogenitalen Syndrom. An dieser Stelle können nur einige Krankheitsbilder beispielhaft und ohne den Anspruch auf eine repräsentative Wiedergabe der Befunde psychoendokrinologischer Forschung skizziert werden.

## Minderwuchs

Dieses Symptom kann sowohl endokrin – z. B. im Rahmen hypophysärer Störungen, bei Hypothyreose oder beim adrenogenitalen Syndrom – als auch familiär bzw. konstitutionell bedingt sein. Erst die neuere Forschung (MEYER-BAHLBURG u. Mitarb. 1978; STEINHAUSEN 1977c) ist der Frage nachgegangen, inwiefern hormonale Faktoren in ihrer Auswirkung auf die Entwicklung von psychoreaktiven Faktoren getrennt werden können. Beide Studien kommen zu dem Ergebnis, daß der Ausfall von Wachstumshormonen die Intelligenz nicht beeinträchtigt. Die Studie von STEINHAUSEN (1977c) weist darüber hinaus nach, daß ein durch Gefühlsbetontheit und Gehemmtheit gekennzeichnetes und im Fragebogen ermitteltes Persönlichkeitsmuster unabhängig von hormonalen Faktoren und damit charakteristisch für das Selbsterleben bei verschiedenen Formen des Minderwuchses ist, während Zeichen eines endokrinen Psychosyndroms im Sinne von Antriebsstörungen und Störungen von Einzeltrieben wie Appetit, Durst, Kälte- und Wärmeempfindung auch schon bei hypophysär minderwüchsigen Kindern und Jugendlichen nachgewiesen werden können. Weitere Daten dieser Studie sowie klinische Beobachtungen anderer Autoren (Übersicht bei STEINHAUSEN 1973) verweisen auf Probleme im Kontaktverhalten, gehäuft pathologische Abwehrmechanismen, Verzögerungen der psychosexuellen Entwicklung sowie Störungen des schulischen Leistungsverhaltens, die ebenfalls nicht auf hormonal bedingte Formen des Minderwuchses beschränkt sind. Vielmehr liegt wesentlich eine psychoreaktive Ausdrucksform der Verarbeitung des Minderwuchses vor, die in üblicher Weise mehrfach determiniert ist.

## Hypothyreose

Wenngleich auch mit dieser Störung bei ausbleibender Hormonsubstitution eine Wachstumsminderung verbunden ist, so ist die Beeinträchtigung der geistigen Entwicklung gleichwohl das führende Symptom. Bei angeborener Hypothyreose und verspätet einsetzender Therapie resultiert neben der Intelligenzminderung ein psychopathologisches Bild, das wesentlich von Antriebsminderung und Sprachstörungen bestimmt wird. Wenngleich aufgrund verbesserter Erfassungsmethoden das Vollbild eines Kretinismus mit entsprechender geistiger Behinderung nur noch selten zu beobachten ist, belegen neuere Untersuchungen (GLUCK u. Mitarb. 1978; STEINHAUSEN u. Mitarb. 1978) weiterhin, daß eine im 1. Lebensjahr manifest werdende Hypothyreose in dieser besonders kritischen Reifungsphase des Gehirns zu Beeinträchtigungen der motorischen und kognitiven Leistungen führt. In diesen Studien stellte sich das psychopathologische Bild der intelligenzgeminderten Kinder mit Hypothyreose als dissoziale Störung des Verhaltens dar.

## Adrenogenitales Syndrom (AGS)

Das endokrine Charakteristikum dieser Störung liegt in einem bereits pränatal wirksamen Androgenüberschuß, der bei Mädchen zu einer Virilisierung mit Klitorishypertrophie führt. Die psychoendokrinologische Forschung hat sich demgemäß mit der Frage der Wirkung des Androgenüberschusses auf die Geschlechtsrollenidentität und darüber hinaus auf die intellektuelle Entwicklung befaßt (EHRHARDT u. MEYER-BAHLBURG 1981; MATHEIS u. FÖRSTER 1980). Das beobachtete jungenhafte Verhalten von Mädchen mit AGS (EHRHARDT 1971) hat sich dabei als eine mit der normalen weiblichen Geschlechtsrolle kompatible Variante erwiesen. Ferner konnte die in früheren Studien beobachtete überdurchschnittliche Intelligenz bei weiblichen Patienten mit AGS aufgrund neuerer Untersuchungen (STEINHAUSEN u. Mitarb. 1978; EHRHARDT u. BAKER 1977) relativiert bzw. nicht auf den hormonalen Faktor des Androgenüberschusses zurückgeführt werden. Von Bedeutung ist schließlich die Tatsache, daß bei ausgeprägter Klitorishypertrophie Schwierigkeiten der Geschlechtsrollenzuweisung im Kleinkindalter und spätere Identitätsprobleme entstehen, die eine Beratung und ggf. auch Therapie durch den Kinderpsychiater bzw. klinischen Psychologen erforderlich machen.

## Turner-Syndrom

Bei dieser gleichermaßen zytogenetischen wie auch endokrinen Störung haben angesichts der Ovarialdysgenesie das geschlechtsspezifische Verhalten und darüber hinaus die intellektuelle Entwicklung besonderes Interesse gefunden. Der gleichzeitig vorliegende Minderwuchs führt bei diesen Patientinnen seltener zu psychoreaktiven Störungen oder stärker ausgeprägten seelischen Entwicklungsverzögerungen, wie sie beim hypophysären Minderwuchs beobachtet werden können. Klinische Beobachtungen (Übersicht bei STEINHAUSEN 1973) haben ferner ergeben, daß die Persönlichkeitsentwicklung bei feststellbarem Mangel an Initiative und Spontaneität frei von neurotischen Merkmalen und die Geschlechtsrollenidentität eindeutig weiblich ist. Im neuropsychologischen Bereich fällt bei normaler Intelligenz eine Beeinträchtigung perzeptiver Funktionen insbesondere hinsichtlich des räumlichen Vorstellungsvermögens auf, die in einer Vielzahl von Studien nachgewiesen wurde und Anlaß zu der Hypothese gegeben hat, daß diese Störung möglicherweise zytogenetisch bzw. endokrin bedingt ist (Übersicht bei STEINHAUSEN u. SMITH 1985).

# Zystische Fibrose (Mukoviszidose)

In der Bundesrepublik Deutschland wird mit 1 an zystischer Fibrose – einer autosomal rezessiv vererbten Krankheit – leidenden Kind unter 1500 bis 2000 Neugeborenen gerechnet. Erkenntnisse über die psychische Adaptation dieser Kinder basieren erst in neuerer Zeit stärker auf systematischen Studien mit gezielten Fragestellungen und Untersuchungsstrategien, die zum Teil zu divergierenden Feststellungen kommen. Andererseits sind die charakteristischen Probleme einer chronischen Krankheit auch in klinischen Erfahrungsberichten herausgearbeitet worden.

## Persönlichkeit und psychische Adaptation

Das mit Minderwuchs, häufig sichtbarer Dystrophie, pulmonalen Symptomen, sowie Zeichen einer Malabsorption einhergehende Krankheitsbild kann aufgrund dieses körperlichen Erscheinungsbildes Probleme der psychischen Adaptation im Sinne eines beeinträchtigten Selbstwertgefühles aufwerfen. Zugleich bilden die Notwendigkeit physikalischer Therapiemaßnahmen, die Einhaltung einer Diät und die aufgrund des Erscheinungsbildes möglichen sozialen Zurückweisungen weitere Belastungsfaktoren. Entsprechend können Angst und Abwehrmechanismen wie Regression, Vermeidung und sozialer Rückzug ebenso wie Krankheitsverleugnung und Affektunterdrückung, aber auch Leistungsehrgeiz beobachtet werden. Die eingeschränkte Lebenserwartung wirft darüber hinaus ähnliche Belastungen wie bei krebskranken Kindern auf.

Diese Probleme können durch gestörte interpersonale Beziehungen in Familie und sozialer Umwelt sowie inadäquate Erziehungsmethoden verstärkt werden und die Wertigkeit psychischer Störungen erhalten. Die Forschungsliteratur kommt zu sehr kontroversen Feststellungen hinsichtlich des Ausmaßes und der Art psychischer Störungen. Studien von STEINHAUSEN u. Mitarb. (1983) fanden im Vergleich zu asthmakranken und gesunden Kindern erheblich höhere Raten an psychischen – und dabei vornehmlich emotionalen – Störungen bei Kindern mit zystischer Fibrose. Ähnliche Beobachtungen stammen von CORBOZ u. Mitarb. (1980), die nahezu durchgängig psychoreaktive Probleme und darüber hinaus nicht selten psychoorganisch bedingte Leistungsstörungen diagnostizierten. Andererseits liegen auch eine Reihe von Studien entweder auf testpsychologischer Basis oder im kombiniert psychiatrisch-psychologischen Ansatz (DROTAR u. Mitarb. 1981; BYWATER 1981; GAYTON u. Mitarb. 1977; PONGRATZ 1977; TAVORMINA u. Mitarb. 1976; CYTRYN u. Mitarb. 1973) ebenso wie klinische Erfahrungsberichte (JOCHMUS u. STOLZ 1976; WAGNER u. HEIN 1976) vor, die keine erhöhten Raten an emotionalen Störungen bei Kindern mit zystischer Fibrose fanden.

Die Intelligenz hat sich in sämtlichen Studien als normal verteilt erwiesen (BOYLE u. HILL 1976; JOCHMUS u. STOLZ 1976; ELLIS u. HILL 1975; CYTRYN u. Mitarb. 1973 sowie die in der Übersichtsarbeit von GAYTON u. FRIEDMAN 1973 erwähnten Arbeiten).

Verschiedene Studien haben auch die Beziehung von Schweregrad der Krankheit und Psychopathologie untersucht. STEINHAUSEN u. Mitarb. (1983) sowie CORBOZ u. Mitarb. (1980) konnten nachweisen, daß der Schweregrad der Krankheit auch mit dem Ausprägungsgrad der psychischen Störung positiv korreliert, währen DROTAR u. Mitarb. (1981) bei einem anderen methodischen Vorgehen keine entsprechenden Beziehungen fanden. Die Vorhersage des Schweregrades der Psychopathologie war in der Studie von STEINHAUSEN (1984) in stärkerem Maße von Parametern der körperlichen als der familiären Funktionstüchtigkeit bestimmt. Hingegen fanden LEWIS u. KHAW (1982), daß Familienfunktionen die Adaptation des kranken Kindes besser vorhersagten, wobei allerdings der

Schweregrad der Krankheit in den Analysen nicht berücksichtigt wurde.

## Adaptation der Eltern

Die Krankheitsbewältigung durch die Eltern läßt die typischen Formen starker initialer Emotionen erkennen, die angesichts einer ungünstigen Prognose und eines drohenden bzw. früh eintretenden Todes besondere Akzente durch depressive Reaktionen, Verlustängste und Trauer erhalten. Das Wissen um die genetische Übertragung der Krankheit kann darüber hinaus starke Schuldgefühle aktivieren. Krankheitsbezogene Ängste können ferner Anlaß für inadäquates Erziehungsverhalten im Sinne von Überprotektivität und starker Bindung sein. Die zumindest bei schwererem Krankheitsverlauf erforderliche intensive Mitarbeit der Eltern in der Versorgung prägt das Familienleben nachhaltig und kann Anlaß für fehlende Befriedigung und Zufriedenheit sein sowie einen Prozeß der Isolation von der weiteren sozialen Umwelt einleiten. Probleme erwachsen aus Verleugnungshaltungen, zumal wenn eine mangelnde Krankheitsversorgung resultiert.
Trotz dieser skizzierten Problemsituation zeugt eine Vielzahl von Erfahrungsberichten von einer langfristig positiven elterlichen Adaptation und realitätsbezogenen Bewältigung der Krankheit (GAYTON u. Mitarb. 1977; JOCHMUS u. STOLZ 1976; WAGNER u. HEIN 1976; GAYTON u. FRIEDMAN 1973). Andererseits sind aber auch gehäuft auftretende Störungen der Partnerbeziehung (STEINHAUSEN u. Mitarb. 1983) und Depressionen bei den Müttern (BYWATER 1981) beschrieben worden.

## Schlußfolgerungen

Erweiterte therapeutische Möglichkeiten haben der zystischen Fibrose nicht die Prognose einer infausten Krankheit nehmen können. Angesichts der Chronizität und der nicht unbeträchtlichen Krankheitsbelastungen sind psychologisch stützende Maßnahmen begleitend zu der krankheitsspezifischen Therapie erforderlich. Diese sollten zu einer Förderung der Kommunikation zwischen Patient, Familie und Arzt wie auch innerhalb der Familie beitragen und die soziale Integration des kranken Kindes sowie seiner Eltern fördern.

# Maligne Krankheiten

Die aktuellen Therapieverfahren haben für jährlich ca. 650 Neuerkrankungen an kindlicher Leukämie und ca. 1100 Neuerkrankungen an bösartigen Tumoren verbesserte Überlebenschancen und damit zugleich den Faktor der Chronizität gebracht. Dies kann sowohl die Konfrontation mit einer schweren mehrjährigen Krankheit wie auch mit dem Tod bedeuten. Das Kind, seine Eltern sowie das behandelnde medizinische Personal sind von dieser Bedingung auf verschiedene Weise betroffen, wie eine seit mehr als 2 Jahrzehnten vorliegende, nicht unbeträchtliche Zahl von klinischen Erfahrungsberichten belegt, die erst allmählich durch systematische Untersuchungen ergänzt werden. Die folgende Skizze gibt die zentralen psychologischen Probleme und Aufgaben wieder und stützt sich dabei auf Übersichtsarbeiten von BRUNNOUELL u. HALL 1982, NIR u. MASLIN 1982, PFEFFERBAUM 1978, NEIDHARDT u. HERTL 1978, KOOCHER u. SALLAN 1978, GOGAN u. Mitarb. 1977, LEWIS u. ARMSTRONG (1977) sowie STEINHAUSEN (1976b), die einen umfassenderen Überblick über die Problematik geben.

## Das krebskranke Kind

Für die Verarbeitung der malignen Krankheit durch das Kind sind vom Entwicklungsstand abhängige *Todesvorstellungen*, spezifische Krankheitserfahrungen sowie Reaktionen der Familie und des behandelnden Personals bedeutsam. Das Todesbewußtsein entwickelt sich nach der Phase des Kleinkind- und Vorschulalters mit der Vorstellung eines konkreten, jedoch reversiblen Verlustes mit Trennungsangst über ein im Grundschulalter einsetzendes Verständnis für die Irreversibilität mit starker Mutilationsangst schließlich zu einer dem Erwachsenenalter ähnlichen Todesvorstellung in der Pubertät, wobei Todesängste direkt erlebt, abgewehrt, verschlüsselt dargestellt oder in Form krankheitsbezogener Ängste um die Integrität des eigenen Körpers erfahren werden können. Diese Ängste nähren sich aus direkten krankheitsbezogenen Erfahrungen, zumal therapeutische Maßnahmen regelhaft zu Schmerzen und Entstellungen (z. B. Haarverlust unter zytostatischer Therapie) führen. Krankenhausaufenthalte verstärken angesichts des Erlebens ausbleibender Unterstützung der Eltern das Gefühl der Ohnmacht und des Ausgeliefertseins und bilden den Boden für depressive Verstimmungszustände und Apathie. Ferner formt die Wechselhaftigkeit der Krankheit in Remission und Exazerbation das Erleben, den Ausdruck und das Verhalten des Kindes nachhaltig.
Gleichwohl stellt sich angesichts immer höherer Überlebensraten aufgrund zum Beispiel der kombinierten Behandlung mit Chemotherapeutika und ZNS-Bestrahlung bei der kindlichen Leukämie zunehmend die Frage nach dem längerfristigen Verlauf. Hier sind vor allem die möglichen Nebenwirkungen dieser Behandlungsform auf das ZNS untersucht worden. Die hierzu durchgeführten Studien kommen fast durchgängig zu der Schlußfolgerung, daß generell schwere kognitive bzw. neuro-

psychologische Beeinträchtigungen nicht zu erwarten sind. Bei Langzeitstudien überlebender Kinder wurden vielmehr diskrete psychomotorische Verlangsamungen, leichte perzeptuell-motorische Schwächen, nicht jedoch eine Intelligenzminderung festgestellt (vgl. HARTEN u. Mitarb. 1984).

### Die Eltern des krebskranken Kindes

Die im ersten Abschnitt dieses Kapitels dargestellten Reaktionen von Eltern chronisch kranker Kinder haben auch für die Situation der Familie mit einem krebskranken Kind Gültigkeit, wobei die Diagnosenstellung besonders intensive Reaktionen von Verwirrung, Resignation, tiefer Depression und Angst, Selbst- und Fremdbeschuldigungen gegenüber dem Personal sowie Verleugnungs- und Abwehrprozesse nach sich ziehen kann. Hinzu treten die Verunsicherung hinsichtlich des Umganges mit dem Kind in wechselhaften Krankheitsphasen sowie die in der terminalen Krankheitsphase bereits sichtbaren antizipatorischen Trauergefühle und schließlich die Möglichkeit von über den Tod des Kindes hinausreichenden Gefühlen der Angst, Depression und Schuld. Diese Reaktionen der Eltern können als bedeutsame Bedingung der kindlichen Adaptation gesehen werden, wenngleich noch wenig empirische, über klinisches Erfahrungswissen hinausgehende Forschung in diesem Zusammenhang vorliegt.

### Das medizinische Personal

Neben dem kranken Kind und dessen Eltern müssen sich auch die behandelnden Ärzte und Schwestern mit dem drohenden Tod auseinandersetzen. Dieser Prozeß kann durch Verleugnung, Aktivierung eigener Todesängste, Rückzug vom Kind oder übermäßige Identifikation mit dem Kind, erlebte Hilflosigkeit und Schuldgefühle sowie zunehmende Distanzierung von den Eltern gekennzeichnet sein und zugleich zu beträchtlichen Spannungen im behandelnden Team führen.

### Therapeutische Hilfen

Klinische Erfahrungen aus dem Umgang mit dem krebskranken Kind, seinen Eltern und dem Personal der Klinik lassen die Formulierung von Leitgedanken für die psychologische Beratung und Führung zu. Bezogen auf das Kind ist in diesem Zusammenhang eine wahrheitsgemäße und einfache Beantwortung von Fragen nach dem Tod unter Vermeidung von Verleugnungs- oder Verheimlichungstendenzen hervorzuheben, um das Vertrauen des Kindes in die mögliche Fürsorge durch Eltern, Ärzte und Schwestern nicht zu unterminieren. Diese jederzeit nutzbare Gesprächsbereitschaft muß sich gleichermaßen auf die Eltern erstrecken, wobei sich individuelle Gespräche ebenso wie kompetent geleitete Elterngruppen bewährt haben. Die Integration von Kinderpsychiatern und klinischen Psychologen in die Betreuung des krebskranken Kindes und seiner Eltern wie auch in die Gruppengespräche des behandelnden Personals haben sich – wie eine Reihe von Berichten belegt – in großen Therapiezentren als eine gleichermaßen notwendige wie erfolgreiche Maßnahme erwiesen. Anregungen zur Struktur eines psychologischen Beratungs- und Therapieprogramms finden sich in den eingangs zu diesem Abschnitt zitierten Übersichtsarbeiten.

## Sinnesbehinderungen

Das durch Taubheit oder Blindheit sinnesbehinderte Kind ist durch die Einschränkung kommunikativer Möglichkeiten in besonderer Weise für die Entwicklung psychologischer Fehlanpassungen prädisponiert. Neben dieser Behinderung aktiver Kommunikation werden zugleich die Reaktionen der wahrnehmenden Umwelt auf eine sichtbare Behinderung sowie die erschwerten bzw. begrenzten edukativen und therapeutischen Möglichkeiten als Bedingungsfaktoren psychischer Störungen wirksam.

### Das blinde Kind

Unter 1000 Kindern ist in 0,25–3 Fällen gemäß internationalen Statistiken mit irgendeiner Art von Sehbehinderung zu rechnen. Bei ⅓ bis ⅔ der Fälle liegt eine zusätzliche Behinderung vor, die sich am häufigsten als geistige Behinderung mit Zerebralparese, Hörverlust und Epilepsie manifestiert. Insofern wird das psychopathologische Bild sehr wesentlich von diesen Bedingungen geprägt. Entsprechend der Verursachung variiert daher auch die Intelligenz blinder Kinder, die für die Gesamtgruppe unterdurchschnittlich ist.

Bei im übrigen sehr heterogenem emotionalem Ausdruck und Verhalten kann man in dem gehäuften Auftreten stereotyper Verhaltensweisen wie Körperschaukeln, Manipulation am Auge, Händewerfen und rhythmisches Kopfbewegen ein Charakteristikum des blinden Kindes sehen. Für derartige Stereotypien werden als theoretische Erklärungen Überlegungen zu einer inadäquaten kortikalen Aktivierung angeboten. In der Entwicklung des blinden Kindes lassen sich ferner Abweichungen hinsichtlich verzögerten Kauens, anhaltende Abneigungen gegenüber spezifischer Nahrung, Passivität, Abweichungen motorischer Abläufe der Hand, Echolalie, geringe Kreativität und Phantasie sowie abnorme Schlafmuster mit Umkehr des Tag-Nacht-Rhythmus finden.

Eine neuere epidemiologische Studie an blinden bzw. sehbehinderten Kindern (FREEMAN 1977) kam zu einer deutlich erhöhten Rate an Verhaltensauffälligkeiten und Entwicklungsproblemen, die jedoch nicht als unvermeidbar betrachtet werden muß, worauf die festgestellte Beziehung zu gestörten häuslichen Verhältnissen und psychischen Störungen der Mutter verweist. Andererseits waren bei niedriger Intelligenz, neurologischen Störungen bzw. Hirnschäden und zusätzlicher Behinderung die Verhaltensauffälligkeiten am höchsten. Das psychiatrische Bild war durch Ängstlichkeit vor neuen Situationen und soziale Isolation gekennzeichnet, wobei 45% der Stichprobe eine schwere oder mittelgradige Störung aufwiesen. Total blinde Kinder erwiesen sich im Vergleich zu sehbehinderten mit teilweise erhaltener Sehfähigkeit als häufiger gestört.

Auch DINNLAGE (1972) beschreibt als Fazit ihrer Übersicht, daß ein ängstlich zurückgezogenes Verhalten die häufigste psychiatrische Störung blinder Kinder sei, die jedoch sehr viel stärker auf emotionale Mangelerlebnisse und Ablehnung als auf die sensorische Deprivation zurückgeführt werden müsse, wobei das blinde Kind durch Unverständnis und fehlende Möglichkeit zum aktiven Widersetzen besonders vulnerabel sei.

## Das taube Kind

Die Entwicklung des tauben Kindes ist nach MEADOW (1975) durch die Tatsache gekennzeichnet, daß verzögerter Spracherwerb zu begrenzten Möglichkeiten für soziale Interaktionen und damit zur Frustration für das Kind und seine Eltern führt. Die Autorin vermerkt ferner, daß taube Kinder ein falsches Selbstbild mit überhöhten Vorstellungen von sich selbst haben und mehr Anpassungsprobleme als hörende Kinder bieten. Insgesamt wird das Ausmaß an Verhaltensauffälligkeiten unter tauben Kindern im Vergleich zur Allgemeinbevölkerung in der Literatur als größer eingestuft. Die beschriebenen Persönlichkeitsmerkmale der fehlenden emotionalen und sozialen Reife, der Rigidität und Egozentrik sind von ALTSHULER (1978) hinsichtlich der Zuverlässigkeit der Erfassungsmethode über diagnostische Verfahren, die an Normalpopulationen entwickelt und standardisiert wurden, sowie hinsichtlich der Repräsentativität kritisiert worden. Der Autor selbst fand in transkulturellen Studien in dem Merkmal der Impulsivität im Sinne eines Mangels an internalisierter Kontrolle das wesentliche psychopathologische Kennzeichen tauber Kinder.

FREEMAN (1977) stellte in einer epidemiologischen Studie fest, daß taube Kinder von ihren Eltern im Vergleich zu gesunden Kindern u. a. als bedeutsam unruhiger, ungehorsamer, destruktiver und fordernder beschrieben wurden, wobei sich die Auffälligkeiten unter dem Begriff von dissozial-ausagierenden Störungen zusammenfassen ließen. Gleichwohl boten die meisten tauben Kinder keine psychiatrischen Störungen.

MEADOW (1975) äußert sich in ihrem Übersichtsreferat zur Frage der *Psychopathologie* dahingehend, daß die Rate an stationären Behandlungen und gesicherter Schizophrenie nicht erhöht sei. Allerdings seien paranoide Symptome bei schwerhörigen oder im Verlauf des Lebens ertaubten Menschen häufiger. Über die Inzidenz von paranoiden und depressiven Symptomen unter tauben psychiatrischen Patienten gäbe es widersprüchliche Berichte. – Die *Intelligenz* ist, sofern nicht weitere Behinderungen vorliegen, normal verteilt (FREEMAN 1977). Auch für die Psychopathologie des hörbehinderten und tauben Kindes gilt allgemein, daß Ausmaß der Hörbehinderung und Zahl weiterer Behinderungen das individuelle Bild entscheidend prägen. Spezifische psychiatrische Interventionen sind aufgrund der erschwerten Kommunikation nur sehr schwer durchzuführen und müssen sich der spezifischen sonderpädagogischen Techniken bedienen. Ansätze für eine Programmstruktur zur Forschung und Therapie des emotional gestörten tauben Kindes werden von ALTSHULER u. SPADY (1978) beschrieben.

## Literatur


Agle, D. P.: Psychiatric studies of patients with hemophilia and related states. Arch. internat. Med. 114 (1964) 76

Ahnsjö, S., K. Humble, Y. Larsson, G. Settergren-Carlsson: Personality changes and social adjustment during the first three years of diabetes in children. Acta paedopsychiat. 70 (1981) 321

Aisenberg, R. B., P. H. Wolff, A. Rosenthal, A. S. Nadas: Psychological impact of cardiac catheterization. Pediatrics 51 (1973) 1051

Altshuler, K. Z.: Toward a psychology of deafness? J. Communicat. Disor. 11 (1978) 159

Altshuler, K. Z., F. Spady: The emotional disturbed deaf child: A first program of research and therapy. J. Communicat. Disor. 11 (1978) 171

Bahnson, C. B., A. Ifarraguerri, F. S. Cornelison: Personality and self-image in hemophilic patients. Proc. IV. World Congr. Psychiat. Excerpta med. Internat. Congress Series 150 (1966) 2752

Baker, L., S. Minuchin, L. Milman, R. Liebman, T. Todd: Psychosomatic aspects of juvenile diabetes mellitus: A progress report, Diabetes in juveniles. Mod. Probl. Pädiat. Vol. 12. Karger, Basel 1975

Barglow, P., D. V. Edidin, A. S. Budlong-Springer, D. Berndt, R. Phillips, E. Dubow: Diabetic control in children and adolescents: psychosocial factors and therapeutic efficacy. J. Youth Adolescence 12 (1983) 77

Barnes, C. M., F. M. Kenny, T. Cell, J. B. Reinhart: Measurement in management of anxiety in children for open heart surgery. Pediatrics 49 (1972) 250

Boyle, I. R., P. A. Di Sant'Agnese, S. A. Sack, F. Millican, L. L. Kulczycki: Emotional adjustment of adolescents and young adults with cystic fibrosis. J. Pediat. 88 (1976) 318

Browne, W., J., M. Mally, K. R. Boell: Psychosocial aspects of hemophilia: A study of twentyeight hemophilic children and their families. Amer. J. Orthopsychiat. 30 (1960) 730

Brunberg, J. A., E. L. Reilly, D. B. Doty: Central nervous system consequences in infants of cardiac surgery using deep hypothermia and circulatory arrest. Circulation 49/50 (1974) 60

Brunnquell, D., M. D. Hall: Issues in the psychological care of pediatric oncology patients. Amer. J. Orthopsychiat. 52 (1982) 32

Bywater, E. M.: Adolescents with cystic fibrosis. Psychosocial adjustment. Arch. Dis. Child 56 (1981) 538

Campbell, M. M., P. W. Hayden, S. L. H. Davenport: Psychological adjustment of adolescents with myelodysplasia. J. Youth Adolesc. 6 (1977) 397

Carney, R. M., K. Schechter, T. Davis: Improving adherence to blood glucose testing in insulin-dependent diabetic children. Behav. Ther. 14 (1983) 247

Corboz, R., R. Schenker, P. Bachmann: Psychologie, Psychopathologie und soziale Probleme bei Kindern mit zystischer Fibrose. Helv. paediat. Acta 35 (1980) 477

Creer, T. L., W. P. Christian: Chronically Ill and Handicapped Children. Research Press, Champaign/Ill. 1976

Cytryn, L., van P. R. Moore, M. E. Robinson: Psychological adjustment of children with cystic fibrosis. In: The Child in His Family: The Impact of Disease and Death, hrsg. von E. J. Anthony. Wiley, New York 1973

Danilowicz, D. A., H. P. Gabriel: Postoperative reactions in children: „normal" and abnormal responses after cardiac surgery. Amer. J. Psychiat. 128 (1971) 185

Dickinson, D. F., J. E. Sambrooks: Intellectual performance in children after circulatory arrest with profound hypothermia in infancy. Arch. Dis. Childh. 54 (1979) 1

Dinnlage, R.: The Handicapped Child. Studies in Child Development Research Review, Vol. II. Longman, London 1972

Dorner, S.: Sexual interest and activity in adolescents with spina bifida. J. Child Psychol. 18 (1977) 229

Drotar, D., C. F. Doershug: Psychosocial functioning of children with cystic fibrosis. Pediatrics 67 (1981) 338

Ehrhardt, A. A.: Der Einfluß von fötalen Hormonen auf Intelligenz und geschlechtsspezifisches Verhalten. In: Praxis der Klinischen Psychologie, Bd. II, hrsg. von E. Dühm. Hogrefe, Göttingen 1971

Ehrhardt, A. A., S. W. Baker: Males und females with congenital adrenal hypoplasia. A family study of intelligence and gender-related behavior. In: Congenital Adrenal Hyperplasia, hrsg. von P. A. Lee, L. P. Plotnick, A. A. Kowaski, C. J. Migeon. Univ. Park Press, Baltimore 1977

Ehrhardt, A. A., H. F. L. Meyer-Bahlburg: Effects of prenatal sex hormones on gender-related behavior. Science 211 (1981) 1312

Ellis, C. E., D. E. Hill: Growth, intelligence, and school performance in children with cystic fibrosis who have had an episode of malnutrition during infancy. J. Pediat. 87 (1975) 565

Empy, L. J.: Clinical group work with multihandicapped adolescents. Soc. Casework 58 (1977) 593

Engel, K., K. Schärer, G. Gilli: Psychologische Beurteilung der Eltern von Heimdialysekindern. Mschr. Kinderheilk. 127 (1979) 86

Epstein, L. H., S. Beck, J. Figueroa, G. Farkas, A. E. Kazdin, D. Daneman, D. Becker: The effects of targeting improvements in urine glucose on metabolic control in children with insulin dependent diabetes. J. appl. Behav. Anal. 14 (1981a) 365

Epstein, L. H., J. Figueroa, G. M. Farkas, S. Beck: The short-term effects of feedback on accuracy of urine glucose determinations in insulin dependent diabetic children. Behav. Ther. 12 (1981b) 560

Eysenck, H.-J., Rachmann S.: Neurosen – Ursachen und Heilmethoden. Deutscher Verlag der Wissenschaften, Berlin 1968

Fällström K.: On the personality structure in diabetic schoolchildren. Acta paediat. scand. Suppl. 251, 1974

Fine, R. N., A. J. Pennisi, M. H. Malekzadeh, C. H. Uittenbogaart, V. F. Negrete, B. M. Korsch: Long-term results of renal transplantation in children. Pediatrics 61 (1978) 641

Finley, K. H., S. T. Buse, R. W. Popper, M. P. Honzik, D. S. Collart, N. Riggs: Intellectual functioning of children with tetralogy of Fallot: Influence of open-heart surgery and earlier palliative operations. J. Pediat. 85 (1974) 318

Fisher, E. B., A. M. Delamater, A. D. Bertelson, B. G. Kirkley: Psychological factors in diabetes and its treatment. J. Consult. Clin. Psychol. 50 (1982) 993

Freeman, R.: Psychiatric aspects of sensory disorders and intervention. In: Epidemiological Approaches in Child Psychiatry, hrsg. von P. J. Graham. Academic Press, London 1977

Garlinghouse, I., L. J. Sharp: The hemophilic child's self-concept and family stress in relation to bleeding episodes. Nurs. Rev. 17 (1968) 32

Garson, A., R. B. Williams, J. Reckless: Long-term follow-up of patients with tetralogy of Fallot: Physical health and psychopathology. J. Pediat. 85 (1974) 429

Gayton, W. F., S. B. Friedman: Psychosocial aspects of cystic fibrosis: A review of the literature. Amer. J. Dis. Child. 126 (1973) 856

Garson jr. A., R. S. Benson, L. Ivler, C. Patton: Parental reactions in children with congenital heart disease. Child Psychiat. and human Develop. 9 (1978) 86

Gath, A., M. A. Smith, J. D. Baum: Emotional, behavioural, and educational disorders in diabetic children. Arch. Dis. Child 55 (1980) 371

Gayton, W. F., S. B. Friedman, J. F. Tavormina, F. Tucker: Children with cystic fibrosis. 1. Psychological test findings of patients, siblings, and parents. Pediat. 59 (1977) 888

Gilbert, B. O., S. B. Johnson, R. Spillar, M. McCallum, J. H. Silberstein, A. Rosenbloom: The effects of a peer-modeling film on children learning to self-inject insulin. Behav. Ther. 13 (1982) 186

Gluck, M., H.-Chr. Steinhausen, J. Wiebel: Die psychische Entwicklung von Kindern mit Hyperthyreose. II. Motorik und psychopathologische Symptome. Mschr. Kinderheilk. 126 (1978) 126

Gogan, J. L., J. E. O'Malley, D. J. Foster: Treating the pediatric cancer patient: A review. J. Pediat. Psychol. 2 (1977) 42

Goldy, F. B., A. H. Katz: Social adaptation in hemophilia. Children 10 (1963) 89

Grey, M., M. Genal, W. V. Tamborlane: Psychosocial adjustment of latency-aged diabetics: determinants and relationship to control. Pediatrics 65 (1980) 69

Gutezeit, G.: Psychodiagnostische Befunde bei diabetischen und adipösen Kindern und Jugendlichen. Klin. Pädiat. 188 (1976) 35

Haka-Ikse, K., M. J. A. Blackwood, D. J. Steward: Psychomotor development of infants and children after profound hypothermia during surgery for congenital heart disease. Develop. Med. Child Neurol. 20 (1978) 62

Hamburg, B. A., G. E. Inoff: Relationships between behavioral factors and diabetic control in children and adolescents: a camp study. Psychosom. Med. 44 (1982) 321

Harper, D. C., L. C. Richman: Personality profiles of physically impaired adolescents. J. clinic. Psychol. 34 (1978) 636

Harten, G., F. Hanefeld, U. Stephani, H. Riehm, H.-C. Steinhausen: Kinder mit bösartigen Krankheiten. Neuropsychologische Folgen der Behandlung. In: Risikokinder, hrsg. von H.-C. Steinhausen. Kohlhammer, Stuttgart 1984

Heckhausen, H., A. Oswald: Erziehungspraktiken der Mütter und Leistungsverhalten des normalen und gliedmaßengeschädigten Kindes. Arch. ges. Psychol. 121 (1969) 1

Hiltmann, H., J. Lüking: Die Intelligenz bei Diabetikern im Schulalter. Acta paedopsychiat. 22 (1965) 11

Irvin, N. A., J. H. Kennell, M. H. Klaus: Caring for parents of an infant with a congenital malformation. In: Maternal-Infant Bonding, hrsg. von M. H. Klaus, J. H. Kennell. Mosby, St. Louis 1976

Jochmus, I.: Zur Psychopathologie diabetischer Kinder. Beiheft zum Archiv f. Kinderheilk. 66. Heft. Enke, Stuttgart 1971

Jochmus, I., L. Stolz: Mukoviszidose in psychosozialer Sicht. Z. Kinder- u. Jugendpsychiat. 4 (1976) 160

Johnson, S. B.: Psychosocial factors in juvenile diabetes: A review. J. Behav. Med. 3 (1980) 95–116

Klein, R. H., P. Nimorwicz: The relationship between psychological distress and knowledge of disease among hemophilia patients and their families – a pilot study. J. Psychosom. Res. 26 (1982) 387–391

Kogan, K. L., N. Tyler: Mother-child interaction in young physically handicapped children. Amer. J. ment. Defic. 77 (1973) 492
Kogan, K. L., N. Tyler, R. Turner: The process of interpersonal adaption between mothers and their cerebral palsied children. Develop. Med. Child Neurol. 16 (1974) 518
Koocher, G. P., S. E. Sallan: Pediatric oncology. In: Psychological Management of pediatric problems, hrsg. von P. R. Magrab. Park Press, Baltimore 1978
Korsch, B. M., R. N. Fine, V. F. Negrete: Noncompliance in Children with Renal Transplants. Pediatrics 61 (1978) 872–876
Koski, M. L.: The coping processes in childhood diabetes. Acta paediat. scand. Suppl. 198, 1969
Koski, M. L., A. Kumento: Adolescent development and behavior. A psychosomatic follow-up study of childhood diabetics. Mod. Probl. Paediat. 12 (1975) 348
Krüger, M.: Untersuchungen zur Frage des Intelligenz- und Entwicklungsstandes bei gliedmaßengeschädigten Kindern im Vorschulalter. In: Intelligenz- und Verhaltensforschung bei körperbehinderten Kindern. Bundesmin. f. Gesundheitswesen, Bad Godesberg 1967
Kunert, S.: Verhaltensstörungen und psychologische Maßnahmen bei körperbehinderten Kindern, 2. Aufl. Schindele, Neuburgweiher 1974
La Hood, B. J.: Parental attitudes and their influence on the medical management of diabetic adolescents. Clin. pediat. 9 (1970) 468
Lewis, B. L., K. T. Khaw: Family functioning as a mediating variable affecting psychosocial adjustment of children with cystic fibrosis. J. Pediat. 101 (1982) 636–640
Lewis, S., S. H. Armstrong: Children with terminal illness: A selected review. Int. J. Psychiat. Med. 8 (1977) 73
Leyendecker, C. H., K. J. Neumann: Erarbeitung eines Intelligenztestes für körperbehinderte Kinder – Bericht über einen Forschungsauftrag. Heilpädagog. Forsch. 7 (1978) 304
Linde, L. M., B. Rasof, O. J. Dunn, E. Rabb: Attitudinal factors in congenital heart disease. Pediat. 78 (1966) 92
Linde, L. M., B. Rasof, O. J. Dunn: Longitudinal studies of intellectual and behavioral development in children with congenital heart disease. Acta paediat. scand. 59 (1970) 169
Lineberger, H. P.: Social characteristics of a hemophilia clinic population – a survey and literature review. Gen. Hosp. Psychiat. 3 (1981) 157
Lowe, K., J. R. Lutzker: Increasing compliance to a medical regimen with a juvenile diabetic. Behav. Ther. 10 (1979) 57
Ludvigsson, L.: Socio-Psychological Factors and Metabolic Control in Juvenile Diabetes. Acta. paediat. scand. 66 (1977) 431
Madden, N. A., J. Terrizzi, S. B. Friedman: Psychological issues in mothers of children with hemophilia. J. develop. behav. Pediatr. 3 (1982) 136
Markova, I., K. MacDonald, C. Forbes: Integration of haemophilic boys into normal schools. Child 6 (1980) 101
Matheis, M., Ch. Förster: Zur psychosexuellen Entwicklung von Mädchen mit adrenogenitalem Syndrom. Z. Kinder- u. Jugendpsychiat. 8 (1980) 5
Mattson, A.: Long-term physical illness in childhood: A challenge to psychosocial adaptation. Pediatrics 50 (1972) 801
Mattson, A., S. Gross: Social and behavioral studies on hemophilic children and their families. J. Pediat. 68 (1966) 952
Mattson, A., D. P. Agle: Group therapy with parents of hemophiliacs: Therapeutic process and observations of parental adaptation to chronic illness in children. J. Amer. Acad. Child Psychiat. 11 (1972) 558
McFie, J., J. Robertson: Psychological test results of children with thalidomide deformities. Develop. Med. Child Neurol. 15 (1973) 719
Meadow, K. P.: The development of deaf children. In: Review of Child Development Research, Vol. 5. hrsg. von E. M. Hetherinton. The Univ. of Chicago Press, Chicago 1975
Meyendorf, R., G. Jänsch, C. Tröndle, E. Takke, K. Bühlmeyer, F. Sebening: Psychische Auffälligkeiten bei herzoperierten Kindern. Prä- und postoperativer Vergleich bei 4–13jährigen. Z. Kinder- u. Jugendpsychiat. 8 (1980) 395
Meyer-Bahlburg, H. F. L., J. A. Feiman, M. H. Macgillivray: Growth hormone deficiency, brain development and intelligence. Amer. J. Dis. Child. 132 (1978) 565
Minde, K. K., J. D. Hachelt, D. Killou, S. Silver: How they grow up: 41 physically handicapped children and their families. Amer. J. Psychiat. 128 (1972) 1554
Minuchin, S., L. Baker, B. L. Rosman, R. Liebman, L. Milman, T. C. Todd: A conceptual model of psychosomatic illness in children. Arch. gen. Psychiat. 32 (1975) 1031
Moffat, M. E. K., I. B. Pless: Locus of control in juvenile diabetic campers – changes during camp, and relationship to camp staff assessments. J. Pediat. 103 (1983) 146
Neidhardt, M. K., M. Hertl: Die seelische Betreuung des onkologisch kranken Kindes und seiner Eltern. Mschr. Kinderheilk. 126 (1978) 479
Neumann, K.: Intelligenzleistungen behinderter Kinder. Beltz, Weinheim 1977
Nielsen, H. H.: A Psychological Study of Cerebral Palsy. Munksgaard Copenhagen 1966; dtsch.: Psychologische Untersuchungen bei cerebralparetischen Kindern. Marhold, Berlin 1970
Nir, Y., B. Maslin: Liaison psychiatry in childhood cancer – a systems approach. Psychiat. Clin. N. Amer. 5 (1982) 379
O'Dougherty, M., F. S. Wright, N. Garmezy, R. B. Loewenson, F. Torres: Later competence and adaption in infants who survive severe heart defects. Child Develop. 54 (1983) 1129
Pfefferbaum, B.: Pediatric oncology: a review of the changing psychological aspects. Int. J. Psychiat. Med. 9 (1979) 289
Pless, I. B., J. W. B. Douglas: Chronic illness in childhood: Part I. Epidemiological and clinical characteristics. Pediatrics 47 (1971) 405
Pless, I. B., K. J. Roghmann: Chronic illness and its consequences: Observations based on three epidemiologic surveys. J. Pediat. 79 (1971) 351
Pongratz, E.: Spezifische Gesichtspunkte der Erziehung und psychischen Entwicklung Mucoviscidose-kranker Kinder. Klin. Pädiat. 189 (1977) 168
Rasburg, W. C., R. S. Fennell, B. G. Eastman, E. H. Garing, G. Richards: Cognitive performance of children with renal disease. Psychol. Rep. 45 (1979) 231
Rasburg, W. C., R. S. Fennell, M. K. Morris: Cognitive functioning of children with end-stage renal disease before and after successful transplantation. J. Pediat. 102 (1983) 589
Rausch de Traubenberg, N.: Psychological aspects of congenital heart disease in the child. In: The Child in His Family 2, hrsg. von E. J. Anthony, C. Koupernik. Wiley, New York 1973
Richardson, S. A.: Some socialpsychological consequences of handicapping. Pediatrics 43 (1963) 291
Richardson, S. A.: Effects of physical disability on a child's description of himself. Child Develop. 35 (1964) 893
Richman, L., D. Harper: School adjustment of children with observable disabilities. J. abnorm. Child Psychol. 6 (1978) 11
Rozansky, G. I., L. M. Linde: Psychiatric study of parents of children with cyanotic congenital heart disease. Pediatrics 48 (1971) 450
Rutter, M., J. Tizard, K. Whitmore: Education, Health and Behavior. Longman, London 1970
Saunders, A. M., W. Lamb: A group experience with parents of hemophiliacs: A viable alternative to group therapy. J. clin. Child Psychol. 6 (1977) 79

Schafer, L. C., R. E. Glasgow, K. D. McCaul: Increasing the adherence of diabetic adolescents. J. behav. Med. 5 (1982) 353

Schmidt, M. H.: Kinder mit cerebralen Bewegungsstörungen in ihrem intelligenten Verhalten. Marhold, Berlin 1972

Schönberger, F.: Soziometrische Untersuchungen über zerebral gelähmte Kinder in einer Körperbehindertenschule. Z. exp. angew. Psychol. 13 (1966) 484

Schönberger, F.: Die sogenannten Contergan-Kinder. Kösel, München 1971

Seidel, U. P., O. F. D. Chadwick, M. Rutter: Psychological disorders in crippled children. A comparative study of children with and without brain damage. Develop. Med. Child Neurol. 17 (1975) 563

Simmonds, J. F.: Psychiatric status of diabetic children in good and poor control. Pediat. adolesc. Endocr. 3 (1977) 8

Steinhausen, H.-Chr.: Psychologische Merkmale verschiedener Formen des Minderwuchses. Acta paedopsychiat. 39 (1973) 278

Steinhausen, H.-Chr.: Die Hämophilie: Sozialmedizin und Psychologie einer chronischen Krankheit. Thieme, Stuttgart 1976a

Steinhausen, H.-Chr.: Psychologische Probleme und Aufgaben bei bösartigen Krankheiten im Kindesalter. Klin. Pädiat. 188 (1976b) 485

Steinhausen, H.-Chr.: Psychologische und sozialmedizinische Aspekte chronischer Krankheiten bei Kindern und Jugendlichen. Dtsch. Ärztebl. 74 (1977a) 2953

Steinhausen, H.-Chr.: Probleme und Aufgaben der Psychologie bei terminaler Niereninsuffizienz im Kindesalter. Fortschr. Med. 95 (1977b) 137

Steinhausen, H.-Chr.: Psychoendokrinologie des Minderwuchs im Kindes- und Jugendalter. Z. Kinder- u. Jugendpsychiat. 5 (1977c) 346

Steinhausen, H.-Chr.: Chronisch kranke Kinder. In: Risikokinder, hrsg. von H.-Chr. Steinhausen. Kohlhammer, Stuttgart 1984

Steinhausen, H.-Chr., D. Geisz: Die psychische Entwicklung von Kindern mit operiertem Hydrocephalus. Mschr. Kinderheilk. 122 (1974) 203

Steinhausen, H.-Chr., S. Börner: Das chronisch kranke Kind: Eine psychologische Aufgabe der Kinderheilkunde. Klin. Pädiat. 187 (1975) 407

Steinhausen, H.-Chr., D. Wefers: Körperbehinderte Kinder und Jugendliche. Beltz, Weinheim 1977

Steinhausen, H.-Chr., S. Börner: Kinder und Jugendliche mit Diabetes. Verlag für med. Psychologie, Göttingen 1978

Steinhausen, H.-Chr., W. Bruhn: Klinisch-psychologische Untersuchungen bei Kindern mit kongenitalen Herzvitien. Klin. Pädiat. 192 (1980) 533

Steinhausen, H.-Chr., J. Smith: Cognitive development in Turner's syndrome. In: Growing up Short: Psychosocial Aspects of Growth Delay, hrsg. von B. Stabler, L. Underwood. Lawrence Erlbaum Associates, New Jersey 1985

Steinhausen, H.-Chr., A. A. Ehrhardt, G. Grisanti: Die Beziehung von fötalen Geschlechtshormonen und kognitiver Entwicklung. Med. Psychol. 4 (1978) 153

Steinhausen, H.-Chr, H. Stephan, H.-P Schindler-Lembenz: Vergleichende Studien zur Psychopathologie bei Asthma bronchiale und cystischer Fibrose. Mschr. Kinderheilk. 131 (1983) 145

Sterky, G.: Family background and state of mental health in a group of diabetic schoolchildren. Acta paediat. 52 (1963) 377

Stevenson, G., E. F. Stone, P. H. Dillard, B. C. Morgan: Intellectual development of children subjected to prolonged circulatory arrest during hypothermic open heart surgery in infancy. Circulation, Suppl. II 49/50 1974

Strasser, A., G. Sievert, K. Munk: Das körperbehinderte Kind. Marhold, Berlin 1968

Sullivan, B.-J.: Adjustment in diabetic adolescent girls: II. Adjustment, self-esteem, and depression in diabetic adolescent girls. Psychosom. Med. 41 (1979) 127

Sunderland, C. O., et al.: Total correction of tetralogy of Fallot in infancy. Circulation 48 (1973) 398

Swift, Ch. R., F. Seidman, H. Stein: Adjustment problems in juvenile diabetes. Psychosom. Med. 14 (1967) 555

Tavormina, J. B., L. S. Kastner, P. M. Slater, S. L. Watt: Chronically ill children. A psychologically and emotionally deviant population? J. abnorm. Child Psychol. 4 (1976) 99

Tew, B. J., K. M. Laurence, H. Payne, K. Rawnsley: Marital stability following the birth of a child with spina bifida. Brit. J. Psychiat. 131 (1977) 79

Tietz, W., T. Vidmar: The impact of coping styles on the control of juvenile diabetes. Psychiat. Med. 3 (1972) 67

Wagner, K.-D., J. Hein: Psycho-soziale Probleme der Mukoviszidose (zystische Fibrose). Kinderärztl. Prax. 44 (1976) 465

Whitman, V., D. Drotar, S. Lambert, D. W. Van Heeckeren, G. Borkat, J. Ankeney, J. Liebman: Effects of cardiac surgery with extracorporal circulation on intellectual function in children. Circulation 58 (1973) 160

Wolters, W. H. G.: Psychosocial care a center for haemodialysis and renal transplantation in children and adolescents. Acta paedopsychiat. 44 (1979) 85

Wolters, W. H. G., Daniels-Wegdam, R. A. M. G. Donckerwolcke: Family reactions to the hemodialyses of a child. Acta paedopsychiat. 45 (1980) 345

Zeidel, A.: Problems of emotional adjustment in juvenile diabetes. In: The Child in His Family 2, hrsg. von E. J. Anthony, C. Koupernik. Wiley, New York 1973

# 12 Deprivation und ihre Folgen

*Christian Klicpera, Heinz Schwarzbach, Andreas Warnke*

## Begriffliche Vorbemerkungen

Die Begriffe *„Deprivation"* und *„Deprivationsfolgen"* werden in der Kinderpsychiatrie vorwiegend zur Beschreibung der Auswirkungen von Entbehrungen im frühen Kindesalter verwendet. Die Ursachen für diesen Sprachgebrauch sind zweifellos ebensosehr in der klinischen Erfahrung zu suchen, daß länger dauernde Entbehrungen in dieser Entwicklungsstufe besonders nachhaltige Schädigungen nach sich ziehen, wie in der theoretischen Ansicht, daß die ersten 4 bis 6 Lebensjahre eine kritische und prägende Entwicklungsperiode darstellen, deren Einflüsse während des gesamten weiteren Lebens erkennbar bleiben. Diese Ansicht wurde in einer heute noch weithin akzeptierten Form erstmalig von SPITZ (1945, 1946), BOWLBY (1951) und HEBB (1955, 1958) in bezug auf die Frage nach den Folgen von Deprivationszuständen formuliert. Betont wurde dabei von den beiden ersten Autoren vor allem die Unerläßlichkeit einer kontinuierlichen mütterlichen Fürsorge während der ersten Lebensjahre als Voraussetzung für die Entstehung einer dauerhaften ersten Bindung des Kleinkindes und die wesentliche Bedeutung dieser Bindung für die weitere geistige, emotionale und soziale Entwicklung. Die kindliche Entwicklung wurde nicht nur durch das Aufwachsen ohne Möglichkeit zur Entstehung einer solchen Bindung als gefährdet gesehen, sondern auch durch vorübergehende Trennungen des Kindes von der Mutter. SPITZ (1945, 1946), BOWLBY (1951, 1976) und GOLDFARB (1943) versuchten zunächst, umschriebene Störungsbilder als Folge derartiger frühzeitiger Entbehrungen herauszuarbeiten. Diese sind als *Hospitalismus-* oder *Deprivationssyndrom* bekannt geworden. HEBB (1955, 1958) auf der anderen Seite hat besonders auf die Bedeutung früher Sinneseindrücke und Lernerfahrungen für die kognitive Entwicklung von Kindern hingewiesen. In der bald einsetzenden Kritik an den Arbeiten von SPITZ, BOWLBY und GOLDFARB wurde dann etwa von YARROW (1964) betont, daß das Aufwachsen von Kindern ohne kontinuierliche mütterliche Zuwendung in den meisten Fällen von mangelnder Anregung begleitet ist und daher mögliche Folgen nicht ausschließlich auf einen Entzug des Kontakts mit der Mutter zurückgeführt werden können. Deshalb wurde es als notwendig erachtet, auch die Folgen von mangelnder sozialer Anregung sowie von chronischer Unterernährung unter den Begriff der Deprivationsfolgen mitaufzunehmen. Weitere Untersuchungen und die fortgesetzte Diskussion (für eine Übersicht siehe besonders: CLARKE u. CLARKE 1976; RUTTER 1972; RUTTER 1977; RUTTER u. MADGE 1976) haben zu einigen grundsätzlichen Korrekturen in der Beurteilung von Deprivationsfolgen geführt:

1. Die Beurteilung der direkten Folgen von Deprivationsbedingungen ist zunehmend zurückhaltender geworden. Einerseits wird eine hohe *Variabilität in den Auswirkungen* früher Entbehrungserlebnisse betont, andererseits sind es im Vergleich zu früheren Formulierungen nur wenige Verhaltensweisen, die als möglicherweise spezifische Deprivationsfolgen erachtet werden.
2. Während zunächst die Bedeutung einer kontinuierlichen Mutter-Kind-Beziehung sowie der sensorischen Stimulation und der Ernährung diskutiert wurden, steht heute vor allem der *Einfluß gestörter Familienbeziehungen* auf die Entwicklung der Kinder im Vordergrund der Aufmerksamkeit. Als Konsequenz werden in der Erklärung der Ursachen von Deprivationsfolgen zunehmend multikausale und interaktionistische Modelle bevorzugt. Danach erscheinen etwa Kinder aus gestörten Familien als besonders verletzbar durch zusätzliche frühe Entbehrungserlebnisse.
3. Die Möglichkeit einer weitgehenden *Korrektur von Deprivationsfolgen* wird zunehmend in Betracht gezogen. Dabei wurde das Konzept einer zeitlichen, eng begrenzten kritischen Entwicklungsphase insoweit relativiert, als Schädigungen innerhalb eines weit größeren Zeitraums als der ursprünglich angenommenen ersten vier Lebensjahre korrigierbar erscheinen.
4. Anstelle einer nahezu ausschließlichen Konzentration auf die Bedeutung der Mutter-Kind-Beziehung wird das Kind zunehmend in dem gesamten *Netzwerk sozialer Interaktionen* der Familie und des Erziehungsmilieus betrachtet.

Schon früh wurde auf eine *Unschärfe des Deprivationsbegriffes* hingewiesen. Diese Unschärfe und die von Anfang an bestehende Tendenz zur Ausweitung des Deprivationsbegriffes auf ungünstige Umwelteinflüsse im allgemeinen ist durch die Diskussion der letzten Jahre nicht geklärt worden. Es scheint daher heute angebracht, bei der Frage nach klinisch relevanten Folgen von Deprivation im Kindesalter mehrere, voneinander teilweise unabhängige Fragestellungen und zugeordnete inhaltliche Schwerpunkte zu unterscheiden. So werden im folgenden zunächst vor allem die Folgen jener Bedingungen dargestellt, die in der Tradition von BOWLBY (1951), GOLDFARB (1943) und SPITZ (1945, 1946) am engsten mit dem Deprivationsbegriff verknüpft sind, nämlich die Folgen einer vorübergehenden Trennung von den Eltern, des Verlustes der Eltern und einer frühen Heimerziehung. Im weiteren wird auf die Folgen chronischer Unterernährung, sensorischer Deprivation und mangelnder Anregung aufgrund unzureichender sozioökonomischer Bedingungen eingegangen.

## Folgen einer vorübergehenden Trennung von den Eltern

Eine vorübergehende längere Trennung von den Eltern, z. B. bei Krankenhausaufenthalten der Kinder, aber auch bei Unterbringung eines Kindes bei Verwandten oder Bekannten, ruft bei vielen Kindern im Vorschulalter deutliche Änderungen im Verhalten hervor. Diese Verhaltensänderungen sind zwar im allgemeinen vorübergehender Natur, können aber gelegentlich Anlaß zu ernsthafter Besorgnis werden (BOWLBY 1976; RUTTER 1977; TROSCHKE 1974). Die zeitliche Abfolge dieser Verhaltensänderungen wurde von BOWLBY (1976) und ROBERTSON (1974) als Folge dreier Phasen beschrieben: *Protest, Verzweiflung* und *Ablösung*. Die Intensität der Trennungsreaktionen von Kindern variiert stark und ist von den Umständen der Trennung, den der Trennung vorausgehenden bzw. auf sie folgenden Bedingungen abhängig. Obwohl es sich bei der Beschreibung der Trennungsreaktionen von Kindern als phasenhaftes Geschehen nur um eine ideal-typische Kennzeichnung häufiger Verhaltensweisen von Kindern bei längerer Trennung von den Eltern handelt, ist das Vorkommen dieser Phasen durch viele Einzelbeobachtungen belegt (BOWLBY 1976). (Zusätzliche Bestätigung für dieses zeitliche Schema kommt aus Tierversuchen, vor allem an Rhesusaffen, in denen eine ähnliche regelhafte Abfolge verschiedener Verhaltensweisen bei Trennung von den Müttern beobachtet wurde – mit der bemerkenswerten Ausnahme, daß dabei nie eine eigentliche Ablösungsphase festzustellen ist.)

### Protestphase

Bei der Trennung von den Eltern und öfter auch noch in den ersten Tagen danach weinen oder schreien viele Kinder. Sie rufen nach den Eltern, klammern sich an ihr Spielzeug und lassen sich von anderen Personen nicht trösten. Im Krankenhaus wehren sie sich in dieser ersten Zeit öfter gegen die Einnahme von Medikamenten sowie gegen andere Behandlungen. Bei Besuchen der Mutter hängen sie sich an sie und wollen sie nicht weggehen lassen. Im Alter zwischen 6 und 8 Monaten und 4 Jahren reagieren bis zu 70% der Kinder während eines Krankenhausaufenthaltes anfänglich mit Protest und zeigen ein gestörtes Verhalten. Auch in einem späteren Lebensalter sind es noch bis zu 40%, die durch eine Trennung von den Eltern sichtbar beeinträchtigt sind.

### Verzweiflungsphase

Die Protestreaktionen werden nach ungefähr 3 bis 9 Tagen seltener und gehen in ein wechselhaftes, unausgeglichenes Verhalten über. Manche Kinder sind sehr aktiv, andere sind hingegen vorwiegend apathisch. Im Krankenhaus lehnen es Kinder häufig weiterhin ab, wenn eine Schwester sie anfassen, auf den Arm nehmen oder streicheln will. Andererseits suchen sie in ihrer Angst bei den Betreuern Beruhigung. Lieblingsspielzeug, an das sie sich anfangs klammerten, können sie nun in manchen Augenblicken aggressiv behandeln und wegwerfen. Stilles Weinen und Jammern zeigt deutlich, daß die Kinder die Trennung von den Eltern nicht überwunden haben.

### Ablösungsphase

Mit zunehmender Dauer der Trennung werden die Kinder immer vernünftiger. Es scheint, als hätten sie sich in ihre neue Umgebung eingelebt. Sie haben sich mit den neuen erwachsenen Bezugspersonen angefreundet, essen und trinken mit Appetit, sind interessiert und spielen freudig. Nach zu Hause fragen sie nicht mehr. Kommen die Eltern nach längerer Zeit zu Besuch, kann es sein, daß sich die Kinder abwenden und sich uninteressiert geben.
Bei Rückkehr in die Familie nach längerer Trennung reagieren viele Kinder zwischen 1 und 4 Jahren verwirrt. Einige scheinen die Eltern nicht mehr zu kennen oder wenden sich ab und rennen sogar davon. Viele weinen oder sind den Tränen nahe. Es kann sein, daß sich solche Reaktionen nur gegen ein Familienmitglied richten, öfter gegen die Mutter, während etwa Vater und Geschwister zu Hause herzlich begrüßt werden. Die folgenden Tage nach Wiedervereinigung mit den Eltern sind die Kinder schwierig. Ängste, Schlafstörungen und Disziplinschwierigkeiten sind die weitaus häufigsten Auffälligkeiten. Jüngere Kinder zeigen darüber hinaus häufig Regressionen im Verhalten (z. B. Einnässen), sie sind auch häufiger überanhänglich und wollen nicht alleingelassen werden. Andererseits reagieren sie auch häufig negativistisch und trotzig. Ältere Kinder dagegen neigen mehr zu Verschlossenheit und sind kontaktscheu. Nach BOWLBY (1976) tritt bei jüngeren Kindern übermäßige Anhänglichkeit und verstärkte Abhängigkeit von den Eltern etwa doppelt so häufig auf wie trotziges, negativistisches Verhalten. Die letzteren Verhaltensweisen werden als Verdrängung der weiterhin bestehenden Bindung an die Eltern gesehen, dies auch deswegen, da bei einem Teil der Kinder anfängliche Feindseligkeit den Eltern gegenüber in übermäßige Anhänglichkeit übergeht. Solche Schwierigkeiten können gelegentlich, wenn auch selten, über Wochen und Monate anhalten. Dies ist um so wahrscheinlicher, je län-

ger die Trennung andauerte (DOUGLAS 1975; TROSCHKE 1974).

Die Untersuchungen von DOUGLAS (1975) und QUINTON u. RUTTER (1976) geben konkret Aufschluß über die Frage, wieweit sich bei Krankenhausaufenthalten in früher Kindheit im späteren Kindes- und Jugendalter Verhaltensstörungen entwickeln. Beide Untersuchungen kommen zu dem Ergebnis, daß ein einmaliger längerer, insbesondere mehr als 4 Wochen dauernder Krankenhausaufenthalt oder wiederholte Krankenhauseinweisungen in den ersten 5 Lebensjahren zu einer signifikanten, wenn auch nur geringgradigen Zunahme von emotionalen Störungen und Disziplinschwierigkeiten führen. Nach DOUGLAS war in der Risikogruppe auch die Leseleistung aufgrund mangelnder Lern- und Arbeitshaltung relativ schlecht, und die berufstätigen Jugendlichen wechselten häufiger den Arbeitsplatz. Darüber hinaus war auch die Anzahl der straffälligen Jugendlichen in der Risikogruppe etwas größer. Besonderes Gewicht erhalten diese Befunde dadurch, daß QUINTON und RUTTER zeigen konnten, daß negative Folgen wiederholter frühzeitiger Trennungen von den Eltern auch dann nachweisbar bleiben, wenn der Einfluß anderer ungünstiger familiärer Bedingungen berücksichtigt wird. Die zuerst von FROMMER u. O'SHEA (1973a, 1973b) beobachtete Erfahrung, daß bei Mädchen mit frühen Trennungserlebnissen die Schwangerschaft unter ungünstigeren Bedingungen verläuft und daß diese als Mütter in den ersten Monaten deutlich weniger mit ihren Säuglingen interagieren, ist dagegen nahezu ausschließlich Folge der gleichzeitig erlebten frühzeitigen familiären Zerrüttung (HALL u. Mitarb. 1979; WOLKIND u. Mitarb. 1976).

## Prävention und Therapie

Folgende Bedingungen modifizieren die Wirkung von Trennungserfahrungen und führen dazu, daß nur bei einigen Kindern als Folge der Trennung von den Eltern Verhaltensauffälligkeiten und langfristig negative Auswirkungen auf die weitere Entwicklung auftreten:

1. Die Anwesenheit von dem Kind bereits vertrauten Personen (z. B. Geschwister) und die Vertrautheit der neuen Umgebung.
2. Die Qualität der Betreuung während der Trennung von den Eltern.
3. Die Dauer und Vollständigkeit der Trennung von den Eltern.
4. Die Qualität der Beziehung zu den Eltern, wobei Kinder, die sich der Bindung der Eltern unsicher sind, besonders intensive Trennungsreaktionen zeigen (AINSWORTH u. Mitarb. 1978; BOWLBY 1976). So ist unter anderem auch die Art, wie frühere kurzzeitige Trennungen von den Eltern gestaltet wurden, entscheidend für die Reaktion auf eine längere Trennung von den Eltern. In gleicher Weise sind besonders Kinder gefährdet, die eine Trennung von den Eltern als Bestrafung interpretieren. Bei älteren Kinder wird das Verständnis für das Zustandekommen und den Sinn der Trennung immer entscheidender.

Aus den genannten Einflußfaktoren ergeben sich die Grundzüge der therapeutischen und präventiven Maßnahmen:

1. In den ersten 4 Lebensjahren sollten länger dauernde Trennungen des Kindes vom Elternhaus nur in wirklich zwingenden Fällen erfolgen. Krankenhausaufenthalte sollten so kurz wie möglich sein.
2. Die Begleitung und der regelmäßige Besuch des Kindes durch einen Elternteil, Geschwister oder vertraute Bezugspersonen sind möglichst zu fördern. Sie beugen den Anpassungsschwierigkeiten bei der Heimkehr des Kindes auch dann vor, wenn das Kind nach jedem Besuch besonders untröstlich ist und heftig gegen den Abschied der Eltern protestiert. Bei Abwesenheit der Eltern ist es dem Kind eine Hilfe, wenn es in dem gewohnten häuslichen Milieu verbleiben kann und in dieser Zeit ihm vertraute Personen nahe sind.
3. Spielmöglichkeiten mit anderen Kindern und eine individuelle, dem Kind zugewandte und verständnisvolle Betreuung während der Trennung bzw. während des Krankenhausaufenthaltes sind eine große Hilfe. Gleichfalls von Bedeutung ist eine möglichst starke Kontinuität der Betreuung, die es den Kindern ermöglicht, einen Kontakt zu neuen Bezugspersonen aufzubauen.
4. Bei älteren Kindern können Gespräche mit dem Kind über sein Verständnis für den Sinn der Trennungssituation hilfreich sein, bei jüngeren Kindern kann ähnliches eventuell im Rahmen einer spielerischen Gestaltung der Situation versucht werden. Als Vorbereitung von Krankenhausaufenthalten hat sich auch das Vorlesen bzw. Erzählen von Geschichten über Krankenhausbesuche anderer Kinder als günstig erwiesen.
5. Bei längeren Trennungen ist eine Beratung der Eltern empfehlenswert, die ihnen das Verständnis für das Verhalten der Kinder nach Rückkehr nach Hause erleichtert. Es ist wahrscheinlich, daß mangelndes Verständnis der Eltern für die erhöhte Anhänglichkeit der Kinder bzw. die oft gleichzeitig damit einhergehende vermehrte Trotzigkeit für die Entstehung einer länger dauernden Störung der Eltern-Kind-Beziehung mitverantwortlich ist (RUTTER 1977).

## Folgen des Verlustes eines Elternteils durch Tod, Trennung oder Scheidung

Der *Tod eines Elternteils* hat weitreichende Folgen für das Leben der gesamten Familie, so daß sich daraus notwendigerweise auch Konsequenzen für die Kinder ergeben. Unmittelbar nach dem Tod eines Elternteils sind Kinder aller Altersstufen über den Verlust betroffen, doch ist eine lang anhaltende Trauer bei Kindern eher selten. Anders als bei Erwachsenen liegt die Gefahr bei Kindern nicht darin, daß die durch den Verlust ausgelöste Trauer in eine lang anhaltende schwere depressive Verstimmung übergeht. Zwar beginnen Kinder frühestens im 2. bis 3. Lebensjahr, die Bedeutung des Todes zu ahnen, sie begreifen jedoch noch unzureichend das Irreversible des Todes. Kinder im Vorschulalter können daher, mit danach oft schlechtem Gewissen, wütend sein über den toten Elternteil, der sie verlassen hat. Andererseits sind sie gegenüber dem Überlebenden manchmal unausgeglichen, aggressiv oder fühlen sich in irgendeiner Weise am Tod mitschuldig (BÜRGIN 1978; FURMAN 1977). Erst im jugendlichen Alter unterscheidet sich das Todesverständnis nicht mehr wesentlich von dem des Erwachsenen, seine Endgültigkeit ist verstanden. Auch in diesem Alter reagieren manche Kinder noch scheinbar unberührt. Sie hängen sich an eine vertraute Bezugsperson, die sie noch in der Äußerung ihrer Gefühle unterstützen kann, denn manche Kinder fühlen sich unsicher und entwickeln Furcht vor dem Tod oder machen sich Sorgen um die weitere Existenz der Familie.

Verhaltensstörungen nach dem Tod eines Elternteils treten meist *verzögert,* in den wenigsten Fällen bereits im 1. Jahr nach dem Todesereignis auf. Ein Zusammenhang mit dem Verlust des Elternteils ist daher nicht immer offensichtlich, jedoch ist ein solcher Zusammenhang naheliegend. Kinder in psychiatrischen Einrichtungen haben überdurchschnittlich häufiger einen Elternteil durch Tod verloren. Die häufigsten Symptome, die Anlaß zur Vorstellung von Kindern werden, sind Ängste, Schlafstörungen, schlechte Träume, Einnässen, Stehlen und Disziplinschwierigkeiten. Bei Schulkindern stehen oft mangelhaftes Lernverhalten, schulischer Leistungsabfall oder Schulangst im Vordergrund (BROWN 1966; FURMAN 1977; RUTTER 1977). Langfristig erhöht ein früher Elternverlust das Risiko für das Auftreten psychiatrischer Erkrankungen und sozialer Anpassungsstörungen bis in das Erwachsenenalter hinein, wobei ein möglicherweise spezifischer Zusammenhang mit späteren depressiven Erkrankungen neuerlich besonders hervorgehoben wird (BROWN u. Mitarb. 1977).

*Trennung oder Scheidung der Eltern* erhöhen das Risiko der Entwicklung delinquenten oder dissozialen Verhaltens in beträchtlichem Maße, sie stehen jedoch in keinem nachweisbaren Zusammenhang mit der Entwicklung emotionaler Störungen von Kindern. Ein Auseinanderbrechen der Familie durch Trennung oder Scheidung der Eltern hat für die Entstehung von Verhaltensauffälligkeiten im Kindesalter eine vielfach größere Bedeutung als der Tod eines Elternteils. Für die negativen Auswirkungen scheinen vor allem die dabei vielfach offen ausgetragenen Streitigkeiten der Eltern verantwortlich zu sein. Als zusätzliche Belastung muß gelten, wenn die Kinder, wie es häufig geschieht, in die Streitigkeiten der Eltern miteinbezogen und in dem Konflikt gegen den anderen Elternteil ausgespielt werden. Je länger sich diese Auseinandersetzungen hinziehen, desto größer scheint die Gefährdung der Kinder zu sein. Buben sind von diesen Spannungen zunächst mehr betroffen als Mädchen, jedoch zeigen sich bei Mädchen die Auswirkungen oft erst im frühen Erwachsenenalter. Mädchen aus geschiedenen bzw. getrennten Ehen werden häufiger frühzeitig und unter ungünstigen Bedingungen schwanger. In der gestörten Interaktion dieser jungen Mütter mit ihren Kindern ist einer jener Mechanismen zu sehen, wie sich Benachteiligung über Generationen hinweg fortsetzen kann (HALL u. Mitarb. 1979; RUTTER u. MADGE 1976).

## Folgen des Aufwachsens in einer vaterlosen Familie

Während gewöhnlich der Mutter die größte Bedeutung für die Entwicklung der Kinder zugemessen wird, wurde in letzter Zeit auch der *Einfluß der Väter* stärker betont. Die Bedeutung des Vaters für die Entwicklung der Kinder wird teilweise in den Auswirkungen des Aufwachsens in einer vaterlosen Familie deutlich. Die Abwesenheit des Vaters vor allem im Vorschulalter, aber auch in der späteren Kindheit und im Jugendalter, erhöht die Wahrscheinlichkeit des Auftretens von psychiatrischen Störungen (BILLER 1976; EARLS 1977). Auch eine nur vorübergehende, aber länger dauernde Abwesenheit von Vätern kann sich ungünstig auf die Vater-Kind-Beziehung und auf die Entwicklung der Kinder auswirken (STOLZ u. Mitarb. 1954). Das Fehlen des Vaters wirkt sich im allgemeinen stärker auf Buben aus. Neben einer Erhöhung der Delinquenz wird ein Einfluß auf das Erlernen der Geschlechtsrolle und auf die intellektuelle Entwicklung der Kinder diskutiert. Vaterlos aufgewachsene Jungen erleben sich und wirken weniger maskulin, Mädchen scheinen im Verhalten gegenüber Männern unsicherer zu sein (BILLER 1976). Die direkten Auswirkungen einer Abwesenheit des Vaters lassen sich jedoch kaum von den indirekt daraus resultierenden ungünstigeren psychosozialen Verhältnissen trennen. Weitgehende Einigkeit besteht darin, daß die Anwesenheit eines dissozialen, verständnislosen und feindseligen Vaters für die Entwicklung von Verhaltensauffälligkeiten und insbesondere von delinquentem Verhalten bei den Kindern bedeutsamer ist als das Aufwachsen in einer vaterlosen Familie (HERZOG u. SUDIA 1973; RUTTER u. MADGE 1976).

## Folgen früher Heimerziehung

Durch die öffentliche und karitative Fürsorge wurden Kinder, zu deren Erziehung die Familie nicht in der Lage war, bis vor etwa 50 Jahren überwiegend in Heimen (Findelhäuser, Waisenhäuser) betreut. Schlechte hygienische Bedingungen in diesen Einrichtungen führten noch zu Anfang dieses Jahrhunderts zu einer außerordentlich hohen Sterblichkeit der dort betreuten Säuglinge und Kleinkinder. Schon früh wurden jedoch neben den gesundheitlichen Folgen auch Schädigungen der Persönlichkeitsentwicklung und der geistigen Entwicklung als mögliche Gefahr erkannt. In den dreißiger Jahren wurden dann auffallende Verhaltensstörungen und die verzögerte Entwicklung dieser Kinder detailliert beschrieben (SPITZ 1945, 1946; BÜHLER 1967). Die anschließenden Untersuchungen von GOLDFARB (1943) und BOWLBY (1946) legten nahe, daß durch eine frühzeitige Heimerziehung eine permanente Prägung der Charakterentwicklung verursacht wird, die zu schweren sozialen Anpassungsstörungen und zur Ausbildung einer Psychopathie führt. Die zunehmende Kritik an der Heimerziehung, die sich vor allem auf die Arbeiten von SPITZ (1945, 1946) und BOWLBY (1951, 1976) stützte, hat zu vielfachen Änderungen der Organisation von Säuglings- und Kleinkinderheimen und zu einer Neuorientierung der öffentlichen Fürsorge geführt. Das klassische, von SPITZ und anderen Autoren beschriebene Deprivationssyndrom ist heute in den Heimen Mitteleuropas nicht mehr oder jedenfalls sehr selten vorzufinden. So wie sich Heime in der Qualität ihrer Betreuung stark voneinander unterscheiden, so unterscheidet sich auch deutlich die Entwicklung der von diesen Heimen betreuten Kinder. Eine Darstellung der Folgen früher Heimerziehung ist daher nur möglich, wenn gezeigt werden kann, wie die Ausprägung von Verhaltensstörungen von den konkreten Bedingungen der Heimbetreuung geprägt wird. Daher muß zunächst eine kurze Beschreibung der Organisation von Säuglings- und Kleinkinderheimen einer Darstellung der Folgen für Kinder in verschiedenen Lebensaltern vorangestellt werden.

### Qualitative Aspekte der Heimbetreuung

Die Betreuung von Säuglingen wird in den meisten Heimen streng von der Betreuung älterer Kinder getrennt oder findet überhaupt in eigenen Einrichtungen statt. In mehreren Berichten (MEIERHOFER u. KELLER 1966; PROVENCE u. LIPTON 1962) wird die auffallende Monotonie und die Reizarmut dieser Einrichtungen hervorgehoben. Die Säuglinge werden einen Großteil des Tages in ihren Bettchen gelassen, die vielfach mit Tüchern abgeschirmt sind, so daß die Möglichkeit der Säuglinge, ihre Umgebung zu beobachten, äußerst eingeschränkt ist. Gelegentlich werden diese Räume noch zusätzlich abgedunkelt. Die Betreuungspersonen bemühen sich, möglichst leise zu sein, und es herrscht in den Säuglingszimmern eine auffallende Stille. Zum Teil wird die Möglichkeit der Säuglinge zur aktiven Bewegung und Exploration noch zusätzlich durch Festbinden eingeschränkt. Der Kontakt mit Erwachsenen ist vielfach auf die körperliche Pflege beschränkt, wobei auch die Nahrungsaufnahme aus Zeitmangel oft unpersönlich gehalten wird. Die Möglichkeit zu längeren Interaktionen von Betreuern und Kindern scheint oft nicht zu bestehen oder zumindest nicht wahrgenommen zu werden. Günstigere Bedingungen haben dabei unter Umständen die sogenannten „Lieblingskinder", die es aufgrund ihrer Eigenart verstehen, trotz dieser Bedingungen die Erwachsenen für Zuwendungen zu gewinnen. Zwar scheinen die Bedingungen in Säuglingsheimen auch heute noch für die Entwicklung von Kindern relativ ungünstig zu sein, in den letzten 20 Jahren haben sich jedoch bedeutende Änderungen ergeben. In vielen Säuglingsheimen werden heute beträchtliche Anstrengungen gemacht, den Babys eine anregendere Umgebung zu bieten. Das Zurverfügungstehen von mehr Betreuern ermöglicht es auch, den einzelnen Säuglingen mehr Zeit zu widmen, sie regelmäßig auf dem Schoß zu füttern und häufiger mit ihnen, zumindest für kurze Zeit, zu spielen.

Traditionellerweise wurden Heimkinder vom Säuglings- bis zum Kindergartenalter in Gruppen von Gleichaltrigen gehalten, wobei auch hier die Personalausstattung und die Ausstattung mit Spielzeug eher knapp war. Die Kinder verbrachten den Tag meist in den gleichen anregungsarmen Räumen, und das Spielzeug war nicht frei verfügbar. Zusätzlich wurde der Bewegungsspielraum einzelner Kinder auch in diesem Alter noch gelegentlich aktiv eingeschränkt (MEIERHOFER u. KELLER 1966). Inzwischen ist es wohl vielfach zu einer Neuorientierung gekommen. Das Ziel ist eine familienähnliche Betreuung in kleinen Gruppen gemischten Alters mit einem günstigeren Personal-Kind-Schlüssel. Auf Anregung durch reichliches und verfügbares Spielmaterial, reizvollere Ausstattung der Räume und vermehrte Beschäftigung mit den Kindern (Vorlesen, Geschichtenerzählen etc.)

wird besonderer Wert gelegt. Ein besonderes Merkmal der heutigen Heimerziehung ist jedoch der starke Wechsel im Betreuungspersonal im Rahmen einer zunehmenden Professionalisierung, wodurch die Kinder in wenigen Jahren durch viele verschiedene Erwachsene betreut werden.

## Säuglingsalter

Säuglinge, die im Heim aufwachsen, zeigen während der ersten Monate eine annähernd normale Entwicklung. Bezüglich der visuellen und akustischen Aufmerksamkeit, in der Ausprägung von Vigilanzschwankungen sowie in der Entwicklung von motorischen Schablonen (Hand-Mund-Kontakt, Greifen nach Gegenständen, Saugverhalten etc.) lassen sich gegenüber Familienkindern keine Unterschiede feststellen. Ab dem 4. Monat jedoch kommt es zu einer auffallenden Abnahme der Aktivität dieser Kinder. Sie erscheinen in ihren Bewegungen sparsam, zeigen eine schlaffe Mimik, schlafen viel und vokalisieren relativ wenig. Die weitere motorische Entwicklung ist leicht retardiert (Sitzen, Stehen, Laufen), und die Kinder erreichen auch spät das Stadium der voll ausgeprägten Objektkonstanz. Sie spielen weniger als andere Kinder, zeigen auch weniger Interesse an Spielmaterial und explorieren ihre Umgebung kaum. In diesem Alter treten gelegentlich stereotype Bewegungen des ganzen Körpers auf, mitunter werden bizarre Haltungen für längere Zeit eingenommen. Diese Stereotypien werden vor allem dann beobachtet, wenn die Kinder nach vier Monaten noch über lange Zeit ohne äußere Anregung in ihren Bettchen gelassen werden.

Obwohl in den ersten Monaten das Interesse an sozialen Reizen, vor allem am Gesicht, auch bei Säuglingen, die in Heimen aufwachsen, deutlich ausgeprägt ist, scheint die weitere Differenzierung der sozialen Wahrnehmung verzögert. Auch der frühe affektive Ausdruck wird bei diesen Kindern als Verhaltensrepertoire zwar beobachtet, jedoch in der Interaktion mit Erwachsenen weniger differenziert eingesetzt. Die Unterscheidung von vertrauten und fremden Personen tritt verspätet auf. Sie initiieren auch weniger sozialen Kontakt, wenn sich die Gelegenheit dazu bietet. Eine der frühesten Auffälligkeiten in der Sozialentwicklung ist die mangelnde motorische Anpassung, wenn sie von einem Erwachsenen aufgenommen werden.

Die eben beschriebenen Beobachtungen stammen von Untersuchern, die gleichzeitig die monotone Umgebung und die Reizarmut der Einrichtungen hervorhoben, in denen diese Säuglinge aufgewachsen sind. Interventionsstudien haben gezeigt, daß durch vermehrte individuelle Zuwendung, aber auch durch zusätzliche Stimulation, sogar wenn diese unpersönlich gehalten ist, die Entwicklung in diesem Alter deutlich beeinflußt werden kann (RHEINGOLD 1956; WHITE u. CASTLE 1964). Es ist daher anzunehmen, daß eine Verbesserung der Qualität in der Betreuung vieler Säuglingsheime einen Rückgang der beschriebenen Auffälligkeiten mit sich gebracht hat.

## Kleinkindalter

Im Rahmen einer geringen allgemeinen Entwicklungsverzögerung fällt bei Heimkindern im Kleinkindalter vor allem ein Zurückbleiben der *Sprachentwicklung* auf. Diese äußert sich darin, daß die Kinder insgesamt weniger sprechen, der Wortschatz geringer ist, und daß die sprachlichen Äußerungen durchschnittlich kürzer sind und auch schlechter artikuliert werden, was zu einer geringeren Verständlichkeit führt. Das Sprachverständnis ist ebenfalls beeinträchtigt, vor allem bei grammatikalisch komplexeren Sätzen. Der statomotorische Entwicklungsrückstand wird dagegen in diesem Alter vielfach aufgeholt. Auffälligkeiten im Spielverhalten und im Sozialkontakt werden aber deutlicher sichtbar. Das *Spiel* der Kinder wird als weniger phantasievoll und eher repetitiv und monoton gekennzeichnet. Die Verwendung des Spielmaterials ist vielfach nicht sinnentsprechend, und besonders dann, wenn das Spielmaterial nur Gruppenbesitz ist, zeigen die Kinder wenig Beziehung zu dem Spielzeug. So wird beschrieben, daß die Kinder über längere Zeit Spielzeug einfach festhalten. Gruppenspiele und vor allem die für dieses Alter typischen sozialen Spiele scheinen nur wenig ausgebildet.

Unter sehr ungünstigen Heimbedingungen tritt im Kleinkindalter das *Deprivationssyndrom* im engeren Sinn auf, das früher gelegentlich auch als Hospitalismussyndrom oder emotionales Frustrationssyndrom bezeichnet wurde: Retardierung der geistigen Entwicklung bis zur geistigen Behinderung, Teilnahmslosigkeit und Apathie, Stereotypien und Manierismen (vor allem Schaukelstereotypien), Initiativearmut, Mangel an Selbstbehauptung, Verzweiflungsausbrüche, Resignation und aktive Vermeidung von Kontakten, Veränderungsangst, Beziehungsschwierigkeiten zu Erwachsenen und Kindern (DENNIS 1973; LANGMEIER u. MATEJCEK 1975; MEIERHOFER u. KELLER 1966). Es sind kaum Angaben darüber möglich, wie häufig das Vollbild dieses Deprivationssyndroms in älteren Kleinkinderheimen anzutreffen war. Obwohl auch nicht geklärt scheint, wieweit es sich dabei um ein Syndrom im Sinne einer klinisch-nosologischen Systematik handelt, geben LANGMEIER u. MATEJCEK (1975) an, daß in älteren Einrichtungen etwa 20% der Kinder auffallend passiv und apathisch sind und wenig Anteilnahme an ihrer Umgebung zeigen. Diese extremen Formen des Deprivationssyndroms sind in Einrichtungen mit kleinen, familienähnlichen Kindergruppen nicht zu beobachten (TIZARD 1977).

Gleichwohl scheint auch in Kleinkinderheimen mit

familienähnlicher Betreuung das Kontaktverhalten der Kinder auffällig. Die meisten Kinder haben zwar eine Beziehung zu einem bevorzugten Betreuer entwickelt, in dessen Nähe sie sich am liebsten aufhalten und zu dem sie auch gern kommen, um von ihm hochgenommen zu werden. Im Vergleich zu Kindern des gleichen Alters erscheint das Bindungsverhalten der Kinder jedoch unreif. Sie weinen länger, wenn der Betreuer auch nur aus dem Zimmer geht, und sind gegenüber fremden Personen übermäßig ängstlich. Zudem zeigen sich auch unter günstigen Heimbedingungen vielfach Schwierigkeiten im Kontakt mit anderen Kindern. Neben diesen Auffälligkeiten im Sozialkontakt wird auch eine Verzögerung der Sauberkeitsentwicklung bei Heimkindern weiterhin häufiger als bei gleichaltrigen Familienkindern beobachtet.

## Vorschulalter

Nur ein Teil der Kinder, die im Heim aufgewachsen sind, bleibt heute bis in das Vorschulalter in diesen Heimen. Andere Kinder sind in diesem Alter entweder adoptiert oder sie wurden wieder in ihre Ursprungsfamilie zurückgegeben bzw. sind auf einen Pflegeplatz gekommen. Deshalb läßt sich nur die Wirkung fortdauernder Heimerziehung mit den Auswirkungen früher Heimerfahrung vergleichen (TIZARD 1977).

Unter ungünstigen Heimbedingungen ist bei Kindern, die in einer Heimerziehung bleiben, auch im Vorschulalter noch eine Retardierung der *intellektuellen Entwicklung* festzustellen (DENNIS 1973). Bei Unterbringung der Kinder in familienähnlichen Heimgruppen unterscheidet sich die Intelligenz von Heimkindern nicht von jener herkunftsmäßig vergleichbarer, d. h. in einer niedrigeren sozioökonomischen Schicht aufwachsender Familienkinder. Frühzeitig nach einem Heimaufenthalt in den beiden ersten Lebensjahren adoptierte Kinder zeigen einen beträchtlichen Gewinn in der intellektuellen Entwicklung, so daß ihre Intelligenz derjenigen von Kindern entspricht, die aus der gleichen sozialen (d. h. sozioökonomisch höheren) Schicht wie die Adoptiveltern stammen (TIZARD 1977; SCHIFF u. Mitarb. 1978). Auch die sprachliche Entwicklung ist in diesem Alter bei günstigen Heimbedingungen nicht weiter verzögert. Der sprachliche Entwicklungsgrad steht jedoch in engem Zusammenhang mit dem sprachlichen Anregungsgehalt in den Heimen. Je mehr die Betreuer auf Fragen der Kinder eingehen und nicht nur kontrollieren, desto höher sind sowohl Sprachverständnis als auch sprachliche Kompetenz der Kinder (TIZARD u. Mitarb. 1972). Der enge Zusammenhang zwischen sprachlicher Anregung durch die Betreuer und sprachlichem Entwicklungsstand der Kinder zeigt die große Bedeutung des sprachlichen Vorbilds der Erwachsenen, demgegenüber ist der Einfluß durch andere Kinder nur gering.

Im *Sozialverhalten* der Heimkinder, aber auch der frühzeitig adoptierten Kinder, ist vor allem das übermäßig freundliche Verhalten gegenüber allen bekannten Erwachsenen auffällig. Viele Kinder sind überaus anhänglich und folgen den Erwachsenen viel mehr überall hin nach als Familienkinder des gleichen Alters. Besonders auffallend ist das gesteigerte Bedürfnis nach Aufmerksamkeit durch die Erwachsenen. Ein Teil der Kinder weckt auch Besorgnis durch die unangemessene freundliche Art und Weise, in der sie Fremden begegnen. Nahezu alle Adoptiveltern können, wenn Kinder nach vorangehender Heimbetreuung in diesem Alter in die Familie aufgenommen werden, nach wenigen Monaten eine enge wechselseitige Beziehung zu den Kindern aufbauen, und nur wenige zweifeln an der Tiefe der Bindung der Kinder an sie. Das Verhalten der weiterhin im Heim verbleibenden Kinder wird von ihren Betreuern dagegen oft als oberflächlich freundlich empfunden, und die Beziehungen werden vielfach als seicht charakterisiert. Auf der anderen Seite zeigt jedoch ein größerer Teil der Kinder eine länger anhaltende Verstimmung, wenn ein bevorzugter Betreuer das Heim verläßt.

*Verhaltensauffälligkeiten* sind bei den im Heim verbliebenen Kindern häufiger als bei den nunmehr adoptierten Kindern, die sich in dieser Hinsicht von Familienkindern nicht unterscheiden. Heimkinder zeigen mehr Schwierigkeiten im Umgang mit anderen Kindern, häufiger Wutanfälle und weniger persistentes Spielverhalten. Nach LANGMEIER u. MATEJCEK (1975) kommt es in diesem Alter in traditionellen Heimen zur Ausbildung mehrerer verschiedener Formen von Verhaltensstörungen, wobei jedoch etwa ein Drittel der Kinder auch in diesen Heimen als normal angepaßt beschrieben wird. Ein Teil der Heimkinder wird von den Autoren durch ein Überwiegen von Teilnahmslosigkeit und Rückzugstendenzen gekennzeichnet. Eine andere Gruppe wird als „sozial hyperaktiv" beschrieben. Damit sind Kinder gemeint, die ein sehr starkes Aufmerksamkeitsstreben haben, sich leicht an jeden Erwachsenen anschließen, jedoch keinen lebhaften Protest zeigen, wenn diese Personen nicht mehr verfügbar sind. Eine vergleichsweise geringe Anzahl der Kinder zeigt ein Verhalten, das als „sozial provokativ" bezeichnet wird. Diese Kinder sind aggressiv und teilweise auch destruktiv. Sie stören das Gruppengeschehen gezielt („Bosheitsakte"). Während die letzte Gruppe häufig auch im späteren Alter durch dissoziale Verhaltensweisen auffällt, nimmt die Anpassung der beiden erstgenannten Gruppen im Laufe des Alters zu.

## Schulalter

Die schlechten Schulleistungen von Kindern aus traditionell geführten Heimen wurden vor allem von DÜHRSSEN (1958) betont. Sie hob auch die starken Leistungsschwankungen dieser Kinder und ihre vermehrte Störbarkeit hervor. Bei guter intellektueller Begabung bleiben die schulischen Leistungen von Kindern aus solchen Heimen hinter den Erwartungen zurück, was vor allem auf eine Störung von Aufmerksamkeit und Arbeitsverhalten zurückgeführt wird (LANGMEIER u. MATEJCEK 1975). B. TIZARD (1977) fand dagegen bei Heimkindern und nach dem 2. Lebensjahr aus Heimen adoptierten Kindern durchschnittliche bis gute Schulleistungen und auch keine Unterschiede in der Lernmotivation gegenüber Familienkindern. Jedoch waren Heimkinder sowohl wie Kinder mit früher Heimerfahrung häufiger auffällig in ihrem Schulverhalten.

Etwa doppelt so viele dieser Kinder fallen durch Unruhe und Störverhalten auf. Von den Lehrern wurde besonders das größere Bedürfnis der Kinder nach Aufmerksamkeit und Lob hervorgehoben. Dieses Aufmerksamkeitsstreben äußert sich eher in einer übergroßen Anzahl von Kontaktversuchen zum Lehrer als in direkt störendem Verhalten. Die Kinder fallen in der Schule auch dadurch auf, daß sie selbst die Aufmerksamkeit von fremden Erwachsenen, die in die Klasse kommen, auf sich zu ziehen versuchen. In der Klassengemeinschaft sind die Kinder eher Außenseiter und haben wenig Freunde.

Den Adoptiveltern scheinen die Kinder mit früherer Heimerfahrung gewöhnlich nicht schwieriger als andere Kinder. Sie zeigen zu Hause wenig Disziplinschwierigkeiten, ja einige fallen sogar durch besondere „Bravheit" und Angepaßtheit auf. Zu den anderen Kindern in der Familie besteht im allgemeinen ein gutes Verhältnis, das eher durch einen Mangel an normaler Geschwisterrivalität gekennzeichnet ist. Auch den Adoptiveltern fällt jedoch auf, daß die Kinder mehr Aufmerksamkeit oder Zuwendung beanspruchen.

## Jugendalter

Von GOLDFARB (1943) wurden bei älteren Kindern und Jugendlichen, die in Heimen aufgewachsen waren, häufiger dissoziale Verhaltensweisen, verbunden mit einem auffallenden Mangel an Schuldgefühlen sowie mit einer Unfähigkeit, anhaltende Beziehungen einzugehen, und einem starken Bedürfnis nach Zuwendung, beschrieben. Ähnlich fand BOWLBY (1946) unter delinquenten Jugendlichen bei frühzeitigem häufigerem Wechsel der Betreuungspersonen und Heimaufenthalten eine Unfähigkeit zu engen Beziehungen und einen ausgeprägten Mangel an innerer Anteilnahme an anderen Personen. Diese Störung wurde als „gemütlose Psychopathie" (affectionless psychopathy) bezeichnet. Spätere Untersuchungen an Heimkindern (WOLKIND 1974) machen wahrscheinlich, daß die Störung das Ergebnis unterschiedlicher Einflüsse ist. Die dissozialen Verhaltensweisen werden vor allem auf familiäre Zerrüttung zurückgeführt, während Distanzlosigkeit und Oberflächlichkeit in den sozialen Beziehungen als Folge der frühen Heimerziehung erscheint. Bei fortbestehender Heimerziehung sind vor allem dissoziale Verhaltensweisen, aber auch emotionale Störungen während der späteren Kindheit außergewöhnlich persistierend. Dies ist nicht zuletzt darauf zurückzuführen, daß Kinder mit dissozialen Störungen wegen ihres provokanten Verhaltens einem häufigen Heimwechsel unterliegen und damit um so weniger die Möglichkeit haben, die für sie notwendige stabile Beziehung zu einem Betreuer aufzubauen (WOLKIND u. RENTON 1979).

Wieweit diese Unterschiede in der langfristigen Entwicklung von Heimkindern auch bei günstigen Heimbedingungen weiter zu beobachten sind, ist unbekannt. BOHMAN u. SIGVARDSSON (1979) stellten bei Kindern mit allerdings sehr kurzer Heimerfahrung einen allmählichen Rückgang der in der Kindheit noch nachweisbaren vermehrten Verhaltensauffälligkeiten fest und konnten im Jugendalter keinen Unterschied zu einer in einer normalen Familie aufgewachsenen Kontrollgruppe aufzeigen.

## Prävention und Therapie

Präventive und therapeutische Maßnahmen können zunächst an der *Organisation der bestehenden Heime* selbst ansetzen. Durch Umgestaltung der Heime können nicht wenige negative Auswirkungen einer frühen Heimerziehung vermieden, aber auch bereits sichtbar gewordene negative Folgen korrigiert werden. Trotz des Rückgangs der Bedeutung der Heimerziehung in den letzten Jahrzehnten, der durch sozialpolitische und soziale Veränderungen bedingt ist, verbringt nach wie vor auch in Mitteleuropa eine größere Anzahl von Kindern die ersten Lebensjahre in Heimen. Die in vielen Heimen bereits eingeführte Betreuung in kleinen familienähnlichen Gruppen stellt einen wesentlichen Fortschritt dar. Das Zurverfügungstehen einer größeren Anzahl von Betreuern und eine großzügigere Ausstattung der Heime mit altersgemäßem Spielmaterial helfen gleichfalls, ein Optimum an Anregung und Interaktionsmöglichkeiten für die Kinder zu erreichen. Von zusätzlicher, entscheidender Bedeutung ist jedoch, wieweit die Betreuung der Heime sich primär an den Erfordernissen der Institution oder an den Bedürfnissen der Kinder orientiert. KING u. Mitarb. (1971) heben als Kennzeichen einer institutionell orientierten Betreuung Rigidität, Depersonalisation, soziale Distanz der Betreuer zu den Kindern und sogenannte Blockbehandlung hervor. Sie konnten einen direkten Einfluß dieser Merkmale auf die Entwicklung der in Heimen betreuten Kinder aufzeigen. Der Einfluß dieser Heimbedingungen ist nicht von der materiellen und personellen Ausstattung der Heime abhängig, trotzdem läßt sich dieser Einfluß vor allem in bezug auf die sprachliche und geistige Entwicklung deutlich nachweisen (TIZARD u. Mitarb. 1972).

B. TIZARD (1977) hat auch auf die große Bedeutung des erhöhten *Betreuerwechsels* bei zunehmender Professionalisierung der Heimerziehung hingewiesen. Dieser hohe Betreuerwechsel erhöht die Gefahr von persistierenden Störungen des Sozialkontakts bei den Heimkindern, und die Auswirkungen erscheinen auch durch den späteren Aufbau einer festen Bindung in einzelnen Bereichen nur schwer korrigierbar zu sein. Der Förderung von Heimen, die eine familienähnliche Betreuung in kleinen Gruppen mit der Betreuung durch eine konstante erwachsene Bezugsperson zu verbinden suchen (z. B. SOS-Kinderdörfer), kommt deshalb besondere Bedeutung zu. Auch unter optimalen Bedingungen stellt eine frühzeitige Heimerziehung eine Notlösung dar, der gegenüber die Erziehung der Kinder in einem familiären Rahmen vorzuziehen ist. Als Alternative sind dabei im einzelnen Fall drei Möglichkeiten zu erwägen: die Rückführung in die biologische Familie, die Erziehung in einer Pflegefamilie und die Adoption. Die Mehrzahl der in Heimen aufwachsenden Kinder stammt von sehr jungen Müttern und kommt unehelich zur Welt. Die Situation der Mütter bzw. der Familien von Heimkindern läßt vielfach eine Wiedereingliederung in die Ursprungsfamilie von vornherein nicht zu, da die Eltern sich nicht in der Lage fühlen oder nicht bereit sind, die Erziehung der Kinder zu übernehmen. Wird eine Wiedereingliederung, gelegentlich auf Drängen der Fürsorgestellen, versucht, so zeigt sich vielfach, daß damit keine über längere Zeit stabile Betreuung der Kinder erreicht werden kann und daß diese Kinder unter relativ ungünstigen Bedingungen aufwachsen und häufig verhaltensauffällig werden (TIZARD 1977). Die Unterbringung der Kinder in Pflegefamilien wird von öffentlichen Stellen vielfach auch deshalb als günstige Alternative betrachtet, da der Kontakt der Kinder zu ihren leiblichen Eltern nicht abgebrochen wird. Die mit der ständigen Unterbrechbarkeit des Pflegeverhältnisses verbundene Unsicherheit belastet jedoch sowohl Pflegeeltern als auch Pflegekinder. Den Kindern wird zudem das Erlebnis, eine eigene Familie zu haben, zu der sie voll gehören, weitgehend vorenthalten. Häufig treten daher bei den Pflegekindern Verhaltensstörungen auf, obwohl Pflegeeltern im allgemeinen selbstlos für die ihnen anvertrauten Kinder eintreten. Als Alternative zur Heimunterbringung ist die Erziehung in Pflegefamilien auch deshalb begrenzt, weil die Zahl der zur Verfügung stehenden Pflegeplätze gering ist.

Als beste Alternative zur Heimerziehung gilt die *Adoption* zu einem möglichst frühen Zeitpunkt, wünschenswerterweise noch im Säuglingsalter. Diese sollte nach Erleichterung von seiten der Gesetzgebung nun auch durch Beseitigung administrativer Hemmnisse gefördert werden. In manchen Fällen scheint auch eine Einstellungsänderung in den zuständigen Fürsorgeeinrichtungen zugunsten der Frühadoption nötig. Wenn die Frühadoption noch weitgehend präventiven Charakter hat und außerdem vorwiegend im Interesse kinderloser oder eine größere Anzahl von Kindern wünschender Ehepaare erfolgt, so kommt der Adoption zu einem späteren Zeitpunkt auch ein therapeutischer Wert zu. Auch für ältere Kinder ist die Adoption noch eine sinnvolle Maßnahme im Hinblick auf ihre weitere Entwicklung. Die Unterbringung in Heimen seit früher Kindheit verhindert nicht eine spätere erfolgreiche Adoption. Bei älteren Kindern müssen die Adoptiveltern zwar eine längere Anpassungszeit in Kauf nehmen, jedoch gelingt es dazu motivierten Adoptiveltern nahezu ausnahmslos, eine gute und enge Beziehung zu den Kindern aufzubauen. Bei Kindern, die über das 4. Lebensjahr hinaus in Heimen aufgewachsen sind, ist die Wahrscheinlichkeit größer, daß ernstere Verhaltensauffälligkeiten über längere Zeit bestehen. Jedoch kommt es bei einer gegenseitig guten Beziehung von Kindern und Adoptiveltern allmählich zu einer deutlichen Besserung der Schwierigkeiten. Es ist daher eine Umorientierung bei der Adoptionsvermittlung mit stärkerer Berücksichtigung des „Kindeswohls“ wünschenswert (TIZARD 1977). Die Adoptionsvermittlung sollte auch, vor allem bei der Adoption älterer Kinder, durch das Angebot einer länger dauernden kinderpsychiatrischen Beratung und anderer Hilfeleistungen ergänzt werden.

## Folgen extremer sozialer Isolierung in den ersten Lebensjahren

Aufgrund von psychischen Störungen der Eltern (in den meisten Fällen Psychopathie oder Paranoia eines Elternteils) kommt es gelegentlich zu einer *extremen Isolierung* von Kindern in den ersten Lebensjahren (CLARKE u. CLARKE 1976; CURTISS 1977). Bei Entdeckung der Kinder sind diese in ihrer motorischen und intellektuellen Entwicklung deutlich retardiert. Sie zeigen Angst und Schrecken vor normalerweise vertrauten Gegenständen, geringes und sehr primitives Spielverhalten, (nach einiger Zeit) undifferenzierte Freundlichkeit gegenüber allen Erwachsenen sowie eine Vielfalt anderer Verhaltensauffälligkeiten (z. B. Stereotypien, Manierismen, verzögerte Reaktionen). Nach einer langdauernden Isolation (über die ersten sechs Lebensjahre hinaus) ist die Sprachentwicklung auch bei intensiver Rehabilitation deutlich verlangsamt, und es dauert lange Zeit, bis die Sprache spontan zur sozialen Verständigung eingesetzt wird. Die Sprachproduktion ist gegenüber dem Sprachverständnis deutlich verzögert. Komplexere Formen der Syntax werden nicht mehr erworben. Es gibt Hinweise, daß durch die vollständige Isolation auch eine Änderung der Hemisphärendominanz für sprachliches Material bewirkt wird (CURTISS 1977). Bei nur kürzer währender Isolation ist hingegen eine nahezu vollständige Rehabilitation der Kinder beschrieben worden (CLARKE u. CLARKE 1976).

Von Beobachtern wurde betont, daß es im Einzelfall durch eine Untersuchung der Kinder schwer zu entscheiden ist, wieweit eine Entwicklungsretardation und Verhaltensauffälligkeiten durch Mangel an Anregung verursacht wurden. Nur eine sorgfältige Beobachtung des Verhaltens der Kinder und der Diskrepanzen zwischen verschiedenen Fertigkeiten läßt eine entsprechende Vermutung entstehen. Vernachlässigung bzw. bewußte Isolierung der Kinder durch die Eltern geht in den meisten Fällen auch mit Mißhandlung der Kinder einher, und die Entwicklung bzw. das Verhalten der Kinder läßt Spuren beider Einflüsse erkennen.

## Folgen frühzeitiger chronischer Unterernährung

Nach Expertenschätzungen sowie Felduntersuchungen sind bei 22% der Kinder in den Entwicklungsländern Zeichen eindeutiger Hungerdystrophie zu finden (VAHLQUIST 1975). In der Mehrzahl der Fälle mit chronischer Unterernährung ist eine Kombination von Protein- und Kalorienmangel anzutreffen. Häufig gekoppelt mit Infektionskrankheiten ist die chronische Unterernährung nicht nur ein entscheidender Faktor der hohen Sterblichkeitsrate von Kleinkindern in diesen Ländern, sie beeinträchtigt auch die weitere Entwicklung der überlebenden Kinder. Neben den langfristigen Auswirkungen auf Größe, Gewicht und andere Maße der körperlichen Entwicklung ist dabei der Einfluß auf die weitere geistige Entwicklung und das Verhalten der Kinder von besonderer Bedeutung. Beim Menschen ist zwar die Zellteilung der Nervenzellen mit dem II. Trimenon der Schwangerschaft weitgehend abgeschlossen und eine Beeinflussung dieser Vorgänge durch Unterernährung unwahrscheinlich, jedoch stellt die Zeit bis gegen Ende des 2. Lebensjahres und wahrscheinlich darüber hinaus eine besonders sensible Wachstums- und Differenzierungsphase des ZNS dar (DOBBING 1974). Tierexperimentell ist gesichert, daß eine Beeinträchtigung dieser Phase durch Mangelernährung eine bleibende Schädigung des ZNS hinterläßt. Obwohl ähnlich eindeutige Befunde für den Menschen nicht vorliegen (LLOYD-STILL 1976), dürfte eine ähnliche Situation vorliegen, die nur durch die spezifischen zeitlichen Bedingungen der menschlichen Gehirnentwicklung modifiziert ist.

Das Verhalten von chronisch unterernährten Kindern (CRAVIOTO u. LICARDIE 1979) ist durch *mangelnde Aktivität* und *auffallende Passivität* gekennzeichnet. Als Kleinkinder schlafen chronisch unterernährte Kinder relativ viel und sind auch dann, wenn sie wach sind, auffallend ruhig. Sie erkunden nur wenig die Umgebung, melden kaum ihre Ansprüche an und zeigen erst spät Anzeichen von Selbständigkeit. Nur selten werden diese Kinder beim Spiel beobachtet. Die Entwicklung ist auch im motorischen und sprachlichen Bereich auffallend verzögert. Im Schulalter fallen die Kinder den Lehrern gleichfalls vor allem durch Passivität und Zurückgezogenheit auf. Sie sind in der Klasse zurückgezogen und isoliert. Im Unterricht erscheinen sie beteiligungslos. Es scheint schwer, an sie heranzukommen. Sie sind leicht abgelenkt, und sie haben Mühe, sich etwas einzuprägen. Chronisch unterernährte Kinder nehmen zu den übrigen Kindern von sich aus weniger Kontakt auf, sie werden aber auch von den anderen Kindern wenig als Spielkameraden gesucht. Intelligenzmäßig sind sie in diesem Alter weiterhin deutlich retardiert, wobei der Rückstand in den Testergebnissen alle Bereiche relativ gleichmäßig betrifft. Auch am Testverhalten fällt vor allem die stumme Passivität dieser Kinder auf. Sie beanspruchen nur wenig Hilfestellung und scheinen nicht in der Lage, sich mit den Aufgaben auf einer verbalen Ebene auseinanderzusetzen (CRAVIOTO u. LICARDIE 1979).

### Prävention und Intervention

Wieweit eine Erholung von den Auswirkungen frühzeitiger Unterernährung beim Menschen möglich ist, kann bisher nur unzureichend beantwortet werden (LLOYD-STILL 1976). Sicher sind Dauer, Schwere und Art der Unterernährung ebenso von Bedeutung wie Merkmale der einzelnen Kinder (vor allem Geburtsgewicht, Geburtstermin, spätere Krankheiten). Auch der Zeitpunkt akuter Mangelernährungszustände dürfte von Bedeutung sein, obwohl die Befunde diesbezüglich keineswegs eindeutig sind. Bei adäquater Behandlung steht außer Frage, daß eine weitgehende Erholung von den akuten Erscheinungen möglich ist, jedoch scheint die Behandlung im allgemeinen selbst in klinischen Einrichtungen zu kurz für eine vollständige Rehabilitation zu sein. Die bisher durchgeführten Untersuchungen zeigten, daß selbst unter relativ günstigen Bedingungen der Rückstand in bezug auf Schädelwachstum und Intelligenz nicht vollständig aufgeholt werden kann. In der Mehrzahl der Fälle ist jedoch bei chronischer Unterernährung die Chance, daß die zur Erholung notwendigen Bedingungen vorliegen, äußerst gering. Schwere chronische Unterernährung ist auch in den Entwicklungsländern vor allem unter den ärmsten und benachteiligsten Bevölkerungsgruppen zu finden. Werden die Lebensbedingungen chronisch unterernährter Kinder mit jenen anderer Kinder verglichen, so findet sich eine Häufung besonders ungünstiger Bedingungen in ihren Familien, wodurch der direkte Einfluß der Unterernährung nur unzureichend von dem Einfluß zusätzlicher gefährdender Faktoren abzugrenzen ist und relativiert werden muß (RICHARDSON 1976). Geschwister von Kindern, die wegen akuter Unterernährung hospitalisiert wurden, sind gleichfalls in ihrer intellektuellen Entwicklung retardiert, ebenso gleichaltrige Kinder aus ähnlichen sozialen Verhältnissen. Bei diesen Kindern ist der Rückstand in der Entwicklung zwar signifikant geringer als bei früher wegen akuter Unterernährung hospitalisierten Kindern, jedoch ist der Unterschied relativ gering im Vergleich zu der Diskrepanz, die sich bei allen diesen Kindern gegenüber der Entwicklung von Kindern aus ökonomisch besser gestellten Familien aufzeigen läßt. Es scheint auch, daß es bezüglich der Auswirkungen von Unterernährung und von ungünstigen sozialen Bedingungen eine bedeutsame Interaktion gibt. Während die Auswirkungen der Unterernährung unter günstigen familiären Verhältnissen weitgehend kompensiert werden können, sind die Auswirkungen der gleichen Bedingungen auf die Entwicklung von Kindern aus sozial benachteiligten Verhältnissen besonders groß (RICHARDSON 1976). Die Erfahrung mit kontrollierten Interventionsprogrammen in den Entwicklungsländern hat gezeigt, daß eine Supplementierung von Nahrung allein nur einen begrenzten Erfolg hat. Ein Erfolg scheint davon abhängig zu sein, ob eine bessere Ernährung der Kinder die soziale Situation des Kindes in der Familie günstiger gestaltet und eine vermehrte Zuwendung der Eltern bewirkt (CHAVEZ u. Mitarb. 1974). In den Slumgebieten der großen Städte scheint dies durch eine Supplementierung von Nahrungsmitteln nicht gewährleistet zu sein (MCKAY u. Mitarb. 1978). Interventionsprogramme müssen daher, um zu einer spürbaren Verbesserung der Lage von Kindern in Entwicklungsgebieten beitragen zu können, auch eine Förderung der kognitiven und sozialen Entwicklung der Kinder durch geeignete Maßnahmen direkt anstreben.

## Folgen frühzeitiger sensorischer Deprivation aufgrund von Sinnesbehinderungen

*Sinnesbehinderungen* führen durch die damit einhergehende sensorische Deprivation zunächst zu Auswirkungen auf die Entwicklung der sensorischen Perzeption. Eine besondere Bedeutung der frühen Erfahrung ist beim Menschen bisher am eindeutigsten in der Ausbildung der Binokularität und des räumlichen Sehens nachgewiesen worden (MITCHELL 1978). Die Zeit zwischen der 2. Hälfte des 1. Lebensjahres und dem 5. Lebensjahr ist für die Entwicklung dieser Funktionen ausschlaggebend, wobei vielleicht sogar nur eine kürzere Zeitspanne, etwa bis zum Ende des 3. Lebensjahres, von besonderer Bedeutung sein dürfte. Je länger bei Kindern mit angeborener oder erworbener Esophorie das Schielen während dieser sensiblen Periode andauert, desto geringer ist die spätere Fähigkeit zur binokularen Raumwahrnehmung und desto schwächere binokulare Nachwirkungseffekte werden beobachtet. Ebenfalls als Deprivationsfolge ist die Entstehung einer Amblyopia ex anopsia bei Kindern mit starker Esophorie zu verstehen. Auch in anderen Fällen einer peripheren Sehstörung scheint die Erfahrung der ersten Lebensjahre kritisch, jedoch ist die Variabilität der spezifischen Auswirkungen größer. Dies gilt etwa für die meridionale Amblyopie als Folge eines früh auftretenden Astigmatismus (MITCHELL 1978) und für jene Fälle, in denen trotz Wiederherstellung der Sehfähigkeit nach langer beidseitiger Blindheit (z. B. durch Hornhauttransplantation) bei normaler Netzhautfunktion eine weitgehende Unfähigkeit, Objekte zu erkennen bzw. Farben zu unterscheiden, beschrieben wurde.

Weiter reichende Auswirkungen sensorischer Deprivation zeigen sich in der kognitiven Entwicklung und dem Sozialverhalten von blinden und tauben Kindern (RAPIN 1979). *Blindheit* beeinflußt bereits die Entwicklung der betroffenen Kinder im Säuglingsalter erheblich und führt zu frühzeitigen Entwicklungsverzögerungen und Verhaltensauffälligkeiten. FRAIBERG (1977) hat die Umwege und Verzögerungen im Aufbau sensomotorischer Schemata bei blinden Kindern detailliert beschrieben, vor allem die Schwierigkeiten bei der Entwicklung des Objektbegriffs und in der Orientierung gegenüber der Umwelt. Für Eltern und Säuglinge sind in den ersten Phasen der Kommunikation aufgrund der Sehbehinderung viele Anpassungen notwendig, und der Aufbau eines wechselseitigen Kontakts ist dadurch besonderer Gefährdung ausgesetzt. Blinde Säuglinge und Kleinkinder wirken wegen des Fehlens wichtiger visueller Anregungen vielfach zurückgezogen und passiv. Auditive Reize können gerade in dieser ersten Zeit bei weitem nicht die als Auslöser kommunikativer Reaktionen bedeutsamen visuellen Reize (Gesicht der Eltern, Lächeln) ersetzen. Geräusche rufen sogar zunächst so selten eine Reaktion der Kinder hervor, daß diese mitunter für taub oder geistig behindert gehalten werden. Aufgrund der visuellen Deprivation entwickeln blinde Kinder häufig bereits relativ früh Stereotypien (Schaukeln mit dem ganzen Körper, Wippen der Hände, repetitive Kopfbewegungen, Manipulationen der Augen), wobei diese Stereotypien bei blinden Kindern kein Hinweis auf das Vorliegen einer schweren Verhaltensstörung sind. Das gelegentliche Auftreten eines autistischen Syndroms bei blinden Kindern dürfte vorwiegend auf neuropathologische Ursachen (Beeinträchtigung des limbischen Systems z. B. bei der retrolentalen Fibroplasie) und nicht auf eine sensorische Deprivation zurückzuführen sein. Bei blinden Kindern bestehen oft auch persistente Idiosynkrasien in der Nahrungsaufnahme sowie Schwierigkeiten in der Ausbildung eines regelmäßigen Schlafrhythmus. Die Entwicklung vieler motorischer Meilensteine (Greifen, Krabbeln, Gehen) ist deutlich verzögert, wobei auch langfristig eine deutliche Beeinträchtigung der Mobilität bestehenbleibt. Die sprachliche Entwicklung ermöglicht den Kindern, die Sehbehinderung teilweise zu kompensieren. Sie erfolgt bei blinden Kindern deshalb vielleicht etwas früher, ist jedoch vielfach durch Verbalismen, das Verwenden für die Kinder leerer Begriffe gekennzeichnet. Die Schulzeit bringt nur wenig zusätzliche Erschwernisse, die soziale Anpassung ist aber in diesem Alter und auch später durch eine Tendenz sich zurückzuziehen sowie durch Isolation gefährdet.

Störungen der auditiven Wahrnehmung *(Taubheit)* beeinflussen die Entwicklung während des ersten Lebensjahres nur wenig und bleiben nicht zu selten lange unbemerkt. Erst bei Beginn der Sprachentwicklung wird der Einfluß dieser Sinnesbehinderung deutlich. Kinder lernen von den Eltern, sofern diese nicht selbst taub sind und die Zeichensprache beherrschen, in den ersten Lebensjahren nur wenige Gesten durch Imitation und entwickeln selbst einige idiosynkratische Verständigungszeichen. Auch fortgeschrittene taube Kinder haben daher bei Schuleintritt einen äußerst geringen Wortschatz, die syntaktische Entwicklung ist weit zurück. Auffallend ist dabei besonders die Schwierigkeit im Verständnis der Frageform und der geringe Gebrauch, der von Fragen gemacht wird. Gelegentlich wird schon im Kleinkindalter eine gewisse Tendenz, sich zu isolieren und wenig Kontakt mit anderen Kindern aufzunehmen, beschrieben. Kontaktstörungen erlangen jedoch erst mit zunehmendem Alter größere Bedeutung. Jüngere taube Kinder können noch recht gut an Spielen anderer Kinder teilnehmen. Erst wenn die Spiele zunehmend formalen, sprachgebundenen Charakter annehmen, werden taube Kinder immer mehr als Spielgefährten ausgeschlossen. Die geringen Möglichkeiten zu einer sprachlichen Verständigung zwischen Eltern und tauben Kindern führen mitunter zu einer erhöhten motorischen Unruhe und Impulsivität dieser Kinder. Auch in der späteren Kindheit und im Jugendalter wird Impulsivität häufiger beobachtet, ein teilweiser Verlust des Hörvermögens erscheint dabei mindestens ebenso starke Auswirkungen zu haben wie vollständige Taubheit. Das Schulalter bringt für taube Kinder zahlreiche zusätzliche Belastungen. Lernfortschritte werden nur langsam und mühsam erzielt, und die Ausbildung erfordert in vielen Fällen eine Trennung von den Eltern, da ein Unterricht nur in eigens dafür eingerichteten Schulen erfolgen kann. Die lange sprachliche Isolation der meisten tauben Kinder wirkt sich auf die Entwicklung und Ausprägung der Hemisphärendominanz aus. Die vielfach erst im Kindergarten oder in der Schule einsetzende Sprachentwicklung führt zu einer geringeren Dominanz der linken Hemisphäre für sprachliches Material.

## Prävention und Therapie

Die besondere Bedeutung der frühen Kindheit für die Wahrnehmungsentwicklung sollte zu einer stärkeren Betonung möglichst *frühzeitiger Erfassung* von Sinnesbehinderungen führen, damit so bald wie möglich rehabilitative Maßnahmen eingeleitet werden können. Bei korrigierbaren Beeinträchtigungen ist eine Frühkorrektur der Störungen angezeigt, so wird beim Schielen in den letzten Jahren vermehrt zu einer operativen Korrektur möglichst noch im ersten oder zweiten Lebensjahr geraten. Bei bleibenden Sinnesbehinderungen sollte auf eine frühzeitige Beratung und eine Einbeziehung der Eltern in die Rehabilitation der Kinder stärkerer Wert gelegt werden. FRAIBERG (1977) hat die Wichtigkeit betont, die Eltern blinder Kinder auf mögliche Hilfestellungen für die kognitive Entwicklung der Kinder hinzuweisen und eine bessere Kommunikation der Eltern mit den Kindern zu ermöglichen. In der Arbeit mit den Eltern sollte auch auf die Notwendigkeit hingewiesen werden, daß Kinder sich auf eine ihnen eigene, besondere Weise entwickeln. Für taube Kinder ist das frühe Lernen der Zeichensprache von großer Bedeutung, und auch hier kommt der Mithilfe der Eltern große Bedeutung zu.

## Folgen unzureichender Lebensbedingungen und der Vernachlässigung von Kindern durch die Eltern für die kognitive Entwicklung

Mangelnde Anregung und Vernachlässigung der Kinder durch die Eltern sind eine wesentliche Ursache dafür, daß viele Kinder ihre Begabung nicht realisieren können. Sie tragen bei einem Teil der lern- und geistig behinderten Kinder zu der Entstehung des Entwicklungsrückstandes bei. Nach BUCHANAN u. OLIVER (1977) kann bei 25% der geistig Behinderten eine ursächliche Beteiligung einer schwerwiegenden Vernachlässigung der Eltern an der Entstehung der Behinderung festgestellt werden. Den ersten Lebensjahren dürfte dabei für die Entwicklung der intellektuellen Begabung bzw. für die Grundlegung einer diese Entwicklung fördernden Lernmotivation besondere Bedeutung zukommen. Unzureichende Lebensbedingungen in diesem Alter (z. B. geringe Überschaubarkeit der häuslichen Umgebung, mangelnde Zugängigkeit für die Exploration der Kinder, mangelndes Spielmaterial) wirken sich in beschränktem Umfang direkt auf die Kinder aus (WACHS 1979), die maßgebenden Einflußfaktoren der frühen Entwicklung sind aber an das Verhalten der Eltern gebunden. Deshalb ist der indirekte Einfluß, den Lebensbedingungen über die Eltern auf die Entwicklung der Kinder ausüben, wichtiger als der nachgewiesene direkte Einfluß. J. NEWSON u. E. NEWSON (1963) konnten anschaulich machen, wie etwa beengte Wohnverhältnisse oder Schichtarbeit den Umgang der Eltern mit den Kindern bestimmen. Die Situation der Eltern und im besonderen der Mutter bringt gerade in den ersten Lebensjahren der Kinder besondere Belastungen mit sich, die unter ungünstigen sozioökonomischen Verhältnissen häufig die Fähigkeit, sich den Kindern zu widmen, beeinträchtigen und zu depressiven Reaktionen führen (HALL u. Mitarb. 1979). So lassen sich Unterschiede in der kognitiven Entwicklung zwischen Kindern aus verschiedenen sozialen Klassen bereits sehr früh, spätestens im 3. Lebensjahr, konsistent nachweisen und damit im Zusammenhang stehende Unterschiede in der Interaktion der Eltern mit ihren Kindern aufzeigen (GOLDEN u. BIRNS 1974). Jedoch gibt es auch unter den gleichen sozioökonomischen Bedingungen große Unterschiede in der Qualität der häuslichen Umgebung und der Interaktion der Eltern mit den Kindern (CLARKE-STEWART 1973; HALL u. Mitarb. 1979). In Längsschnittuntersuchungen konnte der Einfluß dieser Bedingungen auf die kognitive und im besonderen auf die Sprachentwicklung der Kinder unmittelbar dargestellt werden (CLARKE-STEWART 1973; ELARDO u. Mitarb. 1977).

### Prävention und Intervention

Die Erfahrungen der kompensatorischen Erziehung in den letzten drei Jahrzehnten haben die besondere Bedeutung einer Intervention während der frühen Kindheit für die kognitive Entwicklung teilweise bestätigt (BRONFENBRENNER 1975; CLARKE u. CLARKE 1976). Diese Erfahrungen zeigten auch, daß der Erfolg kompensatorischer Erziehungsprogramme ohne Beteiligung der Eltern nach anfänglich größeren Erfolgen rasch abklingt und sich die kognitive Entwicklung der außerhalb der Familie geförderten Kinder (auch bei Fortführung der Programme) nach wenigen Jahren nur gering von jener nicht geförderter Kinder unterscheidet. Dagegen nimmt die Wirkung von Förderprogrammen, die sich primär um eine Unterstützung der Eltern in der Erziehung bemühen, auch nach Ende der Intervention weiter zu. Auf der negativen Seite weisen die Erfahrungen darauf hin, daß durch die meisten derartigen Programme die am stärksten benachteiligten Kinder gerade nicht erreicht werden können. Die Durchführung solcher Programme während der Vorschulzeit reicht zudem nicht aus, den Schulerfolg benachteiligter Kinder entscheidend zu verbessern, und muß daher durch weiterführende Hilfsmaßnahmen ergänzt werden.

## Literatur


Ainsworth, M. D. S., M. C. Blehar, E. Waters, S. Wall: Patterns of Attachment. Lawrence Earlbaum Associates, Hillsdale/N. J. 1978

Biller, H. B.: The father and personality development – paternal deprivation and sex-role development. In: The Role of the Father in Child Development, hrsg. von M. E. Lamb. Wiley, New York 1976

Bohman, M., S. Sigvardsson: Long-term effects of early institutional care: a prospective longitudinal study. J. Child Psychol. 20 (1979) 111

Bowlby, J.: Fourty-four Juvenile Thieves: Their Characters and Home-life. Baillière, Tindall & Cox, London 1946

Bowlby, J.: Maternal Care and Mental Health. World Health Organization, Geneva 1951

Bowlby, J.: Trennung. Kindler, München 1976

Bronfenbrenner, U.: Is early intervention effective? In: Handbook of Evaluation Research, Bd. II, hrsg. von M. Guttentag, E. L. Struening. Sage Publ., Beverly Hills, London 1975

Brown, F.: Child bereavement und subsequent psychiatric disorder. Brit. J. Psychiat. 112 (1966) 1035

Brown, G. W., T. Harris, J. R. Copeland: Depression and loss. Brit. J. Psychiat. 130 (1977) 1

Buchanan, A., J. E. Oliver: Abuse and neglect as a cause of mental retardation. Brit. J. Psychiat. 131 (1977) 458

Bühler, Ch.: Kindheit und Jugend. Genese des Bewußtseins. Hogrefe, Göttingen 1967

Bürgin, D.: Das Kind, die lebensbedrohende Krankheit und der Tod. Huber, Bern 1978

Chavez, A., C. Martinez, T. Yaschine: The importance of nutrition and stimulation for child mental and social development. In: Early Malnutrition and Mental Development, hrsg. von J. Cravioto, L. Hambraeus, B. Vahlquist. Almquist & Wiksell, Uppsala 1974

Clarke, A. M., A. D. B. Clarke (Eds.): Early Experience – Myth and Evidence. Open Books, London 1976

Clarke-Stewart, K. A.: Interactions between mothers and their young children: characteristics and consequences. Monogr. Soc. Res. Child Develop. 153 (1973)

Cravioto, J., E. R. De Licardie: Nutrition, mental development and learning. In: Human Growth, Bd. III, hrsg. von F. Falkner, J. M. Tanner. Baillière, Tindall & Cox, London 1979

Curtiss, S.: Genie – A Psycholinguistic Study of a Modern – Day „Wild Child". Academic Press, New York 1977

Dennis, W.: Children of the Crèche. Appelton-Century-Crofts, New York 1973

Dobbing, J.: The later development of the brain and its vulnerability. In: Scientific Foundations of Pediatrics, hrsg. von J. A. Davis, J. Dobbing. Saunders, Philadelphia 1974

Douglas, J. W. B.: Early hospital admissions and later disturbances of behaviour and learning. Develop. Med. Child Neurol. 17 (1975) 456

Dührssen, A.: Heimkinder und Pflegekinder in ihrer Entwicklung. Verlag für medizinische Psychologie, Göttingen 1958

Earls, F.: The fathers (not the mothers): their importance and influence with infants and young children. In: Annual Progress in Child Psychiatry and Child Development, Bd. X, hrsg. von S. Chess, A. Thomas. Brunner & Mazel, New York 1977

Elardo, R., R. Bradley, B. Caldwell: Longitudinal study of the relation of infant home environment to language development at age 3. Child Develop. 48 (1977) 595

Fraiberg, S.: Insights from the Blind: Comparative Studies of Blind and Sighted Infants. Basic Books, New York 1977

Frommer, E. A., G. O'Shea: The importance of childhood experience in relation to problems of marriage and family building. Brit. J. Psychiat. 123 (1973a) 157

Frommer, E. A., G. O'Shea: Ante-natal identification of woman liable to have problems in managing their infants. Brit. J. Psychiat. 123 (1973b) 149

Furman, E.: Ein Kind verwaist – Untersuchungen über Elternverlust in der Kindheit. Klett, Stuttgart 1977

Golden, M., B. Birns: Social class and infant intelligence. In: Origins of Intelligence, hrsg. von M. Lewis. Wiley, New York 1976

Goldfarb, W.: The effects of early institutional care on adolescent personality. J. exp. Educ. 12 (1943) 106

Hall, F., S. J. Pawlby, S. Wolkind: Early life experiences and later mothering behaviour. In: The First Year of Life, hrsg. von D. Shaffer, J. Dunn. Wiley, Chichester 1979

Hebb, D. O.: The mammal and his environment. Amer. J. Psychiat. 111 (1955) 826

Hebb, D. O.: The motivating effects of exteroceptive stimulation. Amer. J. Psychol. 13 (1958) 109

Herzog, E., C. E. Sudia: Children in fatherless families. In: Review of Child Development Research, Bd. III, hrsg. von B. M. Caldwell, H. N. Ricciuti. University of Chicago Press, Chicago 1973

King, R. D., N. V. Raynes, J. Tizard: Patterns of Residential Care. Routledge & Kegan, London 1971

Langmeier, J., Z. Matejcek: Psychological Deprivation in Childhood. Wiley, New York 1975

Lloyd-Still, J. D. (Ed.): Malnutrition and Intellectual Development. Publishing Sciences Group, Littleton/Mass. 1976

McKay, H., L. Sinisterra, A. McKay, H. Gomez, P. Lloreda: Improving cognitive ability in chronically deprived children. Science 200 (1978) 270

Meierhofer, M., W. Keller: Frustration im frühen Kindesalter. Huber, Bern 1966

Mitchell, D. E.: Effect of early visual experience on the development of certain perceptual abilities in animals and man. In: Perception and Experience, hrsg. von R. D. Walk, H. L. Pick jr. Plenum Press, New York 1978

Newson, J., E. Newson: Infant Care in an Urban Community. Allen & Unwin, London 1963

Provence, S., R. C. Lipton: Infants in Institutions. International Universities Press, New York 1962

Quinton, D., M. Rutter: Early hospital admissions and later disturbances of behaviour. Develop. Med. Child Neurol. 18 (1976) 447

Rapin, I.: Effects of early blindness and deafness on cognition. In: Congenital and Acquired Cognitive Disorders, hrsg. von R. Katzman. Raven Press, New York 1979

Rheingold, H. L.: The modification of social responsiveness in institutional babies. Monogr. Soc. Res. Child Develop. 21 (1956) No. 2

Richardson, S. A.: The relation of severe malnutrition in infancy to the intelligence of school children with differing life histories. Pediat. Res. 10 (1976) 57

Robertson, J.: Kinder im Krankenhaus. Reinhardt, München 1974

Rutter, M.: Maternal Deprivation Reassessed. Penguin, Harmondsworth 1972

Rutter, M.: Separation, loss and family relationships. In: Child Psychiatry – Modern Approaches, hrsg. von M. Rutter, L. Hersov. Blackwell, Oxford 1977

Rutter, M., N. Madge: Cycles of Disadvantage. Heinemann, London 1976

Schiff, M., M. Duyme, A. Dumaret, J. Stewart, S. Tomkiewicz, J. Feingold: Intellectual status of working-class children adopted early into upper-middle-class families. Science 200 (1978) 1503

Spitz, R. A.: Hospitalism: an inquiry into the genesis of psychiatric conditions in early childhood. Psychoanal. Stud. Child 1 (1945) 53

Spitz, R. A.: Hospitalism: a follow-up report. Psychoanal. Stud. Child 2 (1946) 113

Stolz, L. M. et al.: Father Relations of War-Born Children. Stanford University Press, Stanford 1954

Tizard, B.: Adoption: A Second Chance. Open Books, London 1977

Tizard, B., O. Cooperman, A. Joseph, J. Tizard: Environmental effects on language development: a study of young children in long-stay nurseries. Child Develop. 43 (1972) 337

Troschke, J. V.: Das Kind als Patient im Krankenhaus. Eine Auswertung der Literatur zum psychischen Hospitalismus. Reinhardt, München 1974
Vahlquist, B.: Hungerdystrophie unter besonderer Berücksichtigung der Ernährungssituation in den Entwicklungsländern. Mschr. Kinderheilk. 123 (1975) 270
Wachs, T. D.: Proximal experience and early cognitive – intellectual development: the physical environment. Merrill-Palmer Quart. 25 (1979) 3
Wedge, P., H. Prosser: Born to Fail? Arrow Books, London 1973
White, B. L., P. W. Castle: Visual exploratory behaviour following postnatal handling of human infants. Percept. Mot. Skills 18 (1964) 497
Wolkind, S. N.: The components of affectionless psychopathy in institutional children. J. Child Psychol. 15 (1974) 215
Wolkind, S. N., G. H. Renton: Psychiatric disorders in children in long-term residential care: a follow-up study. Brit. J. Psychiat. 135 (1979) 129
Wolkind, S. N., S. Kruk, L. P. Chaves: Childhood separation experiences and psycho-social status in primiparous women: preliminary findings. Brit. J. Psychiat. 128 (1976) 391
Yarrow, L. J.: Separations from parents during early childhood. In: Review of Child Development Research, Bd. I, hrsg. von M. L. Hoffman, L. W. Hoffman. Russell Sage Foundation, New York 1964

# 13 Mißhandlungssyndrom

# Kindesmißhandlung und -vernachlässigung

*Helmut Remschmidt*

## Definition und Nomenklatur

*Kindesmißhandlung* beschreibt die nicht unfallbedingte körperliche oder seelische Verletzung eines Kindes oder Jugendlichen durch ein Elternteil oder eine Betreuungsperson. *Kindesvernachlässigung* beschreibt den Mangel eines Minimums an Pflege oder Beaufsichtigung eines Kindes.

In der Literatur findet man verschiedene verwandte Begriffe. Die häufigsten sind: child abuse, child neglect, non accidental trauma (NAT).

Neben der körperlichen und seelischen Mißhandlung gehört auch der sexuelle Mißbrauch von Kindern in dieses Kapitel.

Körperliche Mißhandlungen entstehen oft aus körperlichen Züchtigungsversuchen. Sie gehen häufig weit über diese hinaus, so daß Mißhandlungen mit Gegenständen, Verbrühungen oder Verbrennungen, schwere Verletzungen oder gar Todesfälle resultieren. Ganz besonders zu beachten sind auch Mißhandlungsphänomene, die aus sadistischen Regungen erwachsen, wie Zigaretten ausdrücken auf dem Körper des Kindes, gezieltes Beibringen von Verletzungen in einer nicht durch Wut und Affekte gekennzeichneten Situation.

Seit 1922 ist hierzulande die Kindesmißhandlung ein straffälliger Tatbestand und im deutschen Strafrecht verankert (§ 223a). Aktualität hatten derartige Handlungen jedoch zu allen Zeiten. 1962 prägten KEMPE und Mitarbeiter den Begriff „battered-child-syndrome". Dieser Begriff löst das Phänomen der Kindesmißhandlung von der einzelnen Person des Mißhandelnden ab und bringt es in den sozialen Kontext, aus dem Kindesmißhandlungen verständlich werden. In den letzten Jahren zentrierte sich der Begriff der Kindesmißhandlung auf die Familie als denjenigen Ort, in dem Gewalt gegen Kinder ihren traurigen Höhepunkt findet. Es hat sich gezeigt, daß stets mehrere Faktoren an der Kindesmißhandlung beteiligt sind (Faktoren, die im Kind liegen, Faktoren seitens der Eltern, Faktoren seitens der sozialen Umgebung). Insofern sieht man die Kindesmißhandlung sehr stark unter dem Aspekt eines Prozesses, der über die schrittweise Ansammlung von Risikofaktoren unter einer Reihe ungünstiger situativer Einflüsse schließlich zur ernsthaften Verletzung des Kindes führt.

## Epidemiologie

Bei der Kindesmißhandlung besteht eine *sehr hohe Dunkelziffer,* so daß verläßliche Angaben kaum vorhanden sind. Die Dunkelziffer ist mit Sicherheit weit höher als die Zahl der bekanntgewordenen Mißhandlungsfälle. Nur rund 5% aller Mißhandlungsfälle werden strafrechtlich belangt. Kindesmißhandlungen kommen in allen sozialen Schichten vor, jedoch werden Angehörige der unteren sozialen Schichten eher einschlägig auffällig.

Die polizeiliche Kriminalstatistik des Jahres 1978 zeigt, daß 1616 Tatverdächtige festgestellt wurden, 60% waren Männer, 40% Frauen, das Alter variiert zwischen 25 und 60 Jahren.

GELLES (1978) untersuchte eine Zufallsstichprobe von Familien im Hinblick auf die Häufigkeit von Gewaltanwendungen innerhalb der Familie. Rund 3,5% der Eltern berichteten, daß sie innerhalb eines Jahres vor der Untersuchung Gewalt in einem solchen Ausmaße angewandt hatten, daß eines ihrer Kinder ernsthaft hätte verletzt werden können. Aufgrund derartiger Erhebungen rechnet man damit, daß in den USA jährlich 1,4 bis 1,9 Millionen Kinder das Opfer von Gewaltanwendungen im Sinne einer Kindesmißhandlung werden können. Geht man davon aus, daß bei Kindesmißhandlungen nur rund 5–10% der Fälle polizeilich registriert werden, so kann man in der Bundesrepublik eine Quote von Kindesmißhandlungen bzw. -vernachlässigungen in der Größenordnung von 150 000 bis 200 000 erwarten. Ein Großteil der Kindesmißhandlungen ergibt sich aus einer nicht im Sinne einer Mißhandlung intendierten körperlichen Züchtigung. Untersuchungen in den USA zeigen, daß über 84% aller Eltern körperliche Strafen im Verlauf der Erziehung ihrer Kinder anwenden. Dabei ist interessant, daß diese keineswegs auf das Kindesalter beschränkt sind, sondern sich weit in die Adoleszenz fortsetzen (STEINMETZ 1971). Dabei ist bekannt, daß körperliche Bestrafungen die Aggressivität der Kinder nicht reduzieren, sondern eher steigern (BANDURA 1973). Dadurch entsteht oft ein verhängnisvoller Teufelskreis, der aus fortgesetzten körperlichen Züchtigungen Mißhandlungen entstehen läßt. Auch aus diesen Überlegungen wird deutlich, daß das Phänomen der körperlichen Kindesmißhandlung lediglich die Spitze eines Eisberges darstellt. Viel schwieriger ist es, Zahlen über die *seelische* Mißhandlung zu erhalten, die zwar häufig mit der körperlichen verbunden ist, oft aber auch isoliert stattfindet.

Eine ähnliche Dunkelziffer ist beim sexuellen Mißbrauch von Kindern anzunehmen. In einer 1967 in New York durchgeführten Studie wurden wäh-

rend eines einzigen Jahres rund 3000 Kinder gezählt, die sexuell mißbraucht worden waren. Dabei wurde festgestellt, daß nur ¼ dieser Taten durch Fremde begangen worden ist und daß 34% sich in der Wohnung des Kindes ereignet hatten. Unter ihnen nahm der Inzest eine nicht geringe Rate ein.
Was die mißhandelten Kinder betrifft, so sind Jungen und Mädchen bis zum 5. Lebensjahr gleichmäßig betroffen, danach überwiegen leicht die Mädchen. Die Kindesmißhandlung hat einen Schwerpunkt bei den jüngeren Kindern. In mehreren Untersuchungen wurde objektiviert, daß der Schwerpunkt der Mißhandlungen unter dem 2. Lebensjahr liegt. Unter den Todesfällen findet man 2 Gruppen von Kindern: Neugeborene, die in den ersten Lebensstunden oder -wochen getötet wurden, und wesentlich ältere Kinder, die ihre Rolle in der Familie bereits gefunden hatten.

## Klinisches Bild und Diagnostik

Das klinische Bild wird geprägt durch die feststellbaren Verletzungen und direkten körperlichen Mißhandlungsfolgen, aber auch durch die nicht ohne weiteres nachweisbaren Folgen einer seelischen Mißhandlung oder sexuellen Mißbrauchs. Erschwerend ist, daß bei einem Großteil der Kinder, die wegen mißhandlungsbedingten Verletzungsfolgen in der Klinik vorgestellt werden, von den Eltern oder Erziehungspersonen andere Ursachen für die Verletzungen angegeben werden, insbesondere bei jüngeren Kindern. Nach Erhebungen von FRIEDMAN u. MORSE (1974) kann man davon ausgehen, daß bei rund 10% der Kinder, die wegen Verletzungen ärztlich untersucht werden, der Verdacht auf eine Kindesmißhandlung, in weiteren 10% der Verdacht auf eine Kindesvernachlässigung besteht.
Entsprechend den heutigen Vorstellungen, Kindesmißhandlungen und -vernachlässigungen als Phänomene zu betrachten, die sich durch Wechselwirkung verschiedener Faktoren ergeben, müssen innerhalb des klinischen Bildes Faktoren beachtet werden, die das Kind betreffen, und solche, die sich auf seine engeren Beziehungspersonen erstrecken.

### Klinisches Bild beim Kind

An eine Kindesmißhandlung oder -vernachlässigung muß man denken, wenn beim Kind folgende Beobachtungen gemacht werden können:
(1) Nicht erklärbarer körperlicher Befund, Hinweise auf frühere Verletzungsfolgen.
(2) Zeichen für physische und psychische Vernachlässigung, für die sich keine adäquate Erklärung z. B. Ernährungsstörung etc. findet.
(3) Besonders ausgeprägte Ängstlichkeit des Kindes.
(4) Bei jüngeren Kindern Fehlen des Schutzsuchens bei den Eltern und Zugehen auf andere Erwachsene in einer für das Kind neuen bzw. angstbesetzten Situation.
(5) Bei älteren Kindern „Mauern“ gegen alle Anzeichen eines Konflikts sowie gleichzeitig Zeichen eines überangepaßten Verhaltens.

Im einzelnen kann das klinische Bild durch folgende Merkmale gekennzeichnet sein:
körperliche Schäden, Wachstumsstörungen, intellektuelle Beeinträchtigung, emotionale Störungen und Verhaltensauffälligkeiten sowie Beeinträchtigung ihrer Persönlichkeit. Auf alle Aspekte soll im folgenden kurz eingegangen werden.

#### Körperliche Schäden und Verletzungsfolgen

Häufig sind Frakturen der Extremitäten, Kopfverletzungen, Verletzungen der inneren Organe mit im Gefolge auftretenden Blutungen (Leber, Nieren und Milzverletzungen), Verbrennungen und Verbrühungen, Striemen und Narben als Folge körperlicher Züchtigung mit Gegenständen, Verletzungen der Augen mit Beeinträchtigung des Visus oder Blindheit, Verletzungen des Gehörs sowie Hirnverletzungen mit dauerhaften neurologischen Folgen (Paresen, epileptischen Anfällen, Hirnnervenausfällen) und die neuropsychiatrischen Folgen (Demenzzustände, hirnorganische Psychosyndrome, Lern-, Leistungs- und Persönlichkeitsstörungen) (WIDER u. Mitarb. 1978).

#### Gedeih- und Wachstumsstörungen

Gedeih- und Wachstumsstörungen sind bei der Kindesmißhandlung und Kindesvernachlässigung häufig. Sie gehen meist einher mit einem verzögerten Knochenwachstum (retardiertes Knochenalter), bizarren Essensgewohnheiten, gestörtem Appetitverhalten und einer Reihe von Verhaltensauffälgkeiten (unmotiviertes Schreien, hypermotorische Unruhe, Störungen des Wach-Schlaf-Rhythmus), die häufig auf die Zurückweisung durch die Mutter oder die Beziehungsperson zurückzuführen sind. Vielfach wurde den Kindern auch die Nahrung vorenthalten oder in zu geringen Mengen und unregelmäßig angeboten. Bei längerem Verbleib in dieser Situation entstehen intellektuelle Beeinträchtigungen, was sich auch in Gestalt reduzierter Intelligenzquotienten nachweisen läßt (KRIEGER 1974).
Ein Großteil der Kinder wird auch unter dem Aspekt eines Malabsorptionssyndroms vorgestellt. Grundsätzlich ist es noch strittig, ob die Gedeih- und Wachstumsstörungen primär durch Deprivationserlebnisse im Sinne von RENÉ SPITZ (1946) zu erklären sind, also durch fehlende emotionale Zuwendung, oder ob mit diesen nicht gesetzmäßig auch eine unzulängliche bzw. fehlerhafte Ernäh-

rung gekoppelt ist (FRISCHHOFF u. Mitarb. 1971). Nach Ansicht mehrerer Forscher läßt sich im Rahmen der Kindesvernachlässigung die Gedeih- und Wachstumsstörung auf eine mangelnde Nahrungszufuhr und die z. T. tiefgreifenden Störungen in der psychosozialen Entwicklung auf die emotionale Deprivation zurückführen. Für die intellektuelle Behinderung dürften beide Faktoren verantwortlich sein (KRIEGER 1974), wobei aber auch noch die unmittelbaren Verletzungsfolgen, insbesondere wenn es sich um Hirntraumen handelt, ins Gewicht fallen (WIDER u. Mitarb. 1978).

### Intellektuelle Behinderung

Sie werden durch mehrere Faktoren bedingt: Mangel- und Fehlernährungen, emotionale Deprivation und direkte hirntraumatische Folgen dürften in vielen Fällen zusammenspielen. Eine hohe Quote der Beeinträchtigung der intellektuellen Entwicklung ist unter mißhandelten und vernachlässigten Kindern seit langem bekannt. Wobei der Mechanismus ihres Zustandekommens noch nicht befriedigend geklärt ist (SANDGRUND u. Mitarb. 1974).

In einer Untersuchung an 140 Kindern, die in eine Einrichtung für geistig Behinderte eingewiesen worden waren, konnten BUCHANAN u. OLIVER (1977) folgende Zahlen ermitteln: 3% der Kinder hatten aufgrund einer durch Mißhandlung zustande gekommenen Hirnschädigung eine schwere geistige Behinderung erlitten, bei 11% der Kinder war es wahrscheinlich, daß die Kindesmißhandlung und -vernachlässigung zu ihrer intellektuellen Behinderung wesentlich beigetragen hatte. Insgesamt waren bei 31 der 140 Kinder vor ihrer Einweisung in die Einrichtung für geistig Behinderte multiple Zeichen einer Kindesmißhandlung festgestellt worden.

### Emotionale Störungen und Verhaltensauffälligkeiten

Derartige Störungen finden sich fast gesetzmäßig bei mißhandelten und vernachlässigten Kindern. Man kann sie nach MARTIN (1972, 1976) und MARTIN u. BEEZLEY (1977) wie folgt einteilen:

(1) Beeinträchtigung der natürlichen Lebensfreude.
Die Kinder zeigen ein gestörtes spontanes Spielverhalten und sind in der Fähigkeit beeinträchtigt, sich selbst interessiert motiviert zu beschäftigen. Sie wirken freudlos, antriebsarm und haben auch an altersadäquaten Spielen keinen Spaß.

(2) Multiple Verhaltensauffälligkeiten.
Viele Kinder haben spezifische Verhaltensauffälligkeiten wie Einnässen, aggressives Verhalten, emotionale Beeinträchtigungen, Temperamentsausbrüche, Schlafstörungen, Hyperaktivität, dissoziales und delinquentes Verhalten sowie eine mangelhafte Anpassung an soziale Situationen. Eine derartige Symptomatik findet man bei 69% mißhandelter oder vernachlässigter Kinder.

(3) Gestörtes Selbstwertgefühl.
Der überwiegende Teil der Kinder hat ein gestörtes Selbstwert- und Eigenwertgefühl. Die Kinder trauen sich nichts zu, fühlen sich als Versager und haben häufig auch von sich, was ihre Fähigkeit betrifft als auch was ihre Bindungen an andere Personen angeht, eine ungünstige Meinung.

(4) Rückzugstendenzen.
Viele Kinder ziehen sich aus dem Kontakt mit Gleichaltrigen zurück und erscheinen daher unkooperativ und am Sozialkontakt mit anderen nicht interessiert.

(5) Oppositionelles Verhalten.
Dieses kann sich aktiv durch Aggressivität und Stören der Spiele anderer Kinder, aber auch durch passiven Widerstand zeigen. Letzteres findet man oft in der familiären Umgebung.

(6) Pseudoerwachsenes Verhalten.
Einige Kinder wirken für ihr Alter sehr ernst, überangepaßt und in Relation zu ihrem Alter „vorgereift“. Im Gespräch zeigen sie Verständnis für Probleme, die weit jenseits ihrer Altersstufe liegen, im alltäglichen Leben übernehmen sie häufig Funktionen eines Elternteils.

(7) Lern- und Leistungsprobleme.
Bei einem überwiegenden Teil mißhandelter oder vernachlässigter Kinder findet man schulische Lern- und Leistungsstörungen, die oft mit restriktivem Verhalten oder mit der bereits erwähnten Rückzugssymptomatik gekoppelt sind.

### Langfristige Beeinträchtigung der Persönlichkeit

Ein Großteil der bislang erwähnten Auswirkungen schlägt sich auch langfristig in der Persönlichkeit der mißhandelten oder vernachlässigten Kinder nieder. Sie entwickeln eine geringe Selbstachtung, ein negatives Selbstkonzept, haben später Schwierigkeiten, mit Gleichaltrigen und Erwachsenen in einen adäquaten und emotional warmen Kontakt zu kommen, sind häufig zeitlebens mißtrauisch gegenüber anderen Menschen und neigen später nicht selten selbst dazu, körperliche Gewalt als Erziehungsmethode bei ihren eigenen Kindern einzusetzen (KINARD 1979).

## Verhalten und Auffälligkeiten der Eltern

Entsprechend der Bezeichnung „Mißhandlungssyndrom“, die ja den Kontext mehrerer Faktoren umschreibt, muß auch dem Verhalten und den Auffälligkeiten der Eltern besondere Bedeutung beigemessen werden. An eine Kindesmißhandlung

Tabelle 13.**1** Determinierende Faktoren für das Zustandekommen einer Kindesmißhandlung

| Kind | Eltern | Familienmerkmale |
|---|---|---|
| Niedriges Geburtsgewicht und Unreife (30%) (*Elmer* u. *Gregg* 1967) | Mißhandlungen in der eigenen Vorgeschichte (*Kempe* u. Mitarb. 1962) | Niedriges Einkommen (*Gil* 1970)<br>Arbeitslosigkeit des Vaters (*Gil* 1970) |
| Mißbildungen und Deformationen<br>Unerwünschtheit | Körperliche Züchtigung wird akzeptiert (*Bandura* 1973) | Kinderreichtum (*Gil* 1970; *Young* 1964) |
| Entwicklungsstörungen (bis 70%) (*Johnson* u. *Morse* 1968) | Mangel an erzieherischer Kompetenz (*Parke* u. *Collmer* 1975)<br>Hohe Rate an aggressivem Verhalten | Isolation von der Gemeinschaft (*Garbarino* 1977; *Lenorski* 1979) |
| Normabweichendes und unerwartetes Verhalten (*Milow* u. *Lourie* 1964) | Niedrige positive und hohe negative Interaktionsrate (*Burgess* u. *Conger* 1978) | Streit und eheliche Auseinandersetzungen (*Green* 1976; *Young* 1964) |
| | Relativ niedriger Ausbildungsstand (*Burgess* u. *Conger* 1978) | |
| | Psychiatr. Erkrankung (Alkoholismus, Psychose, Persönlichkeitsstörungen) | |
| | Bestimmte Persönlichkeitszüge (mangelnde Impulssteuerung, Sensitivität, Isolationstendenz, hoher Angstpegel) (*Spinetta* 1978) | |

oder -vernachlässigung ist bei Vorliegen folgender Faktoren zu denken (Kempe u. Helfer 1972):

(1) Diskrepanz zwischen Befund und Schilderung der Eltern.
(2) Nichtkooperatives bis feindseliges Verhalten der Eltern.
(3) Verweigerung und Verzögerung der ärztlichen Untersuchung.
(4) Inadäquate Reaktion gegenüber der Verletzung des Kindes.
(5) Hinweise auf Erregungszustände und Verlust der Kontrolle.
(6) Kein Besuch stationär aufgenommener Kinder.
(7) Mißhandlung und Vernachlässigung in der eigenen Vorgeschichte.
(8) Infantile eheliche Gemeinschaft oder Partnerbeziehung.
(9) Starke Isolierungstendenz der Familie, Fehlen von Nachbarschaftskontakten.
(10) Unrealistische Erwartungen an das Kind.
(11) Häufiger Arzt- oder Krankenhauswechsel.
(12) Alkoholmißbrauch.

Bei vielen Fällen liegt eine Kombination mehrerer der hier genannten Faktoren vor. Hinzu kommen häufig noch Merkmale der sozialen Situation wie Arbeitslosigkeit, soziale Diskriminierung oder spezielle Konflikte (z. B. Kollisionen zwischen verschiedenen Wertvorstellungen im Rahmen transkultureller Konflikte).

Für die Diagnose der Kindesmißhandlung und -vernachlässigung sind die *anamnestischen Angaben* ausschlaggebend. Aber gerade sie sind aus begreiflichen Gründen oft nicht zu erhalten oder sehr unzuverlässig. Dennoch muß der Versuch gemacht werden, anamnestische Angaben so sorgfältig wie möglich zu explorieren. Sie müssen sich auf folgende Bereiche erstrecken:

- Umstände und Bedingungen der unmittelbaren Verletzungsfolgen,
- erzieherisches Verhalten der Eltern,
- familiäre Situation,
- Einstellung und Verhaltensweisen gegenüber dem Kind.

Zuverlässige Angaben werden leichter erhalten, wenn vom Untersucher signalisiert wird, daß nur eine gemeinsame Problemlösung in Frage kommt und daß es nicht in erster Linie um juristische Schritte geht.

## Ätiologie und Pathogenese

In den letzten Jahren hat sich die Erkenntnis durchgesetzt, daß Kindesmißhandlungen und -vernachlässigungen durch ein multifaktorielles Geschehen zustande kommen. Im Einzelfall können die einzelnen Faktoren unterschiedlich gewichtet sein.

In Tab. 13.1 sind einige wichtige Faktoren wiedergegeben, von denen aus empirischen Untersuchungen bekannt ist, daß sie an der Verursachung der Kindesmißhandlung und Vernachlässigung beteiligt sind. Es handelt sich um Faktoren, die im Kind liegen, die bei den Eltern liegen, sowie bestimmte Familienmerkmale. Letztere sind deswegen bedeutsam, weil sich herausgestellt hat, daß familiäre Faktoren einerseits zur Genese der Mißhandlung und Vernachlässigung in hohem Maße beitragen und weil zum anderen auch über eine Einbeziehung der Familien die Behandlung der Störung am ehesten behoben werden kann.

## Faktoren seitens des Kindes

Mißhandelte Kinder sind häufig unerwünscht, in manchen Fällen ist die Vaterschaft des Kindes nicht geklärt oder es bestehen Zweifel darüber. In sehr vielen Fällen bestehen Schwierigkeiten, eine adäquate Mutter-Kind-Beziehung zu entwickeln. Dies kann auch dadurch bedingt sein, daß das Kind nach der Geburt längere Zeit von der Mutter getrennt war (KLAUS u. KENNELL 1970). Kongenitale Mißbildungen, ungewöhnliches Verhalten des Neugeborenen, von der Norm abweichendes körperliches Aussehen oder ähnliche Faktoren erhöhen das Risiko eines Kindes, mißhandelt zu werden.

## Faktoren seitens der Eltern

Über die in Tab. 13.**1** enthaltenen Faktoren hinaus ist folgendes zu erwähnen: Ein Teil der mißhandelnden Eltern ist psychiatrisch auffällig. Alkoholismus, psychotische oder schwere neurotische Erkrankungen sind beschrieben worden. Viele Eltern bejahen körperliche Züchtigungsmaßnahmen als Erziehungsmethode, und viele Eltern sind mit der Erziehung ihrer Kinder überfordert und geraten häufig, besonders in Belastungssituationen, in krisenartige Zustände, die sie in Angst, Verzweiflung und aggressive Handlungen stürzen. Aufgrund der häufigen ehelichen Auseinandersetzungen ist eine gegenseitige Stützung der Ehepartner meist nicht vorhanden, sehr häufig wird das Kind in seiner Geschlechtsrolle, seiner körperlich-seelischen Eigenart oder auch wegen körperlicher und seelischer Mängel von den Eltern abgelehnt (STUTTE 1971). Die Objektivierung verschiedener Risikofaktoren (vgl. Tab. 13.**1**) im Verhalten der Persönlichkeit mißhandelnder Eltern hat dazu geführt, Methoden zu entwickeln, die eine Abschätzung des Mißhandlungsrisikos von Eltern erlauben. Derartige Experimente wurden entweder eigens konstruiert, oder sie stützen sich auf Verfahren, die für einen anderen Zweck konstruiert wurden, jedoch eine mehr oder weniger gesicherte Abschätzung des Risikos, Gewalt anzuwenden, erlauben.

*Merkmale der Familie und der sozialen Situation:* Auch seitens der familiären und sozialen Situation gibt es Faktoren, die eine Kindesmißhandlung begünstigen können. Die wichtigsten sind in Tab. 13.**1** unter der Rubrik Familienmerkmale angeführt.

Die zahlreichen theoretischen Ansätze zur Erklärung der Kindesmißhandlungen und -vernachlässigungen lassen sich unter 3 Gesichtspunkten zusammenfassen:

Einige Erklärungsansätze gehen vom *Individuum* aus, andere legen ein *soziologisches Modell* zugrunde, eine dritte Gruppe fußt auf *sozialpsychologischen* bzw. *interaktionellen Ansätzen.*

## Individuumzentrierte Erklärungsansätze

Sie gehen davon aus, daß die primären Ursachen der Kindesmißhandlung und -vernachlässigung in den unmittelbaren Beziehungspersonen (also meist bei den Eltern) liegen. In der Sicht dieser Auffassung tragen psychiatrische Krankheiten (insbesondere Alkoholismus, Psychosen oder Psychopathien von Krankheitswert), bestimmte Persönlichkeitszüge wie Extraversion, Aggressionsneigung, mangelnde Impulskontrolle, unrealistische und dem Alter des Kindes nicht angemessene Erwartungen sowie das Erlebnis der Mißhandlung und Vernachlässigung in der eigenen Kindheit entscheidend zum Tatbestand der Mißhandlung oder Vernachlässigung bei.

Kritisch eingewandt werden kann gegen diese Ansätze, daß es auch Kindesmißhandlungen gibt, deren Ursache nicht ausschließlich im Verhalten der Eltern liegt, sondern die auch durch Eigenarten und Verhaltensweisen des Kindes und durch belastende soziale Faktoren begünstigt werden.

## Soziologische Erklärungsansätze

Sie gehen von drei Voraussetzungen aus:

- Mißhandlung und Vernachlässigung kann nicht allein aus den Handlungsweisen eines Individuums (des Mißhandelnden), sondern *auch* aus den Werthaltungen und Einstellungen insbesondere zur Strafe und zur Erziehung einer Gesellschaft verstanden werden. In der Sicht dieser Theorie wird die Gewaltanwendung gewissermaßen gesellschaftlich sanktioniert (GIL 1970; STARK u. MCEVOY 1970; LEVY 1969; STEVENSON 1968).
- Die Belastung von Familien durch Streß erhöht die Wahrscheinlichkeit der Gewaltanwendung. Kindesmißhandlung ist lediglich eine besondere Variante einer derartigen Gewaltanwendung, die sich im übrigen auch auf andere Mitglieder der Familie (z. B. die Mütter) erstreckt und die letztlich dazu führt, daß das stärkste Familienmitglied (in der Regel der Vater) auch zum Mißhandelnden wird. Da soziale Belastungen in den unteren Schichten dominieren, kommt es auch in ihnen am ehesten zu einer Eskalation der Gewalt.
- Die Familie ist der Ort für die „Konzentration" der Gewaltanwendung innerhalb unseres gesellschaftlichen Systems. In ihnen werden Werte, Erziehungshaltungen und -einstellungen und somit auch die Gewaltanwendungen tradiert.

  Diese Modellvorstellungen weisen auch auf Merkmale der Familienstruktur hin, die zur Kindesmißhandlung disponieren. Solche sind: Arbeitslosigkeit des Vaters, niedriges Einkommen, Isolierung von der Gemeinschaft, Kinder-

reichtum und ständiger Streit und Auseinandersetzungen in der Ehe.
Kritisch kann gegen dieses Modell eingewandt werden, daß zweifellos auch Persönlichkeitsmerkmale der Mißhandelnden für das Zustandekommen von Gewaltanwendung bedeutsam sind und auch, daß Mißhandlungsfälle in allen sozialen Schichten vorkommen.

### Interaktionelles Modell zur Erklärung der Kindesmißhandlung

In diesem Ansatz werden auch Wechselwirkungen in die Betrachtung einbezogen. Es gibt vier Grundannahmen dieses Erklärungsansatzes:

- Den Eltern fehlt ein adäquates erzieherisches Verhalten. Sie haben dieses in der eigenen Jugend nicht gelernt oder sind durch psychische Erkrankungen, Persönlichkeitsstörungen und aktuelle Konflikte daran gehindert, ein adäquates erzieherisches Verhalten zu erlernen oder anzuwenden. Die Eltern sind durch mangelhafte affektive Bindungen gekennzeichnet, sie haben auch nicht gelernt, mit schwierigen Situationen insgesamt und insbesondere mit solchen innerhalb der Familie fertigzuwerden.
- Ein zweiter Faktor wird in den mißhandelten Kindern gesehen. Diese weisen häufig besondere Merkmale auf, die sie leichter zum Opfer von Mißhandlungen werden lassen. Darauf wurde an früherer Stelle bereits eingegangen.
- Aus den beiden zuerst genannten Faktoren ergibt sich eine besondere Form der sozialen Interaktion, d. h., die Neigung zur Gewaltanwendung bei den Eltern wird durch bestimmte Merkmale des Kindes gleichsinnig beeinflußt, so daß sich beide Faktoren addieren oder potenzieren können. Auf diese Weise kann es zu einer Eskalation der Gewaltanwendung kommen.
- In diese Interaktion gehen aber auch Einflüsse seitens der Umgebung ein: Belastungen der Familie, niedriges Einkommen, Isolierung von der Gemeinschaft usw. Unter Berücksichtigung dieses Aspektes kann man auch sagen, daß es sich hier um ein multidimensionales Modell handelt, das psychologische, soziologische und psychosoziale Einflüsse berücksichtigt und das Verhalten der Eltern wie der Kinder gleichermaßen einbezieht.

Kindesmißhandlungen entstehen also in der Regel dadurch, daß durch die dargestellten kindlichen und elterlichen Faktoren sowie durch zusätzliche ungünstige soziale Situationen eine starke Belastung beim jeweiligen Elternteil oder beider Bezugspersonen entsteht. Treten zusätzliche Belastungen auf, so entlädt sich die Spannung in einer Aggression gegenüber dem hilflosesten Teil der Familie, dem Kind. So gesehen sind die meisten Kindesmißhandlungen Ausdruck der Unfähigkeit bzw. der Hilflosigkeit von Eltern oder anderen Bezugspersonen, mit dem Kind und seinen speziellen Bedürfnissen angemessen umzugehen.

## Therapie, Rehabilitation, Prävention

Wer mit mißhandelten Kindern zu tun hat, der versteht sich immer auch ein Stück weit als Anwalt der Kinder. Insofern neigt er leicht dazu beim Vorliegen eines Mißhandlungstatbestandes rechtliche Maßnahmen, etwa die Entziehung des Rechtes der elterlichen Sorge, einzuleiten. Dieser Weg sollte jedoch nicht der erste, sondern der letzte sein.
Zwar existieren zahlreiche gesetzliche Regelungen vom Grundgesetz über das Bürgerliche Gesetzbuch, das Jugendwohlfahrtsgesetz bis zum Strafgesetzbuch. Jedoch muß stets im Einzelfall geprüft werden, wie es zur Kindesmißhandlung kam und welche Möglichkeiten der Behandlung bestehen. Es ist eben ein großer Unterschied, ob ein Kind in systematisch vorbereiteter Weise sadistisch gequält wird oder ob eine überforderte Mutter mit fünf Kindern in einer Krisensituation so zuschlägt, daß ein Kind ernsthaft verletzt wird.
Für die Behandlung im einzelnen sind folgende Fragen wichtig:

1. Zunächst muß ein Urteil darüber gebildet werden, ob bei einer schwerwiegenden Kindesmißhandlung eine Wiederholungsgefahr besteht. In solchen Fällen muß das Kind zunächst aus der Familie genommen werden.
2. Dann ist zu prüfen, ob bei dem mißhandelnden Elternteil eine behandlungsbedürftige psychiatrische Erkrankung vorliegt. Wenn dies gegeben ist, so muß eine entsprechende Behandlung eingeleitet werden.
3. Aus der Einzelanalyse des Falles läßt sich ableiten, welche Art einer Kindesmißhandlung vorliegt und ob es möglich sein wird, mit den Eltern oder den Beziehungspersonen im Sinne einer therapeutischen Intervention zusammenzuarbeiten. Kann diese Frage bejaht werden, so läßt sich diese Behandlung während des stationären Aufenthaltes des Kindes beginnen, und es wird im Verlaufe der Behandlung entschieden, wann eine ambulante Fortführung der Behandlung möglich ist. *Inhaltlich* erstreckt sich diese Therapie sowohl auf die Konflikte und Probleme der Eltern als auch auf die Eltern-Kind-Beziehung. Dabei kommen in der Regel folgende Problemkreise zur Sprache: selbsterlebte Mißhandlungen in der Kindheit, Ehe- und Partnerschaftsprobleme, der sozialen Situation, Eltern-Kind-Beziehung, Erwünschtheit oder Unerwünschtheit des Kindes, nichtakzeptierte körperliche oder seelische Mängel des Kindes und besonders detaillierte Klärung derjenigen Situationen, in denen die Impulse der Gewaltanwendung entstehen. Ziel der Therapie ist eine Re-

konstruktion der Eltern-Kind-Beziehung unter starker Berücksichtigung der eigenen Biographie der Eltern, ihrer Persönlichkeit und ihres Erziehungsverhaltens. Erscheint dieser Weg nicht gangbar oder mißlingt er, so müssen rechtliche und institutionelle Maßnahmen ergriffen werden. Diese bedeuten zunächst Entzug des Rechtes der elterlichen Sorge gemäß § 1666 BGB und Unterbringung des Kindes in einer geeigneten Einrichtung.

Der akuten Gefahr, die durch Mißhandlungen für Kinder entsteht, versucht man immer mehr durch institutionelle Maßnahmen zu begegnen. Unter ihnen spielen Kinderschutzzentren eine wesentliche Rolle, aber auch Frauenhäuser, wenn die Mütter der Kinder ebenfalls von Mißhandlungen betroffen sind. Ein Großteil dieser akuten Fälle ist bedingt durch den Alkoholismus des Vaters. Es läßt sich ohne weiteres behaupten, daß 40–50% aller Kindesmißhandlungen nicht stattfänden, wenn es gelänge, dem Alkoholismus effektiv zu begegnen.

Umfangreichere Versuche der Behandlung des Mißhandlungssyndroms wurden von PATTERSON (1976) sowie STEELE u. POLLOCK (1968/1974) durchgeführt. Diese Autoren versuchen zunächst das Interaktionsverhalten in den Familien zu beobachten, dann das Erziehungsverhalten über Filme, Schriften und praktische Übungen zu verändern und im Rahmen eines Elterntrainings neue positive Eigenschaften in der Eltern-Kind-Beziehung aufzubauen. Über langfristige Erfolge dieser neueren Versuche ist noch nicht viel bekannt.

Wenn man von den primär sadistischen Kindesmißhandlungen absieht, so sollte man sie nicht nach moralischen Kategorien messen. Denn die meisten Mißhandlungen sind Ausdruck der Unfähigkeit bzw. Hilflosigkeit von Eltern, die mit ihrem Kind, seinen Bedürfnissen und mit ihren eigenen Problemen nicht angemessen umgehen können.

## Literatur


Bandura, A.: Aggression: A Social Learning Analysis. Prentice Hall, Englewood Cliffs/N. J. 1973

Buchanan, A., J. E. Oliver: Abuse and neglect as a cause of mental retardation: a study of 140 children admitted to subnormality hospitals in Wiltshire. Brit. J. Psychiat. 131 (1977) 458

Burgess, R. L., R. D. Conger: Family interaction in abusive, neglectful, and normal families. Child Develop. 49 (1978) 1163

Elmer, E., G. D. Gregg: Developmental characteristics of abused children. Pediatrics 40 (1967) 596

Friedman, St. B., C. W. Morse: Child abuse: a five-year follow-up of early case finding in the emergency department. Pediatrics (Sonderdruck) 54 (1974)

Frischhoff, J., C. F. Whitten, M. G. Pettit: A psychiatric study of mothers of infants with growth failure secondary to maternal deprivation. J. Pediat. 79 (1971) 209

Garbarino, J.: The human ecology of child maltreatment: a conceptual model for research. J. Marriage Fam. Ther. Nov. (1977) 721

Gelles, R. J.: Violence toward children in the United States. Sonderdruck, ohne Bibliograph. Angabe, 1978

Gil, D. G.: Violence Against Children: Physical Child Abuse in the United States. Harvard University Press, Cambridge/Mass. 1970

Green, A.: A psychodynamic approach to the study and treatment of child abusing parents. J. Child Psychiat. 15 (1976) 414

Johnson, B., H. A. Morse: Injured children and their parents. Children 15 (1968) 147

Kempe, C. H., F. N. Silverman, B. B. Steele, N. Droegemueller, H. K. Silver: The battered-child syndrome. J. Anor. Med. Ass. 181 (1962) 17

Kempe, C. H., R. E. Helfer (Eds.): Helping the battered child and his family. Lippincott, Philadelphia 1972

Kinard, E. M.: The psychological consequences of abuse for the child. J. soc. Iss. 35 (1979) 82

Klaus, M., J. Kennell: Mothers separated from their newborn infants. Ped. Clin. N. Amer. 17 (1970) 1015

Krieger, J.: Food restriction as a form of child abuse in ten cases of psychosocial deprivation dwarfism. Clin. Pediat. 13 (1974) 127

Lenorski, E. F.: Translating injury data into preventive and health care services – physical child abuse. Zit. n. Burgess, R. L.: Child abuse: a social interactional analysis. In: Advances in Clinical Psychology 2, hrsg. von B. B. Lahey, A. E. Kazdin. Plenum Press, New York 1979

Levy, R. J.: On getting angry in the society islands. In: Mental Health Research in Asia and the Pacific, hrsg. von W. Candell, T. Y. Lin. East-West Center Press, 1969

Martin, H. P.: The child and his development. In: Helping the Battered Child and his Family, hrsg. von C. H. Kempe, R. E. Helfer. Lippincott, Philadelphia 1972

Martin, H. P. (Ed.): The abused child: An Interdisciplinary Approach to Developmental Issues and Treatment. Ballinger Press, Cambridge/Mass. 1976

Martin, H. P., P. Beezley: Behavioral observations of abused children. Develop. Med. Child Neurol. 19 (1977) 373

Milow, J., R. Lourie: The child's role in the battered child syndrome. Society Pediat. Res. 65 (1964) 1079

Parke, R., C. Collmer: Child abuse: an interdisciplinary analysis. In: Review of child developmental research, Vol. 5, hrsg. von M. Hetherington. University of Chicago Press, Chicago 1975

Patterson, G. R.: The aggressive child: victim and architect of a coercive system. In: Behavior Modification and Families. I. Theory and Research, hrsg. von L. A. Hamerlynck, L. C. Handy, E. J. Mash. Brunner/Mazel, New York 1976

Sandgrund, A., R. W. Gaines, A. H. Green: Child abuse and mental retardation: a problem of cause and effect. Amer. J. ment. Defic. 79 (1974) 327

Spinetta, J. J.: Parental personality factors in child abuse. J. consult. clin. Psychol. 46 (1978) 1409

Spinetta, J. J., D. Rigler: The abusive parent: a psychological review. Psychol. Bull. 77 (1972) 296
Spitz, R. A.: Hospitalism: a follow-up report. Psychoanal. Stud. Child 2 (1946) 113
Stark, R., J. McEvoy: Middle class violence. Psychol. today 4 (1970) 52
Steele, B. F., C. B. Pollock: A psychiatric study of parents who abuse infants and small children. In: The Battered Child, hrsg. von R. E. Helfer, C. H. Kempe. University of Chicago Press, Chicago 1974
Steinmetz, S. K.: Occupation and physical punishment. J. Marriage and Fam. 33 (1971) 664
Stevenson, H. W.: Developmental psychology. In: International Encyclopedia of the Social Science, hrsg. von D. Sills. Macmillan, New York 1968
Stutte, H.: Probleme der körperlichen und seelischen Kindesmißhandlung. Jb. Jugendpsychiat. 8 (1971) 122
Wider, B., H. Lange-Cosack, H. J. Schlesener: Late sequelae of head injury in infancy and early childhood, with special reference to child abuse. In: Advances in Neurosurgery, Bd. V, Head injuries-tumors of the Cerebellar Region, hrsg. von R. A. Fowlin, O. Wilcke et al. Springer, Heidelberg 1978
Young, L.: Wednesday's Children: A Study of Child Neglect and Abuse. McGraw-Hill, New York 1964

# Psychosozialer Minderwuchs

*Hans-Christoph Steinhausen*

## Definition und Nomenklatur

Der psychosoziale Minderwuchs stellt ein spezifisches im Zusammenhang mit Deprivationserfahrungen auftretendes Syndrom dar, dessen Charakteristikum die Reversibilität der Symptomatik durch Aufhebung der pathogen wirksamen psychosozialen Faktoren ist. Wegen der Anteile von Vernachlässigung und Mißhandlung ist in der amerikanischen Literatur vereinzelt auch der Begriff des „abuse dwarfism" und wegen der Reversibilität des Wachstumhormonmangels auch der Terminus „reversible hyposomatotropism" geprägt worden. Gleichwohl haben die zuletzt aufgeführten Synonyme keine vergleichbare Verbreitung gefunden. – Die relativ spärliche Weltliteratur zum psychosozialen Minderwuchs ist in deutschsprachigen Übersichtsarbeiten sowie einer Kasuistik (STEINHAUSEN 1973; STEINHAUSEN u. Mitarb. 1974; WOLFF u. ERLICH 1981) dargestellt worden. Neuere seitdem erschienene Studien bzw. Übersichten stammen von GREEN u. Mitarb. (1984), GARDNER (1977), MONEY (1977), SAENGER u. Mitarb. (1977), BROWN (1976), MONEY u. ANNECILLO (1976), MONEY u. Mitarb. (1976) PATTON u. GARDNER (1975), KRIEGER (1974) sowie MONEY u. WOLFF (1974).

## Epidemiologie

Eine ungenügende Vertrautheit mit den klinischen Merkmalen des Syndroms hat dazu geführt, daß die Literatur nur aus Berichten von Einzelfällen bzw. kleinen Serien besteht. Die tatsächliche Häufigkeit dürfte beträchtlich größer sein, wenngleich systematische Erhebungen zur Epidemiologie vollständig fehlen. Gleichwohl ergeben die vorliegenden Berichte keine Bestätigung für die Annahme, daß der psychosoziale Minderwuchs ausschließlich in sozioökonomisch benachteiligten Schichten auftritt.

## Klassifikation

Trotz der relativ seltenen Beschreibungen hat das Syndrom des psychosozialen Minderwuchses in der Internationalen Klassifikation der Krankheiten (ICD 9) unter dem Sammelbegriff psychischer Störungen in Verbindung mit anderweitig klassifizierten Erkrankungen Eingang gefunden. Diese Nähe zu den psychosomatischen Krankheitsbildern (vgl. Kapitel 5) erscheint inhaltlich sinnvoll, zumal auch beim psychosozialen Minderwuchs körperliche Funktionen nicht nur im Kontext psychischer Störungen, sondern sehr wahrscheinlich auch in spezifischer Weise ätiopathogenetisch verknüpft auftreten.

## Klinisches Bild

Die Symptomatik entwickelt sich vor dem Hintergrund extrem gestörter Bindungsverhältnisse und mütterlicher Fehlhaltungen, wobei sowohl die psychische wie auch die körperliche Entwicklung in erheblichem Ausmaß beeinträchtigt wird. Die Bezugsperson kann dabei Merkmale einer abnormen Persönlichkeitsstruktur tragen, in ungelösten Partnerschaftskonflikten oder unter belastenden sozialen und materiellen Bedingungen leben. Die gestörte Beziehung richtet sich bei mehreren Geschwistern in der Regel nur auf ein bestimmtes Kind, welches Ablehnung, Isolation und Vernachlässigung, bisweilen auch körperliche Mißhandlung und intentionale Fehl- und Mangelernährung trifft.

Dieses Kind bietet neben seinem ausgeprägten Minderwuchs eine Reihe von Verhaltensauffälligkeiten und körperlichen Symptomen, die in dieser Konstellation pathognomonisch für das Syndrom sind. Zu den Verhaltensauffälligkeiten gehören charakteristische Eß- und Verdauungsstörungen (vgl. S. 61ff.), welche Ähnlichkeiten mit Pica haben. Bei abnorm gesteigertem Appetit essen die Kinder neben jeglicher verfügbarer Nahrung wahllos aus Abfalleimern und trinken gierig große Mengen Wasser aus Spülbecken, Wasserhähnen und sogar Toilettentöpfen. Neben dieser Polydipsie und Polyphagie zeigen sie multiple, zugleich jedoch uncharakteristische Verhaltensauffälligkeiten wie Enuresis und Enkopresis sowie ausgeprägte Störungen des Sozialverhaltens, die neben beträchtlicher Isolation durch plötzlich einschießende aggressive Handlungen gekennzeichnet sind. Die Isolation und Apathie kann in der Phase der Besserung unter veränderten Umweltbedingungen in ein hyperkinetisches Aktivitätsmuster übergehen. Relativ typisch sind die häufig zu beobachten-

den Störungen des Schlaf-Wach-Rhythmus, die mit stundenlangem nächtlichem Herumstreifen in der Wohnung einhergehen können, sowie die herabgesetzte Schmerzempfindlichkeit und Tendenz zur Automutilation. Diese multiplen Störungen im Verhaltensbereich werden von einer beträchtlichen Entwicklungsverzögerung im intellektuellen und motorischen Bereich ergänzt.
Unter den körperlichen Symptomen sind endokrinologische Funktionsveränderungen besonders hervorstechend. Pathognomonisch ist die Störung der Wachstumshormonausschüttung unter den deprivierenden Bedingungen des Aufwachsens, die durch Umgebungsveränderung mit angemessener psychosozialer Stimulation reversibel wird und zu einer Wachstumsbeschleunigung führt. Veränderungen anderer endokriner Funktionsparameter sind hingegen unspezifisch. Der Pubertätseintritt korreliert mit der Dauer der Deprivation: Je länger ein Kind unter diesen Bedingungen lebt, desto später setzt die puberale Entwicklung ein.
Ein letztes körperliches Symptom betrifft das von mehreren Arbeitsgruppen beobachtete, jedoch nicht obligate Phänomen einer vorübergehenden Dehiszenz der Schädelnähte, die mehrheitlich, nicht jedoch durchgängig in der Phase des beschleunigten Wachstums nach Beendigung der Deprivationsbedingungen zu beobachten ist. Sorgfältige klinische Untersuchungen haben in allen Fällen ergeben, daß keine Zeichen für einen gesteigerten intrakraniellen Druck vorliegen. Das Phänomen ist in seiner Ursache ungeklärt. Hypothetisch ist ein beschleunigtes Wachstum des Schädelknochens angenommen worden, hinter dem das Wachstum des Gehirns temporär zurückbleibt.

## Diagnose und Differentialdiagnose

Für die Diagnosenstellung sind das Vorliegen der pathognomonischen Zeichen einschließlich der belastenden Hintergrundfaktoren zu fordern, wobei der Beweis für die Richtigkeit der Diagnose in der Reversibilität des Minderwuchses ausschließlich durch psychosoziale Maßnahmen erbracht wird. Durch dieses Merkmal ist der psychosoziale Minderwuchs zugleich gegenüber anderen endokrin, zytogenetisch, metabolisch, renal oder konstitutionell bedingten Minderwuchsformen sowie seltenen Malabsorptionssyndromen abgegrenzt. Die differentialdiagnostische Beurteilung dieser alternativen Möglichkeiten erfordert pädiatrische Spezialkenntnisse und macht daher eine entsprechende Konsultation erforderlich. Eine Abgrenzung der Psychopathologie ist aufgrund vorliegender Forschungsergebnisse zur Psychoendokrinologie des Minderwuchses (vgl. STEINHAUSEN 1973, 1977; STEINHAUSEN u. STAHNKE 1976, 1977) möglich.

## Ätiologie

Die Tatsache, daß der psychosoziale Minderwuchs nicht unabhängig von erheblichen Deprivationsbedingungen auftritt, kann als ein zwar notwendiges, andererseits jedoch nicht hinreichendes Erklärungsprinzip betrachtet werden, zumal es verschiedene Deprivationssyndrome ohne eine entsprechende Beeinträchtigung des Wachstums gibt. Die Forschung hat sich daher um die Aufdeckung ergänzender pathogenetisch wirksamer Faktoren bemüht. Dabei finden die von einigen Autoren (z. B. RUTTER 1972) favorisierte Annahme einer ätiologisch wirksamen, unangemessenen Nahrungsaufnahme durch fehlerhafte Versuchspläne und unberechtigte Schlußfolgerungen (vgl. STEINHAUSEN 1973) oder durch besser kontrollierte Studien (SAENGER u. Mitarb. 1977) keine Bestätigung. Andererseits könnten Fälle, bei denen die Mißhandlung und Vernachlässigung mit einer nachgewiesenen Nahrungsrestriktion einhergeht (KRIEGER 1974), eine Untergruppe darstellen. Die Beweisführung bleibt in diesen Studien jedoch mehrheitlich unbefriedigend, weil wichtige Funktionsparameter wie die Wachstumshormonausschüttung bzw. das Größenwachstum nicht mitgeteilt werden.
Die zentrale Aufgabe der ätiologischen Ableitung scheint jedoch die Aufklärung des reversiblen Wachstumhormonmangels. Erste Hypothesen in diesem Bereich haben sich an die Beobachtungen des gestörten Schlaf-Wach-Rhythmus geknüpft. Angesichts einer bekannten Bindung verstärkter Wachstumshormonsekretion an die Slow-wave-Stadien des Schlafes könnten die für den psychosozialen Minderwuchs charakteristischen exzessiven Schlafstörungen zu einer Störung des Wachstums führen, zumal zumindest entsprechende korrelative Zusammenhänge nachgewiesen worden sind. Andererseits ist Größenwachstum nicht ausschließlich von der zentralen Wachstumshormonsekretion abhängig. Diese steht vielmehr im Wechselspiel mit anderen hormonalen und biochemischen Parametern. Einer der dabei bedeutsamen Gewebemediatoren, das Somatomedin, zeigt allerdings nachgewiesenermaßen beim psychosozialen Minderwuchs keine Aktivitätsveränderungen (SAENGER u. Mitarb. 1977). Offensichtlich scheint vielmehr die übergeordnete Regulation der Wachstumshormonsekretion durch einen Neurotransmitter gestört zu sein, wobei bisher noch ungeklärt ist, ob diese Störung im Bereich von Dopamin- oder Adrenalinmechanismen liegt. Es wäre denkbar, daß sich die deprivationsabhängigen emotionalen Störungen mit dieser Neurotransmitterstörung zu einer ätiopathogenetisch befriedigenden Erklärung verknüpfen lassen.

## Therapie und Prognose

Die bisherigen klinischen Erfahrungen haben angesichts der massiven Beziehungsstörungen gezeigt, daß mehrheitlich eine Trennung der Kinder von ihren Müttern und eine Unterbringung in Pflegefamilien oder adäquaten Heimen erforderlich ist. Die ausgeprägten Persönlichkeitsdefizite der Mütter lassen zudem selten eine problemlösende, aufdeckende Psychotherapie zu, sondern erfordern allenfalls ein unterstützendes Vorgehen, das die Mütter in wichtigen Bereichen der emotionalen und körperlichen Fürsorge für das Kind unterweist. Das dramatische Zustandsbild des Kindes macht vielfach jedoch ein unverzügliches Eingreifen und damit zumindest eine vorübergehende Trennung erforderlich.
Dem Kind müssen intensive therapeutische Angebote gelten, die auf das Ziel einer Kompensation seiner emotionalen Defizite, seiner Verhaltensauffälligkeiten und seiner Entwicklungsbeeinträchtigungen gerichtet sind. Eine stationäre kinderpsychiatrische Behandlung kommt einer Einleitung dieser Maßnahmen nach, wobei sich eine intensive Nachsorge in geeigneten Pflege- und Heimverhältnissen anschließen muß, sofern die Beziehungsstruktur zu den leiblichen Eltern nicht verbessert werden kann.
Die bisher vorliegenden klinischen Fallberichte belegen die Reversibilität der Symptomatik unter dem beschriebenen Vorgehen, wobei sich nicht nur die körperlichen Funktionsparameter, sondern auch die Verhaltensauffälligkeiten positiv beeinflussen ließen. Im Verlauf der Therapie konnten Wachstumsbeschleunigungen beobachtet werden, wobei die beeinträchtigte Wachstumshormonsekretion sich spontan normalisierte. Dieser Effekt ist auch durch Gabe von Propranolol, einem beta-adrenergen Blocker, hervorgerufen worden. Über die langfristige Prognose der Kinder mit psychosozialem Minderwuchs ist bisher wenig bekannt. Anhaltende Beeinträchtigungen sind angesichts eines endgültigen Größenwachstums, das mehrheitlich unterdurchschnittlich war, nicht ausgeschlossen.

## Literatur

Brown, G. M.: Endocrine aspects of psychosocial dwarfism. In: Hormones, Behavior and Psychopathology, hrsg. von E. J. Sachar. Raven Press, New York 1976
Gardner, L. I.: The endocrinology of abuse dwarfism. Amer. J. Dis. Child. 131 (1977) 505
Green, W. H., M. Campbell, R. David: Psychosocial dwarfism – a critical review of the evidence. J. Amer. Acad. World Psychiat. 23 (1984) 39
Krieger, I.: Food restriction as a form of child abuse in ten cases of psychosocial deprivation dwarfism. Clin. Pediat. 13 (1974) 127
Money, J.: Syndrome of abuse dwarfism (psychosocial dwarfism or reversible hyposomatotropism) – Behavioral data and case report. Amer. J. Dis. Child 131 (1977) 508
Money, J., C. Annecillo: IQ change following change of domicile in the syndrome of reversible hyposomatotropism (psychosocial dwarfism): Pilot investigation. Psychoneuroendocrinology 1 (1976) 427
Money, J., G. Wolff: Late puberty, retarded growth and reversible hyposomatotropinism (psychosocial dwarfism). Adolescence 9 (1974) 121
Money, J., C. Annecillo, J. Werlwas: Hormonal and behavioral reversals in hyposomatotropic dwarfism. In: Hormones, Behavior and Psychopathology, hrsg. von E. J. Sachar. Raven Press, New York 1976
Patton, R. G., L. I. Gardner: Deprivation dwarfism (psychosocial deprivation): Disordered family environment as cause of so-called idiopathic hypopituitarism. In: Endocrine and Genetic Diseases of Childhood and Adolescence, hrsg. von L. I. Gardner, 2. Aufl. Saunders, Philadelphia 1975
Rutter, M.: Maternal Deprivation Reassessed. Penguin, Harmondsworth/Middlesex 1972
Saenger, P., L. S. Levine, E. Wiedemann, E. Schwartz, S. Korth-Schutz, J. Pareira, B. Heinig, M. I. New: Somatomedin and growth hormone in psychosocial dwarfism. Pädiat. Pädol. 5 (1977) 1
Steinhausen, H.-Chr.: Psychologische Merkmale verschiedener Formen des Minderwuchses. Acta paedopsychiat. 39 (1973) 278
Steinhausen, H.-Chr.: Psychoendokrinologie des Minderwuchses im Kindes- und Jugendalter. Z. Kinder- u. Jugendpsychiat. 5 (1977) 346
Steinhausen, H.-Chr., N. Stahnke: Psychoendocrinological studies in dwarfed children and adolescents. Arch. Dis. Childh. 57 (1976) 778
Steinhausen, H.-Chr., N. Stahnke: Negative impact of growth-hormone deficiency on psychological functioning in dwarfed children and adolescents. Europ. J. Pediat. 126 (1977) 263
Steinhausen, H.-Chr., H. Wallis, W. Horn: Psychosozialer Minderwuchs, ein Fallbericht. Mschr. Kinderheilk. 122 (1974) 872
Wolff, G., J. H. H. Ehrich: Psychosozialer Minderwuchs. In: Psychosomatische Störungen und Krankheiten bei Kindern und Jugendlichen, hrsg. von H.-Chr. Steinhausen. Kohlhammer, Stuttgart 1981

# 14 Interaktionsstörungen in Familien

*Fritz Mattejat, Helmut Remschmidt*

## Pathogene Interaktions- und Beziehungsmuster

Aus der Einsicht daß sich das Erleben und Verhalten des einzelnen in seinen zwischenmenschlichen Beziehungen formt, folgt, daß nicht nur die Persönlichkeit des einzelnen Patienten, sondern ebenso sein sozialer Kontext in Betracht gezogen werden sollte. Dies bedeutet zunächst, daß die sozialen Beziehungen des Kindes als wesentliche Bedingungen psychischer Störungen betrachtet werden (Ätiologie), der interaktionstheoretische Ansatz führt aber darüber hinaus zu einer Veränderung in der Betrachtungsweise psychischer Störungen. Durch die Wendung von der individuenorientierten zur beziehungsorientierten Betrachtung wird die Symptomatik in einen anderen Zusammenhang gestellt: Sie ist nicht nur als individuelles Problem, sondern ebenso als Ausdruck eines interpersonalen Geschehens zu verstehen.

JACKSON (1965) zeigte auf, daß die Symptomatik eines Kindes (Jugendlichen) eine wesentliche Funktion für die Aufrechterhaltung der Familienstruktur und für das „emotionale Überleben" der Familie hat. Die Familie kann danach als ein offenes System betrachtet werden, das sich immer neu an die sich ständig ändernden Anforderungen, wie z. B. an veränderte Umweltbedingungen oder Veränderungen von einzelnen Familienmitgliedern, die sich allein schon aus der Altersentwicklung der Kinder ergeben können, anpassen muß, um ein befriedigendes Zusammenleben zu sichern. Mißlingen solche Anpassungsleistungen, besteht Gefahr für die Familie insgesamt; individuelle psychiatrische Symptome können als Ausdruck mißlungener familiärer Anpassungsversuche verstanden werden. Dies lenkt den Blick von der Symptomatik auf die Flexibilität und die homöostatischen Mechanismen der Familie.

In der Auffassung JACKSONs sind beide wesentliche Komponenten des familienorientierten Ansatzes repräsentiert: Neben der inhaltlichen Schwerpunktverlagerung vom individuenorientierten zum sozialpsychologischen Denken, die durch Begriffe wie „Beziehung", „Interaktion", „Kommunikation", „Transaktion" markiert wird, kommt dem Systemgedanken („Homöostase", „Rückkopplung", „Adaptation") eine zentrale Bedeutung zu. Damit ist auch eine methodologische Verschiebung vom Denkmodell einer starr determinierten linearen Kausalität (Beispiel: Infektion → Entzündung) zur Vorstellung von kreisförmigen Kausalitätsabläufen verbunden (s. WATZLAWICK 1980).

Neben die Betrachtung des einzelnen Patienten und seiner intrapsychischen Dynamik treten eine Reihe weiterer Perspektiven: Wie mit einer Gummilinse (Zoomobjektiv; zu diesem Vergleich s. MINUCHIN 1977) kann dasselbe Geschehen unter verschiedenen „Einstellungen" betrachtet werden. Solche „Systemebenen" wären etwa:

- Verhaltensmuster und psychophysische Funktionsbereiche bei jedem einzelnen Familienmitglied; Erlebens-, Verhaltens- und Persönlichkeitsstruktur der einzelnen Familienmitglieder;
- Interaktions- und Beziehungsstrukturen zwischen jeweils zwei Familienmitgliedern (dyadische Muster);
- Differenzierung zwischen familiären Subsystemen (eheliches Subsystem; Geschwister-Subsystem; Eltern-Subsystem);
- Merkmale des Familiensystems insgesamt (Gruppenmerkmale);
- Beziehungen zwischen Familie und sozialer Umwelt.

Aus dieser Erweiterung ergeben sich neue heuristische Möglichkeiten: Was als individuelles Verhalten noch unverstanden bleibt und mühsam durch externe Faktoren oder durch Rückgriff auf vage Konstruktionen erklärt werden muß, wird im Rahmen seines interaktionalen Kontextes verständlich. Dies soll im folgenden an einigen Beispielen erläutert werden.

*Beispiel 1: Aggressiv-ausagierendes Verhalten*
Zeigt ein Kind häufig ein unruhiges, impulsiv-ausagierendes und aggressives Verhalten, ein Verhalten also, das für die Eltern unangenehm (aversiv) oder störend ist, so ist es wahrscheinlich,

- daß die Eltern sich dem Kind besonders dann zuwenden, wenn es dieses Verhalten zeigt (erhöhte Aufmerksamkeit für das störende Verhalten), um das Verhalten des Kindes in eine andere Richtung zu lenken (erhöhte Kontrollversuche).
- Die Eltern werden dabei häufiger gereizt und strafend reagieren (verstärkt strafende, aversive Verhaltensweisen der Eltern), in anderen Situationen (wie etwa in der Öffentlichkeit oder wenn ihre bestrafenden Kontrollversuche erfolglos sind) werden die Eltern dazu neigen, dem Kind nachzugeben (z. B. dem Kind bestimmte Wünsche erfüllen), um das störende Verhalten abzustellen. D. h., es besteht die Gefahr, daß die Eltern in einer inkonsequenten Weise auf das Kind reagieren.

Umgekehrt lernt das Kind in einer solchen Erziehungssituation, daß es seine Eltern durch aggressiv-ausagierendes oder unfolgsames Verhalten kontrollieren kann: Die Eltern wenden sich ihm gerade in solchen Situationen zu, es kommt für das Kind darauf an, die unangenehmen Kontrollversuche der Eltern zu „überstehen", um dann schließlich doch seinen Willen durchzusetzen.

Die Eltern wiederum werden versuchen, dem „tyrannischen Verhalten" des Kindes zu widerstehen und ihre eigenen Kontrollversuche intensivieren.

Mildere Kontrollversuche (Bitten oder einfache Aufforderungen) werden immer unwirksamer, positiv akzentuierte Interaktionen seltener, die Interaktion konzentriert sich so immer mehr auf eine wechselseitige Ausübung von bestrafenden Zwangsmaßnahmen. PATTERSON hat aus verhaltenstherapeutischer Sicht solche Interaktionszirkel der wechselseitigen Zwangsausübung analysiert. Aggressiv-ausagierende Kinder steuern durch ihr Verhalten das elterliche Erziehungsverhalten, sie sind gleichzeitig Architekten und Opfer des Systems der wechselseitigen Zwangsausübung. Die vorliegenden empirischen Untersuchungen zu diesem Bereich stützen die Annahme, daß bei Kindern mit Verhaltensstörungen dieser Art eine solche Interaktion zwischen Eltern und Kindern stattfindet. (Zu einer speziellen Übersicht hierzu siehe PATTERSON 1978; vgl. auch die Übersicht über die Forschungsergebnisse unten).

*Beispiel 2: Ängstlich-gehemmtes Verhalten*

In der Regel wird ein Kind in neuen, ungewohnten, beängstigenden Situationen bei den Eltern Schutz, Unterstützung und Beistand suchen und von den Eltern auch bekommen. Ängstliche und gehemmte Kinder werden in solchen Situationen eher und häufiger den elterlichen Schutz suchen und erhalten.

Daraus aber folgt, daß ängstlich-gehemmte Kinder weniger als andere die Chance haben, neue Situationen in selbständiger Weise zu bewältigen. Mangelnde Erfahrung bei der Bewältigung solcher Situationen aber kann dazu führen, daß sich die Unsicherheit und Angst erhöht: Durch die Flucht in den elterlichen Schutz wird die Angst zwar unmittelbar verringert, längerfristig aber erhöht und stabilisiert sich die Angstbereitschaft des Kindes. D. h., je häufiger das Interaktionsmuster „ängstliches, gehemmtes und unselbständiges Verhalten beim Kind → elterliche Zuwendung, Fürsorge, Schutz" auftritt, um so abhängiger wird das Kind von seinen Eltern. Mit zunehmender Restriktivität und Protektivität auf seiten der Eltern besteht die Gefahr, daß sich Ängstlichkeit und Unsicherheit verstärken und das Kind sich sozial zurückzieht.

Durch die spiralenförmige Entwicklung eines solchen Interaktionsmusters werden nicht nur die Verhaltens-, Lern- und Entwicklungsmöglichkeiten des Kindes eingeengt. Durch die häufigen Forderungen des Kindes nach elterlicher Zuwendung und Fürsorge wird auch der Verhaltensspielraum der Eltern enger, die Eltern können sich nicht mehr „frei bewegen".

Dies kann dazu führen, daß die Eltern in solchen Situationen das kindliche Hilfeersuchen zurückweisen und selbständiges Handeln fordern. Damit besteht die Möglichkeit, daß das Kind eigenständige Formen der Situationsbewältigung entwickelt. Dies gilt allerdings nur dann, wenn das Kind die Selbständigkeitsforderung tatsächlich erfüllen kann, also nicht überfordert ist. Eine Überforderung dagegen würde die kindliche Unsicherheit eher noch verstärken. Ähnliches gilt dann, wenn die Eltern an ihrer Selbständigkeitsforderung nicht festhalten, sondern den verstärkten Unterstützungsforderungen des Kindes nachgeben: Bei einem solchermaßen schwankenden (inkonsequenten) Verhalten der Eltern kommt zur allgemeinen Angst des Kindes jetzt noch die Unsicherheit darüber, ob es in kritischen Situationen auf die Unterstützung der Eltern rechnen kann oder nicht.

Eine solche Unsicherheit beim Kind kann sich aber auch dann entwickeln, wenn die Eltern überhaupt nicht in der Lage sind, Zuwendungs- und Hilfewünsche des Kindes offen zurückzuweisen (Hemmung „Nein" zu sagen; assertive Hemmung), etwa aus einer erhöhten Angst heraus dem Kind weh zu tun, unterschwellig aber verärgert und unwillig reagieren, das Kind abweisen möchten, hierzu aber nicht in der Lage sind.

Das Kind spürt die Ambivalenz der elterlichen Zuwendung, kann sie aber nicht durchschauen. Für das Kind ist die Zuwendung unklar und uneindeutig (unterschwellig mit Abweisung durchsetzt) und damit unsicher. Zur Bewältigung (Verminderung) dieser Unsicherheit wird das Kind mehr Zuwendung fordern oder gar erzwingen, wodurch sich das Interaktionsmuster spiralenartig verstärkt.

Die beiden Beispiele lassen sich wie in den Abbildungen 14.**1**, 14.**2** darstellen.

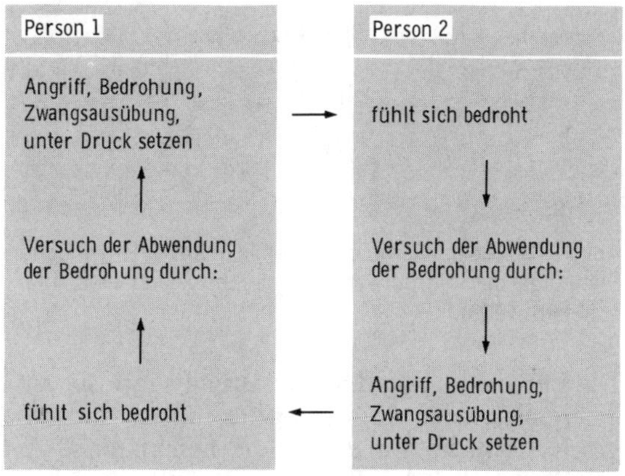


Abb. 14.**1** Schematische Darstellung zum Beispiel 1: Interaktionsmuster zu aggressiv-ausagierendem Verhalten.

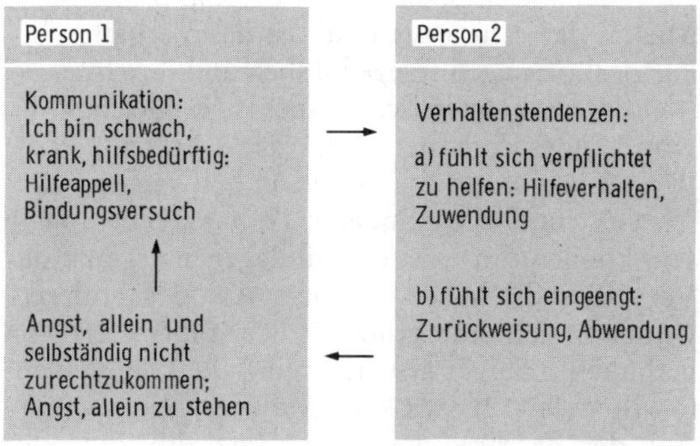


Abb. 14.**2** Schematische Darstellung zum Beispiel 2: Interaktionsmuster zu ängstlich-gehemmtem Verhalten.

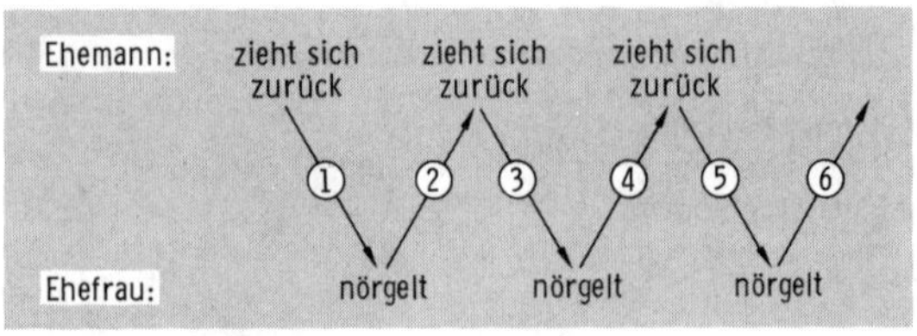


Abb. 14.**3** Beispiel für ein Interaktionsmuster zwischen Eheleuten mit Interpunktionsproblemen (nach *Watzlawick* u. Mitarb. 1969).

Die Entwicklung und Stabilisierung aggressiv-ausagierender oder ängstlich-gehemmter Syndrome geschieht nicht immer auf die beschriebene Art und Weise, bei den Beispielen handelt es sich jedoch um recht typische und häufig vorkommende Interaktionsmuster. Das erste Beispiel stellt eher ein symmetrisches, das zweite ein komplementäres Muster dar: „Im ersten Fall ist das Verhalten der Partner sozusagen spiegelbildlich und ihre Interaktion daher symmetrisch. Dabei ist es gleichgültig, worin dieses Verhalten im Einzelfall besteht, da die Partner sowohl in Stärke wie in Schwäche, Härte wie Güte und jedem anderen Verhalten ebenbürtig sein können. Im zweiten Fall dagegen ergänzt das Verhalten des einen Partners das des anderen, wodurch sich eine grundsätzlich andere Art von verhaltensmäßiger Gestalt ergibt, die komplementär ist" (WATZLAWICK u. Mitarb. 1969, S. 69).
Aus der Beschreibung dieser Interaktionsmuster sollte deutlich werden, daß die Verhaltensweisen der einzelnen Interaktionspartner für sich genommen bloß inadäquat und unsinnig erscheinen mögen, im Interaktionskontext dagegen werden sie verständlich; die Verhaltensweisen der Interaktionspartner bedingen sich gegenseitig. Die Entwicklung des Interaktionsmusters gewinnt eine eigene Dynamik, losgelöst von den ursprünglichen Ursachen oder Auslösern des Interaktionsproblems. Das Interaktionssystem erhält sich selbst aufrecht (selbst-reproduzierendes System). Die ursprünglichen Auslöser können dabei recht unterschiedlich sein, wie z. B. bestimmte Temperamentscharakteristiken des Kindes, Erkrankungen des Kindes, Umweltbelastungen der Familie, Persönlichkeitseigenschaften der Eltern; aus relativ geringfügigen Abweichungen dieser Art können sich durch die fortschreitende Entwicklung eines problematischen Interaktionszirkels schließlich extreme Belastungen für die Familie ergeben. Wesentlich für den interaktionalen Ansatz ist, daß primär die aktuellen Wechselwirkungen zwischen den Familienmitgliedern in den Blick genommen werden, erst in zweiter Linie werden länger zurückliegende Aspekte untersucht. Dies impliziert einen unmittelbaren direkten und optimistischen therapeutischen Ansatz, der sich – anstatt vergangene Entwicklungen zu beklagen – auf das konzentriert, was aktuell veränderbar ist.
Konkret bedeutet dies nicht nur, daß die kindlichen Verhaltensstörungen nur vor dem Hintergrund des elterlichen Verhaltens richtig eingeschätzt werden können, ebenso gilt, daß das Verhalten des Kindes die Verhaltensweisen der Eltern prägt. Wenn Eltern als „inkonsequent", „ablehnend", „ambivalent" oder „überprotektiv" geschildert werden, so mag dies den Eindruck erwekken, als ob damit den Eltern die Schuld an den psychischen Problemen des Kindes zugeschoben wird. Dabei wird übersehen, daß dieses Elternverhalten auch die Folge des kindlichen Verhaltens ist. Um dies aufzuzeigen, wurde in den Beispielen als Ausgangspunkt ein bereits auffälliges oder schwieriges Verhalten des Kindes genommen.
Inkonsequente, ablehnende, ambivalente oder überprotektive Eltern sind keine „notorisch schlechten Eltern". Problematisches Erziehungsverhalten muß nicht in der „schwierigen" Persönlichkeit der Eltern begründet sein. Der interaktionale Ansatz zeigt gerade auf, daß Schuldzuschreibungen dieser Art nichts zur Lösung beitragen, sondern ein Teil des Problems sind.
Eltern sehen vielfach die Ursache der Interaktionsprobleme im gestörten Verhalten des Kindes und umgekehrt schieben die Jugendlichen häufig die Schuld ihren Eltern zu. In solchen wechselseitigen Schuldzuschreibungen („Ich verhalte mich nur deshalb so, weil du dich so verhältst"; „Wenn du dich anders verhalten würdest, dann könnte ich mich auch anders verhalten") wird nach dem Modell einer einseitigen linearen Kausalität eine einzelne Ursache der Probleme identifiziert; andere Zusammenhänge werden systematisch ausgeblendet. WATZLAWICK u. Mitarb. (1969) sprechen in diesem Zusammenhang von Interpunktionsproblemen und erläutern es am Beispiel, das in Abb. 14.3 dargestellt ist.
Im typischen Falle interpunktieren die beiden Partner den Gesamtfluß der Interaktion in verschiedener Weise: Der Ehemann nimmt nur die Zusammenhänge 2, 4, 6 etc. wahr, die Ehefrau die Zusammenhänge 1, 3, 5 etc. Auf diese Weise kann keiner der beiden etwas zur Veränderung des Interaktionsmusters beitragen; die Verschiebung der Verantwortung auf den anderen („Ich reagiere nur") ist Teil des Problems, das Interaktionsmuster wird dadurch stabilisiert.
Wenn Allparteilichkeit als therapeutisch produktive Haltung beschrieben wird, dann bedeutet dies auch, daß der Therapeut versuchen sollte, solche problemerzeugenden und -stabilisierenden Interpunktionen bzw. Ausblendungen zu vermeiden und statt dessen versuchen sollte, den ganzen Zusammenhang zu sehen.
Die wechselseitige Stabilisierung von Verhaltensmustern kann mit den kybernetischen Begriffen der *positiven* und *negativen Rückkopplung* genauer analysiert werden. Negative Rückkopplungen sind solche Kommunikationen (Reaktionen) die Abweichungen (Auslenkungen) des Systems vermindern, positive Rückmeldungen solche, die Abweichungen verstärken.

Im ersten Fall hatten wir ein typisches Beispiel für positive Rückkopplungsprozesse, es besteht die Gefahr, daß die Aggression und Zwangsausübung immer weiter eskaliert. (REVENSTORF u. Mitarb. 1980 haben solche Eskalationsprozesse in der Kommunikation von Ehepaaren, die sich zu einer Paartherapie angemeldet haben, empirisch untersucht.) Dabei ist aber bedeutsam, daß das Verhalten der Eltern ihrer Absicht nach darauf ausgerichtet ist, das für sie unangenehme Verhalten des Kindes zu minimieren. Die Kontrollversuche der Eltern sind also als negative Rückkopplungen gedacht, die sich aber genau entgegengesetzt als positive Rückmeldungen auswirken.

Die Diskrepanz zwischen Intention und tatsächlichem Effekt wird am folgenden Beispiel besonders deutlich: Ein in der Kinder- und Jugendpsychiatrie häufig vorkommendes Problem ist die Rebellion des Adoleszenten gegen seine Eltern. Der Jugendliche orientiert sich stärker an seinen Gleichaltrigen, fordert mehr Freiheit von den Eltern, will Entscheidungen selber treffen, fordert mehr Rechte, etwa bei der Frage, wie häufig und wie lange er abends ausgehen darf. Dieser Konflikt zwischen Eltern und Jugendlichem kann so extrem eskalieren, daß schließlich die Jugend- und Justizbehörden eingeschaltet werden.

Als das Kind noch jünger war (z. B. Grundschulalter), waren die Eltern in der Lage, das Kind durch Argumentationen (Anführen von Vernunftgründen) oder – wenn dies nicht fruchtete – etwa durch Drohungen („Wenn du nicht gehorchst, dann passiert was!") zu kontrollieren, plötzlich aber versagen nun diese Mittel, die alten erprobten und bisher hinreichenden Verhaltensweisen der Eltern werden wirkungslos.

Die Eltern intensivieren ihre Kontrollversuche, verhängen Strafen. Der Jugendliche aber rebelliert offen und direkt, so daß es zu einem offenen Familienkonflikt kommt, oder er entzieht sich den Kontrollversuchen der Eltern auf eine indirekte und verheimlichende Art und Weise. Noch schärfere Eingriffe und Strafen und stärkere Restriktion der Eltern sind für den Jugendlichen ungewohnt, er fühlt sich in seinem Freiheitsspielraum ungerecht eingeengt, oppositionelle Tendenzen werden nur noch verstärkt (vgl. hierzu die sozialpsychologische Reaktanztheorie von BREHM 1966).

Der reziproke Prozeß auf der Seite der Eltern könnte etwa so ablaufen: Je mehr sich die Eltern bemühen, Einfluß zu gewinnen, um so deutlicher erscheint ihnen ihre Machtlosigkeit. Die plötzliche Veränderung in der Beziehung zu ihrem Kind ist ihnen unverständlich, sie empfinden diese Veränderungen als bedrohlich für die Familie.

„Die Eltern wagen es nicht, ihren Druck zu vermindern, da sie ‚wissen', daß das Benehmen des Jugendlichen sonst völlig außer Rand und Band geraten würde; für ihn dagegen ist die Rebellion die ‚einzige' Möglichkeit, sein psychologisches Überleben gegenüber der Drohung ihrer ständig wachsenden Forderungen zu gewährleisten" (WATZLAWICK u. Mitarb. 1974, S. 169).

Das Beispiel zeigt zunächst, wie allein das Älterwerden der Kinder eine Veränderung der Interaktions- und Beziehungsstrukturen erfordert: Die alten und „bewährten" Lösungen sind nicht immer die besten. Ein zu starres Festhalten an den Familienregeln kann die Familie in unerwartete Probleme führen. (Zur Flexibilität der Familienstruktur und zur pathogenetischen Bedeutung dieser Dimension siehe Abschnitt Systemcharakteristiken). Die kinderpsychiatrische Beurteilung von familiären Interaktionsmustern muß deshalb auch immer vor dem Hintergrund der jeweiligen Entwicklungsphase des Kindes und der Familie geschehen (Entwicklungsdimension).

Auch bei der geschilderten Adoleszentenproblematik haben wir es mit einem Interpunktionsproblem zu tun: Die Ursache (Auslösung) der Probleme wird beim Gegenüber gesehen, das eigene Verhalten dagegen nur als Reaktion auf den anderen. Es ist außerdem gut erkennbar, daß die subjektiven Problemlösungsversuche das eigentliche Problem darstellen. Das Problem besteht in der Art und Weise, wie Eltern und Jugendliche die von ihnen wahrgenommenen Probleme zu lösen versuchen: Die vermeintliche Lösung ist das eigentliche Problem.

Die mißlingenden *„Lösungsversuche"* beschreibt WATZLAWICK als Lösungen nach dem *„Mehr-desselben"-Rezept.* Der Lösungsversuch wird als solcher beibehalten, er wird nur intensiviert oder häufiger. Es handelt sich um Lösungen *„erster Ordnung"*, die innerhalb des bestehenden Verhaltenssystems verbleiben und die Problematik nicht verändern können, sondern sie eher noch verstärken.

Therapeutisch käme es darauf an, Lösungen *„zweiter Ordnung"* zu erreichen, die über das bestehende Verhaltenssystem hinausreichen. Dies aber impliziert eine Veränderung des Bezugsrahmens. Das Interpretationssystem der Eltern könnte durch den Satz charakterisiert werden:

„Wenn wir ihn nicht extrem eng kontrollieren, dann verhält er sich unvernünftig und gefährlich (böse)." Das Bezugssystem des Jugendlichen könnte lauten: „Meine Eltern wollen mir jeden Freiheits- und Entscheidungsspielraum wegnehmen."

Die Veränderung dieser Bezugssysteme ist therapeutisch entscheidend: Wenn der Jugendliche die Eltern nicht mehr als Freiheitsbedrohung wahrnimmt, dann hat er es nicht mehr nötig trotzigen Widerstand zu leisten, Widerstand ist sinnlos. Und umgekehrt können die Eltern dem Jugendlichen dann mehr Freiheit zugestehen, wenn sie darauf vertrauen, daß er verantwortlich handelt.

Wie die Erfahrung zeigt, können solche Verhaltensdefinitionen sehr hartnäckig sein. Es ist deshalb oft wenig erfolgversprechend, in der Therapie direkt an diesen Definitionen anzusetzen. Eine alternative Möglichkeit besteht darin, durch Verhaltensverschreibungen (z. B. Veränderung der Verantwortlichkeit in der Familie) eine neue Situation zu schaffen, in der die Familie selbst alternative Erfahrungen machen kann, die dann zu einer positiven Veränderung der wechselseitigen Verhaltensdefinition führen (vgl. z. B. die „Strategische Therapie" von HALEY 1977).

Die Bedeutsamkeit der wechselseitigen Verhaltenserwartungen und des Bezugssystems für Verhaltensinterpretationen für die Stabilisierung oder Veränderung von pathogenen Interaktionsmustern lenkt den Blick von den offenen Verhaltensweisen auf die dem Verhalten zugrundeliegenden kognitiven und emotionalen Strukturen. Problematische Interaktionsmuster werden in vielen Fällen erst durch unproduktive und irrationale Einstellungen, falsche Annahmen und durch problemerzeugende Erwartungen initiiert oder aufrechterhalten. Einen psychopathologisch zentralen kognitiven Mechanismus dieser Art umschreiben WATZLAWICK u. Mitarb. (1974, S. 67) so: „Eine Form der Fehllösung von Schwierigkeiten besteht darin, sich so zu verhalten, als bestünden diese Schwierigkeiten nicht..." (vgl. auch das *„Utopiesyndrom"*, WATZLAWICK u. Mitarb. 1974).

Neben der *Konfliktverleugnung* (Harmonisierung) als zentralem familiärem Abwehrmechanismus wurden viele andere Mechanismen, wie z. B. die *Konfliktverschiebung* vom Ehepaar auf das Kind (s. z. B. MINUCHIN 1977), der „Sündenbockmechanismus" (s. VOGEL u. BELL 1969) beschrieben. STIERLIN (1973) nennt neben den Harmoniemythen („Bei uns ist alles in Ordnung") die Entschuldigungsmythen („Wenn... nicht wäre, dann wäre alles in Ordnung") und die Rettungsmythen („Wenn... tun würde, wäre alles in Ordnung"). Wie sich solche Familienmythen im einzelnen manifestieren können, wurde bereits oben bei der Darstellung der Interpunktionsprobleme und der wechselseitigen Schuldzuschreibungen gezeigt. Es ist leicht zu erkennen, daß es sich hier um die Beschreibung derselben Sachverhalte in einer anderen Terminologie handelt.

Autoren, die durch die psychoanalytische Tradition geprägt sind, haben solche erlebnishaften Aspekte hervorgehoben und die Beziehungsstrukturen, die der offen beobachtbaren Interaktion zugrunde liegen, genauer analysiert. HEIGL-EVERS u. HEIGL (1975) untersuchten die wechselseitigen, meist unbewußten Erwartungen zwischen Ehepartnern, die sich aus den Beziehungsmustern der Ursprungsfamilien herleiten lassen, mit dem Begriff des „impliziten Ehevertrages". BOSZORMENY-NAGY (s. z. B. BOSZORMENY-NAGY u. SPARK 1981) analysiert die Verpflichtungen und Loyalitäten der mehrgenerationalen familiären Beziehungsdynamik und zeigt, wie das Interaktionsverhalten durch solche Schuld- und Verdienstkonten geprägt ist. STIERLIN (1979) greift diesen Ansatz in seiner Perspektive der familiären Delegation und der Mehrgenerationenperspektive von Vermächtnis und Verdienst auf (vgl. auch STIERLIN u. Mitarb. 1977).

RICHTER (1972) nutzt die sozialpsychologische Rollentheorie und verbindet sie mit psychoanalytischem Gedankengut, um pathogene Beziehungs- und Interaktionsmuster zu beschreiben. So kann er drei zentrale traumatische Rollen des Kindes herausarbeiten:

- Das Kind als Substitut für einen anderen Partner, etwa als Eltern- oder als Gattensubstitut.
- Das Kind als Substitut für einen Aspekt des eigenen Selbst. Das Kind kann dabei Aspekte des eigenen idealen Selbst (Wunschvorstellungen) oder auch abgelehnte (negative) Aspekte des eigenen Selbst (negative Identität) repräsentieren.

  Die zuletzt genannte Form hat viel Ähnlichkeit mit dem von anderen Autoren beschriebenen Sündenbockmechanismus, bei dem oft die ganze Familie eigene negative Aspekte auf eine einzelne Person projiziert.
- Das Kind als umstrittener Bundesgenosse. Das Kind wird in die ehelichen Auseinandersetzungen mit einbezogen, indem beide Eltern versuchen, das Kind als Bundesgenossen gegen den Ehepartner zu gewinnen.

Während die hier verwendeten Beispiele sich auf dyadische Interaktions- und Beziehungsmuster bezogen, stellen die zuletzt genannten Konzepte komplexere Familienstrukturen von mehreren Personen (mindestens Triaden) dar. Allianzen und Koalitionsbildungen, die Abgrenzungen zwischen familiären Subsystemen, Mechanismen wie Harmonisierung, Konfliktverschiebung etc. werden im systemtheoretischen Paradigma darstellbar.

Bei der Betrachtung der familientherapeutischen Ansätze wird – bei aller Unterschiedlichkeit in der Terminologie – doch die inhaltliche Konvergenz deutlich: Zentrales Problem und Bezugspunkt ist die Verstrickung der Familienmitglieder in ein pathogenes Interaktions- oder Beziehungsmuster. Dies wird sehr gut im Begriff der *Kollusion* erfaßt, der von LAING (1961) und von WILLI (1975) zur Analyse von Ehepaarbeziehungen verwendet wird: Der Partner A zeigt das Verhalten X, weil der andere Partner B das Verhalten Y zeigt, und umgekehrt zeigt B das Verhalten Y, weil A das Verhalten X zeigt. Beide Partner sind dabei letztlich eingeengt, gefangen im Beziehungsmuster.

WYNNE beschreibt diese sich endlos wiederholenden Interaktionsmuster, in die die Interaktionspartner verstrickt sind als Pseudo-Miteinander (pseudo-mutuality) und als Pseudo-Gegeneinander (pseudo-hostility). In beiden Fällen handelt es sich um fixierte Beziehungsmuster, die produktive Weiterentwicklungen verhindern. Die Pseudohostilität hat Ähnlichkeit mit unserem ersten Beispiel: Das Familienklima ist durch dauernden Streit und häufige Auseinandersetzungen gekennzeichnet, liebevolle Gefühle sind abgespalten. Bei der Pseudomutualität (Ähnlichkeit zum zweiten Beispiel oben) dagegen sind alle feindseligen Gefühle wie Ärger und Aggressionen tabuisiert oder „verboten" (Harmonisierung) (vgl. WYNNE u. Mitarb. 1975). Die wichtigsten Merkmale der hier beschriebenen Ansätze können wir zusammenfassen:

(1) Im Zentrum der Betrachtung stehen die Interaktions- und Beziehungsmuster. Pathogene Beziehungen sind solche, in denen positive Entwicklungsprozesse blockiert sind. Trotz unterschiedlicher Terminologie konvergieren die verschiedenen therapeutischen Richtungen in diesem Punkt.

(2) Inhaltlich verschiebt sich die Betonung vom Individuum zu dem, was sich zwischen den Personen abspielt, vom linear-kausalen Denken zu einem systemorientierten Denken in zirkulären Prozessen.

(3) Daraus ergeben sich neue therapeutische Möglichkeiten: Wie die Muster gegenseitiger Blokkierung, so können sich auch therapeutische Interaktionszirkel gegenseitiger Unterstützung spiralenförmig entwickeln. Der therapeutische Optimismus leitet sich aus dem theoretischen Ansatz ab.

Jede Familie hat eigene unverwechselbare Interaktions- und Beziehungsmuster. Gezielte therapeutische Interventionen basieren immer auf einer einzelfallbezogenen diagnostischen Analyse dieser Muster vor und während der Therapie. Gleichwohl können aufgrund der bisherigen Forschung grundlegende Aspekte und allgemeine Dimensionen genannt werden, die die praktische Arbeit leiten können. Im folgenden Abschnitt sollen diese Aspekte unter den Stichworten Interaktion, Kommunikation und System dargestellt werden.

# Familientheoretische Perspektiven

## Dimensionen der Interaktion

Bei der Frage nach den psychopathologisch wesentlichen Merkmalen interpersonalen Verhaltens und interpersonaler Beziehungen wurden zwei Aspekte besonders häufig untersucht:

*Emotionalitätsaspekt:* Welche emotionale Qualität hat die Interaktion oder Beziehung? Ist die Interaktion (Beziehung) für die Interaktionspartner angenehm, emotional positiv, belohnend oder ist sie unangenehm, emotional negativ und bestrafend? Ist das interpersonale Verhalten (bzw. Einstellungen) emotional warm, zugewandt, freundlich und liebevoll oder emotional kühl, ablehnend und feindselig?

*Machtaspekt* (Kontrollaspekt): Welchen psychologischen Status haben die Interaktionspartner, wie sind die Machtverhältnisse zwischen ihnen, welcher Interaktionspartner steuert die Interaktion, welcher hat mehr Einfluß? In welchem Ausmaß kontrolliert der eine Interaktionspartner den anderen, wer ist eher dominant (bestimmend), wer ist eher submissiv (untergeordnet)? Die klinisch-psychologische und psychiatrische Forschung kann sich dabei auf Ansätze in der allgemeinen Sozialpsychologie stützen, in denen versucht wird, interpersonales Verhalten durch diese beiden Dimensionen (bzw. Aspekte) zu beschreiben (s. z. B.: BALES 1970; LEARY 1957; zu einem Überblick s. PIONTOWSKI 1976). In der Familienforschung wurden die beiden Aspekte zum einen hinsichtlich der Beziehung zwischen den Ehepartnern und zum anderen hinsichtlich der Eltern-Kind-Beziehung untersucht (zu Übersichten s. R. TAUSCH u. A. M. TAUSCH 1973 und LUKESCH 1975).

Unter einem *Erziehungsstil* versteht man dabei in verschiedenen Situationen und zu verschiedenen Zeitpunkten relativ stabile Verhaltensweisen und Einstellungen gegenüber dem Kind. Sehr bekannt wurde das typologische Konzept des elterlichen Erziehungsstils von LEWIN u. Mitarb. (1939), das drei Erziehungsstile, „autoritär", „demokratisch" und „laissez-faire" voneinander abgrenzt. Diese „heute nicht mehr auszumerzende Typisierung des Erziehungsverhaltens " (LUKESCH u. Mitarb. 1980, S. 18) wurde im weiteren Verlauf der Forschung in dimensionale Konzepte des Erziehungsstils eingebracht. Die empirischen Untersuchungen zur dimensionalen Struktur haben – neben anderen Aspekten – die beiden Aspekte Emotionalität und Kontrolle als Grunddimensionen des elterlichen Erziehungsverhaltens identifiziert (vgl. hierzu LUKESCH 1975; R. TAUSCH u. A. M. TAUSCH 1973). Über die deskriptive Ordnung von Erziehungsverhalten und -einstellungen hinausgehend, richtet sich das Interesse der Erziehungsstilforschung in erster Linie auf die Untersuchung der Zusammenhänge zwischen elterlichem Erziehungsstil und der Persönlichkeits- und Verhaltensstruktur des Kindes.

Zur Forschung und über Ergebnistendenzen, insbesondere bezüglich des Zusammenhangs zu psychischen Störungen berichten u. a.: WALTERS u. STINNETT (1971), MARTIN (1975), HETHERINGTON u. MARTIN (1972), ROLLINS u. THOMAS (1979), STEINMETZ (1979), BAHR (1979), BUTOLLO u. Mitarb. (1978) und RUTTER (1977).

Bezüglich des *Zusammenhangs zwischen Erziehungsstil und psychischen Störungen* bei Kindern und Jugendlichen weisen die bisherigen Ergebnisse darauf hin, daß elterliches Erziehungsverhalten teilweise unspezifisch – im Sinne einer allgemeinen Belastung (bzw. positiv im Sinne einer Unterstützung und Förderung) – wirkt, teilweise sind die Auswirkungen der elterlichen Erziehung auch spezifisch für die Entwicklung bestimmter psychischer Störungsmuster. Feindseligkeit gegenüber dem Kind (Ablehnung des Kindes) und bestrafungsorientierte Erziehung sind als relativ unspezifische Belastungsfaktoren zu interpretieren, die bei allen psychischen Störungen gehäuft vorkommen. Dies bedeutet nicht nur, daß elterliche Feindseligkeit die Wahrscheinlichkeit für psychische Störungen erhöht; umgekehrt dürfte ebenso gelten, daß psychische Störungen bei Kindern für die Eltern häufig eine Überbelastung darstellen, auf die sie dann mit erhöhter Feindseligkeit gegenüber dem Kind reagieren. Im Gegensatz zur Emotionalitätsdimension scheinen sich Auffälligkeiten im elterlichen Kontrollverhalten eher spezifisch auszuwirken. Die Forschung deutet darauf hin, daß ein Mangel an effektiver Kontrolle relativ spezifisch für die Entwicklung bzw. Aufrechterhaltung von aggressiv-ausagierenden Verhaltensstörungen, eine ängstlich-überprotektive Erziehung eher spezifisch für die Entwicklung emotionaler Störungen ist. Eine genauere Übersicht zum Zusammenhang zwischen der Eltern-Kind-Interaktion (elterliches Erziehungsverhalten) und psychischen Störungen bei Kindern und Jugendlichen wird im Abschnitt Familieninteraktion und individuelle Psychopathologie (S. 388ff.) gegeben. Wir wollen deshalb an dieser Stelle noch etwas ausführlicher auf die Interaktion und Beziehung zwischen den Eltern eingehen.

Eine relativ große Zahl von Untersuchungen ist konsistent zum Ergebnis gelangt, daß *eheliche Disharmonie* (häufige Streitigkeiten und Auseinandersetzungen, wechselseitige Ablehnung etc.) und eheliche Unzufriedenheit (gestörte emotionale Beziehungen zwischen den Ehepartnern) die Wahrscheinlichkeit für psychiatrische Störungen beim Kind deutlich erhöhen. RUTTER u. Mitarb. (1975) z. B. fanden in der *Isle-of-Wight-Studie*, daß bei Jugendlichen mit einer persistierenden Störung 30% aus solchen Familien kamen, in denen die Eltern emotional ungünstige eheliche Beziehungen hatten; im Vergleich dazu fand sich in der Kontrollgruppe mit normalen Jugendlichen nur bei rund 7% der Eltern eine gestörte eheliche Beziehung. In einer analogen epidemiologischen Untersuchung an Mannheimer Schulkindern zeigte sich ebenfalls, daß eheliche Disharmonie (neben anderen Aspekten wie z. B. dem sozioökonomischen Status, der psychischen Gesundheit der Mutter) ein wesentlicher Belastungsfaktor ist, der die Wahrscheinlichkeit für die Entwicklung einer psychischen Störung beim Kind erhöht (VOLL u. Mitarb. 1982).

Auch die meisten Studien, in denen die Interaktion zwischen den Eltern direkt beobachtet wurde (Familieninteraktions-Studien) kommen insgesamt zum Schluß, daß die Partnerbeziehung von Eltern psychisch gestörter Kinder und Jugendlicher konflikthaltiger ist als die Ehebeziehung in Vergleichsfamilien (s. MURRELL u. STACHIOWAK 1967). Der Partnerkonflikt kann sich dabei in höherer Feindseligkeit zwischen den Eltern (z. B. FARINA u. HOLZBERG 1968), in geringerer gegenseitiger Unterstützung (s. z. B. MURREL u. STACHIOWAK 1967) oder auch in einer erhöhten Tendenz, zu Kontaktvermeidungen und Pseudoübereinstimmungen (verdeckter Konflikt) (vgl. SOLVBERG u. BLAKAR 1975) äußern.

Der *Zusammenhang zwischen ehelicher Disharmonie und psychiatrischen Auffälligkeiten* beim Kind ist besonders deutlich bei aggressiv-ausagierenden Syndromen (Delinquenz, dissoziales Verhalten, aggressives Verhalten) (s. z. B. WEST u. FARRINGTON 1973; RUTTER 1971; W. MCCORD u. J. MCCORD 1959; DOUGLAS u. Mitarb. 1968; GIBSON 1969; GREGORY 1965), während die Beziehung zwischen ehelicher Disharmonie und emotionalen Störungen (ängstlich-gehemmte Syndrome) nicht so deutlich ausgeprägt ist. Dies bedeutet allerdings nicht, daß die Probleme in Familien mit emotional gestörten Kindern quantitativ geringer wären, es dürfte sich vielmehr um eine andere Art von Problemen handeln, die subtiler und schwerer erfaßbar sind. Wenn z. B. SCHULMAN u. Mitarb. (1962) diesbezüglich keine Unterschiede zwischen Eltern psychisch auffälliger und normaler Kinder gefunden haben, so kann dies dadurch erklärt werden, daß nur offene Konflikte (in Form von Auseinandersetzungen und Streitigkeiten) erfaßt wurden. (Mit dieser Interpretation folgen wir DOANE 1978, S. 357.) Methodologisch ergibt sich hieraus die Forderung nach der Entwicklung von sensibleren Erfassungsinstrumenten.

Die Frage, wie Einfluß, Macht und Kontrollfunktionen zwischen Vater und Mutter verteilt sind (Dominanzbeziehungen zwischen den Ehepartnern) wurde zwar häufig untersucht, die Ergebnisse aber sind inkonsistent und schwer zu interpretieren. Die bisherige Forschung konnte noch keine klaren Zusammenhänge zwischen elterlichen Dominanzmustern und psychischen Störungen bei Kindern und Jugendlichen aufweisen.

Die Uneindeutigkeit der Ergebnisse ist in methodischer Hinsicht auf die Unterschiedlichkeit der Operationalisierungen (Meßprozeduren) zurückzuführen, die untereinander häufig nur geringe Korrelationen aufweisen (vgl. hierzu RUTTER 1977, S. 83f; ANGERMEYER u. SCHWOON 1980). Substantiell kann aufgrund der Forschungsergebnisse vorläufig angenommen werden, daß die Dominanzbeziehungen zwischen den Eltern (nimmt der Vater oder die Mutter eine dominante Stellung ein?) in der Normalbevölkerung wie auch bei Familien mit psychisch gestörten Kindern sehr unterschiedlich gestaltet sein können (sehr große Streubreite).

## Kommunikationscharakteristiken

Mit der Entwicklung des *Double-bind-Konzeptes* durch BATESON u. Mitarb. (1956) eröffnete sich ein neuer Bereich der Theorienbildung und Forschung zur Frage, ob und in welcher Weise Merkmale der familiären Kommunikation mit psychischen Störungen bei einzelnen Familienmitgliedern zusammenhängen.

Unter dem Stichwort „Kommunikation" werden dabei in erster Linie Merkmale der inneren Kommunikationsstruktur behandelt, d. h., es wird meist vom Inhalt („Was?") der Kommunikation abgesehen und statt dessen danach gefragt, wie die Gesprächsteilnehmer kommunizieren. Kommunikationsprobleme treten dabei dort auf, wo gegen implizite Kommunikationsregeln verstoßen wird oder grundlegende Bedingungen eines produktiven Austausches von Mitteilungen nicht erfüllt sind.

### Widerspruch und Paradoxie

Die *Double-bind-Theorie* zeigt auf, daß Kommunikation dann erschwert ist oder sogar pathogen wirken kann, wenn in einer Mitteilung gleichzeitig auf verschiedenen Kommunikationsebenen mehrere sich einander widersprechende Botschaften enthalten sind. Dies gilt besonders dann, wenn die Kommunikationspartner die Paradoxie nicht erkennen, wenn sich solche Muster häufig wiederholen und wenn der kommunikative Austausch für die Beziehung der Beteiligten von besonderer Bedeutung ist. Dieses Konzept der Beziehungsfalle war ursprünglich als Theorie zur Ätiologie der Schizophrenie entworfen worden, die weitere Forschung zeigte jedoch, daß der Zusammenhang zwischen Double-bind-Situationen und Schizophrenie nicht spezifisch ist. Paradoxe Beziehungsfallen und verwandte Kommunikationsmuster, insbesondere widersprüchliche Kommunikationen kommen bei sehr vielen psychiatrischen Störungen vor. BUGENTAL u. Mitarb. (1971) z. B. fanden, daß bei den Müttern von psychisch gestörten Kindern verbale und gleichzeitig ablaufende nichtverbale Mitteilung häufiger zueinander in Widerspruch standen als bei den Müttern von unauffälligen Kindern. Aufgrund der bisherigen Forschungsergebnisse (s. z. B. HASSAN 1974; SOIJT 1969, 1971) kann vorläufig angenommen werden, daß Double-bind-Strukturen und widersprüchliche Kommunikationen in Familien mit psychotischen Kindern bzw. Jugendlichen am deutlichsten ausgeprägt sind, „normale" Familien zeigen diese Kommunikationsmuster am wenigsten, Familien von Kindern mit leichteren Störungen (nicht psychotisch) liegen zwischen beiden Extremen (zu einem kurzen Überblick über die Entwicklung des Double-bind-Konzeptes s. MATTEJAT 1985).

Neben kommunikativen Paradoxien und Widersprüchen wurden auch andere Auffälligkeiten des Kommunikationsverhaltens untersucht. Die Fragestellungen konzentrierten sich dabei im wesentlichen auf zwei Aspekte der Kommunikation:

- *Bezugnahme:* Nehmen die Kommunikationspartner aufeinander Bezug, gehen sie auf das ein, was der andere mitteilt?
- *Stellungnahme:* Nehmen die Kommunikationspartner Stellung, machen sie eigene Meinung deutlich, ist klar, was der Kommunikationspartner meint und auf wen sich die Kommunikation bezieht?

### Bezugnahme

Neben der Bereitschaft und Fähigkeit, dem anderen überhaupt zuzuhören, ist die kommunikative Bestätigung (engl.: „acknowledgement") der Mitteilung des anderen einer der wesentlichsten Aspekte einer produktiven Bezugnahme.

MISHLER u. WAXLER definieren „acknowledgement" als „Ausmaß, in dem Intention und Inhalt der Mitteilung des Kommunikationspartners berücksichtigt werden" (MISHLER u. WAXLER 1968, S. 33). Im Extremfall werden die Mitteilungen des anderen völlig ignoriert.

KAUFMANN definiert „acknowledgement" etwas enger als „interaktionale Disqualifikation". Damit ist gemeint, „daß die Antwort oder Bemerkung der einen Person die Kommunikation der anderen als solche, das heißt in ihrer Klarheit, Richtung, Meinung oder Absicht disqualifiziert bzw. den Empfang der Kommunikation als solcher nicht bestätigt. Bestätigung heißt in diesem Zusammenhang keineswegs Akzeptieren der Meinung des anderen oder Übereinstimmen mit ihm, sondern lediglich Wahrnehmung bzw. sinngemäße Auffassung der Mitteilung mit entsprechender Rücksignalisierung" (KAUFMANN 1972, S. 91).

In einer Reihe von empirischen Untersuchungen konnte die Annahme gestützt werden, daß Familien mit psychisch gestörten Kindern weniger gut in der Lage sind, kommunikativ aufeinander Bezug zu nehmen. Dies gilt insbesondere für Familien mit schizophrenen Jugendlichen (s. z. B. MISHLER u. WAXLER 1968; SOLVBERG u. BLAKAR 1975; STABENAU u. Mitarb. 1965), aber – in abgeschwächter Form – wahrscheinlich auch für Familien, deren Kinder leichtere psychische Störungen aufweisen (RISKIN u. FAUNCE 1970).

### Stellungnahme

Eine produktive Kommunikation wird behindert, wenn nicht klar ist, was die einzelnen Kommunikationsteilnehmer meinen, „worauf sie hinaus wollen". Diffuse und inkonsistente Mitteilungen, „um den heißen Brei herumreden", widersprüchliche Kommunikationen und die Disqualifikation der eigenen Aussagen („Das, was ich sage, meine ich nicht so") können als Formen gestörter kommunikativer Stellungnahme verstanden werden.

Die Hypothese, daß in Familien mit psychisch gestörten Kindern die Kommunikation weniger klar und deutlich ist, kann ebenfalls als vorläufig bestätigt gelten; auch dies gilt insbesondere für Familien mit schizophrenen Jugendlichen (vgl. hierzu z. B. die Untersuchungen von ALKIRE 1969; FERREIRA u. WINTER 1968; C. FRIEDMAN u. A. FRIEDMAN 1970; RISKIN u. FAUNCE 1970).

### Kommunikationsabweichung

Ziel einer klinischen Kommunikationstheorie und -forschung ist die Identifikation von genau solchen Kommunikationsmerkmalen, die zwischen „normalen" Familien und solchen mit einem psychisch gestörten Kind (und nach Möglichkeit auch zwischen den einzelnen Störungsbildern) diskriminieren. Die Aufklärung dieser Frage ist nicht nur von wissenschaftlichem Interesse, sondern auch von unmittelbarer therapeutischer Relevanz. Die Forschung kann hier z. B. die familientherapeutische Praxis unterstützen, indem sie Hinweise darüber liefert, welche Kommunikationsmerkmale von zentraler Bedeutung für die Entstehung und Aufrechterhaltung psychischer Störungen sind.

WYNNE u. SINGER haben einen recht erfolgversprechenden Ansatz unternommen, diese Merkmale zu identifizieren. Die von ihnen am häufigsten verwendete Untersuchungsmethode ist der gemeinsame Rorschach-Versuch, den sie vor allem mit Eltern schizophrener Jugendlicher durchführten. Sie werten die Diskussionsprotokolle nach einem Kodierungsschema aus, das sich gleichermaßen auf Aspekte der kommunikativen Bezugnahme wie auf Aspekte der Stellungnahme bezieht. Die gefundenen Kommunikationsabweichungen („communication deviance", abgekürzt „CD") werden zu einem Index summiert (vgl. hierzu SINGER u. WYNNE 1966). Dieser CD-Index diskriminiert sehr gut zwischen Eltern Schizophrener und den Eltern von psychiatrisch unauffälligen Kindern. Darüber hinaus hat sich gezeigt, daß der CD-Index auch für andere Patientengruppen Gültigkeit besitzt; mit dem Störungsgrad des Kindes (Jugendlichen) steigt der elterliche CD-Index an: Die geringsten Kommunikationsabweichungen zeigen die Eltern normaler Kinder, es folgen in ansteigender Reihenfolge die Eltern neurotischer Kinder, von Borderline-Patienten, von Schizophrenen mit günstigem Verlauf (Remission) und schließlich die Eltern von Schizophrenen mit chronischem Verlauf (s. WYNNE u. Mitarb. 1975; SINGER u. WYNNE 1963).

Inhaltlich gingen WYNNE u. SINGER in ihrem Konzept der Kommunikationsabweichung von der Frage aus, ob und in welchem Ausmaß es den Kommunikationspartnern gelingt, die Aufmerksamkeit auf einen gemeinsamen thematischen Fokus zu richten und in einen wechselseitigen Informations- und Bedeutungsaustausch einzutreten. Ihre bisherigen Ergebnisse sprechen dafür, daß

- bei Familien mit schizophrenem Nachwuchs bereits die grundlegendsten Bedingungen der Kommunikation gestört sind: Es gelingt ihnen nicht, die Aufmerksamkeit auf einen gemeinsamen Brennpunkt zu fixieren;
- Familien mit weniger schwer gestörten Kindern zeigen zwar auch vermehrt Kommunikationsabweichungen, diese Auffälligkeiten aber zeigen sich in späteren Stadien der Kommunikation, nachdem bereits die Konzentration auf einen gemeinsamen Bereich der Aufmerksamkeit gelungen ist.

Zwischen den schizophrenen Denkstörungen und der Art der Kommunikationsabweichungen stellen WYNNE u. SINGER einen unmittelbaren Bezug im Sinne eines parallel ablaufenden Geschehens her („Zwei Seiten einer Medaille"; vgl. WYNNE u. Mitarb. 1979; SINGER u. Mitarb. 1978).

Bei diesen Versuchen zur Identifikation von Kommunikationsstörungen ist aber immer mitzubedenken, daß „zwischen Pathologie und sogenannten Kommunikationsstörungen kein einfacher, direkter, aristotelischer Kausalzusammenhang besteht" (WATZLAWICK 1980, S. 81). Bei der Untersuchung der Zusammenhänge zwischen Psychopathologie und Kommunikation sollte man sich außerdem davor hüten, jegliche Auffälligkeit in der Kommunikation oder jedes Kommunikationsproblem als pathogene Störung zu definieren. Mangelnde wechselseitige Bezugnahme oder unklare Stellungnahme können klinisch relevante Probleme darstellen, der umgekehrte Schluß aber unklare, indirekte, widersprüchliche Kommunikationsformen seien immer pathologische „Störungen" ist falsch: „Die Tatsache, daß ein Großteil menschlicher Kommunikation sich sozusagen stillschweigend, das heißt durch die Abwesenheit von Kommunikation, abwickelt, wird heutzutage in zunehmendem Maße von jenen ‚terribles simplificateurs' übersehen, die sich enthusiastisch der zunehmenden Vulgarisierung von Kommunikationsforschung und -praxis angeschlossen haben und Gruppen- und Familientherapie, ‚Marathonsitzungen', Selbsterfahrungsgruppen und Sensitivitätstraining auf der Basis der problemerzeugenden Annahme betreiben, daß ‚gute' Kommunikation klar, offen, ehrlich und direkt – in einem Worte total zu sein habe. Statt aber totale Kommunikation herzustellen, ist das Ergebnis ihrer Bemühungen bestenfalls totalitär" (WATZLAWICK u. Mitarb. 1974, S. 62).

Übersichten zur klinischen Kommunikationstheorie, zu Forschungsmethoden und -ergebnissen geben u. a.: WATZLAWICK 1980; KAUFMANN 1972; MISHLER u. WAXLER 1968; SINGER u. WYNNE 1966; RISKIN u. FAUNCE 1970, 1972; MATTEJAT 1980; DOANE 1978; JACOB 1975.

## Systemeigenschaften

Die Familie ist das primäre soziale Erlebnisfeld des Kindes, in dem das Kind lernt, sich auf andere Menschen zu beziehen, und gleichzeitig eine eigenständige Identität zu entwickeln. Mit der Dialektik zwischen interpersonaler Verbundenheit und individueller Eigenständigkeit ist eine grundlegende Dimension des psychosozialen Entwicklungsprozesses angesprochen: Aus der Verbindung erwächst Individualität, und die individuelle Selbständigkeit ermöglicht neue Beziehungsformen.

Das systemtheoretische Denken ermöglicht eine konzeptuelle Erfassung dieses Aspekts: Die Familie wird gedacht als ein System, das durch seine Abgrenzung nach außen hin (äußere Grenzen) und durch seine innere Struktur (innere Abgrenzungen; Subsysteme) konstituiert wird. Diffuse, unklare und verschwommene Abgrenzungen zwischen den

Individuen behindern die Entwicklung einer eigenständigen Individualität, bei starren und undurchlässigen Abgrenzungen zwischen den Familienmitgliedern fehlt die interpersonale Verbundenheit (Mangel an Bezogenheit), die zentrifugalen Kräfte dominieren, und die Existenz der Familie als soziale Einheit ist gefährdet (jeder lebt isoliert für sich). MINUCHIN (1977) nennt die extremen Pole dieser zentralen Familiendimension *„Enmeshment"* (Verstrickung, Fusion) und *„Disengagement"* (Beziehungslosigkeit, Isolation). (Zu einer etwas ausführlicheren Darstellung des systemtheoretischen Ansatzes von MINUCHIN s. MATTEJAT 1985 Band I dieses Handbuches).

Eine große Zahl von Autoren mit unterschiedlichstem Hintergrund beziehen sich auf diese Dimension. STIERLIN etwa spricht von *„bezogener Individuation"* und verwendet die Begriffspolarität *„Bindung"* versus *„Ausstoßung"* (s. STIERLIN u. Mitarb. 1977). LIDZ (1970, 1971) spricht von Differenzierungsstörungen, die zu Identitätskonfusion führen. BOWEN (1960) verwendet in diesem Zusammenhang den Ausdruck „undifferenzierte familiäre Ich-Masse" (und *„emotionale Fusion"*), den anderen Extrempol beschreibt er als *„emotionale Scheidung"*. BOSZORMENY-NAGY (1975) betont in seiner Theorie der Beziehungsstufen die Veränderung der Beziehungsformen im Verlauf der individuellen Entwicklung. REISS (1971) unterscheidet zwischen *konsensussensitiven* (fusionierten) und *distanzsensitiven* (isolierten) Familien. Zu weiteren Angaben siehe OLSON u. Mitarb. (1979; 1980), STIERLIN u. Mitarb. (1977), BARNHILL (1979), BAKER (1976) und HASSAN (1977).

Wenn sich die Dimension *„Fusion – Isolation"* auf die Frage des Familienzusammenhalts, der interpersonalen Verbundenheit und der individuellen Abgrenzungen bezieht, so richtet sich die Frage nach der Macht- und Einflußstruktur, der Rollen- und Kompetenzverteilung auf einen anderen Aspekt der Familienstruktur. Eine rigide Familienstruktur mit starrer und nicht veränderlicher Aufteilung der Befugnisse, Kompetenzen und Aufgaben ist nicht in der Lage, sich an Veränderungen anzupassen. Der extreme Gegenpol zur erstarrten Familienstruktur wäre die desorganisierte, chaotische Familie, der es an Stabilität, Konsistenz, klaren Verantwortlichkeiten und an Rollensicherheit fehlt. (Auf diesen Aspekt der Familienstruktur haben z. B. ACKERMAN [1966], LEDERER u. JACKSON [1968] und MINUCHIN [1977] hingewiesen.)

OLSON u. Mitarb. (1979, 1980) haben die beiden Aspekte ausführlich analysiert und auf dieser Grundlage eine zweidimensionale Familientheorie entwickelt. Sie nennen die erste Dimension *„familiale Kohäsion"* mit den in Abb. 14.4 dargestellten Abstufungen.

Auf der Grundlage dieser beiden Dimensionen ergibt sich eine Familientypologie mit 16 verschiedenen Familientypen. Das zweidimensionale Familienkonzept wurde durch eine Reihe von empirischen Untersuchungen gestützt. In zwei Untersuchungen konnte RUSSELL (1979) die beiden Familiendimensionen faktorenanalytisch als unabhängige Faktoren darstellen. In einer eigenen empirischen Analyse (MATTEJAT u. REMSCHMIDT 1981) von klinischen Einschätzungen ergaben sich zwei Cluster, „emotionale Differenzierung" und „funktionale Differenzierung", die den beiden Dimensionen Kohäsion und Adaptivität gut entsprechen. Diese beiden Systemdimensionen treten besonders deutlich in Belastungssituationen der Familie hervor, wie z. B. in Familieninterviews am Tag der stationären Aufnahme eines Kindes (s. BOVENSIEPEN u. MATTEJAT 1981).

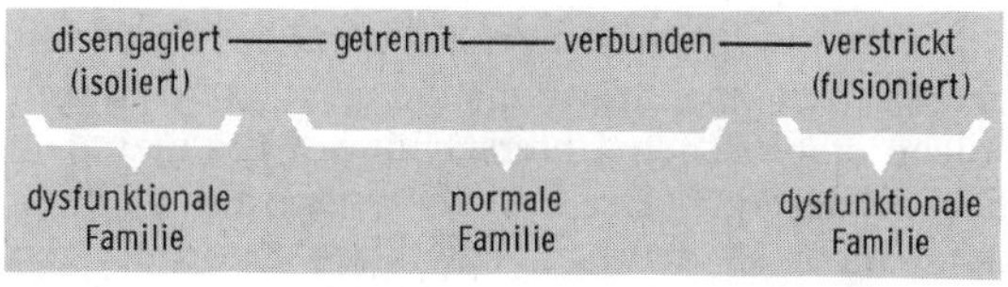


Abb. 14.**4** Abstufungen der Dimension „familiale Kohäsion" (nach *Olson* u. Mitarb. 1979, 1980).

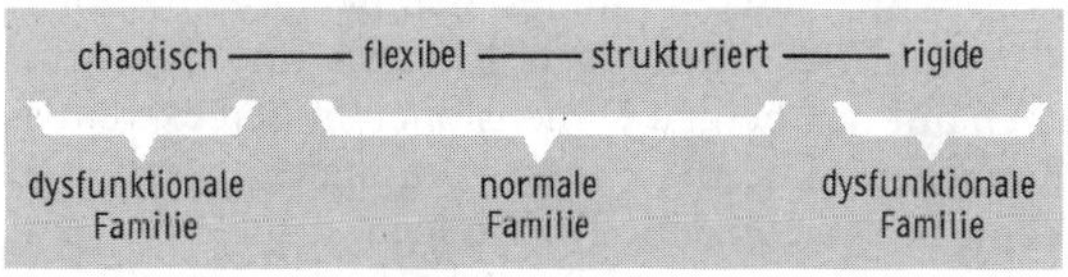


Abb. 14.**5** Abstufungen der Dimension „familiale Adaptivität" (nach *Olson* u. Mitarb. 1979, 1980).

Die Theorienbildung zielt natürlich darauf ab, psychopathologische Auffälligkeiten beim Kind bzw. Jugendlichen und Familientypen einander zuzuordnen. Familien mit schizophrenen Jugendlichen z. B. wurden als fusioniert, verstrickt, nach außen hin abgeschlossen beschrieben (vgl. z. B. LIDZ 1974), Familien mit delinquenten Jugendlichen dagegen als isoliert, auf Autonomie und interpersonale Distanz bedacht (s. z. B. KAUFMANN u. Mitarb. 1963).

REISS (1971) konnte zeigen, daß die Fähigkeit, gemeinsam Probleme zu lösen, bei konsenssensitiven (fusionierten) und distanzsensitiven (isolierten) Familien deutlich verringert ist. In den von ihm untersuchten Familien mit schizophrenem Nachwuchs war der konsenssensitive Stil vorherrschend, in den delinquenten Familien der distanzsensitive Stil. Eine Untersuchung an Familien mit psychosomatisch erkrankten Kindern ergab, daß diese überwiegend dem fusionierten Familientyp zuzuordnen sind (BAKER u. Mitarb. 1975).

DRUCKMAN (1979) untersuchte Familien mit weiblichen jugendlichen Delinquenten, die an einer familienbezogenen Therapie teilnehmen sollten. Auf beiden Dimensionen zeigten die Familien extreme Werte, überwiegend handelte es sich um disengagiert-chaotische Familien. Bei der Nachtestung verschoben sich die Werte wie erwartet in den mittleren Bereich der Skala.

Die Annahme, daß psychiatrische Störungen bei

Kindern und Jugendlichen und familiäre Systemeigenschaften eng zusammenhängen, wird durch solche empirischen Untersuchungen gestützt. Die Forschungsergebnisse sind aber insgesamt gesehen noch nicht so deutlich, daß klare Zuordnungen zwischen Familientypen und psychopathologischen Syndromen getroffen werden könnten; in den Forschungen der Arbeitsgruppe um MINUCHIN wurde aber zumindest deutlich, daß Familien mit psychisch auffälligen Kindern und Jugendlichen auf den beiden Dimensionen in den extremen Bereichen liegen: „Dysfunktionales Verhalten kann in verschiedene Richtungen ausgelenkt sein: Die Kommunikation kann sehr dicht oder spärlich sein und zwischen den einzelnen Familienmitgliedern gleich oder schief verteilt sein; die Führung in der Familie kann autoritär oder anarchisch, kontrollierend oder passiv sein, die affektiven Beziehungen überprotektiv oder aggressiv; Konflikte können offen eskalieren oder verdeckt ablaufen" (APONTE u. VANDEUSEN 1981, S. 348).

## Familieninteraktion und individuelle Psychopathologie

Entsprechend dem ursprünglichen theoretischen Ansatz wurde der Zusammenhang zwischen schizophrenen Psychosen bei Jugendlichen und familieninteraktionalen Merkmalen besonders häufig untersucht. Daneben finden in der letzten Zeit auch psychosomatische Störungen ein verstärktes Interesse. Bei der Untersuchung der anderen kinderpsychiatrischen Störungsbilder wurden gröbere diagnostische Einteilungen zugrunde gelegt. Die am häufigsten verwendete diagnostische Differenzierung ist die Zweiteilung in *aggressiv-ausagierende Syndrome* (Verhaltensstörungen im engeren Sinne, „conduct disorders"; externalisierende und unterkontrollierte Persönlichkeitsstruktur; expansive und aktive Symptomatik) und *ängstlich-gehemmte Syndrome* (emotionale Störungen im engeren Sinne, „personality disorders"; internalisierte und passive Symptomatik). Diese Zweiteilung ist auch durch empirische Untersuchungen gut belegt (vgl. hierzu ACHENBACH u. EDELBROCK 1975). Zur ersten Gruppe gehören neben Verhaltensstörungen aggressiver Prägung dissoziale Verhaltensweisen (Lügen, Stehlen, Schuleschwänzen) und Delinquenz, zur zweiten Gruppe gehören neben Angstsyndromen sozial zurückgezogenes und gehemmtes Verhalten, depressive Verstimmungen, Unselbständigkeit und übermäßige Abhängigkeit von Erwachsenen (Dependenz) und verwandte emotionale Störungen. (Zu dieser Unterscheidung siehe auch REMSCHMIDT u. SCHMIDT 1977.)

### Dissoziale Verhaltensstörungen (aggressiv-ausagierende Syndrome)

In der bisherigen Forschung zeigt sich eine generelle relativ gut belegte Tendenz in der Richtung, daß feindselig-zurückweisendes Elternverhalten die Entwicklung von aggressiv-ausagierenden Verhaltensstörungen begünstigt: Das Ausmaß der elterlichen Feindseligkeit und Zurückweisung korreliert positiv mit dissozialen Verhaltensstörungen beim Kind (s. hierzu z. B. BAUMRIND 1967). Diese Beziehung ist insbesondere dann nachweisbar, wenn beide Eltern feindseliges und zurückweisendes Verhalten zeigen (s. BECKER u. Mitarb. 1962; ERON u. Mitarb. 1961; ARONFREED 1969). Darüber hinaus zeigt sich dieser Zusammenhang besonders deutlich bei Knaben (vgl. BUTOLLO u. Mitarb. 1978). Bei Mädchen dagegen finden sich widersprechende Ergebnisse häufiger (s. hierzu BUTOLLO u. Mitarb. 1978; HETHERINGTON u. MARTIN 1972). Bei delinquenten männlichen Jugendlichen zeigt sich ein besonders deutlicher Zusammenhang zur Feindseligkeit, Zurückweisung und Ablehnung des Vaters gegenüber dem Sohn. Die Ergebnisse hinsichtlich der elterlichen Kontrolle sind hier nicht so einheitlich wie hinsichtlich der Emotionalitätsdimension, da bei aggressivenausagierenden Verhaltensstörungen gleichermaßen ausgeprägt restriktive wie auch ausgeprägt permissive Erziehungsformen gefunden wurden.
Man kann daraus schließen, daß gleichermaßen

- extreme Formen der *Unterkontrolle* (hierfür sprechen die Ergebnisse von J. MCCORD u. W. MCCORD 1958; ROSENTHAL u. Mitarb. 1959; BAUMRIND 1967; SEITZ u. Mitarb. 1970) wie auch
- extreme Formen der *Überkontrolle* (insbesondere aggressive Strenge) (hierfür sprechen die Ergebnisse von ARONFREED 1969; MCCORD u. Mitarb. 1961; BECKER u. Mitarb. 1962) die Entwicklung oder Aufrechterhaltung von dissozialen Verhaltensstörungen begünstigen.

Diese auf den ersten Blick widersprüchlich erscheinenden Befunde können noch etwas genauer differenziert werden: Nicht die Restriktivität (im Sinne einer effektiv wirksamen Kontrolle des Kindes) steht im Zusammenhang mit der Entwicklung von Verhaltensstörungen, sondern das Ausmaß aggressiver Kontrollversuche, die aber (als Versuche, das Kind zu sozial angepaßtem Verhalten zu bewegen) ineffektiv sind.
Diese Überlegung wird z. B. durch die Ergebnisse der Untersuchung von BROFENBRENNER (1961) gestützt, der aggressiv-ausagierende Verhaltensstörungen besonders bei solchen Kindern fand, die in einem Erziehungsklima mit

- niedriger emotionaler Wärme (=Zurückweisung) bei
- gleichzeitig geringer Kontrolle aufwuchsen.

Dagegen zeigten die Kinder mit niedriger emotionaler Wärme und hoher Kontrolle noch eher sozial erwünschte Verhaltensweisen. In dieselbe Richtung weisen die Ergebnisse von WILSON (1974). Er fand in einer Untersuchung von unterprivilegierten Familien mit chronischem Streß, daß eine strikte elterliche Kontrolle des kindlichen Verhaltens am ehesten delinquente Verhaltensweisen verhindern konnte. Die enge Kontrolle erwies sich dabei sogar als noch bedeutsamer als eine positive Familienatmosphäre.

Bei niedriger emotionaler Wärme kann eine effektive Kontrolle (Restriktivität) der Entwicklung von dissozialen Verhaltensstörungen entgegenwirken. Dies dürfte zumindest für jüngere Kinder gelten. Aggressive Strenge sollte deshalb nicht als „geringe emotionale Wärme plus hohe effektive Kontrolle" interpretiert werden, sondern als Ausdruck für die Häufigkeit (Intensität) von bestrafenden Kontrollversuchen. Diese Interpretation wird auch durch die Ergebnisse von SCHULTE u. NOBACH (1980) unterstützt, die Mutter-Kind-Interaktionen beobachteten: „Mütter braver Kinder sind ihren Kindern gegenüber vergleichsweise zurückhaltend. Sie greifen nicht so häufig ein und lassen die Kinder mehr gewähren. Die Mütter ungehorsamer Kinder hingegen reagieren schneller auf das Verhalten ihrer Kinder, und zwar vor allem häufiger unfreundlich. Sie kritisieren häufiger, reagieren gereizter und fordern vor allem viel häufiger auf... Wenn ein negatives Klima besteht, so scheint das Verhalten des Kindes nur unter geringer unmittelbarer Kontrolle durch das mütterliche Verhalten zu stehen" (SCHULTE u. NOBACH 1980, S. 333f.).

Eine große Zahl empirischer Befunde deutet außerdem sehr konsistent darauf hin, daß die *Übereinstimmung der Eltern* bezüglich der Erziehung des Kindes (übereinstimmende Einstellungen und Verhaltensweisen) eine wesentliche Rolle spielt: Bei aggressiv-ausagierenden Kindern und Jugendlichen finden sich gehäuft unterschiedliche oder entgegengesetzte Erziehungseinstellungen der Eltern (vgl. hierzu HETHERINGTON u. MARTIN 1972). Die Untersuchung von MCCORD u. Mitarb. (1959) an delinquenten Jugendlichen spricht dafür, daß die Übereinstimmung der Eltern wesentlicher ist als die jeweilige Art des Erziehungsstils.

Bezüglich der Frage nach der Konsistenz bzw. *Konsequenz* einer einzelnen Erziehungsperson (Übereinstimmung einer Person mit sich selbst zu verschiedenen Zeitpunkten) ergibt sich aus der Forschung ebenfalls ein klares und eindeutiges Bild: Inkonsequentes bzw. inkonsistentes Erziehungsverhalten der Mutter steht in einem signifikanten Zusammenhang mit aggressiv-ausagierenden Verhaltensstörungen bei Kindern (s. z. B. ROSENTHAL u. Mitarb. 1959; WINDER u. RAU 1962; BAUMRIND 1967; DIELMAN u. CATTEL 1972).

Damit können als typische Merkmale des Erziehungsmilieus von Kindern mit aggressiv-ausagierenden Verhaltensstörungen festgehalten werden:

- Disharmonie und ausgeprägte Konflikte zwischen den Eltern.
- Insgesamt ein negatives emotionales Klima zwischen Eltern und Kind: feindselige Zurückweisung, Mangel an emotionaler Wärme und aggressiv-strafendes Verhalten (insbesondere von seiten des Vaters).
- Ein Mangel an effektiver Führung, Anleitung und Kontrolle des Kindes, inkonsistentes Erziehungsverhalten (insbesondere durch die Mutter), diskrepante Erziehungsstile der Eltern.
- Übermäßig viele (bzw. ausgeprägte) bestrafungs- und positionsorientierte Kontrollversuche (vgl. hierzu das von MCCORD u. Mitarb. [1959] als typisch herausgearbeitete Muster des Familienmilieus von delinquenten Jugendlichen).

## Emotionale Störungen (ängstlich-gehemmte Syndrome)

Der Zusammenhang zwischen emotionalen Störungen und elterlichem Erziehungsverhalten ist bei weitem nicht so deutlich wie die beschriebenen Zusammenhänge bei Verhaltensstörungen, die Untersuchungsergebnisse sind widersprüchlicher. In vielen Untersuchungen findet sich z. B. kein Zusammenhang zwischen mütterlichem Verhalten und emotionalen Störungen, interessanterweise aber wohl einer zum väterlichen Verhalten (vgl. hierzu BECKER u. Mitarb. 1962; PETERSON u. Mitarb. 1961). Das Ausmaß der Feindseligkeit und des strafenden Verhaltens des Vaters korreliert positiv mit ängstlichem Verhalten beim Kind (vgl. hierzu die Arbeiten von CZERWENKA u. SEITZ 1975 und von KURY u. BÄUERLE 1980).

In verschiedenen anderen Untersuchungen (vgl. STEINMETZ 1979; KURY u. BÄUERLE 1980; PÜTZ 1972) zeigen sich auch entsprechende Zusammenhänge zwischen mütterlicher Feindseligkeit (strafendes Verhalten, Bestrafungsorientierung) und Angst bzw. Dependenz (Abhängigkeit und Unselbständigkeit) beim Kind. Da dieser Zusammenhang sich jedoch in vielen Untersuchungen nicht nachweisen ließ, ist Vorsicht bei der Interpretation dieser Befunde angebracht. Mütterliche emotionale Wärme (wenn unabhängig von Erziehungs- und Bekräftigungstechniken gemessen) zeigt keinen bedeutsamen Zusammenhang zu emotionalen Störungen (s. STEINMETZ 1979).

In dieselbe Richtung weisen Untersuchungen, die sich am *Zwei-Komponenten-Konzept* elterlicher Bekräftigung orientieren (vgl. STAPF u. Mitarb. 1972): Während die Dimension „elterliche Strenge" (besonders des Vaters) bedeutsame Beziehungen zur Ängstlichkeit des Kindes aufweist, hat die Dimension „elterliche Unterstützung" (belohnungsorientierte Erziehung) bezüglich der Entwicklung kindlicher Ängste keine oder nur geringe Bedeutung (s. GÄRTNER-HARNACH 1973; SCHWARZER 1975; KURY u. BÄUERLE 1980; HELMKE u. KISCHKEL 1980).

In Untersuchungen an klinischen Populationen fanden ROSENTHAL u. Mitarb. (1959) und ROSENTHAL u. Mitarb. (1962), daß die Eltern von neurotischen Kindern stärker restriktiv und kontrollierend waren als die Eltern von aggressiven und delinquenten Kindern. Speziell hinsichtlich des mütterlichen Verhaltens fanden z. B. SEITZ u. Mitarb. (1970), daß ein restriktives mütterliches Verhalten mit einem abhängig-submissiven Verhalten des Kindes einhergeht (zu entgegengesetzten Ergebnissen s. z. B. BECKER u. KRUG [1965]).

Etwas deutlicher sind die Ergebnisse, wenn nur ein bestimmter Typ der Restriktivität, die ängstlich-überprotektive Einengung, betrachtet wird. Überprotektives (ängstlich-einengendes) Erziehungsverhalten der Mutter begünstigt die Entwicklung bzw. Aufrechterhaltung eines ängstlichen Verhaltens beim Kind (s. z. B. ROSENTHAL u. Mitarb. 1959; JENKINS 1968; KAGAN u. MOSS 1962; BENNETT 1960).

Die Ergebnisse zum Zusammenhang zwischen *Überprotektivität* der Mutter und Ängstlichkeit beim Kind entsprechen gut den klinischen Erfahrungen. Das Konzept der Überprotektivität (auch: „ängstliche Einengung", „Infantilisierung", „over-engagement" oder „over-involvement") aber meint mehr als nur Restriktivität und weist damit über die Erfassung des Erziehungsstils durch die zwei Grunddimensionen hinaus: Überprotektivität ist ein komplexes, speziell klinisch-psychologisches Konzept, in dem auch Persönlichkeitseigenschaften der Mutter (z. B. Ängstlichkeit) und eine spezifische Unsicherheit und Ambivalenz im Erziehungsverhalten mitgemeint sind. Das Konzept der Überprotektivität lenkt die Aufmerksamkeit auf eine spezifische Form der elterlichen Unsicherheit und Ambivalenz im Erziehungsverhalten. Die angedeutete Problematik wird gut durch BAUMRINDS methodisch qualifizierte Untersuchung an Vorschulkindern illustriert, in der er eine normale Kontrollgruppe mit emotional gestörten (bzw. störungsanfälligen) und mit aggressiv-ausagierenden Kindern verglich (BAUMRIND 1967). Die Eltern der normalen Kinder zeigten im Vergleich mit den beiden anderen Gruppen mehr emotional warmes und fürsorgliches Verhalten („nurturance"), gleichzeitig aber auch mehr Kontrolle; sie stellten höhere Anforderungen an das Kind („maturity demands"), mit klarer Kommunikation darüber, was sie vom Kind verlangten, gleichzeitig aber zeigten sie eine höhere Bereitschaft zuzuhören und die Sicht des Kindes zu akzeptieren.

Die Eltern der emotional auffälligen Kinder zeigten mehr Kontrolle als die Eltern der aggressiv-ausagierenden Kinder. Die Eltern der letzteren Gruppe ließen sich darüber hinaus mehr durch ihre Kinder steuern (weniger standhaft). Dieses Ergebnis spricht gegen die Annahme, daß ängstlich-gehemmte Kinder generell einer stärkeren Kontrolle ausgesetzt sind als „normale" Kinder. Vielmehr scheint es so zu sein, daß eine bestimmte Art ängstlicher Einengung gehäuft mit einem ängstlichen Verhalten des Kindes einhergeht. Die exemplarisch aufgeführte Untersuchung BAUMRINDs zeigt, daß neben der Ausprägung der Emotionalität und Kontrolle von besonderer Bedeutung ist, wie die Eltern emotionale und Kontrollaspekte kommunikativ vermitteln (z. B. klare Vermittlung der Forderungen und dabei gleichzeitig flexibles Eingehen auf das Kind). Dies aber verweist auf komplexe Kommunikationsmerkmale, so wie sie in der klinischen Kommunikationsforschung untersucht werden. Bei spezifischen, gut abgrenzbaren Angstsyndromen, wie z. B. bei der Schulphobie, ist der enge Zusammenhang zwischen mütterlicher Überprotektivität und Angst bzw. Dependenz beim Kind gut belegt (vgl. hierzu MATTEJAT 1981).

Während bei aggressiv-ausagierenden Verhaltensstörungen ein deutlicher Zusammenhang zu Inkonsistenz und Inkonsequenz im elterlichen Verhalten gefunden wurde, scheint die Beziehung zwischen Inkonsistenz bzw. Inkonsequenz und emotionalen Störungen schwächer zu sein. In einer Reihe von Untersuchungen konnten jedoch auch hier Zusammenhänge gefunden werden (s. z. B. HELMKE u. VÄTH-SZUSDZIARA 1980).

Im Gegensatz zu den aggressiv-ausagierenden Störungen sind die interaktionalen Zusammenhänge bei den emotionalen Störungen noch relativ unklar. Aufgrund der bisherigen Forschung können die folgenden typischen Merkmale des *Erziehungsmilieus von ängstlich-gehemmten Kindern* angenommen werden:

- eheliche Konflikte, die sich in offener Disharmonie oder in einer unterschwelligen Unzufriedenheit äußern können;
- ängstlich-überprotektives Erziehungsverhalten, das das Kind in seiner Selbständigkeitsentwicklung einengt (besonders durch die Mutter);
- feindselig-ablehnendes Verhalten (insbesondere durch den Vater).

## Schizophrene Psychosen

Die Hypothesenbildung zu familieninteraktionalen Zusammenhängen psychischer Störungen bezog sich historisch zuerst auf die Schizophrenie. Das Konzept der Beziehungsfalle von BATESON u. Mitarb. (1956) war ursprünglich als Theorie der schizophrenen Psychosen konzipiert. Wenn auch seither die anderen kinder- und jugendpsychiatrischen Syndrome stärker berücksichtigt wurden, so gelten doch bis heute noch die meisten kommunikationstheoretisch orientieren Konzepte der Schizophrenie. Das Konzept der Beziehungsfalle wurde auf kommunikative Paradoxien überhaupt und auf andere Kommunikationsabweichungen erweitert (s. hierzu SLUZKI u. RANSOM 1976; MATTEJAT 1985). Am intensivsten haben sich die Arbeitsgruppen um LIDZ und um WYNNE mit dem familieninteraktionalen Kontext der Schizophrenie beschäftigt. LIDZ gelangte dabei durch eine Verbindung psychoanalytischer und systemtheoretischer Gedankengänge zu einer Beschreibung struktureller Merkmale des schizophrenen Familiensystems, wie z. B. zur Unterscheidung gespaltener und schiefer (verschobener) Ehen von Eltern Schizophrener oder zur Hypothese, daß in Familien mit schizophrenen Jugendlichen die Geschlechts- und Generationsgrenzen verwischt sind (s. z. B. LIDZ u. Mitarb. 1969; LIDZ 1974). Die Arbeitsgruppe um WYNNE dagegen konzentrierte sich auf die Untersuchung von spezifischen Kommunikationsabweichungen in den Familien Schizophrener. Entsprechend dieser durch die klinische Beobachtung angeregten Theorienbildung konzentrierte sich auch die empirische Forschung auf die Aspekte *„Kommunikation"* und *„System"*. Merkmale des Erziehungsstils und ähnliche Interaktionscharakteristiken (vgl. oben) zwischen Eltern und Kindern wurden weniger berücksichtigt.

Soweit die emotionale Interaktion (bzw. Beziehungen) zwischen Eltern und Kindern empirisch untersucht wurde, sind die Resultate wenig einheitlich. Befunde wie die von MISHLER u. WAXLER (1968) deuten in die Richtung, daß die Interaktion in schizophrenen Familien weniger emotional positive Momente aufweist als die in Kontrollgruppen. Dieser Effekt ist jedoch relativ unspezifisch: Fast alle klinischen Gruppen zeigen eine Verminderung der positiven und Erhöhung negativer Interaktionsaspekte. WINTER u. Mitarb. (1966) fanden, daß die Feindseligkeit in TAT-Geschichten (Inhaltsanalyse) bei Schizophrenen teilweise besonders hoch, teilweise aber auch besonders gering war. Falls Familien mit schizophrenen Jugendlichen überhaupt besondere Auffälligkeiten in diesem Bereich aufweisen, dann legt die bisherige Forschung die Annahme nahe, daß der Umgang mit negativen Gefühlen in beiden Richtungen ausgelenkt sein kann (forcierte Feindseligkeit und forcierte Verleugnung negativer Gefühle). WYNNEs Begriffe der Pseudomutualität und der Pseudohostilität repräsentieren diese Annahme.

Bezüglich des Macht- und Kontrollaspekts (Statusregulation) sind die empirischen Forschungsergebnisse etwas deutlicher: Im Gegensatz zu klinisch unauffälligen Familien, in denen die Eltern eine Koalition bilden, wobei der Vater in der Regel bedeutsame Entscheidungsfunktionen innehat und damit eine deutliche hierarchische Struktur besteht (die allerdings recht flexibel gehandhabt werden kann), zeigt sich in der Untersuchung von MISHLER u. WAXLER (1968) eine Tendenz zur Verwischung oder Umkehrung der generationalen Rollen zwischen Vätern und Söhnen.

Am deutlichsten heben sich jedoch Familien mit schizophrenem Nachwuchs von anderen Familien durch die Art ihrer Kommunikation ab: Die empirische Forschung hat konsistent gezeigt, daß

(1) Familien mit schizophrenen Jugendlichen unklarer als normale Familien kommunizieren (Aspekt Stellungnahme), und daß sie
(2) weniger aufeinander eingehen können (Aspekt Bezugnahme).
(3) Das kommunikative Repertoire ist in Familien mit Schizophrenen weniger differenziert und weniger flexibel.

(Vgl. hierzu die Übersichten von DOANE 1978 und JACOB 1975; s. auch die Zusammenfassung bei MATTEJAT 1981). Die umfassendsten Untersuchungen zu diesem Bereich hat – orientiert an dem Konzept der Kommunikationsabweichung (s. o.) – die Arbeitsgruppe um WYNNE geleistet. Eindrucksvoll zeigen z. B. WYNNE u. Mitarb. (1977), daß die Eltern schizophrener Jugendlicher – unabhängig davon, ob es sich um die leiblichen Eltern oder um Adoptiveltern handelt – signifikant mehr Kommunikationsabweichungen in ihren (individuellen oder gemeinsamen) Rorschach-Protokollen aufwiesen als die Eltern von weniger schwer gestörten oder normalen Kindern bzw. Jugendlichen. Frappierend ist die bei WYNNE u. Mitarb. (1977) berichtete Fähigkeit von SINGER, allein aufgrund des Eltern-Rorschachs vorauszusagen, ob es sich um eine Familie mit einem schizophrenen Jugendlichen handelt oder nicht; die intuitive Auswertung erscheint hier treffsicherer als die explizite statistische Verarbeitung. Man könnte annehmen, daß elterliche Kommunikationsabweichungen eng mit der Psychopathologie der Eltern zusammenhängen und deshalb so deutliche Zusammenhänge zur Auffälligkeit der Kinder und Jugendlichen bestehen. WYNNE u. Mitarb. (1977) haben auch diese Hypothese überprüft und zeigen können, daß elterliche Kommunikationsabweichungen nicht auf deren psychopathologische Auffälligkeit zurückzuführen ist und daß die Auffälligkeit der Kinder zwar deutlich mit den Kommunikationsabweichungen, aber nur geringfügig mit der elterlichen Psychopathologie korrelieren. Diese empirischen Befunde sind nicht nur für eine Diskussion zur Ätiologie der Schizophrenie interessant, sie stützen die interaktionsorientierte Betrachtungsweise überhaupt (im Gegensatz zu einer rein individuenorientierten Betrachtung).

## Psychosomatische Syndrome

Die Arbeitsgruppe um MINUCHIN hat sich intensiv mit interaktionalen Aspekten von Erkrankungen wie *Asthma bronchiale*, *Diabetes* und der *Anorexia nervosa* beschäftigt. Ausgangspunkt dieser Arbeiten waren neben der Annahme einer spezifischen physiologischen Vulnerabilität die Hypothese, daß

(1) ein bestimmter Typ der Familienstruktur Somatisierungstendenzen begünstigt und

(2) daß das Kind in die Konflikte zwischen den Eltern involviert wird.

Zum ersten Punkt (Familienstruktur) wurden aufgrund von klinischen Beobachtungen die transaktionalen Charakteristiken von psychosomatischen Familien herausgearbeitet: Verstrickung (Fusion), Überbehütung und Rigidität (vgl. hierzu MINUCHIN u. Mitarb. 1975). Pathologisch verstrickte oder fusionierte Familien sind durch einen hohen Grad an wechselseitiger Beschäftigung miteinander charakterisiert, die Grenzen, durch die die individuelle Autonomie eines jeden einzelnen Familienmitgliedes konstituiert wird, sind ebenso verwischt wie die zwischen familiären Subsystemen. Die familiäre Fusion zeigt sich auch dadurch, daß die Selbstwahrnehmung und die Wahrnehmung der anderen Familienmitglieder wenig differenziert ist. Die extrem überbehütende Beschäftigung mit dem Wohlergehen der anderen Familienmitglieder hängt eng mit den symbiotischen Tendenzen zusammen. Die Gedanken der Eltern kreisen um die Gesundheit des Kindes und umgekehrt empfinden die Kinder eine große Verantwortung für die Familie. Die Rigidität zeigt sich vor allem darin, daß die Familienmitglieder bemüht sind, den Status quo aufrechtzuerhalten. Jede Veränderung wird als Bedrohung der familiären Integration empfunden.

Zum zweiten Punkt, der sich auf die Mechanismen der Konfliktlösung bezieht, werden die Familiencharakteristiken in prozessualen Begriffen beschrieben: *Rigidität* und *Verstrickung* stellen sich prozessual als verminderte Konflikttoleranz der Familie dar. Explizite Konfliktverhandlungen werden als zu bedrohlich empfunden und werden deshalb vermieden. Die Probleme bleiben so ungelöst, erscheinen immer bedrohlicher und zwingen die Familie zu einer Verstärkung ihrer harmonisierenden bzw. konfliktvermeidenden Tendenzen. Bei der Vermeidung von Konfliktverhandlungen spielt das kranke Kind eine entscheidende Rolle. MINUCHIN u. Mitarb. (1975) beschrieben die drei wichtigsten Muster, die in diesem Zusammenhang auftreten können. Das Kind kann in unterschiedlicher Weise in Konflikte zwischen den Ehepartnern einbezogen werden:

In der *Dreiecksbindung* („Triangulation") ist das Kind in einer Position, daß es sich selbst nicht ausdrücken kann (z. B. eigene Wünsche oder eigene Meinungen), ohne sich damit gleichzeitig auf die Seite eines Elternteils gegen den anderen zu stellen. (Dieses Muster ähnelt RICHTERs „Kind als Bundesgenosse"). Im zweiten Muster, der stabilen Eltern-Kind-Koalition, steht das *Kind mit einem Elternteil* in einer stabilen Koalition, die sich gegen den anderen Elternteil richtet. Beim dritten Muster, der *Konfliktumleitung* („detourment"), ist die *elterliche Koalition* stabil, die Eltern verwandeln ihren Konflikt in ein gemeinsames Vorgehen gegenüber dem Kind, das als einziges Familienproblem definiert wird; dabei nehmen die Eltern gegenüber dem Kind entweder eine beschützende oder eine beschuldigende Haltung ein.

In Untersuchungen an Familien von Diabetikern (BAKER u. BARCALI 1970; BAKER u. Mitarb. 1975) konnte speziell der Mechanismus der Konfliktverschiebung experimentell nachgewiesen werden. In einer weiteren Untersuchung von MINUCHIN u. Mitarb. (1978) mit 30 psychosomatischen Familien (Anorexie, Diabetes, Asthma) und Kontrollgruppen zeigt sich, daß bei den psychosomatischen Familien eine Asymmetrie in der Verteilung der funktionalen Rollen der Eltern feststellbar ist; ein Elternteil, meist die Mutter, dominierte die experimentelle Aufgabendurchführung. In Problemdiskussionen zeigten die Kontrollfamilien im Vergleich zu den Familien mit psychosomatisch erkrankten Kindern mehr persönliche Stellungnahmen, mehr offene Ablehnung, aber auch mehr offene Zustimmung. Die Kontrollfamilien gelangten deshalb auch zu besseren gemeinsamen Lösungen, während die psychosomatischen Familien in überbehütenden oder beschuldigenden Interaktionen verharrten.

Ergebnisse älterer Untersuchungen, die sich noch auf die Mutter-Kind-Dyade begrenzten, lassen sich gut in diese Befunde integrieren. In einer Untersuchung von GARNER u. WENAR (1959) zeigte sich z. B., daß die Mutter-Kind-Beziehung bei Psychosomatikern einerseits sehr eng ist (ständige intensive Interaktion), andererseits die Mutter aber ihren Ärger (z. B. über Beschuldigungen) auf das Kind leitet. In neueren Untersuchungen, die sich auf die ganze Familie richten, wird die Rolle des Vaters deutlicher: In einer Fragebogenuntersuchung von BOVENSIEPEN u. Mitarb. (1980) zum Erziehungsstil in Familien mit Asthmakindern zeigten sich zwischen den Müttern der Asthmatiker und denen in der Kontrollgruppe keine bedeutsamen Unterschiede. Die Väter der Asthmatiker aber unterschieden sich statistisch signifikant von den Vätern der Kontrollgruppe: „Die Rolle der Väter kann als extrem konfliktvermeidend, harmonisierend und weiblich-mütterlich charakterisiert werden, was familiendynamisch in Zusammenhang mit einer mangelhaften Geschlechtsrollendifferenzierung der Eltern und dem Problem der Machtausübung der asthmakranken Kinder über ihre Eltern eine besondere Bedeutung erlangt" (BOVENSIEPEN u. Mitarb. 1980, S. 163).

Übersichten zum Stand der Theorienbildung und Forschung zum Bereich der psychosomatischen Störungen geben u. a. MEISSNER (1977), WIRSCHING (1979), SELVINI-PALAZZOLI u. Mitarb. (1977).

# Familiendiagnostik

## Familiendiagnostische Ansätze

Familiendiagnostik hat die Aufgabe, aufzuklären, ob und in welcher Weise die präsentierte Problematik mit familiären Interaktions- und Beziehungsformen zusammenhängt. „Festgefahrene" Beziehungsmuster sind dann anhand der oben beschriebenen Dimensionen im einzelnen zu analysieren, so daß sich daraus Hinweise für das therapeutische Vorgehen ableiten lassen. Diese Aufgabe kann – je nach theoretischem Hintergrund – auf sehr unterschiedliche Weise angegangen werden.

Im folgenden werden zwei Ansätze aus dem deutschen Sprachraum beschrieben, die gleichsam als Extrempole die Bandbreite familiendiagnostischer Möglichkeiten abstecken: Auf der einen Seite der verhaltenstherapeutische Ansatz zur Analyse von Interaktionen von INNERHOFER (1977), auf der anderen Seite das „Heidelberger familiendynamische Konzept" von STIERLIN (1979).

Ausgangspunkt INNERHOFERs ist die Betrachtung einer dyadischen Interaktion, in der die Partner ihr Verhalten wechselseitig beeinflussen. Diese wechselseitige Beeinflussung wird unter zwei Hauptaspekten betrachtet:

(1) Das Verhalten der einen Person übt einen Einfluß darauf aus, welches Verhalten (d. h. welche Reaktion) der Interaktionspartner unmittelbar darauf zeigt. Grundlage für diese Betrachtungsweise ist das Modell des respondenten Verhaltens. Das Verhalten wird gleichsam als Auslöser für das unmittelbar folgende Verhalten des Interaktionspartners angesehen. Es handelt sich um kurzfristige, unmittelbar steuernde Einflüsse, die die Interaktionspartner aufeinander haben. INNERHOFER spricht bei diesem Aspekt von der „Z-Dimension" des Verhaltens oder vom Verhalten in seiner Eigenschaft als „Präsequenz" für unmittelbar folgendes Verhalten.

(2) Bei der zweiten Dimension spricht INNERHOFER von der „K-Dimension" des Verhaltens. „K" steht für „Konsequenz". Das Interaktionsverhalten wird auf dieser Dimension daraufhin betrachtet, ob es für das unmittelbar vorhergehende Verhalten des Interaktionspartners eine verstärkende oder bestrafende Funktion hat. Grundlage für diesen Aspekt ist das Modell des operanten Verhaltens. Es werden hier also nicht nur unmittelbar oder kurzfristig wirksame Verhaltensbeeinflussungen, sondern eher längerfristige Einflüsse betrachtet, die die Kommunikationspartner aufeinander ausüben.

Auf der Basis der Unterscheidung der zwei Grunddimensionen
- Verhalten als Präsequenz (Z-Dimension) und
- Verhalten als Konsequenz (K-Dimension)

entwickelte INNERHOFER (1977) ein Kategorienschema, das speziell zur Beobachtung von Eltern-Kind-Interaktionen, z. B. beim Erledigen von Schularbeiten konzipiert ist. In diesem Beobachtungssystem wird jedes einzelne Interaktionsverhalten einerseits auf der Z-Dimension und andererseits auf der K-Dimension kodiert.

Die Z-Dimension unterteilt sich in die folgenden Kategorien:
- „Zweckmäßige Steuerung",
- „Oppositionelle Steuerung",
- „Unzweckmäßige Steuerung",
- „Sich steuern lassen",
- „Nullsteuerung".

Die K-Dimension unterteilt sich in die Kategorien:
- „Belohnendes Ereignis",
- „Aversives Ereignis",
- „Nichteingehen",
- „Restkategorie".

Das Beispiel zeigt, wie die zweidimensionale Interaktionsbetrachtung in ein Beobachtungssystem umgesetzt werden kann. Je nach dem Zweck der Untersuchung könnten auch andere Kodierungen gewählt werden (z. B. für die Interaktion zwischen Ehepartnern in einem Therapiegespräch). In der praktischen Diagnostik können die einzelnen Kodierungskategorien auf die spezifische Problematik der Familie hin abgestimmt werden (einzelfallorientierte Diagnostik).

Für die Auswertung gibt es eine Reihe von Möglichkeiten. Man kann z. B. bei jeder Person die relative Häufigkeit jeder Verhaltenskategorie auszählen, so kommt man zu Aussagen darüber, welchem Verhaltenstyp die einzelnen Personen zuneigen. Noch interessanter wird es, wenn man die Interaktionsabfolgen (welches Verhalten von A folgt auf welches Verhalten von B?) betrachtet. Hier erhält man genauere Aussagen darüber, wie das Verhalten der einen Person mit dem der anderen zusammenhängt.

Aus einer solchen Diagnostik können unmittelbar Anleitungen für die therapeutischen Interventionen abgeleitet werden. Der wichtigste Nachteil eines solchen Vorgehens ist allerdings der große Aufwand, den eine solche Interaktionsbeobachtung erfordert. Wenn sie auch in der praktisch-klinischen Arbeit meist nicht in dieser Ausführlichkeit durchgeführt werden kann, so bleibt doch das Beobachtungssystem zumindest von praktisch-didaktischem Wert; der Kliniker kann seine Beobachtungsfähigkeit exemplarisch an einigen Fällen schulen und dann auch ohne aufwendige Auswertungen relativ schnell zu sinnvollen verhaltenstherapeutischen Strategien gelangen.

Von einem völlig anderen – primär psychoanalytisch orientierten – Ansatz gehen STIERLIN u. Mitarb. (1977) aus, die das gemeinsame Familiengespräch als Ausgangspunkt ihrer Betrachtung wählen. Die im Gespräch gewonnenen Informationen werden durch Bezug auf ein mehrperspektivisches Ordnungsschema strukturiert und verdichtet. Ähnlich wie die psychoanalytische Theorie unter verschiedenen Integrationsprinzipien (genetischer, dynamischer, ökonomischer, topographischer, struktureller und adaptiver Gesichtspunkt) darstellbar und verständlich wird, so erschließt sich auch die familiendynamische Betrachtung psychischer Störungen durch deren Strukturierung in einander ergänzende Betrachtungsweisen: „Jede Perspektive integriert verfügbares Wissen, macht es lehrbar, weist neuen Beobachtungen die Richtung und hebt bestimmte therapeutische Strategien hervor" (STIERLIN 1979, S. 106).

Die fünf Hauptperspektiven des „Heidelberger familiendynamischen Konzeptes" sind:
- der Gesichtspunkt der bezogenen Individuation,
- die Interaktionsmodi von Bindung und Ausstoßung,
- die Dynamik der Delegation,
- die Mehrgenerationen-Perspektive von Vermächtnis und Verdienst und
- der Status der Gegenseitigkeit (s. STIERLIN 1979).

Diese fünf Perspektiven haben alle ihren gemeinsamen Brennpunkt in den interpersonalen Beziehungen der Familie, jede Perspektive hebt einen anderen Aspekt dieser Beziehungen hervor. Sie können hier nicht im einzelnen besprochen werden, im ersten Abschnitt (Pathogene Interaktions- und Beziehungsmuster) wurden einige Aspekte hierzu bereits ausführlich diskutiert.

In Abhebung zur verhaltenstherapeutischen Diagnostik, die den direkten Verhaltensbezug betont, auf Überprüfbarkeit („Accountability"), intersubjektive Kontrolle und Objektivierung abzielt und sich am Modell eines gezielten systematischen Vorgehens empirischer Forschung orientiert, ist der zuletzt beschriebene Ansatz eher intuitiv erschließend, er zielt ab auf qualitative Beschreibungen von Beziehungsstrukturen, die den offenen Verhaltensweisen zugrunde liegen, der Diagnostiker ist mit seinen subjektiven Reaktionen in die Dynamik mit einbezogen, das methodologische Modell ist weniger die empirische Forschung als vielmehr die kommunikative Vermittlung, ähnlich wie dies auch in der psychoanalytischen Einzeltherapie der Fall ist.

Wenn auch die Vorgehensweisen in vielen Aspekten entgegengesetzt sind, so richten sich beide Ansätze doch auf dasselbe Substrat, auf pathogene interpersonale Strukturen, die sich gleichermaßen im offenen Verhalten wie in hintergründigen, kommunikativ einholbaren Verhaltensimplikaten zeigen können. Aus den oben beschriebenen familientheoretischen Perspektiven (S. 383ff.) können weitere zentrale familiendiagnostische Konzepte abgeleitet werden.

## Familiendiagnostische Methoden

Mehr noch als der Individualdiagnostik stehen der Familiendiagnostik eine Fülle von Möglichkeiten zur Verfügung, so daß es schwierig ist, auf engem Raum einen Überblick zu geben. Für eine vertiefte Beschäftigung mit diesem Bereich verweisen wir auf die umfassende Zusammenstellung familiendiagnostischer Verfahren von CROMWELL u. Mitarb. (1976). Deutschsprachige Übersichten geben SCHOLZ (1978) und JANKOWSKI (1978).

Familiendiagnostische Verfahren können anhand von drei Dimensionen geordnet werden:
(1) Durchführungssetting,
(2) diagnostische Prozedur,
(3) Auswertungsverfahren.

In der tabellarischen Übersicht sind die beiden ersten Aspekte aufgeführt (Tab. 14.1)

### Familiendiagnostik mit einzelnen Familienmitgliedern

Bereits die Untersuchung eines einzelnen Familienmitgliedes kann in familiendiagnostischer Hinsicht durchgeführt werden. Das Einzelinterview (mit einem Familienmitglied oder getrennt mit mehreren Familienmitgliedern) gewinnt seine familiendiagnostische Qualität durch die verstärkte Akzentuierung des Bereiches der intrafamiliären Interaktionen und Beziehungen.

Fragebogenverfahren können sich

Tabelle 14.**1** Ein Ordnungsschema für familiendiagnostische Verfahren

| Durchführungssetting | Diagnostische Prozedur | | |
|---|---|---|---|
| Einzeln mit einem oder mehreren Familienmitgliedern | Interview | Fragebogenverfahren | andere Untersuchungsverfahren |
| Gemeinsam mit dem Ehepaar, einem Familienteil oder der ganzen Familie | gemeinsames Interview | Interaktionsverfahren (Familienaufgaben) | |

- auf die eigene Person (Selbstdarstellung),
- auf andere Familienmitglieder (Fremddarstellung)
- oder auf die wahrgenommenen Interaktionen und familiären Beziehungen richten (eigenes Interaktionsverhalten, Interaktionsverhalten der anderen Familienmitglieder, Beschreibung des Familienlebens insgesamt).

In diesem Bereich sind an erster Stelle die Fragebogen zum Erziehungsverhalten zu nennen, die sich auf die eigene Person (selbstperzipierter Erziehungsstil) oder auf andere Personen (fremdperzipierter Erziehungsstil, insbesondere vom Kind wahrgenommener elterlicher Erziehungsstil) richten können. Beispiele hierfür finden sich bei LUKESCH (1975); s. auch SCHNEEWIND u. ENGFER (1973) und STAPF u. Mitarb. (1972).

Zur Erfassung der ehelichen Beziehung oder auch der Beziehung zwischen Jugendlichen und ihren Eltern werden häufig beziehungszentrierte Fragebogen verwendet, wie z. B. der im deutschsprachigen Raum bekannte Gießen-Test von BECKMANN u. RICHTER (1972), der als Persönlichkeitsfragebogen ebenso verwendet werden kann wie zur Beziehungsdiagnostik.

Andere Fragebogenverfahren wie z. B. die „Interpersonal Perception Method“ von LAING u. Mitarb. (1971), die im deutschen von HEIL u. Mitarb. („Trierer Partnerschafts-Inventar“; 1977) aufgegriffen wurde, oder BENJAMINs Fragebogen zur Strukturanalyse des Sozialverhaltens (BENJAMIN 1974, 1979) erfassen direkt und spezifisch die Beziehung zwischen jeweils zwei Personen.

Im „Fragebogen zur Erfassung der familiären Adaptivität und Kohäsion“ (FACES) von OLSON u. Mitarb. (1978) schließlich werden nicht mehr einzelne Interaktionen oder Beziehungsmuster erfragt, sondern Beschreibungen des Familienlebens, um zu einer systemtheoretischen Charakterisierung der Familie insgesamt zu gelangen.

Neben Interview und Fragebogenverfahren eignen sich projektive Verfahren besonders für familiendiagnostische Zwecke. Eine Reihe von solchen Verfahren für Kinder, wie z. B. die „Familie in Tieren“ oder der „Familien-Beziehungs-Test“ (HOWELLS u. LICKORISH 1972), richten sich speziell auf die familiären Beziehungen, so wie sie vom Kind erlebt werden. Neben den projektiven Verfahren sind einzelfallbezogene Verfahren besonders erwähnenswert, da sie unmittelbar zur Therapieplanung und -kontrolle verwendet werden können (s. hierzu PETERMANN u. HEHL 1979). Dazu zählen z. B. das Familiensoziogramm (s. NIEBERGALL 1979), einzelfallorientierte „Grid-Techniken“ zur Erfassung subjektiver Strukturen (z. B. der sozialen Wahrnehmung) (s. z. B. BANNISTER u. MAIR 1968; FRANSELLA u. BANNISTER 1977) und die in der Verhaltenstherapie entwickelte Technik des „Goal-Attainment-Scaling“ (s. z. B. WALLIN u. KOCH 1977; WOODWARD u. Mitarb. 1978).

Es wurde bereits erwähnt, daß es schon hilfreich sein kann, die genannten Verfahren mit einem einzigen Familienmitglied durchzuführen, durch die parallele Durchführung mit mehreren Personen aber multipliziert sich die Information, und eine vergleichende Auswertung eröffnet qualitativ andere Aspekte. Aufgrund einer integrierten Auswertung der Daten von mehreren Personen können Beziehungsstrukturen dargestellt werden.

## Gemeinsame Familiendiagnostik

Noch komplexer wird die Information, wenn gleichzeitig mehrere Familienmitglieder und der sich ständig ändernde Interaktionsfluß zwischen ihnen untersucht werden. Die klinisch bedeutsamste familiendiagnostische Methode ist das gemeinsame Familiengespräch, in dem ausgehend von der präsentierten Problematik die familiären Beziehungen und Interaktionen einerseits inhaltlich erfragt, andererseits direkt beobachtet werden können. Neben der diagnostischen Aufgabe werden im Erstinterview mit der Familie darüber hinaus die Weichen für die Therapie gestellt: Die zentrale Aufgabe des Therapeuten besteht darin, die Kooperationsbereitschaft und Motivation der Familie aufzugreifen und zu fördern (Therapiebündnis; zum Erstinterview s. MATTEJAT 1981; vgl. hierzu auch die empirische Untersuchung von OVERBECK 1980).

Das *Familienerstgespräch* kann mehr oder weniger systematisiert oder standardisiert durchgeführt werden. Bekannt wurde das standardisierte Interview von WATZLAWICK (1966). In unseren eigenen Interviews orientieren wir uns – wie die meisten Familientherapeuten – an einer groben Ablaufstruktur, die von den Präsentierproblemen (Vorstellungsanlaß, Symptomatik) ausgeht, die Erwartungen der Familie erfragt und dann über den Umgang der Familie mit der Symptomatik zu anderen Aspekten der Familieninteraktion übergeht. Die Diskussion des weiteren Vorgehens und evtl. Therapievereinbarungen bilden den Abschluß des Gesprächs.

Das gemeinsame Familieninterview kann durch „Interaktionsverfahren“ oder „Familienaufgaben“ ergänzt werden. Dabei werden der Familie Aufgaben gestellt, die es dem Diagnostiker ermöglichen, die Familieninteraktion unter diesen spezifischen Instruktionsbedingungen zu beobachten.

Wir können zwischen problem- und familienspezifischen und problem- und familienunspezifischen (standardisierten) Familienaufgaben unterscheiden.

Zur ersten Gruppe gehören solche Aufgaben oder Instruktionen, in der typische *Familieninteraktionen* reproduziert werden sollen. Das „Gemeinsame Familien-Lunch“ MINUCHINs mit Familien anorektischer Kinder (s. MINUCHIN u. Mitarb. 1975, 1978) gehört in diesen Bereich ebenso wie die

Beobachtung der Mutter-Kind-Interaktion beim Erledigen der Hausarbeiten (s. INNERHOFER 1977) oder Aufforderungen an die Familie, bestimmte problematische Kommunikationsabläufe in der Familiensitzung zu reproduzieren („Enactment-Technik" in der strukturellen Familientherapie; s. hierzu APONTE u. VANDEUSEN 1981). Ebenso können Rollenspieltechniken für familiendiagnostische Zwecke eingesetzt werden.

Während die *problemspezifischen Aufgaben* im Sinne einer einzelfallorientierten Diagnostik auf die jeweilige Familie abgestimmt werden können und damit die Eigenheiten der Familie differenziert und spezifisch erfaßt werden, liegt der Vorteil von problemunspezifischen Aufgaben darin, daß sie bei allen Familien in der gleichen Weise durchgeführt werden können. Die Familien werden so miteinander vergleichbar, es können Parallelen gezogen werden, mit anderen Familien gemachte Erfahrungen können genutzt, empirische Untersuchungen mit dem jeweiligen Verfahren können klinisch umgesetzt werden, und der Diagnostiker kann durch die häufige Verwendung eines Verfahrens Sicherheit in seiner Interpretation gewinnen.

Eine der bekanntesten *standardisierten Familienaufgaben* ist der gemeinsame Rorschach-Versuch und der gemeinsame TAT-Versuch, so wie er von SINGER u. WYNNE (1966) entwickelt wurde. Dem Ehepaar oder der Familie werden dabei die Rorschach- oder TAT-Tafeln vorgegeben mit der Instruktion, eine gemeinsame Deutung bzw. Geschichte zu entwickeln. Im Gegensatz zum Einzelversuch, in dem die produzierten Deutungen interpretiert werden (ergebnisorientiert) liegt beim gemeinsamen Versuch der Schwerpunkt auf der Beobachtung und Auswertung der Interaktion und Kommunikation zwischen den Familienmitgliedern (prozeßorientiert).

Eine andere bekannte Familienaufgabe ist das Sprichwortinterpretieren aus dem standardisierten Familieninterview von WATZLAWICK (1966). Eine Methode, in der die Familienmitglieder an einem gemeinsamen Regelspiel teilnehmen, ist die SIMFAM-Technik von OLSON u. STRAUS (1978). Häufig wurden auch Leistungsaufgaben z. B. aus Intelligenztests herausgegriffen, die die Familienmitglieder gemeinsam lösen sollen. Eine Kombination von Einzeldurchführung mit gemeinsamer Untersuchung stellt die „Revealed Differences Technique" von STRODTBECK (1951) dar, die in unterschiedlichen Variationen durchgeführt werden kann. Die Familienmitglieder machen zunächst getrennt in Einzeluntersuchungen Angaben (z. B. über gemeinsame Probleme). In der darauffolgenden Familiensitzung werden die Unterschiede zwischen den Angaben der Familienmitglieder deutlich gemacht und von der Familie diskutiert.

Einleitend wurde als dritter Ordnungsgesichtspunkt für familiendiagnostische Methoden das *Auswertungsverfahren* genannt. Eine grundlegende Dimension für die Differenzierung von Auswertungsverfahren wurde implizit schon bei der Darstellung des verhaltenstherapeutischen und des psychoanalytischen Diagnostikansatzes erwähnt. Die Auswertung kann eher *subjektiv-intuitiv* oder eher objektivierend, systematisch und *standardisiert* erfolgen. Zwischen diesen beiden Polen gibt es mehrere Abstufungen, häufig können auch verschiedene Auswertungsmethoden kombiniert angewandt werden. Eine andere Differenzierung von Auswertungsverfahren richtet sich z. B. auf die Frage, ob die Familie mit einer allgemeinen Norm verglichen wird (z. B. an der Durchschnittsnorm orientierte Fragebogenauswertung) oder ob es sich um eine einzelfallbezogene bzw. kriterienorientierte Erhebung handelt. Eine Ausführung der Auswertungsmethoden im einzelnen würde hier zu weit führen, der Leser wird auf die methodologische Literatur verwiesen (s. CROMWELL u. Mitarb. 1976).

## Beispiele familiendiagnostischer Verfahren

### Die Familienwunschprobe

Die Familienwunschprobe[1] ist eine problemunspezifische Familienaufgabe (Interaktionsaufgabe), die in Analogie zum Familien-Rorschach-Versuch entwickelt wurde. Ausgangspunkt war die Wunschprobe („Drei Wünsche"), so wie sie häufig in psychologischen und psychiatrischen Einzelexplorationen angewandt wird.

In der Familienwunschprobe bekommt jedes Familienmitglied die Aufgabe, drei Wünsche auf ein Kärtchen aufzuschreiben. Die Instruktion entspricht dabei der Wunschprobe in der Einzelexploration. Die Kärtchen werden dann eingesammelt, ohne daß die Familienmitglieder die Wünsche der anderen Personen kennen. Anschließend bekommt die Familie insgesamt die Aufgabe, sich in einer Diskussion auf drei Wünsche zu einigen, die die Familie als Gruppe gemeinsam vertreten kann. Diese drei Wünsche sollen dann ebenfalls auf ein Kärtchen aufgeschrieben werden.

Die Auswertung der Wunschprobe ist gleichermaßen prozeß- wie ergebnisorientiert. Der Diskussionsprozeß wird beobachtet und kann anhand einer Interaktionskodierung auch quantitativ ausgewertet werden (wer macht Vorschläge, wer kritisiert oder bewertet die Vorschläge, wer geht auf wessen Vorschläge ein, kann sich die Familie einigen, wer schreibt die Familienwünsche auf?). In der ergebnisorientierten Auswertung können die Familienwünsche mit den Wünschen der einzelnen Personen verglichen werden.

---

[1] Die Familienwunschprobe wurde in gemeinsamen Diskussionen mit Dr. G. BOVENSIEPEN in der Berliner Abteilung für Psychiatrie und Neurologie des Kindes- und Jugendalters entwickelt und kasuistisch erprobt.

Tabelle 14.**2** Familienwunschprobe der Familie A

| | |
|---|---|
| *Vater*<br>1. Ich möchte ohne gesundheitliche Probleme alt werden<br>2. Harmonisches Familienleben<br>3. – | *Hans* (12 Jahre, Patient)<br>1. Ich wünsche mir, daß das Ins-Bett-machen vorbei geht<br>2. Daß es in der Schule besser geht<br>3. Eine gute Berufsausbildung |
| *Mutter*<br>1. Gesund bleiben<br>2. Ein Haus in Italien<br>3. Freunde | *Gertrud* (11 Jahre)<br>1. Daß ich meine Eltern lange habe<br>2. Daß wir glücklich zusammen sind<br>3. – |
| *Familie*<br>1. Daß wir alle zusammenbleiben können, glücklich und harmonisch<br>2. Ein eigenes Haus<br>3. Mehr Zeit für uns selbst, für die Familie; weniger Belästigung durch andere | |

Zur Illustration dieser Methode stellen wir im folgenden die Wunschprobe der „Familie A" dar. Dabei beziehen wir uns aus Gründen der Vereinfachung ausschließlich auf das Ergebnis des Diskussionsprozesses (Tab. 14.2).

Interpretation zum Ergebnis der Wunschprobe bei Familie A:

Der Patient Hans (12 Jahre) wurde in der Klinik wegen Bettnässens vorgestellt, mehrere ambulante Behandlungsversuche waren gescheitert. Neben der Enuresis zeigte Hans Verhaltensstörungen mit Leistungsschwierigkeiten in der Schule, die nicht auf eine intellektuelle Überforderung zurückgeführt werden konnten (überdurchschnittliche Intelligenz). Im Kontrast zu Hans, der das Problemkind („schwarze Schaf") der Familie ist, bereitet die Schwester Gertrud den Eltern keinerlei Schwierigkeiten.

Der Vater ist durch eine doppelte berufliche Tätigkeit stark belastet, die Mutter ist halbtags berufstätig. Während die Mutter diejenige ist, die die Therapie anstrebt, scheint der Vater durch eine mögliche Therapie eher geängstigt zu sein.

Betrachten wir das Ergebnis der Familienwunschprobe, so fällt auf, daß die Wünsche der Eltern deutlich kontrastieren; während die Wünsche des Vaters in Richtung auf familiäre Stabilität und Integration gehen, äußert die Mutter eher expansive Wünsche (Italien, Freunde).

Während der Patient Hans sich in seinen Wünschen auf seine persönlichen Probleme bezieht, richten sich die der Schwester Gertrud – ähnlich wie die des Vaters – auf den familiären Zusammenhalt. Interessant ist dabei die frappierende Übereinstimmung zwischen Gertrud und dem Vater: Die Wünsche sind inhaltlich weitgehend identisch („alt werden" – „Eltern lange haben"; „harmonische Familie" – „glückliches Zusammenleben"; kein dritter Wunsch). Die Beziehung zwischen dem Vater und der Tochter erscheint eng; man kann sich darüber hinaus fragen, ob Gertrud und der Vater sich durch die expansiven Tendenzen der Mutter bedroht fühlen.

In den Familienwünschen, die der designierte Patient Hans im Auftrag der Familie aufschreibt, wird kein einziger Wunsch des Patienten aufgegriffen, die Wünsche von Hans kommen nicht zum Zuge. Sie wurden von Hans auch nicht in die vorhergehende Diskussion eingebracht. Im ganzen Prozeß bleibt Hans insofern ausgeschlossen, vertritt allerdings dann doch als Patient die Familie nach außen hin.

Die Familienwünsche können als eine Vermischung zwischen den Wünschen der beiden Eltern und von Gertrud begriffen werden. Im ersten Wunsch setzen sich die Wünsche Gertruds und des Vaters durch (Kombination), das Thema der familiären Integration und Harmonie wird an den Anfang gestellt. Im zweiten Familienwunsch wird der (zweite) Wunsch der Mutter in entschärfter Form aufgegriffen: Das Haus in Italien wird nach Deutschland „versetzt" (gemeint ist ein eigenes Haus hier in Deutschland). Der mögliche expansive Gehalt des mütterlichen Wunsches wird dadurch in eine andere Richtung („Häuslichkeit") gewendet. Im dritten Familienwunsch schließlich wird der (dritte) Wunsch der Mutter aufgegriffen und ins Gegenteil verkehrt. Die Umsetzung der individuellen Wünsche in die Familienwünsche weist Parallelen zur neurotischen Kompromißbildung (Symptom als Kompromiß) im Freudschen Sinne auf. Dabei ist noch zu bedenken, daß die individuellen Wünsche nicht bekanntgegeben werden, es handelt sich also nicht um eine explizite und bewußte Suche nach einem Kompromiß zwischen den individuellen Wünschen. Die Einigung auf Familienwünsche stellt sich für die Familienmitglieder selbst als eine neue und andersartige Aufgabe dar.

Aufgrund dieser Wunschprobe könnte man hypothetisch annehmen, daß Hans nicht in der Lage ist, seine eigenen Wünsche und Bedürfnisse in die familiäre Kommunikation einzubringen. Ein wesentlicher Hintergrund der Symptomatik dürfte im Widerspruch zwischen den noch unterschwelligen expansiven Tendenzen der Mutter und den Bindungsversuchen des Vaters (und der Tochter Gertrud) liegen. Der Konflikt wird durch gemeinsame Integrationsbemühungen überdeckt: Die Mutter läßt die Umwendung ihrer Wünsche zu. Möglicherweise hat in diesem Zusammenhang auch die Symptomatik von Hans eine stabilisierende Funktion: Als „Sündenbock" oder „schwarzes Schaf" der Familie zieht er die Aufmerksamkeit der Eltern auf sich (Konfliktverschiebung). Diese Hypothesen konnten im Verlauf der Therapie bestätigt werden.

## Die Marburger Familiendiagnostischen Skalen

Ausgangspunkt für die Entwicklung der „Marburger Familiendiagnostischen Skalen" (MFS)[2] war

[2] Die MFS liegen in einer Experimentalversion vor. Sie werden zur Zeit in der praktischen Diagnostik erprobt; dabei werden ihre meßtheoretischen Eigenschaften überprüft. Sie werden außerdem in familiendiagnostischen Trainingskursen angewandt.

Tabelle 14.**3** Übersicht zu den Marburger Familiendiagnostischen Skalen

1. Einschätzungen zum Familiengespräch
   1.1 Kommunikationsmatrix
   1.2 Interaktionsstil
   1.3 Kommunikationscharakteristiken
   1.4 Gesprächsklima
   1.5 Themenbereiche
2. Schlußfolgerungen zur Familie
   2.1 Erziehungsverhalten der Eltern
   2.2 Differenzierung des Familiensystems
   2.3 Psychosoziale Problembereiche
3. Therapiebezogene Skalen
   3.1 Interaktion Therapeut – Familie
   3.2 Schlußfolgerungen zur Therapie

der Umstand, daß in den meisten Fällen der klinischen Praxis das gemeinsame Familiengespräch die wichtigste familiendiagnostische Informationsquelle ist. Das direkte Gespräch mit der Familie ist durch keine andere diagnostische Methode ersetzbar. Andererseits aber sind die in der Forschung verwendeten Methoden der Systematisierung der erhaltenen Information (Kodierungssysteme zur Auswertung von Gesprächen) für die klinische Praxis zu aufwendig. Auf dieser Grundlage entwickelten wir nach einer Reihe von Vorversuchen (s. REMSCHMIDT u. MATTEJAT 1981; MATTEJAT u. REMSCHMIDT 1981) und kasuistischen Studien ein System von *Einschätzungsskalen*, in denen die familientherapeutisch wesentlichsten Aspekte familiärer Beziehungen erfaßt werden. (Zu parallelen Entwicklungen s. z. B. RISKIN u. FAUNCE 1970; MCCORKIE u. RISKIN 1978; KINSTON u. Mitarb. 1979.)

In den MFS wird zunächst das Familiengespräch beschrieben, wobei nur auf die aktuellen Interaktionen und Kommunikationen im Gespräch Bezug genommen wird. Es folgen dann im zweiten Abschnitt Einschätzungen, die den Charakter von Schlußfolgerungen über die Familie haben. Im dritten Abschnitt schließlich wird die beobachtete Interaktion zwischen Familie und Therapeut beschrieben, daraus Schlußfolgerungen zum weiteren Vorgehen abgeleitet. Eine Übersicht über die MFS gibt Tab. 14.3.

In der *Kommunikationsmatrix* (1.1) wird die Kommunikationsinitiative und die Sprechdauer der einzelnen Gesprächsteilnehmer erfaßt. Darüber hinaus wird angegeben, auf wen sich die Initiative der einzelnen Sprecher richtet und wer mit wem wie lange spricht. Die Kommunikationsmatrix ist der Hintergrund, vor dem alle anderen Gesprächsparameter interpretiert werden müssen.

Im Abschnitt zum *Interaktionsstil* (1.2) wird die sozial-emotionale Qualität des Interaktionsverhaltens zwischen den Familienmitgliedern dargestellt. Fragen wie: „Wie verhält sich die Mutter gegenüber dem Patienten, wie verhält sich der Vater gegenüber dem Patienten, wie verhält sich der Patient gegenüber den Eltern und wie die Eltern zueinander?" sollen hier beantwortet werden. Die Einschätzung geschieht auf 4 Skalen, „Emotional positive Äußerungen", „Emotional negative Äußerungen", „Engagement" und „Assertivität".

Im Abschnitt „*Kommunikationscharakteristiken*" (1.3) werden problematische Kommunikationsformen der einzelnen Familienmitglieder erfaßt. Die Kommunikationsprobleme sind in zwei Bereiche, Probleme der Bezugnahme und Probleme der Stellungnahme, gegliedert. Als Beispiel seien hier die Einzelskalen zur Dimension „Stellungnahme" (ST) aufgeführt:

- direkte und offene ST-Verweigerung,
- fehlende ST,
- externale ST,
- distanzierte ST,
- tangentiale und irrelevante ST,
- diffuse ST,
- widersprüchliche und paradoxe ST,
- Disqualifikation der eigenen ST,
- abgrenzungsverwischende ST,
- unpersönliche ST.

Im Abschnitt zum *Gesprächsklima* (1.4) werden ähnliche Interaktionscharakteristiken wie im Abschnitt 1.2 erfaßt, hier allerdings werden keine einzelnen Personen bzw. dyadische Relationen beurteilt, sondern das Gesprächsklima insgesamt.

Der Abschnitt „*Themenbereiche*" (1.5) schließt die Einschätzungen zum Familiengespräch ab. Es handelt sich hier um eine rudimentäre Inhaltsanalyse. Der zeitliche Raum, den die einzelnen Themenbereiche einnehmen (z. B. aktuelle oder frühere Behandlungsmaßnahmen, Symptomatik, andere Verhaltensweisen des Patienten, Erleben und Verhalten der Familienmitglieder, organisatorische und außerfamiliäre Probleme, Diskussion des Therapieprozesses, läßt wichtige Schlußfolgerungen auf die Abwehrformen der Familie und die therapeutischen Möglichkeiten zu.

Die *Schlußfolgerungen* zur Familie beziehen sich zum einen auf das Erziehungsverhalten der Eltern, das getrennt für Vater und Mutter eingeschätzt wird (2.1), es folgen die Skalen zur personalen (emotionalen) und positionalen (funktionalen) Differenzierungen der Familie (s. S. 386, Abschnitt „Systemeigenschaften"). Den Abschluß bilden die Skalen zu den vorliegenden psychosozialen Problembereichen, die eine Weiterentwicklung der Achse 5 des MAS darstellen (s. hierzu REMSCHMIDT u. SCHMIDT 1977).

In den therapiebezogenen Skalen schließlich werden Aspekte erfaßt, die sich auf die Interaktion zwischen Familie und Therapeut beziehen (3.1), wie z. B. die Offenheit der Familie gegenüber dem Therapeuten und ihre Reaktionen auf Interventionen des Therapeuten; in den Schlußfolgerungen

zur Therapie werden die Annahmen zur Therapiemotivation, zur Therapieform (Setting, Techniken) und zur Prognose zusammengefaßt.
In der praktischen Anwendung dienen die MFS zur Strukturierung und Lenkung der Informationserhebung, Familienbeobachtung und zur Anleitung bei der Verdichtung der Information auf die wesentlichen Aspekte. Die Eindrücke werden fixiert und damit einer Überprüfung (z. B. auf ihre Intersubjektivität hin) zugänglich gemacht. Auf der Grundlage der familiendiagnostischen Einschätzungen werden dann spezifische Hypothesen über den familieninteraktionalen Zusammenhang der Symptomatik gebildet, die zu gezielten familientherapeutischen Interventionen führen.
In Abb. 14.6 ist der praktische Kontext der MFS schematisch dargestellt.

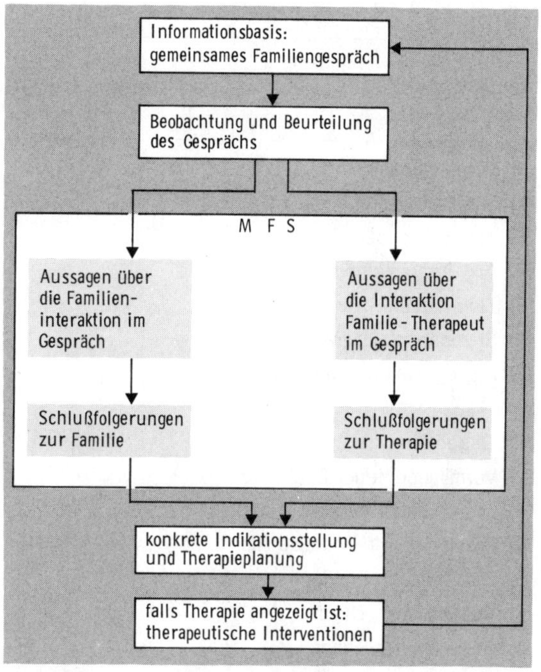


Abb. 14.**6** Die Marburger Familiendiagnostischen Skalen im Gesamtzusammenhang familientherapeutischer Maßnahmen.

# Familientherapie

## Familientherapeutische Ansätze

Wenn ACKERMAN (1971; zit. n. REITER 1978) behauptet, daß jeder Familientherapeut seine eigene Therapieform praktiziert, so charakterisiert dies die Schwierigkeiten, verschiedene „Schulen" der Familientherapie klar voneinander abzugrenzen. Familientherapeutische Ansätze unterschiedlicher historischer Herkunft konvergieren in vielen Aspekten, die Unterschiede zwischen den Therapeuten einer „Schule" sind oft größer als die zwischen den Therapierichtungen. Gleichwohl ist es – zumindest um einen groben Überblick zu gewinnen – sinnvoll, die wesentlichsten Unterschiede zwischen den therapeutischen Ansätzen herauszuarbeiten.
Wie in der heutigen Psychotherapie überhaupt, so kann auch im Bereich der Familientherapie unterschieden werden zwischen
- dem psychoanalytischen,
- dem verhaltenstherapeutischen (behavioralen) und
- dem humanistisch-psychologischen Ansatz.

Familientherapie kann danach differenziert werden, von welchem Modell das therapeutische Vorgehen am stärksten beeinflußt ist. Neben diesen aus der Einzeltherapie bekannten Modellen steht der eigentlich neue und genuin familienorientierte Ansatz, der sich aus dem system- und kommunikationstheoretischen Denken herleitet. Hier haben sich im wesentlichen zwei Richtungen herausgebildet,
- die strukturale und
- die strategische Familientherapie[3].

[3] Mit dieser Einteilung in fünf verschiedene familientherapeutische Schulen orientieren wir uns an der Arbeit von MADANES u. HALEY (1977).

Therapeutische Ansätze sind immer mit den Namen ihrer einflußreichen Vertreter assoziiert, sie sollen deshalb hier genannt sein[4]: Bekannte Vertreter des psychoanalytischen Ansatzes sind NATHAN ACKERMAN, JAMES FRAMO und IVAN BOSZORMENY-NAGY, der den Entwicklungsaspekt und die Mehr-Generationen-Perspektive besonders betont; MURRAY BOWEN hat das psychoanalytische Denken mit systemtheoretischen Gedanken verbunden, ähnliches gilt für HELM STIERLIN. Der humanistisch-psychologische Ansatz in der Familientherapie wird von VIRGINIA SATIR und CARL WHITACKER, der verhaltenstherapeutische Gesichtspunkt von GERALD PATTERSON repräsentiert. Die strukturale Familientherapie wurde von der Arbeitsgruppe um SALVATOR MINUCHIN entwickelt, der strategische Ansatz wird von DONALD D. JACKSON, JAY HALEY, PAUL WATZLAWICK und GERALD ZUK vertreten.
Diese Ansätze unterscheiden sich durch eine Reihe von Aspekten; als wichtigste Unterscheidungsdimensionen nennen MADANES u. HALEY (1977) unter anderem:
(1) Betonung der Vergangenheit versus Betonung der Zukunft;
(2) Interpretation früherer Erfahrungen versus Vermittlung neuer Erfahrungen;

[4] Bei den hier genannten Familientherapeuten handelt es sich um die in der Fachliteratur am häufigsten zitierten Autoren. Vgl. hierzu die Untersuchung von L' ABATE u. THAXTON (1980).

Tabelle 14.**4** Übersicht zu den wichtigsten familientherapeutischen Ansätzen (nach *Madanes* u. *Haley* 1977)

| Unterscheidungsdimension | „Schulen" | | | | |
|---|---|---|---|---|---|
| | Psychodynam. | Humanist. | Behavior | Struktural. | Strateg. |
| (1) Vergangenheit | × | × | | | |
| (2) Interpret. vergangener Erfahrung | × | × | | | |
| (3) Interpret. gegenwärt. Erfahrung | × | × | | × | |
| (4) Allg. Therapiemethode | × | × | | | |
| (5) Ziel: Persönl. Wachstum | × | × | | × | |
| (6) Bezugspunkt: 1 Person | × | × | × | | |
| (7) Analog-symbol. Verständnis | × | × | | × | × |
| (1) Gegenwart | | × | × | × | × |
| (2) Vermittlung neuer Erfahrung | | × | × | × | × |
| (3) Direktiven für gegenw. Handeln | | | × | × | × |
| (4) Problemspezif. Therapieplan | | | × | × | × |
| (5) Ziel: Präsent. Problem | | | × | | × |
| (6) Bezugspunkt: Dyade | | | × | × | × |
| (6) Bezugspunkt: Triade | | | | × | × |
| (7) Digital-direktes Verständnis | | | × | | × |

(3) Interpretation gegenwärtiger Handlungen versus Direktiven für gegenwärtiges Handeln;
(4) Anwendung einer allgemeinen Therapiemethode bei jeder Familie versus Entwicklung eines jeweils neuen problemspezifischen Therapieplans;
(5) Persönliches Wachstum als Zielbereich versus präsentiertes Problem als Zielbereich;
(6) Zentraler Bezugspunkt des therapeutischen Denkens: Individuum versus Dyade versus Triade;
(7) Analog-symbolisches Verständnis des Verhaltens versus digital-direktes Verständnis des Verhaltens.

Während die erste Dimension sich auf die zugrundeliegenden ätiologischen Annahmen bezieht, handeln die Punkte (2) bis (4) von Unterschieden in der therapeutischen Methode, die fünfte Dimension bezieht sich auf das Therapieziel, die beiden letzten Punkte schließlich auf metatheoretische Akzentuierungen.

In der folgenden Übersicht Tab. 14.4 sind die wichtigsten familientherapeutischen Ansätze und die genannten Unterscheidungsdimensionen einander zugeordnet. Ein Kreuz bedeutet, daß die Schule den jeweiligen Aspekt betont.

## Zur differentiellen Nutzung des familientherapeutischen Ansatzes in der Kinder- und Jugendpsychiatrie

Über alle familientherapeutischen Ansätze hinweg besteht Einigkeit darin, daß Familientherapie mehr eine neue Sichtweise als nur eine weitere psychotherapeutische Methode darstellt. Familien- und systembezogenes Denken zeigt sich in der Art der Fragen, die der Therapeut als relevant erachtet und in der Art seiner therapeutischen Interventionen. Familientherapie in diesem Sinne kann in verschiedenen „Therapie-Settings" ebenso mit einzelnen Individuen wie mit ganzen Gruppen durchgeführt werden (vgl. die zit. Arbeiten von WATZLAWICK u. Mitarb). „Wenn man diesem Gedankengang folgt, dann verliert die Frage nach Indikationen oder Kontraindikationen der Familientherapie ihren Sinn" (KERR 1981, S. 254). Ähnlich wie KERR bei der Darstellung des Ansatzes von BOWEN argumentieren BODIN (1981), der die interaktionale (strategische) Familientherapie im „Mental Research Institute" (MRI) von Palo Alto beschreibt, und APONTE u. VANDEUSEN (1981) bei ihrer Darstellung der strukturellen Familientherapie. Für die genannten Autoren ist Familientherapie in erster Linie eine therapeutische Zugangsweise (Epistemologie), die Therapie kann sich im einzelnen Fall sehr unterschiedlicher Methoden bedienen.

Für den familienbezogenen Ansatz als solchen können deshalb keine Indikationskriterien angegeben werden. Sinnvoll und praktisch bedeutsam wird die Indikationsfrage allerdings dann, wenn es um die konkrete Entscheidung geht, ob gemeinsame familientherapeutische Sitzungen durchgeführt werden sollen. Dabei kann es sich in vielen Fällen nicht um eine Alternative zwischen Einzel- und Familientherapie handeln, häufiger ist es sinnvoll, einzel- und familientherapeutische Maßnahmen gleichzeitig oder sequentiell aufeinanderfolgend in ein Behandlungskonzept zu integrieren.

Für die Entscheidung, wann eine gemeinsame Familientherapie durchgeführt werden soll, sind die folgenden Aspekte von Bedeutung:

1. Eine gemeinsame Familientherapie ist immer dann in Erwägung zu ziehen, wenn

(a) die Familie ihre Schwierigkeiten als Interaktionsproblematik anbietet oder zumindest das angebotene Problem (in der Regel Auffälligkeiten beim Kind/Jugendlichen) im interpersonalen Bereich ausgetragen wird (vgl. KAUFMANN 1975, S. 684) oder

(b) wenn die vorliegende individuelle bzw. intrapsychische Problematik durch die aktuell ablaufenden interpersonalen Prozesse in der Familie in Gang gesetzt bzw. aufrechterhalten wird: „Damit Familientherapie überhaupt in Gang kommt, muß die Störung des Primärpatienten mit dem aktuellen Familiengeschehen in einer Wechselwirkung stehen" (KAUFMANN 1975, S. 684).

Eine rein individuenorientierte Behandlung würde in solchen Fällen das Problem verfehlen (a) oder wäre doch zumindest wenig erfolgversprechend (b). Selbst wenn die Symptomatik nicht durch die Familieninteraktion mitbedingt ist – wie z. B. bei hirnorganisch bedingten Krankheiten – kann eine Familientherapie angezeigt sein, wenn

(c) die Symptomatik des Kindes die familiären Beziehungen so nachhaltig beeinträchtigt, daß sich sekundäre Probleme (Dekompensation der Eltern; sekundäre Neurotisierung des Kindes) entwickelten oder zu befürchten sind.

Damit ist auch die präventive Funktion der Familientherapie angesprochen.

2. Eine Familientherapie ist speziell dann ins Auge zu fassen, wenn der primäre Patient (Symptomträger) in einer intensiven Abhängigkeit zu anderen Familienmitgliedern steht (vgl. KAUFMANN 1975, S. 684; RICHTER 1968; REITER 1978). Dieser Aspekt der wechselseitigen Bindung überschneidet sich mit dem zuerst genannten Aspekt: Eine Einzeltherapie ist wenig erfolgversprechend, wenn die individuellen Verhaltensmöglichkeiten an das Verhalten einiger weniger enger Bezugspersonen gebunden sind. Naturgemäß wird aus diesem Grunde ein familientherapeutisches Vorgehen in der Kinder- und Jugendpsychiatrie häufiger angezeigt sein als bei Erwachsenen.

Mit der Frage der interpersonalen Abhängigkeit ist die eine zentrale Dimension der personalen bzw. emotionalen Differenzierung in der Familie (Familienkohäsion) mit angesprochen:

Bei fusionierten (verstrickten) Familien wurden familientherapeutische Ansätze besonders häufig verwendet; die Familientherapie ist bei solchen Familien auch erfolgversprechender als bei desintegrierten (distanzierten) Familien (vgl. hierzu APONTE u. VANDEUSEN 1981, S. 345). Der Umstand, daß bei psychosomatischen Störungen und bei Ablösungskonflikten von Adoleszenten Familientherapie häufig empfohlen und angewandt wird, kann auch auf die Frage der familiären Differenzierung bezogen werden, die in beiden Problembereichen eine zentrale Rolle spielt. Die Effektivität der Familientherapie ist für diese Störungen relativ gut belegt (s. GURMAN u. KNISKERN 1981; APONTE u. VANDEUSEN 1981).

3. Die Frage, bei welchen kinder- und jugendpsychiatrischen Syndromen im einzelnen Familientherapie angezeigt ist und bei welchen dies nicht der Fall ist, kann so nicht beantwortet werden. Sinnvoller ist es, zu fragen, welche Form der Familientherapie (mit welchen Zielsetzungen) am ehesten geeignet erscheinen. Bei dieser Überlegung sind zwei Aspekte besonders zu berücksichtigen:

(a) das Alter bzw. der allgemeine (und speziell der kognitive) Entwicklungsstand des Kindes/Jugendlichen und

(b) der Schweregrad der familiären und individuellen Störung.

Je jünger die Kinder sind bzw. je weniger sie in der Lage sind, ihr eigenes Verhalten zielgerichtet zu steuern (z. B. auch bei geistigen Behinderungen), um so eher sind unmittelbar verhaltensbezogene Maßnahmen angezeigt, wie z. B. die Verwendung von Verstärkungsplänen oder auch verhaltenstherapeutische Elterntrainings, nach denen die Eltern als „Kotherapeuten" mitarbeiten können. Bei Jugendlichen dagegen rückt die kommunikative Verhandlung von familiären Konflikten eher in den Vordergrund.

Der Schweregrad und die Chronifizierung der familiären Interaktionsstörung, die allgemeine Belastungsfähigkeit der Familie und die Ausprägung des Krankheitsbildes beim Kind/Jugendlichen bestimmen auch die Zielsetzungen der Therapie. Bei psychotischen Jugendlichen z. B. sind familienbezogene Maßnahmen in der Regel als stützende Therapie sinnvoll. Dies gilt auch für Familien mit einem psychotischen Elternteil. Bei leichten und mittelgradigen Störungen dagegen und einer höheren Belastbarkeit der Eltern können weiterführende Veränderungen im Sinne einer kausalen Therapie angestrebt werden. Die empirische Therapieforschung hat – wie für psychotherapeutische Interventionen generell – auch für den Bereich der Familientherapie gezeigt, daß deutliche Fortschritte am ehesten bei leichten und mittelgradigen Störungen zu erreichen sind (GURMAN u. KNISKERN 1981).

4. Eine Familientherapie hat dann gute Chancen, wenn

(a) die präsentierte Problematik als gemeinsames Problem der Familie erlebt wird (vgl. RICHTER 1968) und wenn

(b) alle für das Problem unmittelbar signifikanten Personen zu Veränderungen bereit sind (Leidensdruck, Veränderungsmotivation; vgl. MARTIN 1981).

Die beiden Aspekte sind nicht bloß als Voraussetzungen, sondern auch als Aufgabenstellung für die Anfangsphase der Familientherapie zu verstehen: Hier geht es darum, interaktionale Aspekte aufzugreifen und gleichzeitig die Therapiemotivation zu fördern. Gleichwohl gibt es Fälle, in denen die Familien oder der Patient (häufig aus guten Gründen) zu keinen Veränderungen bereit ist; Familientherapie erübrigt sich hier von selbst (s. MARTINs Ausführungen zur Frage wann keine Therapie indiziert ist; MARTIN 1981). In diesem Sinne kann auch WYNNE (zit. n. KAUFMANN 1975, S. 686) interpretiert werden, wenn er meint, daß Familientherapie dann wirkungslos bleibt oder nicht indiziert ist, wenn Schlüsselfiguren der Familie für die therapeutische Arbeit physisch oder psychologisch nicht verfügbar sind.

5. Eine der wichtigsten *Kontraindikationen* bezüglich gemeinsamer Familientherapiesitzungen ist dann gegeben, wenn zwischen den Eltern schwerwiegende Konflikte bestehen, etwa eine ausgeprägte und chronifizierte, wechselseitig feindselig-aggressive Haltung oder gravierende sexuelle Probleme (vgl. KNISKERN 1981). Insbesondere verhaltenstherapeutische Therapieansätze (wie z. B. Elterntrainings) setzen ein Mindestmaß an Kooperationsmöglichkeiten zwischen den Eltern voraus. Die vorliegenden empirischen Untersuchungen deuten darauf hin, daß die Erfolgsaussichten einer gemeinsamen Familientherapie wesentlich von der Beziehung zwischen den Eltern abhängig ist (GURMAN u. KNISKERN 1981). Im Falle von schwerwiegenden Ehekonflikten ist deshalb statt einer gemeinsamen Familientherapie eine Ehepaartherapie vorzuziehen. Diese kann ohne Schwierigkeiten mit einer Einzelbehandlung des Kindes kombiniert werden.

6. Familientherapeutische Interventionen, die auf die Modifikation von Interaktions- und Beziehungsmustern abzielen, stellen in der Kinder- und Jugendpsychiatrie nur einen möglichen Therapieansatz dar, sie sind sicher nicht in jedem Falle angezeigt. Der therapeutische Schwerpunkt kann beim Individuum, bei der Familie oder im weiteren sozialen Umfeld (Schule, Gemeindepsychiatrie) liegen. In den meisten Fällen wird eine Kombination mehrerer Maßnahmen der Problematik am ehesten gerecht.

Familienzentrierte Maßnahmen können sich dabei nicht auf familientherapeutische Sitzungen beschränken. Häufig sind grundlegendere Aspekte der familiären Situation abzuklären. Dies ist z. B. dann der Fall, wenn Entscheidungen darüber getroffen werden sollen, ob ein Kind oder Jugendlicher zeitweilig oder ständig aus der Familie herausgelöst werden soll. Schon die stationäre Aufnahme eines Kindes stellt eine einschneidende familienbezogene Maßnahme dar, die zu weitreichenden Verschiebungen der Familienstruktur führen kann. Noch mehr gilt dies für Heimunterbringungen oder Sorgerechtsentscheidungen, bei denen das klinische Urteil gefordert ist. Eine sinnvolle Kooperation mit Gerichten, Sozial- und Jugendämtern und ähnlichen Diensten ist auch von besonderer Bedeutung, wenn grundlegende Lebensbedingungen der Familie beeinträchtigt sind, wie etwa bei sozialer Randständigkeit oder schweren (insbesondere chronischen) körperlichen bzw. psychischen Erkrankungen der Eltern. Ernstzunehmende Familientherapie beginnt nicht erst dort, wo diese Probleme schon gelöst sind, sie stellen vielmehr einen integralen Bestandteil familienorientierter Arbeit dar.

## Literatur


Achenbach, T. M., C. S. Edelbrock: The classification of child psychopathology. A review and analysis of empirical efforts. Psychol. Bull. 85 (1975) 1275

Ackerman, N. W.: The growing edge of family therapy. Fam. Proc. 10 (1971) 143

Ackerman, N. W.: Treating the troubled family. Basic Books, New York 1966

Alkire, A.: Social power and communication within families of disturbed and nondisturbed pre-adolescents. J. Pers. soc. Psychol. 13 (1969) 335

Angermeyer, M. C., D. R. Schwoon: Zur Bestimmung familialer Dominanz. Ein methodischer Beitrag zur Familienforschung. Gruppenpsychother. Gruppendyn. 16 (1980) 91

Aponte, H. J., J. M. Vandeusen: Structural family therapy. In: Handbook of Family Therapy, hrsg. von A. S. Gurman, D. P. Kniskern. Brunner/Mazel, New York 1981

Aronfreed, J.: The concept of internalization. In: Socialization, Theory and Research, hrsg. von D. Goslin. Rand McNally, New York 1969

Bahr, S. J.: Family determinants and effects of deviance. In: Contemporary Theories About the Family, Vol. I, hrsg. von W. R. Burr, R. Hill, F. I. Nye, I. L. Reiss. Free Press, Macmillan, London, New York 1979

Baker, J.: Family systems: A review and synthesis of eight major concepts. Fam. Ther. 3 (1976) 1

Baker, L., A. Barcali: Psychosomatic aspects of diabetes mellitus. In: Modern Trends in Psychosomatic Medicine, Vol. II, hrsg. von O. W. Hill. Butterworths, London 1970

Baker, L., S. Minuchin, L. Milman, R. Liebman, T. Todd: Psychosomatic aspects of juvenile diabetes mellitus: A progress report. In: Modern Problems in Pediatrics, Vol. 12. Karger, Basel 1975

Bales, R. F.: Personality and Interpersonal Behavior. Holt, Rinehart & Winston, New York 1970

Bannister, D., M. M. Mair: The evaluation of personal constructs. Academic Press, New York 1968

Barnhill, L. R.: Healthy family systems. Fam. Proc. 18 (1979) 94

Bateson, G., D. D. Jackson, J. Haley, J. W. Weakland: Toward a theory of schizophrenia. Behav. Sci. 1 (1956) 251

Baumrind, D.: Child care practices anteceding three patterns of pre-school behavior. Genet. Psychol. Monogr. 75 (1967) 43

Becker, W. C., R. S. Krug: The Pari – a research review. Child Develop. 35 (1965) 329

Becker, W. C., D. R. Peterson, Z. Luria, D. J. Shoemaker, L. A. Hellmer: Relations of factors derived from parent-interview-ratings to behavior problems of five-year-olds. Child Develop. 33 (1962) 509
Beckmann, D., H.-E. Richter: Gießen-Test. Huber, Bern 1972
Benjamin, L. S.: Structural analysis of social behavior. Psychol. Rev. 81 (1974) 392
Benjamin, L. S.: Structural analysis of differentiation failure. Psychiatry 42 (1979) 1
Bennett, I.: Delinquent and Neurotic Children: A Comparative Study. Basic Books, New York 1960
Bodin, A. M.: The interactional view: Family therapy approaches of the Mental Research Institute. In: Handbook of Family Therapy, hrsg. von A. S. Gurman, D. P. Kniskern. Brunner/Mazel, New York 1981
Boszormeny-Nagy, I.: Eine Theorie der Beziehungen. In: Familientherapie Bd. I, hrsg. von I. Boszormeny-Nagy, J. L. Framo. Rowohlt, Hamburg 1975
Boszormeny-Nagy, I., G. M. Spark: Unsichtbare Bindungen. Die Dynamik familiärer Systeme. Klett-Cotta, Stuttgart 1981
Bovensiepen, G., F. Mattejat: Erfahrungen mit dem Familien-Erstinterview als Beginn der stationären kinderpsychiatrischen Behandlung. Vortag auf der Tagung der Deutschen Ges. f. Kinder- und Jugendpsychiatrie. München 1981
Bovensiepen, G., R. Oesterreich, K. Wilhelm, M. Arndt: Die elterliche Erziehungseinstellung als Ausdruck der Familiendynamik bei Kindern mit Asthma bronchiale. Prax. Kinderpsychol. 29 (1980) 163
Bowen, M.: The family as the unit of study and treatment. Amer. J. Orthopsychiat. 31 (1960) 40
Brehm, J. W.: A Theory of Psychological Reactance. Academic Press, New York 1966
Brofenbrenner, U.: Toward a theoretical model for the analysis of parent-child-relationships in a social context. In: Parental Attitudes and Child Behavior, hrsg. von J. C. Glidewell. Thomas, Springfield/Ill. 1961
Brofenbrenner, U.: Some familial antecedents of responsibility and leadership in adolescents. In: Leadership and Interpersonal Behavior, hrsg. von L. Petrullo, B. M. Bass. Holt, New York 1961
Bugental, D. E., L. R. Love, J. W. Kaswan, C. April: Verbal-nonverbal conflict in parental messages to normal and disturbed children. J. abnorm. Psychol. 77 (1971) 6
Butollo, W. H. L., S. Meyer-Plath, B. Winkler: Bedingungen der Entwicklung von Verhaltensstörungen. In: Handbuch der Psychologie, Bd. VIII, Klinische Psychologie, 2. Hlbbd., hrsg. von L. Pongratz. Hogrefe, Göttingen 1978
Cromwell, R. E., D. H. Olson, D. G. Fournier: Tools and techniques for diagnosis and evaluation in marital and family therapy. Fam. Process 15 (1976) 1
Czerwenka, K., W. Seitz: Schulrelevante Persönlichkeitsmerkmale bei Jungen und Mädchen und ihr Zusammenhang mit dem verbalen Erziehungsverhalten des Vaters. In: Auswirkungen elterlicher Erziehungsstile, hrsg. von H. Lukesch. Hogrefe, Göttingen 1975
Dielman, T. E., R. B. Cattell: The prediction of behavior problems in 6 to 8-year-old children from mother's reports of child rearing practices. J. clin. Psychol. 28 (1972) 13
Doane, J. A.: Family interaction and communication deviance in disturbed and normal families: A review of research. Fam. Process 17 (1978) 357
Douglas, J. W. B., J. M. Ross, H. R. Simpson: All our future: A longitudinal study of secondary education. Davies, London 1968
Druckman, J. A.: Family oriented policy and treatment program for juvenile status offenders. J. Marr. and Fam. Couns. 1979 (zit. nach Olson et al. 1980)
Eron, L. D., T. J. Banta, L. O. Walder, J. H. Laulicht: Comparison of data obtained from mothers and fathers on childrearing practices and their relation to child aggression. Child Develop. 32 (1961) 457
Farina, A., J. Holzberg: Interaction patterns of parents and hospitalized sons diagnosed as schizophrenic or non-schizophrenic. J. abnorm. Psychol. 73 (1968) 114
Ferreira, A., W. Winter: Information exchange and silence in normal and abnormal families. Fam. Process 7 (1968) 251
Fransella, F., D. Bannister: A Manual for Repertory Grid Technique. Academic Press, London 1977
Friedman, C., A. Friedman: Characteristics of schizogenic families during a joint family story telling task. Fam. Process 9 (1970) 332
Gärtner-Harnach, V.: Fragebogen für Schüler FS 5–10. Beltz, Weinheim 1973
Garner, A. M., G. Wenar: The Mother-Child Interaction in Psychosomatic Disorders. University of Illinois Press, Urbana/Ill. 1959
Gibson, H. B.: Early delinquency in relation to broken homes. J. Child Psychol. 10 (1969) 195
Gregory, I.: Anterospective data following childhood loss of a parent. Arch. gen. Psychiat. 13 (1965) 110
Grolnick, L.: A family perspective of psychosomatic factors in illness. A review of the literature. Fam. Process 11 (1972) 457
Gurman, A. S., D. P. Kniskern: Family therapy outcome research: Knowns and unknows. In: Handbook of Family Therapy, hrsg. von A. S. Gurman, D. P. Kniskern. Brunner/Mazel, New York 1981
Haley, J.: Direktive Familientherapie. Strategien für die Lösung von Problemen. Pfeiffer, München 1977
Hassan, S. A.: Transactional and contextual invalidation between the parents of disturbed families. A comparative study. Fam. Process 13 (1974) 53
Hassan, S. A.: Familie und Störungen Jugendlicher. Eine Literaturübersicht. Familiendynamik 2 (1977) 69 und 242
Heigl-Evers, A, F. Heigl: Der „implizite Ehevertrag" in seiner Bedeutung als therapeutisches Konzept. Prax. Psychother. 20 (1975) 25
Heil, F. E., C. Klein, H. Sevenig: Das Trierer Partnerschafts-Inventar TPI. Forschungsversion. Manuskript, Trier 1977
Helmke, A., K. H. Kischkel: Zur Wahrnehmung elterlichen Erziehungsverhaltens durch Eltern und ihre Kinder und dessen Erklärungswert für kindliche Persönlichkeitsmerkmale. In: Familiäre Sozialisation und Intervention, hrsg. von H. Lukesch, M. Perrez, K. A. Schneewind. Huber, Bern 1980
Helmke, A., R. Väth-Szusdziara: Familienklima, Leistungsangst und Selbstakzeptierung bei Jugendlichen. In: Familiäre Sozialisation und Intervention, hrsg. von H. Lukesch, M. Perrez, K. A. Schneewind. Huber, Bern 1980
Hetherington, E. M., B. Martin: Family interaction and psychopathology in children. In: Psychopathological Disorders of Childhood, hrsg. von H. C. Quay, J. S. Werry. Wiley, London 1972
Howells, J. G., J. R. Lickorish: Familien-Beziehungs-Test. Reinhardt, München 1972
Innerhofer, P.: Das Münchner Trainingsmodell. Springer, Heidelberg 1977
Jackson, D. D.: The study of the family. Fam. Process 4 (1965) 1
Jacob, T.: Family interaction in disturbed and normal families: A methodological and substantive review. Psychol. Bull. 82 (1975) 33
Jankowski, P.: Diagnostik in der Erziehungs- und Familienberatung. In: Handbuch der Psychologie, Bd. 12, „Klinische Psychologie", 2. Hlbbd., hrsg. von L. Pongratz. Hogrefe, Göttingen 1978
Jenkins, R. L.: The varieties of children's behavioral problems and family dynamics. Amer. J. Psychiat. 124 (1968) 1440
Kagan, J., H. A. Moss: Birth to Maturity: A Study in Psychological Development. Wiley, New York 1962
Kaufman, L., H. Durkin, T. Frank, L. W. Hems, D. B. Jones, Z. Ryter, E. Stone, J. Zilbach: Delineation of two diagnostic groups among juvenile delinquents: The schizophrenic and the impulse-ridden character disorder. J. Amer. Acad. Child Psychiat. 2 (1963) 292

Kaufmann, L.: Familie, Kommunikation, Psychose. Huber, Bern 1972

Kaufmann, L.: Familientherapie. In: Psychiatrie der Gegenwart, 2. Aufl., Bd. III, hrsg. von D. P. Kisker et al. Springer, Berlin 1975

Kerr, M. E.: Family systems theory and therapy. In: Handbook of Family Therapy, hrsg. von A. S. Gurman, D. P. Kniskern. Brunner/Mazel, New York 1981

Kinston, W., P. Loader, J. Stratford: Clinical assessment of family interaction: A reliability study. J. Fam. Ther. 1 (1979) 291

Kniskern, D. P.: Including children in marital and family therapy. In: Questions and Answers in the Practice of Family Therapy, hrsg. von A. S. Gurman. Brunner/Maze, New York 1981

Kury, H.: Erziehungsstil und Aggressionen bei straffälligen Jugendlichen. In: Familiäre Sozialisation und Intervention, hrsg. von H. Lukesch, M. Perrez, K. A. Schneewind. Huber, Bern 1980

Kury, H., S. Bäuerle: Perzipierter elterlicher Erziehungsstil und Angst bei Schülern. In: Familiäre Sozialisation und Intervention, hrsg. von H. Lukesch, M. Perrez, K. A. Schneewind. Huber, Bern 1980

L'Abate, L., M. L. Thaxton: Popularity or influence? The use of citation index to identify leaders in family therapy. Fam. Process 19 (1980) 337

Laing, R. D.: Das Selbst und die anderen. Kiepenheuer & Witsch, Köln 1973 (Englisch: 1961)

Laing, R. D., H. Phillipson, A. R. Lee: Interpersonelle Wahrnehmung. Suhrkamp, Frankfurt/M. 1971

Leary, T.: Interpersonal Diagnosis of Personality. Ronald Press, New York 1957

Lederer, W., D. Jackson: The Mirages of Marriage. Norton, New York 1968

Lewin, K., R. Lippit, R. K. White: Patterns of aggressive behavior in experimentally created "social climates". J. soc. Psychol. 10 (1939) 271

Lidz, T.: Das menschliche Leben – Die Entwicklung der Persönlichkeit im Lebenszyklus. Suhrkamp, Frankfurt/M. 1970

Lidz, T.: Familie und psychosoziale Entwicklung. Fischer, Frankfurt/M. 1971

Lidz, T.: Family studies and a theory of schizophrenia. In: Annual Review of the Schizophrenic Syndrome, hrsg. von R. Cancro. Brunner/Mazel, New York 1974

Lidz, T., A. Cornelison, S. Fleck, D. Terry: Spaltung und Strukturverschiebung in der Ehe. In: Schizophrenie und Familie, hrsg. von G. Bateson et al. Suhrkamp, Frankfurt/M. 1969

Lukesch, H.: Erziehungsstile. Pädagogische und psychologische Konzepte. Kohlhammer, Stuttgart 1975

Lukesch, H. (Hrsg.): Auswirkungen elterlicher Erziehungsstile. Hogrefe, Göttingen 1975

Lukesch, H., M. Perrez, K. A. Schneewind: Zum gegenwärtigen Stand der familiären Sozialisationsforschung. In: Familiäre Sozialisation und Intervention, hrsg. von H. Lukesch, M. Perrez, K. A. Schneewind. Huber, Bern 1980

Madanes, C., J. Haley: Dimensions of family therapy. J. nerv. ment. Dis. 165 (1977) 88

Martin, B.: Parent-child relations. In: Review of Child Development Research, Vol. 4, hrsg. von F. D. Horowitz. University of Chicago Press, Chicago 1975

Martin, P. A.: No treatment as the treatment of choice. In: Questions and Answers in the Practice of Family Therapy, hrsg. von A. S. Gruman. Brunner/Mazel, New York 1981

Mattejat, F.: Familieninteraktion und psychische Störungen bei Kindern und Jugendlichen. Überblick zur Familieninteraktionsforschung und Erörterung ihrer praktischen Relevanz für die Kinder- und Jugendpsychiatrie. In: Psychopathologie der Familie und kinderpsychiatrische Erkrankungen, hrsg. von H. Remschmidt. Huber, Bern 1980

Mattejat, F.: Familienpathologische Merkmale in einem Mutter-Kind-Erstinterview. Ansatzpunkte zu einer praxisnahen Familiendiagnostik. In: Therapie-orientierte Diagnostik, hrsg. von H. Bommer, M. Hockel. Kohlhammer, Stuttgart 1981

Mattejat, F.: Schulphobie: Klinik und Therapie. Prax. Kinderpsychol. 30 (1981) 286

Mattejat, F.: Der interaktionstheoretische Ansatz zur Ätiologie und Pathogenese. In: Kinder- und Jugendpsychiatrie in Klinik und Praxis, Bd. I, hrsg. von H. Remschmidt, M. H. Schmidt. Thieme, Stuttgart 1985

Mattejat, F., H. Remschmidt: Emotionale und funktionale Differenzierung: Zwei Aspekte bei der Wahrnehmung von Familien mit einem psychisch kranken Kind. Kinder- u. Jugendpsychiat. 9 (1981) 139

Mattejat, F., H. Remschmidt: Übungseffekte bei der Beurteilung von Familien. Voruntersuchungen zur Entwicklung eines familiendiagnostischen Trainingsprogramms. Z. Kinder- u. Jugendpsychiat. 9 (1981) 317

McCord, J., W. McCord: The effects of parental role model on criminality. J. soc. Iss. 14 (1958) 66

McCord, W., J. McCord, I. K. Zola: Origins of Crime. Columbia University Press, New York 1959

McCord, W., J. McCord, A. Howard: Familial correlates of aggression in nondelinquent male children. J. abnorm. soc. Psychol. 62 (1961) 79

McCorkie, M., J. Riskin: „Non-labeled" families project. Progress Report 1978

Meissner, W. W.: Family process and psychosomatic disease. In: Psychosomatic Medicine, hrsg. von Z. J. Lipowski, D. R. Lipsitt, P. C. Whybrown. Oxford University Press, New York 1977

Minuchin, S.: Familie und Familientherapie. Lambertus, Freiburg 1977

Minuchin, S., B. Rosman, L. Baker: Psychosomatic Families. Harvard University Press, Cambridge 1978

Minuchin, S., L. Baker, B. Rosman, R. Liebman, L. Milman, T. Todd: A conceptual model of psychosomatic illness in children. Arch. gen. Psychiat. 32 (1975) 1031

Mishler, E. G., N. E. Waxler: Interaction in Families: An Experimental Study of Family Processes and Schizophrenia. Wiley, New York 1968

Murrell, S., J. Stachiowak: Consistency, rigidity and power in the interactions of clinic and non-clinic families. J. abnorm. Psychol. 72 (1967) 265

Niebergall, G.: Soziometrische Erfassung von Stationsgruppen und Familienstrukturen. In: Kinder- und Jugendpsychiatrie, hrsg. von H. Remschmidt. Thieme, Stuttgart 1979

Olson, D. H., M. A. Straus: Ein diagnostisches Hilfsmittel für Ehe- und Familientherapie: Die SIMFAM-Technik. In: Diagnostik in Ehe- und Partnerschaftskrisen, hrsg. von O. B. Scholz. Urban & Schwarzenberg, München 1978

Olson, D. H., R. Bell, J. Portner: Family Adaptability and Cohesion Evaluation Scales (FACES). Family Soc. Sci., University Minnesota, St. Paul/Minn. 1978

Olson, D. H., D. H. Sprenkle, C. S. Russell: Circumplex model of marital and family systems I: Cohesion and adaptability dimensions, family types, and clinical applications. Fam. Process 18 (1979) 3

Olson, D. H., C. S. Russell, D. H. Sprenkle: Circumplex model of marital and family systems II: Empirical studies and clinical intervention. In: Advances in Family Intervention, Assessment and Theory, hrsg. von H. P. Vincent. JAI Press, Greenwich/Conn. 1980

Overbeck, A.: Beziehungsstrukturen und Interaktion bei familientherapeutischen Interviews. Hum. Biol. Diss., Gießen 1980

Patterson, G. R.: The aggressive child: Victim and architect of a coercive system. In: Behavior Modification and Families, hrsg. von E. J. Mash, L. A. Hammerlynck, L. C. Handy. Brunner/Mazel, New York 1978

Petermann, F., F.-J. Hehl (Hrsg.): Einzelfallanalyse. Urban & Schwarzenberg, München 1979

Peterson, D. R., W. C. Becker, D. J. Shoemaker, Z. Luria, L. A. Hellmer: Child behavior problems and parental attitudes. Child Develop. 32 (1961) 151

Piontowski, U.: Psychologie der Interaktion. Juventa, München 1976

Pütz, A.: Delinquenz und aggressives Verhalten. Phil. Diss, Mainz 1972

Reinhard, H. G.: Erziehungseinstellungen bei Müttern verhaltensauffälliger Kinder. Z. Kinder- u. Jugendpsychiat. 8 (1980) 170

Reiss, D.: Varieties of consensual experience 1: A theory for relating family interaction to individual thinking. Fam. Process 10 (1971) 1

Reiss, D.: Varieties of consensual experience 2: Dimensions of a family's experience of its environment. Fam. Process 10 (1971) 28

Reiss, D.: Varieties of consensual experience 3: Contrasts between families of normals, delinquents and schizophrenics. J. nerv. ment. Dis. 152 (1971) 73

Reiter, L.: Partnerschafts- und Familientherapie. In: Lehrbuch der klinischen Psychologie, hrsg. von L. R. Schmidt. Enke, Stuttgart 1978

Remschmidt, H., F. Mattejat: Beurteilereffekte bei der Einschätzung von Familien mit einem psychisch gestörten Kind. Med. Psychol. 7 (1981) 232

Remschmidt, H., F. Mattejat: Zur Konstruktion von Einschätzungsskalen für Familiengespräche. Z. Kinder- u. Jugendpsychiat. 9 (1981) 288

Remschmidt, H., M. Schmidt: Multiaxiales Klassifikationsschema für psychische Erkrankungen im Kindes- und Jugendalter nach Rutter, Shaffer und Sturge. Huber, Bern 1977

Revenstorf, D., B. Vogel, C. Wegener, K. Hahlweg, L. Schindler: Escalation phenomena in interaction sequences: An empirical comparison of distressed and nondistressed couples. Behav. Anal. Modif. 4 (1980) 97

Richter, H.: Eltern, Kind und Neurose. Klett, Stuttgart 1963 (Rowohlt, Hamburg 1969)

Richter, H.: Familientherapie. Psychother. Psychosom. 16 (1968) 303

Richter, H.: Patient Familie. Entstehung, Struktur und Therapie von Konflikten in Ehe und Familie. Rowohlt, Reinbek 1972

Riskin, J., E. E. Faunce: Family interaction scales. Arch. gen. Psychiat. 22 (1970) 504

Riskin, J., E. E. Faunce: An evaluative review of family interaction research. Fam. Process 11 (1972) 365

Rollins, B. C., D. L. Thomas: Parental support, power, and control techniques in the socialization of children. In: Contemporary Theories About the Family, hrsg. von W. R. Burr, R. Hill, F. I. Nye, I. L. Reiss. Free Press, New York; Macmillan, London 1979

Rosenthal, M. J., M. Finkelstein, E. Ni, R. E. Robertson: A study of mother-child-relationship in the emotional disorders of children. Genet. Psychol. Monogr. 60 (1959) 65

Rosenthal, M. J., E. Ni, M. Finkelstein, G. K. Berkwitts: Father-child relationships and children's problems. Arch. gen. Psychiat. 7 (1962)

Russell, C.: A methodological study of family cohesion and adaptability. J. Marr. Fam. Couns. 1978 (zit. nach Olson et al. 1980)

Russell, C.: A factor analysis of family cohesion and adaptability. Unpubl. Manuskr. 1979 (zit. n. Olson et al. 1980)

Rutter, M.: Parent-child separation: Psychological effects on the children. J. Child Psychol. 12 (1971) 233

Rutter, M.: Separation, loss and family relationships. In: Child Psychiatry – Modern Approaches, hrsg. von M. Rutter, L. Hersov. Blackwell, Oxford 1977

Rutter, M.: Other family influences. In: Child Psychiatry – Modern Approaches, hrsg. von M. Rutter, L. Hersov. Blackwell, Oxford 1977

Rutter, M., B. Yule, D. Quinton, O. Rowlands, W. Yule, M. Berger: Attainment and adjustment in two geographical areas, III: Some factors accounting for area differences. Brit. J. Psychiat. 126 (1975) 520

Schneewind, K. A.: Erziehungsstil und kindliches Verhalten. Med. Klin. 71 (1975) 133

Schneewind, K. A., A. Engfer: Die Entwicklung eines Fragebogens zur Erhebung selbstperzipierter elterlicher Erziehungseinstellungen. Forschungsbericht 22 des SFB 22 der Univ. Erlangen-Nürnberg, Nürnberg 1973

Scholz, B. O. (Hrsg.): Diagnostik in Ehe- und Partnerschaftskrisen. Urban & Schwarzenberg, München 1978

Schulman, R., D. Shoemaker, D. Moelis: Laboratory measurement of parental behavior. J. cons. Psychol. 26 (1962) 109

Schulte, D., W. Nobach: Auffordern und Befolgen. Eine Analyse kindlichen Ungehorsams. In: Familiäre Sozialisation und Intervention, hrsg. von H. Lukesch, M. Perrez, K. A. Schneewind. Huber, Bern 1980

Schwarzer, R.: Zur Diagnose und Bedeutung von Leistungsangst in der Schule. Schwann, Düsseldorf 1975

Seitz, W.: Vergleich des Erziehungshintergrundes zwischen delinquenten und nichtdelinquenten Jugendlichen. In: Familiäre Sozialisation und Intervention, hrsg. von H. Lukesch, M. Perrez, K. A. Schneewind. Huber, Bern 1980

Seitz, W., E. G. Wehner, M. Henke: Zusammenhänge zwischen elterlichem Erziehungsstil und Persönlichkeitszügen 7–8jähriger Jungen. Z. Entwicklungspsychol. u. Päd-ag. Psychol. 2 (1970) 165

Selvini-Palazzoli, M., L. Boscolo, G. Cechin, G. Prata: Paradoxon und Gegenparadoxon. Ein neues Therapiemodell für die Familie mit schizophrener Störung. Klett, Stuttgart 1977

Singer, M. T., L. C. Wynne: Differentiating characteristics of parents of childhood schizophrenics, childhood neurotics, and young adult schizophrenics. Amer. J. Psychiat. 120 (1963) 243

Singer, M. T., L. C. Wynne: Principles of scoring communication defects and deviances in parents of schizophrenics: Rorschach and TAT scoring manuals. Psychiatry 29 (1966) 260

Singer, M. T., L. C. Wynne, M. L. Toohey: Communication disorders and the families of schizophrenics. In: The Nature of Schizophrenia: New Approaches to Research and Treatment, hrsg. von L. C. Wynne, R. Cromwell, S. Matthysse. Wiley, New York 1978

Sluzki, C. E., D. C. Ransom (Eds.): The Double Bind: The Foundations of the Communicational Approach to the Family. Grune & Stratton, New York 1976

Soijt, C. M.: Dyadic interaction in a double-bind situation. Fam. Process 8 (1969) 235

Soijt, C. M.: The double bind hypothesis and the parents of schizophrenics. Fam. Process 11 (1971) 53

Solvberg, H., R. Blakar: Communication efficiency in couples with and without a schizophrenic offspring. Fam. Process 14 (1975) 515

Stabenau, J., J. Tupin, M. Werner, W. Pollin: A comparative study of families of schizophrenics, delinquents, and normals. Psychiatry 28 (1965) 45

Stapf, K. H., T. Herrmann, A. Stapf, K. H. Stäcker: Psychologie des elterlichen Erziehungsstils. Huber, Bern; Klett, Stuttgart 1972

Steinmetz, S. K.: Disciplinary techniques and their relationship to aggressiveness, dependency, and conscience. In: Contemporary Theories About the Family, Vol.1, hrsg. von W. R. Burr, R. Hill, F. I. Nye, I. L. Reiss. Free Press, New York; Macmillan, London 1979

Stierlin, H.: Group fantasies and family myths – some theoretical and practical aspects. Fam. Process 12 (1973) 111

Stierlin, H.: Status der Gegenseitigkeit: Die fünfte Perspektive des Heidelberger familiendynamischen Konzeptes. Familiendynamik 4 (1979) 101

Stierlin, H., I. Rücker-Embden, N. Wetzel, M. Wirsching: Das erste Familiengespräch. Klett, Stuttgart 1977

Strodtbeck, F.: Husband-wife interaction over revealed differences. Amer. sociol. Rev. 16 (1951) 468

Tausch, R., A.-M. Tausch: Erziehungspsychologie, 7. Aufl. Hogrefe, Göttingen 1973

Vogel, E. F., N. W. Bell: Das gefühlsgestörte Kind als Sündenbock der Familie. In: Schizophrenie und Familie, hrsg. von G. Bateson et al. Suhrkamp, Frankfurt/M. 1969

Voll, R., W. H. Allehoff, G. Esser, F. Poustka, M. H. Schmidt: Widrige familiäre und soziale Bedingungen und

psychiatrische Auffälligkeit bei Achtjährigen. Z. Kinder- u. Jugendpsychiat. 10 (1982) 100
Wallin, D., M. Koch: The use of goal attainment scaling as a method of evaluating clinical outcome in an inpatient child psychiatric service. J. Amer. Acad. Child Psychiat. 16 (1977) 439
Walters, J., N. Stinnett: Parent-child relationships: A decade review of research. J. Marr. Fam. 33 (1971) 70
Watzlawick, P.: A structured family interview. Fam. Process 5 (1966) 526
Watzlawick, P.: A review of the double bind theory. In: Communication, Family, and Marriage, hrsg. von D. D. Jackson. Science and Behavior Books, Palo Alto 1968
Watzlawick, P.: Interaktionsstörungen in der Familie und psychiatrische Erkrankungen bei Kindern. In: Psychopathologie der Familie und kinderpsychiatrische Erkrankungen, hrsg. von H. Remschmidt. Huber, Bern 1980
Watzlawick, P., J. H. Beavin, D. D. Jackson: Menschliche Kommunikation. Huber, Bern 1969
Watzlawick, P., J. H. Weakland, R. Fisch: Lösungen. Huber, Bern 1974
Weber, G., H. Stierlin: Familiendynamik und Familientherapie der Anorexia-nervosa-Familie. In: Anorexia nervosa, hrsg. von R. Meermann. Enke, Stuttgart 1981
West, D. J., D. P. Farrington: Who Becomes Delinquent? Heinemann, London 1973
Willi, J.: Die Zweierbeziehung. Spannungsursachen, Störungsmuster, Lösungsmodelle. Das Kollusionskonzept. Rowohlt, Reinbek 1975
Wilson, H.: Parenting in poverty. Brit. J. soc. Work 4 (1974) 241
Winder, C. L., L. Rau: Parental attitudes associated with social deviance in preadolescent boys. J. abnorm. soc. Psychol. 6 (1962) 418
Winter, W. D., A. J. Ferreira, J. L. Olson: Hostility themes in the family TAT. J. project. Techn. 30 (1966) 270
Wirsching, M.: Familientherapie psychosomatischer Krankheiten. In: Psychologie des 20. Jahrhunderts, Bd. IX – Psychosomatik. hrsg. von P. Hahn. Kindler, Zürich 1979
Wohnlich, H. R.: Neurotische Elternpersönlichkeiten und auffällige Erziehungshaltung bei Kindern und Jugendlichen mit psychoreaktiven Störungen und Erkrankungen. Z. Kinder- u. Jugendpsychiat. 8 (1980) 41
Woodward, C. A., J. Santa-Barbara, S. Levin, N. B. Epstein: The role of goal attainment scaling in evaluating family therapy outcome. Amer. J. Orthopsychiat. 48 (1978) 464
Wynne, L. C.: The study of intrafamilial alignments and splits in exploratory family therapy. In: Exploring the Base for Family Therapy, hrsg. von N. Ackerman et al. Family Serv. Assoc. of Am., New York 1961
Wynne, L. C., J. Bartko, M. L. Toohey: Schizophrenics and their families: Recent research on parental communication. In: Psychiatric Research: The Widening Perspective, hrsg. von J. M. Tanner. International Universities Press, New York 1975
Wynne, L. C., M. T. Singer, M. L. Toohey: Kommunikation von Adoptiveltern Schizophrener. Familiendynamik 2 (1977) 125
Wynne, L. C., M. L. Toohey, J. Doane: Family studies. In: The Schizophrenic Syndrome, hrsg. von L. Bellak. Grune & Stratton, New York 1979
Wynne, L. C, I. M. Ryckoff, J. Day, S. J. Hirsch: Pseudo-Gemeinschaft in den Familienbeziehungen von Schizophrenen. In: Schizophrenie und Familie, hrsg. von G. Bateson et al. Suhrkamp, Frankfurt/M. 1975

# Sachverzeichnis

**Halbfette** Seitenzahlen weisen auf wichtige, ausführliche Darstellungen hin.

B

C



D

F



G